U0275903

中国近代中医药期刊汇编索引

主编 段逸山

上海辞书出版社

1

分类索引

（上）

图书在版编目(CIP)数据

中国近代中医药期刊汇编索引 / 段逸山主编 . —上海：
上海辞书出版社,2015.6(2022.1重印)
　　ISBN 978 - 7 - 5326 - 4329 - 5
　　Ⅰ.①中… 　Ⅱ.①段… 　Ⅲ.①中国医药学–期刊–汇编–中国–近代
Ⅳ.①R2 - 55

中国版本图书馆 CIP 数据核字(2014)第 294488 号

上海市重点学科建设项目(s30301)
上海高校一流学科建设科技史(医学)学科项目
上海中医药大学名师传承研究室项目

本书由上海文化发展基金会图书出版专项资金资助出版

中国近代中医药期刊汇编索引
段逸山　主编

责任编辑　王有朋　王　莹　袁嘉欣
封面设计　姜　明　杨钟玮

上海世纪出版股份有限公司
辞书出版社出版
201101　上海市闵行区号景路159弄B座　www.cishu.com.cn
上海世纪出版股份有限公司发行中心发行
上海世纪嘉晋数字信息技术有限公司印刷

开本 787 毫米×1092 毫米　1/16　印张 155.5　插页 15　字数 3 981 000
2015 年 6 月第 1 版　2022 年 1 月第 5 次印刷

ISBN 978 - 7 - 5326 - 4329 - 5/R · 61
定价：3500.00 元(全 5 册)

本书如有质量问题,请与承印厂质量科联系。T：021—69214197

中国近代中医药期刊汇编索引
编纂委员会

目　录

序　严世芸 ·· 1

编例 ·· 1

分类索引 ·· 1

  分类目录 ·· 3

  正文 ·· 5

著作者索引 ·· 1037

  著作者表(按拼音排序) ·································· 1039

  著作者表(按笔画排序) ·································· 1117

  正文 ·· 1195

后记 ·· 2478

序

继两年多以前,在北京人民大会堂举行《中国近代中医药期刊汇编》《中国近代中医药期刊汇编总目提要》的首发式以后,《中国近代中医药期刊汇编索引》又面世了,这对于从事与此有关的,如中医学、医学人类学、中西医比较医学、中医文化、史学、社会学等方面的研究学者来说,无疑是一项重要贡献。

众所周知,中国医药学到了清末,其发展道路和模式与旧统相比,发生了极大变化,已摆脱了单纯依靠师承、著作传承的发展方式,开始出现了中医药教育(包括高等教育)、函授、媒体传播等传授形式和途径。中医药学术研究也发生不同变化,影响中医药学发展的社会、经济、文化等外界因素也出现了巨大变革。这一时期的中医药学是由传统模式向建国以后的新发展模式转变的过渡时期,具有迷惘、抗争、探索的显著特征。在这种状态下,应运而生的中医药期刊理所当然地成为表达学界心声的重要途径,各种学术见解、与政令抗争的意见、中医药文化走势、中医药教育研究、中西医关系探讨等等,纷见于期刊之中。显而易见,这一时期是整个中医药发展长链中的重要转折阶段,当时的信息载体——中医药期刊,就必然成为这一时期中医药研究不可或缺的珍贵资料,其重要性是不言而喻的。

有鉴于此,段逸山教授出于其职业的责任感和敏感性,惜于近代中医药期刊长期缺乏整理汇集,濒于损毁、散佚的境地,不畏艰难,毅然组织同仁和学生,历时四年,足迹遍及全国,从1897年至1949年间刊行的二百余种近代中医期刊中,筛选出办刊时间较长,水平较高,社会影响较大的四十九种期刊,编为五辑,凡二百一十二册,文献浩瀚,基本囊括了这一时期重要的中医药期刊。这套大型丛书一经出版发行,便得到有关单位、部门的广泛欢迎,竞相订购。

段逸山教授颇具学者匠心,随即又不辞辛苦,与同仁、学生一起,为方便同道们检索查考,耗时两年,经不断摸索、求教、焚膏继晷地工作,克服了文献量巨大、检索条目分类无范式参照等各种困难,终于编撰成功这部煌煌五大册分类合理、颇切实用、查索便捷的索引巨著。我们在近期开展的上海海派中医丁甘仁内科流派基地建设工作中,有幸先睹先用

了《中国近代中医药期刊汇编索引》，在很短时间内就将丁甘仁及其弟子秦伯未、严苍山等在期刊中的文章、资料收集齐全，加快了对他们学术思想和经验的继承和研究，也掌握了许多趣闻轶事，促进了基地建设的进程。我相信《中国近代中医药期刊汇编索引》一定也会为其他涉及《中国近代中医药期刊汇编》有关内容的各种研究提供良好的便捷条件。我为段逸山教授带领下的编撰群体喝彩，敬佩他们一丝不苟的工作态度和为事业发展添砖加瓦的奉献精神。

　　我与段逸山教授共事五十年，深知其对事业学问锲而不舍、卓有成效的追逐精神。今又获睹其成，欣慰之余，有感而发，权且作序，祈同道赐正。

严世芸

二○一五年二月

编　　例

本书为《中国近代中医药期刊汇编》(以下简称《汇编》)索引卷。《汇编》收录自 1897 年到 1949 年间出版发行的中医药期刊四十九种,凡五辑、二百一十二册,基本囊括了这一时期所有重要中医药期刊,内容丰富,文献量巨大。为方便读者检索,特编制此索引。

一、本索引设《分类索引》和《著作者索引》。

二、凡各期刊刊登的篇目(包括文章、诗词、小说、杂录、消息、题词、图片等)及其篇目作者均予收录。《分类索引》计收录篇目名 54 007 条,《著作者索引》计收录著作者名 9 573 条。

三、近代期刊的篇目标题多数未加标点,为检索方便与格式统一,篇目标题除个别不保留标点会产生较大歧义的外,一般不予标点。

四、著录格式

1. 著录项依次为篇名、作者、刊名、出处(含辑、册、页)。各著录项以不同符号间隔。如:

诊余琐语/秦伯未//中医世界. - 3 - 32 - 548

表示《诊余琐语》为秦伯未著,载《中医世界》,见于《汇编》第 3 辑第 32 册 548 页。

2. 连载文章均合并为同一条目,标题后用"(连载)"或"(×)至(×)"表示。凡出处见于《汇编》同一辑同一册的,各页之间用逗号分隔;同一辑不同册的则保留". - 辑 - 册 - 页"。如:

用药标准(连载)/陆渊雷//自强医学月刊. - 3 - 40 - 23,135,257,582,638. - 3 - 41 - 107

表示陆渊雷著《用药标准》一文连载于《自强医学月刊》,见于《汇编》第 3 辑第 40 册 23、135、257、582、638 页与第 41 册 107 页。

3. 凡一文被多刊载录者,合为一条,分别著录出处。如:

阴阳为自然的唯物的变化之表示/许半龙//医界春秋. - 3 - 6 - 91//光华医药杂志.

－4－36－365

表示许半龙所著《阴阳为自然的唯物的变化之表示》一文分别载于《医界春秋》与《光华医药杂志》，前者见于《汇编》第3辑第6册91页，后者见于《汇编》第4辑第36册365页。

4. 凡作者为多人者，作者名间加逗号。如：

改进中医之商榷/钟六一，丁翼翔//中医指导录.－4－4－283

5. 原文标有不同著述方式的，著述方式照录，加圆括号标示，各著述方式间加分号。原文未标示著述方式的，不擅自添加。如：

人生之三大问题/秦伯未（讲）；徐德庚（笔记）//中国医学.－5－34－22

6. 凡作者系团体或机构者，作者项著录该团体或机构名；报刊记者与报刊编辑部的报道、文章未直接署名者，作者项著录该报刊名；文章无署名者，作者项著录为"未署名"。

7. 凡作者为外国籍，若原刊标示国籍者，在作者名前以方括号标示国名首字，若未标国籍者，不予增标。作者名为外文者照录，同时有中文名者，予以括注。

8. 作者系古人者，不标示朝代。

六、《分类索引》

1. 按篇目内容分为十七大类。其中某些大类又细分为二三级类目，以方便检索。

2. 同一类别的篇目按篇名首字汉语拼音字母的顺序排列，首字相同者，按次字的音序排列，依此类推。

七、《著作者索引》

1. 以作者名（含个人作者和集体作者）为索引对象。同一作者名的篇目集中于该作者名下，以方便检索。

2. 《著作者索引》按作者首字汉语拼音字母的顺序排列，首字相同者，按次字的音序排列，依此类推。同一作者的不同篇目亦按音序先后排列。

3. 凡一人有多种署名者，仍按原刊署名编制索引。如曹颖甫之署名有曹颖甫、曹尹甫、曹家达、曹拙巢等多种，即分设曹颖甫、曹尹甫、曹家达、曹拙巢各条。

4. 凡可能为手民误植而一人刊为二名者，因缺乏确非著者意愿的根据，故仍按原署名编制索引，如李维藩、李惟藩分设两条。

5. 凡以外文署名者，排于作者索引的末尾，按字母顺序先后排列。

6. 凡一文有多人署名者，各作者名下皆列此文。

中国近代
中医药期刊汇编
分类索引

分 类 目 录

1 内经、难经	5	
2 伤寒、金匮	18	
2.1 伤寒	18	
2.2 金匮	41	
3 基础理论	47	
4 诊断方法	71	
5 针灸、推拿	79	
5.1 针灸	79	
5.2 推拿	101	
6 药物、方剂	102	
6.1 药物	102	
6.2 方剂	147	
7 中医临症	187	
7.1 温病、时疫	187	
7.2 各科	231	
7.2.1 内科	232	
7.2.2 外伤	288	
7.2.3 妇儿	304	
7.2.4 五官	325	
7.3 实验	335	
8 医案、医话	339	
8.1 医案	339	
8.2 医话	374	

9 医学答问	395	
10 医界言论	427	
10.1 国医节	427	
10.2 中医存废与科学化	430	
10.3 中医自励与改进	457	
10.4 中西医比较	481	
10.5 杂论	490	
11 校社教育	517	
11.1 教材	529	
11.2 教务	535	
12 医史资料	551	
12.1 史论	551	
12.2 史料	558	
12.3 书信	580	
12.4 传记	599	
12.5 图片	606	
13 医学论著	631	
14 医学知识	676	
15 医政社团	717	
15.1 政令、政务	717	
15.2 章程、活动	776	
16 中医文化	814	
16.1 小说	814	

1 内经、难经

白云阁藏本难经/黄竹斋(校正)//针灸杂志.-4
-33-281

白云阁藏本难经序/黄竹斋//针灸杂志.-4-33
-379

百病生于气说/钟泾清//中医杂志.-2-28
-168

报驳左肝右脾解者书/张锡纯//绍兴医药学报
.-1-17-424

被服章举训诂/海藏//国医导报.-5-29-308

辨刺法本病非素问原篇/杨百城//医学杂志.-2
-9-291

辨丁福保新内经序/吴翘云//医学报.-1-6
-233

辨难经三十六难/沈仲圭//三三医报.-2-29
-434

辨内经妇人无须之理寄秦君/叶劲秋//中医杂
志.-2-20-325

辨内经肾苦燥急食辛以润之辛字当为酸字之误
/温碧泉//医学杂志.-2-16-343

辨素问五藏别论之奇恒之腑/刘民叔//医界春
秋.-3-8-464

辨中阴溜府脉证并治/姚若琴//杏林医学月报
.-3-21-507

辨诸躁狂越皆属于火论/时逸人//绍兴医药学
报.-1-15-168

病深者以其外耗于卫内夺于营论/王者辅//绍
兴医药学报.-1-19-198

病之生变气相得则微不相得则甚说/钟泾清//
中医杂志.-2-27-426

驳问包君识生天真论/陈春//神州医药学报.1
-44-55

藏于精者春不病温论/丘汉仪//国医杂志.-4-
5-542

持脉有道虚静为保义/王士杰//中医杂志.-2-

19-446

重订古本难经阐注序/徐召南//三三医报.-2-
29-270

重订增评古本难经阐注绪言/徐召南//三三医
报.-2-29-301

春伤于风夏生飧泄论/陈应期//国医正言.-5-
5-157

春伤于风夏生飧泄论/陈应期//文医半月刊.-5
-14-262//杏林医学月报.-3-23-265

春伤于风夏生飧泄论/袁镜涛//杏林医学月报
.-3-22-337

从内经的价值讲到细菌不是疾病的原因/顾汝
俊//现代中医.-4-42-248

答陈董尘君内经十二经有名无质之研究/张锡
纯//绍兴医药学报星期增刊.-1-22-360

答陈董尘疑内经十二经有名无质/张锡纯//针
灸杂志.-4-32-115

答陈君读灵枢经脉篇之疑问/蒋乐安//绍兴医
药学报星期增刊.-1-21-477

答陈君问内经评文/高思潜//绍兴医药学报星
期增刊.-1-22-253

答方寄叟七十一号疑问三则/张锡纯//绍兴医
药学报星期增刊.-1-22-115

答何腾霄君问内经/沈熊璋//绍兴医药学报星
期增刊.-1-22-131

答和县高思潜君问经文/张世宏//绍兴医药学
报星期增刊.-1-22-439

答黄绍声君经义/王兰远//绍兴医药学报星期
增刊.-1-22-95

答九峰山农问内经本经等注释以何氏为善/沈
仲圭//绍兴医药学报星期增刊.-1-22-7

答刘希文君问七伤/张锡纯//绍兴医药学报星
期增刊.-1-22-52

答难经上之疑题/杨荫川//医界春秋.-3-11

- 495

答沈仲圭君问内经解法及医学衷中参西录/张锡纯//绍兴医药学报.-1-17-118

答武陈林慕陶君问内经灵枢癫狂篇中疑义/黄国材//绍兴医药学报星期增刊.-1-21-5

答友人讨论内经书/高思潜//三三医报.-2-30-80

胆者中正之官决断出焉诠/刘景川//沈阳医学杂志.-3-2-153

邓煜华先生的素问真伪年代考评(连载)/周济//中西医药.-5-10-176,339

地气上为云天气下为雨释/缪康寿//医学杂志.-2-8-164

第四十难之研究/潘树仁//中国医药月刊.-5-32-322

冬不藏精春必病温/孔宣礼//杏林医学月报.-3-16-461

冬不藏精春必病温今释/马善征//中医指导录.-4-1-406

冬不藏精春必病温释义/廖孟培//国医杂志.-4-5-149

冬不藏精春必病温有二解/张国华//医学杂志.-2-4-553

冬不藏精冬伤于寒春必病温释义/暴振华//中医杂志.-2-19-216

冬伤于寒春必病温/神州医药学报社//神州医药学报.-1-47-292

冬伤于寒春必病温解/陈秩平//杏林医学月报.-3-21-462

冬伤于寒春必病温论/陈应期//国医正言.-5-4-495//杏林医学月报.-3-22-546

冬伤于寒春必病温之我见/陈芝高//杏林医学月报.-3-22-241

冬伤于寒春必病温之研究/唐映书//国医杂志.-4-12-27

读灵枢经脉篇之疑问/陈守真//绍兴医药学报星期增刊.-1-21-469

读难经三难我之见解/医夫//文医半月刊.-5-14-38

读难经心有七孔三毛之研究/翟冷仙//医林一

谔.-4-8-538

读难经劄记/张谔//中医杂志.-2-23-542

读内经的感言/高维祺//医学杂志.-2-5-294

读内经感言/高维祺//中医杂志.-2-22-472

读内经今夫热病者皆伤寒之类也有感/谢仁山//杏林医学月报.-3-22-459

读内经难经伤寒金匮疑义全解(连载)/秦伯未//中医杂志.-2-21-67,240

读内经秋伤于湿冬生咳嗽喻嘉言秋伤于燥冬生咳嗽有感/邓侣农//杏林医学月报.-3-23-223

读内经热论篇暑当与汗皆出勿止之感想/邓绍华//杏林医学月报.-3-22-14

读内经伤寒论/陈秩平//杏林医学月报.-3-18-369

读内经生理病理解剖学讨论(连载)/陈秩平//杏林医学月报.-3-22-72,117,164

读内经随笔(连载)/劳逸//中医新生命.-5-8-295,354

读内经随笔(连载)/周逢儒//中医杂志.-2-19-472.-2-20-431

读内经随笔一至三/周逢儒//绍兴医药学报.-1-18-97,99.-1-20-409

读内经五过篇书后/张仲侯//中医世界.-3-32-268

读内经夏暑汗不出者秋成风疟有感/陈芝高//文医半月刊.-5-14-345

读内经血气各论略感/黄先庸//杏林医学月报.-3-21-369

读内经杂记(三则)/寿守型//医学杂志.-2-3-261

读内经杂说/俞鉴泉//三三医报.-2-29-361

读日人丹波廉夫灵枢识书后/史介生//国医砥柱月刊.-5-17-78

读书探验录/叶祖章//中西医学报.-1-36-192

读素问(一)至(二)/朱松//文医半月刊.-5-14-326,360

读素问异法方宜论书后/管文如//北平医药月刊.-5-9-156

读涂尧夫子内经确为黄帝所作雷公所编书后/罗瓒//医界春秋.-3-9-238

对于内经之感想(演说辞)/恽铁樵//中医杂志.-2-19-523

对于内经注释之怀疑/邱绂//医学杂志.-2-3-263

二阳结为之消三阴结谓之水解/梁朝浦//国医杂志.-4-5-393

二阳结谓之消三阳结谓之隔说/张国华//医学杂志.-2-4-297

二阳之病发心脾不得隐曲女子不月之我见/江浦清//杏林医学月报.-3-22-291

二阳之病发心脾说/唐映书//三三医报.-2-34-161

二阳之病发心脾一节/弹铗俊人//绍兴医药学报.-1-19-122

二阳之病发心脾有不得隐曲女子不月/李焕卿//杏林医学月报.-3-21-110//医学杂志.-2-15-511

二阳之病发心脾有不得隐曲女子不月论/张国华//医学杂志.-2-4-157

发表不远热攻里不远寒义/樊少康//三三医报.-2-36-586

肺朝百脉输精于皮毛论/李嘉鎏//中医杂志(广东).-3-4-44

肺合皮毛之研究/潘树仁//中国医药月刊.-5-32-455

风为百病之长浅释/刘星元//国医砥柱月刊.-5-18-423

风为百病之长浅释/徐春霖//国医砥柱月刊.-5-18-434

夫精者身之本也故藏于精者春不病温论/邓昆怡//杏林医学月报.-3-22-107

伏梁说/杨野鹤//国医杂志.-4-12-228

妇人手少阴脉动甚者妊子也论/袁绿野//神州医药学报.-1-47-142

肝藏魂肺藏魄解/杨焕文//医学杂志.-2-9-527

肝藏血解/沈仲圭//绍兴医药月报.-2-39-118//医学杂志.-2-7-186//中医杂志.-2

-23-253

肝藏血论/袁复初//三三医报.-2-32-299

肝合胆胆者筋其应说/江堃//中医杂志(广东).-3-4-165

肝合胆胆者筋其应说/林实衍//中医杂志(广东).-3-4-164

肝合胆胆者筋其应说/刘云帆//中医杂志(广东).-3-4-163

肝合胆胆者筋其应说/赵启光//中医杂志(广东).-3-4-552

肝生于左肺藏于右解/张山雷//绍兴医药学报.-1-17-365

肝生于左肺藏于右释/张汝伟//中国医学.-5-34-147

肝生于左说/俞鉴泉//三三医报.-2-32-233

肝位于右脾位于左在内经之明文的解/吴次公//中医世界.-3-26-170

肝左脾右说证(戊申年上海医报)/周镇//绍兴医药学报.-1-17-430

刚底灵素(医垒之九)/陈无咎//神州医药学报.-1-47-321

刚底灵素片谈(一)至(三)/陈无咎//医界春秋.-3-5-415,448,480

刚底灵素之二:经络(连载)/陈无咎//杏林医学月报.-3-16-89,136

刚底灵素之三:标本/陈无咎//杏林医学月报.-3-16-257

刚底灵素之一(连载)/陈无咎//杏林医学月报.-3-16-14,49

高者因而越之下者引而竭之与高者抑之下者举之解/赵贤齐//中医世界.-3-27-505

谷入多而气少谷不入而气多说/徐韵英//医学杂志.-2-4-159

谷入多而气少谷不入而气多义/徐伯英//三三医报.-2-31-384

汗出而脉尚燥疾者死论/袁镜涛//文医半月刊.-5-14-478

汗出而脉尚躁疾者死论/陈芝高//神州国医学报.-4-17-426

后臂薄者其髓不满说/廖仲文//中医杂志(广

东).-3-4-406

后臂薄者其髓不满说/夏祥麟//中医杂志(广东).-3-4-405

后臂薄者其髓不满说/杨金筍//中医杂志(广东).-3-4-553

黄帝内经存真序/何廉臣//绍兴医药月报.-2-37-29

黄帝内经论/张锡纯//绍兴医药学报.-1-16-518

黄帝内经疟论新释(连载)/司泽生//国医公报.-4-25-193,304

黄帝内经说略/邓怡如//杏林医学月报.-3-22-534

黄帝内经素问辨伪/梁任公//中医新生命.-5-6-393

黄帝内经素问解题(连载)/〔日〕田中吉左卫门(著);魏萱(译)//国医公报.-4-22-52,168,291,516

黄帝内经素问卷一(连载)/王趾周//国药新声.-5-25-361.-5-26-7,283,531.-5-28-5,327,493//国医新声.-5-27-131,351

黄帝内经素问微言(连载)/邹趾痕//三三医报.-2-36-410,448,486,516

黄帝内经太素补注序/刘震鋆//光华医药杂志.-4-40-252

黄帝内经太素例言/萧介青//三三医报.-2-32-490

黄帝内经太素序/萧介青//三三医报.-2-32-489

黄帝内经之研究/杨子良(讲);杨纪林(录)//现代中医.-4-42-303//医林一谔.-4-11-401//医学杂志.-2-16-108

黄帝素问二十四卷(四库全书提要)/蔡锺骏(选录)//医学报.-1-7-373

黄帝与黄帝内经/陶礼雍//新中华医药月刊.-5-35-243

积之始生得寒乃成论/沈香圃//医学杂志.-2-4-57

煎厥之研究/何奎垣//杏林医学月报.-3-22-289

解内经有所堕坠恶血留内并及跌落击扑等症治法/杨叔澄//北平医药月刊.-5-9-169//文医半月刊.-5-14-406

今余问于夫子令言而可知视而可见扪而可得(素问三十九篇举痛论)/孔达朝//杏林医学月报.-3-16-366

经文气实者热气虚者寒释义/许勤勋//医界春秋.-3-9-100

经文释误之我见/薛复初//医学杂志.-2-3-532

经文先夏至为病温后夏至为病暑说/王鞠仁//中医杂志.-2-19-52

经言实则泻之虚则补之为总絜针法之纲论/廖孟培//针灸杂志.-4-32-22

经义新阐/费梦蕣//中医杂志.-2-24-347.-2-25-217

经曰刺之而气不至无问其数刺之而气至乃去之勿复针究竟气为何物试详解之/梁余生//医学杂志.-2-9-481

经云人卧血归于肝肝受血而能视掌受血而能握指受血而能摄足受血而能步卧出而风吹之著于肤者为痹凝于脉者为泣凝于足者为厥节解/黄先庸//杏林医学月报.-3-21-194

精神魂魄之研究/俞慎初//中医指导录.-4-2-387

开鬼门洁净府论/张燕谟//中医杂志.-2-20-228

开鬼门洁净府说/陈无咎//中医世界.-3-25-230

口甘脾瘅治之以兰辨/张国华//医学杂志.-2-3-72

两神相搏合而成形论/郁济英//医学杂志.-2-4-546

两者不和若春无秋若冬无夏因而和之是为圣度论/未署名//医学公报.-1-7-93

灵枢动输篇云气之过于寸口也上十焉息下八焉伏其理安在/卫允如//医学杂志.-2-7-513

灵枢骨度篇新诠/杨百城,赵意空//医学杂志.-2-2-33

灵枢经十二卷(四库全书提要)/蔡锺骏(选录)

//医学报.-1-7-375

灵枢脉度篇肾气通于耳肾和则耳能听五音矣与生理学论听觉不同皆有是处论/何少瑜//国医杂志.-4-6-235

灵枢热病五十九刺笺/刘景素//沈阳医学杂志.-3-1-107

灵枢上膈篇分气为上膈虫为下膈论其致病之理由与针刺之法试举经验有心得者合灵枢之旨而发明之/仰道子//医学杂志.-2-4-247

灵枢五乱篇云有道以来有道以去试详其说/刘莹//医学杂志.-2-5-121

灵枢五十营篇之校正/叶劲秋//医界春秋.-3-8-181

灵枢小针解篇泻必用圆补必用方素问八正神明论泻必用方补必用圆其解有二试研究之以明灵枢补写之义/徐世长//医学杂志.-2-4-376

灵枢营卫生会篇有曰夺血者无汗夺汗者无血故人生有两死而无两生与证治类推/邓侣农//杏林医学月报.-3-23-102

灵枢胀论篇言不中气穴则气内闭针不陷盲则气不行上越问当行针之际何者谓之中气穴陷盲详论其理/李瑞兰//医学杂志.-2-13-195

灵素非伪书答客问/段梦兰//北京医药月刊.-5-21-587

灵素经脉解/佛雏//医学杂志.-2-15-410

灵素气化新论自叙/杨百城//医学杂志.-2-8-539

灵素生理新论(连载)/杨百城//医学杂志.-2-4-148,279,406,523,529.-2-5-21,149,279,427.-2-6-13,157,313,443.-2-7-13,151,289,417.-2-8-13,141,267,397,530.-2-9-29,149,279,397,503.-2-10-7,107,214,313,429,543.-2-11-19,145,275,413,547.-2-12-41,169,335,493.-2-13-9,121,215,329,494.-2-14-21

灵素生理新论例言/杨百城//医学杂志.-2-3-405

灵素生理新论目次(连载)/杨百城//医学杂志.-2-4-31,145,275,401.-2-5-15

灵素生理新论序/鲍振镛//医学杂志.-2-3-596

灵素生理新论序/时逸人//三三医报.-2-30-345

灵素生理新论序/赵意空//医学杂志.-2-3-403

灵素系统(连载)/[日]田中吉左卫门(著);魏萱(译)//中国医药月刊.-5-32-7,39,73

灵素选粹新释/周偶生//国医砥柱月刊.-5-17-183

灵素阳阴谈/陈无咎//中医世界.-3-25-49

六府者所以化水谷而行津液说/袁绿野//神州医药学报.-1-47-434

陆晋笙先生跋杨如侯灵素生理新论/陆晋笙//医学杂志.-2-4-361

录周澄之先生读医随笔一则以答俞君志勤冬伤于寒辨/俞鉴泉//绍兴医药学报.-1-15-347

论百合病认证之的/陈惠言//杏林医学月报.-3-19-483

论春伤于风夏生飧泄/周伯祐//中医世界.-3-39-142

论冬伤于寒春必温病及冬不藏精春必温病治法/张锡纯//神州国医学报.-4-14-102//医学杂志.-2-14-404//中医世界.-3-26-294

论改正内经纲目并造就医界人才书/佛徒//绍兴医药学报.-1-17-46

论难经所言狂癫病理颇与素灵不符(连载)/张山雷//医学杂志.-2-8-32,156

论难经所言狂癫病理显与素灵不符/张山雷//三三医报.-2-34-551

论内经译本东文不足恃/周镇//绍兴医药学报.-1-10-14

论内经阴阳五行甲子之说出于麻学/杨百城//医学杂志.-2-8-279

论秋伤于湿冬生咳嗽喻嘉言改湿为燥之误/杜子良//神州医药学报.-1-42-317

论三十三难肝沈肺浮之义/张山雷//三三医报.-2-32-87//医学杂志.-2-7-176

论神藏五(素问九藏之理)/周价人//国医正言
.-5-3-393

论素问经文疑窦及诸注家同异得失(连载)/张
山雷//医学杂志.-2-5-42,162,287,438.-
2-6-25,172,325,457

论诸胀腹大何以皆属于热/壶隐居士//三三医
报.-2-29-435

吕子陶君序灵素生理新论/吕子陶//医学杂志
.-2-5-375

脉问(拟难经)/汪兆铨//中医杂志(广东).-3-
4-36

难经本义二卷(四库全书提要)/蔡锺骏(选录)
//医学报.-1-7-376

难经第一难之改正点/唐湘清//中医指导录.-4
-4-427

难经东方实西方虚泻南补北之研究/李思侗//
医学杂志.-2-9-124

难经攻错(一)至(十三)/陈维侬//医界春秋.-3
-12-401,444,498.-3-13-30,87,134,
361,420,465,512.-3-14-30,202,255

难经七冲门内经鬼门合解/张山雷//医学杂志
.-2-7-37//中医世界.-3-25-118

难经谓老人寤而不寐少壮寐而不寤释义/何奎
垣//杏林医学月报.-3-23-386

难经心有七孔三毛释/翟冷仙//中医指导录.-4
-1-342

难经引内经文有今内经所不载考/杨野鹤//医
林一谔.-4-8-458

难经之性质/湛砺礁//杏林医学月报.-3-16
-20

难经之研究/秦伯未//中医指导录.-4-3-6

难经指谬(连载)/吴琢之//医界春秋.-3-12-
119,287,346,397,443,497

难经指谬/林瑾庵//医界春秋.-3-11-232

内经八字图表说(一)至(三)/詹鸿恩//医学报
.-1-4-471,485,502

内经辨疑/潘树仁//中国医药月刊.-5-33-24

内经标本治法之研究/陈中权//中医世界.-3-
26-658

内经病机十九条之研究(连载)/秦伯未(述);秦

又安(校录)//中医指导录.-4-1-413,443,
477,509,539.-4-2-23,53

内经病机之研究/包天白//新中医刊.-5-19
-144

内经病理学释义卷一/骆龙吉(原著);史介生
(集注)//国医砥柱月刊.-5-17-627

内经刺热篇疑问一/张汝伟//神州医药学报.-1
-45-389

内经存真绪言/何廉臣//绍兴医药学报.-1-9-
65

内经寸口阴阳分配脏腑/周征之(著);俞鉴泉
(录)//绍兴医药学报.-1-16-158

内经地在太虚之中大气举之释义/许蔚霞//中
医世界.-3-32-84

内经东方生风之今释/秦又安//中医世界.-3-
35-558

内经冬伤于寒春必病温及冬不藏精春必病温解
并论及其证治/张锡纯//杏林医学月报.-3-
17-177

内经动脉考/杨百城,赵意空//医学杂志.-2-2
-40

内经讹文辨正/周岐隐//三三医报.-2-36
-594

内经讹文辨正录/周岐隐//自强医学月刊.-3-
40-367

内经非轩岐所著考/蔡百星//医林一谔.-4-8-
457

内经分类病原序(代论)/谭天骥(介如)//中西
医学报.-1-30-165

内经肝脏今释(连载)/萧熙//医界春秋.-3-8-
462,512

内经合谷刺杉山氏四傍地针和杨氏运气法为异
途同源论/费季康//针灸杂志.-4-31-25

内经火郁发之讲义/欧阳福保//中医世界.-3-
35-247

内经解说(见包氏研究录)/包岩//医学杂志.-2
-2-171

内经经脉之研究谈/俞鉴泉//三三医报.-2-30
-475,549

内经经释概言(一)至(十四)/朱壶山(集注)//

国医砥柱月刊.-5-15-433,493,550,606.-5-16-25,92,155,330,391,503,585.-5-17-25,113,277

内经精华今释(一)至(三)/叶拯民(集注)//国医砥柱月刊.-5-16-587.-5-17-27,115

内经九方征实/小河间生//沈阳医学杂志.-3-2-422

内经九针十二原篇云刺之而气不至无问其数刺之而气至乃去之勿复针究竟作何解释/武宝卿//医学杂志.-2-13-194

内经九针十二原篇云神乎神客在门夫进针落穴后何以知客邪入人经络之浅深试各本心得经验而详道之/白宪章//医学杂志.-2-9-376

内经决气篇精气津液血脉六字新释/蔡少星//医界春秋.-3-11-167

内经考源/谢应三(著);周复生(录)//光华医药杂志.-4-38-235

内经类编序/黄竹斋//光华医药杂志.-4-36-413

内经类编序/周禹锡//光华医药杂志.-4-39-530

内经灵兰秘典十二官新释/陈汉霖//医界春秋.-3-12-322

内经灵兰秘典十二位官新释/陈汉霖//医林一谔.-4-11-597

内经论女子之月经以二七至七七为止然有或迟或早者其故为何试研究之/蒋洪钧//苏州国医杂志.-5-1-87

内经论温注释一束(连载)/张汝伟//医学杂志.-2-6-52,340,480.-2-7-58

内经论脏腑与近代医家种种不同/杨星垣//医学杂志.-2-10-575

内经脉解(一)至(三)/秦伯未//中医杂志.-2-22-80,289,491

内经年代考/杨子良(讲述);杨纪林(笔录)//现代中医.-4-42-250

内经膀胱之研究/李思恫//医学杂志.-2-8-557

内经评议/高思潜//绍兴医药学报.-1-19-346

内经起信论/邓新//广东医药月刊.-3-24-521

内经气虚身热得之伤暑/何时希//国医杂志.-4-12-364

内经秋伤于湿冬生咳嗽释义/陈应期//杏林医学月报.-3-23-385

内经秋伤于湿冬生咳嗽之管见/陈伯民//中医指导录.-4-3-394

内经秋伤于湿说/王小波//医学杂志.-2-5-166

内经确为黄帝所作雷公所编/涂尧//医界春秋.-3-9-163

内经色脉口诀详解序/周禹锡//光华医药杂志.-4-40-77

内经上古天真论今义/陈守真//绍兴医药学报.-1-18-265

内经上之消渴观/高思潜//三三医报.-2-29-253

内经深合卫生本旨论/齐志学//自强医学月刊.-3-40-247

内经生理新编自序/袁复初//三三医报.-2-32-532

内经生理之科学观/徐观涛//苏州国医杂志.-5-1-327

内经生气通天论篇因于暑汗烦则喘喝静则多言体若燔炭汗出而散释义/郑侣农//杏林医学月报.-3-21-460

内经十二官命名之义/秦伯未//中医杂志.-2-28-324

内经十二经脉有名无质之商榷/陈董尘//绍兴医药学报星期增刊.-1-22-275

内经四气调神大论今义/徐韵英//绍兴医药学报.-1-20-415

内经素问校勘记(连载)/顾观光(著);吴去疾(抄)//神州国医学报.-4-15-347,386,449,480

内经所见之两大病型/余鸿孙//现代中医.-4-42-60

内经所谓暑病难经所谓热病伤寒所谓喝病之三者是否一种抑有不同试详述之/石泰峨//医

学杂志.-2-5-390

内经所言之天癸究为何物试根据近世生理学详细研究之/吴少九//苏州国医杂志.-5-1-409

内经维中满及二便不通当先治标解/刘莹//医学杂志.-2-5-466

内经谓肝左脾右解/张锡纯//绍兴医药学报.-1-16-554

内经谓肝左脾右解驳议/褚渊明//绍兴医药学报.-1-17-367

内经谓心者君主之官神明出焉西医谓脑为知识所从出持调和之论者则谓神经为传达思想之路径脑之功用有如蓄电池其原动力为电固非蓄电池也云云试评三说之得失/邹趾痕//三三医报.-2-36-374

内经五常六元学说宜保存论/朱颂陶//神州国医学报.-4-15-60

内经五郁广义/王慎轩//中医杂志.-2-25-55

内经析疑/苏雨田//神州医药学报.-1-43-405

内经析疑/周镇//神州医药学报.-1-42-35

内经邪气盛则实精气夺则虚释义/马善征//中医指导录.-4-3-265

内经心理研究之一梦(连载)/张士元//国医公报.-4-23-440.-4-24-63,176

内经新诠一则/晴晨//中国医学月刊.-3-15-35

内经言刺卫者无伤营刺营者无伤卫夫营卫气各不同而在内在外亦有别卫气仅分昼夜营气则按十二时流注试详言其理/卫允如//医学杂志.-2-8-364

内经言调神与今人所谓卫生者其道有相同否/孙连茹//国医杂志.-4-12-425

内经研究/何云鹤//中国医学月刊.-3-15-590

内经研究一斑(连载)/何云鹤//医学杂志.-2-13-251,369,513

内经阴阳概要/吴智安//中医世界.-3-25-52

内经阴阳要旨(连载)/张确余//医林一谔.-4-8-112,334,424,498,532,580.-4-9-67,

103,148.-4-10-55,94,137

内经与科学/周筱斋//国医公报.-4-25-330

内经曰喜怒不节则伤藏藏伤则病起于阴清湿袭虚则病起于下风雨袭虚则病起于上其义如何试论述之/宋克明//苏州国医杂志.-5-1-82

内经云阳气者精则养神柔则养筋诠/费泽尧//医学杂志.-2-2-17

内经运气辑要凡例/朱振声//三三医报.-2-32-310

内经运气辑要序/姚有彬//三三医报.-2-32-305

内经运气辑要序/于邕香//三三医报.-2-32-306

内经运气辑要自序/朱振声//三三医报.-2-32-307

内经载称人身有奇恒之府有传化之府此两府是人身之何物有何作用试析论之/未署名//国医正言.-5-5-574

内经针灸多于汤药之研究/李思侗//医学杂志.-2-9-123

内经诊法臆断之商榷/薛复初//医学杂志.-2-3-570

内经正反治疗之发挥/秦伯未//光华医药杂志.-4-36-372

内经之轮廓/时逸人//复兴中医.-5-31-648

内经之免疫观念/陈伯涛//现代中医.-4-42-387

内经之温病观/秦伯未(讲);章鹤年(记)//中医世界.-3-35-47

内经之研究/蔡适季//华西医药杂志.-5-37-36

内经之遗亡/胡润之//现代中医.-4-42-203

内经之哲学的检讨(连载)/杨则民//国医砥柱月刊.-5-18-404,420,441,462//国医公报.-4-23-53,173,288,413.-4-24-39//现代中医.-4-42-118,145,169,192,216//中国医药月刊.-5-32-353,400,527

内经质疑/李征韶//医界春秋.-3-13-360

内经治疗术语之临床应用/程绍典//新中医刊

.-5-19-181

内经诸痉项强皆属于湿之辩惑/祖鹏//广东医
　药月刊.-3-24-79

内经著作时代考略/革癥//北平医药月刊.-5-
　9-39

内经作于阴阳家之考证/高维祺//中医世界.-3
　-31-447

内难经生理学撮要(连载)/何佩瑜//国医杂志
　.-4-6-503.-4-7-77,199,293,379

内难精华讲义(连载)/汉口医药学社//国医公
　报.-4-19-419.-4-20-60

内难辟谬/束天民//绍兴医药学报.-1-12
　-491

女子二七而天癸至任脉通太冲脉盛月事以时下
　论/史介生//绍兴医药月报.-2-39-119

女子天癸非月经说/王葆琦//中医指导录.-4-
　1-82

膀胱有下口无上口辨/李天球//中医杂志.-2-
　19-230

膀胱者州都之官津液藏焉气化则能出焉义/汪
　如椿//中医杂志.-2-23-546

膀胱者州都之官津液藏焉气化则能出矣/许弁
　灵//三三医报.-2-36-475

膀胱者州都之官津液藏焉气化则能出矣论/张
　汝伟//绍兴医药学报.-1-19-42

皮肤闭而为热者当发汗/俞福田//医林一谔.-4
　-11-160

脾为胃行其津液于四支诠/薛复初//医学杂志
　.-2-4-41

评论静而得之为中暑动而得之为中热中暑者阴
　证中热者阳证之说/邓绍华//杏林医学月报
　.-3-23-144

其高者因而越之其下者引而竭之中满者泻之于
　内说/姚素民//沈阳医学杂志.-3-3-399

气寒气凉治以寒凉气温气热治以温热解/李鞠
　珊//医学杂志.-2-6-201

气寒气凉治以寒凉行水渍之气温气热治以温热
　强其内守必同其气可使平也论/杨燧熙//绍
　兴医药学报.-1-11-162

气伤痛形伤肿新义/费泽尧//中医杂志.-2-20

-41

气为上膈虫为下膈论其致病之由与针刺之法/
　相里规//医学杂志.-2-4-621

前夏至日者为病温后夏至日者为病暑/张生甫
　//沈阳医学杂志.-3-3-129

前夏至日者为病温后夏至日者为病暑解/张国
　华//医学杂志.-2-5-67

秦越人难经/顾实//医林一谔.-4-8-507

清气在下则生飧泄浊气在上则生䐜胀论/张蕴
　石//医学杂志.-2-9-439

秋伤于湿冬生咳嗽不谬说/徐召南//绍兴医药
　学报.-1-19-438

秋伤于湿冬生咳嗽论/李燿常//中医杂志(广
　东).-3-4-386

秋伤于湿冬生咳嗽论/卢章壁//三三医报.-2-
　36-330

秋伤于湿论/廖孟培//国医杂志.-4-6-44

热病少愈食肉则复多食则遗论/王苇生//中医
　杂志.-2-20-48

人年四十而阴气自半解/杨野鹤//医林一谔.-4
　-8-549

人年四十而阴气自半义/杨野鹤//国医杂志.-4
　-13-31

人始生先成精精成而脑髓生/周镇//绍兴医药
　学报.-1-10-94

人始生先成精精成而脑髓生论/王者辅//三三
　医报.-2-31-390

人始生先成精精成而脑髓生论/徐召南//绍兴
　医药学报.-1-20-269

人所以汗出者皆生于谷谷生于精论/刘云帆//
　中医杂志(广东).-3-4-165

人所以汗出者皆生于谷谷生于精论/张阶平//
　中医杂志(广东).-3-4-166

人所以汗出者皆生于谷谷生于精论/赵启光//
　中医杂志(广东).-3-4-677

人迎盛坚者伤于寒气口盛坚者伤于食正误/李
　庆坪//中医世界.-3-36-200

人之伤于寒也皆为热病/徐大桂//中医世界.-3
　-36-198

人之伤于寒也则为病热热虽甚不死释义/觉非

//三三医报.-2-36-52

荣卫论(连载)/朱颂陶//神州国医学报.-4-14-321,380

三部九候正误/秦又安//中医世界.-3-25-486

三焦膀胱者腠理毫毛其应解/钱祖绳//医学杂志.-2-8-424

三焦膀胱者腠理毫毛其应解/醒生求是草//绍兴医药学报.-1-20-238

三实三虚说/殷宏臣//中医杂志.-2-23-543

三虚三实说/钱昌藩//中医杂志.-2-23-545

三阳传遍病气未入于藏者皆可汗而愈说/章振和//中医杂志.-2-20-47

三阳结谓之膈一阳发病其传为膈论/顾德祥//中医指导录.-3-38-544

三阴结谓之水解/李斐如//三三医报.-2-33-151//医学杂志.-2-13-251

三阴结谓之水解/李裴如//绍兴医药月报.-2-40-119

膻中者臣使之官喜乐出焉释义/程次明//神州国医学报.-4-16-258

身痛而色微黄齿垢黄爪甲上黄黄瘅也安卧小便黄赤脉小而涩者不嗜食解/陈惠言//杏林医学月报.-3-20-19

神有余则笑不休神不足则悲/赵瀛波//中医杂志(广东).-3-4-399

肾气通于耳之解释/李国维//广东医药月刊.-3-24-105

肾者作强之官伎巧出焉诠/刘景川//沈阳医学杂志.-3-3-15

十一藏取决于胆新诠/沈仲圭//医界春秋.-3-6-490//中医世界.-3-25-148

时氏内经学例言/时逸人//复兴中医.-5-31-271

时氏内经学序/张汝伟//复兴中医.-5-31-270

食气真理/郑显庭//华西医药杂志.-5-36-509

释脉大病进及治验/赵铸鼎//医学公报.-1-7-281

释素问冬伤于寒春必温病为王孟英温热经纬提

纲/张汝伟//医学杂志.-2-5-66

释素问九州九窍之文/汪东//中医新生命.-5-6-316

暑证多以温药治之其义安在/徐韵英//绍兴医药学报.-1-19-416

水火者阴阳之征兆也/叶劲秋//医学杂志.-2-6-461

素灵选粹新释/周偶生//复兴中医.-5-31-329

素灵之科学的研究(连载)/陈邦贤//中西医学报.-1-40-271,353

素问藏气法时论云五谷为养五果为助五畜为益五菜为充气味合而食之以补益精气解(连载)/毛晴晨//医学杂志.-2-13-26,132

素问咳论肺咳不已则大肠受之大肠之咳咳则遗失解/何少瑜//国医杂志.-4-6-43

素问灵枢伤寒金匮详解合编序/周镇//神州国医学报.-4-15-231//杏林医学月报.-3-20-391

素问疟论横连募原考证/张山雷//医界春秋.-3-5-293

素问气运浅说/朱雅南//医学报.-1-4-71

素问泣字释义/曹奚年//中医世界.-3-25-456

素问热病论言先夏至日为病温后夏至日为病暑岂夏至前无暑病夏至后无温病耶请详其说/陈钟莲(遗著);陈芝高(录寄)//杏林医学月报.-3-22-290

素问热论以热病统于伤寒究伤寒与热病是一是二试将其致病之由及认证上之区别详释之/郭大猷//医学杂志.-2-7-509

素问述灵枢之误之一(膀胱三焦)/杨柀田//医学杂志.-2-1-44

素问痿论释难/刘民叔//医界春秋.-3-10-424

素问谓心者君主之官神明出焉肺者相传之官治节出焉心肺作用原有密切之关系试就中西学说以言其理/何少瑜//国医杂志.-4-5-186

素问与巢氏病源/范行准//中西医药.-5-10-68

素问真伪年代考(一)至(九)/邓煜华//杏林医学月报.-3-16-350,393,430.-3-17-16,54,90,169,329,376

素问中阴阳学与中国医学/陈邦贤//医史杂志.-5-38-91

素问浊气归心句释义/张汝伟//国医导报.-5-29-188

随神往来者谓之魂并精而出入者谓之魂论/吴与可//中医杂志(广东).-3-4-555

髓海有余则轻劲多力自过其度论/蒋匡可//中医杂志(广东).-3-4-266

髓海有余则轻劲多力自过其度论/林实衍//中医杂志(广东).-3-4-267

髓海有余则轻劲多力自过其度论/刘云帆//中医杂志(广东).-3-4-51

髓海有余则轻劲多力自过其度论/朱寿江//中医杂志(广东).-3-4-53

孙药墀先生序杨如侯灵素生理新论/孙药墀//医学杂志.-2-4-359

太阴为开厥阴为阖少阴为枢释义/孔宣礼//杏林医学月报.-3-20-21

谈谈营卫/杨醉梅//苏州国医杂志.-5-1-325

天癸辨/竹芷熙//绍兴医药学报.-1-19-411

天食人以五气地食人以五味论/陈汝器//中医杂志(广东).-3-4-540

天食以五气地食以五味论/史炳南//绍兴医药学报.-1-19-449

恬憺无为精神内守申义/刘琴影//三三医报.-2-36-305

味归形形归气气归精精归化释义/方见吾//中医杂志.-2-21-435

胃不和则卧不安解/沈仲圭//绍兴医药月报.-2-40-280//沈阳医学杂志.-3-3-71//医学杂志.-2-8-178

胃欲寒饮脾欲温服说/阎士麒//医学杂志.-2-9-543

胃欲寒饮说/沈仲圭//三三医报.-2-31-560//医学杂志.-2-7-452//中医杂志.-2-23-432

问经脉篇之盛则泻之虚则补之不盛不虚以经取之诸注家多以此经字指本经言而盛泻虚补竟

指何经试详论之/徐世长//医学杂志.-2-6-414

问灵枢刺法言上下皆满者旁取之又言气有余于上者导而下之气不足于上者推而休之其稽留不至者因而迎之试将其取导推迎等法据经以详释之/徐自新//医学杂志.-2-9-252

问内经一则/刘希文//绍兴医药学报星期增刊.-1-21-493

问石瘕生于胞中月事不以时下岐伯谓可导而下血下而瘕自可去肠覃客于肠外而月事以时下既以时下内无恶血可知而马氏谓二症皆可导而下之其导之之法或针或灸是否异同试详论之/贾宗谊//医学杂志.-2-7-120

吴山民先生序杨如侯灵素生理新论/吴山民//医学杂志.-2-4-358

五十一难言病欲得寒而欲见人并在府病欲得温而不欲见人病在藏释义/徐少楠//医学杂志.-2-2-418

五运六气图解序/顾祥和//三三医报.-2-32-307

五脏六腑皆令人咳论/李春芝//医学杂志.-2-2-198

喜怒不节则伤脏论/刘佐同//中医杂志.-2-19-50

喜伤心恐胜喜论/觉非//三三医报.-2-36-52

喜则气缓/孙家骧//国医杂志.-4-13-32

夏伤于暑秋必痎疟论/陈应期//国医正言.-5-4-191

夏伤于暑秋必痎疟之研究/陈应期//杏林医学月报.-3-22-242

先夏至日为病温后夏至日为病暑论/陈焕球//国医杂志.-4-7-179

先夏至日者为病温后夏至日者为病暑论/严鸿基//绍兴医药学报.-1-17-85

先夏至日者为病温后夏至日者为病暑说/袁绿野//神州医药学报.-1-47-322

小肠者受盛之官化物出焉释义/杨百城,赵意空//医学杂志.-2-2-173

校正黄帝内经太素序/萧介青//三三医报.-2-32-488

邪气盛则实精气夺则虚论/林济青//中医杂志
.-2-21-436

邪之所凑其气必虚论/焦三者//绍兴医药学报
.-1-20-266

心生血脾统血辨/沈仲圭(撰);朱慕陶(校)//绍
兴医药月报.-2-39-536

心生血脾统血辨/沈仲圭//三三医报.-2-33
-151

心者君主之官神明出焉诠/刘景川//沈阳医学
杂志.-3-2-339

心者生之本神之变也其华在面其充在血脉说/
陈亦毅//中医杂志(广东).-3-4-681

心者生之本神之变也其华在面其充在血脉说/
杜棣生//中医杂志(广东).-3-4-682

心者生之本神之变也其华在面其充在血脉说/
廖仲文//中医杂志(广东).-3-4-270

心者生之本神之变也其华在面其充在血脉说/
任灼华//中医杂志(广东).-3-4-271

心者生之本神之变也其华在面其充在血脉说/
夏祥麟//中医杂志(广东).-3-4-269

心之合脉也其荣色也其主肾也说/伍兰瑞,区金
浦//中医杂志(广东).-3-4-409

新难经十条/丁福保//医学报.-1-7-505

形不足者温之以气精不足者补之以味/何奎垣
//杏林医学月报.-3-18-62

形藏四神藏五合为九藏以应之也义/姚素民//
沈阳医学杂志.-3-3-117

虚者补母实者泻子说/孙连茹//中医杂志.-2-
24-207

血并于阴气并与阳故为惊狂论/吴与可//中医
杂志(广东).-3-4-408

血有余则怒不足则恐解/李燿常//中医杂志(广
东).-3-4-249

询解经义及出处/黄绍声//绍兴医药学报星期
增刊.-1-22-20

研经玉屑/陈葆善//中医世界.-3-26-302

阳并于阴则阴实而阳虚解/俞鉴泉//三三医报
.-2-32-47

阳出之阴则静阴出之阳则怒解/陈汝器//中医
杂志(广东).-3-4-674

阳络伤血外溢阴络伤血内溢之疏证/卢则钟//
医学杂志.-2-2-282

阳络伤则血外溢阴络伤则血内溢解/任起堂//
三三医报.-2-32-416

阳明厥阴不从标本而从中也论/丘汉仪//国医
杂志.-4-5-550

阳气衰于下则为寒厥阴气衰于下则为热厥论/
戴达甫//中医杂志.-2-19-236

阳气衰于下则为寒厥阴气衰于下则为热厥论/
黄眉孙//绍兴医药学报.-1-11-77//神州
医药学报.-1-46-362

阳气者精则养神柔则养筋论/王一仁//中医杂
志.-2-21-53

阳入之阴则静阴出之阳则怒解/陈庚公//杏林
医学月报.-3-20-455

腰脊者身之大关节也论/陈亦毅//中医杂志(广
东).-3-4-680

腰脊者身之大关节也论/江堃//中医杂志(广
东).-3-4-48

腰脊者身之大关节也论/林实衍//中医杂志(广
东).-3-4-48

腰脊者身之大关节也论/杨金筍//中医杂志(广
东).-3-4-554

一部内经的真价值/谢衡卿//中医指导录.-4-
4-243

一个内经上的疑问/凌树人//医界春秋.-3-6-
263

一阳发病少气善咳善泄其传为心掣其传为膈义
/许有恒//中医杂志.-2-19-245

因于暑汗烦则喘喝静则多言论/王一仁//中医
杂志.-2-20-395

阴平阳秘精神乃治阴阳离决精神乃绝解/罗绍
祥//中医杂志(广东).-3-4-42

阴颇有寒解/张汝伟//医学杂志.-2-8-55

阴气者静则神藏躁则消亡论/钱星若//绍兴医
药学报.-1-19-192

阴阳应象大论书后/胡安邦//中医世界.-3-32
-258

阴者藏精而起亟也阳者卫外而为固也解/程次
明//神州国医学报.-4-15-441

英国科学家之试验表面猪毛与华医内经云毛发乃血之余之证实/沈仲理//光华医药杂志.-4-37-71

有故无殒解例/渠深//现代中医.-4-42-578

与张寿甫先生论隐曲及石膏书/葛介人//三三医报.-2-29-405

原内经/刘景素//沈阳医学杂志.-3-3-186

恽印内经序/徐相宸//三三医报.-2-29-83

再论内经妇人无须之理答叶君/秦伯未//中医杂志.-2-20-326

脏腑校勘记/林大爕//医学报.-1-4-155

张韦青左肝右肺说/王兰远//绍兴医药学报.-1-17-551

致读者第三书(谈读内经的态度)/姜春华//中国医药月刊.-5-33-129

致恽铁樵论宋本素问并及经文同异注家得失书(连载)/张山雷//三三医报.-2-29-59,111

中西会通素灵摘要序/陈邦贤//中西医学报.-1-25-91

中阳溜经中阴溜腑/米焕章//医学杂志.-2-6-488

中庸与内经/袁复初//医学杂志.-2-16-334

周小农先生序杨如侯灵素生理新论/周镇//医学杂志.-2-4-362

诸风掉眩皆属于肝/徐衡之//中医杂志.-2-19-237

诸风掉眩皆属于肝说/张百塘//北京医药月刊.-5-21-528

诸禁鼓栗如丧神守皆属于火解/程次明//神州国医学报.-4-15-232

诸痉项强皆属于湿释义/马荫遐//杏林医学月报.-3-16-67

诸逆冲上皆属于火论/吴与可//中医杂志(广东).-3-4-407

诸痛痒疮皆属于心释义/张匡君//中医杂志.-2-21-245

诸阴皆清足太阴独受其浊论/冯里安//绍兴医药学报.-1-18-213

诸躁狂越皆属于火说/朱贡三//绍兴医药学报.-1-13-491

注家误释经文举例/方见吾//中医杂志.-2-21-242

注家误释经文之商榷/余绍烈//中医杂志.-2-22-59

注解内经生理学之一(连载)/赵子刚//国医砥柱月刊.-5-16-527.-5-18-675

壮水之主以制阳光益火之源以消阴翳辨/陈芝高//杏林医学月报.-3-22-61

邹趾痕君素问灵枢伤寒金匮注解合编序/周镇//医学杂志.-2-15-524

2 伤寒、金匮

读伤寒金匮之疑义/程次明//中医杂志.-2-22-66

读叶劲秋仲景学说分析之疑答周绍文/盛心如//光华医药杂志.-4-41-525

关于伤寒金匮之疑问/张斗耀//医学杂志.-2-17-72

金匮伤寒在历史上之变迁(连载)/刘中砥//文医半月刊.-5-14-33,51

痉湿暍三种应列太阳篇论/沈德修//医界春秋.-3-8-513

六汗四凶心法/邹趾痕//中医世界.-3-26-431

论何刊古本伤寒杂病论之真伪/邓日仁//国医文献.-5-15-177//医学杂志.-2-16-328

论伤寒金匮二书意义之异同/陈芝高//杏林医学月报.-3-22-238

论伤寒金匮之异点/潘国贤//苏州国医杂志.-5-1-320

论仲景书之真义/李为彭//医学杂志.-2-18-410//中医世界.-3-38-159

宁波访求仲景遗书记/黄竹斋//光华医药杂志.-4-36-574//国医公报.-4-22-30//国医文献.-5-15-28//杏林医学月报.-3-2-475//医界春秋.-3-11-491//医学杂志.-2-16-293

伤寒金匮二书历代医家极为推崇吾人临床治病仅凭二书能否肆应无穷试就实际状况及个人经验详细言之/黄国材//医学杂志.-2-17-41

伤寒金匮方考(一)至(五)/俞慎初//现代医药月刊.-4-27-123,155,203,242,288

伤寒金匮解释五节/张秉初//杏林医学月报.-3-18-428

伤寒金匮所论风与瘅的区分及其他/傅道珂//国医砥柱月刊.-5-18-641

伤寒金匮丸方用量之质疑/周岐隐//国医砥柱月刊.-5-15-510

伤寒金匮注释纷纭究竟以何种体例为折衷试举例说明之/黄国材//医学杂志.-2-18-128

伤寒论金匮要略集注折衷/复兴中医杂志社//复兴中医.-5-31-63

伤寒论与金匮要略皆有中风病症其特殊之点安在试切实指明之以免误会/田尔康//医学杂志.-2-11-645

万病皆郁论/[日]源通魏//中医世界.-3-26-470

阳明病之研究/李健颐//现代医药月刊.-4-27-417

医圣仲景对于治痢之意见的探讨/丁少侯//国医砥柱月刊.-5-16-247

张仲景之用杏仁/单培根//中国医药月刊.-5-32-499

仲景谓阳病见阴脉者死吴又可云阳病见阴脉亦有不死者试言其理/李春霖//绍兴医药学报.-1-12-48

仲景学说之分析序/时逸人//医学杂志.-2-14-363

仲景治病分汗吐下和四法何者宜汗何者宜吐何者宜下何者宜和汗用何剂吐用何药下用何方和用何法试概括言之/金冲汉//国医杂志.-4-5-295

周禹锡伤寒金匮三字经序/张锡纯//三三医报.-2-33-496

2.1 伤寒

按寸不及尺握手不及足人迎趺阳三部不参解/

医学公报社//医学公报.-1-7-234

按活人书云伤寒之邪三阳皆热证三阴皆寒证而伤寒论中阳明太阳尽有用四逆真武等汤者厥阴少阴尽有用白虎承气等汤者持论大相悬殊是果为叔和所窜乱欤抑别有理由欤/相里规//医学杂志.-2-5-247

本以下之故心下痞与泻心汤痞不解其人渴而口烦小便不利者五苓散主之解/陈芝高//神州国医学报.-4-18-96

辨冬伤于寒春必病温冬伤于寒之寒字当作热字论/俞志勤/绍兴医药学报.-1-15-173

辨伤寒论/施源晖//国医文献.-5-15-132

辨伤寒论不可以天之六气统观/林名章//国医杂志.-4-12-215

辨伤寒论桂枝下咽阳盛则毙之非是/宋道援//杏林医学月报.-3-18-60

辨伤寒论误文二条/张谷成//中医新生命.-5-6-274

辨伤寒论之脚挛急/刘民叔//医界春秋.-3-5-486

辨伤寒论治中风/林名章//国医杂志.-4-12-217

辨伤寒真假论/张如先//文医半月刊.-5-14-328

辨太阳病用桂枝麻黄大青龙三法/范钦才//中医杂志.-2-19-219

辨仲景治短气微饮出苓桂术甘汤肾气丸二方/王叔宜//中医杂志.-2-19-218

辩论伤寒论脚挛急两条:后条非仲景手订前条为仲景误治之案/刘民叔//中医杂志.-2-27-213

辩正盛止缘对程天灵氏所著伤寒漫谈之商榷/程天灵//华西医药杂志.-5-37-466

病发于阳而反下之热入因作结胸病发于阴而反下之因作痞所以成结胸者以下之太早故也义/周明甫//复兴中医.-5-31-559

病发于阳者六日愈发于阴者七日愈之研究/李健颐//医界春秋.-3-8-427

病解能食七八日更发热者此为胃实宜大承气汤主之释义/陈芝高//杏林医学月报.-3-23-184

病者伤寒已罢惟手心汗出下之遂利不止后用养脏汤加减服之颇效但每饭后腹稍动辄有水声小腹为之不平脉弦而迟当用何法/张惟通//医学杂志.-2-8-231

驳陈修园伤寒论浅注(连载)/沈少卿//神州医药学报.-1-44-35,135,359,459.-1-45-27

驳王佐丞之伤寒治谬条/蔡陆仙//医界春秋.-3-5-87

柴胡加龙骨牡蛎汤方名之商讨/单培根//中国医药月刊.-5-32-534

柴胡证仍在者复与柴胡汤虽已下之不为逆说/孙连茹//中医杂志.-2-27-71

阐明伤寒论伤寒中风之真谛/杨梦麒//苏州国医杂志.-5-1-159

陈逊斋伤寒论改正并注序/陈立夫//光华医药杂志.-4-36-288

陈逊斋先生演题伤寒论概说/陈逊斋(著);方幼农,杨辉(记录)//医学杂志.-2-18-24

陈逊斋先生在中央国医馆附设特别训练班演讲词演题伤寒论概说/陈逊斋//国医杂志.-4-7-521

成氏伤寒营风伤卫驳议/孔蔼如//三三医报.-2-31-209

承气用于少阴四逆用于阳明释义/张仲侯//中医杂志.-2-19-458

承气用于少阴四逆用于阳明说/陈杰//中医杂志.-2-19-58

重订敖氏伤寒金镜录(一)至(十)/史介生//国医砥柱月刊.-5-16-95,156,331,393,505.-5-17-23,111,279,354,405

重印古康平本伤寒论序/叶橘泉//国医砥柱月刊.-5-18-193//华西医药杂志.-5-36-227

重印康平古本伤寒论序/宋大仁//中西医药.-5-13-432

重印康平伤寒论序/陈郁//新中华医药月刊.-5-35-633

喘家作桂枝汤加厚朴杏子佳释义/陈芝高//文

医半月刊.-5-14-247

从热入血室说到寒入血室/金少陵//新中医刊
.-5-19-292

答黄彩彬君伤寒论中之一疑问/纪正亭//医界
春秋.-3-14-94

答钱君存济伤寒疑问/沈少卿//神州医药学报
.-1-45-163

答钱君存济伤寒疑问四条/周少莱//神州医药
学报.-1-45-45

答人问伤寒以六经分篇末言手经足经及后世论
温病者言入手经不入足经且谓温病不宜发汗
之质疑/张锡纯//三三医报.-2-34-513

答万震九君问伤寒论太阳篇伤寒脉浮滑此表有
热里有寒白虎汤主之一节/陈芝高//文医半
月刊.-5-14-280

答武昌医学专校吴君绍玑问伤寒论少阴篇中两
则之疑义/陈心田//绍兴医药学报.-1-10
-99

答徐君伤寒疑问/高思潜//绍兴医药学报星期
增刊.-1-22-352

答徐君问伤寒/高思潜//绍兴医药学报星期增
刊.-1-22-450

答张心一君之伤寒病的疑难问题/谢则仁//医
界春秋.-3-14-439

答郑步云君阳盛阴虚下之则愈汗之则死阴盛阳
虚汗下之则愈下之则亡之疑问/纪正亭//医
界春秋.-3-11-320

答周禹锡先生复函研究伤寒之敝见并祈海内同
道指教/刘华封//三三医报.-2-35-441

大青龙汤之错简/余毅生//中医杂志.-2-23
-245

大热大渴大汗不止而脉实急长大按之不减者邪
实也宜白虎汤体弱加入人参若外证虽同而脉
虚大按之辄散者宜如何治法辨/张汝济//医
学杂志.-2-2-380

独曰此症实不外伤寒合病下利之机若善广其趣
则不假他求而左右逢源其说然否/卫允如//
医学杂志.-2-6-277

读陈修园伤寒论总诀后/陆清洁//医界春秋.-3
-5-480

读邓君曰仁伤寒论疑误之研究文之我见/未署
名//医学杂志.-2-16-45

读河间六书伤寒医鉴书后(连载)/陈惠言//中
医杂志(广东).-3-4-150,251,391,535

读皇汉医学后之评论(连载)/浙江兰溪中医专
门学校校友会//神州国医学报.-4-14-
55,96

读黄谦伤寒杂病论集注书后/盛心如//光华医
药杂志.-4-36-205

读黄谦伤寒杂病论集注书后/叶橘泉//光华医
药杂志.-4-36-494

读黄竹斋宁波访求仲景遗书记书后/周柳亭//
光华医药杂志.-4-36-575 //国医公报.-4
-22-33 //国医文献.-5-15-30 //杏林医
学月报.-3-21-477 //医学杂志.-2-16
-295

读黄著伤寒杂病论集注书后/叶橘泉//国医公
报.-4-22-570

读陆渊雷先生伤寒论今释之桂枝附子汤白术附
子汤之驳案/陈放勋//杏林医学月报.-3-19
-184

读伤寒本论桃花汤方之疑问/陈秩平//杏林医
学月报.-3-17-302

读伤寒概述书后/李仲美//华西医药杂志.-5-
36-531

读伤寒汲古/邵餐芝//神州国医学报.-4-16
-198

读伤寒结胸痞气之研究/翟冷仙//医界春秋.-3
-9-99

读伤寒论笔记/谢则仁//神州国医学报.-4-18
-431

读伤寒论的研究(连载)/程迪仁//医界春秋.-3
-6-157,192

读伤寒论妇人中风发热恶寒经水适来之条合解
/吴玉纯//绍兴医药月报.-2-40-492

读伤寒论后之感言/赵学渊//中医世界.-3-37
-236

读伤寒论记(连载)/史久华//绍兴医药月报.-2
-39-417,465

读伤寒论今释疑问/高佩经(问);陆渊雷(答)//

中医新生命.-5-6-158

读伤寒论浅注释几几之义疑/俞鉴泉//三三医报.-2-29-255

读伤寒论伤寒条之觉悟/刘莹//医学杂志.-2-5-292

读伤寒论书后(一)至(二)/王一仁//中医杂志.-2-21-239,433

读伤寒论太阳篇之心得/陈丹华//苏州国医杂志.-5-1-83

读伤寒论心法/胡慎庵//国医文献.-5-15-115//中医杂志.-2-20-203

读伤寒论一得/汪太雄//现代中医.-4-43-85

读伤寒论原书平议/李耀常//国医文献.-5-15-105

读伤寒论原书平议/李桢华//中医杂志(广东).-3-4-37

读伤寒论原文的预备/文医半月刊社//文医半月刊.-5-14-402

读伤寒论杂记/周学海//国医文献.-5-15-107

读伤寒论之一得/张春江//光华医药杂志.-4-37-44

读伤寒脉浮紧不发汗因致衄者麻黄汤主之书后(一)至(二)/杨医亚//文医半月刊.-5-14-249,264

读伤寒折中后几个希望/刘淑士//现代中医.-4-43-483

读伤寒者不可因名害义说/张毅民//神州医药学报.-1-46-350

读吴汉僊君论东西译本以肠窒扶斯为伤寒谬误补充之商榷/蔡百星//医界春秋.-3-9-97

读修正伤寒论文之管见/钱昌藩//医学杂志.-2-8-417

读张仲景伤寒论原序识后/陈伯坛//杏林医学月报.-3-17-88

读仲景伤寒论太阳经篇之研究(连载)/李贡廷//医界春秋.-3-9-234,284

读仲景太阳篇之大要/陈子华//国医杂志.-4-6-485

读仲景阳明篇之大要/陈子华//国医杂志.-4-

7-59

对程天灵氏所著伤寒漫谈之商榷(连载)/盛止缘//华西医药杂志.-5-37-258,330,378,440

对黄天士君论伤寒脉浮滑此表有热里有寒白虎汤主之有所商榷/梁长荣//杏林医学月报.-3-17-303

对伤寒概述之研讨/王福成//华西医药杂志.-5-37-213

对于伤寒六经的二个意见/张照鳞//医学杂志.-2-18-260

对于伤寒论太阳中风阳浮而阴弱阳浮者热自发阴弱者汗自出啬啬恶寒淅淅恶风翕翕发热鼻鸣干呕者桂枝汤主之之管窥/罗瓒//医界春秋.-3-9-147

对于伤寒温病伏邪外感之我见/时逸人//现代中医.-4-42-91

对于时逸人先生伤寒温病之定义管见/张治河//医学杂志.-2-17-215

饿不死伤寒问题/姜春华//新中华医药月刊.-5-35-595

二阳之病发心脾有不得隐曲女子不月解/何少瑜//国医杂志.-4-5-93

发热恶寒者发于阳无热恶寒者发于阴义/陈轩卿//中医杂志.-2-19-220

法定伤寒病与中药治疗/钱鸿洲//中西医药.-5-13-504

分合操纵无不如意允推合作/陈观光//医学报.-1-6-226

夫实则谵语虚则郑声郑声者重语也直视谵语喘满者死下利者亦死今释/廖孟培//医林一谔.-4-10-416

趺阳脉迟而缓解/冯瑞鎏//中医杂志(广东).-3-4-255

服桂枝汤大汗出脉洪大者与桂枝汤如前法若形如疟日再发者汗出必解宜桂枝二麻黄一汤之治法以畅伸其义/李荣//现代医药月刊.-4-27-429

附古本伤寒杂病论伪迹二条/邹趾痕//国医正言.-5-3-474

刚痉柔痉说/桂步阶//医界春秋.-3-5-189

钩考仲景脉法新解释(连载)/黄敦汉//神州国
　医学报.-4-15-66,120,169

钩考仲景脉法新解释序/吴去疾//神州国医学
　报.-4-15-345

古本伤寒对于国医界之大贡献/周岐隐//神州
　国医学报.-4-15-294//医学杂志.-2-15
　-367

古本伤寒方之妙用/周岐隐//杏林医学月报.-3
　-20-290//医学杂志.-2-15-365

古本伤寒方之研究/周岐隐//神州国医学报.-4
　-15-108

古本伤寒佚文举例/周岐隐//医林一谔.-4-10
　-390

古本伤寒杂病论是否仲景秘本之商榷书/张春
　江//国医文献.-5-15-174//医学杂志.-2
　-16-276

古本伤寒杂病论义疏序/周禹锡//医学杂志.-2
　-15-524

古本伤寒杂病论之神话/张赞臣//医界春秋.-3
　-12-147

古本伤寒之贡献/周岐隐//中医世界.-3-32
　-476

古本伤寒之讨论/江士瑜//中医指导录.-4-4-
　26

顾尚之先生伤寒经方喻言/何恬耷(录)//神州
　医药学报.-1-45-454

关于伤寒论即流行性感冒之创解者/姜春华//
　中国医药月刊.-5-33-345

关于伤寒论之寒热/张敬武(译)//国医公报.-4
　-25-543

关于伤寒论之疑问/郭志寅//医学杂志.-2-17
　-303

关于伤寒论中之寒热(一)至(六)/[日]森田幸
　门(著);李和义(译)//文医半月刊.-5-14-
　121,139,154,171,189,252

关于少阴病用承气汤之辨误/罗汉//自强医学
　月刊.-3-41-71

观古本伤寒杂论感言(张相臣转)/张拱端//国
　医正言.-5-3-413

桂枝加龙牡汤证书后/张治河//中医世界.-3-
　37-550

桂枝下咽阳盛则毙之我见/张秉初//杏林医学
　月报.-3-19-97

桂枝相似症之研究/施纪云//国医砥柱月刊.-5
　-17-475

桂枝症自汗与解汗之分别/朱我樵//中医新生
　命.-5-8-572

桂枝症自汗与解汗之分别之商讨/李简青//中
　医新生命.-5-8-628

寒温疾之类点与辨别/黄眉孙//神州医药学报
　.-1-47-233

寒温争辨之平议/黄仲达(著);周复生(录)//国
　医砥柱月刊.-5-16-528

寒中厥阴论治/郭志道//中医杂志.-2-25
　-225

汉医心典片断(九)(见金匮释义片段)/李超甫
　//杏林医学月报.-3-23-427

湖南新发现之古本伤寒杂病论批判/易万育//
　国医文献.-5-15-169

皇汉医学治疗之法则/[日]森田幸门(著);邓
　名世(译)//中医世界.-3-37-119

黄芪汤症之下利是否系太阳与少阳合病/潘柏
　辰//国医公报.-4-25-562

黄竹斋先生丕著伤寒杂病论集注序/周禹锡//
　国医公报.-4-22-567

黄竹斋先生伤寒杂病集注序/周禹锡//光华医
　药杂志.-4-37-441

记陈鸿恩乃郎伤寒病死之状/徐韵英//绍兴医
　药学报.-1-20-131

夹阴伤寒谈屑/沈济苍//自强医学月刊.-3-40
　-314

夹阴伤寒真相/海煦//中西医药.-5-13-438

夹阴伤寒真相/宋大仁//中国医药月刊.-5-33
　-574

夹阴伤寒治疗记/周云樵//复兴中医.-5-31
　-391

检讨少阴篇之三承气证/谢仁山//杏林医学月
　报.-3-23-143

江南果无伤寒耶/范济春//苏州国医杂志.-5-

1-17

解决徐包二君所答之伤寒谈/张汝伟//绍兴医药学报.-1-10-219

今夫热病者皆伤寒之类也说/邓乃壎//杏林医学月报.-3-23-266

谨将伤寒论少阴篇中两则之有疑义者敬请解决/吴绍玑//神州医药学报.-1-45-383

近人有谓伤寒论为综治急性热病之书者果如所言凡遇急性热病概以伤寒之方为出入有无扞格抵牾试就经验以言之/黄国材//医学杂志.-2-17-338

近著请政/胡剑华//三三医报.-2-31-385

据经分症即症分脉凭脉用药之研究(连载)/殷鉴昭//针灸杂志.-4-33-243,335

厥逆辨证/张秉初//杏林医学月报.-3-18-347

厥阴经病变论治/张赞臣//神州医药学报.-1-47-427//医界春秋.-3-6-179

厥阴热利下重与下利欲饮水者仲景均以白头翁汤主之其义何在/陈应期//国医砥柱月刊.-5-16-421//杏林医学月报.-3-23-307

厥阴热利下重与下利欲饮水者仲圣均以白头翁汤主之其义何在(连载)/陈应期//国医正言.-5-5-83,127

康平本伤寒论/[日]大塚敬节(著);杨小华,张公让(口译)//华西医药杂志.-5-36-294

康平本伤寒论/张公让//国医砥柱月刊.-5-18-280

康平古本伤寒论书后/洪贯之//新中华医药月刊.-5-35-565

科学化伤寒论纲要新注(连载)/朱阜山//中医世界.-3-30-132,548.-3-31-189,518

课艺/李惟藩//医学公报.-1-7-131

类伤寒辨证/陈詠鹤//杏林医学月报.-3-20-116

里水者一身面目黄肿其脉沉小便不利故令病水假令小便自利此亡津液故令渴越婢加术汤主之释义/陈芝高//杏林医学月报.-3-22-245

历代伤寒书目考/曹炳章//国医文献.-5-15-65

历代研究伤寒的文献底统计(连载)/周莎//中西医药.-5-9-558.-5-10-54

苓桂术甘汤症脉沉紧大陷胸汤症脉亦沉紧二症寒热悬殊何以脉皆沉紧请细言其故/陈芝高//杏林医学月报.-3-22-460

柳氏遗著论伏邪外发须辨六经形证/柳宝贻//三三医报.-2-30-262

六腑气绝于外者手足寒五脏气绝于内者利下不禁论/何奎垣//杏林医学月报.-3-21-331

六经病诠议/严志清//国医导报.-5-29-136

六经管见/袁复初//三三医报.-2-34-516

六经究竟是何物/朱我樵//国医杂志.-4-13-441

六经浅释/蔡陆仙//中国医学.-5-34-150

六经新解/张治河//光华医药杂志.-4-36-544//国医公报.-4-22-192.//医学杂志-2-16-172

六经阳明主里少阳主半表半里何以伤寒二日不传少阳而阳明辨/郑立珊//医界春秋.-3-9-148

六经与营卫气血/时逸人//神州国医学报.-4-14-52

六经之新解释/樊子文//现代中医.-4-42-362//医学杂志.-2-16-168

六经之新解释/张治河//医林一谔.-4-11-586

六治阐要/邓孝亭//中医世界.-3-26-447

论表病例之大意/赵晋翰//神州医药学报.-1-47-27

论服桂枝汤或下之仍头项强痛翕翕发热无汗心下满微痛小便不利/王智辉//神州医药学报.-1-47-30

论古人对于伤寒病有日传一经之说/丘山//文医半月刊.-5-14-478

论合病并病三阳经独多三阴经独少何故/孙景渊//医学杂志.-2-5-470

论夹阴伤寒说之谬妄/姚兆骥//国医砥柱月刊.-5-18-286

论今人所谓之伤寒/祝敬铭//医界春秋.-3-13

－12

论厥阴病/章炳麟//苏州国医杂志.-5-2-367

论厥阴阳明渴饮及治法/秦伯未//中医杂志.-2-19-232

论两感之症治/陈永鹤//国医杂志.-4-6-476

论伤寒/丁惠康//绍兴医药月报.-2-40-435

论伤寒辨脉第三节阳不足阴不足两层之一误再误歧中又歧/张山雷//医界春秋.-3-7-413

论伤寒病中标本胜复从化之理/徐世长//医学杂志.-2-6-58

论伤寒初起无汗之原因/王仲扬//国医正言.-5-3-98

论伤寒初起无汗之原因/赵瑞升//国医正言.-5-3-35

论伤寒汗吐下三大法/何奎垣//杏林医学月报.-3-19-404

论伤寒结胸与痞证之略/陈观光//医学报.-1-6-261

论伤寒六经/林屏仙//国医杂志.-4-6-35

论伤寒论大柴胡汤原当有大黄无枳实/张锡纯//中医杂志.-2-28-46

论伤寒论少阴篇桃花汤是治少阴寒痢非治少阴热痢/张锡纯//三三医报.-2-29-615

论伤寒温病最易混淆/李荣//现代医药月刊.-4-27-720

论伤寒阳明证与温热阳明证之治法/张赞臣//医界春秋.-3-5-532

论伤寒与温病/周德馨//光华医药杂志.-4-41-373

论伤寒与温病治法之迥异/徐佩芝//中医世界.-3-37-123

论伤寒之名义/张汝伟//医学杂志.-2-5-450

论伤寒中风脉证治法之区别/倪益斋//神州医药学报.-1-47-25

论少阳寒热往来证治验汇刊/胡松乔//神州国医学报.-4-14-54

论少阳太阴两经之正治/张赞臣//医界春秋.-3-5-315

论少阴病/章炳麟//苏州国医杂志.-5-2-371

论少阴三急下证答丁甘仁先生/曹颖甫//中医杂志.-2-20-324

论少阴伤寒咽痛证/陈代和//医学杂志.-2-4-422

论太阳病二日反躁一节/梁湘岩//中医杂志(广东).-3-4-396

论太阳阳明两经之正治/张赞臣//医界春秋.-3-6-151

论下厥上竭为难治/张确余//杏林医学月报.-3-16-66

论阳明病在经在府之证治/张山雷//医学杂志.-2-7-433//中医杂志.-2-22-258

论阳明热盛少阴伏寒之肠结/杨孕灵//中医杂志.-2-21-438

论阳明少阴三急下症之同异解/刘琴仙//杏林医学月报.-3-16-464

论张仲景伤寒论/石苇南//国医文献.-5-15-152

论中西医治伤寒病之异点/廖孟培//国医杂志.-4-5-147

论仲景六经之真义/李为彭//中医世界.-3-39-132

论仲景所定伤寒各方施于南方与北方之分别并论其学说/卢明炎//杏林医学月报.-3-19-293

论仲景之言阴阳易病即今之夹色病/李征辂//中医世界.-3-26-425

罗哲初之古本伤寒论评议/张拱端//国医文献.-5-15-179

罗哲初之古本伤寒杂病论评议/张拱端//医界春秋.-3-12-320

麻黄桂枝大青龙三证并论/邓昆怡//杏林医学月报.-3-22-375

麻杏石甘汤证解/陈渔洲//杏林医学月报.-3-22-62

莫枚士研经言论河间说伤寒之误篇书后/张山雷//三三医报.-2-32-48

内外之应皆有表里论/王者辅//绍兴医药学报.-1-19-423

呕而脉弱小便复利身有微热见厥者难治四逆汤主之解/邓鹤芝//杏林医学月报.-3-16-64

辟柯韵伯谓麻黄升麻汤非仲景方论/许勤勋//中医杂志.-2-25-223

评成无己伤寒论注解/沈肖卿//国医正言.-5-4-190

评伤寒温热之争(连载)/秦伯未//现代中医.-4-42-9,33

菩姜治夹阴伤寒之特效/郑衡若//神州国医学报.-4-15-235

热:伤寒论之研究/[日]森田幸门(著);张敬武(译)/国医公报.-4-26-200

热病学(连载)/王润民//铁樵医学月刊.-4-44-107,149

热利下重白头翁汤主之论/史介生//国医砥柱月刊.-5-16-339

热入血室新解/樊天徒//中国医药月刊.-5-33-140

热深厥深热微厥微之原理/丁郁文//医界春秋.-3-5-390

热有阳盛与阴虚之辨/姚若琴//杏林医学月报.-3-22-25

妊娠呕吐不止干姜人参半夏丸主之解/方佗//杏林医学月报.-3-20-20

若汗出而喘无大热者可与麻黄杏子甘草石膏汤主之释义/李思柏//杏林医学月报.-3-21-109

三承气辨/吴凝轩//神州国医学报.-4-17-339

三阳合病脉浮大上关上目合则汗解/冯瑞鎏//中医杂志(广东).-3-4-157

三阴三阳讲义(伤寒门径之一)(连载)/陈伯坛//神州医药学报.-1-43-109,217,321

三阴三阳解/栎荫拙//中医世界.-3-26-410

伤寒(感冒)新理论/黄国材//绍兴医药学报.-1-19-114

伤寒/薛泽珊//中国医药月刊.-5-32-242

伤寒八九日下之胸满烦惊小便不利谵语一身尽重不可转侧者柴胡加龙骨牡蛎汤主之我见/张鸿生//杏林医学月报.-3-23-267

伤寒备参(一)至(四)/施源晖(编集);沈国章(校注)//中医杂志.-2-28-21,29,139,261

伤寒备参目录/施源晦(编集);沈国章(校注)//中医杂志.-2-28-23

伤寒备要(连载)/沈国章//国医杂志.-4-12-77,134

伤寒辨(连载)/朱恩华//医学报.-1-5-344,369

伤寒辨/李啸云//神州医药学报.-1-46-149

伤寒标本之研究/李健颐//医界春秋.-3-7-200//中医世界.-3-26-427

伤寒表不解心下有水气干呕发热而咳或渴或利或噎或小便不利少腹满或喘者小青龙汤主之解/张鸿生//杏林医学月报.-3-23-226

伤寒表里症治法一隅/李天球//中医杂志.-2-19-456

伤寒表症误下救逆(节录伤寒论之演析)/张忍庵//国医公报.-4-26-526

伤寒表症治法一得/蔡达五//华西医药杂志.-5-36-120

伤寒病的疑难问题敬求指教/张心一//医界春秋.-3-14-315

伤寒病发于阳者六日愈发于阴者七日愈之研究/李健颐//中医世界.-3-26-468

伤寒病虽热甚不至于死/张蕴石//医学杂志.-2-9-440

伤寒病一夕谈/孙祖烈//中西医学报.-1-32-399

伤寒病与肠窒扶斯异同之研究(一)至(三)/刘亚农//文医半月刊.-5-14-279,295,313

伤寒病之四个步骤/俞培元//中国医学月刊.-3-15-80

伤寒不同杂感说(连载)/任汉佩//绍兴医药学报.-1-8-101,189

伤寒不愈易成肺痨说/陈心田//绍兴医药学报.-1-8-235

伤寒初起无汗本源说/吕环章//国医正言.-5-3-99

伤寒初起无汗说/张静斋//国医正言.-5-3-144

伤寒初起无汗之浅论/李锡卿//国医正言.-5-3-46

伤寒刍言/杨守仁//国医导报.-5-29-138

伤寒传经辨惑论/杨质安//绍兴医药学报.-1-8-57

伤寒传经不可拘执说/虞舜臣//中医杂志.-2-23-513

伤寒传经不可拘执说/张国华//医学杂志.-2-5-68

伤寒传经之谅解/刘前英//医学杂志.-2-6-200

伤寒传足不传手辨/何志仁//绍兴医药学报.-1-20-421

伤寒大纲领并温热辨疑论/陈詠鹤//现代医药月刊.-4-27-330

伤寒定论篇(一)至(四)/邓怡如//杏林医学月报.-3-17-423,461,513.-3-18-16

伤寒冬温之鉴别/王玉玲//中医世界.-3-26-648

伤寒恶寒中风恶风辨/陈干卿//医学杂志.-2-2-285

伤寒二三日心中烦而悸者小建中汤主之阳明病不吐不下心烦者可与调胃承气汤心烦均同治法各异论/曾松茂//杏林医学月报.-3-20-456

伤寒二三日心中悸而烦者小建中汤主之解/冯瑞銮//中医杂志(广东).-3-4-156

伤寒发汗若吐若下解后心下痞硬噫气不除者用旋覆花代赭石汤义/何奎垣//杏林医学月报.-3-23-141

伤寒发黄释义/樊少康//三三医报.-2-36-581

伤寒发黄之原因及其治法/余毅生//中医杂志.-2-25-375

伤寒发热辨法/梁子和//医学杂志.-2-9-314

伤寒烦躁辨/朱秉权//中医杂志.-2-27-356

伤寒方法汇要/郑阃//国医公报.-4-25-558

伤寒方释义/陈放勋//杏林医学月报.-3-19-308

伤寒方宜忌之研究(连载)/张秉初//杏林医学月报.-3-18-385,465

伤寒方证对参(连载)/张确余//杏林医学月报

.-3-18-177,213,252,294,336,375,417,460.-3-19-14,57,170,211,477,521.-3-20-13,64,104,145,190,240,324,366

伤寒方之足以治疗肠窒扶斯者/蒋文芳//新中医刊.-5-20-230

伤寒方中注家之两失观/费梦莘//中医杂志.-2-26-45

伤寒非传染病温热疫疠及肠窒扶斯非伤寒驳义/赖良蒲//国医砥柱月刊.-5-16-171

伤寒分阴阳法/故人//文医半月刊.-5-14-88

伤寒风温始终皆宜汗解说/张锡纯//中医杂志.-2-21-234

伤寒概论/王旭斋//北京医药月刊.-5-21-43

伤寒概论/叶左红//光华医药杂志.-4-35-541

伤寒概论/袁复初//三三医报.-2-35-138

伤寒概述/王福成//华西医药杂志.-5-36-305

伤寒概说/陈逊斋//光华医药杂志.-4-37-45

伤寒汗后之我见/陈达仁//中医世界.-3-26-451

伤寒汗下用药轻重说/阎子峻//医学杂志.-2-5-454

伤寒汗症辨/郭念堂//中国医药月刊.-5-32-239

伤寒和温病一个线径的说/张仲瑾//自强医学月刊.-3-40-300

伤寒坏病概论/陈詠鹤//杏林医学月报.-3-21-333

伤寒哕吐论治/张继勋//中医杂志.-2-23-517

伤寒哕吐论治/张赞臣//医界春秋.-3-6-32

伤寒汲古评议/曹颖甫(注);冯超人(校)//中国医药月刊.-5-33-330

伤寒汲古序/刘仲迈//神州国医学报.-4-15-166

伤寒汲古序/周岐隐//神州国医学报.-4-15-53//现代医药月刊.-4-27-175//医界春秋.-3-10-370//医学杂志.-2-15-364//中医指导录.-4-3-308

伤寒忌下歌/季筱亭//中医世界.-3-31-238

伤寒讲义/包识生//神州医药学报.-1-44-143

伤寒结胸痞气研究之吾见/费泽尧//医学杂志.-2-2-19

伤寒结胸痞气之研究/梁秉钧//医学杂志.-2-1-168

伤寒结胸痞气之研究/翟冷仙//医林一谔.-4-9-61//中医世界.-3-28-310

伤寒结胸与阳明温病/许公严//中医世界.-3-28-285

伤寒结胸证之研究/季鸣九//光华医药杂志.-4-40-353

伤寒捷径/罗东生(述);俞卓茂(录)//中医世界.-3-26-411

伤寒解后虚羸少气气逆欲吐竹叶石膏汤主之释义/陈渔洲//杏林医学月报.-3-23-183

伤寒今释释桂枝作用之探索/常友通//中医新生命.-5-6-39

伤寒今释序(民国二十年八月)/章炳麟//苏州国医杂志.-5-2-421

伤寒狂言舌黑之治验与其他/祝一山//针灸杂志.-4-28-180

伤寒痢疾又现/陈泽东//国医正言.-5-4-91

伤寒两感论/殷养浩//中医杂志.-2-21-55

伤寒六经表解(连载)/刘远//光华医药杂志.-4-41-275,562

伤寒六经病机传变概论/致逸//医界春秋.-3-5-260

伤寒六经病欲解时何以预知说/杨野鹤//国医杂志.-4-12-93

伤寒六经病之转变及其治法(连载)/杨医亚//文医半月刊.-5-14-11,21

伤寒六经传变的一个比喻/胡默然//自强医学月刊.-3-41-392

伤寒六经传变真象/胡默然//自强医学月刊.-3-41-550

伤寒六经传经入腑与直中三阴之原论/李鸿仪//国医正言.-5-3-98

伤寒六经的认识/祝味菊(讲);郑邦达,李顺卿

(录)//光华医药杂志.-4-39-37

伤寒六经发热差别之研究/张秉初//杏林医学月报.-3-18-491

伤寒六经惟少阳无四逆汤证原理/秦之济//中医杂志.-2-20-399

伤寒六经惟少阳无四逆汤证原理/于平施//中医杂志.-2-20-46

伤寒六经形症法/故人//文医半月刊.-5-14-89

伤寒六经阳明概论/杨志一//医学杂志.-2-6-329

伤寒六经之提纲对于中医内科疗治上是否为适当不易之定法试释其理论而研究其用法/田尔康//医学杂志.-2-15-93

伤寒漏底与温病旁流之鉴别/张泽霖//医学杂志.-2-14-141

伤寒论/独啸庵//国医文献.-5-15-20

伤寒论/[日]奥田谦藏//国医文献.-5-15-81

伤寒论/[日]和田启十郎//国医文献.-5-15-26

伤寒论/[日]吉益东洞//国医文献.-5-15-13

伤寒论/[日]吉益赢齐//国医文献.-5-15-17

伤寒论/[日]汤本求真//国医文献.-5-15-44

伤寒论/戴橘圃//中医杂志.-2-24-210

伤寒论/刘瞻云//中医杂志.-2-20-400

伤寒论/魏氏//国医文献.-5-15-97

伤寒论/张百塘//北京医药月刊.-5-21-551

伤寒论/郑文焯//国医文献.-5-15-80

伤寒论跋/魏念庭//国医文献.-5-15-151

伤寒论辨(连载)/冯应瑺//神州医药学报.-1-47-311,417

伤寒论辨/黎天佑//医学公报.-1-7-149

伤寒论辨脉法第三节阳不足阴不足两层之一误再误歧中又歧/张山雷//中医世界.-3-26-420

伤寒论表有热里有寒述义/高思潜//医学杂志.-2-2-420

伤寒论病有发热恶寒者发于阳也无热恶寒者发于阴也之我见/邓侣农//杏林医学月报.-3-23-509

伤寒论喘病汇解/温碧泉//医学杂志.-2-16-191

伤寒论撮议（一）至（六）/陈国熊//中国医药月刊.-5-32-597.-5-33-57,121,288,406,556

伤寒论大承气汤病脉迟之研究及脉不迟转数者之变通下法/张锡纯//医界春秋.-3-9-146

伤寒论单论本题词/章太炎//中医新生命.-5-6-561

伤寒论单论本题辞/章太炎//国医文献.-5-15-78//苏州国医杂志.-5-2-415//医学杂志.-2-5-39

伤寒论的基本认识（连载）/李蔚普//华西医药杂志.-5-36-472,525

伤寒论的伤寒研究/刘鸿钧//医界春秋.-3-7-493

伤寒论读法（节录易由甫先生元庵文钞）/易由甫//医学杂志.-2-7-29

伤寒论读法之一得/钱公玄//光华医药杂志.-4-36-551

伤寒论对于六气和病原菌的关系/沈自邦//国医砥柱月刊.-5-18-565

伤寒论非杂病论考/许公岩//现代中医.-4-42-458

伤寒论非专治冬伤于寒说/张山雷//绍兴医药学报.-1-17-496

伤寒论非专治伤寒/蔡济平//医林一谔.-4-10-538

伤寒论改正并注序/黄竹斋//光华医药杂志.-4-37-143

伤寒论改正并注序/焦易堂//光华医药杂志.-4-36-291

伤寒论改正并注序/林森//光华医药杂志.-4-36-578

伤寒论概说（在国医特训班演辞）/陈逊斋//国医公报.-4-25-532

伤寒论概说/邹云翔（编）;方幼农,杨辉（记录）//光华医药杂志.-4-40-128

伤寒论纲要科学解释（一）至（二）/朱阜山//杏林医学月报.-3-20-242,286

伤寒论葛根芩连汤与麻杏甘石汤之鉴别/宋道援//杏林医学月报.-3-17-465

伤寒论关于针灸治疗之意见（连载）/祝春波//针灸杂志.-4-29-467,478

伤寒论管见新诠（连载）/卢觉非//国医杂志.-4-5-247,365

伤寒论冠以桂枝汤之研究/杨野鹤//医林一谔.-4-9-59

伤寒论桂枝二越婢一汤汤名与证不符而后贤各持一说究以何说为最抑诸君另有灼见请切言之/王昌榆//国医杂志.-4-5-395

伤寒论呕应鉴定的几点（连载）/丁济民//医界春秋.-3-6-194,264

伤寒论辑义按序/章炳麟//苏州国医杂志.-5-2-420

伤寒论简释/姚若琴//中国医学月刊.-3-15-585

伤寒论结胸与痞解/许勤勋//中医杂志.-2-25-374

伤寒论解/种杏//神州医药学报.-1-46-372

伤寒论今释序例/陆渊雷//自强医学月刊.-3-41-222

伤寒论今释质疑（一）至（二）/祝敬铭//医界春秋.-3-9-413,458

伤寒论近言（连载）/何梦瑶//中医杂志（广东）.-3-4-219,341,485,621

伤寒论抉微/方行维//北平医药月刊.-5-9-57

伤寒论考/顾惕生//国医文献.-5-15-82//中医新生命.-5-6-554

伤寒论考证/多纪元胤//国医文献.-5-15-45

伤寒论里的六经/巢亚丰//复兴中医.-5-31-597

伤寒论六经/恽铁樵//国医文献.-5-15-142

伤寒论六经的广义与狭义/温碧泉//医界春秋.-3-7-163

伤寒论六经篇书后/周岐隐//国医文献.-5-15-148

伤寒论六经提纲新解（连载）/余无言//国医导报.-5-29-383.-5-30-24

伤寒论六经治法大纲/叶橘泉//医林一谔.-4-9-415

伤寒论论/祝松伯//三三医报.-2-31-7

伤寒论命名之意义/何启丞//现代中医.-4-43-586

伤寒论乃为六气之全书不与瘟疫同论论/寇孟杰//北京医药月刊.-5-21-353

伤寒论片段之研究/商复汉//医界春秋.-3-8-426

伤寒论评/[日]吉益东洞//国医文献.-5-15-32

伤寒论启秘/叶劲秋//光华医药杂志.-4-35-464//国医文献.-5-15-89

伤寒论三阳三阴提纲(连载)/黄竹斋//国医公报.-4-23-49,157,281

伤寒论商榷(连载)/冯瑞鎏//中医杂志(广东).-3-4-241,378,516,645

伤寒论少阳病柴胡证之研究/张山雷//国医公报.-4-21-42

伤寒论少阴篇末条改注一则/黄敦汉//神州国医学报.-4-15-599

伤寒论试释(一)/徐伯英//中国医学.-5-34-81

伤寒论释疑之二/张春江//国医杂志.-4-7-280

伤寒论释疑之一/陈逊斋//国医公报.-4-20-476

伤寒论释疑之一/张春江//国医杂志.-4-7-279

伤寒论说明/张迈荃//神州医药学报.-1-43-220

伤寒论四逆散之研究/冯绍蘧//国医杂志.-4-12-95

伤寒论太阳篇独多于他经并杂出他经病状之研究/陈中权//中医世界.-3-27-144

伤寒论太阳篇发汗后之诸变/陈达仁//中医世界.-3-26-455

伤寒论太阳篇中风伤寒证治浅说/张山雷//绍兴医药学报.-1-17-555

伤寒论探髓(一)至(四)/程迪仁//国医导报.-5

-29-278,325.-5-30-21.-5-40-144

伤寒论桃花汤证之我见/王育//中医世界.-3-36-74

伤寒论微言(连载)/邹趾痕//三三医报.-2-36-331,389,404,440

伤寒论胃病鸟瞰/李克蕙//医界春秋.-3-12-197

伤寒论无脑膜炎名词有脑膜炎治法说/吴次贤//中医世界.-3-26-408

伤寒论五泻心证之研究/周自强//苏州国医杂志.-5-1-162

伤寒论校勘记(连载)/秦又安//医学报.-1-6-461,476,486//医学公报.-1-6-562,584.-1-7-118,159,172,227,239,263//中医世界.-3-25-141,241,407

伤寒论新解(连载)/杨医亚//国医砥柱月刊.-5-17-351,402,463,551,574,595,613,629,645,664.-5-18-15

伤寒论新诠(连载)/邵餐芝//神州国医学报.-4-15-616.-4-16-14,45,92,128,186,260,319,360,407,446,504.-4-17-9,47,137,188,253,280,317,351,385.-4-18-12,97,247

伤寒论新诠序/吴去疾//神州国医学报.-4-16-503

伤寒论新诠自叙二/邵餐芝//神州国医学报.-4-17-44

伤寒论新诠自叙一/邵餐芝//神州国医学报.-4-17-43

伤寒论新释/张方舆//国医砥柱月刊.-5-17-34

伤寒论新释卷一(一)至(十四)/梅永茂(撰);吴景焌(录)//杏林医学月报.-3-19-215,254,290,324,356,398,480,524.-3-20-17,67,111,149,242,283

伤寒论新注序/未署名//三三医报.-2-33-498

伤寒论研究(连载)/陈一方//国医砥柱月刊.-5-18-460,476,488

伤寒论研究纲要/周禹锡//国医文献.-5-15-

163//中医世界.-3-26-397

伤寒论演讲词/章太炎//国医文献.-5-15-98//苏州国医杂志.-5-2-347//中医世界.-3-25-176

伤寒论阳明脉证篇太阳阳明正阳阳明少阳阳明解/张山雷//医界春秋.-3-6-247

伤寒论阳明篇无目痛少阴篇言胸背满不言痛太阴篇无咽干厥阴篇无囊缩说/杨鸣皋//中医杂志.-2-28-196

伤寒论要/袁复初//医学杂志.-2-16-428

伤寒论一二七条吐后之商治/姜天哀//中医新生命.-5-6-37

伤寒论疑误之探究再申鄙见/邓日仁//医学杂志.-2-16-103

伤寒论疑误之研究/邓日仁//医学杂志.-2-15-479

伤寒论疑误之研究续申鄙见/邓日仁//医学杂志.-2-16-280

伤寒论以六经分篇未言手经及足经后世论温病者言入手经不入足经且谓温病不宜发汗义/张锡纯//医界春秋.-3-5-360

伤寒论于少阴厥阴部中列入白虎承气二方说/张汝济//医学杂志.-2-6-230

伤寒论与六气/施锐//国医杂志.-4-12-145

伤寒论原文订误/曹尹甫//国医文献.-5-15-133

伤寒论原文之订正/周岐隐//复兴中医.-5-31-507

伤寒论章节字句之分合讹脱/刘淑士//光华医药杂志.-4-39-208

伤寒论之病邪/张见初//华西医药杂志.-5-36-527

伤寒论之功罪/范行准//中西医药.-5-10-100

伤寒论之科学观序/杨医亚//国医砥柱月刊.-5-16-183

伤寒论之历史与价值(连载)/卢觉愚//中国医药月刊.-5-33-237,268,297

伤寒论之伤寒研究/刘鸿钧//中医世界.-3-26-459

伤寒论之新注解(连载)/熊鸣旭//中西医学报.-1-29-237.-1-30-253,359,441.-1-31-453

伤寒论之研究/陈益生//医学杂志.-2-8-418

伤寒论之研究/方毓麒//国医文献.-5-15-125

伤寒论之研究/王培槐//中医世界.-3-38-398

伤寒论之演析序(二)/陆清洁//国医砥柱月刊.-5-16-635

伤寒论之演析序(一)/焦易堂//国医砥柱月刊.-5-16-635

伤寒论之阴阳脉/李天沛//医界春秋.-3-8-428

伤寒论之中风与直中之中风名同证略论/徐韵英//绍兴医药学报.-1-19-194

伤寒论治病之范围/张见初//华西医药杂志.-5-36-414

伤寒论中兼治温病说/卢则钟//医学杂志.-2-2-423

伤寒论中五泻心汤之功用/邵近仁//复兴中医.-5-31-192

伤寒论中虚字的检讨(连载)/姜佐景//神州国医学报.-4-17-185,251

伤寒论中有治温病初得方用时宜稍变通说/张锡纯//三三医报.-2-34-411

伤寒论中之寒热(一)至(三)/[日]森田幸门(著);董德懋(译)//国医砥柱月刊.-5-16-541.-5-17-70,152

伤寒论中之一疑问(连载)/黄彩彬//医界春秋.-3-13-463,501

伤寒论中之阴阳(连载)/[日]森田幸门(著);董德懋(译)//国医公报.-4-24-67,181,295,411.-4-25-83,201,536

伤寒论仲景自序诠注/[日]丹波元简//国医文献.-5-15-33

伤寒论注(四库提要)/中医新生命杂志社(辑)//中医新生命.-5-6-566

伤寒论注解/张俊英(著);王崇堂(录)//神州医药学报.-1-47-533

伤寒论注评议/张春江//国医公报.-4-22-77,197//国医杂志.-4-7-363

伤寒论注十卷(附伤寒明理论三卷、论方一卷)(四库全书提要)/蔡锺骏(选录)//医学报.-1-7-424

伤寒论注释(连载)/祝味菊(口述);祝敬铭(编辑)//神州医药学报.-1-47-235,331

伤寒论注阳明病篇(连载)/吕乃文/复兴中医.-5-31-452,509

伤寒论注阳明病篇/吕汉章/复兴中医.-5-31-376

伤寒论注阳明病篇小言/吕汉章/复兴中医.-5-31-273

伤寒论注自序/吕汉章//复兴中医.-5-31-272

伤寒论著作之真诠/黎伯概//国医文献.-5-15-103

伤寒论自王叔和编次颇多错乱后贤如方喻柯尤诸家辄自改编均有裨于后学究以何家为优/梁湘岩/中医杂志(广东).-3-4-256

伤寒论综概/[日]丹波元简//国医文献.-5-15-84

伤寒论足经不论手经与传足不传手经辨/孙吉禄//铁樵医学月刊.-4-44-111

伤寒脉浮滑此表有热里有寒白虎汤主之论/黄天士//杏林医学月报.-3-16-462

伤寒脉浮滑此表有热里有寒白虎汤主之释义/陈芝高//杏林医学月报.-3-22-336

伤寒脉浮滑此表有热里有寒之正误/温碧泉//医界春秋.-3-7-275

伤寒脉浮紧不发汗因致衄者麻黄汤主之解/陈芝高//神州国医学报.-4-17-315

伤寒脉浮紧不发汗因致衄者麻黄汤主之论/杨野鹤//医界春秋.-3-8-312

伤寒脉浮自汗出小便数心烦微恶寒脚挛急两节合论/宋远龄//国医杂志.-4-5-449

伤寒脉结代心动悸炙甘草汤主之释义/黄少波//国医杂志.-4-5-159

伤寒脉弦细头痛发热者属少阳少阳不可发汗发汗则谵语释义/陈渔洲//杏林医学月报.-3-23-139

伤寒漫谈(二)仲景以前之医药/程天灵//国医砥柱月刊.-5-18-426

伤寒漫谈(连载)/钱公玄//光华医药杂志.-4-35-471,548.-4-36-30,102,178

伤寒漫谈(一)伤寒病的范围/程天灵//国医砥柱月刊.-5-18-370

伤寒漫谈/林蔚光//复兴中医.-5-31-626

伤寒漫谈/路登云//现代医药月刊.-4-27-573

伤寒名解/束子嘉//绍兴医药学报.-1-15-446

伤寒名解/周镇//绍兴医药学报.-1-15-454

伤寒名数解(连载)/惟忠子//神州医药学报.-1-46-175,277

伤寒名义/吴涵//神州医药学报.-1-46-368

伤寒鸟瞰(一)至(十六)/汪惇士(原著);秦伯未(重订)//中医指导录.-4-3-130,162,195,227,259,291,355,387,420,451,483.-4-4-7,41,71,103,135

伤寒衄后不解是否再发其汗说/李建昌//北京医药月刊.-5-21-133

伤寒衄症释义/吴玉纯//绍兴医药月报.-2-39-437//三三医报.-2-33-339//医学杂志.-2-7-60

伤寒气喘说/戚如轩//中医指导录.-4-4-18

伤寒浅论(连载)/袁复初//三三医报.-2-35-257,296,402,475

伤寒轻症之表当在肺经不得专责太阳经论/俞志勤//绍兴医药学报.-1-15-47

伤寒热病论/吴太微//新中医刊.-5-20-602

伤寒热病真诠/杨三辰//国医杂志.-4-12-289

伤寒若吐若下后七八日不解热结在里表里俱热时时恶风大渴舌上干燥而烦欲饮水数升者白虎加人参汤主之/陈芝高//杏林医学月报.-3-23-306

伤寒三大纲辨/吴玉纯//医学杂志.-2-5-169

伤寒三大纲剥议/吴玉纯//绍兴医药月报.-2-39-116

伤寒三十二三十三三十六节合解/张方舆//中国医药月刊.-5-33-67

伤寒三问之商榷/崇肖葵//神州医药学报.-1-43-245

伤寒三阳亦有寒证三阴亦有热证说/米焕章//医学杂志.-2-9-64

伤寒伤风说/孙秉公//中医杂志.-2-22-269

伤寒少阳病柴胡证之拙见/张山雷//神州国医学报.-4-14-54

伤寒施用麻黄汤之注意/程次明//神州国医学报.-4-16-405

伤寒时疫之区别/米焕章//医学杂志.-2-8-485

伤寒释疑/张春江//光华医药杂志.-4-38-26

伤寒释疑四条/张汝伟//中医杂志.-2-19-206

伤寒释义/王慎轩//中医杂志.-2-26-47

伤寒书目(一)至(三)/汪良寄//医史杂志.-5-39-49,115,183

伤寒梳例凡例/吕乃文//复兴中医.-5-31-637

伤寒梳例太阳病全篇发刊词/吕乃文//复兴中医.-5-31-635

伤寒太阳病发热恶寒热多寒少脉微弱者此无阳也不可发汗宜桂枝二越婢一汤条之研究/陈伯涛//现代中医.-4-42-392

伤寒太阳病坏病论治我见/渠深//医界春秋.-3-13-14

伤寒太阳坏病论治/沈仰慈//中国医学月刊.-3-15-325

伤寒太阳篇桂枝二越婢一汤条释义/费泽克//中医杂志.-2-22-58

伤寒太阳少阴脉症相反用药不同论/王家声//中医杂志.-2-19-221

伤寒太阳阳明之我见/赵子刚//国医砥柱月刊.-5-18-351

伤寒太阴症之研究/梁秉钧//医学杂志.-2-7-196

伤寒探髓(连载)/程迪仁//神州国医学报.-4-14-62,108,174,214,383,448

伤寒图解/张破浪(述)//三三医报.-2-31-108

伤寒温病辨/姜佐景//光华医药杂志.-4-41-555

伤寒温病传经论/陈芝高//杏林医学月报.-3-23-191

伤寒温病定义之管见/张拱端//国医砥柱月刊.-5-16-170

伤寒温病瘟疫辩/冯骐//医学杂志.-2-14-19

伤寒温病杂症呃逆论治/丁涵人//中医杂志.-2-23-256

伤寒温病杂症均有呃逆宜分别论治/丁济万//中医杂志.-2-23-429

伤寒温病之定义/袁复初//医学杂志.-2-17-335

伤寒温病之定义是否以寒热多少为标准/李健颐//现代医药月刊.-4-27-759,761//医学杂志.-2-18-245

伤寒温病之定义是否以寒热多少为标准/李生墀//医学杂志.-2-17-219

伤寒温病之定义是否以寒热多少为标准/张照鳞//医学杂志.-2-18-21

伤寒温病之定义是否以寒热多少为标准征求全国学者共同讨论/山西中医改进研究会//医学杂志.-2-17-109

伤寒温病之定义是否以寒热多少为标准征求全国学者共同讨论/现代医药月刊社//现代医药月刊.-5-27-665

伤寒温病之定义是否以寒热多少为标准征求全国学者共同讨论文/山西中医改进研究会//国医正言.-5-4-384

伤寒温病之界限/唐思义//中医指导录.-4-4-80

伤寒温病之我见/樊子文//现代中医.-4-42-385//医学杂志.-2-16-169

伤寒温病之总清算(一)至(三):时病之史的发展与其合理之体系/余鸿仁//现代中医.-4-42-26,50,97

伤寒温病最易混淆当为名辨治法以何为顺以何为逆论/宋远龄//国医杂志.-4-5-367

伤寒温热辨(连载)/宋爱人//医界春秋.-3-6-149,185,249

伤寒温热神昏之辩/戴橘圃//国医杂志.-4-12-360

伤寒温热瘟疫辨(一)至(三)/杨叔澄//文医半月刊.-5-14-343,361,376

伤寒温热瘟疫辨/杨叔澄//北平医药月刊.-5-9-163

伤寒温热瘟疫三者症治不同之辨论/寇孟杰//北京医药月刊.-5-21-527

伤寒温热一贯说/陈一斋//绍兴医药学报.-1-19-419

伤寒温热异同说(内科学)(连载)/李蓉裁//绍兴医药学报.-1-8-191,277

伤寒温疫办法/岳中谦//北京医药月刊.-5-21-608

伤寒温疫之研究(连载)/吴汉僊//医林一谔.-4-8-536,571

伤寒问答(一)至(三十七)/沈肖卿//国医正言.-5-3-24,81,125,180,237,295,334,384,438,487,527,577,632.-5-4-20,80,128,183,238,292,348,398,449,507,555,602.-5-5-23,71,118,167,224,275,328,380,427,478,529,583,627

伤寒无补之误/谭少棠//国医杂志.-4-5-545

伤寒无脉症/武老良//医学杂志.-2-8-209

伤寒误认风温之误治论/章炳麟//苏州国医杂志.-5-2-355

伤寒邪在太阳经其病理及疗法之我见/周象万//光华医药杂志.-4-41-559

伤寒心下痞而复恶寒汗出者附子泻心汤主之解/张国华//医学杂志.-2-4-423

伤寒心下有水气咳而微喘发热不渴服汤已渴者此寒去欲解也小青龙汤主之释义/袁镜涛//杏林医学月报.-3-23-387

伤寒新解(一)至(九)/郑霭峁//现代中医.-4-43-72,148,196,248,309,388,434,598,657

伤寒新解/张方舆//中国医药月刊.-5-32-227

伤寒新旧学说描述之一斑/屠友梅//医界春秋.-3-8-122

伤寒新理论/黄国材//沈阳医学杂志.-3-2-150

伤寒新论/章炳麟//苏州国医杂志.-5-2-380

伤寒新诠各期订误/邵餐芝//神州国医学报.-4-16-166

伤寒虚寒虚热之讨论/李健颐//医界春秋.-3-8-425

伤寒序(连载)/包识生//神州医药学报.-1-42-47,105,277

伤寒验血/章巨膺//新中医刊.-5-19-600

伤寒阳脉涩阴脉弦法当腹中急痛先与小建中汤不差者与小柴胡汤释义/梁转斌//杏林医学月报.-3-16-150

伤寒阳明篇少阴篇均有急下之文爱详言危险之理由并救治之机宜/卢逸轩//国医公报.-4-22-75

伤寒阳明证与温热阳明证异同论/杨志一//中医杂志.-2-23-514

伤寒阳明证与温热阳明证治法异同说/张赞臣//神州医药学报.-1-47-526

伤寒阳症易治阴症难治辨/王志纯//光华医药杂志.-4-35-396

伤寒要略(一)至(三十一)/张兰亭//国医正言.-5-3-29,86,129,184,242,300,339,388,440,490,531,579,635.-5-4-24,82,132,186,242,295,350,401,453,509,558,605.-5-5-26,74,121,170,226,277,330

伤寒一得/神州医药书报社//神州医药学报.-1-44-199

伤寒一日二日为一候二候解/曹颖甫//医界春秋.-3-6-295

伤寒疑问(兹记条数遵陈氏浅注)/徐韵英//绍兴医药学报星期增刊.-1-22-424

伤寒疑问/刘鸣山//光华医药杂志.-4-38-531

伤寒疑问/钱存济//神州医药学报.-1-44-267

伤寒阴阳易今释/吴幼山//中医世界.-3-30-175

伤寒阴阳症辨治/徐仁甫//杏林医学月报.-3-16-527

伤寒阴阳症治论/徐仁甫//中国医学月刊.-3-15-600

伤寒由毛窍而入温病由口鼻而入之质疑/谢栋忱//北京医药月刊.-5-21-346

伤寒有五说/何公度//国医导报.-5-29-294

伤寒与肠窒扶斯/何佩瑜//中医世界.-3-34-528

伤寒与气象学/袁复初//国医公报.-4-20-376

伤寒与湿热病之异同论/沈愚如//中医世界.-3-36-63

伤寒与温病/杨葆年//复兴中医.-5-31-210

伤寒与温病/殷天一//复兴中医.-5-31-111

伤寒与温病名之商酌/叶劲秋//光华医药杂志.-4-41-377

伤寒与温病是否有对立之可能/孙崧樵//现代中医.-4-42-92

伤寒与温病是否有对立之可能征文二/叶劲秋//现代中医.-4-42-43

伤寒与温病是否有对立之可能征文三/郑霈昺//现代中医.-4-42-44

伤寒与温病是否有对立之可能征文四/王合三//现代中医.-4-42-44

伤寒与温病是否有对立之可能征文五/凌树人//现代中医.-4-42-45

伤寒与温病是否有对立之可能征文一/钱公玄//现代中医.-4-42-42

伤寒与温病之鉴别/李健颐//光华医药杂志.-4-41-566//国医砥柱月刊.-5-16-415

伤寒与温热/陆渊雷//国医导报.-5-29-395

伤寒与温证治法大别/王炽//医学杂志.-2-2-283

伤寒与瘟疫/胡默然//自强医学月刊.-3-40-632

伤寒与疫厉之分别(一)至(四)/秦深泉//国医正言.-5-3-45,97,137,193

伤寒杂病论第十二稿序/周禹锡//国医公报.-4-23-223

伤寒杂病论改订本(连载)/陶礼雍//新中华医药月刊.-5-35-315,365,406,442,479,592,631,687

伤寒杂病论集注序/陈逊斋//医学杂志.-2-16-130

伤寒杂病论集注序/黄星楼//光华医药杂志.-4-36-207

伤寒杂病论集注序/焦易堂//医学杂志.-2-16-129

伤寒杂病论集注序/焦易堂,陈逊斋,周柳亭//光华医药杂志.-4-35-574

伤寒杂病论集注序/周柳亭//医界春秋.-3-11-224,129

伤寒杂病论考证/谢利恒//国医文献.-5-15-83

伤寒杂病论通论(连载)/黄竹斋//国医公报.-4-22-39,159,281,505

伤寒杂病论新释序/王典章//光华医药杂志.-4-36-291

伤寒杂病论新释序/周禹锡//光华医药杂志.-4-40-253

伤寒杂病论序/左盛德//光华医药杂志.-4-36-577//国医公报.-4-22-37//杏林医学月报.-3-21-480//医界春秋.-3-11-494//医学杂志.-2-16-298

伤寒杂病论义疏序/刘仲迈//神州国医学报.-4-15-110

伤寒正名/曾觉叟//医林一谔.-4-8-377

伤寒症/洞天//医学报.-1-6-203,217

伤寒症恶风之研究/梁秉钧//医学杂志.-2-9-429

伤寒症恶寒之研究/梁秉钧//医学杂志.-2-9-427

伤寒症中斑疹说/刘昭//医学杂志.-2-6-489

伤寒之类似症/程绍典//国医导报.-5-30-163//新中医刊.-5-19-602

伤寒之正名/曾觉叟//医界春秋.-3-9-48

伤寒治疗一得(连载)/萧俊逸//中国医药月刊.-5-33-522,542,555,581

伤寒诸家平议(一)至(四)/杨叔澄//文医半月

刊.-5-14-247,262,280,296

伤寒主犯小肠赤痢主犯大肠之理由/朱阜山//
杏林医学月报.-3-16-27

伤寒卒病论集注序二/陈逊斋//国医公报.-4-
21-367

伤寒卒病论集注序二则/焦易堂,陈逊斋//医界
春秋.-3-11-147

伤寒卒病论集注序三/周柳亭//国医公报.-4-
21-369

伤寒卒病论集注序一/焦易堂//国医公报.-4-
21-367

伤寒卒病论简注序/宋鞠舫//国医砥柱月刊.-5
-18-670

少阳病与疟疾之研究及小柴胡汤用法之标准/
黄祖裳//自强医学月刊.-3-40-307

少阳腑病之研究/张百塘//北京医药月刊.-5-
21-592

少阳腹病之研究/张玉珍//文医半月刊.-5-14
-495

少阳经与大小柴胡汤之意义/路登云//现代中
医.-4-42-257

少阳为游部诠/张锡纯//医学杂志.-2-1-41

少阳症与疟疾症的分别/方群谋//光华医药杂
志.-4-38-455

少阴病传化有阴阳寒热之不同试叙述之/顾雨
君//中医杂志.-2-23-539

少阴病二三日至四五日小便不利下利不止便脓
血者桃花汤主之释疑/刘惠群//杏林医学月
报.-3-21-466

少阴病脉微细之研究/陈芝高//文医半月刊.-5
-14-279

少阴病始得之反发热用麻黄附子细辛汤及得之
二三日用麻黄附子甘草汤之管见/何启丞//
中医世界.-3-26-441

少阴病谈(连载)/汤逸生//神州国医学报.-4-
15-298,342

少阴病下利咽痛胸满心烦者猪肤汤主之解/苏
曜东//中医杂志(广东).-3-4-542

少阴病下利咽痛胸满心烦者猪肤汤主之释义/
[美]刘惠群//杏林医学月报.-3-21-195

少阴病下利咽痛胸满心烦者猪肤汤主之释义/
陈渔洲//杏林医学月报.-3-23-511

少阴负跌阳为顺释义/龚乐庭//中医杂志.-2-
19-57

少阴负跌阳为顺释义/何昆如//中医杂志.-2-
19-56

少阴负跌阳为顺释义/诸文萱//中医杂志.-2-
19-55

少阴急下三症释义/吴冠廷//中医杂志.-2-20
-232

少阴三急下证释义/唐忠俊//神州医药学报.-1
-47-138

少阴伤寒/王石清//北京医药月刊.-5-21-63

少阴伤寒辨/钱友菊//神州医药学报.-1-46
-33

少阴下利便脓血桃花汤主之厥阴热利下重白头
翁汤主之/孔宣礼//杏林医学月报.-3-18
-110

少阴证之但欲眠与阳明篇三阳合病之但欲眠睡
辨/唐忠俊//医学杂志.-2-4-424

少阴证之疟疾与湿热证之寒热如疟辨/吴冠廷
//中医杂志.-2-19-457

少阴症得之二三日以上心烦不得卧者黄连阿胶
汤主之论/黄眉孙//神州医药学报.-1-45-
239//绍兴医药学报.-1-11-244

少阴之为病脉微细但欲寐释义/梁湘岩//中医
杂志(广东).-3-4-259

设有不应知变所缘三部不同病各异端解/杜棣
生//医林一谔.-4-11-488

时师误指伤寒小柴胡汤为湿温辨/章炳麟//苏
州国医杂志.-5-2-392

实则谵语虚则郑声郑声亦有虚实谵语亦有虚实
说/童少伯//医界春秋.-3-5-482

食谷欲呕者属阳明也吴茱萸汤主之得汤反剧者
属上焦也义/区少瀚//国医杂志.-4-5-154

释伤寒经义与谈针灸(连载)/王聚璠//针灸杂
志.-4-32-412,478

释伤寒论太阳中风阳浮而阴弱阳浮者热自发阴
弱者汗自出一条/尤学周//中医杂志.-2-28
-333

释阳明篇少阴篇之急下/杨野鹤//医界春秋.-3-8-427

释郑声/冯箴若//医学报.-1-4-304

释郑声/虞舜臣//医界春秋.-3-5-390

述当归四逆本条证桂附孰宜之理/王叔宜//中医杂志.-2-19-458

述伤寒六经各家异义/刘景素//沈阳医学杂志.-3-2-344//医学杂志.-2-10-567

述少阳太阴两经正治之法/沈召棠//中医杂志.-2-23-519

说伤寒传足不传手之误/任德元//医学杂志.-2-4-420

四明周氏新编伤寒汲古叙言/张山雷(著);徐利民(录)//神州国医学报.-4-15-226

太阳表阳内陷之研究/徐崇衡//医界春秋.-3-8-424

太阳病不解热结膀胱其人如狂血自下下者愈其外不解者尚未可攻当先解外外解已但少腹急结者乃可攻之宜桃核承气汤方释义/陈渔洲//杏林医学月报.-3-22-244

太阳病发汗后汗出而喘身无大热者不可以桂枝汤宜麻杏石甘汤义/唐让尧//医界春秋.-3-14-239

太阳病发热辨/胡安邦//中医指导录.-4-1-343

太阳病发热而渴不恶寒者为温病论/张毅民//神州医药学报.-1-46-155

太阳病桂枝证医反下之利遂不止脉促者表未解也喘而汗出者葛根黄芩黄连汤主之论/余彦怡//中医杂志.-2-28-334

太阳病桂枝证医反下之利遂不止脉促者表未解也喘而汗出者葛根黄芩黄连汤主之释义/唐映书//中医杂志.-2-28-325

太阳病或已发热或未发热必恶寒体痛呕逆脉阴阳俱紧者名为伤寒释义/廖孟培//国医杂志.-4-5-31

太阳病略解/柯等和//医界春秋.-3-8-424

太阳病脉浮紧无汗发热身疼痛八九日不解表证仍在此当发其汗麻黄汤主之服药已微除其人发烦目瞑剧者必衄衄乃解所以然者阳气重故

也释义/邓侣农//杏林医学月报.-3-23-428

太阳病脉浮紧无汗发热身疼痛一节下文衄乃解麻黄汤主之又衄家不可发汗汗出必额上陷一节均是衄耳一用麻黄一禁发汗词旨互异其义何居(连载)/黄天士//杏林医学月报.-3-16-32,61

太阳病误治致痉之就疗/骆明普//杏林医学月报.-3-18-502

太阳病下之后脉促胸满者桂枝去芍药汤主之太阳病桂枝症医反下之利遂不止脉促者表未解也汗出而喘者葛根黄芩黄连汤主之二症均是脉促而治法各殊其义何居试申论/李荣//现代医药月刊.-4-27-606

太阳病下之后其气上冲者可与桂枝汤论/季廷栻//中医杂志.-2-26-48

太阳病下之后其气上冲者可与桂枝汤论/倪梦若//杏林医学月报.-3-21-330

太阳病以汗法为主而有轻重缓急之不同试论述之/李彦百//中医杂志.-2-23-530

太阳病有涉及阳明仲景于麻桂汤中每加葛根合病亦然似葛根为阳明主药而阳明病全不用葛根其义安在(连载)/梁湘岩//杏林医学月报.-3-16-63,94

太阳病之研究(连载)/李健颐//国医杂志.-4-13-25,96//医界春秋.-3-8-178

太阳经之略述/姚素民//沈阳医学杂志.-3-3-126

太阳利水用五苓散阳明利水用猪苓汤释义/张赞臣//三三医报.-2-33-481

太阳篇中两则重要方剂/李蔚普//华西医药杂志.-5-36-179

太阳浅说/袁复初//医学杂志.-2-14-562

太阳伤寒病有中风中寒之别说/李瑞兰//医学杂志.-2-10-362

太阳伤寒误于汗下传入少阴症/王石清//北京医药月刊.-5-21-147

太阳少阳合病自下利者不宜温补说/李瑞兰//医学杂志.-2-10-363

太阳为心主解/王炽//医学杂志.-2-7-62

太阳与少阳合病自下利者与黄芩汤若呕者黄芩加半夏生姜汤主之义/区裕祯//国医杂志.-4-5-362

太阳证不可发汗诸条之病理/祝贺三//中医世界.-3-36-112

太阳证之提纲解/韩旭升//沈阳医学杂志.-3-1-252

太阳之为病脉浮……而恶寒的我释/胡默然//自强医学月刊.-3-41-496

太阳之为病脉浮头项强痛之释义/梅竹洲//现代医药月刊.-4-27-85

太阳中风阳浮而阴弱一节释义/程次明//神州国医学报.-4-16-11

太阴风温温热温疫冬温初起恶风寒者桂枝汤主之论/杨凌虚//杏林医学月报.-3-22-247

太阴太阳伤风伤寒宜注意表邪/王寿芝//绍兴医药学报.-1-16-345

太阴温病脉浮大而芤汗大出微喘甚至鼻孔扇者白虎加人参汤主之论/袁镜涛//杏林医学月报.-3-23-63

汤本求真之三阴三阳解/卢子平//中医世界.-3-26-430

讨论伤寒温病是否以寒热多少为标准意见书/黄国材//医学杂志.-2-17-216

讨论伤寒温病之定义/邹趾痕//医学杂志.-2-17-217

铁樵函授医学课艺选刊:归纳伤寒太阳证不可发汗诸条并申述其病理(二)/李宝琦//铁樵医学月刊.-4-44-339

铁樵函授医学课艺选刊:归纳伤寒太阳证不可发汗诸条并申述其病理(三)/孙世杰//铁樵医学月刊.-4-44-341

铁樵函授医学课艺选刊:归纳伤寒太阳证不可发汗诸条并申述其病理(四)/王雨皆//铁樵医学月刊.-4-44-345

铁樵函授医学课艺选刊:归纳伤寒太阳证不可发汗诸条并申述其病理(一)/何秀山//铁樵医学月刊.-4-44-338

铁樵函授医学课艺选刊:举桂枝汤可与不可与中与不中与之证状/李之源//铁樵医学月刊.-4-44-349

铁樵函授医学课艺选刊:伤寒论太阳篇发汗后有几种变局试大别列举之(二)/吴少九//铁樵医学月刊.-4-44-348

铁樵函授医学课艺选刊:伤寒论太阳篇发汗后有几种变局试大别列举之(一)/陈幼勤//铁樵医学月刊.-4-44-346

铁樵函授医学学员课艺选刊:伤寒论所称六经其定义云何(二)/戚屺璋//铁樵医学月刊.-4-44-19

铁樵函授医学学员课艺选刊:伤寒论所称六经其定义云何(六)/倪云岳//铁樵医学月刊.-4-44-171

铁樵函授医学学员课艺选刊:伤寒论所称六经其定义云何(三)/伍璧光//铁樵医学月刊.-4-44-20

铁樵函授医学学员课艺选刊:伤寒论所称六经其定义云何(四)/黄硕夫//铁樵医学月刊.-4-44-22

铁樵函授医学学员课艺选刊:伤寒论所称六经其定义云何(五)/沈九畹//铁樵医学月刊.-4-44-22

铁樵函授医学学员课艺选刊:伤寒论所称六经其定义云何(一)/李阆侯//铁樵医学月刊.-4-44-18

铁樵函授医学学员课艺选刊:试言大青龙汤小青龙汤主治异同之点(二)/许鼎新//铁樵医学月刊.-4-44-254

铁樵函授医学学员课艺选刊:试言大青龙汤小青龙汤主治异同之点(三)/李阆侯//铁樵医学月刊.-4-44-255

铁樵函授医学学员课艺选刊:试言大青龙汤小青龙汤主治异同之点(四)/陈道卿//铁樵医学月刊.-4-44-256

铁樵函授医学学员课艺选刊:试言大青龙汤小青龙汤主治异同之点(一)/钱双呆//铁樵医学月刊.-4-44-253

铁樵函授医学学员课艺选刊:试言麻黄汤桂枝汤应用共同之点(二)/陈道卿//铁樵医学月刊.-4-44-168

铁樵函授医学学员课艺选刊:试言麻黄汤桂枝汤应用共同之点(六)/葛竣卿//铁樵医学月刊.-4-44-170

铁樵函授医学学员课艺选刊:试言麻黄汤桂枝汤应用共同之点(三)/许一叶//铁樵医学月刊.-4-44-169

铁樵函授医学学员课艺选刊:试言麻黄汤桂枝汤应用共同之点(四)/翁醉陶//铁樵医学月刊.-4-44-169

铁樵函授医学学员课艺选刊:试言麻黄汤桂枝汤应用共同之点(五)/陶怀清//铁樵医学月刊.-4-44-170

铁樵函授医学学员课艺选刊:试言麻黄汤桂枝汤应用共同之点(一)/邢传清//铁樵医学月刊.-4-44-167

铁樵函授医学学员课艺选刊:试言麻黄汤桂枝汤应用异同之点(二)/张仲纯//铁樵医学月刊.-4-44-113

铁樵函授医学学员课艺选刊:试言麻黄汤桂枝汤应用异同之点(三)/胡公健//铁樵医学月刊.-4-44-113

铁樵函授医学学员课艺选刊:试言麻黄汤桂枝汤应用异同之点(一)/钱双呆//铁樵医学月刊.-4-44-112

铁樵函授医学学员作品:伤寒与温病之病理/周云樵//铁樵医学月刊.-4-44-214

通俗伤寒论(一)至(三)/俞根初(遗著);何秀山(选按);何廉臣(校勘)//绍兴医药学报.-1-10-59,131,271

通俗伤寒论目录/绍兴医药学报社//绍兴医药学报.-1-10-57

通俗伤寒论序/何秀山//绍兴医药学报.-1-10-55

亡血家忌汗与伤寒致血者麻黄汤主之辨/黄水如//中医杂志.-2-19-222

温病与伤寒(连载)/胡松乔//神州国医学报.-4-14-209,267

问烦躁症多见于太阳少阴何故/栗树屏//医学杂志.-2-7-253

问咯蒂伤寒/张惠臣//绍兴医药学报星期增刊.-1-21-340

问桂枝汤与桂枝加芍药汤二方药味相同惟芍药之分量不同似芍药之关系甚大试比例详而言之/聂士成//医学杂志.-2-12-322

问类伤寒五证其症状理由治法列举以对/李瑞兰//医学杂志.-2-11-107

问伤寒病火症最多而寒症亦复不少试即大寒二证与脉分别言之/董华瑞//医学杂志.-2-8-232

问伤寒寒火二证脉证之辨/李福昌//医学杂志.-2-8-360

问伤寒论厥阴篇除首四节外均不冠厥阴病字样何也/郑大宾//医学杂志.-2-6-548

问伤寒三阴症极危险何以坏症独在柴胡症桂枝症/王创业//医学杂志.-2-6-411

问伤寒三阴症用承气汤之理由/任德元//医学杂志.-2-4-373

问伤寒书/沈熊璋//绍兴医药学报星期增刊.-1-21-356

问伤寒已罢手心汗出下之遂利不止腹部有水声/李福昌//医学杂志.-2-8-616

问伤寒证中有所为赤膈伤寒黄耳伤寒者试详究其见证治法/周镇//绍兴医药学报.-1-10-263

问太阳症有用四逆汤者少阴症有用大承气汤者其理安在/郑承业//医学杂志.-2-7-510

问曰何缘得阳明病答曰太阳病若发汗若下若利小便此亡津液胃中干燥因转属阳明不更衣内实大便难者此名阳明也义/区裕祯//国医杂志.-4-5-363

我也谈谈伤寒(连载)/时逸人//复兴中医.-5-31-687//中国医药月刊.-5-33-169,243,369

乌梅丸非治厥阴专方/李健颐//中医世界.-3-26-457

误注大青龙汤议/王慎轩//中医杂志.-2-22-480

西医治伤寒无疗法议/李健颐//医界春秋.-3-5-505

下利后腹胀满身体疼痛者先温其里乃攻其表温

里宜四逆汤攻表宜桂枝汤释义/陈芝高//杏林医学月报.-3-23-140

下利三部脉皆平按之心下坚者急下之宜大承气汤释义/陈芝高//医学杂志.-2-17-25

下利症不一有太阳阳明合病之下利有太阳少阳合病之下利有少阳阳明合病之下利少阴病又分下利自利清水谷泄利下重试举其方以别之/宋远龄//国医杂志.-4-5-31

小柴胡汤治症疾之标准/沈潜德//医林一谔.-4-10-275

小青龙汤与急性真性肺炎/袁云瑞//神州国医学报.-4-17-347

校订伤寒杂病论绪言/黄竹斋//光华医药杂志.-4-38-60//国医公报.-4-24-155//医界春秋.-3-12-336

新编伤寒学(连载)/费梦荪//医学杂志.-2-10-445,553.-2-11-28,157,286

新伤寒论通(一)至(四)/朱壶山//国医砥柱月刊.-5-16-497,579.-5-17-17,105

胸胁苦满心下痞硬结胸三者之证治浅释/叶橘泉//医林一谔.-4-9-72

修正伤寒论文之商榷(连载)/费泽尧//医学杂志.-2-8-36,159,281,548.-2-9-40

序黄谦伤寒杂病论集注/贺绂之//光华医药杂志.-4-36-292

续辨伤寒论误文二条/张谷成//中医新生命.-5-6-275

血气气尽腠理开邪因入与正气相搏结于胁下邪正分争往来寒热休作有时默默不欲饮食脏腑相连邪高痛下必使呕也/王昌榆//国医杂志.-4-5-296

血室之解释/顾汝骏//现代中医.-4-43-547

研究伤寒论六经之价值/卫勤贤//苏州国医杂志.-5-1-167

研究伤寒者必读之医籍/中医世界杂志社//中医世界.-3-37-170

阳旦证与阳旦汤之质疑/施济群//新中医刊.-5-19-148

阳明病茵陈蒿汤条释义/王昌彬//中医世界.-3-26-461

阳明病有急下症少阳病亦有急下症试述其病而明其理/范幼平//中医杂志.-2-23-538

阳明病有急下症少阳病亦有急下症试述其病而明其理/胡家麟//中医杂志.-2-23-533

阳明病有可攻有不可攻者其义安在/陈应期//杏林医学月报.-3-16-265

阳明多里证而有变证之麻黄汤少阴多寒证而有变证之黄连阿胶汤说/沈香圃//中医杂志.-2-20-226

阳明坏证有滋阴之必要/陈志仁//中医世界.-3-39-449

阳明热病脉反沉涩少阴寒症脉反弦搏说/郑霞仙//医学杂志.-2-10-585

阳明热病脉及沉涩少阴寒证脉及弦搏说/刘琴影//三三医报.-2-36-307

阳明有正病有变病试分述之/施文德//中医杂志.-2-23-535

阳明证变法与用麻桂二汤之正义/章炳麟//苏州国医杂志.-5-2-365

阳明症发热其胃枯燥坚硬如块说/黄眉孙//绍兴医药学报.-1-11-288

阳明症则宗筋纵带脉不引故足痿不用论/黄眉孙//绍兴医药学报.-1-13-86

阳明之为病胃家实也义/樊少康//三三医报.-2-36-401

阳微结症与纯阳结症之区别/徐世长//医学杂志.-2-6-346

一个变化特殊的湿温伤寒/袁善征//中国医药月刊.-5-32-537

医籍考伤寒类目录/李生春//国医文献.-5-15-40

异哉汪于冈之旧医伤寒观/王合三//医界春秋.-3-10-509//医学杂志.-2-15-477

阴病得阳脉者生论/秦伯未//中医杂志.-2-19-444

阴病见阳脉者生阳病见阴脉者死之原理/李健颐//中医世界.-3-26-662

由气候之感觉而论到伤寒/谢仁山//杏林医学月报.-3-20-419

由伤寒论自序中引出之数部伪书/江静波//华

西医药杂志.-5-37-256

瘀血伤寒症治愈/周镇//医学杂志.-2-9-332

与济民君论伤寒论亟应鉴定的几点/许勤勋//
医界春秋.-3-6-526

与刘仲莲先生研究仲景伤寒论之商榷书/刘亚
农//医界春秋.-3-14-376

与友条论读伤寒论法/周学海//国医文献.-5-
15-111

与张山雷君谈谈太阳阳明正阳阳明少阳阳明/
许勤勋//医界春秋.-3-6-305

与张子英先生论桂枝去桂加茯苓白术汤/金寿
山//新中华医药月刊.-5-35-324

再答黄君彩彬栀子豉汤后得吐者止后服之意义
/纪正亭//医界春秋.-3-14-373

再谈谈伤寒论少阳病柴胡证之新研究/张山雷
//神州国医学报.-4-14-210

再讨论伤寒论太阳篇瓜蒂散条文疑误之研究/
未署名//医学杂志.-2-16-429

摘录中国时令病学关于伤寒温病定义之论文/
医学杂志社//医学杂志.-2-17-109

谵语燥屎不可概用承气论/钱存济//神州国医
学报.-4-15-14

谵语燥屎为胃实之主症其治法是否概用承气论
/倪益斋//神州医药学报.-1-47-23

张仲景伤寒论的要旨/九先通//光华医药杂志
.-4-39-213

张仲景伤寒论之价值/阎德润//医界春秋.-3-
14-347

章师太炎论伤寒误认风温之误治/张破浪//三
三医报.-2-30-114

赵吉浦先生之伤寒症营养疗法/章次公//新中
医刊.-5-19-441

证象阳旦解(连载)/陈伯坛//杏林医学月报.-3
-16-29,60

证象阳旦之我见/关澄弼//杏林医学月报.-3-
16-93

治伤寒病与温热病以辨症为最要论/陈永鹤//
国医杂志.-4-6-429

治伤寒营气虚弱证/未署名//医学杂志.-2-7-
343

治太阳病的要诀/覃益明//医界春秋.-3-12
-95

治温热宜兼研究伤寒六经书/王兰远//三三医
报.-2-32-266

中风伤寒宜辨虚实说/杨志一//医学杂志.-2-
5-452

伤寒中风医反下之其人下利日数十行谷不化腹
中雷鸣心下痞硬而满干呕心烦不得安医见心
下痞谓病不尽复下之其痞益甚此非热结但以
胃中虚客气上逆故使硬也甘草泻心汤主之义
/区裕祯//国医杂志.-4-5-160

中国古医谓热病皆伤寒之类西医谓伤寒为小肠
坏热证东医谓伤寒为肠窒扶斯试考证命名之
义及发病症状中有无讹误分别述其原委/张
文元//医学杂志.-2-14-103

中西医学上之所称伤寒病症名虽同而实不同说
/陈伯涛//医界春秋.-3-12-150

中医之伤寒与温病/时逸人//国医砥柱月刊.-5
-18-89

仲景病理学案之三:汗/任应秋//新中华医药月
刊.-5-35-220

仲景脉法寸口多于跌阳合诊试详言其意义并引
证以明之/薛复初//医学杂志.-2-2-382

仲景伤寒论可统治杂病说/许勤勋//医界春秋
.-3-6-38

仲景伤寒论可治百病说/许勤勋//中医杂志.-2
-28-45

仲景伤寒论首五节释义(连载)/谭次仲//光华
医药杂志.-4-38-317,453.-4-39-30

仲景伤寒论书后/陈逊斋//光华医药杂志.-4-
36-54//国医文献.-5-15-122//杏林医学
月报.-3-21-151//医界春秋.-3-11-210
//医学杂志.-2-16-419

仲景伤寒论犹儒家四子书学者每苦难读予欲将
原文编为三字经不拘叶韵只求音韵便读谨录
数行登诸报端尚望海内各大方家以为可刊刻
行世否至祈登报教我盼甚幸甚/周禹锡//三
三医报.-2-32-430

仲景伤寒论旨义之商讨/李超甫//国医砥柱月
刊.-5-15-446

仲景伤寒无病不治论/刘惠群//杏林医学月报.-3-21-497

仲景太阳病篇有汗用桂枝无汗用麻黄是为定例故凡无汗发热桂枝在禁用之列而桂枝汤下有若不汗更服依前法又不汗后服小促其间之质疑/何廷翙//三三医报.-2-35-124

仲景太阳篇阳七阴六说/王坦//医学杂志.-2-4-25

仲景外感热病篇疑问一/张汝伟//神州医药学报.-1-45-389

仲景治汗出而喘用麻杏甘石汤治喘而汗出用葛根芩连汤同是喘汗治法不同义/何佩瑜//国医杂志.-4-6-141

仲景著伤寒论后人遂谓长于治伤寒短于治温热其说然否/卢育和//绍兴医药学报.-1-15-233

仲景著伤寒论后人谓其长于治伤寒短于温病其说然否/许振庆//中医杂志(广东).-3-4-313

仲圣用麻桂汤辨/高德僧//绍兴医药学报.-1-10-9

仲师伤寒论六经治法大纲/叶橘泉//医界春秋.-3-6-295

祝一山君以麻黄附子细辛汤治伤寒狂言舌黑时发昏瞀案之讨论/童芳圃//针灸杂志.-4-28-255

总论伤寒论阳明篇(连载)/朱颂陶//神州国医学报.-4-14-169,213

总论伤寒证治大纲/梁秉钧//医学杂志.-2-9-414

邹趾痕先生致时逸人先生函论伤寒书之真面目/邹趾痕//医学杂志.-2-13-307

2.2　金匮

百合病变怪莫名其认证何的请详说之/陈惠言//中医杂志(广东).-3-4-666

百合病辩惑/樊天徒//中医新生命.-5-6-30

百合病命名之意及治法/梁余生//医学杂志.-2-11-203

百合病与脑膜炎之比例观/程次明//神州国医学报.-4-14-381

奔豚行痹浸淫疮答罗经/盛心如//光华医药杂志.-4-41-339

奔豚解/钱公玄//新中医刊.-5-19-14

奔豚之研究/何奎垣//杏林医学月报.-3-18-467

辨金匮弦数弦迟脉/孙景渊//医学杂志.-2-6-356

病痰饮者当以温药和之论/陈杰//中医杂志.-2-19-53

病痰饮者当以温药和之义/何昆如//中医杂志.-2-19-55

病者脉伏其人欲自利利反快虽利心下痞坚满此为留饮欲去故也甘遂半夏汤主之释义/陈芝高//国医砥柱月刊.-5-15-561

驳陈修园金匮浅注/沈少卿//神州医药学报.-1-44-221

补金匮柔痉之治法/王祥瑞//现代中医.-4-42-373

藏躁症/朱沫//新中医刊.-5-19-34

次仲金匮要略择录(连载)/谭次仲//中国医药月刊.-5-33-146,175

读金匮笔记(一)至(二)/杨志一//中医杂志.-2-25-75.-2-26-235

读金匮产妇郁冒呕不能食小柴胡汤主之解/吴玉纯//绍兴医药月报.-2-40-494

读金匮痉症论书后/彭承中//医界春秋.-3-11-476

读金匮人禀五常节后/李佩珍,邓炽华//杏林医学月报.-3-20-70

读金匮痰饮证书后/彭承中//医界春秋.-3-11-429

读金匮玉函经桂枝茯苓丸证书后/叶蓁//神州国医学报.-4-14-270

读金匮杂记(三)至(四)/顾振呼//中医杂志.-2-25-380.-2-26-63

读金匮杂记(一)至(二)/顾惟一//中医杂志.-2-25-73,231

读金匮中风篇小识/一鸣//中国医药月刊.-5-32-287

读金匮中风篇一二四节三条之研究/翟冷仙//医林一谔.-4-10-24

读金匮诸病在脏条之研究/杨乔夫//中医杂志.-2-22-482

读七十三期金匮未多句与金君商榷/王兰远//绍兴医药学报.-1-19-273

读周岐隐先生金匮方片段质疑之我见/王季寅//医界春秋.-3-10-360

短气有微饮当从小便去之苓桂术甘汤主之肾气丸亦主之病溢饮者当发其汗大青龙汤主之小青龙汤亦主之试分判其一证二方之原理/孙吉甫//医学杂志.-2-12-145

对于金匮治痓病用葛根汤大承气汤之疑点/俞培元//中国医学月刊.-3-15-89

甘澜水说/黄眉孙//神州医药学报.-1-46-42

肝病传脾论(金匮参衡之一)/陈无咎//医界春秋.-3-7-7

关于金匮之疑点六则/黄有章//光华医药杂志.-4-38-541

广金匮人因风气生长义/黎伯概//神州医药学报.-1-44-21

侯氏黑散矾石填塞空窍辩/梁翰芬//杏林医学月报.-3-18-151

狐惑病今释/王合三//现代中医.-4-42-177//中医世界.-3-25-445

狐惑病之研究/王合三//医学杂志.-2-8-304

缓中补虚的大黄䗪虫丸有没有疑问/潘北辰//神州国医学报.-4-18-44

结胸症系因误下而成何以仲景仍用陷胸等汤又下之试详解其治法及其理由/相里规//医学杂志.-2-3-616

金匮百合病见于阴者以阳法救之议/李近圣//中医杂志.-2-22-64

金匮百合病之研究/李健颐//光华医药杂志.-4-41-43//现代医药月刊.-4-27-749,751,753

金匮奔豚病方论/钱公玄//新中医刊.-5-19-598

金匮便血远近之我见/张秉初//杏林医学月报.-3-19-442

金匮藏府经络先后病脉证篇衍删之商榷/宋鞠舫//中医世界.-3-34-269

金匮藏燥症与东籍歇私的里之研究(连载)/张锡君//国医公报.-4-22-61,185,305//中医世界.-3-36-480

金匮藏躁症与东籍歇私的里之研究(连载)/张锡君//医林一谔.-4-11-543

金匮产后风论阳旦汤用黄芩之勘误/姚子让//中医世界.-3-38-58

金匮痓病新注(连载)/侯敬舆//国医公报.-4-24-58,171,288,407

金匮发微序/姜佐景//光华医药杂志.-4-39-431//神州国医学报.-4-17-363

金匮发微序/陆渊雷//中医新生命.-5-7-473

金匮发微序/秦伯未//中医指导录.-3-39-409

金匮方论(连载)/钱公玄//新中医刊.-5-19-210,241,268,298.-5-20-434

金匮方片断之质疑/周岐隐//医界春秋.-3-10-236

金匮肺痿肺痈病脉症并治篇解(连载)/时逸人//国医杂志.-4-13-165,235//医学杂志.-2-15-485

金匮肺痿肺痈咳嗽上气病方论(连载)/钱公玄//新中医刊.-5-19-488,559

金匮肺痿肺痈释义/沈济苍//自强医学月刊.-3-40-374

金匮妇人病之探讨/高鉴如//国医砥柱月刊.-5-17-285

金匮妇人杂症篇答问/金雨时//绍兴医药学报星期增刊.-1-22-69

金匮腹满寒疝宿食病方论/钱公玄//新中医刊.-5-20-78

金匮肝着之蠡见/王培槐//中医世界.-3-38-594

金匮广义凡例/严鸿志//三三医报.-2-30-595

金匮广义序/陆锦燧//三三医报.-2-31-76

金匮广义序/裘吉生//三三医报.-2-31-118

金匮广义序/杨百城//三三医报.-2-31-324
//医学杂志.-2-5-230

金匮广义序/虞哲夫//三三医报.-2-31-77

金匮广义序/张锡纯//三三医报.-2-31-117

金匮广义序/周镇//三三医报.-2-31-33

金匮广义自序/严鸿志//三三医报.-2-30
-594

金匮侯氏黑散论/包识生//光华医药杂志.-4-
35-236

金匮狐惑病之研究/李健颐//国医砥柱月刊.-5
-15-445//现代医药月刊.-4-27-755

金匮黄疸病篇书后/周岐隐//医界春秋.-3-10
-97

金匮黄疸病证并治法的研究/陆以梧//文医半
月刊.-5-14-577

金匮积聚病中之肝著肾著病解/黄文东//中医
世界.-3-36-109

金匮今释外序(连载)/陆渊雷//中医新生命.-5
-6-319,395,433

金匮痉病篇之研究/任济康//新中医刊.-5-19
-160

金匮痉病之检讨/英华//新中医刊.-5-19
-404

金匮久咳数岁其脉弱者可治实大数者死其脉虚
者必苦冒释义/陈惠言//中医杂志(广东).-3
-4-537

金匮论四饮对于痰饮主治究属何在/严鸿志//
绍兴医药学报.-1-17-34

金匮论四饮之主治/董学富//中医世界.-3-31
-243

金匮论饮有四对于痰饮主治究属何在/张生甫
//绍兴医药学报.-1-17-32

金匮论正水后结血分一条黄汗后结气分一条请
各详其用意/陈惠言//中医杂志(广东).-3-
4-668

金匮论正水后结血分一条黄汗后结气分一条请
各详其用意/李燿常//中医杂志(广东).-3-
4-148

金匮论之唐注概说/曹立诚//光华医药杂志.-4
-40-366

金匮千金释谜/袁复初//医学杂志.-2-18
-132

金匮妊娠篇第一条之管见/江浦清//中医世界
.-3-36-134

金匮妊娠篇子脏解/徐世长//医学杂志.-2-5-
310

金匮妊娠释略/袁复初//医学杂志.-2-18
-131

金匮释谜/袁佛雏//医界春秋.-3-14-130

金匮释义片断(一)至(八)/李超甫//杏林医学
月报.-3-18-425.-3-22-335,374,419,
505.-3-23-61,185,264

金匮痰饮咳嗽病方论/钱公玄//新中医刊.-5-
20-200

金匮痰饮悬饮溢支饮之商榷/王昌彬//中医世
界.-3-26-554

金匮谓瘅疟但热无寒又云温疟者身无寒但热二
证究有何区别/胡继瑗//医学杂志.-2-9
-586

金匮谓黄疸病当以十八日为期治之十日以上瘥
反剧为难治近来外县发生是病六七日间即致
不救究竟是否疸症抑驳气使然试详言其理由
及治法/白宪章//医学杂志.-2-10-509

金匮五藏风寒积聚病方论/钱公玄//新中医刊
.-5-20-153

金匮下痢篇非从伤寒补入之我见/宋大仁//医
学杂志.-2-15-617

金匮消渴病方论/钱公玄//新中医刊.-5-20
-556

金匮硝石矾石散中药及治女劳疸之理由/张锡
纯//医学杂志.-2-1-162

金匮新义(百合病篇)(二)/余无言//中国医学
.-5-34-68

金匮新义(连载)/祝味菊//新中医刊.-5-20-
115,172,227,336,369,422,504,553,587

金匮新义(血痹篇)/余无言//中国医学.-5-34
-7

金匮新义之鳞爪/祝味菊//医界春秋.-3-10
-511

金匮杏子汤考/潘柏辰//国医公报.-4-23
-197

金匮胸痹心痛短气病方论/钱公玄//新中医刊
.-5-20-34

金匮宿食条解/刘民叔//医界春秋.-3-12
-200

金匮虚劳病是神经衰弱并非结核说/单培根//
国医砥柱月刊.-5-18-224

金匮虚劳不与咳嗽同篇而与血痹同篇其意何在
/冯里安//绍兴医药学报.-1-18-214

金匮虚劳不与咳嗽同篇而与血痹同篇其意何在
/冯青田//绍兴医药学报.-1-18-215

金匮虚劳之研究(连载)/程门雪(述);田先平
(录)//中国医学月刊.-3-15-373,418,470

金匮虚痨病方论(连载)/钱公玄//新中医刊.-5
-19-393,446

金匮旋覆花汤正治肝著之证何妇人革脉半产漏
下亦以此汤主之其理安在/郭九思//医学杂
志.-2-4-374

金匮血痹病脉症并治解/时逸人//医学杂志.-2
-13-69

金匮研究(一)至(十四)/王合三//现代中医.-4
-42-456,483,508,537,563,594,621.-4-
43-77,152,253,315,439,501,600

金匮阳毒之为病面赤斑斑如锦纹咽喉痛吐脓血
五日可治七日不可治升麻鳖甲汤主之阴毒之
为病面目青身痛如被杖五日可治七日不可治
升麻鳖甲汤去雄黄蜀椒主之解/张鸿生//杏
林医学月报.-3-23-182

金匮要略读法/姜春华//中国医药月刊.-5-33
-382

金匮要略方论今释自序/陆渊雷//中医新生命
.-5-6-563

金匮要略妇人妊娠病篇第二节释义/高思潜//
中医杂志.-2-21-427

金匮要略侯氏黑散服法之质疑/林瑾庵//杏林
医学月报.-3-18-150

金匮要略今释序/徐瀛芳//中医新生命.-5-6-
317

金匮要略论注(四库提要)/中医新生命杂志社

(辑)//中医新生命.-5-6-565

金匮要略论注二十四卷(四库全书提要)/蔡锺
骏(选录)//医学报.-1-7-423

金匮要略新论(连载)/姜春华//中国医药月刊
.-5-32-593.-5-33-55,179

金匮要略新论/单培根//中国医药月刊.-5-33
-109

金匮要略与内分泌/袁复初//医学杂志.-2-13
-30

金匮要略源流考/谢功肃//医林一谔.-4-8
-380

金匮要略之检讨(连载)/茅济棠//新中医刊.-5
-19-208,239,266.-5-20-46,95,154,
291,379,476,518

金匮要略之检讨(连载)/茅英华//新中医刊.-5
-19-448,567

金匮阴阳毒的新释(一)至(二)/邢锡波//文医
半月刊.-5-14-294,313

金匮阴阳毒二方之质疑/周岐隐//神州国医学
报.-4-14-440

金匮阴阳毒解/冯心甸//中医杂志.-2-20
-222

金匮阴阳毒与今时疫异同论/卫鹤侪//医学报
.-1-6-400

金匮玉函要略方今释卷一(连载)/陆渊雷(撰
述);祝味菊(校阅)//中国医学月刊.-3-15-
145,217,299

金匮玉函要略综概/[日]丹波元简//中医新生
命.-5-6-555

金匮云五藏病各有十八合为九十病之研究/魏
宗岱//医学杂志.-2-8-420

金匮云一者经络受邪入脏腑为内所因也二者四
肢九窍血脉相传壅塞不通为外皮肤所中也/
魏宗岱//医学杂志.-2-8-571

金匮云正气引邪喎僻不遂正气何以引邪解/任
古愚//医学杂志.-2-6-484

金匮杂记(连载)/秦伯未(著述);秦又安(校订)
//中医指导录.-4-4-3,35,67,99,131,
163,195,227,259,291,323,355

金匮杂记(连载)/秦伯未//中医世界.-3-26-

391,396,407,419,440,454,456,462,464,467,542,548,551

金匮枳术汤及气分水饮之研究/陆以梧//文医半月刊.-5-14-496

金匮质疑四条/周伟呈//中医新生命.-5-7-147

金匮治黄四大法/周其华//医界春秋.-3-9-534

金匮治中风三方解/时逸人//医学杂志.-2-13-71

金匮中风病之研究/李健颐//国医砥柱月刊.-5-16-343

金匮中风病之真际/朱承汉//国医导报.-5-30-219

金匮中风论解/包天白//新中医刊.-5-20-234

经文质疑/丁秋碧//三三医报.-2-31-376

痉厥湿暍症之我见/赵子刚//文医半月刊.-5-14-235

痉湿暍证皆太阳病论/徐召南//医学杂志.-2-3-438

久咳数岁其脉弱者可治实大数者死论/滕脉华//中医杂志.-2-19-434

咳嗽症金匮一列于肺痿肺痈篇一列于痰饮篇论/诸文萱//医学杂志.-2-3-440

劳病脉浮大手足烦春夏剧秋冬瘥释义/徐少楠//中医杂志.-2-19-443

苓桂术甘汤及肾气丸治短气微饮之意义/陈芝高//杏林医学月报.-3-22-295

论金匮惊悸吐衄下血胸满瘀血火邪同汇一篇之原理/李征韶//医界春秋.-3-12-480

论金匮痉病三方/单培根//中国医药月刊.-5-33-80

论金匮痰饮主治之所在/张国华//医学杂志.-2-4-552

论金匮小肠有热者必痔/孙连茹//自强医学月刊.-3-40-451

论金匮远血近血并释方义/陈钟莲(遗著);陈芝高(录寄)//杏林医学月报.-3-23-188

论金匮之中风本言外因而所叙各证皆是内因之误/张山雷//绍兴医药月报.-2-39-585

论张锡纯所撰金匮硝石矾石散中之药品及治女劳疸之理由书后/尹任//医学杂志.-2-2-21

论仲景之阴黄治法/王一仁//中医杂志.-2-19-238

脉弦数有寒饮冬夏难治解/曾贞蔚//国医杂志.-4-5-451

疟母/高思潜//三三医报.-2-31-532

牝疟牡疟辨/曹尹甫//中医杂志.-2-19-59

任脉为病/袁复初//三三医报.-2-36-590

妊娠呕吐不止干姜人参半夏丸主之释义/陈渔洲//杏林医学月报.-3-22-293

食已即吐者大黄甘草汤主之病人欲吐者不可下之论/黄志仁//中医杂志.-2-20-402

水气病解/程次明//神州国医学报.-4-16-97

四饮异同辨/陈寿柏//复兴中医.-5-31-205

为金匮病痰饮者当以温药和之进一解/王雨梅//新中医刊.-5-19-286

胃气下泄阴吹而正喧此谷气之实也膏发煎导之解/谢泽霖//杏林医学月报.-3-16-152

问黄汗与历节二证甚为复杂而有异同试将其证之同处异处与用药之差别详分而明述之/刘恕//医学杂志.-2-8-108

问黄汗与历节二证之异同/古瑞昌//医学杂志.-2-8-618

问结胸虚烦二症相似而实不同其分别何在/贾鸿儒//医学杂志.-2-8-362

问金匮论病不分六经但分部位是何用意/李春霖//绍兴医药学报.-1-12-390

问金匮文蛤汤之意义/李瑞兰//医学杂志.-2-11-377

我对于金匮之意见/王绍整//中国医药月刊.-5-33-415

乌头赤石脂丸之乌头系乌梅之讹除药征及续药征一般作者所言有没有其他理论或事实可以证明其不谬/潘北辰//神州国医学报.-4-18-92

心气不足吐血衄血泻心汤主之释义/陈渔洲//文医半月刊.-5-14-444

胸痹寒疝合论/杨德僊//中医世界.-3-32
　-266
虚劳诸不足风气百疾薯蓣丸主之论/李仲恒//
　中医杂志(广东).-3-4-158
演讲金匮入腑入脏两节/吴玉纯//绍兴医药月
　报.-2-39-6
阴阳毒考/周自强//苏州国医杂志.-5-2-107
与钱先生再谈狐惑病/王合三//现代中医.-4-
　42-241
再论狐惑病(狐惑病今释之商榷)/钱公玄//现

代中医.-4-42-218
治诸肿腰以上当发汗腰以下当利小便论/张永
　汉//中医杂志.-2-19-438
仲景热度疗病之微旨/徐东林//中医世界.-3-
　26-392
仲景于论正水后结出一血分于论黄汗后结出一气
　分其意何在/孙景渊//医学杂志.-2-2-246
仲景正水病脉云沉则络脉虚伏则小便难究竟虚
　难二字理何在试说明之/陈代和//医学杂志
　.-2-4-114

3 基 础 理 论

白血轮即卫气之商榷/寿守型//医学杂志.-2-
2-278

鼻窍通脑通肺之研究/王炽//医学杂志.-2-4-
294

鼻与诸脏器关系之分说/费梦莘//医学杂志.-2
-3-37

鼻主五臭中西学说略同辩/何少瑜//国医杂志
.-4-6-327

辨风邪暑热所伤表里之不同/徐子石//中医杂
志.-2-20-403

辨三阳传入三阴之总决/陆清洁//中医杂志.-2
-27-210

辨温邪阴阳两传论/杨燧熙//绍兴医药学报.-1
-11-365

辨邪气与微生/倪炳荣//中西医学报.-1-36-
39

辨虚/张汝伟//绍兴医药学报.-1-12-11

辨证中医学以气血为原则之理/黄先庸//杏林
医学月报.-3-21-15

辩驳高思潜君五行的批判之大缪/王肖舫//绍
兴医药学报.-1-20-165

辩肺大肠脉/三三医报社(辑)//三三医报.-2-
31-229

辩四明医铎论中国医学五行配五脏为迷信之误
/颜伯卿//神州医药学报.-1-43-19

标本中气与主令从化之研究/刘鸿钧//中医世
界.-3-26-465

表里传经气传论/楼警锯//神州医药学报.-1-
47-29

表里寒热虚实在中国医学上之价值/范国义//
医学杂志.-2-17-138

表里浅说/文韬//沈阳医学杂志.-3-2-84

表里说/张树滋//神州医药学报.-1-47-28

病从口鼻而入/杨百城//医学杂志.-2-6-198

病理补证中医之所谓湿/陆渊雷//中医新生命
.-5-8-251

病理公例(连载)/杨百城//医学杂志.-2-8-
54,180

病理关系元气与物质/梁长荣//国医杂志.-4-
13-310

病理小谈(一)至(二)/戚肖波//铁樵医学月刊
.-4-44-63,157

病势逢节气转危之研究/史介生//国医砥柱月
刊.-5-18-425

病有疑似正副说/王旭斋//北京医药月刊.-5-
21-130

病与症/傅峣丞//医学杂志.-2-12-236

病愈脉结之原理/阎汉文//医学杂志.-2-18
-274

病原说/汪太雄//现代中医.-4-43-320

病证论/朱敬修//杏林医学月报.-3-22-378

驳方书贵阳抑阴论/张锡纯//医学杂志.-2-8-
545

驳贵阳抑阴论/张锡纯//医学杂志.-2-7-436

驳唐容川脏腑说之谬误/卢谦//中西医学报.-1
-34-89

驳中西医理同说/张锡纯//医学杂志.-2-11
-435

补宜注重脾胃论/沈仲圭//绍兴医药月报.-2-
38-269//医学杂志.-2-5-297//中医杂志
.-2-23-248

补正侯敬舆君营卫新义/程天灵//华西医药杂
志.-5-37-214

补之意义及法则/寿守型//医学杂志.-2-7
-439

不识十二经脉者不可为中医论/邹趾痕//医
学杂志.-2-13-234

不治已病治未病(录丹溪心法附余)//医学杂志

社//医学杂志.-2-4-547

藏府本来之气化与感症立法处治之关系/寿守型//三三医报.-2-31-197

藏府论别/袁复初//杏林医学月报.-3-23-389

藏府释略/袁复初//杏林医学月报.-3-23-391

藏府形状功用西说之大致(连载)/俞鉴泉//三三医报.-2-32-262,295,329,365,403,440,477,522,547.-2-33-407.-2-34-224,445,556

藏府质疑/仇即吾//北京医药月刊.-5-21-36

陈氏六气之感终不解/张拱端//国医砥柱月刊.-5-16-321

陈无咎辟中医六气说为妄言妄见之纠正(一)至(二)/曾觉叟//国医正言.-5-4-430,479

冲脉与经脉/张蕴忠//国医公报.-4-22-543

冲任督带病脉考/刘廉青//沈阳医学杂志.-3-2-221

冲任督带合论/唐映书//医界春秋.-3-7-487

冲任与肾脏之关系/朱颂陶//神州国医学报.-4-16-57

春秋与形气/袁复初//医学杂志.-2-16-335

春秋与知行/袁复初//医学杂志.-2-16-427

春温风温不同浅说/陈干卿//国医杂志.-4-12-287

从临床实验上阐发阴阳气化之学理/吴汉僊//光华医药杂志.-4-41-47//国医砥柱月刊.-5-15-501//现代医药月刊.-4-27-651

从阴阳五行推及中国病理学说与哲学/许半龙//中医世界.-3-25-18

腠理解/赵意空//医学杂志.-2-10-466

答陈尔康君人魄之研究/张锡纯//绍兴医药学报星期增刊.-1-21-470

答肝升降之理/高思潜//绍兴医药学报星期增刊.-1-22-285

答黄君眉孙营行脉中卫行脉外疑问/刘丙生//神州医药学报.-1-46-203

答锦县王子宣君元气诠之质疑/张锡纯//沈阳医学杂志.-3-1-284

答刘纯熙君问肝与脾之关系及肝病善作疼之理/张锡纯//绍兴医药学报星期增刊.-1-22-377

答刘某问外肾及睾丸均与何脏有密切之关系/张锡纯//医学杂志.-2-1-375

答刘希文君肝宜升又宜降之理/张锡纯//绍兴医药学报星期增刊.-1-22-284

答刘希文君问睾丸阴茎均与何脏有密切之关系/张锡纯//绍兴医药学报星期增刊.-1-22-70

答刘希文君问四肢有病何脏腑主之/张锡纯//绍兴医药学报星期增刊.-1-22-148

答刘哲苍中医系统/时逸人//沈阳医学杂志.-3-3-363

答马继宗君读三焦有名而无形解后之疑惑/钱子青//医界春秋.-3-7-133

答三焦之商榷/包识生//神州医药学报.-1-43-356

答守真君人身骨骼的疑问/蔡家骏//绍兴医药学报星期增刊.-1-22-244

答问黄庭经后有幽阙前有命门/张锡纯//沈阳医学杂志.-3-1-470

答心石君问三焦及大柴胡汤二则/心耕//绍兴医药学报星期增刊.-1-22-77

答心石君问三焦及大青龙汤/张锡纯//绍兴医药学报星期增刊.-1-22-120

答徐蕴英君膏肓疑问/张锡纯//绍兴医药学报星期增刊.-1-22-448

答周小川问胁痛致毙之理由/杨燧熙//绍兴医药月报.-2-40-199

大肠燥气之探原/刘鸿钧//中医世界.-3-27-294

大汗亡阳解/欧克仁//医界春秋.-3-10-341

大气诠/张锡纯//三三医报.-2-31-339//医学杂志.-2-1-365

大小肠配脉辨/王有忠//医学报.-1-6-171

大虚大实之生死决定法/王葆琦//国医杂志.-4-12-92

大运气谈之平议/何印岩//绍兴医药月报.-2-37-280

丹溪谓人身阴不足景岳谓人身阳不足论/项幼渠//绍兴医药学报.-1-19-39

当表不当表与当下不当下症分别诊治论/杨燧熙//绍兴医药学报.-1-11-80

地支六气之原理测/俞鉴泉//三三医报.-2-31-482

地支五行六气测/俞鉴泉//三三医报.-2-31-517

丁酉岁委和纪都城浙江节气时刻表/利济学堂报社//利济学堂报.-1-1-13

东方木与电场/袁复初//三三医报.-2-36-589

动脉全图证明十二经脉之误解/张蕴忠//国医公报.-4-23-74

动脉之动研究/杨跛田//医学杂志.-2-2-52

读补正营卫新义答程君/侯敬舆//华西医药杂志.-5-37-336

读陈无咎辟六气妄言妄见书后/陈泽东//医学杂志.-2-18-108

读陈无咎辟中医六气为妄言妄见书后（一）至（二）/陈泽东//国医正言.-5-4-483,537

读三焦有名而无形解后之疑惑/马继宗//医界春秋.-3-7-95

读与张简斋先生论阴阳一文后之商榷/方药中//新中华医药月刊.-5-35-444

对各家论三焦之管见/何启丞//现代中医.-4-43-575

对于杨如侯先生所论五志七情皆电气所感动假藏气为表示之论理进一言/林学富//医界春秋.-3-9-241

对于阴阳五行之我见/翁恕//光华医药杂志.-4-37-407

发汗解肌辨/冯性之//绍兴医药学报.-1-11-21

发明五气而辟六气之谬说/张二仲//三三医报.-2-31-11

发热论/陈应期//杏林医学月报.-3-19-526

发之黑白关于步履之强弱/刘申之//三三医报.-2-32-271

非暑论/陈公明//新中医刊.-5-20-187

肺藏气论（连载）/袁复初//三三医报.-2-32-370,407,437

肺司乎吸气化为关主治之重要/张国华//医学杂志.-2-5-458

肺与溺之关系说/郭乐天//医林一谔.-4-9-295

肺脏生理说略/鲍东藩//国医杂志.-4-13-170

肺主身之皮毛论（连载）/方亦秋//中医杂志（广东）.-3-4-51

肺主身之皮毛论（连载）/马荫遐//中医杂志（广东）.-3-4-405

肺主身之皮毛论/林实衍//中医杂志（广东）.-3-4-50

肺主身之皮毛论/覃之芹//中医杂志（广东）.-3-4-49

风寒风热辩论/杨燧熙//绍兴医药学报.-1-20-106

风寒与人体究有何等的关系/叶劲秋//三三医报.-2-33-19//医学杂志.-2-7-41

风论/袁绿野//神州医药学报.-1-47-423

风气五行与人身关系之略说/俞鉴泉//三三医报.-2-29-173

风伤卫寒伤荣与风伤荣寒伤卫辨/商复汉//医界春秋.-3-7-309

风伤卫寒伤营与风伤营寒伤卫二说之折衷/陶复泰//医学杂志.-2-6-342

风伤卫寒伤营之管见/次贤//中医世界.-3-25-493

风伤卫论/陈芝高//杏林医学月报.-3-22-548

风湿/绍兴医药学报社//绍兴医药学报.-1-8-247

风湿是怎样的/吴青尘//新中医刊.-5-20-516

风为百病之长/谢又新//绍兴医药学报.-1-19-447

风邪日久转入筋络之研究/乔尚谦//医学杂志.-2-3-55

风邪中卫寒邪伤营辨/张石溪//三三医报.-2-

30－476

风之病理及治法(连载)/柯与参//医林一谔.-4-11－195,243

风中卫寒伤营辨误/戴达夫//国医杂志.-4-13-444

伏气辨/陈无咎//医界春秋.-3-7-80

伏气上蒸勿作内陷说/张国华//医学杂志.-2-2-160

伏气为病之探讨/周筱斋//国医公报.-4-25-76

傅再希先生六气辨(连载)/傅再希//医学杂志.-2-3-483.-2-4-218

改正旧说内外因的商榷/潘树仁//中国医药月刊.-5-32-585

概论医学上所谓精神治疗之重要性/陈伯涛//国民砥柱月刊.-5-18-577//医界春秋.-3-14-419

甘味入脾之商榷/孙楚江//中医指导录.-3-39-525

肝病传脾论/陈无咎//医学杂志.-2-13-151

肝藏血解(肝脏糖分)/沈仲圭//三三医报.-2-31-374

肝胆篇/鲍东藩//中医杂志.-2-27-49

肝非肝脏之一证/佛雏//三三医报.-2-36-584

肝风病名发挥/黄树洲//新中医刊.-5-20-140

肝火肝阳肝风辨/徐世钧//国医砥柱月刊.-5-17-544

肝经风痰/姚而上//中医世界.-3-39-167

肝经源流/袁锦旋//国医杂志.-4-6-322

肝气/张治河//医学杂志.-2-14-444

肝气辨/杨叔澄//北平医药月刊.-5-9-49//文医半月刊.-5-14-311

肝气宜升胆火宜降说/阎士麒//医学杂志.-2-9-542

肝为化学脏器/朱颂陶//神州国医学报.-4-16-184

肝为先天之新研究/秦伯未(讲);汤君捷(记)//光华医药杂志.-4-37-491

肝阳之研究/缪俊德//国医砥柱月刊.-5-15-614

肝宜宣则达论/陆星亮//三三医报.-2-34-159

肝与神经(连载)/卢觉愚//中国医学月刊.-3-15-211,273

肝脏考/犊儿//文医半月刊.-5-14-135

肝脏卫生说(录青年进步)/钱泰基//中西医学报.-1-34-289

肝之研究/潘树仁//国医砥柱月刊.-5-17-659

肝左肺右说证/周镇//国医砥柱月刊.-5-17-457

干支气运客问答之余义/张山雷//三三医报.-2-32-82

干支气运之客问答/俞鉴泉//三三医报.-2-31-589

膏肓疑问/徐韵英//绍兴医药学报星期增刊.-1-22-424

膏粱之体劳多伤肾藜藿之体劳多伤脾试详其理/张树勋//中医杂志.-2-28-318

格致学:以形象形论/徐长卿//神州医药学报.-1-42-465

根据生理学注译中医学肝开窍于目说之意义/张季勤//文医半月刊.-5-14-66

根据形式伦理学来探讨太阳病底概念/余泽霓//现代中医.-4-42-411

更正咽喉说/弓长寿//神州医药学报.-1-46-338

古代脑学之阐明/杨百城//医学杂志.-2-7-307

古今医家之论三焦者有主张指躯壳之腠理而言有主张指淋巴液而言有主张指脏腑之部位而言有主张指脏腑之功用而言有主张指网油而言究以何项为折衷试各发挥所见并考证各家所以命名各异之原理/王恩云//医学杂志.-2-15-619

古人对于预后不良之中心意见/渠深//现代中医.-4-43-14

古人五脏之纠谬/王传华//现代中医.-4-42

－530

谷入多而气少谷不入而气多论/王一仁//中医杂志.-2-19-448

骨骼之研究/陈一苇//现代医药月刊.-4-27-451

关于人身全体骨骼的疑问/守真//绍兴医药学报星期增刊.-1-22-218

关于肾之生理辨正/唐湘清//中医世界.-3-37-122

关于心理疗治之法(连载)/医学杂志社(辑)//医学杂志.-2-4-459

关于诸病烦躁之研究/徐世长//医学杂志.-2-9-430

国医所谓之肾/王景贤//苏州国医杂志.-5-1-171

国医学自然分类法/佛雏//国医公报.-4-20-195

国医之阴阳五行学说/陆士谔//国医杂志.-4-13-446

过汗伤营卫略及心肾解/刘日东//国医杂志.-4-6-330

寒热说/张赞臣//三三医报.-2-33-340

寒温定义/佛雏//现代中医.-4-43-213

寒性发热之分析(连载)/郭悠卿//中国医学月刊.-3-15-466,523

寒与热/陆渊雷//国医导报.-5-30-307

汗/何公度//新中医刊.-5-19-490

汗多伤阴甚则亡阳下多伤阳甚则亡阴说/费泽尧//医学杂志.-2-3-147

汗多亡阳又能亡阴说/张国华//医学杂志.-2-2-288

汗多亡阴论/吴诚//中医杂志.-2-25-224

汗漫谈/聊复尔斋主人//国医砥柱月刊.-5-16-199

汗说/孙连茹//中医杂志.-2-24-348

汗吐下和清消温补八法应用之方法/冀孔德//复兴中医.-5-31-17

汗吐下和清消温补为医门八法以何种方式支配此种法度为实施应用之工作试详言之/范国义//医学杂志.-2-15-94

汗吐下和清消温补为医门之八法以何种方式支配此种法度为实地应用之工作试言其旨以资研究/冀孔德//医学杂志.-2-14-567

汗吐下和四法论/黄水如//中医杂志.-2-19-454

汗血同源异流论/范志刚//中医杂志.-2-20-397

行经之原理/张嘉因//国医砥柱月刊.-5-16-511

行气活血求本论/张植林//神州国医学报.-4-15-533

化分化合说/高炳麟//利济学堂报.-1-3-293

化生精说/秦国桢//医学杂志.-2-4-24

魂魄解/杨焕文//医学杂志.-2-11-470

魂魄配一身之阴阳说/郁济英//医学杂志.-2-4-544

火之面面观/朱承汉//现代中医.-4-43-338

疾病导线/谭泽民//杏林医学月报.-3-23-441

疾病命名之解释/时逸人//现代中医.-4-42-37

疾病盛发于夏秋之原理及却病法/祝松伯//三三医报.-2-31-15

疾病原因浅说/袁端平//现代中医.-4-43-442

疾病原因之分类及其解释/丁仲英//现代中医.-4-42-34

疾病之原因/信之//中国医药月刊.-5-32-332

假死与真死之辨别法/秦又安//中医世界.-3-35-138

解剖上之膏肓/高思潜//医学杂志.-2-3-546

解剖上之膜原/高思潜//医学杂志.-2-3-284

解剖始自中医气化并非空谈说/相里规//医学杂志.-2-6-43

解剖学:肝脏/黎肃军//神州医药学报.-1-43-409

解剖学:经脉释疑/包识生//神州医药学报.-1-42-431

解剖学:中医不知有膵脏辨/孙雨林//神州医药

学报.-1-43-213

解释六经六气之功用/李翰芬//国医杂志.-4-6-137

介休温碧泉讨论六经营卫气血函/温碧泉//医学杂志.-2-17-62

津液辨/张筱村//医学报.-1-6-341

筋脑关系之商榷/谢仁山//现代医药月刊.-4-27-270

经筋为神经说/杨焕文//医学杂志.-2-11-54

经脉非血管当永久确定论/俞鉴泉//三三医报.-2-30-548

经脉即血管之研究/沈仲圭//绍兴医药月报.-2-39-226//医学杂志.-2-7-187

经脉血管不同说(连载)/俞鉴泉//三三医报.-2-29-465.-2-30-439,473

经隧与经脉生理解剖(连载)/张蕴忠//国医公报.-4-22-178,301

精气神皆本于脾胃说/杨焕文//医学杂志.-2-11-472

精神魂魄谈/乔殿扬(著);王兰远(录)//绍兴医药学报.-1-16-557

精神之原始/薛复初//医学杂志.-2-9-48

精为人身之根本说/周逢儒//绍兴医药学报.-1-20-124

精液与人生(己未年旧稿系色门捧喝跋言)/时逸人//医学杂志.-2-15-13

精与身体之关系/杨医亚//文医半月刊.-5-14-103

精之原理论/李健颐//医界春秋.-3-5-544

精之原素考/刘景川//沈阳医学杂志.-3-2-274

敬请高思潜君彻底解释卫气书/朱静恒//三三医报.-2-29-470

久病服药无效之研究/王炽//医学杂志.-2-3-269

酒客不喜甘之研究/陈伯涛//医学杂志.-2-17-261

旧说心与小肠之病皆关系小便之解释/孙吉禄//铁樵医学月刊.-4-44-376

救时论(为轻易攻表者戒)/俞彬蔚//绍兴医药

学报.-1-12-7

就生理学上解释真阴元阳之要义/裘宗华//国医砥柱月刊.-5-17-636

据文字学论天干十字合生理奇经藏腑/石一参//神州国医学报.-4-14-22

考证三焦之管见/黄祖裳//医界春秋.-3-6-183

科学误释医学之一例:阴阳与新陈代谢之关系/史介生//国医砥柱月刊.-5-18-296

渴不喜饮述/高思潜//中医杂志.-2-22-57

客气论/赵子刚//杏林医学月报.-3-21-114

揆度奇恒略释/袁复初//国医公报.-4-25-433

揆度浅释/袁复初//杏林医学月报.-3-23-431

揆度说/陈无咎//国医公报.-4-25-53

劳倦伤脾脉有顺逆说/连奎钦//医学杂志.-2-1-275

理想脏腑虚体的功用/甯公锐//医学杂志.-2-1-157

六经六气/袁复初//医学杂志.-2-15-483

六经之领域及生理与病理/蒋景鸿//光华医药杂志.-4-36-469

六气从化论/姚素民//沈阳医学杂志.-3-3-278

六气独重燥湿论/余国珮(著);凌步青(录)//中医杂志.-2-27-341

六气独重燥湿论/张诗园//杏林医学月报.-3-21-506

六气改错(据内经以正六气论病之误)/王合三//现代中医.-4-42-81

六气和外感病漫谈/李蔚普//华西医药杂志.-5-37-551

六气六淫诠释/仁康//国医导报.-5-29-19

六气论/徐瀛芳//国医公报.-4-20-470

六气论/叶劲秋//新中医刊.-5-19-182

六气论/余云岫//中西医学报.-1-36-451

六气偏见说/李鹤访//医学公报.-1-7-254

六气为物理的病因/张忍庵//医林一谔.-4-11-64

六气与疾病之关系/黄国材//医学杂志.-2-17-339

六气与疾病之关系/刘景素//医学杂志.-2-17-345

六气与疾病之关系/孙心泽//医学杂志.-2-17-340

六气与疾病之关系/张斗耀//医学杂志.-2-17-342

六气与疾病之关系/张莹如//医学杂志.-2-17-344

六气与菌之研究/周筱斋//国医公报.-4-21-442

六气与细菌及桂枝汤之妙用/洪其诚//医界春秋.-3-14-466

六气真义/顾群//复兴中医.-5-31-625

六因条辨/陆子贤//中医杂志.-2-28-153

六淫病脉皆有初中末三传之变论/刘吉人//绍兴医药学报.-1-13-179

六淫病之真义/陈思九//光华医药杂志.-4-40-364

六淫及其它/徐蔚霖//新中医刊.-5-20-507

六淫皆从分化论(连载)/胡鑫//利济学堂报.-1-3-265,269

六淫解/吉乐平//现代中医.-4-43-337

六淫释义/薛定华//光华医药杂志.-4-36-374

六淫为细胞之母/吴汉僎//医界春秋.-3-8-510

六淫为症问答(一)至(四)/李锡卿//国医正言.-5-3-135,189,251,396

六淫新解/杜亚泉(撰);何幼廉(选录)//绍兴医药月报.-2-41-109

六淫新说/马星孚//医界春秋.-3-7-408

六淫与细菌/张世柏//苏州国医杂志.-5-2-208

录肝之功用及养肝法西说/王兰远//绍兴医药学报.-1-17-553

论补肺药皆润大肠之理/王葆琦//中医指导录.-4-1-83

论病因/杨焕文//医学杂志.-2-8-303

论病原学之邪气及微生物(连载)/崇肖葵//神州医药学报.-1-43-498.-1-44-29

论补/祝劭//三三医报.-2-30-441

论恶寒发热之理/未署名//医学报.-1-6-91

论风/杨百城,赵意空//医学杂志.-2-8-30

论汗/张汝伟//绍兴医药学报.-1-15-165

论何陆二家解运气之略/费泽尧//医学杂志.-2-4-540

论呼吸之原理/杨百城//医学杂志.-2-3-17

论火与气二字中详而西略/梁余生//医学杂志.-2-9-297

论火与热不同之点/王锡薛//医学杂志.-2-3-536

论经络/黄瑶圃//中西医学报.-1-27-17

论劳损症形不起者温之以气精不足者补之以味/林名章//国医杂志.-4-12-287

论六经变幻/张一平//国医杂志.-4-5-255

论六气/湖南医学会//中医指导录.-4-4-403

论六气之治疗/林佑贤//神州医药学报.-1-44-219

论络病/梁翰芬//中医杂志(广东).-3-4-671

论命门/杨焕文//医学杂志.-2-9-178

论命门为精细胞生殖之源/杨百城//医学杂志.-2-3-414

论木克土风热病/姜春华//华西医药杂志.-5-36-508

论男女不能养育之原理/张龙芝//医学杂志.-2-3-549

论男子精气女子经水之源委/杨百城//医学杂志.-2-4-21

论脑心神经之作用/孙问佛//医学杂志.-2-18-416

论疟病寒热/蔡陆仙//医界春秋.-3-5-84

论膀胱之生理与功用/许伯元//神州医药学报.-1-47-326

论脾/王世馨//文医半月刊.-5-14-19

论脾之大络即西人淋巴干之说/杨百城//医学杂志.-2-3-267

论七情之病变属于血液/萧俊逸//医界春秋.-3-10-435

论奇经八脉/未署名//医学报.-1-4-35

论奇经八脉/杨焕文//医学杂志.-2-10-130

论气/戴谷孙//医学报.-1-6-474

论气/杨百城(遗稿)//医学杂志.-2-10-228

论气病当理痰/戴祖培//医学公报.-1-7-112

论气候/赵意空//医学杂志.-2-9-409

论气候即五行之妙用/张汝伟//绍兴医药学报
.-1-18-401

论气化之学关于治疗之重要/刘亚农//北平医
药月刊.-5-9-279

论气为人体生理之要素/高慎生//绍兴医药学
报.-1-9-114

论情志病/赵意空//医学杂志.-2-9-518

论全体生理(巳未年旧稿)/时逸人//医学杂志
.-2-12-219

论热入精室与热入血室治法之所以略/陈观光
//医学报.-1-6-228

论人身君相二火有先后天之分并论及气海亦分
先天后天/张锡纯//杏林医学月报.-3-17
-180

论人身内脏五行生克之理/张汝伟//绍兴医药
学报.-1-15-21

论人身之火/赵子琴//杏林医学月报.-3-21-25

论人身之水火/林继枝//国医杂志.-4-6-135

论人身中之阴阳水火/冯性之//绍兴医药学报
.-1-11-20

论人生体气实分四种/陆晋笙//绍兴医药学报
.-1-20-309//医学杂志.-2-3-23

论人体血液以赤色为要素/杨焕文//医学杂志
.-2-10-465

论任脉为病七疝瘕聚/张山雷(遗稿)//医界春
秋.-3-11-475

论任脉为病其内苦结男子七疝女子瘕聚/张山
雷//三三医报.-2-32-85//医学杂志.-2-
7-310

论少阳厥阴二经之作用与光之关系/杨焕文//
医学杂志.-2-10-23

论神经/杨百城//医学杂志.-2-7-431

论神经即先天元精/虞公//国医杂志.-4-13
-93

论肾/杨韶阳//医学杂志.-2-8-41

论肾脏/戴谷孙//医学报.-1-6-435

论十二经脉循环以大动静脉干为主/杨焕文//
医学杂志.-2-10-31

论暑/周�生//中医杂志.-2-27-69

论司天在泉与治疗无关/李为彭//中医世界.-3
-37-546

论太素脉/蔡百星//医界春秋.-3-9-12

论体温/赵意空//医学杂志.-2-10-574

论天地之火与人身命门之火同一作用/杨百城
//医学杂志.-2-8-413

论天空太阳与人身太阳经同一蒸发作用/赵意
空//医学杂志.-2-9-293

论外感六淫病(连载)/缪俊德//现代医药月刊
.-4-27-717,727,729,731,733,735,737

论卫气与体温/尚立仁//华西医药杂志.-5-37
-368

论五行/尤学周//中医杂志.-2-22-62

论五行生克与物质三态/尚立仁//华西医药杂
志.-5-37-125

论五行生克之非谬/刘希文//医学杂志.-2-4-
158

论五运六气(连载)/赵意空//医学杂志.-2-10
-334,453

论五脏/李健颐//中医杂志.-2-28-161

论西人所称脑气筋与中说经脉之关系/杨百城,
赵意空//医学杂志.-2-2-174

论西医新生气说即中医所谓之元神/杨焕文//
医学杂志.-2-9-180

论喜笑与病理之利益/张汝伟//绍兴医药学报
.-1-11-17

论细菌为六气之结果六气则为细菌之成因细菌
者经所谓贼邪也/骆朝聘//医界春秋.-3-11
-376

论夏月伏阴在内/戴谷孙//医学公报.-1-7
-185

论夏月伏阴在内/胡文梓//医学公报.-1-7
-209

论先天元气与人身之关系/张锡纯(遗著)//中
医世界.-3-33-54

论消化之原理/马善征//医学杂志.-2-12-86

论邪入客于络脉/曾本初//中医杂志(广东).-3-4-401

论心思与体魄之关系/谢洪赍//中西医学报.-1-32-319

论心与脑之知觉关系孰轻孰重/俞鉴泉//医界春秋.-3-5-100

论心与肾之关系/崔宗翰//沈阳医学杂志.-3-1-307

论宿疾逢节气复发之理由/薛复初//医学杂志.-2-6-332

论血/赵意空//医学杂志.-2-10-22

论眼球与五脏之关系/梁朝浦//国医杂志.-4-7-368

论医道之五行/林屏仙//国医杂志.-4-6-230

论医界治病宜列岁俾时知天人相应之治法刍议/张汝伟//中医杂志.-2-19-211

论医学与历学之关系/赵意空//医学杂志.-2-9-161

论医者当辨审表里症/郑仰宸//国医正言.-5-3-115

论阴虚与阳虚/秦伯未//国医砥柱月刊.-5-17-541

论阴阳/杨焕文//医学杂志.-2-7-178

论阴阳不可偏补/李思侗//医学杂志.-2-9-478

论阴阳为医理之要/陈述先//国医砥柱月刊.-5-15-443

论阴阳五行之精义/蒋璧山//绍兴医药学报.-1-20-171

论阴阳新学说/蒋璧山//三三医报.-2-34-477//绍兴医药月报.-2-40-270

论阴阳之真理并复侃如思潜二君/蒋璧山//绍兴医药学报.-1-20-169

论营卫/杨百城//医学杂志.-2-7-185

论营卫二气发生之部分与风寒温热之传变/吕叔平//中医杂志.-2-19-240

论营卫关于十二经之作用/杨百城//医学杂志.-2-8-40

论运气不足为治病之真谛/钱存济//神州医药

学报.-1-44-115

论脏腑经脉之要谛/章炳麟//苏州国医杂志.-5-2-355

论长夏伏阴在内之谬/何启丞//现代中医.-4-42-549

论哲学与医学之关系/张锡纯//医界春秋.-5-6-489//医学杂志.-2-11-43//中医世界.-3-25-128

论知觉实根于心/赵意空//医学杂志.-2-6-335

论治病必明十二经/秦又安//中医指导录.-4-1-19

论治病当明气化/戴谷孙//医学报.-1-6-273

论治病当因病以变通/刘向阳//沈阳医学杂志.-3-1-26

论治病各法当知所宜/费子彬//国医正言.-5-3-350

论中国五形生人与西国四质生人说异而理同/杨焕文//医学杂志.-2-7-441

论中医阴阳五行学说之非谬/黎琴石//国医杂志.-4-7-48

论滋阴扶阳功用及其一偏之弊/杨志一//中医杂志.-2-24-53

脉诀云营行脉中卫行脉外请问卫气之行果从何道说/黄眉孙//绍兴医药学报.-1-11-247//神州医药学报.-1-46-36

脉论/汪士瀛//现代中医.-4-43-273

脉有阴阳说/谢季彦//中医杂志.-2-23-546

脉有阴阳损至说/王荣贤//中医杂志.-2-23-541

漫谈五行生克和中医科学化/郑显庭//新中华医药月刊.-5-35-485

命门辨/卢育和//医学杂志.-2-18-77

命门及其他/胡默然//自强医学月刊.-3-41-345

命门释/傅崪丞//医学杂志.-2-12-221

木克土解/杨志一//医学杂志.-2-8-163

目光与受病之根源论/梁朝浦//国医杂志.-4-6-39

目与脑之关系/王葆年//神州医药学报.-1-46

－31

男女成胎论/黄国材//沈阳医学杂志.-3-3
　-125

脑气筋辨(脑气筋亦名脑髓神经)/张锡纯//医
　学杂志.-2-10-348

脑髓功用之研究/李祉余//杏林医学月报.-3-
　19-441

脑髓释义/胡幼堂//绍兴医药学报.-1-8-159

脑之研究/杨百城,赵意空//医学杂志.-2-2
　-9

脑主知觉之考证/沈仲圭//沈阳医学杂志.-3-
　3-14

内景通释(连载)/杨百城//医学杂志.-2-1-
　283,383

内伤病因系统/王尚宜//杏林医学月报.-3-18
　-65

内脏形态学(一)至(四)/潘澄濂//现代中医.-4
　-42-238,261,323,481

逆流挽舟法之应用/陈中权//中国医学.-5-34
　-106

怒气与胃病之关系/李健颐//医界春秋.-3-12
　-201

膀胱无上口而有下口考/刘廉青//沈阳医学杂
　志.-3-3-187

膀胱有下口无上口释疑/杨守仁//国医导报.-5
　-30-310

脾胃功用论/刘丙生//神州医药学报.-1-45
　-138

脾胃之生理与治法概要/秦绍先//光华医药杂
　志.-4-39-131

脾胃之研究/陈仪臣//绍兴医药月报.-2-41-
　267

脾喜芳香解/张人怀//复兴中医.-5-31-482

脾胰论/丁翼翔//中医指导录.-4-3-237

脾胰心包之研究/金勋衢//医林一谔.-4-10-
　459

脾脏简考/霍然//医界春秋.-3-12-428

脾脏之研究/课余//医界春秋.-3-11-266

脾者主为卫使之迎粮视唇舌好恶以知吉凶说/
　江堃//中医杂志(广东).-3-4-46

脾者主为卫使之迎粮视唇舌好恶以知吉凶说/
　张阶平//中医杂志(广东).-3-4-47

脾左肝右左关候肝胆右关候脾胃说/鲍东藩//
　国医杂志.-4-13-168

辟六气论/朱良钺//医界春秋.-3-5-98

辟秦越人以左为肾右为命门说/费惠民//医学
　杂志.-2-12-375

辟汤本求真氏论皮肤粗疏与致密受病之是非/
　张春江//国医砥柱月刊.-5-18-287

辟汤本求真氏论皮肤粗疏与致密受病之非是/
　张春江//光华医药杂志.-4-38-104

辟中医六气说之妄言妄见/陈无咎//国医公报
　.-4-24-267

七情内喜之商榷/潘树仁//中国医药月刊.-5-
　32-506

气不足便是水论/张汝伟//绍兴医药学报.-1-
　19-111

气不足便是水说/张汝伟//医学杂志.-2-1
　-492

气的研究/潘树仁//中国医药月刊.-5-33-
　367

气化合于科学说/张体元//国医杂志.-4-12-
　90//杏林医学月报.-3-17-64

气化今证/袁佛雏//杏林医学月报.-3-23
　-181

气化浅说/梁长荣//医学杂志.-2-15-232

气化生理谈/陈汝器//杏林医学月报.-3-19
　-328

气化为细胞之母六淫为细菌之母解(连载)/吴
　汉僊//国医杂志.-4-12-20,87

气化与微生物/一尘录//国医杂志.-4-13-30

气化与物质/陈黄镤//医界春秋.-3-14-12

气化原则论/沈守元//神州医药学报.-1-42
　-312

气化之原理及其运行之通则/薛复初//医学杂
　志.-2-2-156

气脉筋精之宗派论/李健颐//中医杂志.-2-28
　-193

气是什么东西/王合三//医界春秋.-3-6-260

气说/汪太雄//现代中医.-4-43-64

气血营卫现代观/李子郁//中国医药月刊.-5-32-394

气血营卫之新诠/薛复初//医学杂志.-2-8-423,555

气血于四时节气及日月天光之关系/赵缉庵//医学杂志.-2-8-619

气血之研究/胡季丹//中医世界.-3-37-335

气之究竟/凌树人//现代中医.-4-42-117

气之研究征文二/孙崧樵//现代中医.-4-42-88

气之研究征文三:气话/叶劲秋//现代中医.-4-42-88

气之研究征文四/郑霨暴//现代中医.-4-42-89

气之研究征文五/路登云//现代中医.-4-42-89

气之研究征文一:气是什么东西/王合三//现代中医.-4-42-87

前人对于脏器之观念/徐蔚霖//新中医刊.-5-19-130

怯病论/张汝伟//医学杂志.-2-6-183

轻淡养与六气/陈益生//国医公报.-4-20-492

情志成病之原理及预防法/汪士瀛//现代中医.-4-43-16

情志之研究/叶坤荣//医界春秋.-3-6-517

请教张寿甫夫子肝气脾气之关系/刘纯熙//绍兴医药学报星期增刊.-1-22-308

秋燥论/张汝伟//绍兴医药学报.-1-12-389

秋燥论治/沈仲圭//三三医报.-2-30-478

秋燥论治/俞建镳//中医指导录.-4-3-38

秋燥证治略说/沈仲圭//医学杂志.-2-6-344

秋燥症治/骆静安//绍兴医药学报.-1-8-379

秋燥之研究/林德星//杏林医学月报.-3-19-363

热病于今为烈说/张国华//医学杂志.-2-4-27

热的研究/潘树仁//中国医药月刊.-5-32-530

热论/汪士瀛//现代中医.-4-43-167

热入精室论/周镇//绍兴医药学报.-1-10-11

热入血室论治/陈秀玉//光华医药杂志.-4-36-29

热深厥深之研究/李健颐//医界春秋.-3-7-92

人的主宰究竟在哪里/李为彭//国医砥柱月刊.-5-18-587

人身气化应时说(连载)/杨百城,赵意空//医学杂志.-2-3-44,185,304,447

人身三气说/沈汉卿//医学杂志.-2-1-369

人身神明诠/张锡纯//三三医报.-2-32-521

人身水道行水之质疑/何佩瑜//国医杂志.-4-6-29

人身体质各有效用内而精髓外而毛发以及皮肤筋肉骨节血液与津液各有所主脂肪为人身最多古医何以未见明言试详言其故/吴弼臣//医学杂志.-2-13-45

人身有四海论/凌树人//神州医药学报.-1-47-100

人身之病应乎四时二十四节气中节次感受之病宜如何分别施治并论其寒热之变/张汝伟//绍兴医药学报.-1-14-465

人身之气左升右降论/张汝伟//绍兴医药学报.-1-10-12

人身之血液/杨百城,赵意空(辑)//医学杂志.-2-8-291

人身之血由电气升降论/黄国材//医学杂志.-2-15-254

人身诸气解/许济弘//中国医药月刊.-5-33-282

人生于阳而死于阴说/王炽//医学杂志.-2-3-151

人事定律/袁复初//医学杂志.-2-13-582

人死气绝之研究/李健颐//现代医药月刊.-4-27-678

人体汗液是否膀胱所化之气/邱丘山//杏林医学月报.-3-20-417

人体五官机关之退化/丁福保//中西医学报.-1-34-173

人依土生/岳文台//沈阳医学杂志.-3-2-355

人迎气口论/张汝伟//中医杂志.-2-19-442

人有客气同气说/孙家骧//国医杂志.-4-12-295

人有五神分藏五脏发为五志以知脏气之盛衰试晰言之/何少瑜//国医杂志.-4-5-396

人与自然/胡侣//华西医药杂志.-5-36-132

人之记忆思想确出于心而运于脑辨/罗瓒//医界春秋.-3-10-506

人之筋骨属于肝肾之原理/马善征//医学杂志.-2-12-87

人之思想中医为主于心西医为主于脑二说以何者为是试申言之/罗端毅//绍兴医药学报.-1-13-102

人之须发眉毛皆从血气化生说/洪巨卿//神州医药学报.-1-47-323

人中辨/邵元恺//针灸杂志.-4-28-196

任脉之研究/秦又安//中医世界.-3-34-556

日人和田氏之阴阳观/季寅//中医世界.-3-25-56

如何解释三阴三阳/李佩珍,郑炽华//杏林医学月报.-3-20-125

乳汁与经水之来源及其作用/郭乐天//医林一谔.-4-9-369

三病同源/侍达三//光华医药杂志.-4-38-559

三焦辨/胡复春//中医杂志.-2-25-369

三焦非连纲论/沈仲圭//中医杂志.-2-24-203

三焦结论/郭演康//神州医药学报.-1-43-352

三焦考(连载)/刘民叔//医界春秋.-3-5-232,256

三焦考(连载)/杨叔澄//文医半月刊.-5-14-33,50

三焦考/张锡纯//医学杂志.-2-10-351

三焦考证篇/蒋镜寰//医学杂志.-2-5-54

三焦论/鲍东藩//中医杂志.-2-26-207

三焦论/葛介人//绍兴医药学报.-1-20-119

三焦论/祝天一//中医杂志.-2-20-52

三焦膀胱行水之研究/赵意空//医学杂志.-2-

9-526

三焦膀胱作用理解/杨志一//医学杂志.-2-6-187

三焦析义/郜香圃//中国医药月刊.-5-32-231

三焦新发明(摘抄包氏研究录)/包岩//医学杂志.-2-2-15

三焦研究/许半龙//光华医药杂志.-4-35-92

三焦有名而无形解/钱子青//医界春秋.-3-7-10

三焦有形之概说/薛复初//医学杂志.-2-3-416

三焦之商榷/郭演康//神州医药学报.-1-43-350

三焦之说历来讫无定论然按之内经有指气化言者有指实象言者试分别条次之申明其意/米焕章//医学杂志.-2-1-605

三焦之说历来讫无定论然按之内经有指气化言者有指实象言者试分别条次之申明其意/薛复初//医学杂志.-2-1-603

三焦之我见/马伯孙//医界春秋.-3-6-253

三焦之研究/梁秉钧//医学杂志.-2-9-51

三焦之研究/王半迷//国医砥柱月刊.-5-18-331

三焦之研究/许半龙//医界春秋.-3-10-432

三焦字句解/沈思诚//神州医药学报.-1-44-40

三论脾膵胰之纠纷/李克蕙//中国医药月刊.-5-33-415

三阳表里界限之说略(连载)/薛复初//医学杂志.-2-8-569.-2-9-62,193

三阳经之探讨/胡蛰庵//现代中医.-4-42-492

三因六气如何编制病名/陈无咎//光华医药杂志.-4-37-199

三阴三阳发病为偏枯萎易四肢不举释/陈耀堂//国医杂志.-4-12-22

三阴三阳与原子构造论/黄儒珍//国药新声.-5-23-359

伤湿伤燥的辨正/徐经芳//光华医药杂志.-4-

35 - 477

上工治未病/李斐如//三三医报.-2-34-122

少阳病之研究/李健颐//医界春秋.-3-12-152

少阳三焦之我见/李树珍//国医砥柱月刊.-5-18-428

少阳属肾肾上连肺说/张国华//医学杂志.-2-4-156

少阴病脱气脱神义/许弁灵//国医杂志.-4-12-361

深研肝左脾右之理/张锡纯//三三医报.-2-31-553

神昏病理/赵意空//医学杂志.-2-10-138

神昏原理/费泽尧//医学杂志.-2-4-283

神昏谵语非逆传心胞说/倪梦若//医林一谔.-4-9-461

神经解/潘春霆//针灸杂志.-4-28-44

神经系疾病治疗法的大纲/冯绍蓬//国医杂志.-4-13-450

沈君守元气化原则论质疑/黄眉孙//神州医药学报.-1-43-439

沈君守元人生于气不生于精病在于气不在于形再质疑/黄眉孙//神州医药学报.-1-45-273

审辨邪正虚实说/梁秉钧//医学杂志.-2-3-270

肾藏经与天癸之研究/周禹锡//国医公报.-4-25-327

肾藏精论(连载)/袁复初//三三医报.-2-32-192,221,445

肾藏精论之更正/袁复初//三三医报.-2-32-270

肾藏志之研究/马善征//医学杂志.-2-12-87

肾生髓之证明/俞鉴泉//中医杂志.-2-25-42

肾水泛上为痰论/陈若愚//神州医药学报.-1-47-519

肾司漉尿/沈仲圭//医界春秋.-3-5-506

肾与膀胱之关系中西之说异同若何/刘日东//国医杂志.-4-5-515

升清降浊说/刘希文//医学杂志.-2-3-564

生理的两种要素淋巴液与分泌腺的研究/张照鳞//医学杂志.-2-18-420

生理新诠(连载)/李健颐//中医世界.-3-34-425,573

生理学:说火/袁桂生//神州医药学报.-1-42-434

生理学:血气说/王寿芝//神州医药学报.-1-45-19

生理一点心悟:呼吸有两条道路/张拱端//国医砥柱月刊.-5-16-395

生理之五行相克粗浅说/郑肖岩//神州医药学报.-1-46-319

生理之五行相生一端说/包识生//神州医药学报.-1-46-317

生命公式/袁复初//医学杂志.-2-13-574

生气与生理/徐相宸//医学杂志.-2-14-568

生气与生理/徐相任//复兴中医.-5-31-18

生人大论(连载)/蒋济周//沈阳医学杂志.-3-1-83,187,256,318,378

生痰之源贮痰之器论(连载)/徐韵英//绍兴医药学报.-1-19-441,444

生育研究/巩顺天//医学杂志.-2-18-258

失营论/张汝伟//医学杂志.-2-4-67

湿病晰义/张易安//新中医刊.-5-19-485

湿病原理/陆自量//苏州国医杂志.-5-2-207

湿病约录/徐兆祺//现代中医.-4-42-96

湿病之病源浅说/卫勤贤//苏州国医杂志.-5-1-92

湿家忌汗辨/杨崔夫//中医杂志.-2-22-68

湿论/郭志道//中医杂志.-2-27-70

湿气论/凌步青//中医杂志.-2-27-218

湿气论/孙鉴菴//神州国医学报.-4-14-323

湿生土之意义/孙家骥//国医杂志.-4-13-316

湿随地气而甚不可以人之肥瘦为异论/张汝伟//沈阳医学杂志.-3-1-435

湿温浅说/江惠民//医界春秋.-3-8-10

湿邪刍议/张菊人//北京医药月刊.-5-21-473

十二经脉名义解/景仰山//沈阳医学杂志.-3-

2－161

十二经图解/胡复春//中医杂志.-2-24-204

十二经穴检查表/叶劲秋//中医杂志.-2-28
－197

十二经脏腑一系说/张思卿//医学杂志.-2-1-
490

时令影响于疾病的研究/[日]端木栋如(著);
陆渊雷(评)//中医新生命.-5-6-95

识得九窍便可为中医论/邹趾痕//医学杂志.-2
－11－574

实验生理学上疑谜之解释/杨焕文//医学杂志
.-2-9-300

释骨(连载)/沈彤//医学杂志.-2-2-153,273

释目为肝窍/黄学龙//针灸杂志.-4-32-322

释气化/王合三//现代中医.-4-42-176

释气与血/孔蔼如//医学杂志.-2-14-431

释左肝右肺/江保传//医界春秋.-3-5-40

手少阳三焦在人身究为何物有何作用试详举以
对/李瑞兰//医学杂志.-2-10-617

手太阳独受阳之浊说/袁绿野//神州医药学报
.-1-47-434

首论五行之无当实用/章太炎//绍兴医药月报
.-2-39-115

书经与奇经/袁复初//医学杂志.-2-16-335

书气律后/宋仁甫//中医指导录.-4-1-434

书痰律后/宋仁甫//中医指导录.-4-1-433

暑必挟痰之研究/徐福民//神州国医学报.-4-
15-17

暑必兼湿说/陈芝高//杏林医学月报.-3-23
－312

暑病/费赞臣//中医世界.-3-30-121

暑病的系统分析/骆筱峰//光华医药杂志.-4-
38-23

暑病拉杂谈/沙亦恕//医林一谔.-4-11-625

暑病论/戴橘圃//中医杂志.-2-25-216

暑病论治/张莳园//杏林医学月报.-3-22-68

暑病论治/张植林//医学杂志.-2-16-123

暑病宜知/何佩瑜//国医杂志.-4-7-210

暑病与伤暑谈/周镇//国医杂志.-4-12-213

暑湿/王淦中//光华医药杂志.-4-40-560

暑湿概论/徐启东//铁樵医学月刊.-4-44
－378

暑湿忌下兼食积者又当消导论/王以钧//绍兴
医药学报.-1-10-85//医学杂志.-2-13
－157

暑湿热三气化合之原理及其病之治法/邱丘山
//医林一谔.-4-10-546

暑说/程次明//神州国医学报.-4-16-546

暑温发热日久症/赵意空//医学杂志.-2-11
－350

暑证辑要(连载)/宋爱人//医界春秋.-3-6-
63,94

暑症/虞哲夫//三三医报.-2-30-562

暑症经验谈/傅虎臣//现代中医.-4-42-181

暑中有湿辩/沈仲圭//三三医报.-2-32-45

述中医六气为病之概况/马绩熙//医学杂志.-2
－6－28

水底有风/岳文台//沈阳医学杂志.-3-2-355

水化气谷化血之道路/张思卿//医学杂志.-2-
2-155

水火既济论/邱蓉舫//中医杂志.-2-27-340

水火为两大病源论/何廉臣//绍兴医药学报.-1
-8-319

水火阴阳论/徐韵英//绍兴医药学报.-1-20
-254

说病/朱介福//沈阳医学杂志.-3-1-25

说补肾/罗敏之//沈阳医学杂志.-3-3-236

说膵/高思潜//医学杂志.-2-4-37

说肺/柯湘帆//中医杂志.-2-19-436

说汗/顾鸣盛//医学报.-1-7-357

说火/袁桂生//医学杂志.-2-15-615

说明肺于五行属金之义/杨百城//医学杂志.-2
-3-526

说命门/高思潜//医学杂志.-2-4-164

说脾/高思潜//医学杂志.-2-4-40

说秋燥/李春霖//绍兴医药学报.-1-12-49

说肾/高思潜//医学杂志.-2-4-162

说肾/朱颂陶//神州国医学报.-4-15-600

司岁备物无遗主病之概论/姚素民//沈阳医学
杂志.-3-3-224

四时外感伏气之研究/杨百城,赵意空//医学杂志.-2-2-160

四时五脏脉皆有胃气为本论/李寿芝//中医杂志.-2-19-447

谈谈医学之气化与形质/何少瑜//国医杂志.-4-7-364

谈五行/慧明//针灸杂志.-4-29-248

痰论/马善征//中医指导录.-4-1-306

痰生于肺饮积于胃辨(连载)/吴次贤//中医世界.-3-34-557.-3-35-44

痰水说/[日]大塚敬节(著);曹半帆(译)//医界春秋.-3-13-497

痰饮概要/沈治邦//中医世界.-3-35-51

痰饮之病理及原因/叶橘泉//医界春秋.-3-5-481

痰与诊断/孙粹存//新中医刊.-5-20-93

炭淡酸为金木二气之略论/俞鉴泉//绍兴医药月报.-2-40-167

唐容川以痨病脉浮大手足烦为阳虚辨/秦伯未//中医杂志.-2-19-49

唐氏言水由连纲油膜达膀胱之考虑/俞鉴泉//三三医报.-2-34-443

讨论缓风之病理/张有亦//绍兴医药月报.-2-37-309

体内构造功用略言/甯公锐//医学杂志.-2-1-37

体温发生之原理/傅嵝丞//医学杂志.-2-11-584

天地人三因说/丁叔廉//医学杂志.-2-14-141

天地阴阳与人身阴阳/孙学海//中医世界.-3-38-297

天癸非月经辨/沈仲圭//三三医报.-2-30-77

天癸今释/盛展龙//国医砥柱月刊.-5-18-418

天癸末义(连载)/周禹锡//医学杂志.-2-7-319,442

天癸新诠/沈仲圭//三三医报.-2-32-581//绍兴医药月报.-2-39-334

天癸新义/费泽尧//医学杂志.-2-5-49

天癸与内分泌之奥秘/盛展能//华西医药杂志.-5-37-426

天癸原义/费泽尧//医学杂志.-2-4-154//中医杂志.-2-21-346

天癸真义/周禹锡//三三医报.-2-34-593

天癸之研究/顾子安//神州国医学报.-4-14-176

天癸之研究/潘树仁//中国医药月刊.-5-32-272

天年医社运气问答语录/邹趾痕(述);周禹锡(记)//医界春秋.-3-11-40

天人合一的我见/赵植槐//国医砥柱月刊.-5-18-494

天有五贼解/赵意空//医学杂志.-2-6-180

天真论/包识生//神州医药学报.-1-42-438

铁樵函授医学学员课艺选刊:读病理各论第一册书后(其八)/祝志道//铁樵医学月刊.-4-44-71

铁樵函授医学学员课艺选刊:读病理各论第一册书后(其二)/邢传清//铁樵医学月刊.-4-44-68

铁樵函授医学学员课艺选刊:读病理各论第一册书后(其九)/杨祖同//铁樵医学月刊.-4-44-72

铁樵函授医学学员课艺选刊:读病理各论第一册书后(其六)/吴敬伯//铁樵医学月刊.-4-44-71

铁樵函授医学学员课艺选刊:读病理各论第一册书后(其七)/陆同仁//铁樵医学月刊.-4-44-71

铁樵函授医学学员课艺选刊:读病理各论第一册书后(其三)/王龙麓//铁樵医学月刊.-4-44-69

铁樵函授医学学员课艺选刊:读病理各论第一册书后(其十)/陈文旭//铁樵医学月刊.-4-44-72

铁樵函授医学学员课艺选刊:读病理各论第一册书后(其四)/沈九畹//铁樵医学月刊.-4-44-69

铁樵函授医学学员课艺选刊:读病理各论第一

册书后(其五)/戚屿璋//铁樵医学月刊.-4-44-70

铁樵函授医学学员课艺选刊:读病理各论第一册书后/谈书香//铁樵医学月刊.-4-44-114

铁樵函授医学学员课艺选刊:读病理各论第一册书后/张云孙//铁樵医学月刊.-4-44-166

铁樵函授医学学员课艺选刊:何谓代偿作用试约举其例并言其理(其二)/冯保定//铁樵医学月刊.-4-44-261

铁樵函授医学学员课艺选刊:何谓代偿作用试约举其例并言其理(其三)/戚屿璋//铁樵医学月刊.-4-44-262

铁樵函授医学学员课艺选刊:何谓代偿作用试约举其例并言其理(其四)/杨志仁//铁樵医学月刊.-4-44-262

铁樵函授医学学员课艺选刊:何谓代偿作用试约举其例并言其理(其五)/殷尚忠//铁樵医学月刊.-4-44-263

铁樵函授医学学员课艺选刊:何谓代偿作用试约举其例并言其理(其一)/陈幼勤//铁樵医学月刊.-4-44-260

铁樵函授医学学员课艺选刊:试言营卫二字之真确解释/黄逸周//铁樵医学月刊.-4-44-114

铁樵函授医学学员课艺选刊:体工有抵抗病毒之本能试约举其例(其二)/邢传清//铁樵医学月刊.-4-44-258

铁樵函授医学学员课艺选刊:体工有抵抗病毒之本能试约举其例(其三)/吴敬伯//铁樵医学月刊.-4-44-259

铁樵函授医学学员课艺选刊:体工有抵抗病毒之本能试约举其例(其四)/徐宝善//铁樵医学月刊.-4-44-259

铁樵函授医学学员课艺选刊:体工有抵抗病毒之本能试约举其例(其五)/张方渊//铁樵医学月刊.-4-44-260

铁樵函授医学学员课艺选刊:体工有抵抗病毒之本能试约举其例(其一)/陈幼勤//铁樵医学月刊.-4-44-256

铁樵函授医学学员作品:天癸与内分泌之研究/严如寅//铁樵医学月刊.-4-44-216

痛证辨(连载)/缪俊德//医学杂志.-2-17-11,130

头为诸阳之首辩/王荩臣//医学公报.-1-6-554

土王用事详注/利济学堂报社//利济学堂报.-1-1-12

吐血宜降气行血补肝缪氏此说是否可宗诠/姚素民//沈阳医学杂志.-3-3-9

推五运六气定例捷法/李思柏//杏林医学月报.-3-17-185

脱离阴阳五行如何才能达完全之目的乎/徐召南//绍兴医药学报.-1-20-47

外感与内伤/蔡曰如//国医杂志.-4-13-313

亡阳重于亡阴论/王秀明//中国医药月刊.-5-32-370

亡阴亡阳之研究/薛复初//医学杂志.-2-8-433

王孟英运枢机通经络说/俞鉴泉//三三医报.-2-30-10

卫气并脉循分为肤胀说/孔宣礼//杏林医学月报.-3-17-101

卫气为淋巴之商榷/蔡西铭//医界春秋.-3-11-32

卫生学:情说/包识生//神州医药学报.-1-42-443

卫为淋巴液说/杨焕文//医学杂志.-2-11-186

胃气与反射机/袁复初//杏林医学月报.-3-23-343

胃之解剖生理卫生病理学:说胃/袁桂生//神州医药学报.-1-43-33

胃之生理/张绍云//中国医学.-5-34-146

胃之研究/时逸人//医界春秋.-3-12-193

闻之黄帝创受河图……盍各尔言/刘之屏//利济学堂报.-1-1-397

问出汗的理/陈龙池//绍兴医药学报星期增刊.-1-21-276

问胆汁之说不始于西医能远征博引以明此说之可信否策/王以钧//绍兴医药学报.-1-11-268

问肝宜生升又宜降泻之理/刘希文//绍兴医药学报星期增刊.-1-22-243

问睾丸阴茎均与何脏有密切之关系/刘希文//绍兴医药学报星期增刊.-1-22-5

问骨骼数目/高思潜//绍兴医药学报星期增刊.-1-22-285

问膜原是什么东西/高思潜//绍兴医药学报星期增刊.-1-21-436

问膜原有形无形/温明远//绍兴医药学报星期增刊.-1-21-311

问男女天癸与精及经之异同/冯文华//医学杂志.-2-5-117

问三焦及大柴胡汤/心石//绍兴医药学报星期增刊.-1-22-35

问史介生君经典一则/李春芝//绍兴医药学报星期增刊.-1-22-132

问太阳司天之政四之气民病注下赤白现时未交四之气而病注下赤白者十之五六何也试言其病因及其治法/梁余生//医学杂志.-2-2-522

问吐酸症素问以为热东垣以为寒试言其理/李明道//医学杂志.-2-6-549

问医道一事中医主气化西医主形式纷如聚讼似各有理而孰得孰失必有至理在焉试详言而证明之/田尔康//医学杂志.-2-10-511

问阴虚有二有阴中之水虚有阴中之火虚其义安在/张汝伟//绍兴医药学报.-1-15-350

问在解剖上无六经可见而古医学家谓六经为百病辨症之总纲试研究中西医学所以于此点争执之原理/田尔康//医学杂志.-2-15-11

我对神气两字之认识/胡娴珍//国医砥柱月刊.-5-17-238

我国解剖学与生理学概说/顾汝骏//中医世界.-3-39-437

我国气化医学之真价值/周禹锡//医界春秋.-3-10-487

我国医理与气化/陈震异//神州国医学报.-4-

18-133

我国阴阳说之复兴/陈震异//光华医药杂志.-4-39-506

我也谈谈阴盛阳虚阳盛阴虚/医夫//文医半月刊.-5-14-42

我之命门观/罗济安//自强医学月刊.-3-41-271

无伤胃气新说/季立如//中医世界.-3-27-156

无阳则阴独论/刘鸿钧//医界春秋.-3-8-16

五藏非五脏说/袁复初//三三医报.-2-34-125

五藏相生相制相克论/孙景渊//医学杂志.-2-5-119

五更泻及干咳之原理/王润民//医学杂志.-2-18-362

五行不足凭说/黄国材//绍兴医药学报.-1-16-327

五行的新解释/陈果夫//光华医药杂志.-4-35-45

五行可废阴阳不可废的我见/柳剑南//光华医药杂志.-4-40-326

五行论/徐瀛芳//国医公报.-4-20-370

五行配合五脏之研究/方佗//杏林医学月报.-3-20-156

五行生克辨(连载)/杨蛰安//绍兴医药学报.-1-8-275,321

五行生克之理宜扩充说/王寿芝//三三医报.-2-32-175

五行五味五脏五色五音释义/程次明//神州国医学报.-4-16-182

五行相克论/未署名//绍兴医药月报.-2-41-230

五行与轻养炭淡说/俞鉴泉//中医杂志.-2-25-45

五行之分析的批评/高思潜//绍兴医药学报.-1-19-342

五行之新贡献/方秉炎//中医世界.-3-25-68

五经与四时/袁复初//医学杂志.-2-17-19

五劳七伤六极论/何奎垣//杏林医学月报.-3-

20－458

五劳七伤六极之研究/魏宗岱//医学杂志.-2-9-68

五轮分属于何经说/周子容//中医杂志(广东).-3-4-311

五水辨/陈芝高//杏林医学月报.-3-23-107

五虚五实皆主死/袁绿野//绍兴医药学报.-1-15-171

五液分属五脏说/何少瑜//国医杂志.-4-6-431

五运六气说的来源/范行准//医史杂志.-5-38-345

五脏功用说/杨诚之//沈阳医学杂志.-3-3-22

五脏六腑皆有胀病分别论治/王慎轩//中医杂志.-2-23-507

五脏配四季之研究/潘树仁//国医砥柱月刊.-5-18-392

五脏为阴/时逸人//复兴中医.-5-31-528//医学杂志.-2-15-327

五脏五液论/李健颐//医界春秋.-3-6-401

五脏之科学观/袁复初//三三医报.-2-36-582

五脏之神魂魄意志论/李健颐//医界春秋.-3-6-252

西说脑气筋即中国所谓督脉试阐明其义/薛复初//医学杂志.-2-2-127

西医谓人之知觉运动皆属于脑中医则谓属心两说孰是(连载)/陈樾乔//绍兴医药学报.-1-9-17,63,113

西医谓人之知觉运动属脑而中医则谓属心二说孰是/周镇//绍兴医药学报.-1-10-89

吸洋烟致病及断瘾变病之原因/田焜//神州医药学报.-1-44-227

细菌与六气/冀孔德//医学杂志.-2-15-58

先后天之根本治法论/张鹏久//沈阳医学杂志.-3-1-171

先天八卦合人体生理之象/黄养真//中医指导录.-4-4-468

先天后天之研究/李思侗//医学杂志.-2-9

－53

小便不通与肺之关系说/谢碧澄//国医砥柱月刊.-5-17-240

小便所以能治血症之理由/吴去疾//神州国医学报.-4-14-218

小肠司化说/沈仲圭//沈阳医学杂志.-3-3-404

小肠司消化说/沈仲圭//三三医报.-2-35-229

邪正攻补之研究/王炽//医学杂志.-2-3-20

谢利恒先生讲述生命之理原原文/现代中医杂志社//现代中医.-4-42-154

心藏脉论/袁复初//三三医报.-2-32-443

心藏篇/鲍东藩//中医杂志.-2-27-199

心藏神之研究(一)至(三)/杨铍田//医学杂志.-2-1-273,371,375

心的研究/杨树仁//中国医药月刊.-5-32-154

心肺脉病之研究/孙景渊//医学杂志.-2-6-60

心肺气血说/孙秉公//中医杂志.-2-27-68

心脑皆非全体生理之主宰说/马善征//医学杂志.-2-12-85

心无血说之正误/耿监//新中医刊.-5-20-561

心血必关知觉之原理论/俞鉴泉//绍兴医药月报.-2-40-114

心与脑/聂子因//中医世界.-3-25-438

心与脑相关论/廖孟培//国医杂志.-4-5-380

心与脑之研究/王葆琦//中医指导录.-4-1-84

心与脑主知觉系乎胎元之主动/湛砺磋//杏林医学月报.-3-17-102

心与小肠相表里浅释/郑霞仙//医学杂志.-2-10-562

心脏苦欲补泻之我见/刘景素//医学杂志.-2-13-146

形气分明详解(连载)/邹趾痕//医学杂志.-2-17-17.-2-18-130,246,317

形与气相任则寿说/谨庸//神州国医学报.-4-

14 - 383

胸中大气论/张锡纯//绍兴医药学报.-1 - 17 - 19

虚而曰治不曰补又曰虚者责之付管见刍见/张朗轩//沈阳医学杂志.-3 - 1 - 318

虚实寒热辨/李瑞兰//医学杂志.-2 - 10 - 364

续申左肝右脾之研究/张锡纯//三三医报.-2 - 32 - 267

学轩岐仲景气化医学先须明体说/周禹锡//医界春秋.-3 - 11 - 374

血气说辨/朱阜山//神州医药学报.-1 - 45 - 121

血液说/周逢儒//绍兴医药学报.-1 - 20 - 123

血由心神所造之阐微论/朱颂陶//神州国医学报.-4 - 15 - 117

血之化源与其病证及其治法说/曹鸿仪//医学杂志.-2 - 4 - 115

血之解剖/陈子华//国医杂志.-4 - 6 - 325

血之源流及失血治法/张思卿//医学杂志.-2 - 3 - 19

言脉/牟允方//现代中医.-4 - 43 - 166

研究风气同体之我见/冯骐//医学杂志.-2 - 14 - 468

研究唐容川三焦说与内经有未尽合处/赵之定//医学杂志.-2 - 1 - 166

研究体温及动力与中医阳气之说/郭大猷//医学杂志.-2 - 8 - 167

阳明经主营养系统阐义/王一仁//医界春秋.-3 - 12 - 269

阳明与太阴相表里解/赵意空//医学杂志.-2 - 10 - 561

阳脱阴脱之研究/王炽//医学杂志.-2 - 1 - 276

阳虚发热之研究论/苏友三//医学杂志.-2 - 15 - 59

阳虚症答林志南/盛心如//光华医药杂志.-4 - 41 - 522

阳脏阴脏之研究/王炽//医学杂志.-2 - 2 - 417

养阴法之应用/金志翔//复兴中医.-5 - 31 - 190

一问虚热与实热究竟如何分别/钱申伯(问);周

小农(答)//中国医学月刊.-3 - 15 - 400

医家临症以察识阴阳为机要说/胡天宗//医学杂志.-2 - 4 - 541

医理浅释(连载)/谭次仲//中国医药月刊.-5 - 33 - 284,317,346,383,407,437

医问类释:生理类/中医指导录杂志社//中医指导录.-4 - 1 - 401

医学之阴阳五行说/王显夫//绍兴医药学报.-1 - 17 - 142

医药与共鸣机/袁复初//医学杂志.-2 - 14 - 564

阴虚发热之原理/陈敬先//国医杂志.-4 - 12 - 153

阴虚滑泄当以肺脾论治说/许勤勋//中医杂志.-2 - 27 - 348

阴虚与阳虚/张忍庵//国医公报.-4 - 19 - 291

阴阳(节释主证治疗学)(连载)/[日]渡边熙(著);张永霖(译)//自强医学月刊.-3 - 40 - 375,453,591

阴阳/一亚//文医半月刊.-5 - 14 - 89

阴阳的使用法和定律/秦又安//中医世界.-3 - 25 - 57

阴阳交/谢安之//医界春秋.-3 - 9 - 49

阴阳解(连载)/姚兆培//中国医学月刊.-3 - 15 - 421,475

阴阳解(一)至(二)/郭默如//文医半月刊.-5 - 14 - 148,166

阴阳开阖枢释义/何少瑜//国医杂志.-4 - 7 - 56

阴阳论/玛继宗//医界春秋.-3 - 9 - 440

阴阳论/沈泽堂//中医杂志(广东).-3 - 4 - 33

阴阳气血互相维持说/张思卿//医学杂志.-2 - 3 - 150

阴阳浅说/陈应期//杏林医学月报.-3 - 19 - 329

阴阳升降论/三三医报社(辑)//三三医报.-2 - 31 - 297

阴阳升降论/赵意空//医学杂志.-2 - 10 - 229

阴阳说/赵伟男//国医杂志.-4 - 6 - 433

阴阳说之复兴/陈震异//中医指导录.-3 - 37

-493

阴阳为国医最要之关键说/刘景素//医学杂志.-2-12-547

阴阳为万物之纲纪论/丁士镛//医界春秋.-3-6-296

阴阳为自然的唯物的变化之表示/许半龙//医界春秋.-3-6-91//光华医药杂志.-4-36-365

阴阳五行不足为中医病/岐襄//中医世界.-3-25-42

阴阳五行的抽象及其将来/陈无咎//中医世界.-3-25-43

阴阳五行的认识及其在医学上的地位/兰兮//文医半月刊.-5-14-99

阴阳五行和医学/史介生//绍兴医药学报星期增刊.-1-22-400

阴阳五行今释/黄劳逸//国药新声.-5-23-197

阴阳五行考/宋文玉//中医世界.-3-25-15

阴阳五行六气之新释/蔡松岩//医林一谔.-4-10-592

阴阳五行偶谈/方公溥//中医世界.-3-25-51

阴阳五行配合脏腑之古说/陈应期//杏林医学月报.-3-21-503

阴阳五行气与科学/许半龙//自强医学月刊.-3-40-559

阴阳五行确是中医的证券吗/守真//绍兴医药学报星期增刊.-1-22-408

阴阳五行是科学/心农//中医世界.-3-25-67

阴阳五行通释/李德鉴//中医世界.-3-25-23

阴阳五行为国医之根蒂/王培槐//中医世界.-3-39-135

阴阳五行五运六气浅释/陈无咎//国医公报.-4-26-182//光华医药杂志.-4-41-146

阴阳五行小语(一)至(二)/秦伯未//中医世界.-3-25-17,38

阴阳五行新解(连载)/骆朝聘//医界春秋.-3-11-73,121

阴阳五行新解释/陈果夫//光华医药杂志.-4-39-424

阴阳五行新说(一)至(三)/陈养真//医学报.-1-5-438,471,540

阴阳五行之定义/陈中权//中医世界.-3-25-39

阴阳五行之价值/蒋定英//中医指导录.-4-4-404

阴阳五行之科学观/樊子文//现代中医.-4-42-272//医学杂志.-2-16-167

阴阳五行之我见/章献吾//绍兴医药学报.-1-20-463

阴阳相贯经络相通之指实/张思卿//医学杂志.-2-2-413

阴阳易病之原因及治疗/李健颐//医界春秋.-3-9-48

阴阳有形无形论/余绍烈//中医杂志.-2-28-43

阴阳与人体/叶劲秋//现代中医.-4-42-93

阴阳再论(续六十四期)/杨燧熙//绍兴医药学报.-1-12-14

阴阳之定名/梁长荣//国医杂志.-4-13-309

阴阳之研究(连载)/姚兆培//医界春秋.-3-6-45,73

阴阳之研究/姜春华//中国医药月刊.-5-33-469

阴阳之研究附亡阴与亡阳(连载)/潘树仁//国医砥柱月刊.-5-17-623,637

阴阳之原理/叶橘泉//医界春秋.-3-5-452

阴阳综括万有说/张抚之//医界春秋.-3-10-490

阴证似阳阳证似阴之研究/高维岱//医学杂志.-2-6-59

饮食饱甚汗出于胃惊而夺精汗出于心持重远行汗出于肾疾走恐惧汗出于肝摇体劳苦汗出于脾致病之道若何治之之法又若何/何约明//三三医报.-2-32-127

营行脉中卫行脉外说/张国华//医学杂志.-2-2-159

营卫刍言(连载)/应石麟//铁樵医学月刊.-4-44-154,193

营卫二气所行之道说/孙遂//神州医药学报.-1

-46-360

营卫发挥/王润民//铁樵医学月刊.-4-44
-242

营卫钩玄/俞岳如//杏林医学月报.-3-23
-310

营卫官能之一般病理/祝味菊//自强医学月刊
.-3-40-11

营卫解/高思潜//三三医报.-2-29-13

营卫究为何物/沈宗吴//新中医刊.-5-19
-107

营卫论/丁叔廉//医林一谔.-4-8-550

营卫论/孙敏//中医杂志.-2-28-164

营卫漫谈/路登云//华西医药杂志.-5-37
-367

营卫篇/陈无咎//光华医药杂志.-4-41-147

营卫气血解/刘裁吾//国医正言.-5-4-11

营卫释/傅崿丞//医学杂志.-2-11-582

营卫释略/袁佛雒//医界春秋.-3-14-238

营卫新解(连载)/袁复初//三三医报.-2-34-
267,297,329,485

营卫新解/王祥瑞//现代中医.-4-42-392

营卫新论/丁翼翔//中医指导录.-4-3-295

营卫新诠/庞士龙//中医世界.-3-28-278

营卫新义/侯敬舆//华西医药杂志.-5-36
-515

营卫之研究/周禹锡//国医公报.-4-23-454

用科学解释阴虚阳虚之真义/吴汉僊//国医砥
柱月刊.-5-16-336

有病热者投寒益热有病寒者投热益寒此何以故
当以何法治之/杨俊人//神州医药学报.-1-
47-24

瘀血不去新血不得归经论/王博平//苏州国医
杂志.-5-1-30

瘀血论/沈心庄//新中医刊.-5-19-99

瘀血说/[日]大塚敬节(著);曹半帆(译)//医
界春秋.-3-13-452

瘀血证生体解剖之一例/[日]壬生三郎(原
述);雨苍(译)//中医新生命.-5-8-617

余热论/章新周//中医杂志.-2-26-51

余之三焦研究/王合三//现代中医.-4-42

-110

俞腧输之辨别(连载)/张蕴忠//光华医药杂志
.-4-36-373,470

与病家争论寒热虚实说/黄眉孙//绍兴医药学
报.-1-12-349

与第二届毕业同学论脉/邱茂良//针灸杂志.-4
-33-375

与费惠民君讨论命门/周其寿//自强医学月刊
.-3-40-253

与美国记者白修德先生论阴阳互相生长/张简
斋//华西医药杂志.-5-36-40

与美国记者白修德先生论中医治病方略/张简
斋//华西医药杂志.-5-36-40

与日本医学博士汤本求真讨论汉方医学书(附
录中国医学概要)/吴汉僊//国医公报.-4-
24-270

与时逸人先生讨论六气书(附复书)(为中馆陈
无咎辟六气而作)/吴汉僊//国医正言.-5-4
-480

与王君宇高论肝病传脾/陆渊雷//中国医学月
刊.-3-15-203

与袁桂生君讨论五行生克之意见书/时逸人//
绍兴医药学报.-1-16-51

与张简斋先生论天地人/谭次仲//国医砥柱月
刊.-5-18-235

与张简斋先生论阴阳/谭次仲//新中华医药月
刊.-5-35-371

与周君小农论中医学说本末先后之解释/刘蔚
楚//三三医报.-2-31-550

欲讲世界医学当知气化为细菌之母六淫为细菌
之母庶学说可近于大同/吴汉僊//医学杂志
.-2-14-298

元气诠/张锡纯//三三医报.-2-31-199//医
界春秋.-3-6-65//医学杂志.-2-1-269

原病论(连载)/大川//国医杂志.-4-13-
98,171

原病论(一)至(二)/李啸云//医学报.-1-6-
165,183

原气/姜筠//现代中医.-4-42-131

原人为一小天之大致/俞鉴泉//三三医报.-2-

31-485

原五行/章太炎//中医世界.-3-25-64

原阴阳五行/高维祺//中医世界.-3-33-79

运气辩:辩六气当配五运两分/陆儋辰//医学杂志.-2-10-118

运气辩:辩南北政少阴所在脉不应/陆儋辰//医学杂志.-2-10-443

运气辩:辩南北政之岁非方位太岁/陆儋辰//医学杂志.-2-10-224

运气辩:辩南政北政/陆儋辰//医学杂志.-2-10-327

运气概论/姚素民//沈阳医学杂志.-3-3-392

运气问答/邹趾痕//医学杂志.-2-11-440

再读营卫新义答侯君/程天灵//华西医药杂志.-5-37-435

再论目为肝窍/季勤//文医半月刊.-5-14-100

再论脾膵胰之纠纷与聂云台先生商榷书/李克蕙//中国医药月刊.-5-33-277

再论卫气为淋巴(一)至(四)/侯杏香//医界春秋.-3-11-230,282,330,390

脏腑病理论(连载)/钟明远//现代医药月刊.-4-27-494,524

脏腑论/陆渊雷//国医公报.-4-21-63

脏腑论/未署名//绍兴医药月报.-2-41-228

脏腑受病轻重谈/丁肃廉//医学杂志.-2-16-52

脏腑新官制/包识生//神州医药学报.-1-42-441

燥气论(连载)/刘前英//中医杂志.-2-27-216.-2-28-165

燥气漫谈/胡娴珍//国医砥柱月刊.-5-16-592

燥气之研究(连载)/邱明扬//医学杂志.-2-10-581.-2-11-56

燥气之研究/季筱亭//中医世界.-3-28-138

谵语谵言说/丁学明//神州国医学报.-4-15-533

战汗说/张泽霖//医学杂志.-2-15-411

张君寿甫元气诠问/王子宣//沈阳医学杂志.-3-1-283

章太炎论藏府经脉之要谛/张破浪//医学杂志.-2-4-408

正负这是阴阳/邓炽华,李佩珍//杏林医学月报.-3-19-495

正气与邪气相斗说/寿守型//医学杂志.-2-3-22

证同而治不同论/刘向阳//沈阳医学杂志.-3-1-372

支配吾中医学之阴阳五行说/王静庵//针灸杂志.-4-30-113

知觉非全在脑说/俞鉴泉//中医杂志.-2-25-44

制会释略/袁复初//医学杂志.-2-18-318

治病必求其本论/袁绿野//绍兴医药学报.-1-14-156

治病必求于本论/关卓然//中医杂志(广东).-3-4-312

治病必求于本论/潘绍文//中医杂志(广东).-3-4-309

治病必先审时令论/竹芷熙//绍兴医药学报.-1-12-255

治病先治神说/赵意空//医学杂志.-2-10-124

治病以通为主论/王寄鸥//神州医药学报.-1-42-27

治病有天时地理人事之关系/刘向阳//沈阳医学杂志.-3-1-305

治病原理之浅说/宋慕良//中国医药月刊.-5-32-235

治湿法/凌步青//中医杂志.-2-27-341

治湿法则/张沛恩//杏林医学月报.-3-20-376

治湿论略/朱惜民//中国医学月刊.-3-15-383

治湿之法以汗温渗为三大要之理解/葛荣光//光华医药杂志.-4-38-451

中国地理病学/高思潜//绍兴医药学报.-1-17-353

中国五行学说之起源/高维祺//三三医报.-2-

30－551

中国医学之物质的原则(连载)/张忍庵//国医公报.－4－19－183,281

中国医学中之尺寸/涧东//神州国医学报.－4－18－331

中焦受气取汁变化而赤是为血说/赵意空//医学杂志.－2－8－553

中焦受气取汁变化而赤是为血之研究/魏宗岱//医学杂志.－2－2－281

中气论/筱粺璈琫//沈阳医学杂志.－3－3－286

中医病理经解(连载)/薛复初//医学杂志.－2－9－194,308

中医的脾脏/江静波//复兴中医.－5－31－560

中医高级讲座(奇经八脉)(连载)/周介人//中国医药月刊.－5－32－171,207

中医古书所言君火相火等名试于生理学上证明其实在而发挥之/王恩云//医学杂志.－2－15－620

中医气化新论/汪士瀛//医界春秋.－3－12－478

中医气化与科学之研究/张抚之//复兴中医.－5－31－74

中医气化之研究/陈震异//光华医药杂志.－4－40－214

中医肾脏之研究/宁未龄//国医砥柱月刊.－5－16－401

中医生理经解/薛复初//医学杂志.－2－9－176

中医生理上胆汁之考证/王以钧//医学杂志.－2－12－81

中医生理学之研究/潘树仁//国医砥柱月刊.－5－17－607

中医世界阴阳五行讨论号导言/秦伯未//中医世界.－3－25－11

中医术语肾水与肝火之研讨/陆自量//苏州国医杂志.－5－2－289

中医术语释义(连载)/叶劲秋//中国医药月刊.－5－33－311,372,410

中医术语中阴阳二字的定义/朱小南//新中医刊.－5－19－199

中医所说的气/程迪仁//医界春秋.－3－6－75

中医五行相生克的科学解释/郑轩渠//中医世界.－3－39－435

中医学理根于气化气化升降本于河图试言河图气化升降之理/曹鸿仪//医学杂志.－2－3－115

中医学理根于气化气化升降本于河图试言河图气化升降之理/任贤//医学杂志.－2－3－117

中医学理根于气化气化升降本于河图试言河图气化升降之理/张汝济//医学杂志.－2－2－249

中医学理之科学观/袁复初//医学杂志.－2－12－517

中医学说上阴虚阳盛之研究/钟去恶//医界春秋.－3－7－353

中医学说异同(三则)/寿守型//医学杂志.－2－3－409

中医学天然进化说(一)至(三)/曾觉叟//国医正言.－5－3－163,215,322

中医学之纲领/袁复初//三三医报.－2－35－473

中医学之原理/袁复初//三三医报.－2－35－293//医学杂志.－2－13－350

中医以五行相生相克之说分配五藏西医认为其说无稽但五藏亦有生克相互之关系正不必拘于五行生克之说能发明其义否/冯兆乾//医学杂志.－2－3－233

中医以五行相生相克之说分配五藏西医认为其说无稽但五藏亦有生克相互之关系正不必拘于五行生克之说能发明其义否/孙景渊//医学杂志.－2－3－230

中医之基本学说/秦伯未(讲);章鹤年(记录)//中医世界.－3－34－649

中医之肾脏观/黄仲贤//现代中医.－4－43－352

中医之所谓湿(连载)/陆渊雷//中医新生命.－5－8－328,393

中医之所谓心(生理补证讲义之节录)/陆渊雷//中医新生命.－5－6－48

中医治病认证的科学法则/盛展能//新中华医药月刊.－5－35－677

中医治病之原理/杨慧普//国医砥柱月刊.-5-18-153

中医治疗学(连载)/张恭文//杏林医学月报.-3-17-265,390

周身由系傅学说/张思卿//医学杂志.-2-3-18

诸病烦躁之研究/徐世长//医学杂志.-2-8-434

诸病皆由于伤寒之原理/李健颐//医界春秋.-3-7-122

诸疮皆属心火说/姚素民//沈阳医学杂志.-3-3-282

诸气新释/杨则民,王传华//现代中医.-4-42-274

逐年主气少阳相火趱行在湿土之前说/俞鉴泉//三三医报.-2-31-55

宗气即空气论/医学报社//医学报.-1-6-485

宗气荣卫解/庄省躬//国医杂志.-4-5-243

宗气营卫解/庄省躬//国医杂志.-4-5-359

邹趾痕先生来函论识得九窍便可为中医/邹趾痕//医学杂志.-2-13-296

邹趾痕先生来函论识得九窍便可为中医第二论/邹趾痕//医学杂志.-2-13-189

足厥阴与阴器及舌之关系(连载)/萧熙//杏林医学月报.-3-18-381,431

足少阳胆经诠/姚素民//沈阳医学杂志.-3-2-286

纂辑中西解剖病理(连载)/杨百城,赵意空//医学杂志.-2-4-304,550.-2-5-64,187,307,464.-2-6-50,194,339.-2-7-328,453

纂辑中西解剖病理(连载)/赵意空,杨百城//医学杂志.-2-4-48,173,419.-2-6-479

纂辑中西解剖病理/杨星垣//医学杂志.-2-7-57

纂辑中西解剖病理/沈仲圭//医学杂志.-2-9-59

左肝右脾释疑/陈伯坛//神州医药学报.-1-42-361

左氏医通/袁复初//医学杂志.-2-18-317

4　诊　断　方　法

八九候说/何奎垣//杏林医学月报.-3-23
-230

包氏诊断学(连载)/包识生(著);萧退庵(校)//
神州医药学报.-1-46-165,261

比较中西诊断学小引/时逸人/绍兴医药学报
.-1-16-335

辨寒温两大纲领/谭意园//神州医药学报.-1-
45-21

辨舌新编(连载)/曹炳章//绍兴医药学报.-1-
8-373,461,501.-1-9-23,187,251

辨舌要略(秀水陶保廉问茂名梁玉瑜答)/何廉
臣(参);何幼廉(录)//绍兴医药月报.-2-40
-297

辨证论/预楠//中医世界.-3-37-539

辨证说/丁叔廉//医林一谔.-4-8-593

病理诊断常识(连载)/承为奋//针灸杂志.-4-
34-54,143,301

病理诊疗常识问题/承淡安//针灸杂志.-4-34
-367

察色须知/张汝伟//医学杂志.-2-3-307

察舌辨症歌/夏德尧//中医指导录.-4-4-45

察舌辨症新法(连载)/刘恒瑞//绍兴医药学报
.-1-12-427,509

察舌通变/张国华//沈阳医学杂志.-3-1-452

持脉法/金真如//光华医药杂志.-4-41-196
//国医砥柱月刊.-5-15-560//神州国医学
报.-4-18-238//现代中医.-4-43-399//
中医新生命.-5-8-480

尺热辨/刘民叔//医界春秋.-3-5-453

初病自觉法/廖伯然//国医杂志.-4-5-294

初等诊断学/三三医报社//三三医报.-2-36
-392

从病症说到诊断/叶劲秋//国医公报.-4-25
-435

从证舍脉从脉舍证论/严澎滨//医学杂志.-2-
17-144

寸关尺三部脉形不同之研究/张山雷//国医公
报.-4-20-488

寸关尺三部脉形所以不同之实在理论/张山雷
//神州国医学报.-4-14-167

寸口脉分配脏腑之淆论质疑及管见所拟之十四
纲脉学/赖汉滨//医林一谔.-4-9-192

答华君锦堂第十二期学报问(字母存亡之脉)/
徐莲塘//神州医药学报.-1-45-45

大便之研究/黄楣孙//绍兴医药学报.-1-14
-333

滴血研究/高思潜//绍兴医药学报星期增刊.-1
-22-261

读刘君冕堂诊断学之感言/罗敏之//沈阳医学
杂志.-3-3-334

读刘民叔君尺热辨之再辨/吴义民//医界春秋
.-3-6-159

读脉学肤言后与俞鑑泉君之商榷(一)至(八)/
刘民叔//医界春秋.-3-7-54,94,130,171,
214,284,318,454

读周氏丛书诊家枢要论滑涩脉象书后/张阶平
//杏林医学月报.-3-16-199

儿科望形色审苗窍论/杜厚之//中医杂志.-2-
20-406

儿科诊断纲要/钱今阳//复兴中医.-5-31
-699

二荣养状态(附:体重)/未署名//医学报.-1-4
-56

肺出血与胃出血之鉴别诊断/三二//文医半月
刊.-5-14-11

分析审热之法以为诊断之助的商榷/王治华//
国医公报.-4-25-443

妇当怀孕之际脉象形态有种种特征应用中西何

种诊断方法为最确实之辨识/范国义//医学杂志.-2-14-214

妇人病痨似孕受孕似痨辨/赵逸仙/绍兴医药学报.-1-8-367

腹水之诊断法/李尚一//文医半月刊.-5-14-149

腹诊/谢诵穆//自强医学月刊.-3-40-515

腹诊为临症扼要说/何廉臣//绍兴医药学报.-1-9-183

腹诊之源流及实施法/黄国材//医学杂志.-2-18-39

古诊法兼取足趺阳少阴之脉说/姚素民//沈阳医学杂志.-3-3-191

关于假寒假热证辨治法二则/费泽尧//医学杂志.-2-5-337

关于假虚假实证辨治法二则/费泽尧//医学杂志.-2-5-339

关于色诊之治疗(三则)/医学杂志社//医学杂志.-2-3-331

关于天和脉之诊治法(二则)/杨百城,赵意空//医学杂志.-2-1-420

关于望诊脉诊各一则/张戴人(医案);徐韵英(抄)//医学杂志.-2-3-574

国医对于疾病之阴阳虚实区别法/俞同芳//医林一谔.-4-11-366

国医宜参用之诊法(连载)/张恭文//现代医药月刊.-4-27-713,727,731,733,735,737,739

国医诊断之学理论/黄子衡//国医砥柱月刊.-5-16-164

国医诊例介绍/北平医药月刊社//北平医药月刊.-5-9-47

韩天爵怒诊病六法式/韩天爵//医学杂志.-2-2-307

黑死病诊察概要/仲晓秋//现代中医.-4-42-362

红疹之鉴别/李瑞中(笔记)//中国医药月刊.-5-33-560

喉脉诠/刘民叔//医界春秋.-3-6-217

滑脉涩脉辨/马荫遐//杏林医学月报.-3-16-147

怀麟初期诊断法/胡敏扬//现代中医.-4-43-613

黄芩症与慢惊脾泄宜辨别说/吴粤昌//医林一谔.-4-8-535

急性温热病之舌苔诊断法/陈芝英//光华医药杂志.-4-35-408

几个重要的舌诊/沈济苍//自强医学月刊.-3-40-13

检查循环器之听诊法/陈邦才//中西医学报.-1-33-397

简明诊断学问答(连载)/陈邦才//中西医学报.-1-31-441,529.-1-32-61,131,211,263,363

鉴别生死说十种(连载)/黄眉孙//神州医药学报.-1-46-37,160

敬告旧医家当善用问诊/倪炳荣//绍兴医药学报.-1-14-495

绝症之脉象/张金鼎//中国医药月刊.-5-32-373

勘病要诀/何廉臣//医学报.-1-4-79

口味诊断谈/徐振予//中医世界.-3-37-351//中医指导录.-3-39-405

梁氏辨舌要略(连载)/何印岩//绍兴医药月报.-2-40-619.-2-41-31,83,135,179

临病须审定证候为主说/谢则仁//神州国医学报.-4-18-429

临诊钩脉说/陈益生//医学杂志.-2-7-460

临诊左外以候肝说/陈益生//医学杂志.-2-7-463

临症四诊不可缺一论/江浦清//杏林医学月报.-3-22-189

临症以验舌为准统论/三三医报社(辑)//三三医报.-2-31-298

论鼻诊/唐湘清//中医指导录.-4-4-467

论腹诊在诊断上之重要/陈丹华//苏州国医杂志.-5-2-287

论革脉之形状及治法/张锡纯//中医杂志.-2-26-377

论汗多是亡阴证/戴谷孙//医学报.-1-6-255

论脉搏/杨百城//医学杂志.-2-2-409

论脉生之原始/梁秉钧//医学杂志.-2-9-545

论脉之迟与缓数与疾之关系/尤怿皋//医界春秋.-3-10-10

论某名医之切脉/黄厘山人//中西医学报.-1-23-127

论切脉/廖仲航(著);李春芝(录)//沈阳医学杂志.-3-3-239

论色脉变夺之不同/陈观光//医学杂志.-2-8-576

论徒恃三指按脉不足以知病/简爵勋//中西医学报.-1-27-93

论徒恃诊脉的确不足以知病/梁慎余//中西医学报.-1-24-395

论诊脉之不可恃/顾鸣盛//医学报.-1-7-389

论中西医候脉法异同/杨百城,赵意空//医学杂志.-2-1-512

论中西医诊病不同处(连载)/陈青云//神州国医学报.-4-14-318,378,444

略谈诊断/何骏德//华西医药杂志.-5-37-373

马培之先生察舌法(连载)/秦又安//中医世界.-3-32-347.-3-33-108

脉法概论/朱阜山//国医杂志.-4-12-23

脉法撷要(一)/许敬舆//现代中医.-4-43-70

脉法原理/杨百城,赵意空//医学杂志.-2-1-48

脉分五色之故及观脉色之法/颐//文医半月刊.-5-14-6

脉分心肾其动象循环不息者实本于肾之于研究/刘鸿钧//医界春秋.-3-10-10

脉贵活看说/张国华//医学杂志.-2-4-324

脉贵有神考/张文元//复兴中医.-5-31-20

脉贵有神前人谓脉中有力即有神神与力究竟有无分别试就其体象脉理详析言之/张文元//医学杂志.-2-14-570

脉话(连载)/陈宾卿//医学杂志.-2-13-534,597.-2-14-38

脉诀阐微(不知何人假托鬼臾区作)(连载)/杨星垣//医学杂志.-2-7-202,335,458.-2-8-63

脉理论要/袁复初//医学杂志.-2-17-21

脉理商讨/孟侃如//国医砥柱月刊.-5-16-43

脉理约言/张汝伟//医学杂志.-2-4-187

脉论(连载)/叶劲秋//医界春秋.-3-5-507,535

脉论/王治华//国医砥柱月刊.-5-17-123

脉神与脉力之我见/鲍雅儒//中国医药月刊.-5-33-559

脉微细欲绝经验之研究/魏宗岱//医学杂志.-2-8-578

脉象变化原理之研究/潘树仁//中国医药月刊.-5-32-392

脉象新诠/庄畏仲//国药新声.-5-24-121

脉象有二十七何者为纲领其要义何如平人与病人之脉何分四时之脉何别死脉有几孕脉何形能一一言之欤/陈慧雄//国医杂志.-4-5-95

脉象之本原与区别/胡默然//自强医学月刊.-3-41-82

脉象质疑/任产士//光华医药杂志.-4-40-415

脉学刍言/吴涵//神州医药学报.-1-46-486

脉学刍言/吴玉纯//医学杂志.-2-5-319

脉学发挥(一)至(二)/罗振湘//文医半月刊.-5-14-406,426

脉学肤言/俞鉴泉//绍兴医药学报.-1-11-513//三三医报.-2-29-126

脉学复古(一)至(七)/姚心源//国医砥柱月刊.-5-16-38,109,333,395,520,610//文医半月刊.-5-14-479,498,555,579,593,620,643

脉学精义(连载)/蔡锺骏//医学报.-1-7-365,413

脉学镜古/佛雏//医学杂志.-2-16-174

脉学举隅(连载)/祝味菊//自强医学月刊.-3-40-499,598,651.-3-41-36,459,505

脉学讨论答郭守朴/盛心如//光华医药杂志.-4-41-414

脉学系统之略说(连载)/蒋镜寰//医学杂志.-2

-4-441.-2-5-77

脉学新解/黄国材//医学杂志.-2-16-434

脉学新论/章巨膺//铁樵医学月刊.-4-44
-737

脉学新义/陈一方//华西医药杂志.-5-37
-565

脉学易知/俞岳如//杏林医学月报.-3-23
-513

脉学余论/袁复初//医学杂志.-2-17-22

脉学与科学/袁复初//医学杂志.-2-14-390

脉学在诊断上价格之新估定/严志清//国医导
报.-5-29-14

脉学摘要/杨宗濂//医学杂志.-2-13-154

脉诊用表以定迟速说(连载)/未署名//医学报
.-1-5-439,473

脉证宜互参说/李思侗//医学杂志.-2-9-546

脉症相反论/祝松伯//三三医报.-2-30-403

脉之生理/陆文宏//华西医药杂志.-5-37
-534

脉中有力与有神不同之研究/陈观光//医学杂
志.-2-1-170

梅毒疹之诊断/柳琦五//医学杂志.-2-9-551

南北政岁有脉不应指之研究/薛复初//医学杂
志.-2-9-71

内伤外感验舌异同中西合参说/徐石生//绍兴
医药学报.-1-10-220

内伤外感验舌异同中西合参说/徐树荣//中西
医学报.-1-30-247

尿之检查/张贤德//国医导报.-5-29-345

疟脉自弦饮脉亦弦说/徐召南//医学杂志.-2-
3-439

疟症之脉有弦与不弦之研究/魏宗岱//医学杂
志.-2-9-323

谦斋语录:浮脉/杨永钊//中医指导录.-4-3
-129

切脉大要/杨星垣//医学杂志.-2-9-70

切脉秘诀/梁季良//神州国医学报.-4-16
-364

切脉为传声之学说/叶泽华//医学杂志.-2-15
-614

切脉注意/刘幼雪//中西医学报.-1-25-278

切诊概论/刘景素//沈阳医学杂志.-3-1-177

请读色脉口诀(一)至(二)/邹趾痕//文医半月
刊.-5-14-280,295

人身气血盛衰外验法(映溪草堂笔记)/冯箴若,
周维翰(录)//医学报.-1-4-333

妊娠脉解(一)至(五)/刘民叔//医界春秋.-3-
8-511.-3-9-51,149,288,402

妊娠脉解之商榷/吴琢之//医界春秋.-3-9
-150

妊娠脉象之研究/邓昆怡//杏林医学月报.-3-
22-29

妊娠诊断法/毕成一//现代中医.-4-42-427

妊娠之鉴定目次/叶劲秋//医学杂志.-2-14
-43

妊娠之诊断/张赞臣//医界春秋.-3-10-232

濡弦脉象是否可以并见说/钱今阳(述);高鉴如
(录)//国医砥柱月刊.-5-17-34

乳儿指纹诊断学略说/关伯廉//国医杂志.-4-
6-132

三部九候/袁复初//国医公报.-4-21-162//
杏林医学月报.-3-23-228

三部九候释名/袁复初//杏林医学月报.-3-23
-344

色脉口诀详解先声(一)/邹趾痕//文医半月刊
.-5-14-231

色脉篇(连载)/杨百城//医学杂志.-2-6-
211,351,490.-2-7-67,199,333,456.-2-
8-60,189,316,448

伤风伤寒辨法/故人//文医半月刊.-5-14-88

伤寒瘟疫辨法/故人//文医半月刊.-5-14-88

尚未发明有何等害处之齿苔/韩法周//德华医
学杂志.-1-38-467

舌鉴辨正(连载)/未署名//医学报.-1-5-
338,374,414,446,478,510,542,574.-1-6
-30,62,82,126,150

舌胎刍言/沈崇斌//中医世界.-3-26-297

舌胎学发凡/沈如琳//华西医药杂志.-5-37
-379

舌苔(诊断治疗之一节)/陆渊雷//中医新生命

.-5-8-641

舌苔的种类/吴士儁//文医半月刊.-5-14-9

舌苔简言/贺芸生//国医杂志.-4-13-454

舌苔可刮净为虚寒症辨/黄国材//医学杂志.-2-16-58

舌苔问答新解释/王国材//绍兴医药学报.-1-16-493

舌苔在辨证上之检讨/严志清//国医导报.-5-29-235

舌诊概说(连载)/吴篆丹//医界春秋.-3-5-235,259

神气与诊断/陈观光//医学杂志.-2-4-189

生死脉之研究/邓昆怡//杏林医学月报.-3-23-519

实用临床诊断学(连载)/董德懋//中国医药月刊.-5-33-483,508,597

试法(古人试病方法甚多足补四诊之缺汇录于下)(连载)/杨百城,赵意空//医学杂志.-2-2-312,454.-2-3-46,191,310

试言如何为热化燥证象/陈竞梅//铁樵医学月刊.-4-44-173

书盦医学论丛(促脉论)/周宗鉴//国医砥柱月刊.-5-16-112

舒高第脉论(连载)/舒高第//医学杂志.-2-4-185,438,562.-2-5-74,205,317,474

述脉源之研究/苏友三//医学杂志.-2-15-60

数脉属火辨/梅子芬//沈阳医学杂志.-3-1-381

双重诊断为建医之基础/洪贯之//中西医药.-5-13-531

水分病与血分病之研究/许勤勋//医学杂志.-2-8-435

说脉(连载)/甯公锐//医学杂志.-2-3-412,528.-2-4-26

说脉/薛复初//医学杂志.-2-9-321

说望/何廉臣//医学报.-1-4-79

四时平脉臆断之商榷/刘景素//医学杂志.-2-13-52

四时平脉与四塞脉沟通之我见/刘景素//沈阳医学杂志.-3-1-28

四诊而外腹诊为重/吴景煜//杏林医学月报.-3-22-304

四诊精要歌(连载)/何佩瑜//国医杂志.-4-5-273,383

四诊篇/杜香岩//中国医药月刊.-5-32-106

胎儿男女性之诊断法/杨浩观//国医公报.-4-26-324

胎儿男女之诊断/杨星垣//医学杂志.-2-9-325

胎脉男女之经验/李德甫//医学杂志.-2-17-33

苔象真假辨/张谔//医学杂志.-2-3-451

谈谈寸关尺三部脉理所以不同之实在情状/悟盦//医界春秋.-3-6-35

谈谈脉分心肾之关系/章征俞//国医砥柱月刊.-5-18-371

谈诊察之要点/程济普//现代中医.-4-43-442

谈中医的诊断/徐湜白//中国医药月刊.-5-33-467

痰声如曳锯并以答匡君第春/黄眉孙//神州医药学报.-1-46-40

铁樵函授医学学员课艺选刊:试约举病而见浮脉之理(其二)/陶怀清//铁樵医学月刊.-4-44-264

铁樵函授医学学员课艺选刊:试约举病而见浮脉之理(其六)/吴凡//铁樵医学月刊.-4-44-267

铁樵函授医学学员课艺选刊:试约举病而见浮脉之理(其三)/王济良//铁樵医学月刊.-4-44-264

铁樵函授医学学员课艺选刊:试约举病而见浮脉之理(其四)/翁醉陶//铁樵医学月刊.-4-44-265

铁樵函授医学学员课艺选刊:试约举病而见浮脉之理(其五)/黄圣白//铁樵医学月刊.-4-44-265

铁樵函授医学学员课艺选刊:试约举病而见浮脉之理(其一)/朱廉湘//铁樵医学月刊.-4-44-263

铁樵函授医学学员课艺选刊:诊脉应先明了脉之原理试述其要(其二)/黄坚白//铁樵医学月刊.-4-44-118

铁樵函授医学学员课艺选刊:诊脉应先明了脉之原理试述其要(其三)/顾履庄//铁樵医学月刊.-4-44-119

铁樵函授医学学员课艺选刊:诊脉应先明了脉之原理试述其要(其一)/陶守保//铁樵医学月刊.-4-44-115

铁樵函授医学学员课艺选刊:诊脉应先明了脉之原理试述其要/陈幼勤//铁樵医学月刊.-4-44-73

铁樵医药事务所读者园地:口味诊断辨(其二)/王介之//铁樵医学月刊.-4-44-716

铁樵医药事务所读者园地:口味诊断辨(其三)/吕在申//铁樵医学月刊.-4-44-716

铁樵医药事务所读者园地:口味诊断辨(其一)/蒋颂南//铁樵医学月刊.-4-44-715

铁樵医药事务所读者园地:痛觉诊断辨(其二)/蒋颂南//铁樵医学月刊.-4-44-720

铁樵医药事务所读者园地:痛觉诊断辨(其三)/林源裕//铁樵医学月刊.-4-44-722

铁樵医药事务所读者园地:痛觉诊断辨(其四)/黄坚白//铁樵医学月刊.-4-44-723

铁樵医药事务所读者园地:痛觉诊断辨(其一)/吴少九//铁樵医学月刊.-4-44-718

汪石山先生矫世惑脉论/沈仲圭//三三医报.-2-30-331

望色(连载)/杨百城//医学杂志.-2-4-60,184,315,434,559.-2-5-71,202,313,472.-2-6-63

望色知生死/徐韵英//绍兴医药学报.-1-20-120

望舌注意/刘幼雪//中西医学报.-1-25-278

望神气/何廉臣//医学报.-1-4-79

望闻问切/何志仁//绍兴医药学报.-1-19-433

望闻问切论/张植林//现代医药月刊.-4-27-383

望闻问切浅说/张沛恩//神州国医学报.-4-15

-439

望闻问切医家不能缺一/王寿芝//绍兴医药学报.-1-14-245

望形色(二则)/杨百城//医学杂志.-2-2-451

望形色(连载)/杨百城//医学杂志.-2-3-183,302,445,568

望诊篇(二节)/杨百城//医学杂志.-2-2-183

望诊说略/薛葆忱//医学杂志.-2-6-353

胃肺出血之鉴别诊断/李尚一//文医半月刊.-5-14-104

温病与伤寒诊脉之不同/杨星垣//医学杂志.-2-9-201

闻声断病之大概/俞培元//中国医学月刊.-3-15-429

闻声要诀/张汝伟//医学杂志.-2-3-189

闻声诊病术/何云鹤//现代中医.-4-42-38

闻诊概论(连载)/时逸人//医学杂志.-2-13-55,258

闻诊概论/刘景素//沈阳医学杂志.-3-2-28

闻诊解/程国树//中医世界.-3-38-391

问病十要(连载)/张汝伟//医学杂志.-2-2-461.-2-3-49

问病式/独善//绍兴医药学报星期增刊.-1-22-471

问病摘录/沈济苍//自强医学月刊.-3-40-315

问病摘录/王志纯,凌云霄//自强医学月刊.-3-40-382

问切论/李瑞兰//医学杂志.-2-10-471

问诊法/杨焕文//医学杂志.-2-9-441

问诊概论/刘景素//沈阳医学杂志.-3-2-29

问诊说要/薛葆忱//医学杂志.-2-6-496

我们的脉学/董若雨//国医砥柱月刊.-5-17-36

五诊大纲/许半龙//中医指导录.-4-1-54

五诊十度说/陈无咎//中医世界.-3-25-108

夏季课题(脉学考)/医学报社//医学报.-1-6-286

现病之既往症/孙梦兰//医学报.-1-4-23

现代脉学浅说/赵敦簏//华西医药杂志.-5-36

－171

新脉学一夕法/丁福保//中西医学报.-1-23
－95

形色/谷孙//医学公报.-1-7-266

悬雍脉说/何奎垣//杏林医学月报.-3-19
－368

血液之检查谈/陈邦才//中西医学报.-1-33
－475

研究脉学之基础知识(连载)/陈生白//神州国
医学报.-4-15-338,379

眼色谈/张汝伟//绍兴医药学报.-1-12-536

验舌分虚实法/三三医报社(辑)//三三医报.-2
－31-299

验舌体以诊虚实说/刘琴影//三三医报.-2-36
－309

验舌杂录(连载)/未署名//医学杂志.-2-10-
47,146

阳症似阴阴症似阳辩/杨俊人//神州医药学报
.-1-47-24

医学纂述(崔氏四言脉诀证正)/蔡百星//医界
春秋.-3-14-287

医学脉理真谛/侯智如//国医砥柱月刊.-5-16
－41//文医半月刊.-5-14-439

依据中医学所含之科学原则以为诊断确定之标
准说/温敬修//现代医药月刊.-4-27-761

右手脉大漫谈/段德全//华西医药杂志.-5-37
－414

与吴义民君谈谈尺字/刘民叔//医界春秋.-3-
6-196

月经色量之辨别/唐思义//中医指导录.-4-4-
19

孕脉的新理论/新中医刊杂志社//新中医刊.-5
－19-484

脏腑配诊之研究/骆明普//杏林医学月报.-3-
18-259

诈盲鉴别法/陈航慈//医学杂志.-2-14-41

诊病不可泥于脉法/张成礼//国医砥柱月刊.-5
－17-483

诊病大纲/丁福保(讲);叶劲秋(纪)//医界春秋
.-3-6-149

诊病脉证不可执一论/薛复初//医学杂志.-2-
8-450

诊病奇侅(一)至(十一)/雨苍(译)//中医新生
命.-5-7-498,554,615.-5-8-34,113,
189,245,318,382,455,505

诊病先望色说/杨星垣//医学杂志.-2-9-547

诊察呼吸次数情形/医学杂志社(辑)//医学杂
志.-2-4-58

诊断时须检查排泄物之我见(一)至(四)/王治
华//国医砥柱月刊.-5-16-516,607.-5-
17-49,478

诊断书(备转送患病之亲友)(附脉状明辨)/陆
成一//医学杂志.-2-11-129

诊断书稿/陆成一//绍兴医药学报.-1-16
－172

诊断为药治之先导说(录广济医报)/阮其煜//
中西医学报.-1-34-153

诊断学:脉要精微论节注/包桃初//神州医药学
报.-1-42-452

诊断学上舌征之观察/汪企张//中国医药月刊
.-5-32-423

诊断与治疗/叶劲秋//国医公报.-4-25-567

诊断杂谈/吕世琦//华西医药杂志.-5-37
－412

诊断之研究/吴继舜//医学杂志.-2-12-395

诊法/张百塘//北京医药月刊.-5-21-450

诊妇人必当问月信论/何奎垣//杏林医学月报
.-3-22-510

诊例(一)至(二)/阎汉臣//国医正言.-5-3-
166,224

诊疗知识第二讲座(连载)/周燕麟//中国医药
月刊.-5-32-20,48

诊疗知识第一讲座(连载)/周燕麟//中国医药
月刊.-5-32-19,47

诊脉部位管见/王葆光//医学杂志.-2-4-319

诊脉独取寸口之管见/史介生//国医砥柱月刊
.-5-18-410

诊脉法(连载)/医学杂志社//医学杂志.-2-4-
317,437

诊脉分左右部位之原理论(连载)/俞鉴泉//医

学杂志.-2-6-492.-2-7-69

诊脉宜贵活泼论/陈芝高//文医半月刊.-5-14-327

诊脉疑质/花一中//光华医药杂志.-4-37-156

诊脉之研究/张思卿//医学杂志.-2-1-46

诊舌要旨/马云翔//光华医药杂志.-4-35-475

整理脉学刍议/章巨膺//国医公报.-4-19-193

致本会论脉书/余云岫//中医杂志.-2-26-145

中国医学会夏季课艺(撰录首艺两篇)(脉学考)/张麟,卢鑫//医学报.-1-6-382

中国医学约编第三种诊断约编第四章切诊法摘录之一段/周禹锡//国医砥柱月刊.-5-17-126

中国诊断学与治疗学概要/林绍庭//新中华医药月刊.-5-35-428

中西论脉搏之对照谈(连载)/杨百城,赵意空//医学杂志.-2-1-70,193

中西脉学之异同/商智//国医公报.-4-19-321

中西医于热之诊断/杨焕文//医学杂志.-2-10-365

中西诊断学的精华/唐铁花//国医砥柱月刊.-5-18-649

中西诊断学之比较/石梦鲁//医界春秋.-3-7-307//医学杂志.-2-12-169,512

中医高级讲座(论色脉尺诊)/周介人//中国医药月刊.-5-32-96

中医高级讲座(论真藏脉形)/周介人//中国医药月刊.-5-32-131

中医脉数为热脉数为虚释义/谭次仲//国医砥柱月刊.-5-18-175

中医脉学之大革命(连载)/仰道子//医学杂志.-2-11-600.-2-12-105,273,392,550

中医脉学之检讨(一)至(十)/姜白鸥//中医新生命.-5-6-202,397,572.-5-7-13,196,309,431,476,596.-5-8-170

中医诊断药物二项应以何种方法整理始能达到整理目的/范国义//医学杂志.-2-14-211

中医诊断药物二项应以何种方法整理始能达到整理目的/张文元//医学杂志.-2-14-213

仲圣脉学数则/蒋镜寰//神州医药学报.-1-47-146

5　针灸、推拿

5.1　针灸

艾灸救治垂死之蛔厥/况乾五//针灸杂志.-4-34-307

艾灸两次治平痰饮咳嗽/胡章法//针灸杂志.-4-34-156

艾灸瘰疬简便良方/朱和建//针灸杂志.-4-30-73

艾灸在科学上之价值若何/黄学龙//针灸杂志.-4-34-401

艾灸治效之研究/承淡安//医林一谔.-4-9-229

艾灸治愈水肿之经验谈/詹松波//针灸杂志.-4-30-203

艾灸治愈危症记/邓介豪//针灸杂志.-4-29-299

艾灸治愈痔漏之我见/詹松波//针灸杂志.-4-30-414

爱人牙疼不请医生而愈/张佩垚//针灸杂志.-4-28-75

八法诀衍图/杨德彰//针灸杂志.-4-33-38

八会诀表/郑伯高//针灸杂志.-4-30-400

八年腰痛一旦解除神哉针术/姜成堃//针灸杂志.-4-28-506

八五老人提出寿灸法/八五老人//针灸杂志.-4-33-66

白带病用针灸治疗之我见/姜秋霞//光华医药杂志.-4-37-504

白蜡锁灸治法/薛能安//针灸杂志.-4-33-310

半身不遂口眼㖞斜刺法/徐世长//医学杂志.-2-5-250

半身麻痛头痛难止一针便愈/李剑奇//针灸杂志.-4-28-399

报告验案二则/冯文彬//针灸杂志.-4-33-325

报告四则/高正民//针灸杂志.-4-29-643

报告验案四则/程启昶//针灸杂志.-4-30-225

报告治愈的各病/林云//针灸杂志.-4-28-87

背俞背腧膺腧胠腧之分别/张蕴忠//国医公报.-4-21-439

鼻血如涌船头人灸治而愈之奇验/李杜//针灸杂志.-4-29-314

闭结与针灸上之研究/袁介亭//针灸杂志.-4-32-312

闭经治验/顾茂林//针灸杂志.-4-30-159

避免晕针之研究/朱郁芳//针灸杂志.-4-33-212

臂部生疮之简易疗法/樊书田//针灸杂志.-4-33-150

臂痛/吕春山//针灸杂志.-4-28-511

臂痛一针若失/欧阳健//针灸杂志.-4-28-170

便捷取穴歌/罗燕南//针灸杂志.-4-32-317

便血喘症等之治验/萧镇南//针灸杂志.-4-28-398

别穴部位主治歌/徐朗曦//针灸杂志.-4-30-207

拨涌泉穴能愈足疾/敬斋古今虠//中医杂志(广东).-3-4-319

补合谷泻三阴交疽变为痈之验案/樊书田//针灸杂志.-4-33-149

补泻呼吸为针法之程度/徐世长//医学杂志.-2-3-499

补泻九六次数论/赵熙//医学杂志.-2-8-363

补泻迎随之商榷/焦勉斋//中国医药月刊.-5-32-275

补泻之效用/郭心翔//针灸杂志.-4-28-370

不眠症之治验记/杨荣照//针灸杂志.-4-33-153

不治之症由针灸得生/张鹤鸣//针灸杂志.-4-28-273

曾经中西医治不效之无名肿毒针灸治愈案/易钧//针灸杂志.-4-31-291

曾天治医生整理针灸书的实施计划报告/曾天治//复兴中医.-5-31-605

产妇乳少得治而多/章澍周//针灸杂志.-4-28-390

产妇血晕针刺奇效方/吴守铭//针灸杂志.-4-30-422

产后变寒半身麻木/李议法//针灸杂志.-4-34-152

肠癌的针灸疗法/曾天治//新中华医药月刊.-5-35-133

诚哉惠而不费之仁术/周午池//针灸杂志.-4-28-191

齿病针灸术/曾天治//国医砥柱月刊.-5-16-46

齿痛谈/袁瑞卿//针灸杂志.-4-32-58

冲脉循行腧穴之研究/吴保神//中医世界.-3-35-542

冲阳穴沿皮横针可治高热/陆期明//针灸杂志.-4-34-190

虫牙特效方/未署名//针灸杂志.-4-31-463

重舌惊风针治而愈颇可取法/阎焕庭//针灸杂志.-4-28-80

重舌奇症七日愈/孙效良//针灸杂志.-4-34-220

重舌药效何如针效/邓介豪//针灸杂志.-4-28-292

初生儿破伤风症之针灸疗法/曾天治//光华医药杂志.-4-39-311

初试缠喉风红肿针到病除/牧国泰//针灸杂志.-4-28-510

初试成功一鸣惊人/徐文彬//针灸杂志.-4-28-190

初试第一功/王子鉴//针灸杂志.-4-28-186

初试针灸之成绩愈六年肩痹小儿牙痛//针灸杂志.-4-28-91

初试针术治愈湿热脚气之报告/竹鉴灿//针灸杂志.-4-34-74

初学心得/杨式先//针灸杂志.-4-28-274

初针认为意外殊勋惊人奇效/赵琼轩//针灸杂志.-4-28-287

传授针灸/俞鉴泉//三三医报.-2-32-378

疮疡艾灸之功效/黄云龙//针灸杂志.-4-29-631

春假旅行后我对于学习针灸术之观念谈/蒋怀民//针灸杂志.-4-33-59

刺耳聋并尸厥证之经验/魏宗岱//医学杂志.-2-8-488

刺法心得述略(连载)/孙晏如//光华医药杂志.-4-35-238,311

刺猴奇闻/黄植勋//针灸杂志.-4-33-53

刺络血可已腹疼(绞腹痛)/邵元恺//针灸杂志.-4-28-177

刺络血可已腹中绞痛之研究/王陶章//针灸杂志.-4-29-627

刺疟研究/王鸣盛//复兴中医.-5-31-529

刺疬之经验/程哲//医学杂志.-2-5-83

从归类法的天文学说到归类法的十二经/侯敬舆//针灸杂志.-4-33-361

从霍乱想到针灸/陈伯范//针灸杂志.-4-31-438

从科学谈起转论到经脉腧穴/卫坦//针灸杂志.-4-31-235

从内分泌与神经之研究说到针灸治疗是合乎时代与科学化的医术/陆斌兆//针灸杂志.-4-32-416

从血液作用说到针灸效能/罗兆琚//针灸杂志.-4-30-199

从预防医学谈到保健长寿三里灸/陆期明//针灸杂志.-4-34-115

搭背救星/刘鉴泉//针灸杂志.-4-30-74

搭背特效刺法/邓伯琨//针灸杂志.-4-32

－440

答伍学愈针难产/承淡安(答)//针灸杂志.-4－28－384

答仪征时逸人君问大针/杨燧熙//绍兴医药学报星期增刊.-1－21－44

大脑炎之鉴别与针灸治疗/承为奋//针灸杂志.-4－34－46

大头瘟宜针刺之研究/程哲//医学杂志.-2－6－279

大椎间使后谿三穴治疗疟疾之研究/陈启娄//针灸杂志.-4－32－165

带下痛症均针治而愈/陈秀玉//针灸杂志.-4－28－79

盗汗之针法/颜宗凯//针灸杂志.-4－28－512

得心应手的晕针预防法/秦振声//针灸杂志.-4－32－336

狄梁公擅针/贺绍彭//针灸杂志.-4－28－246

蒂丁下坠捷法/林春斋//针灸杂志.-4－31－294

电影明星遍身奇痒经针即愈/吴绥章//针灸杂志.-4－28－515

电针学之研究/唐世丞//针灸杂志.-4－29－53

跌打损伤刺法/赵缉庵//医学杂志.-2－7－512

读温灸术之研究书后/赵尔康//针灸杂志.-4－28－565

读针灸医学大纲后/未署名//国医砥柱月刊.-5－15－631

读针灸杂志四卷一期年过三旬后针灸眼便宽之见解书后/方复兴//针灸杂志.-4－33－40

读针灸治疗学一月后之成绩/吴守铭//针灸杂志.-4－28－84

断针拔法/杨谨臣(传授);王霸武(投寄)//针灸杂志.-4－32－335

对口疽灵验单方/王玉山//针灸杂志.-4－32－159

对于多灸隐白能救脱症之发挥/郑伯高//针灸杂志.-4－30－207

对针灸学术之展望/祝颂庵//针灸杂志.-4－34－189

多灸隐白穴能救三脱症之奇效/陈炜如//针灸

杂志.-4－29－411

多年翻胃病之灸法治验/舒啸//医界春秋.-3－11－81

呃逆症针灸治愈之研究/詹松波//针灸杂志.-4－30－204

儿童须截刺指纹/邵元恺//针灸杂志.-4－28－395

耳聋刺法/赵熙//医学杂志.-2－9－590

耳聋遗精气痛等症针治得痊之验案/程启昶//针灸杂志.-4－30－328

二十年哮咳气管支炎(用念盈药针治愈之一例)/中国针灸学研究社//针灸杂志.-4－34－66

发明合谷复溜二穴发汗止汗之原理/余德仓//针灸杂志.-4－33－118

发明合谷复溜二穴能止汗发汗之原理/罗兆琚//针灸杂志.-4－32－475

发现留针特效之经过与实例/沈佐廷//针灸杂志.-4－34－202

法定传染病十种可以针灸吗/莫集贤//针灸杂志.-4－31－268

凡轻微杂症一针即愈/欧阳健//针灸杂志.-4－28－175

放血之我见/王景明//针灸杂志.-4－28－369

飞扬喉/祝颂庵//针灸杂志.-4－34－372

肺病肋膜炎灸法之考正/杨彦和//医界春秋.-3－10－304

肺病肋膜炎秘传之灸法/黄曦//医界春秋.-3－10－159

肺病针灸治疗法/承淡安//针灸杂志.-4－34－120

肺痨灸身柱督俞之研究/黄学龙//针灸杂志.-4－34－287

肺痈与干咳针治而愈/庄子民//针灸杂志.-4－30－325

费大洋八十元如初针灸三次而愈/未署名//针灸杂志.-4－28－194

风病浅说(连载)/荫先(撰稿);春熙(主穴)//针灸杂志.-4－30－53,135

奉题长安黄竹斋先生针灸经穴图考/周岐隐//

光华医药杂志.-4-37-70

妇女子宫病亦可针治/李实怀//针灸杂志.-4-28-512

妇人中风发热恶寒经水适来得之七八日热除而脉迟身凉胸胁下满如结胸状谵语此为热入血室也当刺期门随其实而泻之义/区裕祯//国医杂志.-4-5-166

腹中有积块其形状不同宜针刺何经何穴/白尔斌//医学杂志.-2-11-111

感冒性的舌骨筋挛急症/蒋立人//针灸杂志.-4-34-313

赣县社员宋仕焌报告/宋仕焌//针灸杂志.-4-29-212

膏肓穴记(针灸)/杨百城,赵意空//医学杂志.-2-1-74

各经俞穴治病发微引端/王静庵//针灸杂志.-4-29-244

公开灸症秘法/梁凤池//针灸杂志.-4-30-220

公开秘不传人之刺疗术/贾景星//针灸杂志.-4-29-430

公开秘不传人之刺疗术有相类之印证/姜鑫//针灸杂志.-4-30-60

古历新年以来针愈故病新效的忠实笔记/梁凤池//针灸杂志.-4-28-400

古有一针二灸三服药之谚试引伸其义/郭心翔//针灸杂志.-4-32-249

古有一针二灸三服药之谚试引伸其义/彭祖寿//针灸杂志.-4-32-208

古有一针二灸三服药之谚试引伸其义/眭伯华//针灸杂志.-4-32-248

古有一针二灸三服药之谚试引伸其义/王青瀛//针灸杂志.-4-32-215

骨槽风/吕春山//针灸杂志.-4-28-510

骨槽风之特效灸法/朱俊三//针灸杂志.-4-28-358

臌病垂危后事已备如何更生/凌觉蕉//针灸杂志.-4-28-395

臌胀/陆士明//针灸杂志.-4-34-221

怪病自疗记/张德馨//针灸杂志.-4-34-29

关系攻病用石之由/施云翔//针灸杂志.-4-29-284

关于砭术之石/施云翔//针灸杂志.-4-29-285

关于瘰疬特效灸法之研究/唐世丞//针灸杂志.-4-29-409

关于心脏疾患之应用灸治疗(连载)/[日]代田文志(述);张锡君(校正);于成立(译文)//针灸杂志.-4-31-258.-4-32-56

关于心脏疾患之应用灸治疗/[日]代田文志(述);张锡君(校正);于成立(译文)//光华医药杂志.-4-40-245

关于增补伤寒论六经汇证针灸治疗编之讨论/姚荷生(来函);谢建明(复函)//针灸杂志.-4-30-131

关于针刺的话(连载)/叶劲秋//文医半月刊.-5-14-329,359

关于针灸的话/叶劲秋//国药新声.-5-22-489

关于针灸能消灭菌虫的一些原理/吴基厚//针灸杂志.-4-34-289

关于针灸之神术二则/医学杂志社//医学杂志.-2-4-460

关于诊断内脏疾患的压痛点与以针灸疗法治疗内脏疾患的穴位(连载)/刘民英//针灸杂志.-4-34-331,413

观刺疗记/王国柱//针灸杂志.-4-28-118

观疳积刺法之研究/邓介豪//针灸杂志.-4-32-85

观音艾制法/杨谨臣(传授);王霸武(投寄)//针灸杂志.-4-32-334

管针术与小儿科/赵琼轩//针灸杂志.-4-32-134

国粹针科之研究/顾丕功//国医公报.-4-24-423

国医的针刺法(连载)/叶劲秋//国药新声.-5-25-151,269,528

国医六经俞穴治验之神奇/梁右斋//光华医药杂志.-4-39-48

国医治病之诱导法/姜鑫//针灸杂志.-4-30

-405

过膣针之危险与针不消毒之传染说/杨华亭//国医公报.-4-23-459

海氏带与针灸术之研究/黄述岐//针灸杂志.-4-31-21

寒湿脚气应用艾灸之我见/姜鑫//针灸杂志.-4-29-633

寒湿脚气治愈之报告/吴德明//针灸杂志.-4-34-311

行针弹努爪下二义/徐世长//医学杂志.-2-4-377

行针以平补泻法为贵/徐世长//医学杂志.-2-6-550

合谷三阴交二穴徐文伯刺之以下胎后人拟用之以安胎其说果可行否/薛复初//医学杂志.-2-6-121

合谷穴胜过阿斯匹灵/承淡安//针灸杂志.-4-28-20

合谷治牙痛又一例/许伯常//针灸杂志.-4-28-498

黑热病用针灸治疗之研究/姜贯虹//光华医药杂志.-4-37-116

黑热病针灸治疗之我见/姜贯虹//针灸杂志.-4-29-501

喉症刺法新发明/程哲//医学杂志.-2-4-569

黄郛肝癌病针灸治疗的我见/胡诏维//针灸杂志.-4-33-126

回阳九针表/陈松茂//针灸杂志.-4-32-337

蛔痛二则/况乾五//针灸杂志.-4-34-309

火罐治病说/乔尚谦//医学杂志.-2-3-586

火薰艾灸皆可取汗何以独不宜于太阳表症论/姜鑫//针灸杂志.-4-32-480

火针能治一切疮疡/王公甫//针灸杂志.-4-32-158

霍乱病之艾灸法/姜鑫//针灸杂志.-4-31-171

霍乱不宜用针之我见/梁伯阳//神州国医学报.-4-14-590

霍乱症有寒热之分其针灸应用何穴何法试分别言之/徐世长//医学杂志.-2-6-280

霍乱之针灸疗法/吴幼仁//中国医药月刊.-5-32-94

鸡子壳灸疮法/李思侗//医学杂志.-2-9-253

急惊之治效/袁敷五//针灸杂志.-4-28-508

急救婴儿急惊风前后测验体温治疗录/吴基厚//针灸杂志.-4-34-408

急性单纯性胃炎/张茂甫//针灸杂志.-4-34-194

急性胃肠炎/祝颂庵//针灸杂志.-4-34-372

急性胃肠炎的针灸疗法/蔡月波//国医砥柱月刊.-5-17-233

疾病基于神经官能之障碍而发生及针灸治病之功能说/莫集贤//针灸杂志.-4-29-191

记B型脑炎的针灸疗效/杨葆全//针灸杂志.-4-34-359

家传金不换(连载)/吴春魁//针灸杂志.-4-32-338,434,497.-4-33-51,142,225,311

家传灸法两种(二则)/查计人//针灸杂志.-4-31-115

肩膀别穴之治偏头风/王公甫//针灸杂志.-4-32-158

江湖秘法灸牙齿痛屡试屡验/贺耀源//针灸杂志.-4-31-42

交叉灸治愈三年痞积/胡章法//针灸杂志.-4-34-156

脚痹/祝颂庵//针灸杂志.-4-34-371

脚气经闭疝气针灸而愈/董龙文//针灸杂志.-4-28-188

结核宜早灸/黄学龙//针灸杂志.-4-34-280

金针比较汤药有特殊效力之明验/周午池//针灸杂志.-4-28-393

金针何以能统治百病论/黄慧慈//针灸杂志.-4-29-242

金针岂万病之敌乎/梁凤池//针灸杂志.-4-28-293

金针胜于上帝暨法师的符咒/梁凤池//针灸杂志.-4-28-404

金针学说/许兰圃//针灸杂志.-4-28-141

金针治愈惊风及暴厥之奇效/来鸿尧//针灸杂志.-4-28-81

金针治愈九年强直不能稍动的腕关节/赵仲芬//针灸杂志.-4-34-72

谨告有志研究针灸学术诸君/复兴中医杂志社//复兴中医.-5-31-731

禁刺经穴的检讨/叶劲秋//国药新声.-5-23-428

经络/梅叔肱//自强医学月刊.-3-40-655

经脉血管之我见/汤仲明//三三医报.-2-31-203

经脉之研究/王逸桥//针灸杂志.-4-29-466

经气论/费季康//针灸杂志.-4-30-184

经外奇穴之研究(连载)/承淡安//针灸杂志.-4-29-271,379,495,607.-4-30-49,127,193

经穴度量歌括/王郁章//针灸杂志.-4-29-420

经穴性赋/黄伯桃//针灸杂志.-4-32-49

经穴之研究/郭心翔//针灸杂志.-4-32-251

经穴之研究/彭祖寿//针灸杂志.-4-32-205

经穴之研究/王聚璠//针灸杂志.-4-32-39

经穴之研究/吴守铭//针灸杂志.-4-32-421

经穴之研究/詹炳文//针灸杂志.-4-32-241

井穴出血之研究/黄云龙//针灸杂志.-4-29-509

井荥俞经合果可凭否/卢觉愚//针灸杂志.-4-28-359

井荥俞经合主治/陈松茂//针灸杂志.-4-33-39

痉厥外伤肿疾初试针治立见奇功/金懋清//针灸杂志.-4-28-95

鸠尾穴何以不宜轻针(连载)/黄学龙//针灸杂志.-4-34-132,203

九针/雨文//现代中医.-4-43-97

九针论/祝敬铭//神州医药学报.-1-47-227

九针式样及主治表附图/彭涤生//针灸杂志.-4-30-404

久年遗精一旦解除/吴笑吾//针灸杂志.-4-28-94

灸百会治愈中风半身不遂之症案/郭心翔//针灸杂志.-4-30-79

灸疮特效疗法/党然侃//针灸杂志.-4-33-400

灸疮血出/薛能安//针灸杂志.-4-33-47

灸刺规则/纪良臣//国医正言.-5-3-344

灸丹田之效(能改斋漫录)/广东中医杂志社(辑)//中医杂志(广东).-3-4-318

灸的奇效/周修声//针灸杂志.-4-33-231

灸冻疮特效法/朱清泰//针灸杂志.-4-30-425

灸法补泻之我见/邵良谱//针灸杂志.-4-29-188

灸法概论/王学海//光华医药杂志.-4-35-472

灸法治记/王葆年//神州医药学报.-1-44-475

灸法治疗之研究/王葆年//神州医药学报.-1-46-29

灸法治肿胀记/黄眉孙//神州医药学报.-1-45-577

灸肺俞命门治愈疟母记/邓介豪//针灸杂志.-4-31-129

灸膏肓俞治愈虚劳症/程哲//医学杂志.-2-2-195

灸鹤膝风漏肩风草鞋风秘方/单达明//针灸杂志.-4-32-432

灸黄病方/未署名//针灸杂志.-4-31-193

灸经渠穴立止鼻衄/陈启娄//针灸杂志.-4-32-164

灸疟法/杨谨臣(传授);王霸武(投寄)//针灸杂志.-4-32-334

灸炳说/杨华亭//国医公报.-4-24-79

灸三里穴可得长寿之研究/贺耀源//针灸杂志.-4-31-30

灸十二种骨蒸法(苏沈良方)(连载)/医学杂志社//医学杂志.-2-2-314,458

灸头风痛特效法/朱清泰//针灸杂志.-4-30-426

灸穴秘旨/詹松波//针灸杂志.-4-32-80

灸用太阳真火说/张永生//针灸杂志.-4-33-125

灸愈肾脏偏坠兼慢性霍乱之报告/傅济平//针灸杂志.-4-32-86

灸之奇迹/熊励修//针灸杂志.-4-34-201

灸之益与害/吴守铭//针灸杂志.-4-28-145

灸治打背方/中国针灸学研究社//针灸杂志.-4-31-192

灸治妇人百病总穴法/詹松波//针灸杂志.-4-32-156

灸治痢疾穴法/詹松波//针灸杂志.-4-32-157

灸治四时感冒伤寒穴法/詹松波//针灸杂志.-4-32-156

灸足三里之治验/未署名//国医公报.-4-25-95

聚英玉龙赋与玉龙歌之合参/唐得之//针灸杂志.-4-31-264

军人习针灸之便利/王赓吟//针灸杂志.-4-28-186

科学太乙神针/周伯勤//中医世界.-3-32-59

科学针灸研究所诊疗病症统计表/中国针灸学研究社//针灸杂志.-4-28-491

孔穴便查表/牧国泰//针灸杂志.-4-29-70

孔穴探原/许公岩//现代中医.-4-42-224

口角吊斜风特效疗法公开/王子鉴//针灸杂志.-4-28-262

刺委中血络能治咽喉症/安义三//针灸杂志.-4-30-153

刺针分寸艾灸壮数与留几呼之注意及其研究/罗兆琚//针灸杂志.-4-32-129

老年牙痛特效灸法/殷鉴昭//针灸杂志.-4-31-116

老妪针内障之法/张聚源//针灸杂志.-4-30-151

肋下生疮久则有声如婴儿啼哭灸法/薛能安//针灸杂志.-4-33-139

类中风治疗表/吴德明//针灸杂志.-4-34-463

蠡沟能治强阳不倒/黄学龙//针灸杂志.-4-34-42

历代针灸治验之考证/曹韵午//国医公报.-4-25-463//针灸杂志.-4-31-169

利人利己之惟一妙术/沈启祥//针灸杂志.-4-28-91

痢疾频于险境一针即转危为安/欧阳健//针灸杂志.-4-28-172

痢疟夹症针治之速效/欧阳健//针灸杂志.-4-28-169

练习针灸实验报告汇录/欧阳健//针灸杂志.-4-28-169

两大险症因针得救/高心泉//针灸杂志.-4-28-292

临症参灸治验录/李岐堂//光华医药杂志.-4-38-34

论补血针/寿守型//中国医药月刊.-5-33-491

论疮痈辨脓施针之研究/杨孕灵//医学杂志.-2-4-450

论红疗术海氏神经过敏带高桥氏中枢施术点与针灸术之关系及其得失(连载)/陈应侯//针灸杂志.-4-33-159,239,332

论霍乱病之针疗法/詹松波//针灸杂志.-4-31-110

论经络关于人身各部位/赵意空//医学杂志.-2-1-289

论经络之关系/戴谷孙//神州医药学报.-1-42-214

论神经系的组织和针灸的关系/金簫雷//针灸杂志.-4-28-253

论痰饮病之针疗法/朱丽源//针灸杂志.-4-29-20

论小儿惊风之针疗法/詹松波//针灸杂志.-4-31-32

论运气/贾景星//针灸杂志.-4-28-219

论针刺之补泻(连载)/姚素民//沈阳医学杂志.-3-2-74,223

论针技/吴沛然//针灸杂志.-4-34-196

论针灸为宜保存之国粹/黄眉孙//神州医药学报.-1-43-480

论针灸之适应病症/王公甫//针灸杂志.-4-32-483

论针术/黄翰//针灸杂志.-4-29-136

瘰疬灸治验案/林冠雄//针灸杂志.-4-32-495

瘰疬特效灸法/李剑奇//针灸杂志.-4-29-52

瘰疬只要灸百劳/贺兆海//针灸杂志.-4-28-275

马丹阳十二诀三里穴歌内年过三旬后针灸眼便宽之见解/罗燕南//针灸杂志.-4-32-48

马丹阳十二诀之我见/罗兆琚//针灸杂志.-4-28-466

马丹阳十二穴考正穴道主治歌括/康维恂//绍兴医药学报星期增刊.-1-22-231

卖蔗者治霍乱吐泻之秘法/邓介豪//针灸杂志.-4-31-282

脉大慎灸之研究/贾景星//针灸杂志.-4-28-576

脉穴探原/袁复初//杏林医学月报.-3-23-311

盲肠炎用针治愈记/王鸣盛//复兴中医.-5-31-567

秘本五十症治图(连载)/陈子光//针灸杂志.-4-32-77,155,431,493.-4-33-45,137,223,307,397

秘传瘰疬灸法(附图)/梁季良//神州国医学报.-4-16-562

秘术公开/中国针灸学研究社//针灸杂志.-4-30-151

名灸物语(咽喉之部)/李和义(译)//文医半月刊.-5-14-201

某穴主某症说/牧国泰//针灸杂志.-4-32-135

难产之针灸催生法/瞿甘棠//针灸杂志.-4-34-191

脑脊髓膜炎由针而愈/桂学歧//针灸杂志.-4-34-153

脑瘀血头痛瞬间解除/秦杰//针灸杂志.-4-34-379

内科医助针灸收效更捷否则一星期安能愈危重之中风/童凤丹//针灸杂志.-4-28-85

内迎香之治喉症/王公甫//针灸杂志.-4-32

-433

年未满二十灸命门有绝子之恐解/承淡安//针灸杂志.-4-28-195

年余目疾一旦解除哮喘危症竟灸而安神哉/孟登州//针灸杂志.-4-28-187

念盈药针治验痛泻重症/张慎陶//针灸杂志.-4-34-219

啮舌啮颊啮唇之原因及疗法/黄学龙//针灸杂志.-4-34-206

疟病刺法/徐世长//医学杂志.-2-3-620

疟疾纠缠针治断根效验捷如桴鼓/欧阳健//针灸杂志.-4-28-172

疟疾用艾灸治疗所以有效之研究/姜鑫//针灸杂志.-4-30-142

疟疾针法/梁季良//神州国医学报.-4-16-403

膀胱足太阴经上髎次髎中髎下髎四穴考证/张山雷//神州医药学报.-1-47-140

培养针灸鲜花收获/陈子光//针灸杂志.-4-28-589

配穴精义(连载)/陈源顺//针灸杂志.-4-33-208,291

皮肤病针有神效/潘化心//针灸杂志.-4-28-281

辟针刺手法的补泻/叶劲秋//国药新声.-5-28-85

七星盖月疗之针法公开告人/魏复乾//针灸杂志.-4-28-224

奇疾与神针/慧明//针灸杂志.-4-31-55

奇经八脉论/黄恬//针灸杂志.-4-30-407

奇经八脉起于何穴终于何穴试择要言之/汤逸生//神州医药学报.-1-46-152

奇经八脉新解/陶渭东//针灸杂志.-4-33-115

奇经八脉臆解/杨守仁//国医导报.-5-29-406

奇经八脉与八法穴之探讨/罗兆琚//针灸杂志.-4-31-161

奇经八脉之研究/涂振文//针灸杂志.-4-33-394

奇经穴歌六首/于宝琴//针灸杂志.-4-32-58

奇经与内分泌(连载)/袁复初//三三医报.-2-36-572,590

奇突遗精病之针灸疗法/舒啸//光华医药杂志.-4-35-348

奇针列传(连载)/谢建明//针灸杂志.-4-29-127,235,347

奇针奇术记/陈子光//针灸杂志.-4-31-293

脐风针治捷法/胡智民//针灸杂志.-4-33-309

气由廉泉玉英出入说/景仰山//沈阳医学杂志.-3-2-226

恰如初写黄庭/中国针灸学研究社//针灸杂志.-4-28-277

千金不易之猴子疳刺法公开/韩作昶//针灸杂志.-4-28-151

清冷渊消灼二穴小记/杨百城//医学杂志.-2-1-198

取断针的直接简单法/王公甫//针灸杂志.-4-32-432

取断针法的我见/金鹤书//针灸杂志.-4-31-453

劝告同志研习针灸宣言/汪大良//针灸杂志.-4-31-149

热入血室当刺期门说/陈秀玉//针灸杂志.-4-28-578

人身骨度表/郑伯高//针灸杂志.-4-32-53

人身穴道何以面部诸穴多是禁灸/姜鑫//针灸杂志.-4-31-253

人身纵面八卦八穴图及歌/曹韵午//针灸杂志.-4-31-449

人体电气与行针之关系/何芳君//针灸杂志.-4-33-387

人体神经系的组织和针灸医术疗病的关系/罗毅夫//针灸杂志.-4-34-26

人体十二经穴挂图附白/易钧//针灸杂志.-4-28-583

人体外形部位名称图解/谢秉吾//针灸杂志.-4-29-196

揉捏人迎可治喉痛之经验/徐朗曦//针灸杂志

.-4-28-458

如谋针灸之出路须经验与学理并重庶克有济说/罗兆琚//针灸杂志.-4-32-291

乳蛾针刺法/宋紫波//现代中医.-4-42-364

乳岩重症灸力化险为夷/欧阳健//针灸杂志.-4-28-175

三棱针与牛痘刀/张永生//针灸杂志.-4-33-295

三年瘰疬试针而愈/郭心翔//针灸杂志.-4-28-85

三阴交治浊之研究/杨荣照//针灸杂志.-4-33-152

伤寒刺法集义考释(一)至(五)/许敬舆//现代中医.-4-42-239,262,285,324,353

伤寒灸法集义考释(一)至(三)/许敬舆//现代中医.-4-42-377,405,431

伤寒之针治记录/胡剑华//针灸杂志.-4-28-297

商余习针利济贫苦善莫大焉/李庆荣//针灸杂志.-4-28-76

商余研习针灸之成功/贺兆海//针灸杂志.-4-28-88

少阴病下利便脓血者可刺之经验/刘莹//医学杂志.-2-4-495

设计念盈药针针架的说明/中国针灸学研究社//针灸杂志.-4-34-443

社员研究问答摘录(又社员针灸疑难简答)/中国针灸学研究社//针灸杂志.-4-29-91,201,304,421,535,537 .-4-30-69,147,215,417 .-4-31-37,111,185,277,459 .-4-32-73,145,323,423,485 .-4-33-129,215,303

身柱灵台治疗疮有特效之臆测/承淡安//针灸杂志.-4-28-375

神经衰弱的灸治疗法/[日]中山忠直(著);徐观涛(译)//苏州国医杂志.-5-1-229

神经痛治疗便览表/詹松波//针灸杂志.-4-31-165

神经与补泻之关系/何房君//针灸杂志.-4-31-33

神秘五十症治图/陈子光//针灸杂志.-4-32
　　-333

神哉针灸膏肓宿疾不愈于中医不愈于西医而愈
　　于针灸奇乎/吴守铭//针灸杂志.-4-28
　　-391

神针救世一匾额/郑沛然//针灸杂志.-4-28
　　-94

沈蕴中同志的神经性呕吐针灸治疗经过记录
　　（附沈蕴中来函）/杨葆全//针灸杂志.-4-34
　　-455

胜玉歌浅注/颜药生//针灸杂志.-4-33-381

施击部份/施云翔//针灸杂志.-4-29-286

施灸后之皮肤组织的研究/戴章烈//医林一谔
　　.-4-8-336

施针八法诀/周达三//针灸杂志.-4-31-283

施针前后手续之商榷/黄学龙//针灸杂志.-4-
　　32-135

施针手法雪心歌/曾益群//针灸杂志.-4-32
　　-316

施针手术歌/中国针灸学研究社//针灸杂志.-4
　　-29-523

湿脚气治验报告/朱南澄//针灸杂志.-4-30
　　-82

十二经行针补泻手术一览图表/任庆鹏//针灸
　　杂志.-4-29-294

十二经筋即神经论/甯会零//中医指导录.-4-
　　1-240

十二经井荥俞经合论（附表）/刘振邦//针灸杂
　　志.-4-33-122

十二经井荥俞经合图/陈松茂//针灸杂志.-4-
　　33-39

十二经井荥俞经合穴歌/胡丰然//针灸杂志.-4
　　-29-67

十二经井荥俞经合治症主要诀之我见/王陶章
　　//针灸杂志.-4-30-201

十二经井荥俞经合治症主要浅注/黄述岐//针
　　灸杂志.-4-32-411

十二经脉/叶劲秋//国药新声.-5-23-553

十二经脉汇辨/阎德润//中西医药.-5-13
　　-105

十二经脉俞穴禁针灸便览表/吴昌光//针灸杂
　　志.-4-29-179

十二经与西说暗合论/甯会零//中医指导录.-4
　　-1-238

十二经之终/雨文//现代中医.-4-43-97

十二经主客原络主治表/郑伯高//针灸杂志.-4
　　-30-397

十二时六经气血流注法/王澍田//北平医药月
　　刊.-5-9-197

十三鬼穴表/邓伯高//针灸杂志.-4-29-296

十三鬼穴表/林春斋//国医公报.-4-25-343
　　.-4-31-104

十三鬼穴歌/罗兆琚//针灸杂志.-4-28-488

十四经补泻手法歌诀/中国针灸学研究社//针
　　灸杂志.-4-29-626

十四经分经补泻左右不同之理解/邓伯高//针
　　灸杂志.-4-29-623

十四经络施针补泻手法图表/会益群//针灸杂
　　志.-4-31-448

十四经络与内分泌腺/黄慈哉//针灸杂志.-4-
　　34-109

十四经穴运针补泻手法表/查计人//针灸杂志
　　.-4-31-101

十余年之气喘痰嗽针灸三次而愈/任藩侯//针
　　灸杂志.-4-33-235

实验心得针术补泻法（连载）/焦勉斋//中国医
　　药月刊.-5-33-171,248,287

世界最简明治病康健法之三里灸/［日］原志免
　　太郎（著）；黄宝树（译）//医界春秋.-3-8
　　-224

试针得效记/王青瀛//针灸杂志.-4-30-81

试针之成绩/周柏林//针灸杂志.-4-28-273

试针之经过/徐超//针灸杂志.-4-28-612

试针治验七则/王陶章//针灸杂志.-4-29
　　-543

释丰隆/黄学龙//针灸杂志.-4-34-207

释脾俞胃俞治肠胃病是对症疗法/黄慈哉//针
　　灸杂志.-4-34-204

释日月与阳陵泉/黄学龙//针灸杂志.-4-34
　　-207

释子宫穴/黄学龙//针灸杂志.-4-34-42

手不能举者一年药石无灵针竟奏功/陈秀玉//针灸杂志.-4-28-507

手足脉承交之征象/聂子因//中医世界.-3-25-464

述晕针之病理情状及救治法/姚笠舟//国医公报.-4-22-321

数年痼疾一针两穴治根/陈启娄//针灸杂志.-4-32-502

双乳蛾咽喉闭塞不能发言之治验/韩润平//针灸杂志.-4-30-324

水肿单腹鼓胀症之针治表/郭卿//医学杂志.-2-1-613

说灸法今昔之价值/阎德润//医界春秋.-3-14-461

四华穴法之研究/罗兆琚//针灸杂志.-4-31-435

四时感冒伤寒灸穴贯通/詹松波//针灸杂志.-4-32-156

四总穴诀表/郑伯高//针灸杂志.-4-30-399

素髎穴可治急惊风/邓介豪//针灸杂志.-4-30-425

随补迎泻为针家之大法足三阴从足走腹乃经脉之正道然足少阴又随冲脉而下行刺此脉时应如何法方合迎随之法/赵登龙//医学杂志.-2-6-413

太乙神针真神矣/胡定一//针灸杂志.-4-33-151

谈谈超药物的针灸/郑方生//针灸杂志.-4-34-347

谈谈过膣针之的穴/李华光//国医砥柱月刊.-5-16-631

谈谈韭叶许/金箫雷//针灸杂志.-4-28-458

谈谈内经所言之阴阳学说以明针灸能统治百病之理/姜鑫//国医公报.-4-25-341//针灸杂志.-4-31-83

痰嗽气喘针治效力如神/欧阳健//针灸杂志.-4-28-170

汤火灼伤/胡凌云//针灸杂志.-4-33-138

逃难中的针灸治效一束/中国针灸学研究社//针灸杂志.-4-28-405

提倡预防医学之灸法/缪俊德//针灸杂志.-4-30-61

提倡针灸按摩之刍议/叶佩桐//医界春秋.-3-10-336

提起九百十年前的陈话:铜人腧穴像在东京(连载)/张锡君//光华医药杂志.-4-40-67,241

天枢何以治泄泻/黄学龙//针灸杂志.-4-34-381

天星十二诀表/郑伯高//针灸杂志.-4-30-401

挑疗捷法/胡智民//针灸杂志.-4-33-308

条陈实验列后/刘浴民//针灸杂志.-4-28-614

通函科研究针灸治疗学得到下列的成绩/李玉珍//针灸杂志.-4-28-177

通函研究针灸之收获/潘春霆//针灸杂志.-4-28-67

同身寸之又一量法/黄西园//针灸杂志.-4-28-204

同身度法标准歌/周正//针灸杂志.-4-29-522

同体骨度尺寸歌/周正//针灸杂志.-4-29-521

铜人与针灸/宋大仁//中西医药.-5-13-435

痛症以针灸治疗功效之我见/祝春波//针灸杂志.-4-30-395

偷针眼治愈之鉴证并为刺疗术相类之印证篇续一言/王赓吟//针灸杂志.-4-30-222

头风目疾针到病除/刘伯钧//针灸杂志.-4-28-77

头痛病的针灸疗法/天治//文医半月刊.-5-14-329

突眼性甲状腺肿病针效之研究/卢觉愚//医林一谔.-4-10-582//针灸杂志.-4-28-247

屠龙之术(连载)/黄学龙//针灸杂志.-4-34-135,213,343

吐血/朱南澄//针灸杂志.-4-30-82

腿股废疾三次奏愈/邵良谱//针灸杂志.-4-28

－295

腿痛呃逆无治不愈/孙光宁//针灸杂志.-4-28
－77

吞针/中国针灸学研究社//针灸杂志.-4-31
－193

脱肛便血如何得治/谢时雨//针灸杂志.-4-28
－295

蜿串丹投急方/薛能安//针灸杂志.-4-33-47

万试万灵之脑膜炎针法/张南田//针灸杂志.-4
－28-222

汪石山谓针无补法之评议/卢觉愚//针灸杂志
.-4-28-215

亡阳治验记/陆丽滨//针灸杂志.-4-29-646

王元正治验/中国针灸学研究社//针灸杂志.-4
－34-73

危病八种以针得救/钟吕广//针灸杂志.-4-28
－283

危重之关节痛风症(历节风)/李长春//针灸杂
志.-4-34-376

危重之鹤膝风治愈报告/吴德明//针灸杂志.-4
－34-227

危重之中风症治愈之报告/吴德明//针灸杂志
.-4-34-309

为艾灸之方法答复余伟民先生/邓名世//中医
世界.-3-38-404

为啥要研究针灸/王逸桥//针灸杂志.-4-34
－330

为同意吴沛然同志的提议再论针技/刘默之//
针灸杂志.-4-34-440

委中尺泽放血治小儿痉症特效之研究/彭笛楼
//针灸杂志.-4-33-124

委中毒经灸而愈/林文波//针灸杂志.-4-28
－395

委中放血可愈背疖/高正民//针灸杂志.-4-30
－219

委中治腰病如神/张养田//针灸杂志.-4-28
－406

痿症治疗得效记/邓伯琨//针灸杂志.-4-32
－439

胃病针灸异同论/丁尧镜//针灸杂志.-4-28

－579

胃病之种类及其治疗详论/吴国彦//针灸杂志
.-4-28-472

胃痉挛之针灸疗法/曾天治//国医砥柱月刊.-5
－15-510

胃痉挛治疗汇案/彭祖寿//针灸杂志.-4-34
－267

胃气心疼灸法/薛能安//针灸杂志.-4-33
－139

胃神经痛/祝颂庵//针灸杂志.-4-34-371

温灸术之研究/俞慎初//国医公报.-4-21
－170

温热暑病宜于针治说(附温热暑病治疗表)/邓
介豪//针灸杂志.-4-30-410

温针疗法之研究/焦勉斋//中国医药月刊.-5
－32-576

问春夏刺浅秋冬刺深其中深微妙法试阐明之/
王创业//医学杂志.-2-5-531

问刺期门穴能治肝乘肺乘脾之纵横症而热入血
室何以刺之亦有特效/陶复泰//医学杂志.-2
－7-256

问跌打损伤气血壅聚与疮疾无异或肿或痛状态
不一若以针灸疗治有无效验/白宪章//医学
杂志.-2-11-252

问喉症针穴及治方/宋建家//医学杂志.-2-8-
113

问近日白喉痧证甚多何气使然甚至有舌胀满口
汤药不下者宜视病之轻重以刺之当用何手法
取何经穴试详言之/梁明行//医学杂志.-2-
3-365

问四缝穴/周午池//针灸杂志.-4-28-263

问针灸之注痛方法不一有进针时之注痛法有行
针时之注痛法有退针后之注痛法能举其法欤
/刘恕//医学杂志.-2-7-257

问中消病之针疗法/许伯常(问);承淡安(答)//
针灸杂志.-4-28-161

问周痹众痹痿症痉症之病理及其刺法痹/任德
元//医学杂志.-2-5-122

我的针灸治疗成绩/梁凤池//针灸杂志.-4-28
－193

我有几个小研究/蔡哲夫//针灸杂志.-4-28-477

无针刺此儿必登鬼籍/方正寅//针灸杂志.-4-28-86

蜈蚣伤之灸法公开/王玉山//针灸杂志.-4-32-158

五种黄疸特效灸法/薛能安//针灸杂志.-4-33-139

西医类似灸术之会谈/黄学龙//针灸杂志.-4-34-429

膝关节炎针愈经过(中医名鹤膝风)/中国针灸学研究社//针灸杂志.-4-34-68

习针两月之成绩/张兰逸//针灸杂志.-4-28-291

习针一月斗胆初试治愈性病功效神速/夏景岐//针灸杂志.-4-28-275

席弘赋浅注(连载)/夏少泉//针灸杂志.-4-33-201,283,385

喜笑欲死救法/薛能安//针灸杂志.-4-33-139

先后天灸法治症说明/彭涤生//针灸杂志.-4-33-400

详论针灸之适应病症/邓介豪//针灸杂志.-4-32-226

详论针灸之适应病症/彭祖寿//针灸杂志.-4-32-201

小儿喘胀灸法/薛能安//针灸杂志.-4-33-139

小儿风热病针疗之我见/詹松波//针灸杂志.-4-29-386

小儿急慢惊风用针灸治疗有起死回生之实验谈/凌海南//针灸杂志.-4-33-296

小儿脐风灸治秘法公开/彭涤生//针灸杂志.-4-33-398

小儿身热腹泻针治之奇效/欧阳健//针灸杂志.-4-28-171

小儿走马牙疳之特效刺法/王仲芳//针灸杂志.-4-32-495

泻井当泻荣补井当补合之商榷/罗燕南//针灸杂志.-4-31-263

泻井当泻荣补井当补合之我见/牟学允//针灸杂志.-4-33-37

心气久痛灸法/杨谨臣(传授);王霸武(投寄)//针灸杂志.-4-32-335

心胸恶逆饱闷及肚腹疼痛针治之捷效/欧阳健//针灸杂志.-4-28-173

新编奇穴部位主治歌/徐朗曦//针灸杂志.-4-30-205

新编十四经穴主治摘要歌(连载)/汪铺生//针灸杂志.-4-31-106,180,275,455

胸腹积块一经针治渐次软化/欧阳健//针灸杂志.-4-28-170

胸腹经穴歌/樊干卿//针灸杂志.-4-29-69

学习针灸得尽为祖之道/周午池//针灸杂志.-4-28-74

学习针灸泽及邻人/颜宗凯//针灸杂志.-4-28-83

学习针科缘启与成绩/中国针灸学研究社//针灸杂志.-4-28-513

学针灸学后之感想与经验谈/彭祖寿//针灸杂志.-4-32-199

学针灸学后之感想与经验谈/钱海鳌//针灸杂志.-4-32-481

学针灸学后之感想与经验谈/王青瀛//针灸杂志.-4-32-213

学针灸学后之感想与经验谈/许飞//针灸杂志.-4-32-252

血崩灸治/蒋立人//针灸杂志.-4-34-314

压痛点杂谈/黄学龙//针灸杂志.-4-34-426

牙齿痛的针灸疗法/曾天治//国医公报.-4-25-580

牙疼针效如神/欧阳健//针灸杂志.-4-28-171

牙痛疟疾应针而愈/包学诗//针灸杂志.-4-28-81

牙痛手一摸即不痛再施一针永远除根/刘鉴泉//针灸杂志.-4-29-612

牙痛症多系阳明邪热所致然阳明有手足之分究竟如何辨识宜刺何穴试详言之/刘恕//医学杂志.-2-8-236

牙痛治愈二则/吴德明//针灸杂志.-4-34-312

哑巴立刻言语/汤炳莲//针灸杂志.-4-28-93

咽喉刺法/赵缉庵//医学杂志.-2-8-111

咽喉刺法/赵熙//医学杂志.-2-9-483

咽喉症刺手腕中紫络出血之特效法/林福梨//针灸杂志.-4-31-41

咽头神经麻痹滴水不下之治愈经过/杨医生//针灸杂志.-4-34-458

严重之瘰疬月余全治/钱自严//针灸杂志.-4-34-377

研究针灸方法论/曾天治//中国医药月刊.-5-32-577

研究针灸学之我见/薛时光//针灸杂志.-4-33-367

研究针灸之刍议/孙晏如//针灸杂志.-4-34-13

研究中国旧医尤其注意的是中国针灸学/方慎安//国医砥柱月刊.-5-18-663

研习针灸利己利人读书三月治愈远年风寒咳嗽等症/吴守铭//针灸杂志.-4-28-184

眼疾瘰疬初习针灸立建奇功谓为不可思议/顾石农//针灸杂志.-4-28-84

验案八则/陈西侯//针灸杂志.-4-33-321

验案报告/曾益群//针灸杂志.-4-31-475

验案报告/张达//针灸杂志.-4-31-59

验案报告三则/陈伯范//针灸杂志.-4-32-161

验案报告四则/王序铨//针灸杂志.-4-33-57

验案报告五则/陆学云//针灸杂志.-4-31-61

验案报告五则/杨克容//针灸杂志.-4-31-132

验案二则/王公甫//针灸杂志.-4-32-440

验案二则/王守业//针灸杂志.-4-30-327

验案二则/庄子民//针灸杂志.-4-31-204

验案六则/王聚璠//针灸杂志.-4-30-323

验案七则/陆善仲//针灸杂志.-4-33-411

验案三则/曾霭如//针灸杂志.-4-31-207

验案三则/高芳琴//针灸杂志.-4-30-325

验案三则/金拨云//针灸杂志.-4-33-57

验案三则/彭祖寿//针灸杂志.-4-32-341

验案三则/陶继唐//针灸杂志.-4-30-433

验案三则/熊新//针灸杂志.-4-33-148

验案三则/殷鉴昭//针灸杂志.-4-31-473

验案三则/张永生//针灸杂志.-4-33-324

验案四则/岑志刚//针灸杂志.-4-30-326

验案四则/邓介豪//针灸杂志.-4-31-295.-4-32-343

验案四则/何崇礼//针灸杂志.-4-32-347

验案四则/马进礼//针灸杂志.-4-31-299

验案四则/王陶章//针灸杂志.-4-30-83

验案四则/杨彰德//针灸杂志.-4-33-155

验案五则/黄西园//针灸杂志.-4-29-101

验案五则/潘保群//针灸杂志.-4-31-205

验案五则/袁栋材//针灸杂志.-4-33-325

验案五则/周达三//针灸杂志.-4-32-346

验案一束/中国针灸学研究社//针灸杂志.-4-33-407

验案摘录/林春斋//针灸杂志.-4-32-167

验案治疗歌/程启昶//针灸杂志.-4-32-89

验案治疗歌/何能铃//针灸杂志.-4-33-53

养生灸之研究/詹松波//针灸杂志.-4-31-178

腰痛之针灸疗法/王建南//针灸杂志.-4-34-43

药石不及之神针法灸治验数则/徐文彬//针灸杂志.-4-28-499

药石无灵面神经痉挛特效疗法/曾天治//复兴中医.-5-31-539

液门可消喉外之肿痛/徐朗曦//针灸杂志.-4-28-480

一艾之微能续一线之祀/周午池//针灸杂志.-4-28-275

一封奇特的报告信/俞拊生//针灸杂志.-4-30-162

一封取出断针法的信/裴慎思//针灸杂志.-4-30-76

一封研究针灸八会古法之信书/包鲁昇(问);罗兆琚(答)//针灸杂志.-4-31-256

一封治验妖精附身怪症之函/贺云//针灸杂志

.-4-32-163

一针见血/周燕麟//中国医药月刊.-5-32-22

一针之微能愈邪祟凭身之危证/陈师平//针灸杂志.-4-31-202

一支毫针当宝剑祛邪伏魅庆更生/费季康//针灸杂志.-4-33-145

依书治疗无病不愈/王致中//针灸杂志.-4-28-407

遗精/朱南澄//针灸杂志.-4-30-82

遗精病的针灸疗法/曾天治//国医砥柱月刊.-5-15-450

以掐代针之又一例/颜宗凯//针灸杂志.-4-28-281

以针灸代伤寒方之研究(连载)/陆丽滨//针灸杂志.-4-30-54,137

以指甲代针竟能愈病/陈典周//针灸杂志.-4-28-83

以指甲代针灸治愈疟疾之特效案/宋鹤年//针灸杂志.-4-33-54

以指甲代针灸治愈疟疾之特效疗法/宋鹤年//针灸杂志.-4-33-152

异经/镏文铁//国医砥柱月刊.-5-18-332

阴部毒疮一次特效/邵良谱//针灸杂志.-4-28-295

引吐法/邱茂良//针灸杂志.-4-34-269

用念盈药针治愈两腿肿痛腰膝不能转侧之重症及其他/胡章法//针灸杂志.-4-34-154

用中国针射/针灸杂志社//针灸杂志.-4-28-197

由七损八益悟到针灸治疗/阎丽生//针灸杂志.-4-31-273

由神经生理说明针灸治疗万病之理/曾益群//针灸杂志.-4-28-479

由医中西医不愈之症进而医西医师/曾天治//针灸杂志.-4-28-600

由中西病理说到针灸治病之关系/郭心翔//针灸杂志.-4-29-352

有关砭术孤存之来历/施云翔//针灸杂志.-4-29-281

有关于砭术之学说/施云翔//针灸杂志.-4-29

-282

又一奇症奇效/况乾五//针灸杂志.-4-34-232

余之病体与针灸/中国针灸学研究社//针灸杂志.-4-28-143

俞腧之辨别/张蕴忠//国医公报.-4-21-435

与陈伯范论针法/承淡安//针灸杂志.-4-33-7

与任君养和研究用烙针法/黄眉孙//神州医药学报.-1-46-523

与朱季龙君论针内障秘诀/王静庵//针灸杂志.-4-29-292

玉枕穴之考正/杨华亭//医界春秋.-3-9-162

远年咳嗽之灸法/承淡安//医界春秋.-3-10-448

月经病之种种及其针灸疗法/姜贯虹//光华医药杂志.-4-37-494

月经痛吃药无用针二次见功/张佩垚//针灸杂志.-4-28-194

晕针须知/邱茂良//针灸杂志.-4-28-45

晕针之病理情状与救治法/姚笠舟//医林一谔.-4-11-551

晕针之经验谈/詹松波//针灸杂志.-4-30-414

云翔先生关于论砭术之函件/施云翔//针灸杂志.-4-29-287

孕妇牙痛合谷也能针刺/李议法//针灸杂志.-4-34-150

杂病穴法歌浅说(连载)/唐得之//针灸杂志.-4-31-440.-4-32-64,136

再辨经脉非血管之讹/沈仲圭//三三医报.-2-30-511

再谈针难出穴之种种/吴守铭//针灸杂志.-4-28-475

再引申王孟英运枢机通经络说/俞鉴泉//三三医报.-2-31-265

增补罗兆琚疗症治疗表书后/慧明//针灸杂志.-4-29-171

增补伤寒论六经汇证针灸治疗编(连载)/谢建明//针灸杂志.-4-30-51,129,195

张山雷先生新考正经脉俞穴记诵编序/张锡纯//三三医报.-2-32-416

长灸关元足三里可保健康说/邓介豪//针灸杂志.-4-32-319

长桑君天星秘诀歌浅注/陆斌兆//针灸杂志.-4-32-309

针砭与针灸/施云翔//针灸杂志.-4-29-279

针处肿痛答邓序德/盛心如//光华医药杂志.-4-41-521

针刺暴病卒死之经验/徐世长//医学杂志.-2-4-622

针刺痹症之经验/赵俊//医学杂志.-2-5-251

针刺补泻之刍议/涂振文//针灸杂志.-4-33-120

针刺赤眼肿痛之经验/程哲//医学杂志.-2-5-532

针刺赤游风之经验/李柽平//医学杂志.-2-7-388

针刺疔毒之经验/程守文//医学杂志.-2-3-622

针刺法/章澍周//针灸杂志.-4-28-546

针刺妇人经闭之经验/刘莹//医学杂志.-2-3-121

针刺腹满谵语症/任德元//医学杂志.-2-4-252

针刺腹痛之经验/任福麟//医学杂志.-2-4-118

针刺喉咙乳鹅子经验/程守文//医学杂志.-2-5-398

针刺结胸症之研究/程哲//医学杂志.-2-4-449

针刺疗法治疗遗尿症实验的初步报告/刘民英//针灸杂志.-4-34-273

针刺略述/任农轩//神州医药学报.-1-47-379

针刺目盲之经验/徐世长//医学杂志.-2-3-119

针刺努肉侵睛之症/冯布棠//医学杂志.-2-3-368

针刺期门穴之研究/程哲//医学杂志.-2-4

-447

针刺述古/叶劲秋//国药新声.-5-23-66

针刺缩阳脱阳症之经验/张燮真//医学杂志.-2-4-624

针刺腿病之经验谈/曹鸿文//医学杂志.-2-14-515

针刺腿痛经验/冯兆乾//医学杂志.-2-4-251

针刺小儿惊风之研究/程哲//医学杂志.-2-6-551

针刺治效之研究/承淡安//杏林医学月报.-3-19-360

针刺治愈脑膜炎证之经验谈/詹松波//针灸杂志.-4-32-476

针道难补易泻之研究/朱格一//医学杂志.-2-3-500

针法补泻多用呼吸法固良矣如遇危病人不能呼吸者诊其脉可施救治当用何法并用何穴以应之/孙景渊//医学杂志.-2-2-128

针法有补泻迎随说/萧葵日//神州国医学报.-4-16-96

针各种喉症特效法/朱清泰//针灸杂志.-4-30-426

针狗奇闻/张养田//针灸杂志.-4-29-170

针狗奇闻之研究/黄学龙//针灸杂志.-4-31-261

针鬼(神经失常)二例/钱久豪//针灸杂志.-4-34-75

针后成疮之研究/徐世长//医学杂志.-2-9-589

针经补泻手术古义句解/余德仓//针灸杂志.-4-31-443

针经补泻手术古义新解/刘根邦//针灸杂志.-4-29-58

针灸按摩在中国医学上及治疗上之价值/唐镜生//医学杂志.-2-16-359

针灸便览表(连载)/罗兆琚//针灸杂志.-4-28-29,127,237,345,445,559

针灸便于汤药说/胡丰然//针灸杂志.-4-29-241

针灸补泻之我见/袁介亭//针灸杂志.-4-33

－206

针灸补泻之研究/赵琼轩//现代中医.-4-42-473 //针灸杂志.-4-32-40

针灸常识/莫集贤//针灸杂志.-4-28-574

针灸成绩报告(连载)/彭祖寿//针灸杂志.-4-28-615.-4-31-134

针灸成绩报告书/朱炳熙//针灸杂志.-4-28-596

针灸带症/原干堂//医学杂志.-2-3-367

针灸法之疗毒/王静庵//针灸杂志.-4-33-275

针灸法治疗花柳毒浊杨梅干疗小引/王静庵//针灸杂志.-4-33-15

针灸赋/罗燕南//针灸杂志.-4-30-19

针灸功用与药饵等/许世长//医学杂志.-2-7-387

针灸关元诸穴可受胎/李英才//医学杂志.-2-6-120

针灸和十二经/蔡月波//国医砥柱月刊.-5-16-632

针灸纪验/焦拯民//复兴中医.-5-31-568

针灸讲座(经穴之考正)(连载)/董德懋//中国医药月刊.-5-32-91,133,169,205,254,301,337

针灸讲座(经穴之考正)(连载)/乃兴//中国医药月刊.-5-32-376,413

针灸讲座(绪言)(连载)/董德懋//中国医药月刊.-5-32-27,59

针灸解答/焦勉斋//中国医药月刊.-5-33-378

针灸科亟宜提倡说/傅鼎元//中医世界.-3-37-331

针灸孔穴症治汇集(连载)/叶劲秋//国药新声.-5-28-245,409 //国医新声.-5-27-359

针灸量穴取寸表/郑伯高//针灸杂志.-4-32-52

针灸疗病法在医药上价值及其弊害/陈碧川//国医公报.-4-22-79

针灸疗法的重要性及其原理/朱琏//针灸杂志.-4-34-171

针灸疗法在疟疾治疗上的功效/张耀光//针灸杂志.-4-34-447

针灸疗法在寿县的劳动群众中实践报导/袁文轩//针灸杂志.-4-34-430

针灸论/纪良臣//国医正言.-5-3-39

针灸漫谈/糜雪亭//国医杂志.-4-6-319 //医界春秋.-3-10-9

针灸秘传经验法/陈贤锦(编述);温敬修(校正)//光华医药杂志.-4-41-594

针灸能根本治疗中西医士不能治疗之疾病/许兰圃//针灸杂志.-4-28-366

针灸疟疾前后在显微镜下检验治疗录/吴基厚//针灸杂志.-4-34-37

针灸配合西药治愈鹅口疮之一斑与学理/朱未末//针灸杂志.-4-34-210

针灸奇闻二则/刘维嵩//针灸杂志.-4-29-658

针灸浅说/萧葵日//神州国医学报.-4-16-137

针灸擅治失眠症/詹松波//国医砥柱月刊.-5-16-539 //针灸杂志.-4-32-131

针灸神验记/王青瀛(治疗);彭问苍(笔记)//针灸杂志.-4-33-290

针灸失传说/李思侗//医学杂志.-2-8-620

针灸实验歌/高正民//针灸杂志.-4-31-56

针灸是治疗术之一种治疗宜以诊断为重诊断即是望闻问切之四诊论/谢建明//针灸杂志.-4-28-536

针灸术触电疗法针灸师如电力厂之新学说/罗兆琚//针灸杂志.-4-30-58

针灸术关于神经生理之特征/黄述岐//针灸杂志.-4-32-60

针灸术关于四时八节五行甲子人神禁忌之讨论/陈松茂//针灸杂志.-4-33-30

针灸术急应研究改善/王乐亭//北平医药月刊.-5-9-173

针灸术漫谈/糜雪亭//杏林医学月报.-3-19-547

针灸术与神经官能之关系说/罗兆琚//针灸杂志.-4-33-29

针灸术在法国/梅瘦//针灸杂志.-4-31-423

针灸术之价值/曾益群//针灸杂志.-4-28-362

针灸术之特点/赵琼轩//针灸杂志.-4-32-21

针灸术之消毒法/焦勉斋//中国医药月刊.-5-32-429

针灸术之优点/赵琼轩//现代中医.-4-42-389

针灸水肿蛊症之经验/刘占魁//医学杂志.-2-4-496

针灸说略(连载)/赵琼轩//中医世界.-3-35-334,436

针灸随笔/胡志芬//针灸杂志.-4-32-395

针灸琐谈/杨医亚//文医半月刊.-5-14-168

针灸讨论会治法选刊/牛大业//医学杂志.-2-2-132

针灸特效报告三则/余祥之//针灸杂志.-4-32-91

针灸图考(连载)/杨华亭//国医公报.-4-23-87,205.-4-24-195,303,419.-4-25-91

针灸问答(连载)/中国针灸学研究社//针灸杂志.-4-28-21,119,225,331,433,547.-4-29-23,141,249,361,475,593.-4-30-43,121,187

针灸问答/焦勉斋//中国医药月刊.-5-33-313

针灸问答/汪石山(原著);谢建明(校正)//针灸杂志.-4-33-219

针灸消毒法说/罗兆琚//针灸杂志.-4-29-406

针灸邪祟之经验/徐世长//医学杂志.-2-9-375

针灸心得述略/张启平//光华医药杂志.-4-36-461

针灸绪论/徐立孙//复兴中医.-5-31-361

针灸学术各种治疗法之研究/邱茂良//针灸杂志.-4-34-126

针灸学术之价值/任庆鹏//针灸杂志.-4-33-373

针灸学中国最古发明(连载)/医界春秋社//医界春秋.-3-9-506,541

针灸血崩治验记/张志成//针灸杂志.-4-33-236

针灸沿革漫谈/温敬修//国医公报.-4-24-80

针灸验案/蔡任洪//针灸杂志.-4-34-228

针灸验案/萧樾庭//国医砥柱月刊.-5-17-162

针灸验案八则/曾益群//针灸杂志.-4-30-156

针灸验案八则/戴炳宸//针灸杂志.-4-29-213

针灸验案八则/李沛原//针灸杂志.-4-29-322

针灸验案八则/周达三//针灸杂志.-4-29-108

针灸验案八则/朱炳熙//针灸杂志.-4-29-220

针灸验案八则/庄子民//针灸杂志.-4-29-432

针灸验案二则/曾益群//针灸杂志.-4-29-324

针灸验案二则/唐家彦//针灸杂志.-4-29-215

针灸验案九则/黄润生//针灸杂志.-4-29-320

针灸验案六则/黄仲平//针灸杂志.-4-29-317

针灸验案六则/贾景星//针灸杂志.-4-29-105

针灸验案七则/邓介豪//针灸杂志.-4-29-315

针灸验案七则/唐镜南//针灸杂志.-4-29-107

针灸验案七则/许锡衡//针灸杂志.-4-29-103

针灸验案三则/樊干卿//针灸杂志.-4-29-216

针灸验案三则/刘鉴泉//针灸杂志.-4-30-431

针灸验案三则/戚永济//针灸杂志.-4-34

－224

针灸验案三则/宋仁峻//针灸杂志.－4－29－435

针灸验案三则/覃朝桂//针灸杂志.－4－29－219

针灸验案三则/张养田//针灸杂志.－4－29－434

针灸验案四则/高正民//针灸杂志.－4－29－545

针灸验案四则/俞拊生//针灸杂志.－4－29－436

针灸验案四则/周正//针灸杂志.－4－29－648

针灸验案五则/高正民//针灸杂志.－4－29－431

针灸验案五则/朱炳熙//针灸杂志.－4－29－111

针灸医案二则/陶斗元//中医指导录.－3－38－545

针灸医案四则/卢觉愚//针灸杂志.－4－28－389

针灸医话(连载)/承淡安//杏林医学月报.－3－18－104,147,180//针灸杂志.－4－28－47

针灸医师应持之态度/李正芳/针灸杂志.－4－34－272

针灸医事常识前言/承为奋//针灸杂志.－4－34－49

针灸遗精病之验案/张志成//针灸杂志.－4－33－236

针灸遗精咳嗽之效果/邓伯琨//针灸杂志.－4－32－437

针灸应如何而后可以流行普遍应如何而后可以合乎科学论/彭祖寿//针灸杂志.－4－32－209

针灸应如何而后可以流行普遍应如何而后可以合乎科学论/王公甫//针灸杂志.－4－32－236

针灸应如何而后可以流行普遍应如何而后可以合乎科学论/王青瀛//针灸杂志.－4－32－217

针灸与寒热虚实表里说/连硕庭//针灸杂志.－4

－32－24

针灸与汤液适用之比较/沈波涵//针灸杂志.－4－30－179

针灸与汤液优劣之比较/赵尔康//针灸杂志.－4－29－176

针灸与用药法同而效较捷论/庄子民//针灸杂志.－4－31－85

针灸与注射/李健颐//针灸杂志.－4－30－29

针灸原理之探讨/夏雨苍//中国医药月刊.－5－32－329

针灸原理之我见/孙晏如//医界春秋.－3－8－223

针灸运动的小意见/曾益群//针灸杂志.－4－28－543

针灸杂谈/承淡安//医林一谔.－4－8－77

针灸在甘肃皋兰阿干区/中国针灸学研究社//针灸杂志.－4－34－437

针灸在治疗上之价值/傅顶员//中医世界.－3－37－242

针灸脏腑经络论(一)至(二)/纪良臣//国医正言.－5－3－139,188

针灸之古今与趣谈/费季康//针灸杂志.－4－30－34

针灸之生理作用说/罗兆琚//针灸杂志.－4－29－60

针灸之效能/英和//中国医药月刊.－5－32－331

针灸治病论/王六冲//国医正言.－5－4－31

针灸治病之感言/李健颐//针灸杂志.－4－30－30

针灸治疗表/彭祖寿//针灸杂志.－4－29－217

针灸治疗成绩/彭祖寿//针灸杂志.－4－30－155

针灸治疗成绩报告三则/张心一//针灸杂志.－4－31－297

针灸治疗成绩报告四则/李侠风//针灸杂志.－4－33－55

针灸治疗介绍/鲁斐然//针灸杂志.－4－34－99

针灸治疗十大难关之打破/曾天治//针灸杂志.－4－28－146

针灸治疗时间之经济谈/牟学允//针灸杂志.-4
-32-162

针灸治疗头痛眩晕之经验谈/焦勉斋//中国医
药月刊.-5-33-41

针灸治疗学助治方备考(连载)/卞率庄//针灸
杂志.-4-29-511,613

针灸治疗验案/焦勉斋//中国医药月刊.-5-32
-135

针灸治疗验案二则/孟昭堂//针灸杂志.-4-33
-323

针灸治疗验案十则/李临氏//针灸杂志.-4-32
-503

针灸治疗与方剂治疗之比较/许启敏//针灸杂
志.-4-29-172

针灸治疗与汤药治疗优劣说/汪儒林//针灸杂
志.-4-28-15

针灸治疗之三意见/周伯勤//针灸杂志.-4-28
-198

针灸治疗之我见/朱丽源//针灸杂志.-4-28
-476

针灸治验报告/黄俊民//针灸杂志.-4-34
-226

针灸治验报告录/丁镜//针灸杂志.-4-28
-500

针灸治验五十证/杨克容//针灸杂志.-4-29
-387

针灸治验五则/李正芳//针灸杂志.-4-34
-305

针灸治验医案/夏景岐//针灸杂志.-4-28
-608

针灸治愈急惊一则/吕春山//针灸杂志.-4-28
-192

针灸治愈疟疾痈疽验案/董龙文//针灸杂志.-4
-28-296

针灸治愈疟疾之研究/涂武杰//国医公报.-4-
25-214

针灸治愈奇喘症/伍治成//针灸杂志.-4-32
-443

针灸治愈湿疮案/黄植勋//针灸杂志.-4-32
-504

针灸治愈小儿脐风病验案/童爱仁//针灸杂志
.-4-33-411

针灸治愈悬梁自缢急救报告/间焕廷//针灸杂
志.-4-32-502

针灸治愈阳萎症之验案/赵尔康//针灸杂志.-4
-29-291

针灸治愈中西医师医治不效之脑膜炎症/赵连
生//针灸杂志.-4-28-82

针灸中之异端邪说(辟人神禁忌说)/赵琼轩//
现代中医.-4-42-474

针灸中之异端邪说/赵琼轩//针灸杂志.-4-32
-42

针灸种类谈/姜鑫//针灸杂志.-4-32-43

针救急症十二则/郑沛然//针灸杂志.-4-28
-289

针科变迁史中之概观/间震中//针灸杂志.-4-
33-369

针科常识问题/承淡安//针灸杂志.-4-34
-363

针科浅说/姜振勋//现代中医.-4-43-449

针疗谈/费梦萼//医界春秋.-3-5-364

针难出穴之种种/承淡安//针灸杂志.-4-28
-152

针能催生不让西医注射/薛广兴//针灸杂志.-4
-28-508

针能救治中风之原理论/袁介亭//针灸杂志.-4
-32-418

针能救治卒倒之原理/李简青//针灸杂志.-4-
32-133

针能救治卒倒之原理案/李简青//针灸杂志.-4
-33-34

针能救治卒倒之原理案/王聚瑶//针灸杂志.-4
-32-313

针儒(连载)/陈明//利济学堂报.-1-2-279,
375,473

针术补泻之奏效须明心理哲理说/焦勉斋//中
国医药月刊.-5-32-339

针术得气之研究/郭忠堂//医学杂志.-2-2
-526

针术运气之经验谈/焦勉斋//中国医药月刊.-5

-32-394

针述闲谈/李菊荪//复兴中医.-5-31-273

针天枢等穴能下蛔虫之验案一则/李正芳//针灸杂志.-4-34-224

针学古义说/胡剑华//针灸杂志.-4-28-221

针魔一则/姚隐樵//针灸杂志.-4-34-212

针药合用记录/张茂甫//针灸杂志.-4-34-113

针有意想不到之奇效/宋仕俊//针灸杂志.-4-28-276

针与单方救治了全村霍乱/蒋立人//针灸杂志.-4-34-313

针与灸异同论/汪儒林//针灸杂志.-4-28-114

针愈蛊胀重症之验案/费季康//针灸杂志.-4-31-471

针愈黄疸怔忡验案/郑沛然//针灸杂志.-4-31-130

针愈食河豚中毒之验案/林少逸//针灸杂志.-4-30-84

针愈小儿危急症验案/郑沛然//针灸杂志.-4-31-131

针愈中风偏枯症候的验案/赵仲芬//针灸杂志.-4-34-70

针晕之原因/徐世长//医学杂志.-2-7-119

针之补泻宜以科学眼光研究说/陈治平//针灸杂志.-4-32-320

针之经脉/[法]苏列德摩郎(原著);刘郁周(译)//针灸杂志.-4-33-98

针之制造表/彭涤生//针灸杂志.-4-30-403

针治怪症奇闻/戴柏谦//针灸杂志.-4-34-232

针治疗验案一则/林谦甫//针灸杂志.-4-32-441

针治脑脊髓膜炎灵效验案/姚薰成//针灸杂志.-4-34-220

针治疟疾症之经验/徐世长//医学杂志.-2-3-237

针治四日难产之奇效/徐朗曦//针灸杂志.-4-32-88

针治须知/阚勉//医学杂志.-2-1-341

针治一切喉症/梁大嵋//医学杂志.-2-3-236

针中脘穴何以能止暑期的呕吐病/秦振声//光华医药杂志.-4-40-128//针灸杂志.-4-32-59

整理针灸的一点感言/王鸣盛//复兴中医.-5-31-360

整理针灸感言书后/时逸人//复兴中医.-5-31-430

正经与奇经之意义/何一龙//针灸杂志.-4-32-238

正经与奇经之意义/江士瑜//针灸杂志.-4-32-225

正经与奇经之意义/彭祖寿//针灸杂志.-4-32-207

证明姜君之偷针眼特效法/王武权//针灸杂志.-4-32-434

证明五脏五腧以应五时及针砭补泻之研究/李思侗//医学杂志.-2-8-487

指力与心神并重论/江士瑜//针灸杂志.-4-32-225

指力与心神并重论/彭祖寿//针灸杂志.-4-32-210

指力与心神并重论/睦伯华//针灸杂志.-4-32-249

指力与心神并重论/王公甫//针灸杂志.-4-32-237

指力与心神并重论/王青瀛//针灸杂志.-4-32-219

治虫蛀牙痛特效法/张国璜//针灸杂志.-4-32-78

治干湿脚气之吾见/周伯勤//针灸杂志.-4-28-197

治横痃之奇穴/夏慧君//针灸杂志.-4-30-151

治喉秘法/吴守铭//针灸杂志.-4-29-302

治患疗者之验案/胡智民//针灸杂志.-4-33-308

治疗报告/徐寿如//针灸杂志.-4-28-505

治疗霍乱针灸之简易特效术/焦勉斋//中国医

药月刊.-5-32-498

治疗口眼歪斜症之经验谈/章芳圃//针灸杂志.-4-28-374

治疗配穴法歌括/刘蛰农//针灸杂志.-4-29-397

治疗特效四项/朱从五//针灸杂志.-4-34-373

治疗未效四项/朱从五//针灸杂志.-4-34-375

治疗小便不通特效歌/刘鉴泉//针灸杂志.-4-31-255

治疗验案报告二则/张国璜//针灸杂志.-4-32-87

治男人脖子生气瘰方/于立基//针灸杂志.-4-31-192

治水肿膨胀之管见/周伯勤//针灸杂志.-4-28-199

治小儿脐风秘法/林春斋//针灸杂志.-4-31-191

治小儿脐风秘方/未署名//针灸杂志.-4-31-463

治小儿脐风特效之刮刺法/王仲芳//针灸杂志.-4-32-494

治邪祟附身歌/彭朝仁//针灸杂志.-4-33-50

治验成绩报告/魏世兴//针灸杂志.-4-28-604

治验成绩报告四则/王仲芳//针灸杂志.-4-32-348

治验三则/侯彦之//针灸杂志.-4-32-442

治验三则/任大衡//针灸杂志.-4-33-237

治验瘰气病报告书/苏树英//针灸杂志.-4-34-223

治愈产妇无乳后之研究/刘振邦//针灸杂志.-4-30-209

治愈瘰病之报告/王郁章//针灸杂志.-4-30-432

治愈溺血重症之报告/陈际虞//针灸杂志.-4-33-151

治愈五年肝胃腿部风湿等症/牧醒震//针灸杂志.-4-28-509

治愈泄泻症报告/竹鉴灿//针灸杂志.-4-34-75

治愈走动如木疼痛欲折之腰病验案/彭祖寿//针灸杂志.-4-32-501

致同学书(说明瘰病之灸法)/李剑奇//针灸杂志.-4-30-75

中风门风中脏腑治疗之研究/邓介豪//针灸杂志.-4-30-63

中风脑膜炎以及热病昏冒不宜灸百会穴之我见/童芳圃//针灸杂志.-4-28-470

中风险症一经针治转危为安/欧阳健//针灸杂志.-4-28-174

中风宜针灸说/丁尧镜//针灸杂志.-4-29-188

中风之针灸疗法(中风各证取穴之一斑)/蒋景山//现代中医.-4-42-475

中国古有的针灸术远胜于近代之X线电疗紫外线组织疗法/刘默之//针灸杂志.-4-34-349

中国经络学之剖视(连载)/范行准//中西医药.-5-9-506.-5-10-110

中国针灸疗能新论/陆善仲//针灸杂志.-4-34-22

中国针灸术之实效/糜雪亭//神州国医学报.-4-14-377

中国针灸术之在日本(连载)/张锡君//光华医药杂志.-4-37-124,223,416

中国针灸医术为世界信用之微考/王乐亭//国医砥柱月刊.-5-15-452

中国针灸在法国/[法]德莫让(著);刘郁周(译)//针灸杂志.-4-33-269

中国针术所能治者维何/[法]苏列德摩郎(著);刘郁周(译)//针灸杂志.-4-33-13

中国针术与内分泌/宋国宾//国医砥柱月刊.-5-15-566

中国针术在欧洲/刘郁周//针灸杂志.-4-32-460

中西医生不能治愈之疾病针灸术竟能治愈之/曾天治//针灸杂志.-4-28-602

中西针法会通说/王一仁//医学杂志.-2-12-527

中医的灸法/叶劲秋//国药新声.-5-26-243

中医与针灸/曾天治//文医半月刊.-5-14-243

肘后歌浅注(连载)/秦振生//针灸杂志.-4-33

－286

肘后歌浅注(连载)/秦振声//针灸杂志.-4-33
－204

诸痹宜针引阳气/秦伯未//中医杂志.-2-20
－221

祝由与针灸/杨彰德//针灸杂志.-4-33-173

专用灸术治愈洞泄/袁文轩//针灸杂志.-4-34
－222

子宫癌之止痛灸/宋鸿琦//针灸杂志.-4-34
－278

子午流注灵龟八法取穴与治病用法试详言之/
徐世长//医学杂志.-2-5-394

自疗痔疾之特效法/祖新华//针灸杂志.-4-31
－466

总括鲁斐然博士对于针灸之学理观法/龙//针
灸杂志.-4-34-352

足三里尚能治一般呕吐/黄学龙//针灸杂志.-4
－34-42

足酸痛之治愈/卢亚冠//针灸杂志.-4-28
－394

最新经穴学/苏锦全//国医砥柱月刊.-5-16
－627

坐骨神经痛之针灸疗法/中国针灸学研究社//
针灸杂志.-4-34-451

5.2　推拿

按摩法(一)至(三)/叶劲秋//国医导报.-5-30

－44,98,224

按摩疗法/胡凌云//针灸杂志.-4-28-516

按摩说/秦国桢//医学杂志.-2-11-194

按摩须知/阚勉//医学杂志.-2-1-239

按摩学概说/王震辉//国医砥柱月刊.-5-16
－529

按摩医术之传授/未署名//绍兴医药学报.-1-
10-202

按摩之原始/阚勉//医学杂志.-2-1-455

家庭按摩术/刘福民//中国医药月刊.-5-32
－198

讲述推拿医术起源与功效/钱健民//国医公报
.-4-23-405

拿百会昆仑能止惊搐之秘法/费季康//针灸杂
志.-4-30-421

推拿医术(连载)/钱健民//国医公报.-4-23-
337,461.-4-24-83,201,309

推拿与小儿生理之关系/许公岩//现代中医.-4
-42-477

我国推拿之治术考(连载)/刘泗桥//自强医学
月刊.-3-40-50,138

用按摩术治疗霍乱秘法/朱焕南//针灸杂志.-4
-31-41

运气法/杨星垣//医学杂志.-2-4-169

中国按摩术在医学史上之地位/龚醒斋(讲);朱
楚帆(记)//光华医药杂志.-4-39-331//国
医公报.-4-25-227

中国宜推行按跷却病之建议/刘景川//沈阳医
学杂志.-3-2-215

6　药物、方剂

按目前全国中医之程度及国民之经济力量宜采取何种方法改良中药以收通行无阻普及全国之功效/路登云//医学杂志.-2-18-490

按目前全国中医之程度及国民之经济力量宜采取何种方法改良中药以收通行无阻普及全国之功效/孙继祖//医学杂志.-2-18-488

北方最大之国药市场安国县调查(连载)/郑合成//光华医药杂志.-4-35-119,196,259,505,584.-4-36-60,126,196,281,484,567

答春仙君问铁汁与四物汤补血之比较/张锡纯//绍兴医药学报星期增刊.-1-21-469

方药碎语(连载)/沈仲圭//神州国医学报.-4-14-104,206,443

方药之奥义/王祥瑞//现代中医.-4-42-279

论治病宜用药不宜用方/陆成一//绍兴医药学报.-1-20-258

日本药理学会演说中关于中药的研究报告/小帆(译)//医林一谔.-4-11-212

汤膏丸散各有所宜说/景仰山//沈阳医学杂志.-3-2-313

问方药入腹之能力/刘希文//绍兴医药学报星期增刊.-1-22-13

朽药与新方/高思潜//绍兴医药学报星期增刊.-1-22-251

整理国药业丸散药方之商榷/骆筱峰//光华医药杂志.-4-36-271

中药与方剂之改良/陆闻鸿//华西医药杂志.-5-36-17

6.1　药物

阿片之害/李健颐//中医杂志.-2-28-190

阿司必林治疗成绩之报告/陈国祥//中西医学报.-1-24-501

艾叶/朱正馥//复兴中医.-5-31-380

艾之丛谈/间震中//针灸杂志.-4-31-31

安的敷退肿之神速/赵思函//国医导报.-5-30-67

安乐泻片治我多年肠瘴/徐炳文//国医导报.-5-29-306

安胎之灵药/同春//医界春秋.-3-11-328

安胃铝省/国药新声杂志社//国药新声.-5-23-527

奥克锡丹/国药新声杂志社//国药新声.-5-22-609

巴豆/张植林//医林一谔.-4-8-539

巴豆/赵敦簏//国医砥柱月刊.-5-18-153

巴豆之研究/丁叔廉//医学杂志.-2-14-50

白矾解砒毒(秋灯丛话)/广东中医杂志社(辑)//中医杂志(广东).-3-4-83

白芨对于吐血之特效/沈仲圭//中医世界.-3-25-117

白芨之研究/王慎轩//医界春秋.-3-12-58

白木耳之研究/周振汉//华西医药杂志.-5-37-489

白木耳之栽培与干燥法/刘醒群//光华医药杂志.-4-39-525

白芍药研究/章次公//光华医药杂志.-4-35-316

白芍药之研究/许小士//国医公报.-4-23-93,211//中国医药月刊.-5-33-500

白术黄芩说/陈无咎//医界春秋.-3-7-248

白术解/张锡纯//绍兴医药学报.-1-19-523

白头翁研究之余义/许小士//中医世界.-3-25-412

白头翁之研究/许小士//医界春秋.-3-6-498

白头翁之研究/章次公//自强医学月刊.-3-40

－39

白头翁之真伪考/周蔚岑//北京医药月刊.－5－
21－136

白芷之栽培法/董华农//华西医药杂志.－5－37
－418

百草谈/朱沫//新中医刊.－5－19－133

百合马兜铃辩/任应秋//文医半月刊.－5－14
－641

百合栽培法/徐友文//光华医药杂志.－4－40
－223

班蝥/邓直哉//杏林医学月报.－3－23－276

斑蝥之研究/杨赞民//中医杂志.－2－28－217

半边莲(连载)/张长民//华西医药杂志.－5－36
－217,270

半夏/高思潜//绍兴医药学报.－1－19－109

半夏之研究/张治河//现代中医.－4－43－202

半夏之研究/章次公//自强医学月刊.－3－40
－269

蚌壳粉治胃痛之研究/黄国材//医学杂志.－2－
7－355

蚌水治马脾风有特效/戴慈惠//光华医药杂志
.－4－38－454

薄荷/汪浩权//复兴中医.－5－31－564

薄荷的栽培法/徐友文//光华医药杂志.－4－40
－46

薄荷之研究/黄英//国药新声.－5－23－394

薄荷之研究/王念兹//医林一谔.－4－11－380

贝类中之含素/孙联甫//神州医药学报.－1－47
－30

贝麻尔/国药新声杂志社//国药新声.－5－24
－425

贝母/崔真吾//中医杂志.－2－19－255

贝母/黄劳逸,沈仲圭//自强医学月刊.－3－41－
199

贝母半夏功用之研究/米焕章//医学杂志.－2－
8－456

贝母栽培法/裘吉生//三三医报.－2－30－263

贝母之研究/汪慎之//国医砥柱月刊.－5－17
－611

贝母之研究/张益谦//国医杂志.－4－13－265

本草经葛根三消渴身大热名医别录葛根疗伤寒
中风头痛解肌发表出汗开腠理生葛汁大寒疗
消渴伤寒壮热合解/张山雷//绍兴医药月报
.－2－38－21

本草经牛膝主治寒湿痿痹之寒字应更正为热字
之我见/张鸿生//杏林医学月报.－3－22
－463

本草释迷举例/佛雏//医学杂志.－2－14－436

本草小记/马齿苋/谢诵穆//中国医药月刊.－5
－33－176

本草新诠:大黄(连载)/周雪樵//医学报.－1－4
－25,40

本草新诠:肉桂(连载)/周雪樵//医学报.－1－4
－41,57,86

本草新诠:罂粟(鸦片)/周雪樵//医学报.－1－4
－103

本草新诠:罂粟壳(鸦片)/周雪樵//医学报.－1
－4－86

本草选旨(一)至(十六)/间立煜,间立炳(手
授);间陛(辑);王雪楼(投)//中医杂志.－2－
22－295,503.－2－23－117,333,485.－2－24
－109,219,377.－2－25－83,247,401.－2－
26－85,245,411.－2－27－83,251,377

本草异名小录/陈惠民//现代中医.－4－42－
318

本草之新药理/周梦白,王励夫//中医世界.－3
－36－53

本草治疗效用释例/姜春华//华西医药杂志.－5
－36－15

毕澄茄利尿治验谈/张泽霖//医林一谔.－4－8－
387

荜拨何以治疟/郑新光//光华医药杂志.－4－35
－133

草薢质疑/庄憩樵//现代中医.－4－42－391

蓖麻油之中西异性说/裘吉生//绍兴医药学报
.－1－12－218

碧荫书屋药物论二则(麻黄甜瓜蒂)/翟冷仙//
医学杂志.－2－14－153

辨东人诸子氏论人参/张锡纯//医学杂志.－2－
1－551

辨假轻粉/潘树仁//中国医药月刊.-5-32-412

辨人参之真伪/陈守真//绍兴医药学报.-1-17-530

辨时君逸人咳嗽用杏仁遗害说/包农辅//绍兴医药学报.-1-15-163

辨五轮病源用药法/王肖舫//绍兴医药学报.-1-16-347

辨血竭/葛介人//绍兴医药学报.-1-18-35

辨中药之真伪/王莘生//中医杂志.-2-20-105

鳖/潘如桐//中医世界.-3-31-567

鳖甲功用之研究/陈芝高//国医砥柱月刊.-5-17-475

别直参辨伪/心痕女士//国医砥柱月刊.-5-16-443

别直参功效伟大之我见(连载)/王治华//国医砥柱月刊.-5-15-508,565

槟榔疑问/未署名//医学公报.-1-6-564

丙种维他命与热病/汪肇中//国医导报.-5-29-410

补益药概论/陈玉林//中医指导录.-4-3-359

补益药概论/杨宇昌//中医指导录.-4-1-408

不可忽略之国产药材/周邦俊//中西医药.-5-10-99

采参/裘吉生//绍兴医药学报.-1-12-295

采人参的神秘/一叟//光华医药杂志.-4-35-500

采药杂录/杨焕文//医学杂志.-2-9-339

参观医专听见关于药学方面的几句话/狄嘉箴//苏州国医杂志.-5-2-461

参三七/周镇//绍兴医药学报.-1-18-517

参三七记验/张锡纯//中医杂志.-2-24-85

参之研究(连载)/赵芪臣//医学杂志.-2-1-78,199

苍白术功用之比较远志之涤痰开心窍/黄彝鼎//医界春秋.-3-5-426

苍白术功用之研究/杨医亚//文医半月刊.-5-14-123

苍耳草膏治愈麻风之明征/陈应期//医林一谔.-4-11-38

苍耳草能治麻风病之报告/中医指导录杂志社//中医指导录.-4-2-398

苍耳草能治麻风之传闻/未署名//医林一谔.-4-9-387

苍耳草治大麻风之研究(连载)/章鹤年//光华医药杂志.-4-35-104,177

苍耳草治麻风/未署名//国医杂志.-4-6-188

苍耳子之药性及功用/姚兆培//医林一谔.-4-10-77

藏红花考录/沈慎斋//三三医报.-2-30-561

藏红花栽培法/张若霞//绍兴医药学报.-1-12-217

草果之功用/孙秉公//中医杂志.-2-25-104

草河车/马叔循//绍兴医药学报.-1-17-296

草红花(连载)/朱正馥//中国医药月刊.-5-33-75,104

草木治病论/何志仁//绍兴医药学报.-1-18-154

茶花与鷄头婆治痢之神效/陈典周//医界春秋.-3-10-103//医林一谔.-4-10-165

茶叶之医疗作用/沈仲圭//医学杂志.-2-14-49

柴胡(连载)/章次公//新中医刊.-5-20-257,297//自强医学月刊.-3-40-522,573

柴胡成分之分析/[日]荒木忠郎(著);章次公(译)//中国医药月刊.-5-33-528

柴胡对于表热久羁之疗效/张泽霖//医界春秋.-3-9-502

柴胡葛根桔梗牛蒡之临床研究/朱小南//新中医刊.-5-20-575

柴胡考/龚敏//神州医药学报.-1-44-470

柴胡可否治疟/沈仲圭//神州国医学报.-4-14-486

柴胡可否治疟之研讨/朱颂陶//神州国医学报.-4-14-587

柴胡能否治胃肠病之商榷/单培根//国医导报.-5-29-353

柴胡与厚朴/张稼新//复兴中医.-5-31-199

柴胡之标准用法/盛心如//中国医学.-5-34

-111

柴胡治疟之探讨/黄仲贤//中医新生命.-5-6-325

柴胡治疟之我见/祝天一//中医杂志.-2-21-470

柴胡治少阳病之研究/单培根//中国医药月刊.-5-33-340

蝉衣酒治破伤风之来历/余无言//国医导报.-5-30-175

蟾酥/黄劳逸//国药新声.-5-23-317

蟾酥/静庵//新中医刊.-5-19-303

产后不可用白芍辨/孙延绮//沈阳医学杂志.-3-3-192

产后忌用黑姜说/竹芷熙//绍兴医药学报.-1-11-486

常绿树/未署名//杏林医学月报.-3-20-478

常山(连载)/许小士//自强医学月刊.-3-41-189,273

常山生用及与甘草同用俱无引起呕吐作用/舒啸//光华医药杂志.-4-36-479

常山药垦实录/萧世彬//新中华医药月刊.-5-35-532

常山药垦之生活/黄灿//新中华医药月刊.-5-35-519

常山育苗经验谈/周正//新中华医药月刊.-5-35-521

常山之功用/高思潜//三三医报.-2-29-132

常山之研究/沈仲圭//医界春秋.-3-6-199

常山治疟之效能及应用之粉剂/丘启明//医界春秋.-3-13-32

常山种植实验场之鸟瞰/韩武动//新中华医药月刊.-5-35-511

常蜀截疟辨/杨宝善//中西医学报.-1-23-179

常用药之经验谈/廖浚泉//现代中医.-4-43-303

车前/未署名//新中医刊.-5-20-486

车前草有效成分之生理作用/薄桂堂//医学杂志.-2-3-225

赤白芍辨/沈思诚//神州医药学报.-1-44-42

赤白芍药在临床上之实验/何宽//神州国医学报.-4-16-445

赤箭天麻之研究/翟冷仙//医界春秋.-3-9-256

赤石脂/杨医亚//文医半月刊.-5-14-139

赤小豆/叶达仁//国医导报.-5-30-124

虫类与通经/章次公//新中医刊.-5-19-147

崇旋覆/张体元//国医杂志.-4-12-237//杏林医学月报.-3-16-473

樗根白皮之研究/沈仲圭//医界春秋.-3-13-88

川贝与象贝异同考/丁叔廉//杏林医学月报.-3-19-210

川省药材之出产应用与整理/陈郁//华西医药杂志.-5-36-422

川芎与外因中风/高思潜//绍兴医药学报.-1-18-521//中医杂志.-2-27-266

穿山甲有止血奇功/黄星楼//光华医药杂志.-4-36-394

创制精液丹丸汤药汁说/张叔鹏//神州医药学报.-1-45-537

垂丝柳解/卢朋著//杏林医学月报.-3-17-528

春江验案用药补释/光华医药杂志社//光华医药杂志.-4-38-461

纯碱易罹喉症说/杨燧熙//绍兴医药学报.-1-10-331

纯金药用否定论/梁卓谋//新中医刊.-5-20-223

慈孝竹治愈趸嗽片言/连山//国医砥柱月刊.-5-15-628

葱的研究/周步蟾//复兴中医.-5-31-534

葱蒜气味杀肺痨菌/未署名//现代中医.-4-43-328

从覆盆子的试服说到中药载籍所称药效和用量的不确/沈乾一//中西医药.-5-12-163

从国医药之价值讲到强壮药之胎盘/顾汝骏//国医砥柱月刊.-5-18-584

从科学上研究茶/郑显庭//华西医药杂志.-5-37-165

从恽铁樵先生说到金石斛/陈无咎//杏林医学月报.-3-23-133

从中医学研究芦荟/史域良//华西医药杂志.-5-37-563

醋之医疗效用/仲勋//医界春秋.-3-11-327

脆蛇/郑板桥//中医新生命.-5-7-8

粹华药水/中医杂志社//中医杂志.-2-20-2,166,346

粹华药水之说明/绍兴医药学报社//绍兴医药学报星期增刊.-1-22-316

粹华药水之优点/中医杂志社//中医杂志.-2-21-196,372.-2-22-2

粹华制药厂丸散膏丹之优点/绍兴医药学报社//绍兴医药学报星期增刊.-1-22-316

存济医庐研究国药的旨趣/叶橘泉//神州国医学报.-4-15-637

答八十二号王绍声君问药物/张锡纯//绍兴医药学报星期增刊.-1-22-243

答曹伯蘐先生问制九用醋糊法/卢育和//绍兴医药学报星期增刊.-1-21-236

答草药(宜向当地卖草药者托觅干者效少耳)/周镇//三三医报.-2-30-270

答草药久则和平及糖汁制红/张锡纯//绍兴医药学报星期增刊.-1-22-307

答柴也愚君问鲡婆/未署名//绍兴医药学报星期增刊.-1-22-488

答柴也愚君问药一则/守真//绍兴医药学报星期增刊.-1-22-369

答陈炳垣君问药一/柴也愚//绍兴医药学报星期增刊.-1-22-120

答独善君问服西药/朱菊坡//绍兴医药学报星期增刊.-1-22-155

答独善君在六十六号问服西药/杨燧熙//绍兴医药学报星期增刊.-1-22-28

答独善氏疑问两则/朱菊坡//绍兴医药学报星期增刊.-1-21-397

答独善问新绛/黄国材//绍兴医药学报星期增刊.-1-21-388

答复解释误会及珍珠产品/张锡纯//绍兴医药学报星期增刊.-1-22-253

答复廉州珍珠出产已少/黄任恒//绍兴医药学报星期增刊.-1-22-187

答复鸣秋问药一则/胡天宗//绍兴医药学报星期增刊.-1-22-121

答复通用各药/周镇//绍兴医药学报星期增刊.-1-22-187

答复粤中各药/刘小云//绍兴医药学报星期增刊.-1-21-509

答复粤中仅有洋珠及龙涎奇楠价/黄任恒//绍兴医药学报星期增刊.-1-22-243

答复粤中药物/刘筱云//绍兴医药学报星期增刊.-1-22-29

答复周君函询辽产药品/李春芝//三三医报.-2-29-227

答各药异同及俗说之谬/张锡纯//绍兴医药学报星期增刊.-1-22-138

答瓜霜/高思潜//绍兴医药学报星期增刊.-1-22-284

答瓜霜制法/张锡纯//绍兴医药学报星期增刊.-1-22-243

答郭炳垣君问药/朱菊坡//绍兴医药学报星期增刊.-1-22-131

答郭若定君问新汉药觉/谭次仲//医学杂志.-2-15-507

答海南子之正名/俞鉴泉//绍兴医药学报星期增刊.-1-22-286

答汉药代用西药之指针/张子清//绍兴医药学报星期增刊.-1-21-413

答杭州笑庸新绛确是茜草/沈仲圭//绍兴医药学报星期增刊.-1-21-467

答胡剑秋君问药三则/守真//绍兴医药学报星期增刊.-1-21-460

答胡天宗君问解救雷公藤及臭虫药/刘蔚楚//三三医报.-2-30-590

答黄国材猪鼻孔草/袁爱仁//绍兴医药学报星期增刊.-1-21-413

答黄雨岩君问小茴香或云有毒用至三钱以上即足伤人衷中参西录温通汤用小茴香至一两岂无妨碍乎/张锡纯//三三医报.-2-30-293

答黄雨岩君问有谓三七是破血之药非止血之药

者衷中参西录中治吐衄之方多用之究竟其性如何/张锡纯//三三医报.-2-30-293

答黄雨岩君问衷中参西录之洗髓丹所用之红粉即红丹否/张锡纯//三三医报.-2-30-295

答竟成枸杞子性味/袁爱仁//绍兴医药学报星期增刊.-1-21-413

答竟成问枸杞子性味/王肖舫//绍兴医药学报星期增刊.-1-21-165

答康君问制乳香法/叶劲秋//绍兴医药学报星期增刊.-1-21-461

答康维恂君问犀羚代用物/刘吉人//绍兴医药学报星期增刊.-1-21-20

答苦桔梗产地/王肖舫//绍兴医药学报星期增刊.-1-22-121

答李春芝君问药/李慰农//绍兴医药学报星期增刊.-1-22-495

答李光健君问产后忌服人参疑义/汪景文//绍兴医药学报星期增刊.-1-22-195

答李君慰农问油浸白果之制法/陈霭堂//三三医报.-2-30-55

答李君问化痰药/沈仲圭//自强医学月刊.-3-40-675

答李慰农君问白果/沈仲圭//三三医报.-2-30-18

答李元素先生问元黄曲书/俞鉴泉//三三医报.-2-29-612

答李子舟君问用药分量/高思潜//绍兴医药学报星期增刊.-1-22-13

答李子舟君问用药分量有否标准/余春轩//绍兴医药学报星期增刊.-1-21-468

答凌永言君问猴枣/汪景文//绍兴医药学报星期增刊.-1-22-148

答六十六号临海王君问脱弹药一则/星觉//绍兴医药学报星期增刊.-1-22-163

答卢先生问药/萧介青//三三医报.-2-30-443

答罗蓄成问马兜铃形态/杨华亭//国医公报.-4-26-81

答钱君存济信石质疑/朱阜山//神州医药学报.-1-45-52

答青霞君问蒙药/史介生//绍兴医药学报星期增刊.-1-22-227

答人参问/陈公泽//医学杂志.-2-1-548

答如皋李慰农君问药/张燕杰//三三医报.-2-30-55

答如皋李慰农君问药一则/蒋星华//三三医报.-2-30-90

答如皋李慰农君问药一则/守诚//三三医报.-2-30-18

答如皋李慰农君问药一则/吴玉纯//三三医报.-2-30-88

答山东王肖舫君问药性/黄国材//绍兴医药学报星期增刊.-1-21-388

答社长裘吉生先生征求草药之正名/张相臣//三三医报.-2-30-337

答沈阳李宝树君问药/汪景文//绍兴医药学报星期增刊.-1-22-495

答沈仲圭君问螟虫/周镇//绍兴医药学报星期增刊.-1-21-371

答十大功劳/周镇//绍兴医药学报星期增刊.-1-21-164

答石莲代物/高思潜//绍兴医药学报星期增刊.-1-21-428

答树人君问金鸡纳霜丸(见一百十号)/未署名//绍兴医药学报星期增刊.-1-22-488

答四十五号仲圭君问损伤出血验方/绍兴医药学报社//绍兴医药学报星期增刊.-1-22-188

答苏产药品/周镇//绍兴医药学报星期增刊.-1-22-7

答谈君再问金鸡纳性质/任养和//神州医药学报.-1-44-402

答汤士彦君对于西医以龙胆草大黄黄连等为补药之疑窦/沈仲圭//三三医报.-2-29-613

答汤士彦先生疑龙胆草大黄黄连等何以中西功用相反/刘蔚楚//三三医报.-2-29-611

答汤雨霖君问大蒜轻粒治愈牙痛之理/黄国材//绍兴医药学报星期增刊.-1-21-92

答唐嗣盛麻黄与根治分别(连载)/王肖舫//绍兴医药学报星期增刊.-1-21-165,172

答吐血用豆油鸡卵之理/杨燧熙//绍兴医药学
报.-1-21-69.-2-40-98

答汪景文君问薄荷冰/张锡纯//绍兴医药学报
星期增刊.-1-21-483

答王君问药/高思潜//绍兴医药学报星期增刊
.-1-22-450

答王隆骥君石膏生用煅用之研究/张锡纯//医
学杂志.-2-14-518

答王肖舫君问药/袁爱仁//绍兴医药学报星期
增刊.-1-21-427

答王肖舫君问药物(原问见十一期)/沈仲圭//
三三医报.-2-29-614

答王肖舫君药名质疑/张锡纯//绍兴医药学报
星期增刊.-1-21-316

答王肖舫兄药物质疑/康维恂//绍兴医药学报
星期增刊.-1-21-246

答王肖舫药物质疑/叶劲秋//绍兴医药学报星
期增刊.-1-21-300

答韦雍甫君问茶花之真相/陈典周//医界春秋
.-3-10-469

答问白果药/王肖舫//三三医报.-2-30-80

答问海南子之正名/胡天宗//绍兴医药学报星
期增刊.-1-22-268

答问海漂一药/王镜泉//绍兴医药学报星期增
刊.-1-22-237

答问猴枣/俞鉴泉//三三医报.-2-30-488

答问金鸡纳霜/黄国材//绍兴医药学报星期增
刊.-1-21-388

答问疠科全书之枫沙/刘蔚楚//三三医报.-2-
31-319

答问麋茸及研羚羊片法/张锡纯//绍兴医药学
报星期增刊.-1-22-204

答问乌辣草/胡运生//三三医报.-2-30-194

答无锡周小农问代白木耳燕窝物/王肖舫//绍
兴医药学报星期增刊.-1-21-27

答五十六号玉蘅君问金锁匕/未署名//绍兴医
药学报星期增刊.-1-22-188

答五十一号陈君服磷愈病的理/余春轩//绍兴
医药学报星期增刊.-1-21-475

答五十一号问药/蒋乐安//绍兴医药学报星期
增刊.-1-21-451

答武昌叶键生君问猴枣/史介生//绍兴医药学
报星期增刊.-1-21-397

答武昌叶键生君问猴枣/周镇//绍兴医药学报
星期增刊.-1-21-413

答锡地仅有甜桔梗/周镇//绍兴医药学报星期
增刊.-1-21-509

答萧介青君问药/周镇//三三医报.-2-33-59

答谢吾浙俞鉴泉君指示猴枣药品原由/凌詠//
三三医报.-2-30-589

答熊胆等之真假试验/张锡纯//绍兴医药学报
星期增刊.-1-22-188

答杨燧熙君问西药/黄国材//绍兴医药学报星
期增刊.-1-21-211

答杨燧熙君问西药/王纪伦//绍兴医药学报星
期增刊.-1-21-228

答杨又生君问药(原问见一百五十五号星刊)/
周镇//三三医报.-2-29-37

答药物二种/王肖舫//三三医报.-2-29-442

答野山参须无真及鱼肚价/张锡纯//绍兴医药
学报星期增刊.-1-22-368

答叶兆芳先生问药/席文介//三三医报.-2-32
-19

答宜春黄国材药性答复/王肖舫//绍兴医药学
报星期增刊.-1-21-340

答尹君问小檗/高思潜//绍兴医药学报星期增
刊.-1-22-450

答余春轩君问瘰疬药之禁忌/黄国材//绍兴医
药学报星期增刊.-1-22-131

答余姚康君问羚羊代用物(见月刊百四十三
问)/王肖舫//绍兴医药学报星期增刊.-1-
21-70

答俞鉴泉君问干医药/蔡家骏//绍兴医药学报
星期增刊.-1-22-308

答俞鉴泉君问乌辣草/张燕杰//三三医报.-2-
29-298

答张君问苦蒿/高思潜//绍兴医药学报星期增
刊.-1-22-253

答张汝伟川贝代用法/王肖舫//绍兴医药学报
星期增刊.-1-21-167

答张汝伟君问六月雪/胡天宗//绍兴医药学报星期增刊.-1-22-291

答张树药问药数则/葛介人//绍兴医药学报星期增刊.-1-22-171

答张相臣君问药/张越公//三三医报.-2-30-377

答张玉玶君问药书/胡蕴珊//三三医报.-2-34-129

答张泽龙伯超君问王氏用皂刺治横痃法/刘吉人//绍兴医药学报星期增刊.-1-21-366

答张子清君治花柳病及脱弹出丸之汉药/蒋璧山//绍兴医药学报星期增刊.-1-22-3

答折背叟君问西丁是何种药之别名性质功用若何/苏鹤臣//绍兴医药学报星期增刊.-1-21-244

答折背叟问西丁/徐莲塘//绍兴医药学报星期增刊.-1-21-228

答折背叟问西丁/张汝伟//绍兴医药学报星期增刊.-1-21-236

答质疑君问治梅毒用轻粉红粉/张锡纯//绍兴医药学报星期增刊.-1-22-117

答周李二君问各药/李程九//三三医报.-2-30-339

大豆黄卷/马叔循//绍兴医药学报.-1-19-107

大枫子油的研究/孙基昌//医林一谔.-4-11-540

大黄/章次公//自强医学月刊.-1-41-511

大黄传/徐伯英//三三医报.-2-31-359

大黄能延年益寿之管见/管愈之//苏州国医杂志.-5-1-95

大黄之功用及其补性之研究/陶克文//苏州国医杂志.-5-2-136

大黄之历史考/赵福琳//三三医报.-2-35-221

大黄之研究/黄策臣//国医杂志.-4-12-240

大麻子治愈溃疡/张仙舟//沈阳医学杂志.-3-1-211

大蒜的药用价值/王维东//国医砥柱月刊.-5-18-411

大蒜的医药价值可以治肺胃肠病/未署名//国医砥柱月刊.-5-18-493

大蒜和蛤蜊丸对于肺病的功效/沈承镔//国医砥柱月刊.-5-18-373

大蒜之研究/晋陵下工(译)//医界春秋.-3-8-283//中西医学报.-1-41-427

大小蓟/张相臣//绍兴医药学报.-1-16-433

大枣说/沈仲圭//三三医报.-2-36-51//沈阳医学杂志.-3-3-405

大枣之研究/沈仲圭//医学杂志.-2-14-216

代查钩橘核与王肖舫先生之商榷/张燕杰//三三医报.-2-30-55

代沈君问白提药纳药/周镇//三三医报.-2-30-296

代赭石之研究/张植林//医林一谔.-4-9-335

丹参之研究/张益谦//国医杂志.-4-13-195

单方药蒲仑头见闻录/王念兹//中医新生命.-5-6-576

唛梨散痈疽之气(耆旧续闻)/广东中医杂志社(辑)//中医杂志(广东).-3-4-199

蛋黄素为天然的烟瘾治疗法/马文昭(著);宋大仁(译)//中西医药.-5-10-38

当归(药物研究)/尚父//国医公报.-4-26-439

当归/刘仲良,盛展能//华西医药杂志.-5-37-280

当归/王静云//中国女医.-5-34-264

当归的药理问题/惠平//华西医药杂志.-5-37-225

当归儿/国药新声杂志社//国药新声.-5-22-101

当归考/周振汉//华西医药杂志.-5-37-530

当归确有调经种子之伟功/荆武蒙//中西医学报.-1-41-439

当归素药理研究/李克蕙//中医新生命.-5-7-259

当归谈/吴士珍//国医导报.-5-29-64

当归之研究(芳草类属补剂)/翟冷仙//医林一谔.-4-10-244//医学杂志.-2-15-88//中医世界.-3-31-438

当归最近新估价/胡书城//新中华医药月刊.-5
-35-70

党参及老山参高丽参西洋参其形态功用主治之
分别暨医疗应用上应当注意之点/田尔康//
医学杂志.-2-16-458

党参效用之考证/时逸人//复兴中医.-5-31-
22//医学杂志.-2-14-572

捣犀之法(归田录)/广东中医杂志社(辑)//中
医杂志(广东).-3-4-201

道地与盗地/顽铁//神州医药学报.-1-47-17

地鳖虫伪蛋虫紫草紫草茸之实地审查意见/徐
相任//神州国医学报.-4-17-304

地骨皮代规宁治疟疾之经验/宋曦光//国医公
报.-4-23-475

地黄/章次公//新中医刊.-5-20-146

地黄解/张锡纯//绍兴医药学报.-1-20-301

地黄考证/叶橘泉//自强医学月刊.-1-41-
465

地黄论要/苏锦全//医界春秋.-3-11-233

地黄山药为河南之特产/路登云//光华医药杂
志.-4-35-339

地黄之研究/赵荩臣//医学杂志.-2-1-409

地锦考证及实验/马进礼//医界春秋.-3-14
-387

地头/裘吉生//绍兴医药学报.-1-12-224

第三次问干饼药与枳砂/俞鉴泉//绍兴医药学
报星期增刊.-1-22-286

点草考古/许小士//三三医报.-2-34-561//
医学杂志.-2-8-213

吊鸦片烟文/王子松//神州医药学报.-1-42
-58

丁福保介绍英国新药散拿吐瑾/丁福保//中西
医学报.-1-26-500

丁子反鼻霜及鼹鼠霜考正/沈警凡//自强医学
月刊.-3-41-523

东台主要国药出产及市价概况/光华医药杂志
社//光华医药杂志.-4-40-62

东洋参解/何志仁//绍兴医药学报.-1-18-83

东洋参之代替品/顾鸿僊//中医指导录.-4-3-
210

冬虫夏草考/医学杂志社//医学杂志.-2-7
-506

冬葵子辨/张锡纯//中医杂志.-2-27-264

动物药材鹿茸阿胶底野迦与蟾酥/经利彬//新
中华医药月刊.-5-35-101

豆豉/章次公//新中医刊.-5-20-76

豆卷配制之新规定/钱鸿年//医界春秋.-3-9-
504

豆蔻之种种/程登瀛//医林一谔.-4-8-429

毒蛇治癫痫之新纪录/张笇云//中医世界.-3-
25-240

独灵草对于痛症确有神效/陈大勋//医界春秋
.-3-11-223

独灵草应用指归/朱寿朋//医界春秋.-3-9
-316

读本草崇原芍药注/王炽//医学杂志.-2-6
-85

读本草纲目兰草泽兰感言/徐安甫//三三医报
.-2-29-124//绍兴医药月报.-2-38-26

读高思潜君野苋菜根对于霍乱之功效书后/张
锡纯//杏林医学月报.-3-16-140

读葛根暨兰草解感言/刘蔚楚//三三医报.-2
-31-319

读吉生先生元参贝母栽培法感言/沈仲圭//三
三医报.-2-30-331

读了王西神先生的药林新语后的感想/余愚//
医界春秋.-3-6-61

读羚羊角浸镑改燥镑之理由说明书书后/周镇
//绍兴医药月报.-2-39-199

读庞履延先生说切药之非书后/张树筠//绍兴
医药学报.-1-18-409

读钱君缙甫驳汉药实验绪言论后/卫鹤俦//神
州医药学报.-1-45-234

读沈君赤白芍辨之疑问/顽铁//神州医药学报
.-1-44-265

读吴炳南君论甘草之主治后/周寿人//神州国
医学报.-4-18-140

读医界春秋第四十七期余奉仙先生医方经验汇
编(二十一)用药多寡不同说之感言/孙傅舟
//医界春秋.-3-8-23

读张景鹤麻黄桂枝功用辨书后/刘淑士//光华医药杂志.-4-39-144

读张锡纯君石膏治病无分南北论之书后/陈禅堦//医界春秋.-3-9-111

杜仲之功用/李健颐//医界春秋.-3-5-456

煅石膏不宜内服论/杨凌虚//杏林医学月报.-3-22-200

对安南禁中药入口之感想/杨志一//医界春秋.-3-5-228

对难者辨人参之味(连载)/陈守真//绍兴医药学报.-1-17-533,535

对于桂枝能发汗及止汗之商榷/欧克仁//医界春秋.-3-10-360

对于国药改进之贡献/石稚梅//光华医药杂志.-4-40-531

对于砒石争论之商榷/医界春秋社//医界春秋.-3-5-103

对于石膏功用之参考(连载)/王大瑶//北京医药月刊.-5-21-244,312

对于王梦隐发明葡萄功用之感言/俞鉴泉//三三医报.-2-31-513

对于西医以龙胆草大黄黄连等为补药之疑窦/汤鹤鸣//三三医报.-2-29-582

对于象贝栽培效用及改良之意见/曹颖甫//国医杂志.-4-13-459

对于象贝栽培效用及改良之意见/医林一谔杂志社//医林一谔.-4-11-282

堕胎药之研究/蔚南//新中医刊.-5-19-329

阿胶/沈沁芳//中医世界.-3-36-237

阿胶的新研究/未署名//新中医刊.-5-19-419

阿胶片语/沈仲圭//医学杂志.-2-14-518

阿胶详解/江一豪//光华医药杂志.-4-39-500

阿胶之功用/李健颐//医界春秋.-3-6-497

阿胶之研究/齐志学//国医正言.-5-3-343

俄医学界试验鹿茸功效/中医世界杂志社//中医世界.-3-34-156

鹅卵可治咳血/沈仲圭//医界春秋.-3-9-405

鹅血治噎(医膪)/广东中医杂志社(辑)//中医杂志(广东).-3-4-87

呃忒哕的特效药/未署名//光华医药杂志.-4-36-492

发挥药物特效之本质并辟历来制药法之谬误/杨华亭//光华医药杂志.-4-37-431

发明黑芝麻荄之功用/李冠仙(著);沈仲圭(录)//中医杂志.-2-25-415

发明蟛虫功用/周镇//绍兴医药学报.-1-14-91

发明药分五性而辟六性之谬说/张二仲//三三医报.-2-31-13

发明医治肺炎病之新药/神州医药学报社//神州医药学报.-1-47-286

发泡医治疟疾的原理/叶橘泉//光华医药杂志.-4-39-527

番椒能治冻疮/汤季铭//文医半月刊.-5-14-466

番木鳖治痛风有特效/许子常//国医导报.-5-29-32

番泻叶之研究/程登瀛//医林一谔.-4-8-72

番芋考/利济学堂报社//利济学堂报.-1-2-423

反药并用奏效说/卢育和//绍兴医药学报.-1-19-528

方诸水考/孙佩轩//三三医报.-2-30-12

防风/汪浩权//复兴中医.-5-31-563

防风/章次公//光华医药杂志.-4-36-477

防风培植法(药团须知)/倪维德//国医公报.-4-26-321

防风之研究/赵苊臣//医学杂志.-2-1-304

防己(连载)/章次公//光华医药杂志.-4-38-30,118

防己合药辨/未署名//医林一谔.-4-10-430

防己考证/杨华亭//医界春秋.-3-8-518//自强医学月刊.-3-41-413

防己之研究/叶橘泉//医林一谔.-4-8-341

防已之成分及效验/黄国材//医学杂志.-2-5-221

非非室论药(一)至(三)/沈仲圭//中医杂志.-2-26-99,263.-2-27-260

肥虫对于蛇毒之治效/高思潜//绍兴医药学报.-1-18-523

肺痨吐血：长命新钙/未署名//国医导报.-5-29-38

肺痨与棉花根/丁福保//新中医刊.-5-19-552

肺形草之采访与识别/俞凤宾//中西医学报.-1-37-17

分经药性赋/潘申甫（著）；吴志民（录）//中医杂志.-2-28-63

分类本草诗（一）至（七）/程曦参（校）；胡仿西（录）//中医杂志.-2-23-338，473.-2-24-99，211，385.-2-25-92，256，410

蜂蜜研究/熊兆飞//光华医药杂志.-4-37-334

凤尾草之功用/李雄侯//苏州国医杂志.-5-1-181

服阿斯必灵成目盲/张益谦//国医杂志.-4-13-327

服硫黄之制法/刘蔚楚//医学杂志.-2-15-618

服热药之害（景岳全书发挥）/廖景桐（辑）//中医杂志（广东）.-3-4-441

服响豆之效（池北偶谈）/广东中医杂志社（辑）//中医杂志（广东）.-3-4-317

服鸦片膏急救法/荣//医林一谔.-4-9-226

服药法之研究/米焕章//医学杂志.-2-9-93

服药方法之研究/高德明//新中华医药月刊.-5-35-621

服药时间之研究/高德明//新中华医药月刊.-5-35-473

服药调养须知（连载）/沈仲圭//国医砥柱月刊.-5-17-63，303

服药须知/未署名//新中华医药月刊.-5-35-20

服药有食前食后食远诸法之研究/郭乐天//医林一谔.-4-9-326

茯苓嘲/竹芷熙//三三医报.-2-29-191

茯苓解/何志仁//绍兴医药学报.-1-20-299

茯苓新研究/沈仲圭//杏林医学月报.-3-17-469

茯苓之检讨/蒋景鸿//光华医药杂志.-4-35-175

茯苓之研究/陈守真//绍兴医药学报.-1-16-351

浮小麦功用之讨论/卢育和//复兴中医.-5-31-94//医学杂志.-2-14-582

福建的治疗草药学/陈振翼//国医砥柱月刊.-5-18-659

妇女病之特效药/何霜梅//中医世界.-3-27-571

妇女月经将大显功用/医林一谔杂志社//医林一谔.-4-11-577

附药物当明制剂论/李钧云//神州医药学报.-1-44-111

附重用石膏记/杨孕灵//三三医报.-2-32-556

附子（连载）/章次公//自强医学月刊.-3-41-41，116

附子考/韩子璧//中医世界.-3-35-330

附子乌头天雄辨/刘民叔//国医砥柱月刊.-5-17-624

附子效用之方剂考证（连载）/陆文宏//华西医药杂志.-5-37-276，371

附子之尝试/陈素希//神州国医学报.-4-17-310

附子之化湿作用/徐秀定//医界春秋.-3-8-428

附子之研究/黄席丰//自强医学月刊.-3-40-359

附子之研究/许小土//自强医学月刊.-3-40-317

复周禹锡君论虚劳温病皆忌用橘红/张锡纯//三三医报.-2-33-197

钙剂之研究与国产含钙药物之治疗观/俞慎初//光华医药杂志.-4-36-267

概论中医药之学理规则/陈伯淘//现代中医.-4-42-209

甘草/未署名//中医世界.-3-28-13

甘草/章次公//光华医药杂志.-4-35-556

甘草单独之治验/乔尚谦//医学杂志.-2-6
-86

甘草解/沈仲圭//三三医报.-2-30-407//医
学杂志.-2-6-88

甘草究作何用/单培根//国医导报.-5-30-55

甘草考证/杨华亭//医界春秋.-3-8-279

甘草说/沈仲圭//三三医报.-2-29-573//中
医杂志.-2-24-116

甘草琐语/秦伯未//中医世界.-3-28-35

甘草宜重用说/沈仲圭//医学杂志.-2-7-354

甘草之研究/华志伟//光华医药杂志.-4-38-
32//中医世界.-3-38-405

甘草之止渴作用/萧叔轩//杏林医学月报.-3
-19-227

甘油/李志鸿//文医半月刊.-5-14-73

橄榄可治精神病/沈仲圭//三三医报.-2-35
-534

橄榄治病/松岫//国医杂志.-4-12-310

干生姜改良说/未署名//绍兴医药学报.-1-12
-221

高岭土与矾石之研究/王炽//医学杂志.-2-5-
218

高前子为健胃妙药/张锡纯//杏林医学月报.-3
-19-334

告全球医药界人有四性药分四属(连载)/韩镇
教//现代医药月刊.-4-27-275,452,495,
525//杏林医学月报.-3-21-66,115,160,
200,416//医林一谔.-4-11-104,448,512
//医学杂志.-2-16-176,269

葛根非发汗药/杨梦麒//苏州国医杂志.-5-1-
347

葛根药效与学验之印证/陈伯涛//医学杂志.-2
-18-124

葛根之功用/未署名//国医杂志.-4-13-55

葛根之研究/谢安//现代中医.-4-42-544
//中医世界.-3-27-502

各种灵药功用表/未署名//医学报.-1-6-16

各种药用尿屎之研究/张体元//杏林医学月报
.-3-19-415

根治吐血肺痨药草之研究/黄渭卿//医界春秋

.-3-7-536

公开六种特效药/未署名//光华医药杂志.-4-
35-517

沟通中西之疟药/周镇//神州国医学报.-4-16
-14

钩橘核/王肖舫//绍兴医药学报.-1-17-484

枸杞/铸园老人//文医半月刊.-5-14-266

古代医药文献对于常山治疟的记载/高德明//
新中华医药月刊.-5-35-536

古人用甘草有数义说/景仰山//沈阳医学杂志
.-3-2-313

谷类赋/雷少逸(著);费溥泉(录)//中医杂志.-
2-21-269

骨伤药物学发凡/任应秋//华西医药杂志.-5-
36-314

骨碎补之功用/邓靖山//杏林医学月报.-3-22
-504

鼓胀特效药/陈永礽//光华医药杂志.-4-36-
286

瓜蒂考/王锡光//复兴中医.-5-31-92//医学
杂志.-2-14-580

瓜蒂考证/沈绣章//医界春秋.-3-9-304

瓜蒂散中赤小豆为相思子之我见/周寿人//文
医半月刊.-5-14-447

瓜蒂之考证/王锡光//医界春秋.-3-11-37

瓜蒂治疗之研究/李健颐//国医砥柱月刊.-5-
18-372

瓜类的药效/邹国华//杏林医学月报.-3-20
-207

瓜藤汁/未署名//医学杂志.-2-3-348

关于病气虚实用药之不同(二则)/医学杂志社
//医学杂志.-2-3-471

关于苍耳草治麻风之通讯/未署名//医林一谔
.-4-9-428

关于橙皮橘皮之答案/孔伯毅//中医新生命.-5
-8-177

关于服药变化法五则/杨星垣//医学杂志.-2-
4-93

关于金鸡纳霜的话/韦立功//国医砥柱月刊.-5
-18-667

关于苦参/严文楼//中西医药.-5-13-510

关于龙涎香真伪问题之来鸿去雁/程登瀛//医林一谔.-4-8-346

关于龙涎香之真伪问题致本社函/廖孟培//医林一谔.-4-8-392

关于麻黄/章次公//中国医药月刊.-5-32-554

关于鸦胆子的话/中西医药杂志社//中西医药.-5-13-463

关于药物(连载)/谢诵穆//中医新生命.-5-8-440,503

关于药学上及植物上的研究人参/鲁鋆(译述);曹炳章(鉴定)//三三医报.-2-32-113

关于用药方法之刍见/倪维德//光华医药杂志.-4-38-522

关于中国药用生物研究之价值/承弘//医文.-5-34-575

广东药物调查/梁卓谋//医文.-5-34-310

广药物当明制剂论/黄眉孙//神州医药学报.-1-44-107

广州药用植物出产记略/裘竟生//绍兴医药学报星期增刊.-1-21-7

归芍为血病之主药论/高鉴如//国医砥柱月刊.-5-17-122

龟是痔疮的特效药/沈玉书//杏林医学月报.-3-16-411

规尼涅之特异性/孙祖烈//中西医学报.-1-33-195

桂附功用之研究/陈芝高//神州国医学报.-4-18-15

桂枝不是发汗药/黄毓琦//新中医刊.-5-19-109

桂枝或言解肌或言发汗试释其理/吴与可//中医杂志(广东).-3-4-678

桂枝论/程门雪//现代中医.-4-42-498

桂枝与诸药同煎戒/王以钧//绍兴医药学报.-1-10-300

桂枝之利尿功效/匡克衡//国医导报.-5-30-322

桂枝之性质与用法/徐相任//新中医刊.-5-19-180

桂枝之学理研究/路登云//现代中医.-4-42-185

国产良药与仇产劣货对照表/神州国医学报社//神州国医学报.-4-14-273

国产强心药材之万年青/刘绍光等//光华医药杂志.-4-41-469

国产新药敌痢康说明书/神州国医学报社//神州国医学报.-4-15-639

国产药物百部之研究/叶橘泉//国医公报.-4-19-303

国产药物改造说明书(连载)/梁心//医林一谔.-4-10-279,373

国产药物甘草之研究/叶橘泉,黄劳逸//医界春秋.-3-9-164

国产药物麻黄之研究/黄劳逸//国药新声.-5-22-394

国产药物之文献研究(蒲黄篇)(连载)/余云岫//医文.-5-34-288,363,425,483,545

国产药物之文献研究(知母篇)/余云岫//医文.-5-34-585

国产药物之研究(甘草)/黄劳逸,叶橘泉//医林一谔.-4-9-153

国产药物之研究(甘草)/叶橘泉//国医公报.-4-21-155

国产药物之研究(生姜)/叶橘泉//医林一谔.-4-9-151

国产药物之研究(淫羊藿)/叶橘泉//医林一谔.-4-9-379

国产药物之研究(淫羊藿)/叶橘泉,沈仲圭//医学杂志.-2-14-315

国产植物性生药一览(一)至(二)/王念兹//国医砥柱月刊.-5-16-547.-5-17-65

国药麻黄之科学整理/陈亿智//国药新声.-5-22-158

国药人参之科学整理/陈亿智//国药新声.-5-23-165

国药肉桂之科学整理/陈亿智//国药新声.-5-22-421

国药别名举隅/汪良寄//医史杂志.-5-38

－113

国药别名选录(一)至(二)/王念兹//文医半月
刊.－5－14－380,410

国药槟榔之研究/黄劳逸//国药新声.－5－22
－494

国药不能保险生命/谢衡卿//中医指导录.－4
－4－337

国药参三七成分之新研究/未署名//新中医刊
.－5－19－368

国药刍言/季爱人,丁绿溪//国医公报.－4－19－
299

国药脞谈(连载)/樊天徒//中国医药月刊.－5－
32－535,565.－5－33－37

国药大黄之研究/黄劳逸//国药新声.－5－22
－312

国药改良泡制谈/叶橘泉//医界春秋.－3－8
－273

国药功用发明之是与非/章巨膺//铁樵医学月
刊.－4－44－59

国药钩吻之研究/黄劳逸//国药新声.－5－22
－582

国药苦参之研究/药学研究会//文医半月刊.－5
－14－185

国药来源匮乏声中之补苴办法/章诗宾//国药
新声.－5－23－7

国药偶谈/翟冷仙//中医世界.－3－30－512

国药浅说(黄柏)/李乃贤//医界春秋.－3－10
－303

国药商情:最近药材市况一览/光华医药杂志社
//光华医药杂志.－4－37－541

国药石蒜在药化学上之研究/吴其尹//国药新
声.－5－23－488

国药蜕化之新药(连载)/叶橘泉//新中华医药
月刊.－5－35－317,411,449,483,597,635//
中西医药.－5－13－422

国药万年青之研究/黄劳逸//国药新声.－5－23
－45

国药文献/华丹//新中医刊.－5－20－365

国药乌头之研究/黄劳逸//国药新声.－5－22
－228

国药新编(解热药类)/汪慎之//国医砥柱月刊
.－5－18－44

国药新书/翟冷仙//中医世界.－3－28－146

国药新研究:防己/俞慎初//现代医药月刊.－4
－27－293

国药新研究:麻黄/俞谨//现代医药月刊.－4－
27－209

国药新研究:天生石磺/刘蔚楚//现代医药月刊
.－4－27－212

国药新知稗贩录(连载)/耿鉴庭//中国医药月
刊.－5－33－182,219,253

国药研究十二种/景芸芳//中医世界.－3－30
－96

国药优劣之鉴别/高鉴如//中国女医.－5－34－
191,234

国药真伪之辨别(连载)/周复生//新中华医药
月刊.－5－35－118,157,247

国药之价值/章树声//中医世界.－3－38－194

国药之讨论/徐相宸//医学杂志.－2－13－468

国药之讨论/徐相任//中医世界.－3－34－10

国药之新研究数则(连载)/顾子静//医界春秋
.－3－8－235,281

国药之研究/翟冷仙//国医公报.－4－21－329

国药止痛剂的分析/沈宗吴//光华医药杂志.－4
－38－360

国医对于胎盘之效用/秦又安//中医世界.－3－
35－238

国医今释/杨则民//国医公报.－4－21－37

国医切宜提防伪药/林瑾庵//杏林医学月报.－3
－20－454

国医外用药对于内科疾患之功效举例/王南山
//苏州国医杂志.－5－2－280

国医应化验药物令编新本草/张益谦//国医杂
志.－4－13－59

国医与新药/宋大仁//国医导报.－5－29－13

国医之前途系于国药/王合三//现代医药月刊
.－4－27－569

国医治脑膜炎之特效药/未署名//神州国医学
报.－4－16－268

果能克淋片/国药新声杂志社//国药新声.－5－

23-437

果子药/叶橘泉//中国医学.-5-34-153//中国医药月刊.-5-32-115

哈什蟆考/绍兴医药学报记者//绍兴医药学报.-1-11-106

哈士蟆功用之商榷/曹炳章//三三医报.-2-33-80

蛤蚧尾/徐镇江//文医半月刊.-5-14-58

蛤士蟆考/曹炳章//华西医药杂志.-5-37-416

海草之识别与主要成分/余宾//中医世界.-3-36-39

海力命/国药新声杂志社//国药新声.-5-23-173

海螵蛸之研究/张泽霖//现代医药月刊.-4-27-632

海螵蛸紫菜/陈守真//绍兴医药学报.-1-17-537

含糖百弗圣/史介生//绍兴医药学报.-1-20-66

含有机性钙质之几种疗肺要药/飚良//神州国医学报.-4-17-348

汉方中麻醉药之研究/岳中谦//北京医药月刊.-5-21-595

汉防己/朱沫//新中医刊.-5-19-246

汉和医药:日常食用野菜之医治作用/[日]伊藤富雄(著);邓名世(译)//中医世界.-3-39-456

汉木二防已辨/徐召南//绍兴医药学报.-1-20-63

汉药/[日]久保田晴光(著);宋大仁(译)//中西医药.-5-10-119

汉药鹿茸中国文献的研究/[日]峰下铼雄(著);金子膺(译述)//医文.-5-34-591

汉药麻黄之医疗应用及药理(连载)/章飞仙(译)//医学杂志.-2-4-480,610

汉药麻黄之医疗应用及药理(连载)/章飞仙//医学杂志.-2-5-106

汉药麻黄之医治应用与药理(连载)/东亚//中医新生命.-5-8-307,368

汉药三七治愈胃伤记/郭若定//医林一谔.-4-10-278

汉药新觉(连载)/郭若定//医学杂志.-2-15-16,104,294,428//中医世界.-3-33-262.-3-34-50,166,444,533,664

汉药鹧鸪菜之研究/黄劳逸//医林一谔.-4-10-75

汉药之分析/[日]药研子(著);徐衡之(译)//中国医药月刊.-5-33-558

汉药之民间治疗法/顾学裘//国药新声.-5-23-135

汉药之知识(连载)/[日]久保田晴光//中医新生命.-5-7-76,122,187,247,305,370,419,470,531,593.-5-8-10,90,165,232,292,372,451,508,567,612

汉药治疗新解/[日]鹈饲礼堂(著);唐慎坊(译)//苏州国医杂志.-5-2-177

蒿艾可防毒瓦斯:国产药用植物之新贡献/未署名//新中医刊.-5-20-246

豪猪草枣答案/吴秉璋//中医指导录.-4-2-268

豪猪草枣答案/杨新华//中医指导录.-4-3-306

豪猪枣之特效/姚贻春//国医公报.-4-21-270

好力生治愈小儿瘰疬/徐泽人//国医导报.-5-29-199

好用热药忌用凉药之害/李健颐//现代医药月刊.-4-27-202

合理的大补药/沈仲圭//苏州国医杂志.-5-2-227

何首乌(能治脱骨疽)/未署名//医学杂志.-2-15-400

何首乌/章次公//新中医刊.-5-20-196

何首乌性味及化学成分在生理暨病理上功效若何其适应症以何种证候为标准试详言之/王恩云//医学杂志.-2-18-44

何首乌逸事/石翁//光华医药杂志.-4-36-125

何首乌之研究/东漪氏//绍兴医药学报.-1-20

－298

何首乌治妇人带下之研究/王博平//苏州国医杂志.－5－1－96

和含药产近考/高维祺//中医世界.－3－28－161

和汉药物学(蟾酥)/[日]野五七郎(著);王博平(译)//苏州国医杂志.－5－1－143

和汉药物之片段/谢诵穆//中国医药月刊.－5－32－610

河北井陉出产药材一般/国医砥柱月刊社//国医砥柱月刊.－5－15－520

河车辨/钱康侯//医学报.－1－6－213

河南商城之药用植物/光华医药杂志社//光华医药杂志.－4－35－503

河南省武陟沁阳温县区界生产药材四种/史韶溥//国医砥柱月刊.－5－16－447

河南药会之调查/路登云//光华医药杂志.－4－35－338

河豚毒之利用/费谷祥(译述)//中西医学报.－1－31－35

河豚毒之研究/济川//中西医学报.－1－37－365

荷叶蒂与锅底焦治呛咳之奇效/刘琴仙//杏林医学月报.－3－16－486

鹤膝风的特效药/光华医药杂志社//光华医药杂志.－4－36－492

黑烧漫谈/叶橘泉//中国医学.－5－34－35

黑烧品的民间疗法/沈志晖//复兴中医.－5－31－556

红豆/覃祖璋//光华医药杂志.－4－41－471

红花的药理研究/刘绍光,张耀德,张发初//新中医刊.－5－19－136

红花能治血闷(焦氏笔乘)/广东中医杂志社(辑)//中医杂志(广东).－3－4－198

红花能治血闷/景桐//医林一谔.－4－8－89

红藤败酱与兔苏/蔡子模//中医新生命.－5－6－284

红藤治肠痈/何墨君//中医新生命.－5－6－285

喉症草药说/俞鉴泉//三三医报.－2－34－492

厚朴之研究/时逸人//医界春秋.－3－7－537

胡椒疗胃肠病之效验法/王会臣//国医砥柱月刊.－5－17－217

胡桃二/叶橘泉//光华医药杂志.－4－35－484

胡桃一/唐吉父//光华医药杂志.－4－35－483

蝴蝶草/黄惕生//医界春秋.－3－14－496

虎杖之形态和效能/杨鸿钧//华西医药杂志.－5－36－534

琥珀/陈守真//绍兴医药学报.－1－17－482

花露水之特别功用/叶劲秋//绍兴医药学报星期增刊.－1－21－331

滑石/章次公//新中医刊.－5－20－564

滑石之功用/李健颐//医界春秋.－3－14－493

滑石之研究(连载)/季爱人//医学杂志.－2－12－266,428

化痰用那些药/李克蕙//自强医学月刊.－3－40－675

化制学:香药制造法/包识生//神州医药学报.－1－42－462

淮南子大戟去水蓼劳愈张述/景芸芳//医界春秋.－3－5－346

坏血病:西他新/未署名//国医导报.－5－29－38

獾子皮能医痔疮/刘景川//沈阳医学杂志.－3－3－264

皇初藤之灵异/陈无咎//神州医药学报.－1－47－393

皇汉医学研究与本草科设置之急务/[日]渡边熙(著);薛泽珊(译)//中国医药月刊.－5－32－287

黄柏/章次公//新中医刊.－5－20－520

黄檗/章次公//光华医药杂志.－4－37－239

黄常山六种田间试验初步报告摘要/刘式乔//新中华医药月刊.－5－35－514

黄常山之植物学/孙醒东//新中华医药月刊.－5－35－524

黄连(连载)/章次公//光华医药杂志.－4－36－38,109//新中医刊.－5－20－386//医学公报.－1－7－267

黄连本为健胃厚肠之品并能致泻之理/韩慕康//中医世界.－3－37－39

黄连何以能厚肠/沈仲圭//神州国医学报.-4-14-171//自强医学月刊.-3-41-114

黄连厚肠胃的科学解释/朱逸庵//光华医药杂志.-4-35-39

黄连考证/叶橘泉//医界春秋.-3-9-23//自强医学月刊.-3-41-356

黄连之理论与使用法/程门雪//现代中医.-4-42-34

黄连之研究/时逸人//医界春秋.-3-7-18

黄连之研究/章次公//神州国医学报.-4-14-542

黄连治痢经验谈/倪士英//国医砥柱月刊.-5-16-295

黄芪/未署名//中医世界.-3-28-36

黄芪解/张锡纯//绍兴医药学报.-1-19-289

黄芪与中风/单培根//国医导报.-5-29-233

黄芪之研究/陈芝高//国医砥柱月刊.-5-17-411

黄芪之研究/叶橘泉//医界春秋.-3-8-475

黄芩/章次公//新中医刊.-5-19-89

黄芩之药理研究/张发初,张耀德,剑绍光//新中医刊.-5-19-503

黄山野术/中医杂志社//中医杂志.-2-20-162

茴香与莽草/高思潜//绍兴医药学报.-1-20-67

蛔虫驱除剂与国产良药鹧鸪菜/郭人骥//医林一谔.-4-11-335

活性炭素之制造法/梁心//医林一谔.-4-10-377

火药泡酒能下胞衣之特效/陈应期//杏林医学月报.-3-18-478

火油之研究/张若霞//绍兴医药学报.-1-12-294

鸡蛋油/马叔循//绍兴医药学报.-1-17-298

鸡冠花之用途/如仙//医林一谔.-4-11-504

鸡口涎/徐韵英//绍兴医药学报.-1-20-303

鸡卵/高思潜//绍兴医药学报.-1-19-103

鸡卵/章次公//新中医刊.-5-20-606

鸡卵对于结核性咳血之特效/沈仲圭//杏林医学月报.-3-17-34

鸡卵壳中白皮/高思潜//绍兴医药学报.-1-18-520

鸡内金解/张锡纯//三三医报.-2-29-131

鸡屎之功用/骆明普//杏林医学月报.-3-19-335

鸡酥考/杨铸园//神州医药学报.-1-42-337

鸡血藤胶为通经圣药/聂子因//中医世界.-3-25-329

亟宜纠正广葛之谬误/刘仲农//光华医药杂志.-4-40-532

亟应纠正之白薇与白前之混乱问题/舒啸//光华医药杂志.-4-36-392//医界春秋.-3-9-462

集益录:豪猪草枣/中医指导录杂志社//中医指导录.-4-2-175

集益录:茅根/庞士龙//中医指导录.-4-2-432

几味常用的驱虫药/尹静宜//中国女医.-5-34-263

几种民间生草药的研讨/叶橘泉//中医新生命.-5-7-327

几种日本流行的民间草药/[日]井川俊一(著);汤慕殷(译)//国药新声.-5-28-176

几种特效的药物/吴克潜//现代医药月刊.-4-27-753

几种胃痛特效之药剂/朱寿朋//医界春秋.-3-12-239//中医世界.-3-35-249

记赤砂糖水能治噤口伤寒/未署名//中医杂志.-2-20-436

记初病发热早用羚羊之害/方冠群//中医指导录.-4-3-367

记莱菔愈水肿/杨子钧//自强医学月刊.-3-41-202

记蝼蛄医愈臌胀事/俞濂//三三医报.-2-33-134

记萝藦之功用/赵意空//医学杂志.-2-8-215

记秋石/张汝伟//绍兴医药学报.-1-18-516

记任君少和答无灰酒之原问/卢育和//绍兴医药学报星期增刊.-1-21-276

记日本汉药之趋势/时逸人//神州国医学报.-4-14-485

记枳实治症之效能/范继铭//中医杂志.-2-25-240

纪毛鸡/未署名//杏林医学月报.-3-20-481

寄生虫病之特效药(连载)/谨//现代医药月刊.-4-27-745,747,749

寄生树/王利贞//中医新生命.-5-8-490

加力得新/国药新声杂志社//国药新声.-5-24-88

家藏制熟地秘法/杨典记//绍兴医药学报.-1-11-520

家庭固有之药物/路登云//现代医药月刊.-4-27-454

家庭药草疗法/岩馆清(著);张永霖(译)//中医新生命.-5-7-374

家庭药物制造一斑/秦国桢//医学杂志.-2-9-464

家猪胆治胃痛之特效/吴景煜//国医砥柱月刊.-5-16-177

甲鱼的用法/高思潜//绍兴医药学报.-1-17-352

甲鱼滋阴的原因/高思潜//绍兴医药学报.-1-17-350

甲种维他命/国药新声杂志社//国药新声.-5-23-528

假菩蒂根皮治大瓜疮之奇效/邓靖山//杏林医学月报.-3-19-536

煎药的方法/泽//文医半月刊.-5-14-17

煎药法解/杨安时//国医砥柱月刊.-5-18-408

煎药法之研究/米焕章//医学杂志.-2-9-91

煎药时间之商榷(附煎药时刻表)/陶然//中医指导录.-4-2-271

煎药须择人/严富春//医学报.-1-6-489

煎药须知(一)至(五)/齐志学//国医正言.-5-5-448,497,547,596,643//新中华医药月刊.-5-35-16

煎药与服药法考/李仲守//医林一谔.-4-9-327

鉴别石膏之功用/张仲瑾//医界春秋.-3-7-415

僵蚕/何志仁//绍兴医药学报.-1-20-300

角膜葡萄肿之中药疗法/赵信文//光华医药杂志.-4-35-18

接骨草药的研究/谢如璧//国医砥柱月刊.-5-18-443

接骨仙桃草/苏善宝//医界春秋.-3-14-313

接骨仙桃草对于血症之功效/苏善宝//苏州国医杂志.-5-1-350

接骨仙桃草之实验谈/苏善宝//中医指导录.-4-4-146

接骨仙桃草之说明/李力仁//中医新生命.-5-7-435

解表药在治疗上之价值/王合三//现代中医.-4-43-631

介绍给患病者两种良药(连载)/国医正言杂志社//国医正言.-5-3-318,362,412,610

介绍给小朋友一种特效神丹/越鹿//国医砥柱月刊.-5-17-246

介绍几种胃痛新药/朱寿朋//现代中医.-4-42-450

介绍泰山特产何首乌/未署名//医界春秋.-3-13-454

介绍温氏四种良药/齐志学//国医正言.-5-5-41

今昔用药和医疾之比较/江浦清//杏林医学月报.-3-23-173

金豆子又治喉症/俞鉴泉//三三医报.-2-34-383

金佛山国药黄常山大规模生产计划/孙醒东//新中华医药月刊.-5-35-500

金佛山黄常山种植概况/刘式乔//新中华医药月刊.-5-35-504

金佛山药垦刍议/陈道//新中华医药月刊.-5-35-499

金佛山药用植物之调查/周正//新中华医药月刊.-5-35-508

金枸杞/王肖舫//绍兴医药学报.-1-17-485

金果榄(又名鸟榄)/史介生//绍兴医药学报.-1

－20－66

金鸡纳考/神州//医界春秋.－3－5－295

金鸡纳考/朱阜山//神州医药学报.－1－44
－370

金鸡纳霜考/裴吉生//绍兴医药学报.－1－8
－23

金鸡纳霜砒石治疟功用成效考/刘丙生//神州
医药学报.－1－44－466

金鸡纳霜杀人记/孙家骥//医界春秋.－3－8
－141

金鸡纳霜杀人问题(二)/孙家骥//医界春秋.－3
－8－322

金鸡纳霜杀人问题(一)/陈禅堦//医界春秋.－3
－8－321

金鸡纳之研究/汤逸生//神州医药学报.－1－46
－387

金牛草:刘仲农君来函/刘仲农//中医指导录.－
4－3－175

金牛草:郑善增君来函/郑善增//中医指导录.－
4－3－174

金牛草答问/陈序东//中医指导录.－4－3－208

金钱草能治砂淋又一实验/刘琴仙//医林一谔
.－4－10－377

金钱草之另一功用/刘琴仙//医林一谔.－4－9－
420

金石药在中医学术上之价值/王一仁//中医杂
志.－2－27－395

金锁银开/单更新//绍兴医药月报.－2－41
－197

金银花消背痈(老学庵笔记)/广东中医杂志社
(辑)//中医杂志(广东).－3－4－83

金银花治愈恶癣/沈宗之//三三医报.－2－30
－421

金与银/任应秋//新中华医药月刊.－5－35－72

津埠墙子河滨及各隙地生有可用之药(连载)/
张春生//国医砥柱月刊.－5－15－619.－5－
16－447

锦纹将军传略及其战绩(连夺三关底定阳明府)
(连载)/叶橘泉//医界春秋.－3－11－389,
433,479

近年来西医采用之中药(连载)/费泽尧//医学
杂志.－2－8－608.－2－9－113,241,361

近年人参出产额及改良之状况(连载)/天良//
医界春秋.－3－7－300,334,384

经方赤小豆谈/邓可则//中医杂志.－2－25
－266

经验生草药性/刘琴仙//杏林医学月报.－3－17
－275

经验药物琐谈/顾汝骏//现代中医.－4－43
－303

荆芥/汪浩权//复兴中医.－5－31－562

荆芥为产后救急之特效药/吴中民//医林一谔
.－4－11－154

荆芥之研究/陈亦毅//医林一谔.－4－8－24

荆芥治产后痉厥/萧熙//杏林医学月报.－3－18
－511

惊风服丹砂多愚辨/季廷栻//中医杂志.－2－21
－244

精制丸散仿制西法药品说/张叔鹏//神州医药
学报.－1－45－539

敬告研究螟虫者/周镇//绍兴医药学报星期增
刊.－1－21－344

敬告治喉治痢之妙药/绍兴医药学报社//绍兴
医药学报.－1－13－371

敬问丹药四种/张树筠//三三医报.－2－30
－559

纠正国药钩吻之研究/赵燏黄//国药新声.－5－
23－171

九香虫/周禹锡//国医公报.－4－22－562

酒/王绍声//绍兴医药学报.－1－20－503

酒客忌桂枝感言/葛介人//绍兴医药学报.－1－
18－515

救服毒良药/黄国材//绍兴医药学报.－1－16
－544

救世方药本草/马莲湘//医界春秋.－3－11
－387

救鸦片之中药/江骏声//光华医药杂志.－4－35
－470

桔梗/章次公//光华医药杂志.－4－36－183

桔梗排脓考/志范//光华医药杂志.－4－36

- 120

菊花/王静云//中国女医. - 5 - 34 - 260

菊之功用/倪本青//中医指导录. - 3 - 38 - 110

菊之古方考/李树秀//中医指导录. - 3 - 38 - 110

菊之配合应用法/唐思义//中医指导录. - 3 - 38 - 114

菊之种种/姚子让//中医指导录. - 3 - 38 - 112

橘黄(陈郁藏一话腺)/广东中医杂志社(辑)//中医杂志(广东). - 3 - 4 - 716

刊误(毛地黄酒并非生地黄所浸之酒)/王纪伦//绍兴医药学报星期增刊. - 1 - 21 - 312

堪加注意的生药:石胡荽/周自强//国医导报. - 5 - 30 - 392

考阳起石之产地/陈守真//绍兴医药学报. - 1 - 17 - 529

柯黎勒/王慎轩//光华医药杂志. - 4 - 36 - 389

科学的国药药理浅说/叶橘泉//现代医药月刊. - 4 - 27 - 65

科学的中国药物观(连载)/夏祥麟//杏林医学月报. - 3 - 19 - 376,379

科学化国药(中药)之初步方案及理由书(一)至(二)/杨铭鼎//医文. - 5 - 34 - 355,415

科学研究鹿茸之报告/黄国材//医学杂志. - 2 - 18 - 43

咳利舒开/国药新声杂志社//国药新声. - 5 - 23 - 337

口臭特效药/储铁肩//光华医药杂志. - 4 - 36 - 202

口舌生疮之特效药/李慎五//光华医药杂志. - 4 - 36 - 201

苦参子研究/周允超//现代中医. - 4 - 42 - 161

苦参子治便血之亲验/孙砚孚//杏林医学月报. - 3 - 18 - 477

苦杏仁柏子仁桃仁油之毒质/秦国桢//医学杂志. - 2 - 12 - 268

苦杏仁所含毒质之研究/傅近秋//绍兴医药学报. - 1 - 15 - 327

款冬花与枇杷花/丁复康//复兴中医. - 5 - 31 - 529

葵菜消丹毒(独醒杂志)/广东中医杂志社(辑)//中医杂志(广东). - 3 - 4 - 200

葵能治疟述/卢育和//绍兴医药学报. - 1 - 20 - 297

栝蒌土瓜/马叔循//绍兴医药学报. - 1 - 17 - 296

蛞蝓/马叔循//绍兴医药学报. - 1 - 17 - 297

莱菔之功用/张体元//杏林医学月报. - 3 - 17 - 138

烂牛藤之治愈抽筋症奇验/刘琴仙//杏林医学月报. - 3 - 16 - 266

滥用阿司匹林与阿卡奴治头痛及伤风之弊/汪建侯//医林一谔. - 4 - 11 - 413

郎君子(醋鳖)之运动/夏以煌//中西医药. - 5 - 11 - 290

劳损用药利弊说/李雨苍//中医杂志. - 2 - 20 - 231

老鼠扒松土治头风痛/张迈荃//神州医药学报. - 1 - 46 - 301

老鼠头骨治牙齿动摇之特效/谭宝钧//国医砥柱月刊. - 5 - 17 - 60

雷锭果能治癌乎/吴去疾//神州国医学报. - 4 - 15 - 472

雷丸/朱沫//新中医刊. - 5 - 19 - 218

棱莲通经/张体元//中医世界. - 3 - 25 - 298

藜芦之研究/赵子忠//医学杂志. - 2 - 14 - 455

李竹溪君论六月雪与脉动函/李竹溪//中医指导录. - 4 - 2 - 49

疬子颈草之采访与识别/俞凤宾//中西医学报. - 1 - 36 - 295

痢疾宜重用黄连/程哲//医学杂志. - 2 - 9 - 83

痢疾之吸着疗法谈/钱公玄(述)//新中医刊. - 5 - 19 - 81

连翘予我之印象及其研究/赵锡庠//中医新生命. - 5 - 6 - 89

莲藕琐谈/沈仲圭//苏州国医杂志. - 5 - 1 - 443

梁上尘百草霜釜底墨三者异同之研究/王炽//医学杂志. - 2 - 7 - 85

临床用药漫谈/周柳亭//光华医药杂志. - 4 - 36 - 40 //国医公报. - 4 - 22 - 155

灵芝考(连载)/张若霞//三三医报.-2-32-246,273

灵芝考/宋大仁//中西医药.-5-13-495

菱壳可治嗽病/周复旦//医界春秋.-3-9-307

羚羊角/汪浩权//中国医药月刊.-5-33-541

羚羊角辨(连载)/张锡纯//杏林医学月报.-3-16-146,188//医学杂志.-2-5-495//中医杂志.-2-22-515

羚羊角浸镑改燥镑之理由说明书/绍兴药业同仁//绍兴医药月报.-2-39-149

羚羊角之代用品/未署名//北京医药月刊.-5-21-220

羚羊犀角对于治疗上之存废问题/陈应期//医林一谔.-4-9-111

零星本草之研究(连载)/潘如桐//中医世界.-3-37-135,254,357,467

硫磺之功用(连载)/顾鸣盛//医学报.-1-7-467,485

硫磺之效与征求治法/王瑞玺//现代中医.-4-43-85

硫磺治验/罗敏之//沈阳医学杂志.-3-1-266

柳果/王肖舫//绍兴医药学报.-1-17-486

柳叶桃叶治狂病之奇验/陈文轩//国医砥柱月刊.-5-15-625

柳枝和万年青/金孝仁//新中医刊.-5-20-484

六气用药(连载)/王冰//医学杂志.-2-2-338,483.-2-3-66

龙骨/高思潜//绍兴医药学报.-1-18-33

龙骨截疟之神效(生用不煅)/骆明普//杏林医学月报.-3-19-535

龙骨考/赵式训//医界春秋.-3-8-278

龙骨龙齿/章次公//新中医刊.-5-20-191

龙胶发明之经过及其治效/赵琼仙//现代中医.-4-43-202

龙涎之药效问题/程登瀛//医林一谔.-4-8-116

芦荟半夏能治喉肿之奇效/陈应期//杏林医学月报.-3-17-236

芦荟之研究/岳钟秀//医界春秋.-3-8-284

录急救应验良药/未署名//神州医药学报.-1-45-244

鹿麋茸夏至解角考正/曹炳章//医史杂志.-5-39-146

鹿茸麋茸出产辨/何心余//医林一谔.-4-10-468

鹿茸与麝香/萧有声//光华医药杂志.-4-36-565

鹿茸在我国医药学上之地位/宓泰治//医林一谔.-4-11-534

鹿乳大补虚劳(桃溪客语)/廖景桐(辑)//中医杂志(广东).-3-4-442

论草薢为治失溺要药不可用之治淋/张锡纯//医界春秋.-3-7-21

论鳖甲龟板不可用于虚弱之证/张锡纯//医界春秋.-3-6-519

论鳖甲龟板虚证不可轻用/张锡纯//医学杂志.-2-10-486

论柴胡/高思潜//中医杂志.-2-21-270

论柴胡之功用/李贡廷//医界春秋.-3-14-491

论产后禁用白芍/寇孟杰//北京医药月刊.-5-21-49

论陈皮/黄国材//绍兴医药学报.-1-18-36

论程若水谓紫河车不可入药之说/陈渔洲//杏林医学月报.-3-23-53

论大黄功用/刘前英//医学杂志.-2-7-83

论大枣之治法/吴炳南//中医新生命.-5-6-505

论淡豆豉/陆成一//中医世界.-3-25-389

论附子炮用与生用/刘民叔//复兴中医.-5-31-151

论甘草之主治/吴炳南//中医新生命.-5-7-23

论乖鱼有毒及解救方法/郑奋扬//医学公报.-1-7-258

论归宁中毒:谈及李克蕙君之死(连载)/张见初//国医砥柱月刊.-5-18-176,301,312,349

论龟板鳖甲白疹必用之药/陈芝高//杏林医学月报.-3-23-275

论海碘与海藻昆布/林葆予//杏林医学月报.-3-20-31

论猴枣/何幼廉//绍兴医药月报.-2-41-14

论厚朴麻黄杏仁之治喘(连载)/章次公//自强医学月刊.-3-40-446,645

论胡椒/黄国材//绍兴医药学报.-1-18-36

论芥苨/陈守真//绍兴医药学报.-1-17-234

论橘红麦冬同用之讹/施惠康//绍兴医药学报.-1-13-182

论咳嗽用杏仁之遗害/时逸人//绍兴医药学报.-1-15-55

论蛞蝓即蜗牛/陈守真//绍兴医药学报.-1-18-34

论蛞蝓与蜒油之别/陈守真//绍兴医药学报.-1-18-34

论兰草/张国华//绍兴医药学报.-1-15-494

论羚羊角犀角之无用/葛荫春//医学杂志.-2-4-573

论龙骨之由来及龙骨入药之功效/张锡纯//三三医报.-2-30-512

论龙芽草与龙牙草之区别/夏以煌//中西医药.-5-13-73

论麻黄/翟冷仙//医林一谔.-4-8-586

论麻黄/周畜生//神州医药学报.-1-47-144

论麻黄利尿之我见/陈芝高//文医半月刊.-5-14-316//现代医药月刊.-4-27-739

论麻黄石膏之功用/单培根//中国医药月刊.-5-32-461

论马前子健胃妙/张锡纯//广东医药月刊.-3-24-327

论马前子为健脾胃药/张锡纯//沈阳医学杂志.-3-2-438

论吗啡大碍卫生试言其利害/胡天宗//绍兴医药学报.-1-19-93

论明宫三大疑案之红丸/何幼廉//绍兴医药月报.-2-41-119

论牛膝/马叔循//绍兴医药学报.-1-17-295

论蚯蚓/黄国材//绍兴医药学报.-1-18-36

论人参之阴阳/陈芝高//杏林医学月报.-3-22-200

论人中白制法/马叔循//绍兴医药学报.-1-18-85

论三七有特殊之功能/张锡纯//医界春秋.-3-5-270

论三七有特异之功能/张锡纯//绍兴医药月报.-2-40-548

论芍药之禁忌/培根//国药新声.-5-25-597

论生地黄熟地黄/寇孟杰//北京医药月刊.-5-21-219

论石膏/张蔚园//现代医药月刊.-4-27-385

论石膏不可煅/张锡纯//中医杂志.-2-21-465

论石膏善解疮疡热毒/张锡纯//中医杂志.-2-21-466

论石膏之功用及治瘟疫之特效/李祉余//杏林医学月报.-3-20-201

论石膏之利害/张梦生//国药新声.-5-22-277

论葶苈子/陈睿//中西医学报.-1-23-128

论土龟虫治淤血有殊功/沈莘农//医学报.-1-6-123

论伪药之宜禁/杨德高//中医指导录.-3-39-92

论温病条辨银花赤芍/马叔循//绍兴医药学报.-1-17-298

论温热病混用犀角/寇孟杰//北京医药月刊.-5-21-50

论吴又可温病禁黄连/郑士良//杏林医学月报.-3-20-378

论五味子之功用兼解伤寒金匮同干姜用者数方/张朗轩//沈阳医学杂志.-3-1-338

论误用黄芪之弊/杨凌虚//杏林医学月报.-3-22-33

论喜服人参之害/陈邦贤//中西医学报.-1-23-438

论鲜白茅根与西药阿斯必林并用代羚羊角/张锡纯//杏林医学月报.-3-19-98

论泻药/沈仲圭//神州国医学报.-4-15-165

论鸦片原理及戒绝之法/未署名//医学报.-1-4-391

论延胡索/黄国材//绍兴医药学报.-1-18-36

论疡医用黄耆之宜审/王以钧//绍兴医药学报.-1-10-91

论洋药吗啡入药之大碍卫生/周镇//绍兴医药学报.-1-10-315

论药不可复渣/孙心泽//文医半月刊.-5-14-500

论药量/施济群//新中医刊.-5-20-500

论药升浮同品而治异/陈祖荫//绍兴医药学报.-1-11-24

论药之功用当注重实验及特效/邓庆云//医界春秋.-3-8-275

论以石灰水利胃酸之不足恃/杨赞民//中医杂志.-2-28-321

论薏苡仁之滋养力/钟凤//绍兴医药月报.-2-40-173

论用药宜通权变/寇孟杰//北京医药月刊.-5-21-427

论用药以胜病为主不拘分量之多少/张锡纯//三三医报.-2-32-509

论晕船新药泛船拿/吴匡//德华医学杂志.-1-39-487

论治病用果子药误人之害/周柳亭//杏林医学月报.-3-21-203

论治疗宜重用大黄/张锡纯//三三医报.-2-30-479

论治热病宜用新鲜之药/方冠群//中医指导录.-4-3-267

论中国药物及土宜气候之不同/刘翰臣//光华医药杂志.-4-36-394

论中国药学/杨百城,赵意空//医学杂志.-2-1-76

论中国医学之进步及金鸡纳霜草麻子油海碘仿石炭酸之替代品/袁桂生//三三医报.-2-29-357//医学杂志.-2-14-397

论中西之药原宜相助为理/张锡纯//三三医报.-2-33-301//沈阳医学杂志.-3-1-245//医学杂志.-2-5-493//中医杂志.-2-22-473

论中药化验函/甯会零//中医指导录.-4-2

-110

论中药炮制失宜/钱渡五//中医杂志.-2-21-76

论中医急宜设法采访新药/葛荫春//医学杂志.-2-4-572

论中医之补气药/吴明之//苏州国医杂志.-5-1-439

萝卜之效用/叶橘泉//医界春秋.-3-10-303

萝卜之效用/中西医学报社//中西医学报.-1-38-249

萝卜治疗之功效/聂云台//中国医药月刊.-5-33-281

落花生与咳嗽/张植林//杏林医学月报.-3-18-511

绿豆可治骨槽风重症记/罗省会//苏州国医杂志.-5-1-196

麻蕡考证/杨华亭//医界春秋.-3-8-133

麻黄(连载)/章次公//光华医药杂志.-4-37-61,136//新中医刊.-5-20-247

麻黄/高思潜//绍兴医药学报.-1-18-519

麻黄/胡光慈//新中华医药月刊.-5-35-584

麻黄传/朱寿朋//医界春秋.-3-12-333

麻黄底讨论(一)至(二)/赵倚江//中医杂志.-2-28-225,339

麻黄发汗的讨论/江惠民//医界春秋.-3-7-283

麻黄附子石膏谈/钟去恶//医界春秋.-3-9-351

麻黄桂枝发汗止汗辨/王仲哲//文医半月刊.-5-14-17

麻黄和石膏之医疗作用(连载)/袁云瑞//苏州国医杂志.-5-2-134,217

麻黄精之今昔观/丁名全//德华医学杂志.-1-39-435

麻黄考/叶朗清//中医世界.-3-36-40

麻黄利尿之我见/陈芝高//神州国医学报.-4-18-242

麻黄去沫之研究/徐世长//医学杂志.-2-5-220

麻黄石膏/马瘦吟//沈阳医学杂志.-3-3-387

麻黄水泡不堪入药/梁春葵(撰稿);何佩瑜(删订)//国医杂志.-4-7-545

麻黄向上向外之研讨/唐澄之//国医砥柱月刊.-5-18-582

麻黄与桂枝/江静波//华西医药杂志.-5-37-494

麻黄在医疗上之价值/王仁安//国医导报.-5-29-31

麻黄之利尿谈/陆以梧//文医半月刊.-5-14-407

麻黄之利尿作用/沈仲圭//医界春秋.-3-5-366

麻黄之研究/丁名全//中西医学报.-1-37-33

麻黄治喘考/杨则徐//中医世界.-3-30-119

麻醉药问题/张赞臣//医界春秋.-3-14-229

马宝功效说明(连载)/铁樵医学月刊社//铁樵医学月报.-4-44-485,512

马宝之性状功效制法用法用量配合禁忌及医疗应用/黄国材//医学杂志.-2-17-48

马鞭草:疟疾/吴青尘//新中医刊.-5-20-150

马勃/阵子//文医半月刊.-5-14-74

马溺消鳖(志怪)/广东中医杂志社(辑)//中医杂志(广东).-3-4-199

马前子之治白口糊/王贤儒//国医砥柱月刊.-5-16-630

马钱子毒质不去之研究/王炽//医学杂志.-2-6-233

吗啡在医疗上的地位/何骏德(译)//华西医药杂志.-5-36-381

麦门冬之研究/谢安之//中医世界.-3-25-453

麦奴与麦角辨/张锡纯//医林一谔.-4-9-463

麦奴止血之略说/俞鉴泉//绍兴医药月报.-2-40-118

麦芽与粬/一心//新中医刊.-5-20-445

麦芽之研究/章次公//医学杂志.-2-12-259

曼陀罗花治气喘失眠之实验/汉河//新中医刊.-5-19-340

曼陀罗与山茶考/杨梦麒//国医砥柱月刊.-5-16-174

漫谈中药与西药/康升亭//医界春秋.-3-14-386

盲目:从五加皮中毒说起/孤鸿//新中医刊.-5-19-25

猫脚草治黄疸/张越公//三三医报.-2-30-385

梅豌豆/陈守真//绍兴医药学报.-1-17-483

虻虫/阵子//文医半月刊.-5-14-58

虻虫考/骆明普//杏林医学月报.-3-21-206

虻虫水蛭二药之大用(录圣方治验录卷一)/邹趾痕//医学杂志.-2-17-246

蒙汗药考(转载中医周刊)/谢诵穆//国医正言.-5-5-639

蒙汗药之意义/李为彭//国医砥柱月刊.-5-17-590

麋脂/苕川迂叟//三三医报.-2-34-46

民间奇药一点白略述/朱寿朋//中医世界.-3-30-41

民间习用西药治疗之商榷/姚子让//中医指导录.-3-39-193

民间药独灵草之研究与实验/朱寿朋//医林一谔.-4-10-248

民间药独叶一枝花之医治效用/朱寿朋//医界春秋.-3-10-247

民间药废物利用最合科学的止血药童便/叶橘泉//国医砥柱月刊.-5-17-566

民间药万年青略述/朱寿朋//中医世界.-3-29-36

民间药胭脂水粉珠根之研究/朱寿朋//中医世界.-3-28-119

民间药之价值/朱寿朋//现代中医.-4-42-63

民间药之可贵/林瑾庵//杏林医学月报.-3-22-434

民间之弹伤要药/许公岩//现代中医.-4-42-317

鳖鱼肝油之商榷/聂子因//中医世界.-3-26-176

明明室随笔/杨孕灵(辑)//三三医报.-2-31-70

牡蛎/何海筹//神州国医学报.-4-16-556

牡蛎/汪浩权//中国医药月刊.-5-32-325

牡蛎记实/王阳春//中医杂志.-2-25-103

牡蛎考/赵式训//医界春秋.-3-6-449

牡蛎为治肺痨补阴之理/傅道珂//中医世界.-3-37-360

木鳖子精之功用/未署名//医界春秋.-3-12-175

木鳖子精治疗安眠药毒及白喉/贝梭//中西医药.-5-10-123

木瓜治筋病其作用何在/许弇灵//中医杂志.-2-28-228

木棉花/吴去疾//国医导报.-5-29-413

木炭/傅旭初//新中医刊.-5-19-190

木炭治痢之研究/孙秉公//医林一谔.-4-11-253

木通纠误/孙道明//现代中医.-4-42-503

木香之功用/叶橘泉//医界春秋.-3-10-362

木贼草之贡献/秦又安//中医世界.-3-35-242

墓头回/朱寿朋//医界春秋.-3-14-490

南瓜漫谈/沈仲圭//医界春秋.-3-9-350

南华草菇述/刘筱云//医学杂志.-2-6-91

南洋特产药物考察记(一)至(七)/程仁和//医林一谔.-4-9-155,196,245,288,331,377,421

南洋之羚羊角/程登瀛//医林一谔.-4-8-27

闹杨花/朱沫//新中医刊.-5-19-244

尿石之甘油疗法/未署名//医林一谔.-4-11-487

牛骨髓功效之发明/沈仲圭//绍兴医药学报.-1-17-35

牛黄/高思潜//绍兴医药学报.-1-20-69

牛黄之研究/董鉴瑭//医学杂志.-2-3-69

疟疾与柴胡/叶劲秋//新中医刊.-5-19-291

女科用芍药说/徐福民//国医砥柱月刊.-5-17-66

女贞子说/何志仁//三三医报.-2-29-436

藕治肺病之探讨/沈仲圭//中医新生命.-5-8-358

螃蟹能疗漆食(广阳杂记)/廖景桐(辑)//中医杂志(广东).-3-4-440

炮甲菜油/吴济康//光华医药杂志.-4-37-362

炮制药品说/王茞臣//医学报.-1-6-242

胚生蒙(胚胎素制剂)/国药新声杂志社//国药新声.-5-23-435.-5-24-608

烹珠煮玉之研究/李贡三//绍兴医药学报星期增刊.-1-22-344

蓬莪术之研究/张植林//杏林医学月报.-3-19-447

硼砂之日常用途/沈沁芳//中医世界.-3-38-311

砒霜杀虫之研究/水康民//国医砥柱月刊.-5-18-581

砒霜之研究(一)至(五)/朱寿朋//医界春秋.-3-9-459,511,549.-3-10-25,66

枇杷琐话/苦梅//医林一谔.-4-8-431

辟干姜横人之说/陈应期//杏林医学月报.-3-17-351

平地木治血之功效/叶橘泉//医界春秋.-3-13-272

蒲公英/高思潜//绍兴医药学报.-1-19-108

朴硝火硝/马叔循//绍兴医药学报.-1-17-296

朴硝与芒硝及玄明粉之研究/赵茞臣//医学杂志.-2-1-544

七节草/未署名//杏林医学月报.-3-20-479

奇石疗毒志异/未署名//沈阳医学杂志.-3-2-384

奇药二则/沈佑卿//中医指导录.-4-1-274

千金苇茎汤中之苇茎时人用芦根之非解/郑向豪//国医砥柱月刊.-5-18-493

千金子可治口眼㖞斜/董志仁//医林一谔.-4-11-44

千年矮/冉济川//医界春秋.-3-14-489

芡实之药用谈/沈仲圭//医界春秋.-3-9-308

茜草考证/李征韶//医界春秋.-3-13-31

强盗豆之新发现/王世雄//中医世界.-3-34-139

翘摇一名之英文鉴别/[英]伊博恩//医史杂志

.-5-38-334

秦皮谈屑/沈仲圭//中医世界.-3-26-301

秦皮与皂荚/沈仲圭//医界春秋.-3-14-494

青黛宜用土靛说/张汝伟//绍兴医药学报.-1-12-293

青矾之功用及能治疳病之研究/文崧//光华医药杂志.-4-38-363

青海之药用珍品/未署名//医林一谔.-4-11-421

青萝卜说补赘/卢育和//绍兴医药学报.-1-15-187//医学杂志.-2-15-480

青皮之功用/张体元//中医世界.-3-25-202

青苔有特殊的功效/拱冠侠//中医世界.-3-25-452

轻药愈病论/秦国桢//医学杂志.-2-11-226

请查各地代替鸦片毒丸质料警告同胞/王兰远//绍兴医药学报.-1-19-499

请问瘰疬之救星中干饼药研究是何药/罗燮元//中国医学月刊.-3-15-396

请再详考金鸡纳霜之性质/谈愚叟//神州医药学报.-1-44-164

秋疟忌用柴胡说/杨宝善//中西医学报.-1-23-178

蚯蚓/朱沬//新中医刊.-5-19-162

驱蝇药/张绍修//中西医学报.-1-24-423

祛痰药的应用/唐湘清//中医世界.-3-38-302

曲类之研究/刘行方//国医导报.-5-29-100

曲之种类/未署名//现代中医.-4-43-97

曲之种种/傅恒之//中医世界.-3-35-347

曲之种种/傅文越//神州国医学报.-4-17-467

全蝎天虫蜈蚣祛风之原理/叶橘泉//三三医报.-2-36-114

人胞之效用/薛君律//国医新声.-5-27-523

人胞之治疗学上的新价值/夏苍霖//中西医药.-5-11-145

人参/旻华//光华医药杂志.-4-41-580

人参/秦伯未//中医世界.-3-34-685

人参/叶朗清//中医世界.-3-36-157

人参补阴说/褚召浸//医学公报.-1-7-217

人参的真面目/叶古红//医界春秋.-3-10-452

人参非补药之商榷/陈芝高//文医半月刊.-5-14-331

人参非温补回阳药之研究/米焕章//医学杂志.-2-8-591

人参黄芪补气论/赵瑞升//国医正言.-5-3-538

人参解(连载)/张锡纯//绍兴医药学报.-1-19-95,285

人参考/未署名//光华医药杂志.-4-36-560

人参鹿茸本性不热说/景仰山//沈阳医学杂志.-3-1-339

人参新释/沈仲圭//国医砥柱月刊.-5-18-97

人参已不复为国货/医林一谔杂志社//医林一谔.-4-11-237

人参真伪和类别的浅说/延智伯//三三医报.-2-31-59

人参之成分与功效/高思潜//医学杂志.-2-3-463

人参之代用品/吴宗城//现代中医.-4-43-306

人参之研究/张谷成//文医半月刊.-5-14-481

人参之研究(连载)/张益谦//国医杂志.-4-13-53,121,331

人参之研究/吴冠民//德华医学杂志.-1-39-551

人参之研究/张谷成//神州国医学报.-4-17-308

人参之医疗应用/江周海//中西医学报.-1-29-245

人的吸收系与植物的根/李克蕙//文医半月刊.-5-14-481

人尿在医学上之新功用/庄时俊//国医杂志.-4-12-291

人尿之科学观/黄仲贤//神州国医学报.-4-17-311

人中黄/陈守真//绍兴医药学报.-1-17-532

妊娠忌服半夏附子之辟谬/卢育和//绍兴医药学报.-1-19-528

妊娠药忌之可商/陈志仁//中医世界.-3-39-54

日本白井光太郎之姜桂谈/杨忠信(译)//中医世界.-3-25-198

日本汉医常用和汉药一览表/光华医药杂志社//光华医药杂志.-4-37-525

日本人口头的松叶功效谈/徐名山(译)//苏州国医杂志.-5-2-301

日人的汉药观/[日]中尾万三(著);匡麟(译)//新中医刊.-5-20-321

肉桂之栽培及制造法/曹炳章//绍兴医药学报.-1-14-253

肉馄饨草治儿童肿胀/张越公//三三医报.-2-30-385

乳香没药/马叔循//绍兴医药学报.-1-17-486

乳痈树/未署名//杏林医学月报.-3-20-478

三春柳之研究/乔尚谦//医学杂志.-2-3-588

三黄杂用/张体元//杏林医学月报.-3-20-370

三七之功用/夏伯鲁//神州国医学报.-4-14-546

三七之殊异功能(连载)/张锡纯//杏林医学月报.-3-16-71,97

三七之栽培法/夏伯鲁//神州国医学报.-4-14-605

散拿克拉新对于肺结核之治疗价值/莫兰医士(著);丁锡康(译)//中西医学报.-1-37-479

散拿克拉新治疗肺结核之成绩/丁锡康//德华医学杂志.-1-38-397

桑椹可治便秘/倪卢//中西医学报.-1-37-384

桑叶谈屑/沈仲圭//中医世界.-3-26-306

杀虫药品录/医学杂志社//医学杂志.-2-4-209

沙里狗/王肖舫//绍兴医药学报.-1-17-485

纱屎治霍乱应验如神/杏林医学月报社//杏林医学月报.-3-19-153

砂挼子/黎志宁//华西医药杂志.-5-37-564

秒米的治疗价值/现代中医杂志社//现代中医.-4-43-263

山海经中的医药/卫聚贤//华西医药杂志.-5-36-476

山杨柳/罗端毅//神州医药学报.-1-43-513

山药/章次公//新中医刊.-5-20-141

山药解/张锡纯//绍兴医药学报.-1-18-505

山药能治肺痨之吾见/潘恺义//苏州国医杂志.-5-1-440

山药之研究/章次公//国医杂志.-4-12-383

山萸肉解(连载)/张锡纯//绍兴医药学报.-1-18-27,81,513

山楂之研究/张子恒//医学杂志.-2-18-170

山栀的研究/楼百层//中医世界.-3-36-153

山栀确为吐衄良药/沈仲圭//医界春秋.-3-8-286

山栀确为吐血衄良药之考证/沈仲圭//医界春秋.-3-8-429

山茱萸考证/杨华亭//自强医学月刊.-3-41-354

伤寒方中人参改用黄芪之研究/王炽//医学杂志.-2-6-515

商陆/赵敦簏//国医砥柱月刊.-5-18-176

上白马即火硝之答函/沈仰慈//医学杂志.-2-17-180

上药三品/张国华//沈阳医学杂志.-3-2-14

上药养命中药养性论/邱绂//医学杂志.-2-3-141

上张南通改良中药意见书/医学杂志社//医学杂志.-2-2-101

烧芋头可治痫病/包静//光华医药杂志.-4-36-114

芍药/陈逊斋//光华医药杂志.-4-36-189

芍药/章次公//新中医刊.-5-20-19

芍药气味功用种类之研究/米焕章//医学杂志.-2-9-345

芍药之研究/王慎轩//中医杂志.-2-23-347

蛇缠角/程登瀛//医林一谔.-4-8-384

蛇蜕与螺厴之妙用/周岐隐//光华医药杂志.-4
　-40-533//文医半刊.-5-14-410

麝香/朱治吉//国医导报.-5-29-192

麝香辨/曹锡畴//医学报.-1-5-306

麝香与灵猫香之化学研究/汪良寄//光华医药
　杂志.-4-35-169

麝香与鹿茸/谢利恒//医界春秋.-3-14-488

麝香之研究/张泽霖//医界春秋.-3-8-193

申明张氏石膏惟宜生用之理解/许济弘//医界
　春秋.-3-11-140//医学杂志.-2-15-510

审症用药当去偏见论/黄眉孙//绍兴医药学报
　.-1-10-311

肾精子之通利膀胱/王贤儒//国医砥柱月刊.-5
　-17-482

慎重戒烟药品/未署名//绍兴医药学报.-1-8-
　215

生草药的掘发(连载)/卢朋著(藏);林实衍(录)
　//广东医药月刊.-3-24-46,93,326,
　401,585

生草药赋(连载)/刘琴仙//杏林医学月报.-3-
　19-378,445.-3-20-30

生地黄与毛地黄之功用不同辨/杨守仁//中国
　医药月刊.-5-32-614

生煅石膏之真相/张抚之//医界春秋.-3-11
　-139

生津药与燥湿药/欧克仁//光华医药杂志.-4-
　35-562

生军为治湿毒之主药/李祉余//杏林医学月报
　.-3-19-535

生熟高丽参作用之鉴别/何廉臣//绍兴医药月
　报.-2-39-179

生熟药性之质疑/周岐隐//国医公报.-4-22-
　560//神州国医学报.-4-16-352//杏林医
　学月报.-3-22-31

生药与化学药在治疗上之利弊/胡德茂//医学
　杂志.-2-17-489

生药与化学药在治疗上之利弊/黄国材//医学
　杂志.-2-17-487

生药与化学药在治疗上之利弊/李生墀//医学
　杂志.-2-17-488

失血应用三七地榆之标准/张鑑青//苏州国医
　杂志.-5-1-261

十滴水宜慎用论/马叔循//绍兴医药学报.-1-
　18-86

石菖蒲/叶橘泉//医学杂志.-2-13-617

石菖蒲之研究/叶橘泉//医林一谔.-4-8-587

石膏/汪浩权//华西医药杂志.-5-36-121

石膏赤石脂/陈守真//绍兴医药学报.-1-17
　-531

石膏的研究/黄毓琦//新中医刊.-5-19-131

石膏煅用即同卤水说/张锡纯//绍兴医药月报
　.-2-40-109//沈阳医学杂志.-3-2-312
　//中医杂志.-2-24-343.-2-27-386

石膏煅用即同卤水说之再述/张锡纯//沈阳医
　学杂志.-3-3-122

石膏煅用即为鸩毒之警告/张锡纯//三三医报
　.-2-29-339

石膏煅用性同卤水生用直如金丹说(一)至
　(五)/张锡纯//医界春秋.-3-7-212,248,
　281,315,351

石膏功用之研究/贾燮卿//医学杂志.-2-13
　-400

石膏解/张锡纯//三三医报.-2-30-115

石膏论(连载)/张锡纯//医学杂志.-2-2-
　75,211

石膏论/张锡纯//中医杂志.-2-19-251

石膏生用煅用之客观评论/吴幼山//医界春秋
　.-3-9-415

石膏生用煅用之商榷/王隆骥//医界春秋.-3-
　9-19

石膏生用煅用之研究答王隆骥君/张锡纯//医
　界春秋.-3-9-254

石膏生用直同金丹煅用即同卤水说(连载)/张
　锡纯//国医公报.-4-19-399.-4-20-47

石膏是什么东西/叶橘泉//光华医药杂志.-4-
　35-107

石膏煅用即同卤水生用直如金丹说/步天衢//
　国医砥柱月刊.-5-16-548

石膏在处方时困难之原因/邓直哉//杏林医学
　月报.-3-22-379

石膏之检讨/盛养真//光华医药杂志.-4-40 -372

石膏之讨论/纪正亭//医界春秋.-3-10-106

石膏之研究/余愚//医界春秋.-3-5-393

石膏之研究/张泽霖//医林一谔.-4-8-338

石膏治病无分南北论(一)至(二)/张锡纯//杏 林医学月报.-3-18-23,58

石膏治病无分南北论/张锡纯//医界春秋.-3- 8-135

石膏治瘟疫之大用/何奎垣//杏林医学月报.-3 -18-186

石合虫/王肖舫//绍兴医药学报.-1-17-538

石斛/叶天//自强医学月刊.-3-40-330

石斛之种类谈/鞠前//医林一谔.-4-11-133

石灰水可治慢性前额窦炎/未署名//医林一谔 .-4-11-613

石硫磺之研究/柯等和//医界春秋.-3-8-285

石上莲/未署名//杏林医学月报.-3-20-479

石韦治吐血竟有奇效/周岐隐//国医公报.-4- 25-225

石钟乳/章次公//新中医刊.-5-20-193

时气用药/蒋定英//中医指导录.-3-37-588

实用汉药便览/李健颐//医学杂志.-2-16 -459

实用新本草/魏萱//中国医药月刊.-5-33 -342

实用中药小词典/医学杂志社//医学杂志.-2- 17-450

食白沧鸡子过多之愚(南史)/广东中医杂志社 (辑)//中医杂志(广东).-3-4-199

食积痢之特效药/蔡人奇//国医砥柱月刊.-5- 16-300

食面板/黄楣孙(著);裘吉生(校)//绍兴医药学 报.-1-15-487

食母生/未署名//国医导报.-5-29-39

食母生为病后调养之唯一良剂/王文圻//国医 导报.-5-30-81

食物本草专栏果品类(连载)/王维仁//国医正 言.-5-5-29,30,30,81,129,173,231,285, 337,391,446,495,545

食物本草专栏蔬菜类(连载)/王维仁//国医正 言.-5-5-593,594

食物本草专栏小引/王维仁//国医正言.-5-5 -29

使君子杀虫的威力/炳威//国医砥柱月刊.-5- 18-494

使君子之研究/王合三//现代医药月刊.-4-27 -384//医林一谔.-4-11-589

使用独灵草治肝胃气痛病之经验/李芜生//医 界春秋.-3-12-60

世人谓大菱大热辣茄清大肠火辨/高德僧//绍 兴医药学报.-1-10-10

试述毒药之配剂法/宋克明//苏州国医杂志.-5 -1-36

试验种植丁香/微路岑//杏林医学月报.-3-19 -230//医林一谔.-4-11-34

释蝉衣之差误/叶劲秋//医界春秋.-3-5-130

释虫/蔡百星//医界春秋.-3-6-296

释金线重楼/仲晓秋//现代中医.-4-42-235

释牛黄/张汝伟//绍兴医药学报.-1-19-526

释佩兰/张汝伟//绍兴医药学报.-1-19-525

释礜石/陈黄镳//国医导报.-5-30-174

守宫之科学上见解/郑显庭//华西医药杂志.-5 -36-484

守素斋药学笔记/王锡光//医界春秋.-3-9 -260

首乌补脑/沈仲圭//三三医报.-2-30-456

寿眉茶为肺胀特效药/伯//中医世界.-3-39 -160

书重用石膏记后/沈仲圭//三三医报.-2-32 -451

书重用石膏记书后/杨孕灵//三三医报.-2-32 -555

熟地论/景仰山//沈阳医学杂志.-3-1-340

术之新释/沈仲圭//国医砥柱月刊.-5-18 -113

述臭屎茉莉根之历效/刘蔚楚//三三医报.-2- 33-271

述防己/张若霞//中医世界.-3-27-584

述和田氏特效药论/梁子和//医学杂志.-2-6-

463

述黑芝麻荄治肝气之功效/陈邦贤//中西医学报.-1-23-181

述几种西药之始祖/陈中坚//中医世界.-3-26-652

述水浮甲虫防御恐水病之功效/刘镜蓉//中西医学报.-1-24-498

述误药之函/蒋逢春//三三医报.-2-32-483

述新药近效/刘蔚楚//三三医报.-2-31-112

水草概论/刘琴影//三三医报.-2-36-307

水产类的民间药/［日］岛野武原（著）；叶橘泉（译）//华西医药杂志.-5-37-491

水果的药效/邹国华//杏林医学月报.-3-20-208

水果与病人/秦伯未//中医世界.-3-31-566

水苔治病之研究/张汝伟//绍兴医药学报星期增刊.-1-22-451

水罨/未署名//医学公报.-1-7-249

水蛭内服之研究/吴去疾//神州国医学报.-4-14-272

水蛭之研究/陈震异//光华医药杂志.-4-40-43

水肿神效药：金花龙之研究/朱寿朋//中医世界.-3-30-387

说巴戟天之真伪/陈守真//绍兴医药学报.-1-17-234

说产后用药/钱公玄//现代中医.-4-42-83

说磁石/周逢儒//绍兴医药学报.-1-16-136

说丁香之效用/陈守真//绍兴医药学报.-1-17-233

说防风之真伪/王肖舫//绍兴医药学报.-1-17-35

说改良中药/未署名//沈阳医学杂志.-3-1-48

说红花之效能/王肖舫//绍兴医药学报.-1-16-435

说黄连之产地/陈守真//绍兴医药学报.-1-17-233

说硫磺/沈宗之//沈阳医学杂志.-3-1-119

说绿水桂(红星山房医话之二)/汤逸生//神州

国医学报.-4-15-384//杏林医学月报.-3-21-207

说切药之非/庞履廷//绍兴医药学报.-1-18-75

说人参成分与功用/杨星垣//医学杂志.-2-10-375

说沙参之性及功用/王肖舫//绍兴医药学报.-1-16-436

说嗜鸦片之害/蔡禹门//中西医学报.-1-40-506

说特效药/何公度//国医导报.-5-29-171

说香附米之特产/王肖舫//绍兴医药学报.-1-17-36

说阳起石之成分/陈守真//绍兴医药学报.-1-17-532

说药物/钟青霞//三三医报.-2-30-422

说药引/介生//绍兴医药学报星期增刊.-1-22-51

司丕尔明与资佩尔苦林伍用治愈肺痨之成绩/陈锡桓//中西医学报.-1-27-409

四川药材没落与曙光/文琢之//国医砥柱月刊.-5-18-184

四川药物谈/韩子璧//中医世界.-3-35-443

四川之附子(连载)/周振汉//华西医药杂志.-5-36-481,532

四川之姜黄/周振汉//华西医药杂志.-5-37-223

四川之郁金/周振汉//华西医药杂志.-5-37-324

兕与水角片问题/程登瀛//医林一谔.-4-8-386

松脂琥珀金刚石/高思潜//绍兴医药学报.-1-18-32

素兰催生记/瀛峤//绍兴医药学报.-1-16-435

酸枣仁之研究/沈仲圭//医界春秋.-3-7-415//中医世界.-3-25-410

蒜头能治肺病/国医正言杂志社//国医正言.-5-4-34

蒜之新药理/未署名//新中医刊.-5-19-368

珋明/吴悠谷//中西医学报.-1-23-181

獭肝小识/桐青//中国医药月刊.-5-32-502

胎前忌用熟地说/竹芷熙//绍兴医药学报.-1-11-485

太原市中药店著名药品一览表/医学杂志社//医学杂志.-2-16-605

泰山特产:黄蔓精述/高宗岳//医界春秋.-3-14-387

泰山特产何首乌之考证/高宗岳//医界春秋.-3-11-490

谈蝉/程淦藩//光华医药杂志.-4-41-576

谈大枣/沈仲圭//国医杂志.-4-12-248

谈附子的功能/詹先科//国医砥柱月刊.-5-18-483

谈蛤蚧/未署名//杏林医学月报.-3-20-480

谈苓类与琥珀/朱文松//现代中医.-4-43-471

谈麻黄浸豆豉之弊/叶拯民//北京医药月刊.-5-21-357

谈砒/丁惠康//中西医学报.-1-38-25

谈升药/沈宗吴//新中医刊.-5-20-563

谈谈大黄/邰定扬//中国医学.-5-34-37

谈炭之药性作用与应用/叶风吟//新中医刊.-5-19-150

谈铁质之补血/秦伯未//中医世界.-3-35-139

谈伪药/李健颐//中国医学月刊.-3-15-448

谈乌贼/逸梅//国医杂志.-4-13-462

谈鸦片/子展//国医杂志.-4-12-455

炭类止血论/骆明普//杏林医学月报.-3-21-206

汤液治疗讲座/秦伯未//光华医药杂志.-4-38-201

溏鸡矢治慢惊之奇验/陈芝高//杏林医学月报.-3-23-77

糖疗法之研究/金陵下工//国医公报.-4-20-379

糖尿病新药新塞林/丁锡康//德华医学杂志.-1-39-141

螳螂子之管见/韩仁达//光华医药杂志.-4-38-113

烫伤膏/若霞氏//绍兴医药学报.-1-8-203

桃仁/叶朗清//中医世界.-3-36-337

讨论/叶劲秋//光华医药杂志.-4-40-473

讨论冬虫夏草之种类及效用/曹炳章//绍兴医药学报.-1-12-285

讨论硫磺之效与征求治法/黄葆余//现代中医.-4-43-212

特效药之发见/甯会零//中医世界.-3-27-142

提供几种特殊药物之研究/叶橘泉//国医导报.-5-29-142

天津石葡萄治掌风奇效/沈品璋//中国医学月刊.-3-15-341

天台山三种奇药述略/朱寿朋//中医世界.-3-31-401

甜梨之研究/马进礼//医界春秋.-3-14-489

调查药物有感而言/雒声峻//文医半月刊.-5-14-612

葶苈之研究/李培生//光华医药杂志.-4-40-140

通淋益精之良药/张赞臣//医界春秋.-3-6-259

童便和百草霜的研究/孙家骥//医林一谔.-4-8-540

痛必灵/国药新声杂志社//国药新声.-5-22-259

痛经白带民间药:三叶承露草/朱寿朋//医界春秋.-3-10-151

头痛之妙药/黄国材//三三医报.-2-31-281

头痛主药之类别/李天球//中医杂志.-2-20-109

土硫磺治疥癣之功能/杨东儒//医林一谔.-4-9-74

土木鳖马钱子/马叔循//绍兴医药学报.-1-17-297

吐血不可妄用柴胡之我见/商复汉//医界春秋.-3-8-287

吐血肺痨药草之发见/黄渭卿//医林一谔.-4-9-464

吐血特效药/周学庠//光华医药杂志.-4-37
　-244

推广曹氏麝香辨/何廉臣//绍兴医药学报.-1-
　11-99

瓦板头对于溺血之奇效/陈应期//杏林医学月
　报.-3-18-265

瓦楞壳治胃脘痛之研究/陶淑英//苏州国医杂
　志.-5-1-36

外邪忌用无味麦冬之临床实验/胡季丹//国医
　砥柱月刊.-5-18-585

脘痛特效药/徐荫北//中国医学月刊.-3-15
　-341

万年青可制为国产强心药/黄颂和//国医导报
　.-5-29-98

万年青之研究/张植林//国医砥柱月刊.-5-16
　-116

万年青之研究补纪/陆希羽//国医砥柱月刊.-5
　-16-355

王君肖舫问苦桔梗产地/李宝树//绍兴医药学
　报星期增刊.-1-22-121

王孟英用犀角之研究/陆清洁//神州国医学报
　.-4-15-23

妄用金石脑麝贻害惊风之管见/张治河//现代
　中医.-4-43-283

为麻黄昭雪辩护/招知生//神州医药学报.-1-
　47-291

维他新治脚气之伟效/张益之//国医导报.-5-
　29-198

伟大的凤仙花/接允中//国医砥柱月刊.-5-18
　-659

伪羚羊角戒/鲍东藩//神州医药学报.-1-47
　-308

伪药弊混(一)至(二)/陆企园//医学公报.-1-
　7-267,285

伪药漫抄/傅旭初//新中医刊.-5-19-349

胃病应注意的几种药品/许半龙//医界春秋.-3
　-12-239

胃肠病对于柴胡之应用/荣质文//新中医刊.-5
　-19-260

胃痛及呕酸灵药之发明/李健颐//医界春秋.-3
　-12-243

问川贝代用法/张汝伟//绍兴医药学报星期增
　刊.-1-21-125

问豆腐有小毒究竟有无小毒/炫明//绍兴医药
　学报星期增刊.-1-21-252

问服茴香致死之理/朱懋椿//绍兴医药学报星
　期增刊.-1-22-94

问枸杞子性味/竟成//绍兴医药学报星期增刊
　.-1-21-132

问海南子片之正名/未署名//绍兴医药学报星
　期增刊.-1-22-245

问红花产地/王肖舫//绍兴医药学报星期增刊
　.-1-21-461

问红磷愈病的理/陈龙池//绍兴医药学报星期
　增刊.-1-21-406

问苦参与鸭胆是一种抑是别种/周镇//绍兴医
　药学报星期增刊.-1-22-284

问老山参须及鱼肚价/周镇//绍兴医药学报星
　期增刊.-1-22-368

问六月雪/张汝伟//绍兴医药学报星期增刊.-1
　-22-268

问鹿茸较鹿茸贵及珍珠/周镇//绍兴医药学报
　星期增刊.-1-22-253

问麻黄与根有何分别/唐盛嗣//绍兴医药学报
　星期增刊.-1-21-132

问螟虫能治何病及其气味功能若何/陈守真//
　绍兴医药学报星期增刊.-1-21-262

问牡蛎/束子嘉//绍兴医药月报.-2-37-354

问南洋所产之乌头骨/李健颐//医界春秋.-3-
　7-24

问桑叶经霜与鲜采其作用有否异同/何筱廉//
　绍兴医药月报.-2-39-148

问十大功劳之正名/王肖舫//绍兴医药学报星
　期增刊.-1-21-164

问石莲之代物/未署名//绍兴医药学报星期增
　刊.-1-21-364

问四川天彭唐容川之存在/俞鉴泉//三三医报
　.-2-30-485

问退烧药/杨燧熙//绍兴医药学报星期增刊.-1
　-21-126

问乌发药方/王肖舫//三三医报.-2-30-79

问乌辣草功用/俞鉴泉//三三医报.-2-29
-232

问西藏药品/周镇//绍兴医药学报星期增刊.-1
-21-516

问西丁/折背叟//绍兴医药学报星期增刊.-1-
21-212

问西药金鸡纳霜/效寰//绍兴医药学报星期增
刊.-1-21-318

问锡地有苦桔梗否/王肖舫//绍兴医药学报星
期增刊.-1-21-508

问新绛之气味功用及主治何病/独善//绍兴医
药学报星期增刊.-1-21-340

问熊胆等之真假/周镇//绍兴医药学报星期增
刊.-1-22-187

问验方中土名药(敬求示以正名形状性味)/周
镇//绍兴医药学报星期增刊.-1-21-165

问秧参性燥之故及糖制红色/周镇//绍兴医药
学报星期增刊.-1-22-307

问药/陈龙池//绍兴医药学报星期增刊.-1-21
-501

问药/丁保生//绍兴医药学报星期增刊.-1-22
-196

问药/郭炳垣//绍兴医药学报星期增刊.-1-22
-99

问药/胡剑华//三三医报.-2-30-589

问药/黄良安//绍兴医药学报星期增刊.-1-21
-406

问药/李少峰//绍兴医药学报星期增刊.-1-22
-286

问药/林定南//绍兴医药学报星期增刊.-1-21
-371

问药/凌承言//绍兴医药学报星期增刊.-1-22
-132

问药/刘希文//绍兴医药学报星期增刊.-1-21
-493

问药/卢育和//三三医报.-2-30-302

问药/茅天民//绍兴医药学报星期增刊.-1-21
-370

问药/孟子英//三三医报.-2-30-448

问药/王返春//绍兴医药学报星期增刊.-1-22
-376

问药/王肖舫//绍兴医药学报星期增刊.-1-22
-20

问药/未署名//绍兴医药学报星期增刊.-1-22
-188

问药/萧介青//三三医报.-2-31-595

问药/徐燕庭//绍兴医药学报星期增刊.-1-22
-323

问药/叶兆芳//三三医报.-2-31-116

问药/张汝伟//三三医报.-2-30-516

问药/张汝伟//绍兴医药学报星期增刊.-1-22
-219

问药并问书/叶健生//绍兴医药学报星期增刊
.-1-21-365

问药二则/柴德新//绍兴医药学报星期增刊.-1
-21-477

问药二则/高思潜//绍兴医药学报星期增刊.-1
-22-253

问药入胃后的变化/高思潜//绍兴医药学报星
期增刊.-1-21-427

问药三则/胡剑秋//绍兴医药学报星期增刊.-1
-21-419

问药数则/李宝树//绍兴医药学报星期增刊.-1
-22-479

问药数则/张树筠//绍兴医药学报星期增刊.-1
-22-164

问药数种并订正要方数则/张相臣//三三医报
.-2-30-296

问药物/王肖舫//三三医报.-2-29-441

问药物一问/侠民//绍兴医药学报星期增刊.-1
-21-348

问药性/黄绍声//绍兴医药学报星期增刊.-1-
22-20

问药一/郭炳垣//绍兴医药学报星期增刊.-1-
22-95

问药一则/陈企高//三三医报.-2-34-357

问药一则/江子卿//绍兴医药学报星期增刊.-1
-21-356

问药一则/李慰农//三三医报.-2-29-614

问药一则/鸣秋//绍兴医药学报星期增刊.-1-22-92

问药一则/王肖舫//绍兴医药学报星期增刊.-1-22-463,472,489

问药一则/未署名//绍兴医药学报星期增刊.-1-21-453

问药之功用/郑香亭//绍兴医药学报星期增刊.-1-22-6

问医案中不谙之药/周默斋//绍兴医药学报星期增刊.-1-22-187

问用药分量/李子舟//绍兴医药学报星期增刊.-1-21-452

问粤产珍珠多否及价/周镇//绍兴医药学报星期增刊.-1-22-187

问粤中各药/周镇//绍兴医药学报星期增刊.-1-22-28

问粤中药品/周镇//绍兴医药学报星期增刊.-1-21-509

问张寿甫先生治毒门用轻粉红粉质疑/未署名//绍兴医药学报星期增刊.-1-22-55

问制乳香等善法/康维恂//绍兴医药学报星期增刊.-1-21-196

问治花柳病及脱弹出丸之汉药/张子清//绍兴医药学报星期增刊.-1-21-420

问周君小农糖霜是何物/沈仲圭//绍兴医药学报星期增刊.-1-21-459

问猪鼻孔草/黄国材//绍兴医药学报星期增刊.-1-21-300

问竹蛇功用/鲍士彬//绍兴医药学报星期增刊.-1-22-78

我对国药附子的贡献/谭次仲//华西医药杂志.-5-36-377

我对于研究螟虫的意见/侃如//绍兴医药学报星期增刊.-1-21-325

我国药物之慨叹/王培槐//中医世界.-3-38-71

我国医学遗产里的牡蛎圆有没有科学医接受价值(连载)/潘北辰//光华医药杂志.-4-40-131,211

我之制药观/戴慈惠//光华医药杂志.-4-40-533

乌桕叶能解砒毒及治蛇咬伤(广阳杂记)/廖景桐(辑)//中医杂志(广东).-3-4-442

乌龙太/国药新声杂志社//国药新声.-5-23-634

乌梅治口甜之研究/王志纯//苏州国医杂志.-5-1-32

乌头/章次公//新中医刊.-5-19-36

乌头考证/杨华亭//自强医学月刊.-3-41-350

无毒蕈与有毒蕈之研究/高洁儒//绍兴医药学报.-1-10-255

芜菁之研究/赵子文//国医导报.-5-29-250

吴又可温病禁黄连论/何兰壑//杏林医学月报.-3-20-381

吴又可温病禁用黄连论/宋远龄//国医杂志.-4-7-55

吴又可温病禁用黄连喜用大黄之我见/陈渔洲//杏林医学月报.-3-22-252

吴又可温病禁用黄连之我论/姚潜//杏林医学月报.-3-20-381

吴茱萸研究/章次公//光华医药杂志.-4-35-486

梧叶催生之心理作用/张治河//医学杂志.-2-7-486

五倍子/张相臣//绍兴医药学报.-1-16-434

五倍子采收法/徐友文//光华医药杂志.-4-41-45

五倍子之研究/周振汉//华西医药杂志.-5-37-161

五味子之表里解/饲鹤轩主//沈阳医学杂志.-3-1-339

五叶草之考正和效能/杨鸿钧//华西医药杂志.-5-37-221

五种药物之真伪辨/杨野鹤//医界春秋.-3-8-285

西藏橄榄/史介生//绍兴医药学报.-1-20-65

西河柳/高思潜//中医杂志.-2-27-263

西河柳/周镇//绍兴医药学报.-1-18-517

西洋参真伪之分/程力行//医界春秋.-3-10

- 294

西药中药化/丁仲英//现代中医.-4-42-336

吸毒石功用之证明/方肇元//绍兴医药学报.-1
-18-518

息热定退热之神速/张氏医局//国医导报.-5-
29-363

犀角/汪慎之//国医砥柱月刊.-5-17-642

犀角代用品之研究/寿能模//绍兴医药学报星
期增刊.-1-22-254

犀角羚角之代用品/程次明//神州国医学报.-4
-15-115

犀角羚羊角的成分/包学诗//国医杂志.-4-12
-49//神州国医学报.-4-15-22

犀角羚羊角之成分/王合三//现代中医.-4-42
-95

犀角羚羊角之研究/钱存济//国医砥柱月刊.-5
-18-371

犀角之研究/章次公//神州国医学报.-4-15
-62

溪苏与菖蒲之正误/杨华亭//医界春秋.-3-8-
280

蟋蟀肉治病记/郑逸梅//三三医报.-2-36-50

细辛/章次公//新中医刊.-5-20-254

细辛的用量/高思潜//绍兴医药学报.-1-19
-101

细辛用量之研究/米焕章//医学杂志.-2-8-
593

细辛之功用/杨又生//三三医报.-2-29-364

虾蟆草考证/杨华亭//医界春秋.-3-8-191

下药误服之害/乔尚谦//医学杂志.-2-6-218

夏月伏阴在内凉药宜慎用说/卢育和//绍兴医
药学报.-1-20-107

夏月忌枳说/未署名//中医杂志.-2-24-208

仙鹤草/朱沫//新中医刊.-5-19-192

仙鹤草之药理研究/吴云瑞(讲);陈小引(速记)
//中国医药月刊.-5-33-529

仙桃草之研究/秦氏同门会//中医指导录.-3-
39-403

鲜地龙治膨胀之奇效/刘石铭//光华医药杂志
.-4-37-415

鲜荷花叶治毒蛇咬伤之特效/陈素希//神州国
医学报.-4-18-48

鲜茅根生石膏与西药阿斯必林并用可代羚羊角
质疑/萧退庵//神州国医学报.-4-14-323

闲话桂枝/吴凝轩//中医新生命.-5-7-262

闲话桂枝的经验谈/耿旻众//国医砥柱月刊.-5
-16-444

闲话屠苏/周燕麟//中国医药月刊.-5-32
-241

现代本草生药学之展阅/谢诵穆//中医新生命
.-5-7-436

现代食疗本草拾遗/丁复康//复兴中医.-5-31
-631

现代医药碎语/叶橘泉//国医公报.-4-21-
256

香附乌药各论/景芸芳//光华医药杂志.-4-35
-417

香附子有七制能治百病说/赵瑞升//国医正言
.-5-3-537

香薷之主治之病/马冠群//医界春秋.-3-14
-389

香药考/钱公玄//新中医刊.-5-19-318

香橼皮与金橘皮之比较/许弁灵//中医杂志.-2
-28-228

湘省民间实验生用单味药物学/刘达农//国医
砥柱月刊.-5-16-176,442

象贝产地调查经过/朱殿//光华医药杂志.-4-
35-53//医学杂志.-2-15-504

象贝非圣方经药乃明后时方俗药/周镇//神州
国医学报.-4-16-65

象贝风潮愈趋扩大/医林一谔杂志社//医林一
谔.-4-11-274

象贝与前胡考/孙吉禄//铁樵医学月刊.-4-44
-420

象贝之垄断/秦又安//中医世界.-3-34-13

象胆与獭肝/杨野鹤//国医杂志.-4-12-239

消发灭定对于砂眼有伟效/姜春华//国医导报
.-5-29-361

小豆蔻/未署名//医学报.-1-7-395

小茴香辨/未署名//医学杂志.-2-15-617

小苏打之应用与禁忌/胡九功//现代中医.-4-43-641

小蒜不能代葱白说/徐少明//神州国医学报.-4-14-269

泻药与各脏器之关系/周自强//苏州国医杂志.-5-1-34

薤白解/谢安之//现代中医.-4-43-228

薤白解/朱不华//中医杂志.-2-21-471

薤白生姜之功效/秦又安//中医世界.-3-27-394

蟹之古方考证/唐思义//中医指导录.-3-38-108

蟹之历代记述考/姚子让//中医指导录.-3-38-106

蟹之烹煮护藏及中毒解除法/瞿惠荣//中医指导录.-3-38-108

蟹之生理与剖解/倪本青//中医指导录.-3-38-105

蟹之主治/李树秀//中医指导录.-3-38-107

辛味药研究/张淑兰//光华医药杂志.-4-35-421

新本草/刘蔚楚//三三医报.-2-29-574.-2-30-309

新发现之犀角述略/王待吾//光华医药杂志.-4-38-232

新绛并非茜草/笑庸//绍兴医药学报星期增刊.-1-21-413

新民耳食录所载鹿茸服法/邹正庭//光华医药杂志.-4-40-142

新亚钙剂/国药新声杂志社//国药新声.-5-22-351

新亚斯片/国药新声杂志社//国药新声.-5-23-174

新药发明/中西医学报社//中西医学报.-1-25-73

新药介绍/国医导报杂志社//国医导报.-5-29-75

新药冒证之宜辨/刘蔚楚//三三医报.-2-31-203

新药使他肺安定与国药/杨世族//国医砥柱月刊.-5-18-239

新药性赋(连载)/邵叶飞//医界春秋.-3-5-129,148,169

新止痛药敌老敌(吗啡之代理品)/丁名全//德华医学杂志.-1-38-447

信石辨中之旁观谈/张迈荃//神州医药学报.-1-45-521

信石考/神州//医界春秋.-3-5-295

信石考/朱阜山//神州医药学报.-1-44-378

信石之为热性说/沈思诚//神州医药学报.-1-45-34

信石质疑/钱存济//神州医药学报.-1-44-491

杏仁(连载)/章次公//光华医药杂志.-4-37-333,433

杏仁之研究/章次公//神州国医学报.-4-14-599

杏仁治咳之研讨/江仁浒//国医砥柱月刊.-5-18-393

杏仁中毒之解救/陈龙池//绍兴医药学报.-1-16-138

性气和平之泻药/周颂尧//神州医药学报.-1-43-424

芎䓖/章次公//光华医药杂.-4-36-556

芎䓖之生理作用(连载)/经利彬,石原皋//苏州国医杂志.-5-2-291,596

熊胆/周纮章//中国医药月刊.-5-32-328

修斋笔记(天生白虎汤)/莲子//神州医药学报.-1-45-87

袖珍临时药册(连载)/杨华亭//国医公报.-4-23-467.-4-24-89,209,315.-4-25-347

虚劳温病皆忌橘红说/张锡纯//沈阳医学杂志.-3-1-380

虚劳温病皆忌用橘红论/张锡纯//医学杂志.-2-6-514

虚证久病慎用细辛说/黄眉孙//神州医药学报.-1-46-485

许氏小药囊/许梦苏//中医杂志.-2-22-376

续论猴枣/何幼廉//绍兴医药月报.-2-41-57

续随子一名千金字治水肿之宜忌/沈仲圭//三

三医报.-2-36-440//杏林医学月报.-3-17-137

萱草特效/鲍东藩//中医世界.-3-35-248

玄参栽培法/裘吉生//三三医报.-2-30-263

旋覆花之研究/吴幼山//中医指导录.-4-3-104

雪里青考/张赞臣//医界春秋.-3-5-494

血竭之特异/郑润耀//中医指导录.-4-3-498

血症圣药治血草/未署名//医界春秋.-3-11-297

询药一则/沈熊璋//绍兴医药学报星期增刊.-1-22-14

鸦胆子/吴去疾//国医导报.-5-29-355

鸦胆子亲验记/沈仲圭//新中华医药月刊.-5-35-82

鸦胆子治痢之一用法/常绩和//新中华医药月刊.-5-35-227

鸦片与吗啡(一)至(九)/朱寿朋//医界春秋.-3-10-516.-3-11-38,90,137,184,235,284,333,392,441,487

雅连能治黄水疮/孙九如//国医砥柱月刊.-5-16-538

延胡不独治心痛辨/王以钧//绍兴医药学报.-1-10-231

延胡索之研究/翟冷仙//现代医药月刊.-4-27-67//医界春秋.-3-10-157//医学杂志.-2-15-91

延胡索之药理检讨/王静芳//光华医药杂志.-4-35-419

言沟通中西之疟药/周镇//杏林医学月报.-3-21-208//医学杂志.-2-15-618

研究/邹云翔//光华医药杂志.-4-40-495

研究狗宝之问答/何伯贤//杏林医学月报.-3-23-29

研究国药的方法(连载)/汪浩权//国医砥柱月刊.-5-18-42,76,89,112,144,152

研究替代西洋参品(映溪草堂笔记)/周维翰//医学报.-1-4-28

研究药物之方法和步骤/叶橘泉//国医公报.-4-26-304

研究异物二种/李程九//医学杂志.-2-6-517

研究茵陈及青蒿之功用/缪俊德//复兴中医.-5-31-566

眼药的分析/淑安//中医新生命.-5-6-265

眼药之外点内服各有所宜论/梁朝浦//国医杂志.-4-5-152

燕窝/黄劳逸//复兴中医.-5-31-275

燕窝考/曹炳章//华西医药杂志.-5-37-37

燕窝考证/朱寿朋//医界春秋.-3-14-312

燕窝治喉/铁儿//绍兴医药学报.-1-13-200

羊蹄草根可疗麻风疾/邹国华//杏林医学月报.-3-20-83

洋虫/时逸人//绍兴医药学报.-1-18-514

洋靛涂疮贻患/钱杏荪//医学报.-1-4-268

药/胡侣//华西医药杂志.-5-36-310

药病对待说/陆丹笙//中医杂志.-2-20-217

药不可常服/暴振华//中医杂志.-2-19-45

药材改良法/王乐雨//中国医药月刊.-5-32-251

药材与土性/陈雅愉//中医新生命.-5-7-602

药草丸丹之流毒/李慕文//中西医学报.-1-34-183

药草与毒草(连载)/[日]篠田平三郎(原著);张若霞(译述)//绍兴医药学报.-1-12-363,419,497.-1-13-147,395.-1-14-15,133,201,269

药单又要贴印花/医林一谔杂志社//医林一谔.-4-9-343

药当以形色气味为标准说/张朗轩//沈阳医学杂志.-3-1-211

药的广告/曙光//新中医刊.-5-20-347

药店业亟应纠正之一问题(连载)/叶橘泉//光华医药杂志.-4-38-33.-4-40-136

药裹珍闻/王西神//神州国医学报.-4-18-309

药行招股进行状况/何约明//三三医报.-2-32-381

药何以能治病/朱葛民//沈阳医学杂志.-3-1-308

药剂施用方法之研究(上)/高德明//新中华医

药月刊.－5－35－675

药剂之效力/菩生//中西医学报.－1－33－159

药鉴与电磁场/袁复初//医学杂志.－2－16－47

药理谈屑:药物的自然性江山易改本性难移/李克蕙//文医半月刊.－5－14－169

药名新考(一)至(三)/杨梦麒//苏州国医杂志.－5－2－226,230,299

药名质疑/光华医药杂志社//光华医药杂志.－4－39－352

药品道地录(一)至(三)/慎德(著);叶劲秋(录)//中医杂志.－2－20－291.－2－21－91,261

药品之特长性/裘吉生//绍兴医药学报.－1－12－222

药炭与木炭之研究/王炽//医学杂志.－2－5－334

药物辨诬绪言/孙凤翔//中医杂志.－2－28－55

药物出产真伪录/陈亦毅//医林一谔.－4－8－70

药物丛录(译英国医学周刊)/丁锡康//中西医学报.－1－36－425

药物丛谈(译英美医学会报)/丁锡康//中西医学报.－1－37－157

药物丛谈/丁锡康//中西医学报.－1－36－351

药物脞谈/樊天徒//中国医药月刊.－5－32－364

药物脞谈/绍典//新中医刊.－5－20－6

药物脞谈/沈仲圭//自强医学月刊.－3－41－33

药物的研究(一)至(四)/医夫//文医半月刊.－5－14－42,57,90,106

药物含五行之原素论/张汝伟//绍兴医药学报.－1－18－404

药物汇辑/医林一谔杂志社//医林一谔.－4－11－8

药物几种/程登瀛//医林一谔.－4－8－502

药物偶识(大麦芽)/谢诵穆//国医导报.－5－30－356

药物偶谈/翟冷仙//中医世界.－3－27－378

药物配合的禁忌/许半龙//中医杂志.－2－28－221

药物上之新贡献/吴秉璋//医界春秋.－3－9－449

药物实验录(连载)/周禹锡//苏州国医杂志.－5－1－180,259.－5－2－216

药物索隐(连载)/祝天一//中医杂志.－2－22－305.－2－23－131.－2－25－101

药物谈片(连载)/沈仲圭//医林一谔.－4－9－113//中医世界.－3－25－234.－3－26－160

药物图考(连载)/杨华亭//国医公报.－4－21－447.－4－22－81,199,323//医林一谔.－4－9－193,242,284,373

药物新经验/缪俊德//现代中医.－4－43－300

药物形态学(一)至(二)/沈祥瑞(述);秦伯未(录)//中医杂志.－2－26－94,256

药物学/张若霞//绍兴医药学报.－1－9－79

药物学笔记(一)至(二)/张始生(讲);谢诵穆(记)//神州国医学报.－4－14－29,70

药物学拾遗/汪大源(译)//中西医学报.－1－31－449

药物学体裁之商榷/沈仲圭//医学杂志.－2－12－264

药物学雄黄之研究(一)至(二)/黄子衡//文医半月刊.－5－14－347,379

药物学研究之方法/孙家骧//中医杂志.－2－28－342

药物学研究之方法/杨野鹤//医界春秋.－3－8－190

药物学游记录(连载)/李春芝//沈阳医学杂志.－3－1－120,212,270//医学杂志.－2－4－575

药物研究:百合地黄麦冬玉竹丹皮/张慧中//中国医药月刊.－5－32－249

药物研究:第一编解热药类/张慧中//中国医药月刊.－5－32－23

药物研究:葛根升麻白薇/张慧中//中国医药月刊.－5－32－51

药物研究:苦参常山菊花/张慧中//中国医药月刊.－5－32－167

药物研究:连翘/张慧中//中国医药月刊.－5－32－89

药物研究:麻黄/王治华//国医砥柱月刊.－5－

18－64

药物研究:石膏苇茎竹叶瓜蒌/张慧中//中国医药月刊.-5－32－203

药物研究:威灵仙/王治华//国医砥柱月刊.-5－18－73

药物研究:竹茹黄柏知母/张慧中//中国医药月刊.-5－32－123

药物研究录:大黄/史介生//国医砥柱月刊.-5－18－467

药物研究录:元明粉/九华山人/国医砥柱月刊.-5－18－412

药物一夕:矾的种种(连载)/邹文凯//自强医学月刊.-3－41－195,277

药物疑问答黄惕生/盛心如//光华医药杂志.-4－41－616

药物饮片/沈仲圭//中医世界.-3－26－561

药物用量的研究/唐湘清//中医世界.-3－38－183

药物与产出地之关系说/裘吉生//绍兴医药学报.-1－12－155

药物与阴阳(连载)/姚兆培//中国医学月刊.-3－15－73,119

药物之特性说/裘吉生//绍兴医药学报.-1－13－40

药物之新研究/高思潜//医学杂志.-2－5－88//三三医报.-2－29－169

药物之研究/齐志学//国医正言.-5－4－193

药物之真伪辨/祝天一//中医杂志.-2－21－468

药物之自然性及同类补益之研究/胡润兹//自强医学月刊.-3－40－98

药物制造法/刘紫庭//医学杂志.-2－14－219

药物质问/谢玉书//光华医药杂志.-4－40－266

药物质疑答骆一樵/盛心如//光华医药杂志.-4－41－91

药物质疑一则/王肖舫//绍兴医药学报星期增刊.-1－21－236

药物作用略论/梦//医学报.-1－4－527

药误说/杨志平//中医杂志.-2－20－53

药效秘录(一)皂矾之功用/吴去疾//神州国医学报.-4－18－57

药性/叶劲秋//三三医报.-2－34－461

药性赋/凌履之(著);姚光祖(录)//中医杂志.-2－21－472

药性解(连载)/张锡纯//绍兴医药学报.-1－17－215,337,343

药性类编(一)至(二)/徐子石//中医杂志.-2－20－283.-2－21－79

药性鳞爪/钱公玄//光华医药杂志.-4－35－323

药性难知/铸园老人(遗著)//文医半月刊.-5－14－266

药性升降浮沉论/陈观光//医学报.-1－6－225

药性主病便览/俞凤宾//中西医学报.-1－37－101//中医杂志.-2－19－61

药学常用名词(录药学大辞典)/陈存仁//现代中医.-4－43－327

药学刍言(连载)/关伯廉//国医杂志.-4－6－60,155

药学精言/包桃初(遗稿)//神州医药学报.-1－45－41

药学小字典/未署名//医学杂志.-2－14－575

药学一斑/洪佩纶//中西医学报.-1－23－175

药学质疑二则(连载)/时逸人//绍兴医药学报星期增刊.-1－21－52,148

药学质疑一则/独善//绍兴医药学报星期增刊.-1－21－300

药验论/杨宝善//中国医药月刊.-5－32－52//中西医学报.-1－23－179

药用果品谈(译日本科学知识)/孙祖烈//德华医学杂志.-1－38－467

药用硫磺熏之良心难泯语/陈尔康//绍兴医药学报.-1－17－282

药用桑类研究/鹈//光华医药杂志.-4－35－321

药用食物落花生正误表/沈仲圭//神州国医学报.-4－14－478

药用食物落花生之研究/沈仲圭,黄劳逸//神州国医学报.-4－14－372

药用食物苹果之研究/张泽霖//医学杂志.-2-17-364

药用食物研究:鸡蛋/张植林//文医半月刊.-5-14-462

药有根茎花实阴阳母子兄弟草石骨肉有单行者有相须者有相使者有相畏者有相恶者有相得者试略举之/张汝伟//绍兴医药学报.-1-16-431

药有主治兼治据古书形色气味为标准说/张朗轩//沈阳医学杂志.-3-1-270

药在治疗上之作用/路登云//现代中医.-4-43-470

药渣/杨道南//中医世界.-3-27-247

药最忌服二煎/葛荫春//医学杂志.-2-9-225

要药征信(连载)/沈宗吴//光华医药杂志.-4-35-171,489,559.-4-36-42,110,191,273,395.-4-38-218

椰气伤人/黄楣孙(著);裘吉生(校)//绍兴医药学报.-1-15-485

噎膈反胃症候各殊而治法均忌纯用香燥论/诸文楦//中医杂志.-2-19-46

野菜二十四咏(连载)/王如恪//中医指导录.-4-4-435,474,497

野菊花为疗疮特效药/张友琴//中医指导录.-3-38-114

野苋菜根对于霍乱之功效/高思潜//绍兴医药学报.-1-17-481

叶天士治疟不用柴胡/叶劲秋//医史杂志.-5-38-299

夜明砂望月砂治目疾之特效/陈应期//医林一谔.-4-11-297

一个问题:古之鲜药捣敷与今之组织疗法/姜春华//新中华医药月刊.-5-35-350

一种奇异之民间药独灵草/朱寿朋//医界春秋.-3-8-429//中医世界.-3-27-477

医俗良方/方公溥//中医指导录.-4-1-535

医问类释:药物类(连载)/中医指导录杂志社//中医指导录.-4-1-429,527

医学博士施嘉理论泻药之效用/李光//医林一谔.-4-9-427

医药笔记抄(一)至(五)/陈惠民//现代中医.-4-42-498,534,561,619.-4-43-90

医药脞谈/黄胜白//新中医刊.-5-20-208

医药脞谈/沈济苍//新中医刊.-5-20-75//中医新生命.-5-8-439

医药脞谈/沈济苍,徐竹岑//中国医药月刊.-5-32-365

医药奇闻/王以正//国医砥柱月刊.-5-17-426

医药文虎/未署名//中医指导录.-4-4-501

医药误用三则/王苌臣//医学报.-1-6-363

医药新说(连载)/若霞氏//绍兴医药学报.-1-8-157,295,383

医药杂谈四则/祝天一//中医杂志.-2-20-295

医与本草/叶简斋//国医砥柱月刊.-5-18-122

沂防风/王肖舫//绍兴医药学报.-1-17-484

宜采东省药材以广应用论/刘景川//沈阳医学杂志.-3-3-339

忆长白山之人参/东北一叟//华西医药杂志.-5-36-275

疫诊用药之禁忌/李健颐//现代医药月刊.-4-27-35

益母草考/杨铸园//神州医药学报.-1-43-120

益母草详考/黄眉孙//神州医药学报.-1-44-43

薏苡仁之研究/徐同江//医林一谔.-4-10-470

薏苡仁之滋养力/许小士//三三医报.-2-34-567

阴经热症之用药谈/高思潜//中医杂志.-2-22-56

茵陈青蒿非一物/张精一//神州国医学报.-4-14-29

银耳/沈亚五//光华医药杂志.-4-41-582

银花与大黄同用不泻下之小商榷/郭怀德//华西医药杂志.-5-37-575

饮片新参/复兴中医杂志社//复兴中医.-5-31

－65

英人论中国药学进步/周镇（记）//绍兴医药学报.－1－18－77

应用止痛圣药凡拉蒙之经验/吴匡//德华医学杂志.－1－38－547

痫之药物疗法/丁锡康//中西医学报.－1－38－9

用科学方法整理过的几种中药（连载）/周梦白//中医世界.－3－36－145,231,333.－3－38－605

用药必先辨证论/杨孕灵//绍兴医药月报.－2－38－329

用药标准（连载）/陆渊雷//自强医学月刊.－3－40－23,135,257,582,638.－3－41－107

用药不可有偏说/王镜泉//三三医报.－2－31－51

用药代替法/张汝伟//现代医药月刊.－4－27－36

用药分量之研究/杨艺农//北平医药月刊.－5－9－295//中医世界.－3－36－507

用药管见/张朗轩//沈阳医学杂志.－3－2－16

用药贵乎中庸/何奎垣//杏林医学月报.－3－19－323

用药忌速/李杲//北平医药月刊.－5－9－158

用药禁忌/周镇//绍兴医药学报星期增刊.－1－22－211

用药蠡见/王旭斋//北京医药月刊.－5－21－355

用药如用兵论/何志仁//绍兴医药学报.－1－18－153

用药说/李沛仁//中医世界.－3－32－274

用药危言/顾鸣盛//医学报.－1－7－358

用药无伐天和说/未署名//医学杂志.－2－3－530

用药勿拘时令说/沈济苍//自强医学月刊.－3－40－21

用药先以中气为本/魏宗岱//医学杂志.－2－3－496

用药须顺四时说/薛复初//医学杂志.－2－9－224

用药须注重用量论/黄子灵//中医指导录.－4－1－207

用药宜忌录要/秦国桢//医学杂志.－2－13－254

用药宜勿泥古方分两说/门外汉//沈阳医学杂志.－3－1－309

用药之学理与习惯/章次公（讲）；周自强（记）//苏州国医杂志.－5－2－536

用中药注射之进步/李健颐//现代医药月刊.－4－27－577

用中药注射之新发明/李健颐//国医公报.－4－22－552

用猪胰治消渴之原理/沈仲圭//中医杂志.－2－25－264

由文蛤散与文蛤汤说到强壮文蛤与五倍子/宋鞠舫//国医砥柱月刊.－5－18－583

油虫之勘误/杨凯荣//杏林医学月报.－3－18－160

疣赘之水银疗法/薄桂堂//医学杂志.－2－3－608

有毒药物的认识与利用/范行准//中西医药.－5－11－396

有毒药物论/胡润兹//自强医学月刊.－3－40－16

又报告蕲叶芸香草/刘蔚楚//三三医报.－2－30－591

余鸿孙药语/余鸿孙//中医杂志.－2－27－391

余姚麦冬之调查/庆升//绍兴医药学报.－1－19－293

余之汉药观（连载）/丁济华//医学杂志.－2－3－203,324

余之万能油与松浦氏之pityral之比较及治验成绩报告/卢谦//中西医学报.－1－35－245

余之药物经验/孙道明//现代中医.－4－43－305

鱼翅海参效用与牛蹄筋相同/卫聚贤//新中医刊.－5－20－166

鱼腥草之功效/易玉良//华西医药杂志.－5－37－285

鱼腥草之研究/朱寿朋//中医世界.－3－32－81

榆根白皮辨/郭志道//中医杂志.-2-27-261

与时逸人先生研究甘草及呼吸静坐论/沈仲圭//三三医报.-2-30-336

与汤士彦先生论对于西医以龙胆草大黄黄连等为补药之疑窦书/俞琴齐//三三医报.-2-30-51

与王肖舫君论小粉/李慰农//三三医报.-2-29-512

与王肖舫先生论小粉/张燕杰//三三医报.-2-29-608

与友人论新药/刘蔚楚//三三医报.-2-29-257

与张君叔鹏论精制中药提炼药汁仿效西法之商榷书/张汝伟//绍兴医药学报.-1-10-457

与张寿甫先生论药二则/竹芷熙//绍兴医药学报.-1-19-529

与周君小农述蘸叶芸香草之效能/刘蔚楚//三三医报.-2-33-133

予之必奇罗丁之用法及其成绩/卢谦//中西医学报.-1-36-193

玉竹/章次公//新中医刊.-5-19-15

玉竹之研究/张蓝田//国医杂志.-4-13-333

郁金/叶橘泉//医林一谔.-4-9-75//医学杂志.-2-13-619

郁金/章次公//国医杂志.-4-12-47

郁金近世之研究/张克敏//中国医药月刊.-5-32-328

郁金之研究/王慎轩//中医杂志.-2-22-307

郁金之研究/章次公//神州国医学报.-4-15-19

浴酒治衄之奇验/赵琼轩//中医世界.-3-35-329

元宝草治血病/张龙芝//医学杂志.-2-3-587

元明粉之神效治疗谈/吕子厚//中西医学报.-1-41-549

元明粉之神效治验谈/吕子厚//医林一谔.-4-10-200//医学杂志.-2-13-256

芫花甘遂大戟反甘草而炮制必用甘草之质疑/陈渔洲//杏林医学月报.-3-23-24

原药/李啸云//医学报.-1-6-269

原药与提精药对于人生之关系/陶乐勤//医界春秋.-3-10-486

远志/高思潜//绍兴医药学报.-1-19-109

远志/章次公//新中医刊.-5-19-61

远志之研究/沈仲圭,黄劳逸,黄橘泉//光华医药杂志.-4-35-40

阅西报吗啡盛行试论其利害/周镇//绍兴医药学报.-1-10-235

越医药学汇讲(连载)/裘吉生//三三医报.-2-29-397.-2-31-261

越医药学汇讲/李养和//三三医报.-2-32-331

越医药学汇讲/裘吉生,吴丽生//三三医报.-2-31-333

孕妇有病药无禁忌论(连载)/陈应期//国医正言.-5-4-89,138

恽铁樵先生秘制良药/铁樵医学月刊社//铁樵医学月刊.-4-44-47

再答金鸡纳霜之性质/包识生//神州医药学报.-1-44-165

再答钱君存济信石质疑/朱阜山//神州医药学报.-1-46-89

再答王肖舫君问采芸面/黄国材//绍兴医药学报星期增刊.-1-21-388

再问廉珠及龙涎香奇楠香/周镇//绍兴医药学报星期增刊.-1-22-243

再问麋茸角及羚羊角研法/周镇//绍兴医药学报星期增刊.-1-22-204

再问盐山张锡纯君药物之疑义/任伯和//三三医报.-2-29-556

脏器疗法于中药/唐湘清//中医世界.-3-39-53

早服金鸡纳霜之害/杨志一//医学杂志.-2-7-353

蚤休之研究/沈仲圭//中医杂志.-2-27-390

皂角对于女科之特效/王肖舫//中医指导录.-4-1-276

泽泻治肾脏炎的实验/未署名//新中医刊.-5-19-566

赠送神秘的吐血肺痨药草/黄渭清//国医正言

.-5-4-496

旃那(即泻叶)/施惠怀//中医杂志.-2-28-215

樟冰治胸痛如神(樟冰即樟脑)/胡智民//针灸杂志.-4-33-309

樟脑与龙脑之化学研究/未署名//光华医药杂志.-4-35-244

长沙书中屡称桂枝症柴胡症乃近世医家病家多畏此二药试言古今变迁之故/杨野鹤//医林一谔.-4-8-593

长圆形石莲子不可用/程登瀛//医林一谔.-4-8-340

赭石解(连载)/张锡纯//绍兴医药学报.-1-17-475,521//中医杂志.-2-22-508.-2-23-123

浙贝母之形状与培植及制干法/许有恒//中医杂志.-2-19-72

蔗浆何以能治霍乱(吴山散记之一)/沈仲圭//杏林医学月报.-3-22-556

鹧鸪肫治外伤之奇验/赵琼轩//中医世界.-3-35-346

䗪虫辨/张锡纯//杏林医学月报.-3-16-410

䗪虫辨正/曹炳章//华西医药杂志.-5-36-484

䗪虫感言/天虚我生//杏林医学月报.-3-17-53

䗪虫与地鳖虫之鉴别/未署名//中医指导录.-4-4-531

䗪虫与紫草之正误/上海市国医公会//神州国医学报.-4-17-305

䗪虫紫草研究之结果/杨彦和//神州国医学报.-4-17-307

䗪即土鳖之确证/张天翼//国医杂志.-4-12-238

珍珠之养殖/宋修章//光华医药杂志.-4-40-64

真正广产藿香/张相臣//医学杂志.-2-14-456

镇咳祛痰之药剂/沈仲圭,黄劳逸//复兴中医.-5-31-91

征求草药之正名/裘吉生//三三医报.-2-30-269

征问珍珠母种类何地出产/周镇//绍兴医药学报星期增刊.-1-22-203

征问真珠出产何地最多/周镇//绍兴医药学报星期增刊.-1-22-187

知母研究/陈亚兰//光华医药杂志.-4-35-420

栀子/章次公//新中医刊.-5-20-73

蜘蛛有拔毒之能力/徐韵英//绍兴医药学报.-1-20-67

蜘蛛与桂治狐疝之研究/王炽//医学杂志.-2-6-227

值得注意的几种草药/叶橘泉//中西医药.-5-11-164,260

止痛圣药凡拉蒙/杨晚成//德华医学杂志.-1-39-278

枳壳槟榔用之得失利害论/杨燧熙//绍兴医药学报.-1-16-409

枳实槟榔山楂莱菔子不可浪施论/卢育和//绍兴医药学报.-1-15-188//医学杂志.-2-15-481

枳实枳壳辨/刘仲农//光华医药杂志.-4-38-118

枳实枳壳辨/潘如桐//中医世界.-3-34-686

枳实枳壳之研究/时逸人//国医杂志.-4-13-124

治疗特效药/宋鹤年//针灸杂志.-4-33-401

治冻疮之特效药/施绍章//针灸杂志.-4-33-142

治蛔虫之药/曾立群//德华医学杂志.-1-39-152

治咳药品作用之分析(一)至(三)/黄仲贤//文医半月刊.-5-14-250,266,282

治疗成绩之报告/铭立//中西医学报.-1-32-349

治疗乏经的新药/丁名全//德华医学杂志.-1-39-533

治疗妇女肥胖病的特效药/欧阳竟成//中医世界.-3-37-45

治疗见色流精特效药/陈吟芬//光华医药杂志
　　.-4-36-202

治疟不用柴胡论/无为子//绍兴医药学报.-1-
　　13-101

治疟葵/若霞氏//绍兴医药学报.-1-8-203

治疟新药国产黄常山/刘式乔//新中华医药月
　　刊.-5-35-468

治疟新药扑疟母圣/丁名全//德华医学杂志.-1
　　-39-241

治痛特效药独灵草研究之经过/朱寿朋//现代
　　医药月刊.-4-27-91

治痛特效药独灵草之研究与治验/朱寿朋//医
　　学杂志.-2-15-238

治小儿遗尿之西药/陈邦贤,柴德新//绍兴医药
　　学报星期增刊.-1-22-195

治药捷法/未署朋//医学杂志.-2-1-600

致朱慕丹先生论括蒌瓜蒌之争执函/陆士谔//
　　苏州国医杂志.-5-1-47

痔疮救星天然白虎汤/李慎五//光华医药杂志
　　.-4-36-201

中大医院与中医公会讨论中药/松//医林一谔
　　.-4-8-321

中国本草科学之研究/曾广方(讲);王铭鼎,聂
　　志农(笔记)//医林一谔.-4-11-621

中国本草之科学的研究/曾广方//国医杂志.-4
　　-13-413

中国出口之麝香/绍兴医药学报社//绍兴医药
　　学报星期增刊.-1-21-512

中国粗料丸药有整理之必要/周岐隐//自强医
　　学月刊.-3-40-95

中国大黄新研究/盛展能//中西医药.-5-13
　　-534

中国的药物/朱寿朋//医界春秋.-3-14-382

中国化学制药法(连载)/宋大仁//中国医药月
　　刊.-5-33-343,379,411

中国简明药物学(连载)/朱沛然//国医公报.-4
　　-24-429.-4-25-99,219

中国历代本草考证(连载)/岳中谦//北京医药
　　月刊.-5-21-550,612

中国秘方之奇效/星//光华医药杂志.-4-36

　　-49

中国同胞与高丽人参/玉观彬//三三医报.-2-
　　30-229

中国药材之研究及商榷(连载)/俞凤宾//医界
　　春秋.-3-5-74,85

中国药物新研究/赵公尚//中医杂志.-2-28
　　-222

中国药物形态学(连载)/沈祥瑞(编)//中医指
　　导录.-4-1-29,61,93,121,157,185,219,
　　253,285,315,353,379

中国药物学说有入肺者有入肝者有入气分有入
　　血分有补肾补脾之别试以科学方法说明其原
　　委并纠正其差误/张文元//医学杂志.-2-14
　　-105

中国药物研究之一例/周梦白//医文.-5-34
　　-294

中国药学/叶劲秋//医界春秋.-3-14-383

中国药用植物考证/[英]伊博恩(著);宋大仁
　　(译)//中西医药.-5-11-323.-5-12-73

中国药在美国/许桂庭//华西医药杂志.-5-36
　　-267

中国医学大辞典银耳种植法之商榷/田体仁//
　　光华医药杂志.-4-40-137

中国医学精华论药之一石膏/胡光慈//新中华
　　医药月刊.-5-35-634

中国医药所受印度的影响/朱中德//新中医刊
　　.-5-19-409

中国之单方草药问题/张赞臣//医界春秋.-3-
　　13-383

中国之杀菌特效药/张见初//国医砥柱月刊.-5
　　-18-143

中华药物学:阿胶/章次公(编著);汪浩权(藏)
　　//中国医药月刊.-5-32-469

中华药物学:赤石脂/章次公//中国医药月刊.-
　　5-33-345

中华药物学:地黄/章次公(编著);汪浩权(藏)
　　//中国医药月刊.-5-33-68

中华药物学:何首乌/章次公(编著);汪浩权
　　(藏)//中国医药月刊.-5-32-607

中华药物学:黄柏吴茱萸/章次公(编著);汪浩

权(藏)//中国医药月刊.-5-33-153

中华药物学:黄连/章次公(编著);汪浩权(藏)//中国医药月刊.-5-33-283

中华药物学:黄芩/章次公(编著);汪浩权(藏)//中国医药月刊.-5-32-536

中华药物学:桔梗/章次公(编著);汪浩权(藏)//中国医药月刊.-5-33-252

中华药物学:麻黄/章次公(编著);汪浩权(藏)//中国医药月刊.-5-32-437

中华药物学:牡丹皮朴硝/章次公(编著);汪浩权(藏)//中国医药月刊.-5-32-405

中华药物学:山药/章次公(编著);汪浩权(藏)//中国医药月刊.-5-32-570

中华药物学:山栀常山/章次公(编著);汪浩权(藏)//中国医药月刊.-5-33-34

中华药物学:芍药/章次公(编著);汪浩权(藏)//中国医药月刊.-5-32-500

中华药物学:升麻滑石/章次公(编著);汪浩权(藏)//中国医药月刊.-5-32-362

中华药物学:吴茱萸/章次公(编著);汪浩权(藏)//中国医药月刊.-5-33-184

中华药物学:茵陈蒿栀子石钟乳/章次公(编著);汪浩权(藏)//中国医药月刊.-5-33-102

中西药物之片面治疗观/王一仁//中医杂志.-2-26-264

中西药性类异同论略(连载)/谭次仲//医林一谔.-4-11-327,369,466,558,636

中西药学汇参(连载)/郑肖岩//神州医药学报.-1-42-95,163,273,319,456.-1-43-116,224,324,421,510.-1-44-140,233,368,471.-1-45-30.-1-46-380

中杏仁毒之救急法/卢育和//绍兴医药学报.-1-16-287

中药的安眠剂/荣质文//新中医刊.-5-19-342

中药管见/沈仰慈//医学杂志.-2-13-40

中药炮制谈/郑显庭//医林一谔.-4-11-628

中药如全依照科学方法精制后是否能维持原有之效用望详论之/邓亮//医学杂志.-2-18-36

中药如全依照科学方法精制后是否能维持原有之效用望详论之/黄国材//医学杂志.-2-18-38

中药小字典/未署名//复兴中医.-5-31-87

中药新药理:吴萸/明远//光华医药杂志.-4-39-424

中药兴奋剂之范围/蒋文芳//新中医刊.-5-19-323

中药研究议/张修敏//广东医药月刊.-3-24-565

中药在生理上之分类/沈乾一//医林一谔.-4-11-210

中药整理运用谈(连载)/黎伯概//现代医药月刊.-4-27-595,621

中药之科学的研究(连载)/宋大仁//医界春秋.-3-8-276,320.-3-9-110,166,258

中药之生理的分类/沈乾一//中西医学报.-1-41-561

中药之学理系统/蔡曰如//现代中医.-4-42-188

中药治梅毒的特效/孙家骥//医林一谔.-4-8-436

中医常识(连载)/沈仲圭//三三医报.-2-36-413,499,530,568

中医的药理和寒热温凉/朱小南//新中医刊.-5-19-481

中医界新药之发明/李健颐//医界春秋.-3-10-350//医学杂志.-2-15-64

中医药物机化相得之实验谈(附验方一则)/王炳麟//医学杂志.-2-17-239

中医用药量的怀疑是否值得研讨/李仲美//华西医药杂志.-5-37-275

仲景用附子之研究/谢安之//现代中医.-4-42-225//医界春秋.-3-8-192

仲师用人参救急之数例/张谷成//国医砥柱月刊.-5-15-448

重用石膏记/杨孕灵//绍兴医药月报.-2-39-17

重用石膏治疫记/杨星垣//医学杂志.-2-13

-68

朱君阜山信石辩/钱存济//神州医药学报.-1-45-236

茱萸考/朱寿朋//中医世界.-3-29-302

珠贝图说/程登瀛//医林一谔.-4-9-89

诸种镇咳祛痰药之效力的比较试验(连载)/薄桂堂//医学杂志.-2-5-235,377

猪膵治消渴之原理/沈仲圭//医界春秋.-3-7-121

猪胆治疗特效/白虹//神州国医学报.-4-16-114

猪肝在医学上之治疗/章次公//医学杂志.-2-12-262

猪苓汤中之阿胶研究/章次公//新中医刊.-5-19-159

猪肉疗病之一例/沈仲圭//神州国医学报.-4-14-313

猪首毒惟松萝茶可解(秋灯丛话)/廖景桐(辑)//中医杂志(广东).-3-4-442

猪心血/医学报社//医学报.-1-5-21

猪腰子治愈虚损两危症/萧继志//光华医药杂志.-4-39-32

猪胰治肺病之续报/聂云台//中国医药月刊.-5-33-246

猪胰治消渴之原理/沈仲圭//医学杂志.-2-11-617

竹沥治咽喉痛症奇效/何伯贤//杏林医学月报.-3-20-33

竹笋能愈疠风之奇效/朱丹如//国医杂志.-4-12-171

竹笋水/庄憩樵//中医指导录.-4-3-211

竹豚(连载)/秦伯未//中医世界.-3-26-201.-3-30-69

竹叶之研究/周其华//中医世界.-3-30-436

子宫收缩迟缓与国药/李克蕙//中医新生命.-5-7-319

紫背天葵/马叔循//绍兴医药学报.-1-17-295

紫参之研究/刘荣武//医界春秋.-3-8-429

紫草与紫草茸之鉴别/未署名//中医指导录.-4

-4-532

紫河车之研究/陆清洁//国医导报.-5-30-318

紫苏止血之经验/黄国材//医学杂志.-2-4-351

自然疗能与中药/谢衡卿//中医指导录.-4-4-336

棕榈皮之药效/沈仲圭//绍兴医药月报.-2-41-612

6.2 方剂

安宫牛黄丸散不可妄用论/杨艺农//北平医药月刊.-5-9-297//中医世界.-3-36-156

安脑丸说明书/铁樵医学月刊社//铁樵医学月刊.-4-44-94

八角虱验方/张汝伟//光华医药杂志.-4-41-95

八味地黄丸知柏地黄丸之研究/路登云//光华医药杂志.-4-36-392

拔疔毒方/卢朋著//中医杂志(广东).-3-4-191

白带单方/未署名//三三医报.-2-29-274

白虎加桂枝汤/陈芝高//杏林医学月报.-3-23-71

白虎加人参汤解/景仰山//沈阳医学杂志.-3-2-85

白虎汤不能治真霍乱/沈仲圭//自强医学月刊.-3-41-394

白虎汤与青龙汤用石膏之研究/梁余生//医学杂志.-2-10-374

白虎汤与调胃承气汤的构造及演变/潘柏辰//国医公报.-4-23-84

白虎汤之科学观/朱彩霞//苏州国医杂志.-5-1-182

白通加人尿猪胆汁汤之研究/陈詠鹤//杏林医学月报.-3-23-403

百病散/绍兴医药学报社//绍兴医药学报星期增刊.-1-21-472

百咳定/国药新声杂志社//国药新声.-5-22-607

百脓清内服片/国药新声杂志社//国药新声.-5-23-636

百日咳方/曹孝珩//神州国医学报.-4-16-269

柏叶汤的论说和体验/沈治邦//中医世界.-3-37-251

柏子仁丸之研究(妇人大全良方)/罗瓒//医界春秋.-3-9-447

半硫丸与胃肠病/陈高芝//国医砥柱月刊.-5-17-210

胞衣不下验方/陈西侯//针灸杂志.-4-33-141

宝青春/国药新声杂志社//国药新声.-5-22-104

保胎无忧散不可妄用之一证/刘慎之//中医世界.-3-37-361

保婴简方汇录/杨星垣//医学杂志.-2-5-331

保婴稀痘神方/未署名//三三医报.-2-32-456

报告小儿百效神丹治愈成人重病数则/唐诗樵//国医砥柱月刊.-5-17-247

暴吐血方/存仁//中国医学月刊.-3-15-561

备急得效方八则/未署名//中国医学月刊.-3-15-137

背疽万应膏/未署名//神州国医学报.-4-17-287

本事方琥珀散之研究/王德箴//医林一谔.-4-10-274

崩必灵(治妇人血崩屡试屡效)/苏赞臣//针灸杂志.-4-33-225

鼻渊验方/未署名//神州国医学报.-4-18-358

臂伤治验方/黄渭卿//中医杂志.-2-20-115

便血效方/江骏声//光华医药杂志.-4-35-471

辨或者论大青龙误/陈杰//中医杂志.-2-19-47

辨养阴清肺汤之利弊/齐志学//杏林医学月报.-3-17-188

表里丹及三黄丹治效之证明/聂云台//中国医药月刊.-5-33-432

表里和解丹及温病三黄丹说明/聂云台//中国医药月刊.-5-33-308

瘰螺疬奇方治验/黎若愚//杏林医学月报.-3-18-508

病后吃口经验方(连载)/夏泽霖//三三医报.-2-29-410,445

驳桂枝汤亦可用于无汗说/唐宗一//医界春秋.-3-5-487

补尔神内服液/国药新声杂志社//国药新声.-5-22-185

补血剂/杨则民(编);朱正馥(录)//中国医药月刊.-5-33-36

补阳还五汤之功效/米焕章//医学杂志.-2-8-461

补中益气汤方释义/陈芝高//杏林医学月报.-3-22-466

补中益气汤有堕胎之害/李健颐//现代医药月刊.-4-27-577//中医世界.-3-36-149

补中益气治愈大小便秘结之特效/余驾山//医界春秋.-3-12-449

不费钱的奇验方(连载)/孙纬才//国医砥柱月刊.-5-15-456,516,573,626.-5-16-424,541.-5-17-61

不费人室经验医方之一/陈郁//新中华医药月刊.-5-35-566

不谢方歌恬/范志刚//中医杂志.-2-20-500

仓公砺散今义/傅再希//医学杂志.-2-3-322

缠喉风秘方/卢朋著//中医杂志(广东).-3-4-307

缠喉急闭之良方(雄黄解毒丸)/沈仲圭//医界春秋.-3-6-230

产妇生乳特效方/沈沁芳//中医世界.-3-36-36

产后不可妄服生化汤/张仲偓//中医世界.-3-39-355

产后不宜服生化汤论/沈仲圭//中医杂志.-2-26-218

产后不宜服用生化汤之商榷/余泽霓//自强医学月刊.-3-41-30

产后多服生化汤之危险/沈仲圭//中医世界.-3-25-332

产后服生化汤的变化谈/梁峥嵘//国医砥柱月刊.-5-18-246

产后服生化汤的商榷/邹文凯//自强医学月刊.-3-40-505

产后服生化汤再商榷及其运用之标准/罗燮元//自强医学月刊.-3-40-619

产后服生化汤之商榷/杨华昌//国医公报.-4-22-100

产后服生化汤之商讨/陈丹华//苏州国医杂志.-5-2-127

产后昏厥经验方/夏泽霖//三三医报.-2-29-560

产后痢用白头翁加甘草阿胶汤之研究/杨梦麒//国医砥柱月刊.-5-16-294

产后生化汤不可妄用论/张光宇//北京医药月刊.-5-21-137

产后食鸡酒之大有裨益/郭韶九//杏林医学月报.-3-18-265

产后误服生化汤毙命记/王吟竹//医界春秋.-3-11-240

产后血晕验方/未署名//中医杂志.-2-22-166

产后宜服生化汤义/史慎之//绍兴医药学报.-1-8-340

产后之用生化汤/方崇仁//中医世界.-3-36-150

肠风下血验方谈/刘献琛//国医导报.-5-30-243

肠固宁/国药新声杂志社//国药新声.-5-23-73

肠痛方/吴去疾//神州国医学报.-4-16-152

肠痈秘方/吴去疾//神州国医学报.-4-16-270

常用百试百验治阴寒的秘方/杨茂生//针灸杂志.-4-33-141

陈果夫先生关于单方之论断/陆希羽//国医砥柱月刊.-5-16-52

陈莲峰集验秘抄二则/陈莲峰//三三医报.-2-32-208

陈念中先生单方四则与周叔禹先生之百日咳方/张忍庵//国医公报.-4-26-358

陈氏验方/陈素希//神州国医学报.-4-17-328,355,395,444,475.-4-18-61

晨起满口含血验方/吴去疾//神州国医学报.-4-17-105

承气八禁/雨文//现代中医.-4-43-97

承气见解说/王培槐//中医世界.-3-37-561

承气汤类诸方总论/淡泊老人//中国医药月刊.-5-32-46

承气汤理中汤合论/王慎轩//中医世界.-3-25-137

承气汤新义/单培根//中国医药月刊.-5-33-117

承气汤证之检讨及处方之标准/黄仲贤//神州国医学报.-4-17-341

齿痛方/陈君玉//中国医学月刊.-3-15-560

齿痛验方三则/杨孕灵//中医杂志.-2-21-156

赤石脂禹余粮汤之真理/杨梦麒//国医砥柱月刊.-5-16-113

赤眼验方/吴去疾//神州国医学报.-4-18-108

铳伤刀伤特效方/陈益坤//文医半月刊.-5-14-467

臭虫药粉方/叶劲秋//中医杂志.-2-19-342

初生小儿月内脐风神效方/卢朋著//中医杂志（广东）.-3-4-429

处方法（连载）/杨百城//医学杂志.-2-1-308,416,556.-2-2-78,215,342,488

处方选萃（一）至（二）/周燕麟//中国医药月刊.-5-32-25,55

处方之特性/[日]渡边熙//光华医药杂志.-4-35-124

处女经闭的良方/石良//中医世界.-3-37-128

创制精液丹丸汤饮药汁说/张炳翔//医学杂志

.-2-3-76

慈石汤新解/潘柏辰//神州国医学报.-4-17
-343

此方专治红白痢疾经验良方于左/梁祥云//国
医砥柱月刊.-5-16-301

次硝苍阿片吐根散治疗成绩之报告/胡莲伯//
中西医学报.-1-24-500

刺伤眼方/卢朋著//中医杂志(广东).-3-4
-188

葱白汤能治脱肛之特效/陈应期//杏林医学月
报.-3-21-298

从胃病谈到三承气/周桂庭//杏林医学月报.-3
-19-359

催生丹/李克蕙//光华医药杂志.-4-41-267

催吐剂/樊天徒//国医砥柱月刊.-5-18-59

答白降丹制法/刘冕堂//三三医报.-2-30-57

答本科学生罗瓒桂枝二越婢一汤方证治脉法质
疑/吴琢之//国医砥柱月刊.-5-16-35

答崇明刁质明君问玉雪救苦丹方药/卢震春//
三三医报.-2-31-21

答崔君树森代友征求热病治疗方剂/吴琢之//
医界春秋.-3-11-125

答第二卷第二期独善君问丸药/蒋逢春//三三
医报.-2-31-243

答复山雷君问无极丸方/周镇//绍兴医药学报
星期增刊.-1-22-139

答顾馥棠君征求医方/刘民叔//医界春秋.-3-
12-45

答合浦韦雍普君奇病征方(原案见第八十八
期)/高明远//医界春秋.-3-11-174

答黄良安君问硝石矾石散方/张锡纯//绍兴医
药学报星期增刊.-1-21-444

答黄雨岩君问接骨方/张锡纯//三三医报.-2-
30-294

答集方之旧验者/周镇//绍兴医药学报星期增
刊.-1-21-420

答嘉定张山雷君/戴济民//绍兴医药学报星期
增刊.-1-22-131

答九峰山农问眼病方/康焕章//绍兴医药学报
星期增刊.-1-21-406

答旧方不能全合新病/周镇//绍兴医药学报星
期增刊.-1-21-467

答兰溪方肇元君征求千日疮验方/高德僧//绍
兴医药学报星期增刊.-1-21-128

答乐山王君问三仙饮方/张毅武//绍兴医药学
报星期增刊.-1-22-131

答黎肃军君蒸药方/刘达人//神州医药学报.-1
-43-362

答刘蔚楚降丹治法/王肖舫//三三医报.-2-30
-79

答刘蔚楚同道问白降丹治法/守诚//三三医报
.-2-30-18

答刘希文君问治痫风诸方/张锡纯//绍兴医药
学报星期增刊.-1-22-236

答卢育和君问唇疔经验良方/黄国材//绍兴医
药学报星期增刊.-1-21-126

答卢育和君验方有效/王肖舫//绍兴医药学报
星期增刊.-1-21-311

答卢育和先生问神功济众水之内容/智伯//三
三医报.-2-30-588

答罗敏之问小灵丹/周镇//沈阳医学杂志.-3-
1-406

答罗樊元君问干药饼/宋大仁//中国医学月刊
.-3-15-492

答如皋卢震春先生玉雪救苦丹/凌永言//三三
医报.-2-31-214

答三三医报第六期也佚君征求药方/张燕杰//
三三医报.-2-30-558

答沈仲圭君问四物汤能补血球明水之理/张锡
纯//绍兴医药学报星期增刊.-1-22-52

答沈仲圭君问损伤出血验方/沈黎宾//绍兴医
药学报星期增刊.-1-21-371

答沈仲圭君问损伤出血验方/叶劲秋//绍兴医
药学报星期增刊.-1-21-453

答汪景文君在一百零三号征求疡科治管经验方
/杨燧熙//绍兴医药学报星期增刊.-1-22
-384

答王兰远君时方生化汤/张锡纯//绍兴医药学
报星期增刊.-1-22-12

答王兰远君时方生化汤质疑/汪景文//绍兴医

药学报星期增刊.-1-22-4

答王绍声君问卢氏报论治噎膈用何方破其瘀血
/张锡纯//绍兴医药学报星期增刊.-1-22
-401

答王肖舫君问乌发药方/杨佩珍//三三医报.-2
-30-161

答王咏君征方(见三三医报一卷三十期)/卢育
和//三三医报.-2-31-26

答问白降丹制法/胡运生//三三医报.-2-30
-194

答问方/凌永言//三三医报.-2-30-587

答无极丸方之征求/凌承言//绍兴医药学报星
期增刊.-1-22-131

答席文介先生问锡类散内容/沈仲圭//三三医
报.-2-32-161

答项幼渠验方有效/王肖舫//绍兴医药学报星
期增刊.-1-21-279

答徐在民许馥莘二君之征方/蒯修永//医界春
秋.-3-7-254

答徐召南君阳旦汤之商榷/史介生//绍兴医药
学报星期增刊.-1-22-463

答徐召南君阳旦汤之商榷/张锡纯//绍兴医药
学报星期增刊.-1-22-448

答眼毛里倒验方/周镇//沈阳医学杂志.-3-1-
218

答杨觉倚先生征求医方/郭国昌//医界春秋.-3
-10-501

答也佚药方二则/卢育和//三三医报.-2-30
-299

答医疮良方/王肖舫//三三医报.-2-30-482

答游茞秋君代友叶君征求病名药方(原问案见
本刊第九十六期)/黄志仁//医界春秋.-3-
12-160

答张君无极丸方/薛立夫//绍兴医药学报星期
增刊.-1-22-203

答张山雷君征求沈尧对女科辑要中之无极丸/
洪天一//绍兴医药学报星期增刊.-1-22
-479

答张永修君征方/牧廷芳//医界春秋.-3-7-
321

答治鬓发渐稀方/王肖舫//三三医报.-2-29
-178

答周小农先生问白降丹制法/陈霭堂//三三医
报.-2-30-55

答周禹锡君代友征方/刘华封//三三医报.-2-
33-561

大柴胡汤应否有大黄议/黎萃拔//中医世界.-3
-26-552

大承气汤方解/陈芝高//杏林医学月报.-3-23
-142

大承气汤研究/陈国熊//中国医药月刊.-5-32
-463

大承气汤与白虎汤合论/倪强//苏州国医杂志
.-5-2-288

大承气汤治奇恒痢之特效/张霭春//光华医药
杂志.-4-36-552

大黄附子细辛汤加味治喉症之疑问/吴去疾//
神州国医学报.-4-18-49

大黄黄连泻心汤与附子泻心汤治症概说/何少
瑜//国医杂志.-4-5-459

大黄芒硝之泻下作用/寿守型//国医公报.-4-
21-183//中国医药月刊.-5-33-454

大黄牡丹皮汤之治盲肠炎/王子和//国医砥柱
月刊.-5-17-214

大麻风良方/顾坤一//中医杂志.-2-27-141

大青龙汤喻陆两家注释优劣评/何公度//中医
杂志.-2-21-434

大青龙汤证治之研究/王谟臣//杏林医学月报
.-3-19-405

大青龙汤之研究/张义堂//光华医药杂志.-4-
39-146

大丸能治妇女癥癖之研究/潘柏辰//光华医药
杂志.-4-37-502

大小柴胡汤功效/张三省//神州医药学报.-1-
47-28

大小柴胡汤论/薛定华//现代中医.-4-42
-499

大小青龙及大柴胡汤桂枝加大黄汤均为表里双
解之剂试分释之/马嘉生//中医杂志.-2-23
-509

大小青龙及大柴胡汤桂枝加大黄汤均为表里双解之剂试分释之/朱振声//中医杂志.-2-23-516

大小陷胸汤分治大小结胸之症论(一)至(二)/陈应期//国医正言.-5-5-59,107

大小陷胸汤分治大小结胸之症论/陈应期//文医半刊.-5-14-246

大小陷胸汤合论/华志诚//苏州国医杂志.-5-1-184

代王师慎轩答黄启昌先生温经汤治愈崩漏之原理函/朱彩霞//苏州国医杂志.-5-1-46

丹方半打/天负我生//神州国医学报.-4-17-90

丹溪传尸将军丸考/程次明//神州国医学报.-4-15-296

单方(一)/英超//中国医药月刊.-5-32-334

单方备急/蔡子模//中医新生命.-5-6-153

单方二则/蔡子模//中医新生命.-5-6-331

单方二则/周步蟾//复兴中医.-5-31-481

单方辅助治病/汤泽民//中医世界.-3-35-245

单方汇报/国药单方实验研究社//国医砥柱月刊.-5-16-415

单方两则/聂其杰//中医世界.-3-33-61

单方录/俞成泰//现代中医.-4-43-615

单方论/未署名//医学杂志.-2-13-71

单方奇验录/黄彩彬//医界春秋.-3-14-361

单方一束/戚肖波//中医新生命.-5-6-44

单方照录(映溪草堂笔记)/陈铭清,周维翰(录)//医学报.-1-5-29

单氏秘传原方/单叔和//绍兴医药学报.-1-10-106

当归建中汤证书后/张治河//神州国医学报.-4-17-382

刀伤无忧散/宗一//现代医药月刊.-4-27-731

得效奇方三则/宣古秋,赵秉公,徐海千//中国医学月刊.-3-15-45

得效奇方三则/袁照光,哈同寿,陆渊雷//中国医学月刊.-3-15-90

涤暑保津露方/志觉老人//绍兴医药学报星期增刊.-1-21-276

涤饮散药方/卢育和//绍兴医药学报星期增刊.-1-21-235

抵当汤证其二/未署名//医学杂志.-2-17-396

抵当汤证其三/未署名//医学杂志.-2-17-396

抵当汤证其一/未署名//医学杂志.-2-17-395

抵当丸如此活用/张永霖(译)//华西医药杂志.-5-36-538

抵当丸证/未署名//医学杂志.-2-17-397

颠狗咬伤小便现狗形之单方/邓靖山//杏林医学月报.-3-21-423

癫狗咬方/越子//绍兴医药学报.-1-13-202

癫狗咬验方(映溪草堂笔记)/周维翰//医学报.-1-4-105

癫狂痫证治选方(连载)/鲍济民//中医世界.-3-30-178,483

癫痫证特效之秘方试举中外古今文献分别考证以说明之/黄国材//医学杂志.-2-18-42

点眼翳方/朱国鉴//医界春秋.-3-10-101

碘剂之研究/俞慎初//国医导报.-5-30-176

跌打损伤验方/未署名//神州国医学报.-4-16-203

跌打损伤验方一则/郭泽民//国医砥柱月刊.-5-16-359

跌扑损伤之验方/未署名//沈阳医学杂志.-3-2-114

疔疮秘传灵验方/陆慎其//光华医药杂志.-4-39-25

疔疮验方/秦伯未//中医世界.-3-30-177

疔疮治法/梁伯阳//神州国医学报.-4-15-619

疔疮走黄验方/未署名//光华医药杂志.-4-35-243

疔毒简效方/王肖舫//医学杂志.-2-17-375

疔毒内服方/陈佳民//中国医学月刊.-3-15-444

钉瘰疬方/陈莲峰//医学杂志.-2-5-217

东洞家塾十二方新义(连载)/侯敬舆//光华医药杂志.-4-39-410,517

东鳞西爪/沈仲圭//杏林医学月报.-3-17-237

冻疮效方/夏道怀//中国医学月刊.-3-15-287

毒蛇咬伤验方/胡运生//三三医报.-2-30-301

毒蛇咬伤之治疗秘方/周允超//现代中医.-4-42-187

独活葛根生姜甘草汤的解剖/潘柏辰//杏林医学月报.-3-23-69

读白头翁汤而感想到噤口痢证/谢仁山//杏林医学月报.-3-21-112

读陈修园论阳丹汤书后/田商卿//中医杂志.-2-28-44

读柯韵伯先生改正麻杏石甘汤本文引证/陆晋笙//三三医报.-2-31-522

读女医专号中一个方剂之商榷/高震东//光华医药杂志.-4-37-260

读沈君产后不宜服生化汤之讨论/朱秉权//中医杂志.-2-27-62

读孙傅舟君与余奉仙君论麻黄大黄之感言/谢安之//医界春秋.-3-8-138

读陶节庵用麻黄汤止吐血案书后/金少陵//新中医刊.-5-20-290

读王朴庄古方权量改书后/杨百城,赵意空//医学杂志.-2-1-82

读温病条辨第八节用白虎加人参汤之辩证/倪梦若//杏林医学月报.-3-20-22

读油剂膏剂之后感触到我之刀伤跌打良方药膏/刘琴仙//医林一谔.-4-9-116

读衷中参西录砂淋丸诠解书后/徐召南//三三医报.-2-31-32

肚泻实验方/莫莹//医学杂志.-2-18-446

对某刊梁沈两君指仆误用小建中汤治肺痨之辩论/谭次仲//国医砥柱月刊.-5-18-4

对于达禅陈放勋先生读陆渊雷先生伤寒论今释之桂枝附子汤白术附子汤之驳案质疑/梅竹洲//杏林医学月报.-3-19-257

对于黄金若秘方公开之贡献/马玉卿//光华医药杂志.-4-37-550

对于沈仲圭君产后不宜服生化汤之商榷/许勤勋//医界春秋.-3-6-100

对于叶氏国医处方集之商榷/朱师墨//中医新生命.-5-8-556

对于用施德之神功济聚水者之感言/黼堂//绍兴医药月报.-2-39-328

多年臁疮方/卢朋著//中医杂志(广东).-3-4-429

鹅掌风特效方/张景鹤//中医世界.-3-37-31

鹅掌风验方/秦又安//中医世界.-3-26-673

恶性疟疾经验方/许寿仁//光华医药杂志.-4-40-380

恩男龙片/国药新声杂志社//国药新声.-5-22-519

儿科经验良方(连载)/未署名//中西医学报.-1-26-39,109

儿科经验良方详解/未署名//中西医学报.-1-26-189

儿科救劫丹/王肖舫//中医杂志.-2-22-560

儿科食疗单方/杨志一//中西医药.-5-12-165

儿科俗验方/郑守谦//中医世界.-3-26-79

耳疾验方/陈中权//中医世界.-3-27-522

耳聋妙方/江骏声//光华医药杂志.-4-35-469

耳聋验方/傅用宾//中医杂志.-2-25-150

耳鸣耳痒似流水风声方/卢朋著//中医杂志(广东).-3-4-306

耳中流脓/杨子钧//自强医学月刊.-3-40-654

二陈汤非可统治一切痰症论/张嘉卉//光华医药杂志.-4-36-424

二个效方/何玉成//光华医药杂志.-4-36-201

二一解毒注射液之制法/李健颐//杏林医学月报.-3-20-502.4-27-246//医界春秋.-3-11-288

二一解毒注射液之治验/李健颐//杏林医学月报.-3-21-67

发背膏/黄惺斋//中医杂志.-2-19-104

发汗剂/杨则民//国医公报.-4-21-242

发汗剂作用之探讨/常绩和//新中华医药月刊.-5-35-104

发明治疯犬咬伤已发作之验方(二)/夏明诚//绍兴医药学报星期增刊.-1-22-244

发明治疯犬咬伤已发作之验方(一)/黄国材//绍兴医药学报星期增刊.-1-22-244

发散膏论/马叔循//绍兴医药学报.-1-18-87

翻唇疔初起经验良方/查贡夫//绍兴医药学报.-1-16-542

翻唇疔方/查贡甫//神州国医学报.-4-17-69

凡普药/国药新声杂志社//国药新声.-5-23-339

反胃验方两条/周镇//杏林医学月报.-3-21-169

返老还童与生殖灵(连载)/季青//医界春秋.-3-5-514,549

方剂讲义汗剂书后/赵意空//医学杂志.-2-7-475

方剂君臣配合之疑问/朱济材//光华医药杂志.-4-40-561

方剂偶释/沈仲圭//中医世界.-3-27-389

方剂学(解表剂)(连载)/樊天徒//华西医药杂志.-5-36-429//中国医药月刊.-5-33-31,72,151,250,279,307,405,429

方剂学(泻下剂)/樊天徒//华西医药杂志.-5-36-64

方剂学之系统及其编纂与研究之方法/刘炽华//杏林医学月报.-3-20-328

方剂研究/李重人//华西医药杂志.-5-36-537

方剂之配合与禁忌(连载)/高德明//新中华医药月刊.-5-35-303,356

方剂之运用法/王仁叟//中医世界.-3-29-77

方书见解答朱启海/盛心如//光华医药杂志.-4-41-165

方药碎语/沈仲圭//国医导报.-5-30-59

方诸水解/祝天一//中医杂志.-2-21-467

防己黄芪汤拟方解/吴琢之//国医砥柱月刊.-5-16-341

飞疡榕治飞疡之神速/邓靖山//杏林医学月报.-3-19-536

非常灵验之三方/黄渭卿//自强医学月刊.-3-40-607

非非室痆疾验方/沈仲圭//中医杂志.-2-26-143

非非室验方选(连载)/沈仲圭//三三医报.-2-34-564.-2-36-95//医学杂志.-2-6-384//中医杂志.-2-23-353.-2-24-117,265,433.-2-25-449.-2-26-301

非非室验方选/沈仲圭//沈阳医学杂志.-3-3-256

肥儿丸/杨医亚//文医半月刊.-5-14-136

匪徒之迷蒙药/余择明//医界春秋.-3-5-325

肺而舒/国药新声杂志社//国药新声.-5-23-438

肺结核要方/沈仲圭//光华医药杂志.-4-35-101//神州国医学报.-4-16-178

肺痨方续选/沈仲圭//新中华医药月刊.-5-35-455

肺痨方选要/沈仲圭//新中华医药月刊.-5-35-38

肺炎用麻杏石甘汤之研究/唐让尧//现代中医.-4-43-464//医学杂志.-2-18-413

分类施氏处方学/周纮章//中国医药月刊.-5-32-53

风寒咳嗽验方/吴去疾//神州国医学报.-4-18-108

风温经验方/沈仲圭//绍兴医药月报.-2-41-611//医学杂志.-2-10-599

风疹神效方/周彦达//国医杂志.-4-12-178

疯狗伤人治法汇编(连载)/吴去疾//神州国医学报.-4-14-496,540,591.-4-15-18

疯狗咬伤急救神效方三则/未署名//神州国医学报.-4-16-377

疯狗咬验方/未署名//神州国医学报.-4-16-272

疯犬咬伤方/未署名//中医杂志.-2-19-100

疯犬咬伤方治论/杨懋生//国医砥柱月刊.-5-16-422

疯犬咬伤灵验方/王学海//光华医药杂志.-4-36-287

疯犬咬伤验方/赵俊//医学杂志.-2-5-333

蜂窝织炎良方(即颜面疔)/黄国材//沈阳医学杂志.-3-2-40

茯苓补心汤的研究/潘北辰//医学杂志.-2-18-120

茯苓甘草汤新释/单培根//复兴中医.-5-31-531

桴鼓相应的白喉验方/夏依岫//医界春秋.-3-6-229

福白龙片/国药新声杂志社//国药新声.-5-22-257

福州陈与生先生公开验方/陈与生//医林一谔.-4-11-171

哎咀考/包桃初//神州医药学报.-1-42-463

辅助针灸之第一良药紫金锭/中国针灸学研究社//针灸杂志.-4-31-306

妇产头疼简效方/王肖舫//医学杂志.-2-18-447

妇科简易汇方/杨星垣//医学杂志.-2-7-476

妇科圣药胚生蒙之卓效/杨祝成//国医新声.-5-27-424

妇科效方秘笈(一)至(四)/陈雅愉//文医半月刊.-5-14-306,466,485,620

妇科验方/何时希//国医杂志.-4-12-307

妇科验方选要/赵公尚//中医杂志.-2-28-119

妇力蒙片/国药新声杂志社//国药新声.-5-22-450

妇女病验方辑要(一)至(十六)/齐志学//国医正言.-5-4-95,145,201,256,305,359,415,465,516,569,620.-5-5-42,90,138,185,238

妇女病验方辑要初辑业已登竣/未署名//国医正言.-5-5-342

妇人产膏之研究/何伯贤//杏林医学月报.-3-22-255

妇人难产急救方/梁祥云//国医砥柱月刊.-5-15-626

妇人杂病验方/于寿恒(录集)//国医正言.-5-5-342

附订正要方数则/未署名//三三医报.-2-30-307

附验方歌括首四/未署名//中医杂志.-2-20-502

复脉汤释义/吴步云//中医杂志(广东).-3-4-403

复脉汤之研究/宋建家//医学杂志.-2-9-249

复周小农君询服百灵机/刘蔚楚//三三医报.-2-31-67

腹胁疼痛头目眩晕及白带验方/吴去疾//神州国医学报.-4-16-201

改良煎剂刍议(连载)/杨赞民//医林一谔.-4-10-147,192,230,269,362,412//中医杂志.-2-28-65

概述建中汤肾气丸之方义/梁峥嵘//医学杂志.-2-18-269

甘草泻心汤不用人参说/余毅生//中医杂志.-2-26-228

甘草泻心汤论/王蕴玉//苏州国医杂志.-5-2-587

甘遂半夏汤可否加蜜之商讨/邓亮//医学杂志.-2-17-66

甘遂半夏汤可否加蜜之再商讨/邓亮//医学杂志.-2-17-188

肝胃独灵散实验谈/丁云卿//医界春秋.-3-14-389

肝郁用逍遥散流弊说/何幼廉(选录)//绍兴医药学报.-1-8-386

疳积妙方/李健颐//中医世界.-3-25-366

疟疾验方/抱一//中医世界.-3-26-124

干姜附子汤主治症之商榷/蒋文芳//新中医刊.-5-20-37

高氏万应药茶说明书/裘吉生//三三医报.-2-29-333

膏滋方中用南枣文冰之肤见/朱玉书//国医砥

柱月刊.-5-16-618

膏滋药/秦伯未//中医世界.-3-34-648

膏滋药与各种补剂之比较(连载)/蒋文芳//新中医刊.-5-20-465,513

葛根独活汤的多面性/潘北辰//神州国医学报.-4-18-379

葛根黄连黄芩汤解/綦志千//中国医药月刊.5-32-146

葛根黄芩黄连汤解/田小石//中国医药月刊.5-32-10

葛根芩连汤及泻心汤治下利用法标准/黄熊飞//国医砥柱月刊.-5-18-492

葛根汤与人参败毒散之比较/潘如桐//中医世界.-3-38-187

各地民间疗法实录八/钱春江//现代中医.-4-43-190

各地民间疗法实录二/蔡琼//现代中医.-4-43-185

各地民间疗法实录九/牟允方//现代中医.-4-43-236

各地民间疗法实录六/孙务本//现代中医.-4-43-188

各地民间疗法实录七/孙道明//现代中医.-4-43-189

各地民间疗法实录三/汪太雄//现代中医.-4-43-186

各地民间疗法实录十/吴宗城//现代中医.-4-43-236

各地民间疗法实录十二/蔡曰如//现代中医.-4-43-239

各地民间疗法实录十六/顾汝骏//现代中医.-4-43-244

各地民间疗法实录十三/赵琼轩//现代中医.-4-43-243

各地民间疗法实录十四/唐崇景//现代中医.-4-43-243

各地民间疗法实录十五/吴文希//现代中医.-4-43-243

各地民间疗法实录十一/路登云//现代中医.-4-43-238

各地民间疗法实录四/何启丞//现代中医.-4-43-187

各地民间疗法实录五/吴秀清//现代中医.-4-43-188

各地民间疗法实录一/缪俊德//现代中医.-4-43-183

各科验方创伤类/萧樾庭//国医砥柱月刊.-5-16-626

各科验方犬咬类/萧樾庭//国医砥柱月刊.-5-16-420.-5-17-145

各科验方外科类(一)至(二)/萧樾庭//国医砥柱月刊.-5-16-357

各科验方瘟毒类/萧樾庭//国医砥柱月刊.-5-15-626

各科验方眼科类/萧樾庭//国医砥柱月刊.-5-15-574

各种秘方/张心正//国医砥柱月刊.-5-16-416

公开癫痫病经验效方/张文乐//光华医药杂志.-4-38-212

公开蛾喉神效秘方/满立勋//光华医药杂志.-4-38-216

公开耳聋验方/高建勋//光华医药杂志.-4-38-456

公开疯犬病秘方/赵树塘//复兴中医.-5-31-95

公开几个外科秘方/周允超//现代中医.-4-42-166

公开家传经效秘方/陈伯涛//医学杂志.-2-18-444

公开狂病验方/罗整春//光华医药杂志.-4-37-414

公开灵验药方/马玉卿//光华医药杂志.-4-38-142

公开四个外科秘方/未署名//医学杂志.-2-16-56

公开四种秘方/杨川印//医界春秋.-3-10-297

公开验方/王伯和//光华医药杂志.-4-39-208

公开验方并质疑/王待吾//光华医药杂志.-4
-37-365

公开噎膈反胃特效方一则/谌养方//中医新生
命.-5-7-550

公开一个秘制的黑病特效良方/骆筱峰//光华
医药杂志.-4-37-198

公开一个少林寺秘传救伤妙方:疗伤万灵丹/朱
寿朋//医界春秋.-3-9-20

公开一个血症的秘方:救血六神丹/朱寿朋//医
界春秋.-3-13-275

公开一张经验保胎单方/张秉初//医林一谔.-4
-9-73

公开一张脘痛神效方/汤济良//中医新生命.-5
-6-152

公开走马牙疳之特效秘方/袁满根//光华医药
杂志.-4-38-41

贡献余之经验良方(征文一)/路登云//现代中
医.-4-43-423

古方不能治今病辩/景仰山//沈阳医学杂志.-3
-2-217

古方分两考(附回答)/王子衡//国医砥柱月刊
.-5-15-581

古方分量之讨论/逸丁,王福阶,徐松侯//医林
一谔.-4-10-539

古方剂之分两/叶劲秋//自强医学月刊.-3-41
-559

古方加减法略论/黄少波//国医杂志.-4-5
-253

古方借著录/周岐隐//光华医药杂志.-4-37-
202//医学杂志.-2-15-86

古方权量考辩/安干青//北平医药月刊.-5-9-
182

古方权量考证及折衷/王允孚//中医杂志.-2-
24-353

古方权量说/孙永祚//苏州国医杂志.-5-2
-105

古方权量之考证/章炳麟//苏州国医杂志.-5-
2-409

古方新解(连载)/时逸人//三三医报.-2-36-
225,298

古方用法/淡泊老人//中国医药月刊.-5-32
-6

古方之应用与实验(连载)/杨志一//国医砥柱
月刊.-5-15-453,512

古方治疗法新解(连载)/薛泽珊//中国医药月
刊.-5-32-42,107

古今录验续命汤解/夏明理//沈阳医学杂志.-3
-3-18

古今药剂权量不同考略/张山雷//神州医药学
报.-1-46-479

古汤液丸散同方异法说/未署名//中国医药月
刊.-5-32-50

蛊胀十九方补释/赵式训//医界春秋.-3-5
-511

鼓胀十九方歌括/王大瑶//北京医药月刊.-5-
21-387

臌胀十九方/王润民//医界春秋.-3-5-419

臌胀特效药/聂云台//神州国医学报.-4-15
-619

臌胀验方/林秉旌//医界春秋.-3-11-78

瓜蒂散吐痰之经验/王炽//医学杂志.-2-6
-381

怪疾奇方/傅建初//中医世界.-3-37-448

关节疼痛效方/江骏声//光华医药杂志.-4-35
-473

关于方剂(连载)/谢诵穆//中医新生命.-5-8-
96,174

关于桂枝汤/沈治邦//中医世界.-3-34-143

关于煎药/耿鉴庭//中医新生命.-5-8-435

关于瘰病药方之质疑/零陵景贤医院//医学杂
志.-2-17-404

关于热病邪陷心包神昏谵语用牛黄丸紫雪丹至
宝丹神犀丹之讨论/王绍堂//光华医药杂志
.-4-38-341

关于有汗忌麻桂合用/朱师墨//中医新生命.-5
-6-257

广播秘方(一)至(二)/李梦庚//国医砥柱月刊
.-5-16-431.-5-17-63

广东回春丹及各家丹丸为慢惊送命毒药/未署
名//绍兴医药学报.-1-14-228

广东新会石湖梁再超函报告宁坤宝治愈七年之白带/医界春秋社//医界春秋.-3-10-370

广益良方及增订验方别录内容之敬告/卢育和//绍兴医药学报.-1-16-405

归脾汤之检讨/袁复初//杏林医学月报.-3-23-403

归脾汤之运用/[日]矢数道明(著);金真如(摘译);耿旻众(录)//光华医药杂志.-4-41-213//国医砥柱月刊.-5-15-568,620.-5-16-633.-5-17-71//神州国医学报.-4-18-248//现代中医.-4-43-405//中医新生命.-5-8-482

归脾汤之组织研究/陈颖真//光华医药杂志.-4-35-399

归芎汤可以安胎说/刘琴影//三三医报.-2-36-306

龟龄集乃有二方/吴去疾//神州国医学报.-4-18-215

桂枝二麻黄一汤证(一)至(三)/曹颖甫(著);姜佐景(拟)//国医砥柱月刊.-5-15-512,575,627

桂枝茯苓丸证/沈治邦//国医砥柱月刊.-5-18-655

桂枝加附子白虎加人参汤治论/张赞臣//神州医药学报.-1-47-519

桂枝加葛根汤证治之研究/王谟臣//杏林医学月报.-3-19-444

桂枝加桂汤证治新论/侯敬舆//国医公报.-4-22-551

桂枝麻黄大青龙三方等级说/寇孟杰//北京医药月刊.-5-21-218

桂枝去桂加茯苓白术汤症析疑/郭若定//中国医学月刊.-3-15-580

桂枝去桂加茯苓白术汤之浅解/温碧泉//医学杂志.-2-16-192

桂枝去桂加茯苓白术汤之研究/温碧泉//医界春秋.-3-7-202

桂枝去桂加茯苓白术汤之研究/谢安之//国医杂志.-4-13-35

桂枝三物汤与桂枝生姜枳实汤/潘柏辰//杏林

医学月报.-3-23-236

桂枝汤方义/钱公玄//医界春秋.-3-9-22

桂枝汤非发汗剂(一)至(二)/潘柏辰//国医正言.-5-5-125,175

桂枝汤即阳旦汤议/包桃初//神州医药学报.-1-42-460

桂枝汤新解/陆渊雷//国医导报.-5-29-337

桂枝汤亦可用于无汗说/陆清洁//医界春秋.-3-5-453

桂枝汤与建中汤之异/杨医亚//文医半月刊.-5-14-149

桂枝汤与银翘散症辨/江维忠//中医世界.-3-27-382

桂枝汤证治之研究/王谟臣//杏林医学月报.-3-19-222

桂枝汤之蠡测/佛雏//三三医报.-2-36-585

桂枝汤之研究/姜佐景//光华医药杂志.-4-40-208

国药成方(连载)/郝象生//北平医药月刊.-5-9-63,188,298

国药调剂学(连载)/路登云(编著);张云(校阅)//现代中医.-4-42-319,350

国医方剂之探讨(连载)/陈玉祥//国医砥柱月刊.-5-16-115,339,400

国医制法之不良/路登云//现代医药月刊.-4-27-364

海浮散治冻疮/徐省身//神州国医学报.-4-17-200

寒疝方/鲍东藩//中医世界.-3-35-257

汉方标准(连载)/王润民//医学杂志.-2-18-111,232,302,421

汉方药剂之分量考证/[日]栗原广三(著);沈石顽(译)//医林一谔.-4-11-256

汉方与民间治疗法/徐观涛(译)//苏州国医杂志.-5-1-393

汉方治疗室(连载)/张锡君//光华医药杂志.-4-37-317,523

汉方治疗之一斑/叶橘泉//复兴中医.-5-31-297

汉和处方学歌诀/黄雨岩//医林一谔.-4-10

－118

汉和处方学歌诀内新续命汤之较正/黄雨岩//
医学杂志.－2－18－282

汉和处方学津梁/焦易堂//医林一谔.－4－9
－393

汉医治肺结核特效之方及医案一则(连载)/王
润民//医林一谔.－4－10－156,187,235

焊肺丹/李克蕙//文医半月刊.－5－14－531

行痹经验方并治脚气/李为彭//中医世界.－3－
38－162

合理的民间单方/叶橘泉//国医公报.－4－21－
327//现代医药月刊.－4－27－161//医学杂
志.－2－16－54

合理的民间单方续编(连载)/叶橘泉//国医导
报.－5－29－63,96

合理之民间丹方/顾汝骏//现代中医.－4－43
－447

合学理的眼病古方(羊肝的研究)/叶橘泉//铁
樵医学月刊.－4－44－197

合于验便贱的几个痢疾单方/谌养方//华西医
药杂志.－5－37－384

和汉药枢要丸散处方公开/未署名//自强医学
月刊.－3－41－334

和汉药物新制剂/魏萱(译述)//中国医药月刊
.－5－32－441,471

和汉药效便览(连载)/[日]川端勇男(著);陆
伯辰(译)//中国医药月刊.－5－33－456,
478,504

贺尔赐保命丸/国药新声杂志社//国药新声.－5
－22－447

鹤膝风方/卢朋著//中医杂志(广东).－3－4
－304

黑热病三验方/神州国医学报社//神州国医学
报.－4－16－522

黑热病实验药方/光华医药杂志社记者//光华
医药杂志.－4－39－43

黑热病特效方/骆筱峰//光华医药杂志.－4－37
－33

黑神散/史韶溥//国医砥柱月刊.－5－16－178

黑神丸方/杨医亚//国医砥柱月刊.－5－16

－531

红升白降丹之煅炼与功效(连载)/相里规//医
学杂志.－2－3－207,327

红藤治肠痈/何墨君//神州国医学报.－4－16
－269

侯氏黑散的理论和经验上之科学演绎/潘北辰
//光华医药杂志.－4－39－492

侯氏畏散矾石填塞空窍辨/王慎轩//中医杂志
.－2－24－47

喉风闭症集方/周镇//绍兴医药学报.－1－16
－543

喉痃之验方/李健颐//现代医药月刊.－4－27
－558

喉痛方/秦又安//中医世界.－3－27－258

喉证验方/张秉初//杏林医学月报.－3－20
－387

喉症漱口验方/张伯熙(著);朱郁文(录)//医界
春秋.－3－6－229

喉症验方/陈萼梅//绍兴医药学报.－1－8－425

喉症验方/沈熊璋//中医杂志.－2－22－376

后世方剂研究/田叔耘//中国医药月刊.－5－33
－545

后世药方解记/[日]矢数道明(著);存济医庐
(译)//中国医药月刊.－5－33－578

护岩膏/吕嘉亨//三三医报.－2－31－279

花柳解毒方/斐兆麟//中医杂志.－2－19－103

花柳要方/张赞臣//医界春秋.－3－9－543

化奇轩验方摘录/许梦苏//中医杂志.－2－22
－370

化学战剂/汪浏//神州国医学报.－4－18－198

黄疸症国药经验良方/魏焕辰//国药新声.－5－
22－429

黄连汤方解/沈德修//国医杂志.－4－12－26

黄连汤症是什么/潘柏辰//光华医药杂志.－4－
37－303

黄土化疫汤论/徐相宸//绍兴医药学报.－1－15
－146

黄土汤治远血之研究/乔尚谦//医学杂志.－2－
4－197

回轮汤/陈博山//中国医学月刊.－3－15－44

回生丹方论/柯集庵//医学杂志.-2-10-158

回天丸药方/铁樵医学月刊社//铁樵医学月刊.-4-44-141

回天丸与安脑丸/丁翼翔//中医指导录.-4-4-54

回天再造丸方/戴达夫//中医杂志.-2-26-139

回天再造丸说明与药味及用法/铁樵医学月刊社//铁樵医学月刊.-4-44-141

惠目眼药膏/国药新声杂志社//国药新声.-5-23-635

火伤救疗验方/赵式训//医界春秋.-3-13-408

霍乱普济方/易九如//光华医药杂志.-4-40-384

藿香正气散之功效/葛养民//中国女医.-5-34-195

藿香正气散治霍乱之功效/葛养民//国医砥柱月刊.-5-17-122

肌衄方(吴门治验录)/卢朋著(录)//中医杂志(广东).-3-4-191

鸡骨梗之验方/骆明普//杏林医学月报.-3-20-387

鸡血藤胶之效用/赵子刚//杏林医学月报.-3-20-508

鸡子雷丸散治小儿痞症/李慎五//光华医药杂志.-4-36-201

急救癫狗神效方/坚斋主人//中医杂志.-2-19-103

急救方/陈浩泉//中医杂志.-2-28-243

急救方/唐景韩//自强医学月刊.-3-41-263

急救回生丹/张锡纯//绍兴医药学报.-1-16-545

急救痉病/张鸿生//杏林医学月报.-3-22-78

急救烂喉痧经验仙方/三三医报社//三三医报.-2-31-281

急救吞服火柴方/徐健民//中医杂志.-2-19-104

急慢惊风危急者立效方/卢朋著//中医杂志(广东).-3-4-703

急性喉痹验方/沈仲圭//医界春秋.-3-6-230

集验方摄要/周镇(参订);孙源逢(录校)//医学杂志.-2-16-193

几个伤科药方/宋寿朋//国医杂志.-4-13-338

几个神效单方/李健颐//光华医药杂志.-4-38-41

几条验方/唐景韩//自强医学月刊.-3-41-81

记柴胡汤医治之效用/张锡纯//医界春秋.-3-10-312

记毒丸药/张汝伟//绍兴医药学报.-1-11-559

记干咳方/王则樵//中医世界.-3-34-337

记张栗庵先生谈验方/高维祺//三三医报.-2-32-415

济生眼科固本明目丸/孙鸣第//医学杂志.-2-18-448

济生眼科固本明目丸经验良方/孙鸣第//国医砥柱月刊.-5-15-573

济生眼科胬肉攀睛经验良方/孙鸣第//国医砥柱月刊.-5-16-357

寄瓢室验方/孙秉公//中医杂志.-2-25-452

寄蜗残赘传治膈症方/王镜清//绍兴医药学报.-1-12-50

髻边疽数年不愈方/卢朋著//中医杂志(广东).-3-4-308

加味逍遥散对于妇女之功用谈/姚文耀//中医世界.-3-36-37

家传跌扑损伤药丸验方/王少楠//医学杂志.-2-4-345

家传验方汇辑/黄仲贤//神州国医学报.-4-18-211

家庭单方疗法(一)至(二)/李净尘//中国医药月刊.-5-32-292,334

家庭实用良方录(一)至(七)/现代医药月刊社//现代医药月刊.-4-27-12,38,73,96,127,165,250

家用便方(陈氏家验良方)(一)至(四)/守真//绍兴医药学报星期增刊.-1-21-60,83,101,244

家用便方(实验方)(连载)/王肖舫//绍兴医药
学报星期增刊.-1-21-67,118,267,309

家用便方(一)/唐盛嗣(辑)//绍兴医药学报星
期增刊.-1-21-42

家用便方(一)至(三)/张德馨(辑)//绍兴医药
学报星期增刊.-1-21-26,36,43

简便方/钱理卿//医学报.-1-5-57

简便戒烟方四则/程济普//现代中医.-4-43
-446

简单治疗法/傅建初//中医世界.-3-37-160

简方六则/平步云//医界春秋.-3-10-299

简方治验四则/汤泽民//神州国医学报.-4-18
-146

简妙单方六则/沈仲圭//医学杂志.-2-7-231

简易得效方三则/朱明初等//中国医学月刊.-3
-15-398

简易方五则/沈仲圭//医学杂志.-2-8-86

简易良方八则/沈仲圭//医学杂志.-2-6-519

简易效方两则/郭悠卿//中国医学月刊.-3-15
-602

健儿神效方/未署名//医学杂志.-2-2-136

健胃剂(连载)/杨则民//国医公报.-4-24-
291,413.-4-25-73

健胃剂/杨则民//中国医药月刊.-5-33-403

健胃剂/赵思竞//中医世界.-3-33-114

蒋氏世传治毒膏方/蒋宗涛(录)//三三医报.-2
-31-529

交骨不开之效方/陈永祉//光华医药杂志.-4-
38-206

脚气单方/俞鉴泉//绍兴医药学报.-1-15
-480

脚气独灵膏的特效及制法/俞慎初//中国医药
月刊.-5-32-440

脚丫湿痒一验方/姚兆培//中国医学月刊.-3-
15-445

脚趾缝湿烂验方/王贤儒//国医砥柱月刊.-5-
16-539

接骨/戴观//中医杂志.-2-19-102

接骨方/杨钦仁//复兴中医.-5-31-388

接骨神方/未署名//三三医报.-2-32-534

截疟方/秦又安//中医指导录.-4-3-433

截疟方/余祥之//中医指导录.-4-3-497

截疟剂/沈仲圭//国医导报.-5-29-295

解痘毒方/卢朋著//中医杂志(广东).-3-4
-430

解毒万病丹/巢亚丰//复兴中医.-5-31-714

解决张黄二君头顶两肩目鼻牙喉等痛之药方实
验谈/时逸人//绍兴医药学报.-1-16-221

解砒毒方/王则樵//中医世界.-3-34-333

解热剂之意义论/陆以梧//国医砥柱月刊.-5-
15-618

解射罔毒/未署名//神州国医学报.-4-17
-105

解小金丹/朱秉权//中医杂志.-2-27-262

解鸦片毒/杨清白//中医杂志.-2-24-124

解鸦片毒神效方/秦又安//中医指导录.-4-1-
246

介绍八千里外寄来的虎疫良方/张方舆//中国
医药月刊.-5-32-121

介绍白疮吹药验方/高辅汉//国医砥柱月刊.-5
-17-143

介绍霍乱经验良方/未署名//医林一谔.-4-9-
386

介绍良方/嵩//文医半月刊.-5-14-24

介绍令月经期向前转移之验方一则/岳强//文
医半月刊.-5-14-412

介绍天寿堂人参妇女丹/中国针灸学研究社//
针灸杂志.-4-33-181,257

介绍一个实验的产孕良方/曹锡珍//文医半月
刊.-5-14-22

介绍一郜老名方百岁酒/王润民//国医砥柱月
刊.-5-17-418

介绍一张霍乱特效方急救回生丹/陈增铨//华
西医药杂志.-5-36-281

介绍一张有价值的起死回生丹方/叶橘泉//现
代医药月刊.-4-27-163

介绍张氏喉科噙化片/朱寿朋//医界春秋.-3-
10-354

介绍专治猩红热特效良方/周镇//文医半月刊
.-5-14-24

戒除鸦片烟之良方/龚汉文//神州国医学报.-4-14-590

戒毒丸方之我闻/植林姜堰//神州国医学报.-4-16-329

戒鸦片烟方/未署名//三三医报.-2-31-271

戒鸦片烟良方/康华//文医半月刊.-5-14-296

戒烟毒的妙方/张照鳞//医学杂志.-2-18-443

戒烟方/陆海峰//国医砥柱月刊.-5-16-357

戒烟方/袁端平//光华医药杂志.-4-38-40

戒烟简效方三则/丁济苍//中医世界.-3-35-141

戒烟良方/山后过来人//绍兴医药学报.-1-12-257

戒烟良方/未署名//杏林医学月报.-3-22-84

戒烟良效简便方/杨清白//中医杂志.-2-24-125

戒烟神效方/心安斋//医界春秋.-3-10-102

戒烟神效方/杨医亚//文医半月刊.-5-14-165

戒烟实验奇效方/石良//光华医药杂志.-4-37-339

戒烟特效方/邱治中//中医世界.-3-38-77

戒烟丸(映溪草堂笔记)/周维翰//医学报.-1-4-268

疥疮方/未署名//现代医药月刊.-4-27-749

疥疮神效方/广益医院(录赠)//中医杂志.-2-19-101

金箔镇心丸与加味逍遥散之功效及对于痫症之适应症候/胡德茂//医学杂志.-2-16-590

金箔镇心丸与加味逍遥散之功效及对于痫症之适应症候/张蒔园//医学杂志.-2-16-591

金匮奔豚汤注重肝邪而难经言肾积为奔豚论/朱寿民//中医杂志.-2-19-233

金匮桂枝茯苓丸/王子和//国医砥柱月刊.-5-17-360

金匮杏子汤非麻仁甘石汤辨/杨赞民//中医杂志.-2-28-181

谨告患肝胃气疼速服效神除痛散有起死回生之功/绍兴医药学报社//绍兴医药学报星期增刊.-1-21-214

噤口痢外治方/未署名//神州国医学报.-4-17-154

经方不盛行的原因和补救/姜佐景//中医世界.-3-38-49

经方活用录/周自强//中国医药月刊.-5-33-365

经方亟宜提倡之我见/叶彩明//中医世界.-3-39-130

经方类编(一)至(六)/陈芝高//国医砥柱月刊.-5-15-499,609.-5-16-28.-5-17-281,355,468

经方蒙求(连载)/刘景素//沈阳医学杂志.-3-2-164,230

经方与时方/潘柏辰//杏林医学月报.-3-23-25

经方与时方平议/周慧僊//光华医药杂志.-4-35-384

经过实验的喉病奇方/张植林//现代医药月刊.-4-27-531

经济戒烟效方/秦又安//中医指导录.-4-4-491

经期久闭方/卢朋著//中医杂志(广东).-3-4-303

经验处方集(一)至(八)/魏克逊//中国医药月刊.-5-32-21,49,87,129,155,191,245,295

经验冻疮神方/褚健民//医界春秋.-3-13-409

经验极效单方/米焕章//医学杂志.-2-8-595

经验良方/沈朝佺//针灸杂志.-4-33-310

经验良方汇编(连载)/裘吉生//绍兴医药学报星期增刊.-1-21-275,292

经验良方止血棉/董志仁//医界春秋.-3-13-273

经验灵方四则/张嘉卉//光华医药杂志.-4-36-286

经验秘方/叶劲秋//中医杂志.-2-19-99

经验秘方五则/褚健民//医界春秋.-3-14-20

经验乳痈乳岩简便方/陆剑琴//光华医药杂志
.-4-39-45

经验熏洗痛风方/王伯明//光华医药杂志.-4
-39-321

经验之言/杏林医学月报社//杏林医学月报.-3
-20-389

惊风一方兼治急慢两证是慢惊送命毒药/未署
名//绍兴医药学报.-1-14-226

敬告眼科医士速备时疫夺命散/康维恂//绍兴
医药学报星期增刊.-1-21-279

敬请尤学周先生公开螳螂子割后的敷药方/刘
义初//医界春秋.-3-14-150

敬求治疗天痘及预防良方/张鸣世//三三医报
.-2-29-326

九痛丸之疗效新释/赵敦篪//新中华医药月刊
.-5-35-360

九种心痛诸方不效此方神效/卢朋著//中医杂
志(广东).-3-4-307

久久呕吐实验方/王肖舫//医学杂志.-2-18
-446

久咳不止效方/震南//光华医药杂志.-4-35
-304

久疟全消方/卢朋著//中医杂志(广东).-3-4-
305

炙甘草汤方解/余鸿仁//国医杂志.-4-13-33

炙甘草汤方义/杜厚之//中医杂志.-2-19
-456

旧剂新评(砒素制剂治愈疟疾之高记录)/李良
模//国医公报.-4-26-520

救服生鸦片烟验方/廖孟培//国医杂志.-4-5-
293

救蛊毒良方/陈秀豊//杏林医学月报.-3-17
-30

救饥方/李克蕙//国医砥柱月刊.-5-17-473

救急方(录周莘农集验方)/周莘农//医学杂志
.-2-3-123

救急经验良方/未署名//医学杂志.-2-3-239

救急良方(连载)/史介生//绍兴医药学报星期
增刊.-1-21-187,195,284,308,380,
443,451

救急良方/柳琦五,曲清齐//医学杂志.-2-16-
36

救急选方(连载)/[日]丹波元简(辑);秦又安
(校)//中医世界.-3-26-223,337,615,675
.-3-27-175

救吞金妙方/未署名//三三医报.-2-32-533

救吞生鸦片神方/余寄庐//中医世界.-3-29
-317

救吞水银妙方/未署名//三三医报.-2-32
-533

救吞洋火良方/未署名//三三医报.-2-32
-532

救血丹公开研究/张腾蛟//医界春秋.-3-9
-461

救治枪伤方/戴观//中医杂志.-2-19-101

科学单方三则(治白癜风治黄疸方治臁疮方)/
陈果夫//中医世界.-3-36-35

科学改进的呼声中贡献一个防己汤/潘北辰//
神州国医学报.-4-18-240

科学化之中国药方立治霍乱/陈乾元//国医杂
志.-4-13-57

咳证二方/沈仲圭//神州国医学报.-4-15
-532

刻立通为灌肠通便法之大进步/张易安//国医
导报.-5-29-387

恳请王慎轩先生指示温经汤治愈崩漏之原理函
/黄启昌//苏州国医杂志.-5-1-46

空炮:附子方/章巨膺//新中医刊.-5-19-25

来复丹之神效/徐相宸//医学杂志.-2-12
-117

烂脚验方/吴去疾//神州国医学报.-4-18-19

痨病验方/徐仲可(遗著)//神州国医学报.-4-
16-393

类证鉴别医药处方学(一)至(五)/张鸿图//文
医半月刊.-5-14-67,88,102,117,149

李健颐医师十余年经验药品(连载)/杏林医学
月报社//杏林医学月报.-3-20-159,199

历序用小青龙汤治外感痰喘之经过及通变化裁
之法(连载)/张锡纯//沈阳医学杂志.-3-2-
86,287

立生丹方/龚少渤//绍兴医药学报星期增刊.-1 -22-163

立下胞衣丸/林春斋//针灸杂志.-4-31-117

立止牙齿疼痛方/张志成//针灸杂志.-4-33 -140

利凡命/国药新声杂志社//国药新声.-5-22 -189

利尿剂/汪肇中//国医导报.-5-30-241

利尿剂/杨则民//国医公报.-4-21-239//中 国医药月刊.-5-33-449

病痹初起方/章越民//针灸杂志.-4-32-159

疬痰效方/庄憩樵//现代中医.-4-43-94

痢敌膏/张康侯//医界春秋.-3-14-388

痢独灵治痢之经验/张企景//医界春秋.-3-10 -245

痢疾单方之实验/洪兆箕//中西医药.-5-13 -440

痢疾方/朋寿堂主人//中医世界.-3-31-602

痢疾简效方/王子和//国医砥柱月刊.-5-17 -215

痢疾经方验药列左/林妙彦(述);林敬照(录)// 国医砥柱月刊.-5-16-298

痢疾经验方/米焕章//医学杂志.-2-9-215

痢疾之特效方/严澎滨//医学杂志.-2-17 -168

痢证要方选释/黄锡昭,程绍典//神州国医学报 .-4-16-493

臁疮特效方/王利贞//中医新生命.-5-8-363

良方醇/谌养方//中医新生命.-5-7-149

良方萃/谌养方//中医新生命.-5-7-90

良方侯鲭录/谌养方//中医新生命.-5-6-510

良方介绍/杨医亚//文医半月刊.-5-14-275

良方秘笈公开对口疽验方/钱志远//光华医药 杂志.-4-41-23

良方偶存/宫曙园//中医杂志.-2-20-299

良方选译(连载)/沈石顽//光华医药杂志.-4- 37-53,129,231,328,423.-4-38-54,131

良方一束/孙家骥//中医杂志.-2-28-373

两种良方/智从元//国医砥柱月刊.-5-16 -423

疗治脑脊髓膜炎方/朱仁溥//杏林医学月报.-3 -19-77

麟制肤疮敌/王炳麟//光华医药杂志.-4-40 -224

麟制肤疮敌/王辅丞(著);张星明(录)//国医砥 柱月刊.-5-16-624

灵宝如意丹与三黄宝蜡丸之商榷/张树筠//绍 兴医药学报.-1-19-105

灵枢保产黑神丹/未署名//三三医报.-2-30 -519

灵验奇方种子调经药袋对于种子有绝大把握/ 潘树仁//中国医药月刊.-5-32-334

灵验效方/汤季铭//光华医药杂志.-4-37 -244

灵异方证集谈/顾香斋//光华医药杂志.-4-38 -445

苓桂术甘汤类似证方之辨别/张平权//国医砥 柱月刊.-5-18-145

凌永言谨答崇明刁君质明问玉雪救苦丹方药/ 凌詠//三三医报.-2-30-557

令国医陈术仁据呈前送验方药虽系古方实经苦 心研究恳准专制专售等情仰俟本馆管理成药 规则实施时再行核办文/中央国医馆//国医 公报.-4-21-23

六味丸不宜于三阴纯虚论/沈仲圭//绍兴医药 月报.-2-37-317

六味丸不宜于阴虚论/沈仲圭//三三医报.-2- 30-555

六味丸不宜于阴虚说/沈仲圭//医学杂志.-2- 5-486

六泻心之异同/黄渭南//国医杂志.-4-12-28

龙虎丸专治五劳七伤吐血不止之秘方/未署名 //三三医报.-2-32-455

芦荟半夏酒与犀角地黄汤之妙用/陈应期//杏 林医学月报.-3-18-506

录松心医案赤桂甘露饮方论/孙蓬庵//中医杂 志.-2-25-147

鹿角散/卢朋著//中医杂志(广东).-3-4-702

论白虎汤及白虎加人参汤之用法/张锡纯//三 三医报.-2-34-409

论驳骨方及接筋方/张锡纯//杏林医学月报.-3-17-148

论成药及其利弊/巢曼麟//复兴中医.-5-31-201

论成药之弊/米焕章//医学杂志.-2-9-93

论大承气汤厚朴分量似有差误及承气汤之通变用法/张锡纯//中医杂志.-2-25-47

论东垣清暑益气汤不宜于暑病/沈仲圭//三三医报.-2-32-269

论发汗剂/陈一苇//现代医药月刊.-4-27-333

论方药之偏/王肖舫//医学杂志.-2-1-306

论方宜/翟冷仙//医学杂志.-2-7-312

论服五虎汤之害/王以钧//绍兴医药学报.-1-9-407

论概用小柴胡汤治疟之弊/李祉余//杏林医学月报.-3-20-468

论膏滋药/李鹤访//医学公报.-1-6-581

论古代制方之意旨/杨焕文//医学杂志.-2-10-230

论古方与今方重量用法之不同/石崑生//国医杂志.-4-5-52

论古医方急宜采用/袁桂生//绍兴医药学报.-1-15-307

论桂枝汤之效能/刘子开//自强医学月刊.-3-41-557

论国医治黑热病验方/叶古红//神州国医学报.-4-16-309//苏州国医杂志.-5-1-353//中医新生命.-5-6-386

论黑膏方/赵子琴//现代医药月刊.-4-27-334

论解热剂/陈昌道//中西医学报.-1-28-511

论解热剂/魏萱//中国医药月刊.-5-32-119

论近时之处方习惯/姚兆骧//国医砥柱月刊.-5-18-72

论景岳新方砭平议/谭天骥(介如)//中西医学报.-1-31-27

论炙甘草汤之用生地黄/范钦才//中医杂志.-2-19-231

论李东垣补中益气汤所治之喘证/张锡纯//中医杂志.-2-21-425

论麻黄桂枝两汤之异同/张汝伟//绍兴医药学报.-1-10-13

论麻黄汤与桂枝汤/陈逊斋//国医公报.-4-21-54

论牛黄清心丸之误/时逸人//绍兴医药学报.-1-16-135

论七味白术散治小儿牙风的方/周伯祐//中医世界.-3-39-159

论强壮剂/杨则民(著述);朱正馥(录投)//中国医药月刊.-5-32-562

论轻灵剂/杨则民//国医公报.-4-20-291//现代中医.-4-42-107

论清剂中退热之作用/黄始明//国医砥柱月刊.-5-18-494

论清暑益气汤/骆明普//杏林医学月报.-3-20-289

论清暑益气汤不宜于暑病/沈仲圭//绍兴医药月报.-2-39-71//中医杂志.-2-23-432

论祛痰剂之用于脑障碍症/胡光慈//华西医药杂志.-5-37-421

论全鹿丸急宜改良/袁桂生//神州医药学报.-1-46-463

论升降二丹之利弊/朱治吉//神州国医学报.-4-17-285

论生化汤与产后应用诸方剂/罗燮元//现代中医.-4-43-552

论汤液之代剖解/范廉宾//神州医药学报.-1-43-402

论退热剂/沈仲圭//复兴中医.-5-31-473

论妄用败毒散治痢疾之弊/李祉余//杏林医学月报.-3-21-437

论温病条辨之桂枝汤/胡安邦//中医指导录.-4-1-373

论乌梅丸/刘百錬//北京医药月刊.-5-21-595

论无毒疳积药之效用/姚柏堂//绍兴医药月报.-2-38-335

论吴氏温病条辨二甲复脉三甲复脉二方/张锡纯//中医杂志.-2-26-378

论吴氏温病条辨二甲三甲复脉汤/张锡纯//医学杂志.-2-9-347

论五苓散与猪苓汤/谢德金//国医杂志.-4-13-103

论五苓散与猪苓汤之别/陈观光//医学报.-1-6-223

论下剂/杨则民//中国医药月刊.-5-33-427

论夏秋服生化汤之流弊/离尘山人//绍兴医药月报.-2-37-389

论逍遥散与越鞠丸/陈伯涛//现代中医.-4-43-550

论小柴胡汤/朱秉权//中医杂志.-2-27-262

论小建中汤与桂枝汤药类用殊之理/沈仲圭//医界春秋.-3-5-390

论泻下剂/朱佐才//复兴中医.-5-31-178

论兴奋剂之用于强心救脱/胡光慈//新中华医药月刊.-5-35-685

论痈疔百效丸/金择明//医界春秋.-3-5-362

论玉真散/徐瀛芳//中医新生命.-5-7-419

论止血剂/章次公//新中医刊.-5-19-326

论治疯犬伤方(连载)/张锡纯//杏林医学月报.-3-16-269,365

论治内伤黄疸当用金匮硝石矾石散/张锡纯//绍兴医药月报.-2-37-381

罗天鹏君用经验药方(映溪草堂笔记)/周维翰//医学报.-1-4-504

瘰疬经验方/明德斋主人//绍兴医药学报.-1-14-230

瘰疬神方/陆清洁//神州国医学报.-4-17-474

瘰疬验方/吴去疾//神州国医学报.-4-16-417

瘰疬瘿瘤破消奇方/张泽霖//现代医药月刊.-4-27-392

麻风验方/王弘原//杏林医学月报.-3-19-271

麻桂二汤之功用论/陈芝高//中医世界.-3-38-301

麻桂汤与银翘散/刘金池//国医砥柱月刊.-5-18-466

麻黄附子甘草汤治验/姜佐景//中医新生命.-5-7-445

麻黄附子细辛汤症解/陈渔洲//杏林医学月报.-3-22-294

麻黄甘石汤之应用/杨赞民//中医杂志.-2-28-322

麻黄葛根小柴胡三方合解/杨永钊//中医世界.-3-32-265

麻黄桂枝二方俱治太阳病其不同之点若何试择要言之/陈慧雄//国医杂志.-4-5-188

麻黄桂枝汤功用辨/张景鹤//光华医药杂志.-4-38-467

麻黄升麻汤/陆清源//文医半月刊.-5-14-638

麻黄升麻汤症治之研究/陈芝高//国医砥柱月刊.-5-17-39

麻黄升麻汤之研究/陆清源//国医砥柱月刊.-5-18-580

麻黄汤的研究(连载)/潘柏辰//国医正言.-5-5-31,77

麻黄汤发汗桂枝汤解肌合释/温碧泉//医学杂志.-2-16-191

麻黄汤与麻黄附子细辛汤方解/李伯卢//中医杂志.-2-23-522

麻黄汤证治之研究/王谟臣//杏林医学月报.-3-19-19

麻黄汤之功效是怎样/张嘉因//国医砥柱月刊.-5-16-511

麻黄汤之研究/陆以梧//国医砥柱月刊.-5-16-402

麻杏甘石汤的研究/潘柏辰//国医公报.-4-25-459

麻杏甘石汤之研究/丁叔廉//医学杂志.-2-13-521

麻杏甘石汤之治验/严襄平//中医新生命.-5-6-466

麻杏石甘汤果能治白喉乎/王润民//光华医药杂志.-4-38-349

麻杏石甘汤解/徐健民//中医杂志.-2-19-244

麻杏石甘汤解/许企周//中医杂志.-2-19-245

麻杏石甘汤之效用/梅退安//医林一谔.-4-10-590

麻杏石甘汤之新解剖观/金陵下工//国医公报.-4-21-58

麻杏石甘汤之研究/张泽霖//神州国医学报.-4-14-315

麻杏石甘汤治验/沈仲圭//光华医药杂志.-4-35-26

麦门冬汤的研究/潘柏辰//国医正言.-5-4-609

麦奴之性质与黑奴丸之方解/胡润墀//神州医药学报.-1-47-431

满身麻木方/卢朋著//中医杂志(广东).-3-4-307

盲肠炎的中药验方/杨钧谨//新中华医药月刊.-5-35-251

毛虎验方余义/郑约珊//医林一谔.-4-11-76

梅毒除根良方/明德斋主人//绍兴医药学报.-1-14-344

梅毒验方/未署名//神州国医学报.-4-16-418

梦遗特效方/周子健//中医世界.-3-36-505

宓氏治疫痧方/俞鉴泉//三三医报.-2-34-491

秘传单腹胀膏药方/未署名//神州国医学报.-4-16-271

秘方公开/黄金若//光华医药杂志.-4-37-460

秘方化骨丸/杨克东//针灸杂志.-4-30-78

秘方济世仙丹之疗效新释/杨鸿钧//华西医药杂志.-5-37-419

秘方数则/陈宝元//光华医药杂志.-4-38-40

秘制风病徒薪丹说明书/铁樵医学月刊社//铁樵医学月刊.-4-44-48

秘制走马牙疳散/林春斋//针灸杂志.-4-32-79

蜜糖治麻症之奇验/何奎垣//杏林医学月报.-3-21-171

棉子炼丸/未署名//医界春秋.-3-10-296

免病神方/谢洪赍//中西医学报.-1-23-471

民间丹方/陈雅愉//文医半月刊.-5-14-376//中医新生命.-5-8-578

民间丹方/陈雅瑜//国医砥柱月刊.-5-15-516

民间丹方集(一)至(三)/吴成章//现代中医.-4-42-161,212,231

民间疗法(一)至(四)/周燕麟//中国医药月刊.-5-32-61,136,199,242

民间实验单方二则/牧醒震//医界春秋.-3-10-439

民间实验方/姚志豪//中医世界.-3-38-78

民间治疗验方/何政武//光华医药杂志.-4-39-37

闽医李健颐氏经验良方/李健颐//医学杂志.-2-15-71

名医验方:皇汉医界/[日]南拜山(讲述);永田生(笔记);周其华(摘译)//医界春秋.-3-9-536

莫枚士研经言天雄散解书后/张山雷//医学杂志.-2-7-357

默盦效方集(连载)/朱良春//华西医药杂志.-5-36-74,178

牡蛎泽泻散之检讨/周自强//苏州国医杂志.-5-2-576

目病浅治法验方/康维恂//沈阳医学杂志.-3-2-21

目中生翳方/卢朋著//中医杂志(广东).-3-4-306

南星膏/叶承樑//中医世界.-3-29-188

难产奇方/卢朋著//中医杂志(广东).-3-4-702

难产神效方/未署名//三三医报.-2-32-533

脑漏的一个秘方/陈欣荣//医界春秋.-3-9-404//医林一谔.-4-8-438

内外症验方四则/史志元//中医杂志.-2-19-341

拟治肋刺及麻皮缠方/莲如氏//神州国医学报.-4-17-45

逆疹验方/邓靖山//杏林医学月报.-3-22-128

年久咳嗽效方/裕//中医世界.-3-38-503

尿血奇验方/李健颐//中医杂志.-2-28-243

牛黄清心丸之刍议/卢育和//绍兴医药学报.-1-16-133

脓窠疮方/周其华//中医世界.-3-25-409

疟疾验方(连载)/秦又安//中医世界.-3-26-654,665

疟疾验方两则/王绍整//中国医药月刊.-5-33-219

疟痢良方/沈仲圭//医学杂志.-2-12-419//中西医学报.-1-41-119

糯米饮能愈霍乱危症说/卢育和//绍兴医药学报.-1-15-325

女科验方(郑连山夫子传)/王小舟//神州国医学报.-4-18-62

女科验方四则/茶香熟温室主//神州国医学报.-4-17-397

女科用四物汤之标准/王道济//医林一谔.-4-11-153

女子转胞单方/俞鉴泉//绍兴医药学报.-1-16-550

胖狱丸/宋伯仁//中医指导录.-4-2-18

膨胀单方琐谈/陈寿民//华西医药杂志.-5-36-384

皮肤病新药万能油说明书/卢谦//中西医学报.-1-35-97

皮肤蓝染之栀子泥方/夏以煌//中西医药.-5-11-53

痞块病民间实验单方一则/毛毅之//中医新生命.-5-6-513

痞气秘方两则/杨彦和//神州国医学报.-4-16-149

辟鬼散/赵友贤//中医杂志.-2-21-337

辟疫丹/未署名//医学杂志.-2-8-341

偏方能治大病之刍言/刘景川//沈阳医学杂志.-3-2-41

偏方杂谈/未署名//沈阳医学杂志.-3-2-116

频效方汇(一)至(二)/桐云书屋//绍兴医药学报.-1-10-383,469

平补方选要/沈仲圭//中国医药月刊.-5-32-568

平民化的北京百效膏/坚白//光华医药杂志.-4-39-426

平心话中医硕果仅存的经方/叶橘泉//国医砥柱月刊.-5-18-71

评蟾苏丸制造之优劣/顽铁//神州医药学报.-1-44-418

评太阳中暍与清暑益气汤/宫曙园//中医杂志.-2-22-476

破口止血神效方/杨医亚//国医砥柱月刊.-5-16-177//三三医报.-2-30-274

破伤风治验/杨循初//杏林医学月报.-3-20-431

蒲灰散之研究/徐世长//医学杂志.-2-6-382

普济半边散/黄国材//医学杂志.-2-16-282

七方十二剂概说(连载)/傅崧丞//医学杂志.-2-12-277,430

七方十剂之意义/陈玉林//中医指导录.-3-37-69

奇方得效/沈仰慈//中国医学月刊.-3-15-209

奇验良方五则/马叔循(遗稿)//三三医报.-2-31-273

脐风方/钱蔚林//绍兴医药学报星期增刊.-1-22-213

脐湿治方/未署名//神州国医学报.-4-16-150

乞丐秘方/竹芷熙//绍兴医药学报.-1-11-519

起水泡症之验方/骆明普//杏林医学月报.-3-20-120

气喘秘方/震南//光华医药杂志.-4-35-305

气痛应验散/刘仲散//国医砥柱月刊.-5-16-629

千金阳毒升麻汤阴毒甘草汤两方解/陈代和//医学杂志.-2-6-78

谦斋验方偶录/秦伯未//中医杂志.-2-25-151

钱赏延试验洗痔方/绍兴医药会//三三医报.-2 -33-386

钱氏异功散论/公//国医杂志.-4-13-103

钱氏异功散论/朱让卿//医学报.-1-6-222

枪弹自出奇方/未署名//三三医报.-2-31 -273

强心剂(连载)/杨则民//国医公报.-4-25- 196,315

强壮剂/杨则民//国医公报.-4-25-467

琴鹤轩验方/赵希云//中医杂志.-2-22-171

清魂散/张仲偓//中医世界.-3-38-303

蚯蚓治惊风方是慢惊送命毒药/未署名//绍兴 医药学报.-1-14-227

裘制皮肤万灵膏(连载)/三三医报社//三三医 报.-2-33-198.-2-34-34

裘制皮肤万灵膏(连载)/未署名//三三医报.-2 -32-458,500

去重舌方/曹天放//中医杂志.-2-24-436

却避暑热之良方/心幽//中西医学报.-1-27 -435

饶有研究价值的古方:古人对于肝脏脏器疗法 的认识/叶橘泉//国医公报.-4-25-106// 现代医药月刊.-4-27-655

热入血室用小柴胡汤论/钱公玄//现代中医.-4 -42-495

人参回生再造丸解/余修源//绍兴医药月报.-2 -41-17

人参再造丸(即回天再造丸)之正误/张易安// 新中医刊.-5-20-339

人参再造丸并不是补药/周镇//绍兴医药学报 星期增刊.-1-21-147

仁寿室外科验方/杨道南//中医杂志.-2-26 -307

妊娠热迫胎动漏红方/李健颐//中医杂志.-2- 28-243

乳疽神效方/谢涟//中医杂志.-2-19-344

乳岩初起方/未署名//现代医药月刊.-4-27 -745

乳岩初起经验良方/查贡夫//绍兴医药学报.-1 -16-541

乳岩险症第一良方/未署名//三三医报.-2-32 -533

乳岩险症之经验良方/时逸人//绍兴医药学报 .-1-15-476

乳痈奇方/未署名//三三医报.-2-32-533

乳汁缺乏之原因及通乳良方/谨//现代医药月 刊.-4-27-757

润字丸(连载)/祝怀萱(编述)//中国医药月刊 .-5-33-38,79

塞上奇方三则/方公溥//中医世界.-3-25 -104

三承气汤方解及主治/李伯卢//中医杂志.-2- 23-520

三承气汤解/史久华//绍兴医药月报.-2-39 -614

三合济生丸/周镇(录校)//三三医报.-2-29 -514

三黄石膏汤方解/陈詠鹤//杏林医学月报.-3- 20-469

三思轩疡科验方十则/刘纪云//中医杂志.-2- 21-335

三物小陷胸汤与陷胸汤辨/方见吾//中医杂志 .-2-19-451

三油霍乱药之成分及服法/俞凤宾//中西医学 报.-1-36-376

散膏辨/陈无咎//医界春秋.-3-7-121

桑椹子膏治目疾之特效/疑痴//神州国医学报 .-4-16-520

沙石淋方(知医捷径)/卢朋著(录)//中医杂志 (广东).-3-4-190

沙眼秘方/吴去疾//神州国医学报.-4-18-18

痧药水/秦又安//中医世界.-3-35-454

痧药水方/未署名//中医指导录.-4-4-573

山东曲阜孔正道函—报告张氏八宝拨云散之功 效/孔正道//医界春秋.-3-10-370

山西中医改进研究会验方调查员应行注意之事 项/安艮文//医学杂志.-2-18-383

山西中医改进研究会永久理事李天培君治瘰疬 方/李天培//医学杂志.-2-15-146

伤寒承气汤麻仁丸论/陈汝来//中医杂志(广

东).-3-4-40

上海浦东霍乱即（真虎列拉）时疫酌方/王寿芝//绍兴医药学报.-1-15-354

芍药地黄汤与芍药汤/潘柏辰//光华医药杂志.-4-39-223

芍药汤的研究/潘柏辰//医学杂志.-2-17-485

少阴病四逆散方通解/吴玉纯//绍兴医药月报.-2-39-5

蛇咬方/查贡甫//神州国医学报.-4-17-69

蛇咬秘方/林春斋//针灸杂志.-4-31-117

蛇咬验方/郑跨灶//中医世界.-3-34-44

社友心得录/钱杏荪//医学报.-1-4-524

社友治验录:述膈食喉痹治验方二则/俞鉴泉//绍兴医药学报.-1-11-201

申论东垣清暑益气汤/叶伯敬//三三医报.-2-32-367

神丹丸的组织有无讹舛/潘柏辰//现代中医.-4-43-630

神功济众水质疑/卢育和//绍兴医药月报.-2-37-421

神经性胃痛方/沈仲圭//中医新生命.-5-6-508

神效白痧药/杨医亚//国医砥柱月刊.-5-16-534

神效斑症方/潘志中//中医杂志.-3-4-66

神效除痛散之确乎有验/汪景文//绍兴医药学报星期增刊.-1-22-183

神效除痛散之实验/醒生//绍兴医药学报星期增刊.-1-21-272

神效救疫丹/陈干卿//中医杂志.-2-19-511

神效却黄丸/王学海//中医世界.-3-30-417

神效生肌膏/诸文萱//中医杂志.-2-19-100

神效通乳汤/未署名//光华医药杂志.-4-38-207

神游病用维他赐保命之神效/陈小兰//国医导报.-5-30-412

沈氏经验方救急数则/三三医报社(辑)//三三医报.-2-31-300

审查征集验方(第一、二集)/时逸人(编订)//医

学杂志.-2-14-247,535

肾气丸之研究/李重人//新中华医药月刊.-5-35-558

升麻葛根汤治利之特效/李荣//现代医药月刊.-4-27-659

生半夏百合治浸淫疮之特效/陈素希//神州国医学报.-4-17-460

生地黄汤的解剖/潘柏辰//光华医药杂志.-4-37-39

生化汤论/陈芝高//国医砥柱月刊.-5-15-450

生化汤论/季廷栻//中医杂志.-2-22-477

生化汤能愈疟疾/李子清//文医半月刊.-5-14-556

生化汤用于产后的药理(连载)/许小士//自强医学月刊.-3-41-408,450

生化汤之我见并与沈朱二君之商榷/邱明扬//中医杂志.-2-28-179

生姜泻心汤解/黄国材//医学杂志.-2-15-410

生姜泻心汤治长期泻之神效/陈应期//杏林医学月报.-3-22-126

生脉散之科学解释/王润民//国医砥柱月刊.-5-17-289

生蛇缠腰方/莫永如//针灸杂志.-4-32-496

生殖器病之汉药神方/[日]石原保秀//中医世界.-3-25-439

省令传发治癫狗咬伤妙方/潘文藻//绍兴医药月报.-2-37-429

胜军丸/沈奉江//三三医报.-2-31-463//中医杂志.-2-23-359

失眠症良方/温健中//中医世界.-3-36-125

失笑散/史韶溥//国医砥柱月刊.-5-16-178

失笑散之神效/景淑祖//医学杂志.-2-18-444

失音方/翰//中医世界.-3-29-88

施用败毒散治疗痢疾之研究/张泽霖//神州国医学报.-4-17-135

湿温病何以吴瑭以三仁汤主之试申其说/杨东儒//医林一谔.-4-9-321

十滴水方/王镜明//中医杂志.-2-19-510

十二时血路打伤方/王少楠//医学杂志.-2-4-346

十枣汤之辨疑/董健亭//医学杂志.-2-18-157

十枣汤之意义/陈放勋//杏林医学月报.-3-19-270

十枣汤之治验谈/赵守篯//医林一谔.-4-9-380

时瘄验方/何小廉//绍兴医药学报.-1-8-428

时疫夺命散神效除痛散之治疗/康维恂//绍兴医药学报星期增刊.-1-21-184

时疫疫厥集方(附暴厥中邪)(连载)/周镇//绍兴医药学报星期增刊.-1-21-100,115,123,139

时应验方/金亭//国医砥柱月刊.-5-17-146

时症验方/秦又安//中医指导录.-4-2-276

实效秘方四则/张家荪//光华医药杂志.-4-39-139

实验单方二则/马进礼//医界春秋.-3-14-364

实验单方选录/钱存济//神州医药学报.-1-46-513

实验单方一则/黄彩彬//医界春秋.-3-13-131

实验良方/杨道南//中医世界.-3-27-308

实验良方一夕谈跋语/丁福保//中西医学报.-1-24-274

实验秘方两义散之特效/张达康//中医世界.-3-30-139

实验秘方三种/饶汉章//中西医学报.-1-25-210

实验神效方二则/赵式训//医界春秋.-3-11-327

实验主义的单方/叶劲秋//国医砥柱月刊.-5-16-177

实用丹方三则/林静趣//医界春秋.-3-10-100

实用外科制剂学(连载)/秦又安//中医指导录.-4-2-223,255,287,319,351,383,415,447.-4-3-3,35,68

实用验方/钱又起,平步云//医界春秋.-3-10-12

拾得一个桃仁三物汤来谈谈/潘北辰//医界春秋.-3-14-18

使用败毒散治疗痢疾之我见/张泽霖//医学杂志.-2-15-141

试制国产新药保尔肺/叶橘泉//医林一谔.-4-9-476

释方/陈龙池//绍兴医药学报.-1-16-492

释桂枝汤/俞垚//杏林医学月报.-3-23-234

释民间实验方/杨子钧//国医公报.-4-22-213//中医新生命.-5-7-375

释小青龙汤/吴少九//苏州国医杂志.-5-2-583

释中风用小续命汤之方义/胡健公//国医砥柱月刊.-5-17-605

手腕脱节方/未署名//中医世界.-3-29-73

书海藏六合汤后/王以钧//绍兴医药学报.-1-10-13

疏肝和胃散(裘制经验)/沈仲圭//三三医报.-2-32-176

暑疖方/未署名//神州国医学报.-4-16-269

暑令验方/杨医亚//文医半月刊.-5-14-123

暑令验方/郑守谦//中医世界.-3-25-220

蜀漆汤的改进/潘北辰//国医砥柱月刊.-5-18-657

鼠疫二一解毒汤之研究/李健颐//中医世界.-3-30-418

鼠疫良方/林文墙//中医指导录.-4-2-176

鼠疫治方/周镇//沈阳医学杂志.-3-3-180//医学杂志.-2-8-583//中医杂志.-2-26-304

束毒围药/张蓝田//中医世界.-3-35-246

述我所经验的验方/冯湘汕//中西医学报.-1-40-571

栓剂之研究/高德明//新中华医药月刊.-5-35-433

双解散治痧之研究/程哲//医学杂志.-2-2-469

双解散治温热病为第一方概论/陈詠鹤//杏林
　医学月报.-3-20-382

水泻特效方/莫莹//医学杂志.-2-18-446

水泻特效验方/孙达之//医界春秋.-3-10
　-441

水肿便方/沈仲圭//中医新生命.-5-6-446

说牛黄清心丸/赵意空//医学杂志.-2-8-85

说时疫夺命散效验/刘吉人//绍兴医药学报星
　期增刊.-1-21-216

四川八十老医邹趾痕氏治痨之方/王润民//国
　医砥柱月刊.-5-17-509

四君补气与四物补血之要义/郑美学//中国女
　医.-5-34-258

四君子汤方解/傅翼之//中医世界.-3-32
　-270

四逆汤释义/陈詠鹤//杏林医学月报.-3-23
　-238

四逆汤四逆散当归四逆汤三方合论/马嘉生//
　中医杂志.-2-23-511

四逆汤四逆散当归四逆汤三方合论/张赞臣//
　三三医报.-2-33-405//医界春秋.-3-6
　-248

四逆汤与四逆散之研究/郑昆怡//杏林医学月
　报.-3-21-436

四逆汤与通脉四逆汤/陈詠鹤//杏林医学月报
　.-3-22-467

四乳散/陈景虞//中医杂志.-2-20-299

四物汤/吴凝轩//中医新生命.-5-7-380

四物汤枯杀万物论/徐文焕//国医砥柱月刊.5
　-17-609

四物汤论/陈芝高//杏林医学月报.-3-23-71

四物汤治血症辨略/蔡陆仙//医界春秋.-3-13
　-268

松毛戒烟膏制法/未署名//医学杂志.-2-3
　-347

松香膏功用与制法/马玉卿(撰);马少卿(录)//
　光华医药杂志.-4-37-432

酸枣仁汤/未署名//文医半月刊.-5-14-162

所谓国产肺病效方之评价/洪兆箕//中西医药
　.-5-13-419

胎堕验方/秦伯未//中医世界.-3-35-546

胎前吐酸特效方/月敏//中医世界.-3-37
　-128

胎中传染花柳治疗之神化/邓靖山//杏林医学
　月报.-3-20-389

太原医室验方(连载)/郭志道//中医杂志.-2-
　25-454.-2-26-142,303

谈方剂之加减用法/孙道明//现代中医.-4-43
　-430

谈话(七厘散和五茄皮酒)/齐志学//国医正言
　.-5-4-305

谈活命槟榔饮与乌梅丸/黄葆余//现代中医.-4
　-43-429

谈麻杏石甘汤应用上的种种/房天伯//中国医
　药月刊.-5-32-17

谈谈关于肝癌之适应桃核承气/钱安璞//国医
　砥柱月刊.-5-18-642

谈余自创之方剂/顾汝骏//现代中医.-4-43
　-427

痰饮验方/谭活水//杏林医学月报.-3-21
　-296

探讨在霍乱病脉暴数之下产生的一个人参汤/
　潘柏辰//文医半月刊.-5-14-343

汤火伤方/梁伯阳//神州国医学报.-4-15
　-619

汤火伤简便良方/梁少泉//针灸杂志.-4-32
　-494

汤头歌诀论/竺饮水//三三医报.-2-34-160

汤液治疗讲座(连载)/秦伯未//光华医药杂志
　.-4-37-113,200,305,406

唐李摩诃所献之青娥丸方/范行准//医文.-5-
　34-519

唐氏集验方两则/张汝伟//绍兴医药学报.-1-
　10-30

糖尿病方/张仲勋//医界春秋.-3-9-539

糖尿方/陈观澜//国医杂志.-4-12-309

桃核承气汤论/陈丹华//苏州国医杂志.-5-2-
　580

桃核承气汤之申议/曹赫民//复兴中医.-5-31
　-82

桃花汤方义(连载)/何伯岳//国医杂志.-4-5-543.-4-6-37

桃花汤医疗应用论/费泽尧//医学杂志.-2-5-488//中医杂志.-2-23-74

桃仁承气及抵当汤之应用/章炳麟//苏州国医杂志.-5-2-386

桃仁承气汤不自三承气汤变化乃自大黄甘草汤变化而来说/任德元//医学杂志.-2-6-80

桃仁承气汤为清血排毒剂之治验/萧俊逸//光华医药杂志.-4-41-284

桃仁承气汤治验/沈仲圭//医界春秋.-3-9-417//医学杂志.-2-14-619

桃仁散科学化/潘柏辰//光华医药杂志.-4-39-392

特效方数则(连载)/陈芝英//光华医药杂志.-4-36-111,198,284.-4-37-521

特效简易方/沈家琦//光华医药杂志.-4-36-202

特效良方/王涛//光华医药杂志.-4-36-114

特效验方三则/王培槐//中医世界.-3-37-28

天和药室验方集/熊兆飞//光华医药杂志.-4-37-243

天津市中医公会详评施今墨药方(一)至(四)/国医正言杂志社//国医正言.-5-4-275,330,380,429

天良大宝堂创制人参膏价廉味美应验三大特色/杏林医学月报社//杏林医学月报.-3-17-263

天泡疮治方/未署名//神州国医学报.-4-16-113

天丝入目神效方烂腿特效方疯狗咬特效方/张秉一//光华医药杂志.-4-36-407

天王补心丸考释/王以钧//绍兴医药学报.-1-9-415

天下各种丹丸为慢惊送命毒药/未署名//绍兴医药学报.-1-14-227

天中茶午时茶二方汇录/卢育和//绍兴医药学报星期增刊.-1-21-268

恬憺庐验方秘录/徐秉耐//中医杂志.-2-20-499

调剂与处方(连载)/朱良春//国医砥柱月刊.-5-18-75,161

调胃承气汤之新解释/陆渊雷//医林一谔.-4-10-534

贴红白痢疾里急后重神方/智从元//国医砥柱月刊.-5-16-302

痛风特效方/李健颐//中医世界.-3-37-350

痛风症之验方数则/程子潘//医学杂志.-2-8-463

头痛粉成李君的救苦神丹/未署名//国医砥柱月刊.-5-17-424

屠苏酒之功用及药品/张森//广东医药月刊.-3-24-106

吐方考(连载)/[日]关独啸庵//中医世界.-3-25-94,185

吐狂血验方/未署名//光华医药杂志.-4-35-236

吐衄验方/马閭仙//医界春秋.-3-6-294

吐血良方/濮昂千//中医杂志.-2-25-149

吐血证之经验良方/薛复初//医学杂志.-2-9-80

腿浮脚肿良方/饭牛翁//神州国医学报.-4-15-542

退管神方/卢朋著//中医杂志(广东).-3-4-588

吞服燐寸急救方/王兰远//绍兴医药学报.-1-16-545

吞金验方/贾黻卿//国医砥柱月刊.-5-16-359

吞铁验方一则/曹伯藩//绍兴医药学报.-1-11-214

吞针奇方/国医砥柱月刊社//神州国医学报.-4-15-541

脱花煎之催生谈/王贤儒//国医砥柱月刊.-5-16-536

脱眼膜之简便治法/邓靖山//杏林医学月报.-3-20-82

外敷内服麻药方二则/褚健民//医界春秋.-3-11-384

外科麻醉药之制法/路登云//现代中医.-4-43

－165

外科神效方一束/未署名//国医杂志.－4－13
　－342

外科药品配合法/路登云//现代中医.－4－43
　－118

外科应用良方药膏/未署名//医学杂志.－2－16
　－57

外科珍方/章次公（辑）//新中医刊.－5－19
　－125

外伤验方之一得/郑跨灶//中医世界.－3－33
　－315

外台尿血与血淋方研究/祝怀萱//中国医药月
　刊.－5－33－275

外台疟病方之研究/祝为先//中国医药月刊.－5
　－33－210

外台胸痹病方之研究/祝怀萱//中国医药月刊
　.－5－33－99

外痔神效枯痔散/恽铁樵//铁樵医学月刊.－4－
　44－185

万灵种玉酒之商榷/陈沛霖//中医指导录.－3－
　38－646

万试万灵之水肿病特效药/黄志仁//医界春秋
　.－3－10－99

万种寒气疼简效方/王肖舫//医学杂志.－2－17
　－167

为傅仙坊问病拟方/孙静明//医学杂志.－2－17
　－63

为虚劳专号发表我所知道的几张验方/王贤儒
　//国医砥柱月刊.－5－17－512

围药方/马星岩//神州国医学报.－4－18－258

维他新对于重症脚气之伟效/吴慎敏//国医导
　报.－5－30－335

卫生防疫宝丹/张锡纯//绍兴医药学报.－1－16
　－549

胃病之金丹/王一仁//医界春秋.－3－12－196

胃肠病治验之良方/王会臣//国医砥柱月刊.－5
　－17－216

胃肠加答儿之汉方疗法/陈史六（译）//中医新
　生命.－5－6－322

胃痛验方/张植林//国医砥柱月刊.－5－17

－212

胃脘痛良方/胡翘武//现代中医.－4－43－671

温病的主方是什么/潘北辰//光华医药杂志.－4
　－41－448

温病耳聋病系少阴与小柴胡汤必死论/陈芝高
　//文医半月刊.－5－14－460

温病条辨上焦篇用桂枝汤之平议/九华山人//
　国医砥柱月刊.－5－18－506

温病条辨宣痹汤重名订正之磋商/邓可则//中
　医杂志.－2－26－217

温病用桂枝汤论/顾保初//国医杂志.－4－12
　－98

温病与栀子豉汤之关系/陆自量（述）；俞紫馨
　（录）//光华医药杂志.－4－41－467

温经汤之研究（连载）/袁复初//三三医报.－2－
　34－517,545,597.－2－35－162

温热方剂篇（连载）/杨焕文//医学杂志.－2－10
　－483,597.－2－11－78,223.－2－12－276

文蛤散考/秦又安//中医指导录.－4－2－171

闻药便呕方（知医捷径）/卢朋著（录）//中医杂
　志（广东）.－3－4－188

问白降丹制法/刘蔚楚//三三医报.－2－29
　－613

问方药/丁保生//绍兴医药学报星期增刊.－1－
　22－188

问服戒烟丸失音伤生之故及其补救之方/周镇
　//绍兴医药学报星期增刊.－1－22－378

问红色补丸功用若何/独善//绍兴医药学报星
　期增刊.－1－21－508

问黄龙酒/未署名//绍兴医药学报星期增刊.－1
　－22－503

问洄溪老人治验肠痈之方药/何幼廉//绍兴医
　药月报.－2－40－201

问江制肺痨药水/高思潜//绍兴医药学报星期
　增刊.－1－21－427

问久泻胶粘治法/郑韵轩//绍兴医药月报.－2－
　39－299

问老奴丸方并丸散膏丹自制法周雪樵医话及南
　省药坊合欢皮是何形象与本草符否/张相臣
　//三三医报.－2－30－13

问皮肤万灵膏/钱文焕//绍兴医药学报星期增刊.-1-22-40

问热入血室主用小柴胡汤/周镇//绍兴医药学报.-1-10-29

问三仙饮药味/王鸥//绍兴医药学报星期增刊.-1-22-77

问时方生化汤质疑/王兰远//绍兴医药学报星期增刊.-1-21-501

问汤方/席文介//三三医报.-2-32-19

问特效退烧剂/杨燧熙//绍兴医药学报星期增刊.-1-21-126

问丸散膏丹不起霉黴之妥法/周源//绍兴医药学报星期增刊.-1-21-165

问韦廉下红色补丸性质/亚东痴汉//绍兴医药学报星期增刊.-1-21-356

问仙传追痨方/张树筠//医学杂志.-2-14-183

问性神经衰弱效方/沈熊璋//中医新生命.-5-6-601

问张寿甫先生四物汤能补血检明水之理/沈仲圭//绍兴医药学报星期增刊.-1-21-516

问治灸疮玉红膏之替代药/邹凤生(问);承淡安(答)//针灸杂志.-4-28-161

问中国肺痨方/直言//绍兴医药学报星期增刊.-1-21-180

我对于平胃散之认识/汪太雄//现代中医.-4-43-426

我所知道的几张经验良方(连载)/曹鸿年//国医砥柱月刊.-5-16-627.-5-17-59

乌须黑发方/沈仲圭//三三医报.-2-36-524

乌贼骨丸解/程次明//神州国医学报.-4-15-15

无灰酒考/许济弘//中国医药月刊.-5-33-458

无锡西区市办同和施诊局急救时疫要方(丙寅年定)/三三医报社//三三医报.-2-35-372

吾国有极效之古方往往有突过西人之处各试举所知以对/周镇//绍兴医药学报.-1-9-536

吴鞠通增液承气汤论/郑霞仙//医学杂志.-2-10-598

吴氏温病条辨滥用桂枝汤之疑点/刘鸿钧//医界春秋.-3-7-414

吴兴凌嘉六先生经验方二则/沈仲圭(校订)//三三医报.-2-31-121

吴兴三陆世传良方/王惠棠//中医世界.-3-29-287

五淋方(知医捷径)/卢朋著(录)//中医杂志(广东).-3-4-190

五苓散与猪苓汤证治辨/朱敬修//杏林医学月报.-3-22-461

五苓散与猪苓汤症治辨/杨凌虚//杏林医学月报.-3-22-296

五苓散证与猪苓汤证辨/许勤勋//中医杂志.-2-24-206

五苓散之桂与桂枝辨/陈达仁//中医世界.-3-26-463

五苓散之利小便与治渴/管吉余//国医杂志.-4-13-38

五圣丹(治癫狗咬伤第一良方)/葛介人//三三医报.-2-32-245

五泻心汤解/袁镜涛//国医砥柱月刊.-5-15-566

五泻心汤证之检讨及用法之标准(连载)/黄仲贤//国医砥柱月刊.-5-15-448,509

五种泻心汤释义及其分别/陈半痴//文医半月刊.-5-14-597

误服自来火方/未署名//三三医报.-2-32-457

误食砒霜秘方/林冠雄//针灸杂志.-4-31-191

误吞火柴救急良方/尤辅麟//绍兴医药学报.-1-11-106

西洋参药片/国药新声杂志社//国药新声.-5-23-251

吸着剂概说(连载)/章次公//中国医药月刊.-5-32-442,466

犀角地黄汤之妙用/陈应期//杏林医学月报.-3-16-476

犀角地黄汤之研究/曾惠民//光华医药杂志.-4-38-117

豨莶丸方/卢朋著//中医杂志(广东).-3-4-304

习用验方四则(连载)/丁仲英//中医杂志.-2-19-509.-2-21-155

下剂/杨则民//国医公报.-4-20-273

下利之适应承气/钱安璞//国医砥柱月刊.-5-18-658

下淤血汤与疯犬毒蛇咬伤/陈震异//中国医药月刊.-5-33-382

夏氏治疫痧方/俞鉴泉//三三医报.-2-34-493

仙方照录/医学报社//医学报.-1-6-331

仙桃饮子之发明/秦氏同门制药社//中医指导录.-3-39-519

仙芝堂验方/卢逸轩//医界春秋.-3-11-325

先乐山公治疫效药之研究/聂云台//中国医药月刊.-5-33-476

闲谈治疟效方/潘树仁//中国医药月刊.-5-32-476

献给国医砥柱一卷八期痢疾专刊的一个良方/刘达农//国医砥柱月刊.-5-16-300

献给同道们一个淋浊秘方/王贤儒//国医砥柱月刊.-5-17-419

乡传川乌草乌半夏生用研粉膏药贴肚脐愈当日疟/王贤儒//国医砥柱月刊.-5-16-358

乡间流传的几种验方/张古香//国医正言.-5-4-307

逍遥散方论/姚素民//沈阳医学杂志.-3-3-19

逍遥散有治腹鼓作用/张达玉//医界春秋.-3-10-150

逍遥散越鞠丸近代在妇科病之权威和科学应用上真精神/陈伯涛//国医公报.-4-26-307

消暑七液丹之效用服法说明/曹炳章//绍兴医药学报.-1-11-32//医学杂志.-2-13-523

消炎增福良方二十味/菊秋//医界春秋.-3-5-240

消治龙之伟效/陆仁权//国医导报.-5-30-411

消治龙治验一斑/沈公健//国医导报.-5-30-81

小便不通方(知医捷径)/卢朋著(录)//中医杂志(广东).-3-4-189

小便不通古方治验/黄介青//三三医报.-2-29-557

小便溺血经验方/夏泽霖//三三医报.-2-29-589

小便如膏灵方/梦兰//医界春秋.-3-9-539

小便下血及治癣方/聂云台//中医杂志.-2-26-308

小柴胡汤柴平汤九味羌活汤人参败毒饮不宜治温病说/李健颐//医学杂志.-2-18-329

小柴胡汤概论/陈詠鹤//杏林医学月报.-3-20-468

小柴胡汤间有用之而汗下说/杨会元//医学杂志.-2-6-231

小柴胡汤解/景仰山//沈阳医学杂志.-3-2-85

小柴胡汤治疟之感言/江惠民//自强医学月刊.-3-40-293

小柴胡汤治疟之科学新解/查少农//新中华医药月刊.-5-35-186

小儿百效神丹/杨友椿//国医砥柱月刊.-5-17-245

小儿百效神丹治愈老人痢疾/淑珍//国医砥柱月刊.-5-17-627

小儿背上起白泡方/卢朋著//中医杂志(广东).-3-4-303

小儿赤游风神效方/诸翼//中医世界.-3-35-435

小儿耳内流脓汁/李健颐//现代医药月刊.-4-27-559

小儿风痰急症方/李健颐//中医指导录.-4-2-176

小儿服回春丹须知/郑重真//中医新生命.-5-6-267

小儿急惊外治效方/巴少楼//绍兴医药学报.-1-15-42

小儿急慢性惊风神效方/张秉一//光华医药杂

志.-4-36-115

小儿面黄肌瘦方/冯美章//针灸杂志.-4-33-225

小儿散/未署名//医学报.-1-7-394

小儿时症公方/未署名//三三医报.-2-32-456

小儿头部疮疖良方/沈炫明//绍兴医药学报星期增刊.-1-22-447

小儿秃疮效方/张汉扬//中医世界.-3-29-178

小儿万病回春丹不能乱用要注意适应症/唐映书//光华医药杂志.-4-39-306

小儿万病回春丹论/张树筠//绍兴医药学报.-1-18-203

小儿五金胶之成绩/李斐如//三三医报.-2-31-459

小儿验方二则/暴振华//中医杂志.-2-19-513

小儿宜服万应锭说/吴絜盒//文医半月刊.-5-14-346

小建中汤漫谈/沈治邦//中医世界.-3-35-544

小建中汤治肺痨之商榷/谭次仲//新中华医药月刊.-5-35-321

小青龙汤喘去麻黄之怀疑/刘武荣//医界春秋.-3-9-414

小青龙汤解/淡泊老人//中国医药月刊.-5-32-18

小青龙汤麻杏甘石汤各方之解剖/未署名//光华医药杂志.-4-38-55

小青龙汤去芍药之我见/邰定扬//中国医学.-5-34-149

小青龙汤与哮喘/张仲儒//中医世界.-3-38-166

小青龙汤之研究/周咏南//光华医药杂志.-4-38-466

小肾奇方/周棣棠//中医杂志.-2-19-512

小陷胸汤方论/叶静贻//国医杂志.-4-5-394

小陷胸汤论/陆以梧//国医砥柱月刊.-5-16-114

哮喘妙方/张笨云//中医指导录.-4-3-118

泻方用药/叶劲秋//中国医药月刊.-5-33-461

泻下剂概论/赵敦簏//国医砥柱月刊.-5-18-227

泻下剂之研究/樊天徒//中国医药月刊.-5-33-551

泻下剂之研究与应用/高德明//新中华医药月刊.-5-35-63

泻心汤类诸方总论/未署名//中国医药月刊.-5-32-16

泻心汤治吐血衄血论/陈伯涛//医界春秋.-3-12-96

新的国药调剂与处方/戴尔第,朱良春//华西医药杂志.-5-36-21

新发明之秘方报告(一)至(二)/张又良//苏州国医杂志.-5-1-44,97

新拟治渴消验方/张锡纯//医学杂志.-2-11-610

新拟治消渴方/张锡纯//三三医报.-2-34-407//医学杂志.-2-8-459

新惜花散治愈多骨疽之伟绩/包句香//国医导报.-5-29-151

新亚绿油膏(治疗皮肤病新药)/国药新声杂志社//国药新声.-5-24-86

信谊霍乱内服克星信谊伤寒内服克星/未署名//国医导报.-5-29-39

信谊新药国医临床上之应用/绍雄//国医导报.-5-29-302

芎归胶艾汤的论说和体验/沈治邦//中医世界.-3-39-378

芎归胶艾汤及其适应症/沈英//复兴中医.-5-31-83

雄黄解毒丸为治喉痹之特效药/王培槐//中医世界.-3-37-563

休宁小儿科闵氏案头要药二种真方/胡运生//三三医报.-2-30-563

虚劳里急诸不足黄芪建中汤主之而补气加半夏三两试言其理/周仲良//国医杂志.-4-5-193

嗜鼻碧云散/曹朗生//中医杂志.-2-27-142

悬拟内政部长杨兆泰肝亢肾惫发为偏枯之方案
　/周禹锡//医界春秋.-3-8-25

旋复代赭汤的探讨/潘柏辰//医界春秋.-3-13
　-418

选录霍乱时疫方/方伯良//三三医报.-2-35
　-133

血崩验方/秦伯未//中医世界.-3-30-205

血痫特效方/舒啸//医界春秋.-3-10-98

血淋方(知医捷径)/卢朋著(录)//中医杂志(广
　东).-3-4-190

血淋奇方/卢朋著//中医杂志(广东).-3-4
　-305

血淋特效方/倪梦若//光华医药杂志.-4-37
　-439

血症肺痨圣药/张赞臣//医界春秋.-3-10
　-353

血症简效方/辜占梅//医界春秋.-3-13-274

血症验方/聂云台//中医世界.-3-25-229

血痣灵药/孟心史//神州国医学报.-4-16
　-375

薰洗痔疮方/袁端平//中医世界.-3-35-354

牙痛方/未署名//中医杂志(广东).-3-4-192

牙痛经验要方/查贡夫//绍兴医药学报.-1-16
　-542

咽喉列方/未署名//医界春秋.-3-6-230

延生第一方/何半游//中医杂志.-2-22-171

研究中国方剂应取之途径/宋大仁//中西医药
　.-5-13-409

眼疾验方/赵莆庭//中医杂志.-2-25-150

眼科验方两则/康惟恂//中医杂志.-2-21
　-157

宴会中所得之白浊良方/沈仲圭//三三医报.-2
　-36-439

验方/欹然轩主人//三三医报.-2-31-280

验方/袁爱仁//三三医报.-2-31-77

验方产后良方/吴安邦//中医指导录.-4-2
　-176

验方胞衣不下/抟九//自强医学月刊.-3-40
　-654

验方二则/范智刚//中医杂志.-2-20-116

验方二则/李少林//中医杂志.-2-19-343

验方二则/刘雅亭//中医杂志.-2-20-299

验方二则/绵毅//光华医药杂志.-4-38-211

验方二则/钱颂霞//中西医学报.-1-41-456

验方二则/宋洪英//中医指导录.-4-1-503

验方二则/王小波//医学杂志.-2-5-216

验方二则/徐春霖//中国医药月刊.-5-33
　-584

验方汇录/陈莲峰//医学杂志.-2-18-79

验方集解(连载)/周慧心//国医导报.-5-29-
　147,193

验方集锦/王理堂//神州医药学报.-1-47
　-379

验方集锦/吴灿章//光华医药杂志.-4-37
　-247

验方纪实/王肖舫//沈阳医学杂志.-3-1-463

验方九则/王莘生//中医杂志.-2-20-114

验方两则/杨荫浦//中医杂志.-2-20-503

验方两则/叶劲秋//中医杂志.-2-23-360

验方六则/高维祺//三三医报.-2-36-173

验方六则/魏乐生//中医杂志.-2-20-300

验方录/余建霞//国医杂志.-4-12-178

验方录要/陈孔生//中医杂志.-2-22-371

验方片羽录/秦又安//中医世界.-3-28-166

验方七则/陈莲峰//中医杂志.-2-22-170

验方三则/曹颖甫//中医杂志.-2-19-343

验方三则/李文舫//中医指导录.-4-3-307

验方三则/彭汉书//中医世界.-3-29-87

验方三则/孙慕康//中医杂志.-2-24-269

验方三则/徐仲模//中医指导录.-4-1-503

验方三则/杨隽夫//中医杂志.-2-20-297

验方三周/赵瑞芝//中医杂志.-2-21-524

验方十则/陈莲峰//中医杂志.-2-21-525

验方十则/陈锡周//中医杂志.-2-21-522

验方数则/刘好贤(记)//国医砥柱月刊.-5-15
　-625

验方数则/倪维德//光华医药杂志.-4-38
　-211

验方数则/张照鳞//医学杂志.-2-18-78

验方四则/陈彝//中医杂志.-2-22-172

验方四则/郭志道//中医杂志.-2-25-150

验方四则/秦国桢//医学杂志.-2-6-231

验方四则/沈仲圭//医学杂志.-2-5-330

验方四则/王肖舫//中医杂志.-2-20-297

验方四则/未署名//中医杂志.-2-20-503

验方四则/许梦苏//中医杂志.-2-21-157

验方四则/袁镜人//中医杂志.-2-20-502

验方四则/赵鼎山//中医杂志.-2-24-123

验方四种/杨卿蠡//国医正言.-5-5-184

验方外科痈疽方/齐志学//国医正言.-5-3-640

验方五则/陈莲峰//医学杂志.-2-10-488

验方五则/贾黻卿//医界春秋.-3-11-131

验方五则/沈嘉泉//中医杂志.-2-22-172

验方五则/唐家祥//中医杂志.-2-20-113

验方五则/王肖舫//中医杂志.-2-19-510

验方一束/黄葆余//现代中医.-4-43-326

验方一束/钱颂霞//中西医学报.-1-40-595

验方一束/谢安之//现代中医.-4-43-326

验方一束/杨野鹤//现代中医.-4-42-265

验方一则(定风酒方)/未署名//中国医药月刊.-5-32-406

验方一则/姚子让//中医世界.-3-38-78

验方杂录/高维祺//三三医报.-2-34-347

验方杂录/未署名//医学杂志.-2-15-515

验之方榷商(映溪草堂笔记)/周维翰//医学报.-1-4-140

羊毛痧验方/刘蔚楚//三三医报.-2-31-203

羊痫单方/未署名//三三医报.-2-29-274

阳旦汤之商榷/徐召南//绍兴医药学报星期增刊.-1-22-409

阳和汤用之大害/陈筱梅//中医世界.-3-39-452

阳明证变法与用麻桂二汤之正义/章太炎(著);张破浪(述)//中医杂志.-2-23-242

杨梅广痘恶疮神方/周其华//中医世界.-3-25-406

杨梅搜毒丸方/金履升//三三医报.-2-32-246

杨氏方剂学(连载)/杨则民(编著);朱正馥(录投)//中国医药月刊.-5-32-367,407

也是冻疮的验方/高思潜//绍兴医药学报星期增刊.-1-21-427

叶松年经验良方/王象涵(录);郭志道(校投)//中医杂志.-2-26-306

夜不得睡方/卢朋著(录)//中医杂志(广东).-3-4-305

腋痈奇方/未署名//神州国医学报.-4-17-154

一妇素有肝胃病适挟湿温七日汗解八日复热舌灰唇齿焦板口渴欲得热饮大便坚硬而黑右脉洪大数疾左亦弦数胸脘仍痛经水适来此何病当用何方治之/赵可琴//医学杂志.-2-6-410

一个尚待实验研究的治疗肺病的方剂/陆闻鸿//华西医药杂志.-5-36-180

一个治疗的验方/高思潜//绍兴医药学报星期增刊.-1-21-427

一粒化骨丸/杨医亚//文医半月刊.-5-14-43

一扫光/唐铁花//中医世界.-3-39-466

一味定神散/冯天举//中医杂志.-2-21-337

一则凌驾西药之上的脑充血验方/叶橘泉//新中华医药月刊.-5-35-549

一种草药秘方喉病滴鼻药水/叶橘泉//医界春秋.-3-14-496

一种新发现的失血家圣药—救血丹/张腾蛟//医界春秋.-3-9-178

医方应征宣布/小河间生//沈阳医学杂志.-3-1-217

医问类释:方剂类/中医指导录杂志社//中医指导录.-4-1-497

医药名词解/刘行方//现代中医.-4-43-449

医治小儿耳后湿烂良方/未署名//神州国医学报.-4-17-106

医治婴儿良方/康健//国医新声.-5-27-667

疫症集方/卢育和//医学杂志.-2-14-63

益乳良方/叶狷卿,杨叔澄//北平医药月刊.-5-9-338

阴户病验方/陆晋笙//中医世界.-3-25-326

阴疽内服剂(一味黄芪散)/许公岩//现代中医.-4-42-453

阴疗方(知医捷径)/卢朋著(录)//中医杂志(广东).-3-4-190

茵陈白芷汤治酒痢之特效/俞慎初//现代医药月刊.-4-27-126

茵陈蒿治疗黄疸有特效之研究/叶橘泉//医界春秋.-3-14-388

银海验方/康维恂//中医杂志.-2-19-335

尹仙子药方/卢育和//三三医报.-2-30-160

迎风流泪方/程国栋//医学杂志.-2-18-159

迎风流泪眼之单方/尤学周//新中医刊.-5-19-452

应方君征治婴孩脐风屡试屡验之鼠肾方/康维恂//绍兴医药学报星期增刊.-1-22-259

应黄君咏周征方之第三条/沈仲圭//三三医报.-2-30-590

应验良方(连载)/胡瀛峤//绍兴医药学报.-1-9-425,551.-1-10-21

应征瘰疬验方/于止情//光华医药杂志.-4-38-159

痈疽溃烂不敛之良方/黄文治//光华医药杂志.-4-36-114

用败毒散治疗痢疾之我见/张泽霖//杏林医学月报.-3-20-77

用发汗剂时之注意点/陈兆祥//文医半月刊.-5-14-85

用宁坤宝及女中圣治愈白带病之报告/李振铎//医界春秋.-3-11-223

用阳和汤治阴疽的实验报告证明国医治外科并不亚于西医(一)至(三)/张方舆//国医砥柱月刊.-5-15-504,563,618

用张锡纯先生参赭培气汤治愈噎症/董润芳//医学杂志.-2-5-233

油剂膏剂制炼法概况(连载)/管季耀(药师);李仲守(记者)//医林一谔.-4-8-28,73,345,543.-4-9-115

游面邪风方/未署名//中医指导录.-4-4-573

友竹藏书楼验方选录/谢安之//中医杂志.-2-22-373

有规则之制方例/王合三//现代中医.-4-42-208

又神效泻痢散方/李少子(录)//国医砥柱月刊.-5-16-274

鱼口便毒方/未署名//神州国医学报.-4-16-418

与嵇叔旨美论程案书/影庐//三三医报.-2-29-269

与谭恺予论处方寡效/谭次仲//华西医药杂志.-5-36-317

与张君汝伟商榷头顶疼两肩疼目疼鼻疼喉疼药方/黄眉孙//绍兴医药学报.-1-16-146

玉屏风散与自汗/张时元//文医半月刊.-5-14-638

玉屏风散与自汗/张蒔园//杏林医学月报.-3-23-401

玉屏风散之研究(连载)/程哲//医学杂志.-2-6-379.-2-8-594

玉屏风散之研究/陈组光//中医世界.-3-37-37

玉枢丹治疟疾/新中医刊杂志社//新中医刊.-5-19-249

玉屑圆(慢惊风秘方)/言金声//光华医药杂志.-4-39-323

预防痘症验方/邓国华//杏林医学月报.-3-19-494

预防脐风方/吴在兹//绍兴医药学报星期增刊.-1-22-213

预防乳患经验良方/汪景文//中医杂志.-2-28-369

预防天花方/钱杏荪(抄录)//三三医报.-2-29-378

预防小产方/未署名//现代医药月刊.-4-27-747

预治脐风经验良方/明德斋主人//绍兴医药学报.-1-14-344

月瘰病秘方/廖端诚//中医世界.-3-27-594

越婢加术汤论/徐庚德//苏州国医杂志.-5-2-590

孕妇恶阻验方/单伯图//光华医药杂志.-4-39

－42

孕妇服食保产无忧散之商榷/杨华新//光华医药杂志.－4－39－146

杂病方评议(连载)/高鉴如//国医砥柱月刊.－5－17－121,240,287

杂治单方汇录/杨星垣//医学杂志.－2－8－88

再论桂枝去桂加茯苓白术汤/张子英//新中华医药月刊.－5－35－446

再正汤头歌诀/陆希羽//国医砥柱月刊.－5－17－362

赞美杨君燧熙精制时疫夺命散功效/熿倏//三三医报.－2－32－62

赞扬时疫夺命散功效说/柳贯先//三三医报.－2－31－271

脏燥验方/徐文焕//国医砥柱月刊.－5－16－537

燥伤本藏头微痛恶寒咳嗽稀痰鼻塞嗌塞脉弦无汗杏苏散主之/李荣//杏林医学月报.－3－22－16

怎么会有内补当归建中汤这名目/潘柏辰//医学杂志.－2－18－407

怎么样一个木防己汤/潘北辰//医界春秋.－3－14－143

增损炙甘草汤的发见/潘柏辰//医界春秋.－3－12－273

增液汤果有通便之力乎/沈仲圭//医界春秋.3－8－392//医学杂志.－2－13－585

赠杨君燧熙神效除痛散赞扬序/柳幼芝//绍兴医药学报.－1－18－170

战事因惊成狂选方/周镇//国医杂志.－4－12－308

战事因惊癫狂选方/周镇//神州国医学报.－4－14－375

战事因惊致病选方/周镇//医学杂志.－2－14－348

张冰若所遇之吐血奇方/汪逢春//北京医药月刊.－5－21－239

张冰若所遇之吐血奇方/周镇//绍兴医药月报.－2－39－199

张氏八宝拨云散治疗成绩之报告/王洪年//医

界春秋.－3－12－106

张制治血丸/未署名//医界春秋.－3－10－356

章纳川君论用成方宜慎/章纳川//医学杂志.－2－8－348

章太炎先生古方权量考补证/徐瀛芳//中医新生命.－5－7－245

浙绍永庆局朱氏膏药之诸论/何廉臣//绍兴医药月报.－2－37－319

针扎肉内方/中国针灸学研究社//针灸杂志.－4－31－193

真方回天再造丸/张相臣//三三医报.－2－29－616

真心痛方/未署名//神州国医学报.－4－16－202

真性霍乱要方/沈仲圭//神州国医学报.－4－15－591

镇心安神丸/孙养仁//中医杂志.－2－21－337

征答单方功效/游蕴秋//医界春秋.－3－13－24

征方/黄咏周//三三医报.－2－30－483

征求沈尧封女科辑要中之无极丸方/张山雷//绍兴医药学报星期增刊.－1－22－99

征求实验良方/绍兴医药学报社//绍兴医药学报.－1－9－282

征求特效药及民间秘方/光华医药杂志社//光华医药杂志.－4－39－262

征求特效治疗方/许馥莘//医界春秋.－3－7－135

征求夏子益奇疾方/崇肖葵//神州医药学报.－1－44－262

征小灵丹之原料系何药/罗敏之//沈阳医学杂志.－3－1－284

拯瘼轩验方随钞/周禹锡//三三医报.－2－33－62

郑氏难产神效方/沈廷桢//国医砥柱月刊.－5－16－177

栀子豉汤的动向/潘柏辰//国医公报.－4－25－320

栀子豉汤为吐剂之研究/戈仲栽//光华医药杂志.－4－37－308

栀子豉汤以下共五方请分言其症状及方义/何

佩瑜//国医杂志.-4-5-270

栀子豉汤与瓜蒂散之研究/未署名//文医半月刊.-5-14-461

栀子豉汤证之研究/叶橘泉//医学杂志.-2-14-161

栀子豉汤证治之研究/叶橘泉//医林一谔.-4-8-577

栀子豉汤之真理/周自强//苏州国医杂志.-5-1-98

止汗剂/杨则民//国医公报.-4-21-250//中国医药月刊.-5-32-609

止利剂/杨则民//国医公报.-4-22-94

止痢香参丸家传妙方/翟莲如//国医砥柱月刊.-5-16-301

止痛妙灵散/李长广//国医砥柱月刊.-5-16-629

止吐剂/杨则民//国医公报.-4-21-463

止血剂(连载)/杨则民//中国医药月刊.-5-33-185,251,305,338

指迷清返魂丸/沈仲圭//三三医报.-2-32-22

制本于洛书说/三三医报社(辑)//三三医报.-2-31-235

制透骨丹炼药法/杨益年//广东医药月刊.-3-24-530

治鼻流臭涕方/杨医亚//文医半月刊.-5-14-216

治鼻衄方/齐志学//国医正言.-5-3-500

治便血简方/未署名//神州国医学报.-4-16-151

治缠喉风/杨医亚//文医半月刊.-5-14-216

治潮湿疮膏奇效方/谦吉堂//绍兴医药学报.-1-14-340

治虫病奇方/王肖舫//医学杂志.-2-17-375

治疮毒日久不能收口方/卢朋著//中医杂志(广东).-3-4-305

治大便出虫方法/邓靖山//杏林医学月报.-3-19-537

治刀斧伤简便法/杨星垣//医学杂志.-2-4-350

治倒生方/陈西侯//针灸杂志.-4-33-141

治癫狗咬方(萧山来氏祖传经验灵方)/未署名//神州国医学报.-4-16-419

治癫狗咬伤方/詹允阶(录送)//中医杂志(广东).-3-4-67

治癫狗咬伤特效方/陈莲峰//医学杂志.-2-5-217

治癫狗咬伤效方/蒋璧山//三三医报.-2-30-135

治癫狗咬伤效方/周镇//医学杂志.-2-2-200

治癫狗咬验方/孙亦仙//中医指导录.-4-2-366

治癫狂验方/赵焯贤//广东医药月刊.-3-24-328

治癫痫龙虎丸方/贾燮卿//医学杂志.-2-11-494

治疗疮别裁妙方/查贡夫//绍兴医药学报.-1-16-541

治疗疮妙法/杨医亚//文医半月刊.-5-14-165

治疗简便方(治疗大全)/卢朋著(录)//中医杂志(广东).-3-4-191

治疗秘法/未署名//神州国医学报.-4-16-34

治疗验方(生于唇鼻部)/黄国材//医学杂志.-2-4-351

治疗验方/华公西//光华医药杂志.-4-40-42

治冻疮初起的未溃方/陈永礽//光华医药杂志.-4-36-287

治冻疮法/未署名//文医半月刊.-5-14-42

治痘救逆方/许氏//中医杂志.-2-27-300

治毒蛇疯犬咬伤之良方已戌丹/未署名//神州国医学报.-4-16-522

治肚角痛单方/未署名//神州国医学报.-4-16-151

治断婴儿哺乳而遇乳胀方/黄明三//医界春秋.-3-11-132

治鹅掌疯及千层癣方/石少山//中医杂志.-2-24-124

治肺痨咳嗽方/张锡纯//杏林医学月报.-3-17-149

治肺痈妙法/邓靖山//杏林医学月报.-3-20

－389

治疯狗咬二方/梁季良//神州国医学报.-4-17
－6

治疯狗咬伤方/金惠屏//医学报.-1-4-491

治疯狗咬伤效方/胡天宗//三三医报.-2-31-
274//绍兴医药月报.-2-37-198

治疯狗咬伤验方/阎万铸//医界春秋.-3-14
－22

治疯犬咬伤两方/国医正言杂志社//国医正言
.-5-4-249

治疯犬咬特效方/秦又安//中医指导录.-4-1-
245

治妇女逆经痛特效方/黄金若//光华医药杂志
.-4-37-521

治妇人血崩漏症经验方/王子衡//国医砥柱月
刊.-5-16-538

治妇人血海白虚方/朱振声//中医杂志.-2-20
－115

治腹痛方/李遂良//光华医药杂志.-4-36
－202

治干癣之特效良方/杨医亚//文医半月刊.-5-
14-150

治各种臌胀应验秘方/俞鉴泉//绍兴医药学报
.-1-15-475

治狗咬伤方/王少楠//医学杂志.-2-4-349

治蛊毒奇方/何嘉友//杏林医学月报.-3-17
－32

治鼓胀良方/刘雅亭//中医杂志.-2-20-504

治臌胀神效方(一)至(二)/莲塘居士//文医半
月刊.-5-14-364,376

治寒疫吐泻验方/刘蔚楚//三三医报.-2-31-
203

治汗手方/张鸿图//文医半月刊.-5-14-92

治横生方/陈西侯//针灸杂志.-4-33-141

治鮈病验方/李程九//绍兴医药学报.-1-14
－343

治喉蛾效方/震南//光华医药杂志.-4-35
－302

治喉风神效方/神州医药学报社//神州医药学
报.-1-46-502

治喉咙肿塞水谷不下秘方/李程九//绍兴医药
学报.-1-14-343

治喉癣方/杨医亚//文医半月刊.-5-14-216

治黄病神效方/蒋汝正//国医公报.-4-25
－350

治黄水疮方经验/相里规//医学杂志.-2-4
－353

治脚底鸡眼疮效方/王肖舫//医学杂志.-2-17
－376

治疥疮方/杨医亚//文医半月刊.-5-14-136

治金钱癣牛皮癣癞癣顽癣验方/陈莲峰//医学
杂志.-2-5-217

治噤口痢方/马景周//国医砥柱月刊.-5-16
－302

治久惯流产神效方/王肖舫//中医世界.-3-34
－443

治烂腿方/江骏声//光华医药杂志.-4-35
－472

治痢丹方治休息痢久痢神效/陈雅愉//国医砥
柱月刊.-5-16-300

治痢疾神效方/未署名//医学杂志.-2-6-383

治痢疾验方/王子衡//国医砥柱月刊.-5-16
－302

治痢验方/程国栋//医学杂志.-2-18-159

治痢验方/马进礼//医界春秋.-3-14-24

治流火简方/未署名//神州国医学报.-4-16
－152

治流火之验方/王蕴玉//苏州国医杂志.-5-1-
45

治瘰疬溃烂灵丹/未署名//三三医报.-2-32
－534

治瘰疬新验方/张锡纯//绍兴医药学报星期增
刊.-1-22-418

治麻风有效之国药苍耳草膏/世界新闻社(稿);
陆渊雷(附识)//神州国医学报.-4-14-332

治梅核气特效方/沈志明//国医砥柱月刊.-5-
15-516

治目疾神方/未署名//中医杂志.-2-20-504

治目中起星方/未署名//现代医药月刊.-4-27
－729

治男女大小远近咳嗽方/杨医亚//文医半月刊
.-5-14-136

治脑膜炎之验方/未署名//杏林医学月报.-3-
19-76

治疟三验方/王可久//中国医学月刊.-3-15
-560

治疟用小柴胡汤之商榷/凌树人//现代中医.-4
-42-228

治女人面脂:太真红玉膏/阵子//文医半月刊.-
5-14-58

治女子血崩方/张锡纯//现代医药月刊.-4-27
-727

治盘肠生方/陈西侯//针灸杂志.-4-33-141

治膨简方/龚松麟//神州国医学报.-4-15
-542

治乳疮方/杨宅传//国医正言.-5-4-562

治乳痈秘方/震南//光华医药杂志.-4-35
-303

治砂眼秘方/杨医亚//文医半月刊.-5-14
-183

治痧子后养病二方/朱文明//神州国医学报.-4
-16-576

治蛇咬伤秘传验方披露/蒋璧山//三三医报.-2
-30-133

治身上刺入针方(共三种)/中国针灸学研究社
//针灸杂志.-4-31-193

治手足风湿之两方/未署名//神州国医学报.-4
-16-376

治鼠疫二一解毒汤之研究(连载)/李健颐//杏
林医学月报.-3-19-223,268,306

治鼠疫良方/绍兴医药学报社//绍兴医药学报
星期增刊.-1-22-11

治水火烫特效方/杨云章//光华医药杂志.-4-
37-244

治汤火烫伤神效方/袁镜人//中医杂志.-2-21
-336

治烫火伤特效方/傅建初//中医世界.-3-37
-241

治痛风止疼方/卢朋著//中医杂志(广东).-3-
4-304

治头风痛良方/未署名//中医杂志.-2-21
-525

治头上秃癣(又名胎毒)经验良方/邱达之//国
医砥柱月刊.-5-16-178

治秃疮方/杨医亚//文医半月刊.-5-14-58

治吐血神效方/沈家琦//光华医药杂志.-4-36
-200

治吞红洋火头方/未署名//神州国医学报.-4-
16-271

治脱肛奇方/卢朋著//中医杂志(广东).-3-4-
307

治脱力黄病灵效药方/未署名//三三医报.-2-
29-376

治胃气疼经验良方/牛希舜//国医砥柱月刊.-5
-16-356

治胃气痛验方/陈莲峰//医学杂志.-2-5-217

治无名肿毒药方/王少楠//医学杂志.-2-4
-349

治小儿出痘良方/卢振春//中医杂志.-2-25
-453

治小儿初生脐风秘方/未署名//三三医报.-2-
31-272

治小儿惊症之秘方/路东陲//国医砥柱月刊.-5
-16-421

治小儿舌黑肿胀奇方/未署名//神州国医学报
.-4-17-153

治小儿螳螂子秘方/震南//光华医药杂志.-4-
35-301

治小儿小便不通良方/蔡承熙//中医杂志.-2-
27-432

治小儿遗尿良方/傅祥//中医世界.-3-38
-502

治哮方/未署名//神州国医学报.-4-16-202

治泻痢古方/杨星垣//医学杂志.-2-4-350

治虚劳病不可统用建中汤说/毛友梧//医界春
秋.-3-9-70

治癣验方/卢朋著//中医杂志(广东).-3-4
-587

治癣验方/叶联田//国医砥柱月刊.-5-16
-535

治血痢经验良方/李健颐//现代医药月刊.-4-27-10

治眼癣方/祇虹//神州国医学报.-4-16-113

治验方四则/沈嘉泉//中医杂志.-2-21-156

治羊癫疯方/未署名//神州国医学报.-4-17-69

治羊角疯方/未署名//神州国医学报.-4-17-288

治噎膈验方/未署名//国医正言.-5-4-562

治腋气方/未署名//国医正言.-5-4-39

治一切心痛不拘大小男女立效方/卢朋著//中医杂志(广东).-3-4-306

治遗精方/齐志学//国医正言.-5-3-586

治愈血泄之验方/吴养正//神州国医学报.-4-17-199

治痣验方/王少楠//医学杂志.-2-4-349

治肿胀方之研究/邹国华//杏林医学月报.-3-20-78

治肿胀秘方/俞鉴泉//绍兴医药学报.-1-11-283

痔疮特效方/区学愚//中医世界.-3-36-143

痔疾特效疗法/林春斋//针灸杂志.-4-31-191

中毒性及溶血性黄疸之处方/叶橘泉//医界春秋.-3-13-404

中风伤寒用麻桂二汤之我解/洪其诚//医界春秋.-3-14-184

中风以续命汤为主方辩/徐经郢//复兴中医.-5-31-194

中国成方典(卷一至卷四)/赵贤齐(辑)//中医世界.-3-30-251,575.-3-31-259,613

中国成方典附录/赵子才//中医世界.-3-32-181

中国成药配方集(暑湿门)/乃兴(编)//中国医药月刊.-5-32-98

中国发明的科学方/李克蕙//光华医药杂志.-4-41-194//国医砥柱月刊.-5-16-293

中国方剂学概要(连载)/许半龙//中医世界.-3-25-112,209,383,465

中国经验良方/金鼎//中西医学报.-1-36-257

中国经验良方发凡/叶蓬伯//中西医学报.-1-35-287

中国水银剂研究/朱沐//新中医刊.-5-19-270

中国治疟剂之发掘(连载)/程绍典//新中医刊.-5-19-333//中国医药月刊.-5-32-573,603

中吗啡毒之解救方/卢育和//三三医报.-2-31-358

中西处方比较观/黄国材//医学杂志.-2-18-76

中西经验方汇录/丁济华//医学杂志.-2-4-580

中西药方之组织/许半龙//医界春秋.-3-5-485

中秧毒方/坚白子//神州国医学报.-4-15-540

中药秘方/李培思//中西医药.-5-12-263

中药下剂与西药下剂之比较观/祝贺三//光华医药杂志.-4-37-43

中药新处方杂录/卢谦(预甫)//中西医学报.-1-24-337

中药与西药下剂应用异同之点精粗优劣之判(其二)/孙吉禄//铁樵医学月刊.-4-44-472

中药与西药下剂应用异同之点精粗优劣之判(其三)/刘郁周//铁樵医学月刊.-4-44-475

中药与西药下剂应用异同之点精粗优劣之判(其四)/缪俊德//铁樵医学月刊.-4-44-476

中药与西药下剂应用异同之点精粗优劣之判(其一)/吴韫秀//铁樵医学月刊.-4-44-471

中药之止血剂/谢诵穆//医界春秋.-3-13-269

中药中用勿执偏见说/任汉佩//绍兴医药学报.-1-9-129

中医方剂之组织/未署名//中国医药月刊.-5-32-402

中医改进研究会审查征集验方规则/中医改进研究会//医学杂志.-2-15-472
中医热病三方证释例/姜春华//中国医药月刊.-5-32-493
中医效方/孙建墉//国医砥柱月刊.-5-17-145
中医药疗病处方之规则/郑霨舄//现代中医.-4-42-135
种子奇方/郭小平//杏林医学月报.-3-20-171
种子神方/杨医亚//文医半月刊.-5-14-92
种子要方(附顾氏方)/沈仲圭//中西医学报.-1-40-412
仲景处方用药之灵变/张生甫//沈阳医学杂志.-3-3-19
仲景黄芩汤能治下利之原因/邓昆怡//杏林医学月报.-3-22-467
仲祖方剂名称之总检讨/杨健华//中医世界.-3-37-129
周莘农集验方/周莘农//医学杂志.-2-1-238
茱萸煎的适应症是不是胃癌/潘北辰//神州国医学报.-4-18-291
珠黄散改用蝌蚪精/王养和//医学杂志.-2-18-444
诸般跌打损伤治疗验方/李伟//文医半月刊.-5-14-92
猪胆膏/陈景虞//中医杂志.-2-19-512
猪胰酒治肺病/聂云台//中国医药月刊.-5-33-97
竹叶石膏汤的考较/潘北辰//神州国医学报.-4-17-457
竹叶石膏汤拟解/吴琢之//国医砥柱月刊.-5-15-619
竹叶汤的一个迷/潘柏辰//医界春秋.-3-13-510
专治癫犬毒经验良方/林燮元//中国医学月刊.-3-15-340
专治疯狗咬绝方/杨云史(藏)//国医正言.-5-5-501
专治疯狗咬验方/杨云史//光华医药杂志.-4-41-28
专治经验疯癫狗咬伤方/何幼廉//绍兴医药月报.-2-39-559
专治痧症方/未署名//三三医报.-2-32-456
专治肾囊风湿作痒方/冯芾林//三三医报.-2-31-281
专治瘟疫时症经验良方(又名避疫平安散)/汪友松//国医公报.-4-21-467
专治文武疯癫秘方/未署名//三三医报.-2-32-455
专治吸食毒物良方/未署名//神州国医学报.-4-16-201
壮脑剂(补气宁神剂)/杨则民//中国医药月刊.-5-33-363
撞红秘方/吴去疾//神州国医学报.-4-18-19
紫金锭方论(一)至(二)/吴絜翕//文医半月刊.-5-14-497,556
自制补血药方/孙祖烈//中西医学报.-1-35-39
走马牙疳验方桐油/许辅民//医界春秋.-3-10-244
足趾烂痒熏洗方/允中//光华医药杂志.-4-36-287
祖传秘方/尚豫麟//国医砥柱月刊.-5-15-574
最古养胎方之新研究/秦伯未//中医指导录.-3-38-435
最合科学原理之表乳验方/傅建初//中医世界.-3-37-241
最效治春瘟脖肿喉疼妙方/孙鸣第//国医砥柱月刊.-5-16-419
最新发明伤科救命丹说明书/康健//国药新声.-5-28-559
最有效之保产方/未署名//光华医药杂志.-4-35-243
醉月轩伤科验方(一)至(二)/宋祖殷//中医杂志.-2-19-338,499

7 中 医 临 症

阿片病释及戒烟方法/汪士瀛//现代中医.-4-43-223

急救方法汇录/时际虞//中西医学报.-1-25-63

疾病歌总括/冯美章//针灸杂志.-4-33-169

记灌水疗法/刘蔚楚//三三医报.-2-32-208

历代名医治疗法汇录(连载)/杨百城,赵意空//医学杂志.-2-4-566.-2-5-80,208,321,478.-2-6-65,214,358,498.-2-7-73,207

临床杂识/丁名全//德华医学杂志.-1-39-47

临症刍言/舒钦哉//绍兴医药学报.-1-8-32

论汗法/俞龄艿//中医杂志.-2-21-51

论下/张汝伟//三三医报.-2-31-592

论杂病疗法二则/萧俊逸//医界春秋.-3-11-89

雀目暑温淋浊之治效/胡剑华//针灸杂志.-4-28-182

试列举中医之理学疗法并阐发其精义/黄国材//医学杂志.-2-18-518

试列举中医之理学疗法并阐发其精义/王之明//医学杂志.-2-18-514

随症施治与对症疗法之差别试发挥其精义评判其得失/刘少渔//医学杂志.-2-18-418

炭疗法/朱寿朋//现代中医.-4-42-38

通便法之分析/倪维德//国医正言.-5-3-581

通外窍而利内窍/谢少昂(著);陈莲峰(录)//医学杂志.-2-7-344

无锡农村之特殊病/许济弘//医界春秋.-3-10-513

研究用药过度致坏之救济法/程哲//医学杂志.-2-5-82

杂病证治集/商智//中医世界.-3-26-259

治疗总诀/苏友三//医学杂志.-2-15-60

中国式之急救术/杨野鹤//现代中医.-4-42-133

7.1 温病、时疫

阿米巴痢疾之预防/丁惠康//中西医学报.-1-37-201

阿米巴痢疾治疗法之进步/丁锡康//中西医学报.-1-38-273

艾灸治疗结核之新福音/[日]原志免太郎(著);邱炳煌(译);陈炜如(转载)//针灸杂志.-4-29-64

安泽县报告监狱发生时症山西中医改进研究会答复疗治法(九年二月)/医学杂志社//医学杂志.-2-1-429

按湖北痧疫拟比霍乱之关系及治验法/陈穰畲//医学报.-1-6-431

白矾散治霍乱解/徐韵英//医学杂志.-2-3-316

白矾散治霍乱解/徐召南//三三医报.-2-31-389

白喉/顾膺陀//文医半月刊.-5-14-200

白喉/孙品之//新中医刊.-5-19-56

白喉/张进及//中国医学.-5-34-46

白喉/张治河//复兴中医.-5-31-109

白喉:实扶的里疗法之研究/钟春帆//华西医药杂志.-5-37-263

白喉猖獗为民请命/申同兴//医学杂志.-2-16-594

白喉喉痧辨证/铸园老人//文医半月刊.-5-14-193

白喉喉痧麻疹之鉴别与治疗/黎年祉//光华医药杂志.-4-35-27//国医杂志.-4-13

－317

白喉后附案本一件/张治河//医学杂志.－2－15
－424

白喉患者脉搏之研究/丁锡康//中西医学报.－1
－38－21

白喉忌表今按/许公岩//现代中医.－4－42
－334

白喉忌表抉微之驳议/杜同甲//绍兴医药月报
.－2－39－267

白喉忌表论/张赞臣//医界春秋.－3－5－447

白喉忌表之革命/顾甦人//医界春秋.－3－6
－219

白喉忌表之商榷/蒋文芳//新中医刊.－5－20
－119

白喉忌表之我见/范雪庵//医界春秋.－3－5
－481

白喉生白之原因及其治法/杨医亚//文医半月
刊.－5－14－40

白喉说/耿耀庭//国医砥柱月刊.－5－16－610
//神州国医学报.－4－17－4

白喉新论/祝贺三//光华医药杂志.－4－40
－373

白喉猩红热预防谈/方菊影//中西医学报.－1－
41－171

白喉须知/何佩瑜//国医杂志.－4－7－283

白喉验方(白喉忌表抉微)/广东中医杂志社
(辑)//中医杂志(广东).－3－4－63

白喉一得(连载)/尹小润//医学杂志.－2－2－
477.－2－3－62,202

白喉宜用养阴清肺汤否/孙继祖//医学杂志.－2
－18－534

白喉阴证治法/吴景芳//中医新生命.－5－6
－173

白喉与喉痧/朱利人//国医导报.－5－29－102

白喉与喉痧辨/朱克昌//神州医药学报.－1－47
－147

白喉与喉症之有别论/曾勒伟//国医杂志.－4－
5－165

白喉与烂喉不同辨/朱彩霞//医林一谔.－4－10
－266//中医世界.－3－36－493

白喉与猩红热类症之鉴别/汪昌山//现代中医
.－4－43－610

白喉证急要治法之研究/程子濬//医学杂志.－2
－8－330

白喉证治发明(连载)/陈庚公//杏林医学月报
.－3－16－28,74

白喉症/刘亚农//北平医药月刊.－5－9－97

白喉症方及预防法/何佩瑜//国医杂志.－4－5－
477

白喉症候概论/蔡适季//国医砥柱月刊.－5－18
－208

白喉症血清疗治法之现状/[德]San-RatDr.
Frueckner(著);杨尚恒(译)//中西医学报.－
1－38－171

白喉症治法及方/何佩瑜//国医杂志.－4－5
－83

白喉之研究(连载)/韩志谦//文医半月刊.－5－
14－54,281

白喉治法忌表抉微书后/詹瑶光//中医杂志(广
东).－3－4－160

白喉治法沿革要略/薛复初//医学杂志.－2－13
－547

白喉中西症治及征求中医效方/徐蔚霖,储宗钰
//国医砥柱月刊.－5－16－609

百日咳/缪素灵//广东医药月刊.－3－24－524

百日咳/孙祖烈//中西医学报.－1－40－593

百日咳论治/王福成//华西医药杂志.－5－36
－469

百斯笃之预防与疗法/张彭年(译述)//中西医
学报.－1－31－123

斑痧疹瘰丹痦辨论/邱祖培//光华医药杂志.－4
－39－211

斑疹/林中行//医学杂志.－2－18－190

斑疹痧瘰麻痘病名新释/江静波//新中华医药
月刊.－5－35－487

斑疹白痦治法观/徐相宸//医学杂志.－2－13
－261

斑疹论治/袁鹏汀//光华医药杂志.－4－35
－165

斑疹新论/张希白//中医世界.－3－32－22

斑疹与痧癍麻痹合说/种杏//神州医药学报.-1-46-483

斑疹诊断谈/虞公//国医杂志.-4-12-427

瘢疹喉痧论文第二名/寇孟杰//北京医药月刊.-5-21-395

瘢疹喉痧论文第三名/张光宇//北京医药月刊.-5-21-402

瘢疹喉痧论文第一名/钝人//北京医药月刊.-5-21-391

瘢疹平议/张菊人//北京医药月刊.-5-21-276

瘢疹痧疿喑五种分别论治/费浩然(著述);王普耀(鉴定);李春芝(录存)//沈阳医学杂志.-3-1-89

斑疹痧疿五种分别论治/费浩然(述);王普耀(鉴定)//绍兴医药学报.-1-10-101

报告时病请研究/谢又新//三三医报.-2-29-34

本报多载鼠疫近闻之理由/绍兴医药学报记者//绍兴医药学报.-1-13-526

本年春温症一夕谈/廖孟培//国医杂志.-4-6-17

本年痘症多毙之原因/崔虞阶//杏林医学月报.-3-19-400

本年伏秋之阴霍乱病预防方论/吕岱宗//中医世界.-3-27-601

辨霍乱痧胀暑病及治法论略/翟冷仙//医学杂志.-2-13-609

辨论现今霍乱之疗法/王一仁,章太炎//绍兴医药月报.-2-40-322

辨鼠疫/胡文梓//医学公报.-1-7-302

辨鼠疫/卢则钟//医学公报.-1-7-295

辨鼠疫/未署名//医学公报.-1-7-222

辨鼠疫/周汉舫//医学公报.-1-7-300

辨温热风温湿热三症之异同/张人怀//复兴中医.-5-31-197

辨疫浅说/李锦帆//绍兴医药学报.-1-8-103

辩暑温/骆明普//杏林医学月报.-3-18-61

瘰螺痧图说广告/严国政//医学报.-1-6-388

瘰螺痧问答/陈心田//绍兴医药学报.-1-9-88

瘰螺痧治验/徐韵英//医学杂志.-2-3-313

滨地温病治法之我见/赵含章//沈阳医学杂志.-3-1-322

丙寅时疫已过谈/张汝伟//医学杂志.-2-8-211

病后转疟答秦策卿/盛心如//光华医药杂志.-4-41-620

病理变幻之一斑(映溪草堂笔记)/周维翰//医学报.-1-4-302

病温虚甚死论/袁镜涛//杏林医学月报.-3-22-108

病与疫之来源及其预防法/达观//中西医学报.-1-34-157

驳正叶氏温邪上受首先犯肺说/吴涵//神州医药学报.-1-46-370

补论痘科托浆法/刘丙生//神州医药学报.-1-43-319

曹天纵谈黑热病治疗之经过/未署名//光华医药杂志.-4-41-540

缠喉风治验一则/王荩臣//医学报.-1-6-470

阐发内经春温三例并引证仲景原文以比例出治总论温症大意(连载)/殷鉴昭//光华医药杂志.-4-41-367,456

肠寄生虫病及治疗剂/刘灼鑫//国医砥柱月刊.-5-18-303

肠结核/张羹梅//中医世界.-3-37-555

肠热证/蔡禹门//中西医学报.-1-37-391

肠热证伤寒症湿温症特效速愈法/高阳春//复兴中医.-5-31-202

肠窒扶斯病疗法经验谈/谭活水//杏林医学月报.-3-21-467//中医世界.-3-36-115

肠窒扶斯赤痢及内部有炎症忌用黄芪说/刘镜蓉//中西医学报.-1-24-497

肠窒扶斯非尽属湿温(连载)/叶橘泉//国医砥柱月刊.-5-17-339,398

肠窒扶斯研究/潘如桐//中医世界.-3-34

- 161

肠窒扶斯疑非伤寒说/翟冷仙//医学杂志.-2-14-139

肠窒扶斯与伤寒/何佩瑜//国医杂志.-4-7-158//医界春秋.-3-11-428

肠窒扶斯与伤寒/章真如//华西医药杂志.-5-36-518

肠窒扶斯之国医说/吴次公//中医世界.-3-28-331

肠窒扶斯之研究/吴纬之//医林一谔.-4-10-417

陈莲峰先生纪甲子春日之麻症书后/樊楚农//医学杂志.-2-8-206

陈元章先生函询麻风疑问/陈元章//医林一谔.-4-10-35

赤白痢戒酒说/赵一斋//医学杂志.-2-7-385

赤痢/谌养方//华西医药杂志.-5-37-98

赤痢/裴仰云//绍兴医药月报.-2-39-549,607

赤痢/王景虞//国医砥柱月刊.-5-16-242

赤痢/薛泽珊//中国医药月刊.-5-32-198

赤痢/周英士//中国医药月刊.-5-32-15

赤痢白痢所伤不同治法亦异辨/翁齐贤//中医杂志.-2-19-438

赤痢变症始末记/时霖溥//中西医学报.-1-23-432

赤痢病中西治疗之大要/马孟元//中西医学报.-1-34-389

赤痢疗法之商榷/屠友梅//医界春秋.-3-8-517//中西医学报.-1-40-561

赤痢漫谈(连载)/王治华//国医公报.-4-23-200,321

赤痢篇(连载)/金溱波,何廷槐//华西医药杂志.-5-37-87,153

赤痢浅说/沈仲圭//杏林医学月报.-3-16-360//医界春秋.-3-7-44

赤痢研究/王治华//国医砥柱月刊.-5-16-229

赤痢与疫痢/缪俊德//国医砥柱月刊.-5-16-213

赤痢之原因与防御/杨星垣//医学杂志.-2-10-142

赤痢治疗浅释/任翔青//国医砥柱月刊.-5-16-424

赤痢治疗谈/夏苍霖//中西医学报.-1-40-547

痤症(俗锁喉症)/李定恩//中西医学报.-1-35-179

初次治疫之侥幸/姚楫君//绍兴医药学报.-1-16-483

处理急痧时疫法三则/谢利恒//中医指导录.-3-39-284

传染病/葛介人//绍兴医药学报星期增刊.-1-21-494

传染病的预防和治疗/徐苏恩//神州国医学报.-4-17-233

传染病及消毒法纲要/谢诵穆//神州国医学报.-4-17-270

传染病客座谈话(连载)/丁福保//中西医学报.-1-34-359,473

传染病篇(大头瘟)(连载)/沈愚如//光华医药杂志.-4-41-265,570

传染病篇(霍乱)(连载)/沈愚如//光华医药杂志.-4-40-37,218

传染病释/王兰远//绍兴医药学报.-1-18-443

传染病学说之起源(连载)/史介生//国医砥柱月刊.-5-18-47,77

传染病要论/杨尚恒//德华医学杂志.-1-39-567

传染病一夕谈/王完白//中西医学报.-1-33-255

传染病预防法/医学杂志社//医学杂志.-2-10-505

传染病预防法/张德威//中西医学报.-1-26-299

传染病预防条例/卫生司//神州医药学报.-1-46-217//神州国医学报.-4-17-241

传染病预防条例(连载)/卫生司//绍兴医药学报.-1-11-135,331//现代医药月刊.-4-

27 - 77,108,137

传染病怎样的传染/梁灿英//中西医学报.-1-38 - 271

传染病症(痢疾)(连载)/沈愚如//光华医药杂志.-4-41-37,114

传染病之隔离法与消毒法/吴去疾//神州国医学报.-4-17-238

传染病之国医疗法/叶古红//国医砥柱月刊.-5-15-556//国医公报.-4-20-79

传染病之一疟疾/陆仁权//光华医药杂志.-4-40-135

传染病之源流/吴锡璜//绍兴医药月报.-2-39-325

传染性的痞块应名疫痞之建议/骆筱峰//光华医药杂志.-4-37-309//医界春秋.-3-12-292

传染性皮肤病之研究/魏治平//国医砥柱月刊.-5-18-266

春季的流行病/敦明//中国医药月刊.-5-33-111

春季流行性时令病温热疗法/孙鸣第//华西医药杂志.-5-37-369

春温(连载)/郑轩渠//光华医药杂志.-4-41-376,458

春温初起治宜桂枝汤之我见/倪士英//光华医药杂志.-4-41-465

春温发疹误治试言其病论/胡天宗//沈阳医学杂志.-3-2-291

春温概论/沈愚如//光华医药杂志.-4-41-453

春温论治/经文彬//中医指导录.-4-2-389

春温湿温秋温冬温概要/吴克潜//中医世界.-3-30-29

春温时症质正/方肇元//绍兴医药学报星期增刊.-1-21-125

春温证论略/秦绳武//光华医药杂志.-4-41-372

春温症治/曲近性//光华医药杂志.-4-41-466

春温症治/王肖舫//医学杂志.-2-2-189

春温之病源/沈仲圭//三三医报.-2-31-107//中医杂志.-2-23-252

春温赘言(连载)/邱祖培//光华医药杂志.-4-41-374,461

从免疫学上得来一些感想/陆美章//中医世界.-3-37-426

从诊治霍乱讲到用药标准/袁善征//中国医药月刊.-5-33-373

瘄毒发生走马牙疳证治/宋希仁//中医世界.-3-25-101

瘄之研究/吴克潜//医学杂志.-2-13-262

瘄子正论(连载)/陈惠民//现代中医.-4-42-22,39

寸白虫治法/陈雅愉//文医半月刊.-5-14-296

答避疫的方法有男女之异/周肇岐//绍兴医药学报星期增刊.-1-21-460

答程秉文敛县秋疫疗治/周镇//绍兴医药学报星期增刊.-1-22-251

答方肇元君春瘟时疫质正书/史久镛//绍兴医药学报星期增刊.-1-21-165

答风温治法/史介生//绍兴医药学报星期增刊.-1-22-28

答复胡君问大头瘟症治法/周镇//绍兴医药学报星期增刊.-1-22-183

答葛介人问肺劳治法(其二)/杨书培//绍兴医药学报星期增刊.-1-22-269

答葛介人问肺劳治法(其一)/柳贯先//绍兴医药学报星期增刊.-1-22-268

答旱燥防疫法/周镇//绍兴医药学报星期增刊.-1-21-293

答河南范星彩君问霍乱症/王肖舫//绍兴医药学报星期增刊.-1-21-52

答胡君问水泻痢疾治法/李少峰//绍兴医药学报星期增刊.-1-22-442

答胡天中冬令儿童时疫症治/王兰远//绍兴医药学报星期增刊.-1-21-485

答胡天中君警告春令时病/邓毓林//绍兴医药学报星期增刊.-1-22-93

答胡天中君警告春令时病/张锡纯//绍兴医药

学报星期增刊.-1-22-12

答胡天中君问春令时病治法/李春芝//绍兴医药学报星期增刊.-1-22-134

答胡天中歙县小儿疫症治法/刘吉人//绍兴医药学报星期增刊.-1-21-476

答胡天宗君问歙县时疫治法(二)/周镇//绍兴医药学报星期增刊.-1-22-198

答胡天宗君问歙县时疫治法(一)/汪景文//绍兴医药学报星期增刊.-1-22-198

答黄树荣问疫症治法/周镇//绍兴医药学报星期增刊.-1-22-135

答霍乱急救法医审寒热脱闭/周镇//绍兴医药学报星期增刊.-1-21-324

答江都陈龙池君问虎疫正当疗法/杨燧熙//绍兴医药学报星期增刊.-1-21-285

答临安城史梅生君代令妹问咽喉白腐治法/杨书培//绍兴医药学报星期增刊.-1-22-270

答刘希文君问疟疾之病原/张锡纯//绍兴医药学报星期增刊.-1-22-283

答刘希文君问疟症之原/胡天宗//绍兴医药学报星期增刊.-1-22-307

答刘希文君问湿温治法之理由/张锡纯//绍兴医药学报星期增刊.-1-22-53

答卢育和君问食盐注射治霍乱/杨燧熙//绍兴医药学报星期增刊.-1-21-68

答牛疫治疗法/王肖舫//绍兴医药学报星期增刊.-1-22-511

答疟症病源/高思潜//绍兴医药学报星期增刊.-1-22-285

答汝伟张君问血痢治法/张锡纯//绍兴医药学报星期增刊.-1-21-263

答山东王肖舫君问时症救法/章寿芝//绍兴医药学报星期增刊.-1-21-44

答嵊县竹芷熙问时症治法/王肖舫//绍兴医药学报星期增刊.-1-21-118

答十六号卢方二君问时疫二则(附告厥症大忌喧哗移动)/周镇//绍兴医药学报星期增刊.-1-21-164

答时疫/周镇//三三医报.-2-29-80

答时症治法/杨燧熙//绍兴医药月报.-2-40

-143

答王兰远君虎列拉血清疑问/唐盛嗣//绍兴医药学报星期增刊.-1-21-388

答王一仁再论霍乱之治法/章炳麟//苏州国医杂志.-5-2-405

答锡地患疟似疫/周镇//绍兴医药学报星期增刊.-1-21-364

答谢寿愚君问时症治法/王寿芝//绍兴医药学报星期增刊.-1-21-37

答许小坤读讨论霍乱证治疑问/朱鸿寿//杏林医学月报.-3-20-247

答友人之言罗纲痧与柿蟹毒笺/王以钧//绍兴医药学报.-1-11-255

答袁文轩问针术何以能治传染病/承淡安//针灸杂志.-4-34-217

答越铎报社问时症治法/裘吉生//绍兴医药学报星期增刊.-1-21-87

答治痘之法/史介生//绍兴医药月报.-2-38-435

答诸暨孟兴朕君问肺劳病治法/杨燧熙,柳贯先//绍兴医药学报星期增刊.-1-22-220

大麻风/茅济棠//新中医刊.-5-19-31

大麻风治愈记录/况乾五//针灸杂志.-4-34-453

大头瘟外治法/乔尚谦//医学杂志.-2-2-324

大头瘟治法之研究/程哲//医学杂志.-2-2-322

丹痧浅说/张静霞//国医砥柱月刊.-5-16-509

瘅疟/高思潜//三三医报.-2-29-290

德国麻风公会/利济学堂报社//利济学堂报.-1-3-593

登革热与伤寒/薛明波//国医导报.-5-29-406

登革热中医名时毒及治疗之我见/李健颐//国医砥柱月刊.-5-18-170

帝丁疾患拉杂谈/卢育和//医学杂志.-2-13-473

第一次征文之结算与我们的意见/余鸿仁//现代中医.-4-42-72

定肠窒扶斯名为伤寒与定肺炎名为风温大冲突/汪绍生//现代医药月刊.-4-27-287

冬末雨雪弥病策(未雨绸缪)/周镇//绍兴医药学报星期增刊.-1-21-35

冬温病之预防法/甘伊周//杏林医学月报.-3-16-73

冬温时邪入营热毒乘心痰迷心窍案/邓侣农//杏林医学月报.-3-22-394

冬温与伤寒辨/徐世长//医学杂志.-2-7-66

冬温证治胠谈/凌树人//现代中医.-4-42-307

冬温症的真相和预防法/叶橘泉//杏林医学月报.-3-18-469

冬温之治法/杨燧熙//医学杂志.-2-2-57

痘(连载)/李焕卿//文医半月刊.-5-14-231,248,263//杏林医学月报.-3-23-395,435

痘/凌志云//医学公报.-1-7-229

痘疮(天花)一夕谈/丁肇嘉//中国医药月刊.-5-32-332

痘疮概论/俞谨//现代医药月刊.-4-27-447

痘疮溃烂疗法/秦又安//中医世界.-3-35-442

痘疮热症/李健颐//医林一谔.-4-9-382

痘疮热症之治例/李健颐//医林一谔.-4-11-80

痘疮死症总要歌/汤鹤松//中医世界.-3-35-345

痘疮之诊断/沈乾一(译)//中西医学报.-1-40-445

痘发五脏之证候/卢育和//医学杂志.-2-15-48

痘非胎毒论/黄国材//绍兴医药学报.-1-16-411//沈阳医学杂志.-3-2-20

痘赋/庐述周//杏林医学月报.-3-23-433

痘科亟宜改进之说帖/冯薇馨//医学杂志.-2-13-353

痘科问答/天良//中医杂志.-2-28-194

痘为先天之毒论/丁士镛//医界春秋.-3-7-239

痘屑/宋鞠舫//国医砥柱月刊.-5-15-564

痘疫流行之警告/罗炜彤//三三医报.-2-30-343

痘因燥邪非胎毒论/俞春山(著);李慰农(录)//三三医报.-2-31-558

痘有顺逆说/苏实诚//国医正言.-5-3-133

痘疹癍痧辨/朱介福//沈阳医学杂志.-3-1-91

痘疹辑要/王硕如(编辑);王小如等(校)//国医砥柱月刊.-5-18-90

痘疹论(连载)/吴克潜//光华医药杂志.-4-35-553.4-36-27

痘疹源流考/陈影鹤//杏林医学月报.-3-22-198

痘症方/省躬草堂(录送)//中医杂志(广东).-3-4-68

痘症非传染病之证明/何佩瑜//国医杂志.-4-5-343

痘症梗概/陈丹华//苏州国医杂志.-5-1-437

痘症论/杜厚之//中医杂志.-2-19-44

痘症论/沈颂声//中医杂志.-2-26-227

痘症论/王玉玲//医界春秋.-3-8-229

痘症论治/李甲群//中医世界.-3-38-393

痘症论治/杨星垣(选录)//医学杂志.-2-8-327

痘症论治/杨星垣//医学杂志.-2-11-76

痘症论治/周效寅//光华医药杂志.-4-36-35

痘症浅说/张治河//医学杂志.-2-13-398

痘症顺险逆以及治疗方法商讨/蔡百星//医界春秋.-3-6-447

痘症有顺逆险三种及治法之大略/费溥泉//中医杂志.-2-25-52

痘症与牛痘史论(连载)/李锡卿//国医正言.-5-3-543,601

痘症证治概要(一)至(二)/韩卿,陈杰(辑)//中医杂志.-2-20-199,364

读白喉养阴忌表抉微书后/吴涵//神州医药学报.-1-46-487

读第十期学报虞君哲夫论痢疾篇书后/徐莲塘//神州医药学报.-1-44-462

读段梦兰先生时疫温疹论治之后/李建昌,刘明

言,张百塘,秦厚生//北京医药月刊.-5-21-282

读郭韶九核疫柔瘟救治方法之感言/邓怡如//杏林医学月报.-3-18-208

读刘崇燕论麻疹原因及治法书后(连载)/吴义民//医界春秋.-3-6-262,306

读陆乙黄先生喉痧论后/张梦生//国药新声.-5-26-113

读漆绍康肺痨治验举例书后/刘若平//新中华医药月刊.-5-35-250

读湿温时疫治疗法问难八条(慢性时疫湿多者假)/刘希文//绍兴医药学报星期增刊.-1-22-5

读时感症邪热内陷辨书后/王镜泉//绍兴医药学报.-1-16-472

读时眚初起亦不能误用风寒药说书后/王镜泉//绍兴医药学报.-1-16-293

读宋爱人先生春温新绎空气由无数量原子而归纳于四大要素之补充及推论/张抚之//医界春秋.-3-10-252

读王孟英吴又可两先生重订霍乱论/方伯良//三三医报.-2-35-132

读吴氏瘟病之我见/赵子刚//国医砥柱月刊.-5-18-466

读吴又可先生瘟疫论书后/刘自开//神州医药学报.-1-46-367

读杨子叔澄温病条辨节要书后/段梦兰//北京医药月刊.-5-21-198

读叶氏治温学说之辩论(连载)/吴玉纯//医学杂志.-2-5-167,290,441

读疫疟刍言之后/朱鲁贤//光华医药杂志.-4-39-133

读张汝伟君烂喉痧治法异同观书后/许勤勋//医界春秋.-3-7-55

读者偶记/姜春华//国医砥柱月刊.-5-18-162

读朱阜山与沈爱余讨论霍乱证治的疑问/许小坤//杏林医学月报.-3-20-166

对于范学庵君白喉忌表我见之商榷/林济青//医界春秋.-3-6-160

对于虎疫所见之一斑/许勤勋//医学杂志.-2-9-210

对于霍乱论之折衷/虞舜臣//医界春秋.-3-5-53

对于麻疹病理之中西商榷/陆周甫//华西医药杂志.-5-36-475

对于痧的认识/寿守型//国医公报.-4-20-72

对于痧疹的认识/寿守型//中国医药月刊.-5-33-401

对于实施霍乱预防注射之意见/周楚良//中西医学报.-1-37-361

对于屠友梅君赤痢疗法商榷之商榷/张撰松//医界春秋.-3-9-17

对于杨宗凯君痧疹须知之讨论/俞修源//医界春秋.-3-6-132

对于预防疫病之感想/王植楷//北京医药月刊.-5-21-315

对于章氏霍乱论之旁证/张赞臣//医界春秋.-3-5-264

对于浙江第四监狱发生青腿牙疳之研究/郑叔纶//现代中医.-4-42-85

对章氏霍乱论之商榷/王一仁//医界春秋.-3-5-262

恶性疟疾/杨志一//华西医药杂志.-5-37-82

恶性疟疾谈/毛覃敷//现代中医.-4-43-384

恶性疟疾证治概论/朱丹九//中国医药月刊.-5-32-601

恶性疟疾之来源及治疗/孙道明//现代中医.-4-43-385

恶性疟疾之有效丹方/顾汝骏//现代中医.-4-43-386

恶性疟与格阳症/李克蕙//中国医药月刊.-5-33-457

恶性疟之研究(连载)/缪俊德//现代中医.-4-43-366//医学杂志.-2-18-500

恶疫论治新编(一)至(六)/姚邦杰//医学公报.-1-7-152,167,188,202,235,260

耳痔疫疟答金佐佩/盛心如//光华医药杂志.-4-41-523

二十日愈脑膜炎六十余人霍乱三百余人/武镜

谈//针灸杂志.-4-28-179

发斑分别证治之研究/陈詠鹤//杏林医学月报
.-3-22-248

发明疫症救治法/王肖舫//绍兴医药学报星期
增刊.-1-21-115

发热而渴不恶寒者为温病论/刘惠群//杏林医
学月报.-3-22-15

法定传染病(连载)/幻尘//中西医药.-5-11-
248,312,418,509

防霍乱传染要取缔老虎灶/一得//绍兴医药月
报.-2-40-418

防痨琐言/高鉴如//国医砥柱月刊.-5-17
-542

防鼠疫论/伍连德//中西医学报.-1-40-263

防瘟考论/利济学堂报社//利济学堂报.-1-2-
450

防疫刍言/秦国桢//医学杂志.-2-8-299

防疫大会之人才/中西医学报社//中西医学报
.-1-24-438

防疫管见/张治河//医学杂志.-2-17-120

防疫论/黄眉孙//神州医药学报.-1-45-231

防疫论/钟瀚//中西医学报.-1-27-403

防疫谈/张赞臣//医学杂志.-2-9-329

防疫预告/陈治鼐//医学报.-1-5-341

防疫忠告/裘吉生//绍兴医药学报.-1-13
-241

防治临县疫症记/医学杂志社//医学杂志.-2-
5-343

防治脑膜炎之我见/冯德夫//光华医药杂志.-4
-37-45

防治猩红热之方法(连载)/姚季英//文医半月
刊.-5-14-36,54

风温传卫袭荣证治/沈仲圭//绍兴医药学报.-1
-16-471

风温春温之原起及治法/杨燧熙//医学杂志.-2
-2-186

风温论治/经寿彬//中医指导录.-4-3-39

风温论治/李斐如//三三医报.-2-34-122

风温浅说/王治华//医界春秋.-3-13-68

风温伤卫袭营论治/沈仲圭//中医杂志.-2-27

-343

风温息鼾中风鼻鸣症类因异辨/李瑞琪//中医
指导录.-4-1-18

风温与风寒之辨别及其症状与治法/刘鸿诂//
北京医药月刊.-5-21-213

风雨与疫气之关系/谢仁山//杏林医学月报.-3
-21-24

疯狗病/丁惠康//中西医学报.-1-37-382

疯狗病之史观及其诊治法的初步检讨/刘永纯
//医史杂志.-5-38-87

疯狂传染之研讨/邹国华//杏林医学月报.-3-
20-73

伏气春温之治法/沈仲圭//三三医报.-2-33
-221

伏气春温之治疗法/沈仲圭//医学杂志.-2-7-
345

伏气解/刘裁吾//国医正言.-5-3-625

伏气温病篇(连载)/医学报社//医学报.-1-4-
120,138

伏气温热克传证及疫症传染之险速说/张国华
//医学杂志.-2-2-424

伏暑辨/邵叶飞//光华医药杂志.-4-37-302

伏暑逗留之因及其治法/周镇//中医杂志.-2-
20-223

伏暑秋发论/黄培元//三三医报.-2-35-437

伏暑什九因挟积是以逗留难愈/周镇//绍兴医
药学报星期增刊.-1-22-267

伏温痉厥治愈/周镇//医学杂志.-2-9-218

伏温之必由少阴而达论/张汝伟//绍兴医药学
报.-1-20-111

伏邪温病/王石清//北京医药月刊.-5-21
-304

伏阴霍乱辩/三三医报社(辑)//三三医报.-2-
30-478

赴那威国白俩根城万国消除麻风会记略(连
载)/郑豪//中西医学报.-1-27-9,87

复曾觉叟先生解释脑膜炎之原因并治疗预防方
法书/陈泽东//国医正言.-5-3-611

复夏县分会报告小儿时症(连载)/山西中医改
进研究会//医学杂志.-2-4-464,587

概乎言之/天马//医林一谔.-4-8-322

肝寒霍乱/黄雨岩//医林一谔.-4-9-200

肝胫虫病之来源与预防/左维明,罗广深//中西
　　医药.-5-13-143

感症治法必先辨明卫气营血而后能识外感伏气
　　能识外感伏气而后能施治不失机宜同人研究
　　有素试将症之在卫在气在营在血各现何症治
　　宜何法分别缕述以备治斯科者之参证/何希
　　望//医学杂志.-2-12-149

感症治法必先辨明卫气营血而后能识外感伏气
　　能识外感伏气而后施治不失机宜同人研究有
　　素试将病之在卫在气在营在血各现何症治宜
　　何法分别缕述以备治斯科者之参证/田尔康
　　//医学杂志.-2-11-647

干霍乱奇药/莫莹//医学杂志.-2-18-446

干霍乱症/钱自严//针灸杂志.-4-34-380

干湿霍乱之区别/迮奎钦//医学杂志.-2-1
　　-397

高姓小儿之疫毒/张振芝//国医正言.-5-4
　　-92

个人防疫法/丁子良//绍兴医药学报.-1-13
　　-425

各温症之研究/蒋极青(录寄)//光华医药杂志
　　.-4-41-127

各种传染病之潜伏期/钱模楷//中西医学报.-1
　　-40-594

根据中医理论解释流行性腮腺炎往往合并发生
　　睾丸炎及出血性肾脏炎之我见/示雨//中国
　　医药月刊.-5-32-239

庚申时疫救法/刘吉人//绍兴医药学报星期增
　　刊.-1-21-359

贡献时疫霍乱预防法与急救方/彭佑明//新中
　　华医药月刊.-5-35-249

古无今有的几种发疹性热病/陆渊雷//国医导
　　报.-5-30-38

骨蒸的病原与证状/胡默然//自强医学月刊.-3
　　-41-139

痼疾赤痢/吴俊雄//光华医药杂志.-4-39
　　-256

关于传染性的天痘/孙道明//文医半月刊.-5-
　　14-555

关于春温瘟痧疹白喉等症之治疗及我见/王恩
　　普//北京医药月刊.-5-21-284

关于春温症之我见/何少瑜//国医杂志.-4-5-
　　560

关于黑热病/李克蕙//中医新生命.-5-6-372

关于霍乱种种之治疗/杨星垣//医学杂志.-2-
　　14-174

关于痢症答港报记者问/何佩瑜//国医砥柱月
　　刊.-5-16-430

关于麻疹新闻的纠正/姜筠//现代中医.-4-42
　　-383

关于痧子/潘国贤//苏州国医杂志.-5-1-254

关于时感夹痧之疗治/刘毓麟//医学杂志.-2-
　　1-90

关于时行痢疾之一知半解/赵树屏//北京医药
　　月刊.-5-21-419

关于时令病之我见(连载)/缪俊德//复兴中医
　　.-5-31-503,627

关于时瘟保液调中之疗治/刘毓麟//医学杂志
　　.-2-1-89

关于鼠疫疗法之贡献之商榷之驳斥/鞠安//新
　　中医刊.-5-20-582

关于鼠疫疗法之贡献之商榷之商榷/沈非能//
　　新中医刊.-5-20-580

关于鼠疫治法之贡献之商榷/鞠安//新中医刊
　　.-5-20-408

关于温病兼用汗法之疗治/张思卿//医学杂志
　　.-2-1-315

关于羊毛疹之治疗法/焦勉斋//中国医药月刊
　　.-5-33-460

关于章王霍乱治法之讨论/中西医学报社(辑)
　　//中西医学报.-1-36-385

观音痧与金刚痧/劫//绍兴医药学报.-1-11
　　-338

广东卫生司劝告种痘文/中西医学报社//中西
　　医学报.-1-26-56

广虞君哲夫君痢疾论/王润霖//神州医药学报
　　.-1-44-364

癸亥霍乱流行之警告/罗炜彤//三三医报.-2-

30－163

国医防疫之研究/商复汉//国医公报.－4－26
　　－418

国医治愈脑膜炎之迅速/陈希濂//光华医药杂
　　志.－4－35－551

寒霍乱治法/医学报社//医学报.－1－6－391

寒霍乱治验/胡天宗//绍兴医药学报.－1－20
　　－373

寒温治验/席文介//三三医报.－2－30－60

汗酸毒与霍乱之关系/徐福民//中医指导录.－3
　　－37－76

行浆疹子与痘之辨别/邓怡如//国医公报.－4－
　　19－423

何氏治痢要言/徐荣斋//国医砥柱月刊.－5－16
　　－280

何谓虎列拉/江俊孙//中西医学报.－1－36
　　－375

何谓鼠疫/叶古红//国医公报.－4－20－478//
　　中国医药月刊.－5－33－444

和民众闲话痢疾/陈起云//国医砥柱月刊.－5－
　　16－284

核疫由南洋流传北行初盛于粤漫延及闽深恐日
　　后波累江浙地面试拟一预防杜截之法/朱述
　　景/医学报.－1－6－169

核疫治验之一斑（一）至（二）/黎天佑//医学报
　　.－1－6－316,327

黑热病（疳积）/沈伯超//华西医药杂志.－5－37
　　－199

黑热病（痞块病）（连载）/叶橘泉//神州国医学
　　报.－4－16－312,354

黑热病/刘国辅//新中华医药月刊.－5－35
　　－392

黑热病/沫华//现代中医.－4－43－461

黑热病/钱公玄//现代中医.－4－43－277

黑热病/姚霭园//中医世界.－3－32－590

黑热病国医疗法/叶古红（鉴定）;李克蕙（撰述）
　　//中医新生命.－5－6－374

黑热病简便单方之发明/耿鉴庭//神州国医学
　　报.－4－18－189

黑热病名之再讨论/耿鉴庭//中国医药月刊.－5

－33－381

黑热病问答/骆筱峰//光华医药杂志.－4－37
　　－205

黑热病臆谈/徐瀛芳//中医新生命.－5－6－499

黑热病应名疫痞之建议/骆筱峰//医林一谔.－4
　　－11－575

黑热病与痔病/叶古红//神州国医学报.－4－16
　　－308

黑热病与中医所述之痞病是否相同试参合中西
　　学说就其原因证候病理等互相考证并详述其
　　治法及处方/耿鉴庭//医学杂志.－2－17－49

黑热病与中医所述之痞病是否相同试参合中西
　　学说就其原因症候病理等互相考证并详述其
　　治法及处方/黄国材//医学杂志.－2－17－42

黑热病与中医所述之痞病是否相同试参合中西
　　学说就其原因症候病理等互相考证并详述其
　　治法及处方/王仁//医学杂志.－2－17－45

黑热病诊疗法/鲁德馨//中西医药.－5－10－49

黑热病证治指南（谨告苏北同胞并全国医界）/
　　宋爱仁神州国医学报.－4－16－231//国医公
　　报.－4－22－341//光华医药杂志.－4－37－
　　27//现代中医.－4－42－366

黑热病证治指南/宋爱仁//医界春秋.－3－12－
　　34//杏林医学月报.－3－21－424//中医世
　　界.－3－35－26

黑热病证治指南（连载）//医林一谔.－4－11－
　　452,489

黑热病之国医疗法/王惠苍//中医新生命.－5－
　　6－388

黑热病之商榷/崔虞阶//杏林医学月报.－3－22
　　－19

黑热病之推测/徐相任//神州国医学报.－4－16
　　－240

黑热病之研讨/程次明//神州国医学报.－4－16
　　－241

黑热病之真相/李菜//神州国医学报.－4－16
　　－311

黑热病之治验及其传染之推测/谢则仁//神州
　　国医学报.－4－18－190

黑热病治疗法/孙剑琴//中医世界.－3－38

－290

黑热病治疗方剂之商榷/叶古红//医界春秋.-3
－12－41

黑热病治疗之一得/侯筱珩//神州国医学报.-4
－16－245

黑死病之检讨及其验方/仲晓秋//现代中医.-4
－42－299

黑死病中西观的诊疗略述/唐铁花//国医砥柱
月刊.-5－18－572

红痧症论/唐乃安//医学报.-1－4－489

喉蛾之疗法/徐朗曦//针灸杂志.-4－28－298

喉咙痛(喉蛾)/祥//文医半月刊.-5－14－85

喉痧/陆乙黄//国药新声.-5－25－396

喉痧/王度节//中西医学报.-1－36－431

喉痧:猩红热/叶敏//国医砥柱月刊.-5－18
－315

喉痧白喉辨(连载)/刘伯愚//中国医学.-5－34
－102,137

喉痧病用散药辨/袁桂生//神州医药学报.-1－
43－214

喉痧发挥/王景虞//国医公报.-4－25－310

喉痧喉风白喉之诊断/时逸人//医界春秋.-3－
9－398

喉痧论/王梅生//神州医药学报.-1－47－143

喉痧论治/王石清//北京医药月刊.-5－21－46

喉痧说/杨芳田//神州医药学报.-1－44－366

喉痧说辨/朱阜山//神州医药学报.-1－44
－456

喉痧误治/陈泽东//国医正言.-5－4－304

喉痧新论/上海译书公会//绍兴医药学报.-1－
9－55

喉痧又起/陈泽东//国医正言.-5－3－268

喉痧与白喉病原之研究/王炽//医学杂志.-2－
3－296

喉痧与白喉鉴别/史介生//国医砥柱月刊.-5－
18－190

喉痧与白喉之预防法/刘华封//医界春秋.-3－
6－221

喉痧预防法致病原因说/杨燧熙//绍兴医药学
报.-1－17－29

喉痧证治之报告(连载)/王行恕//绍兴医药月
报.-2－37－127,195

喉痧症治概要(连载)/丁甘仁//中医杂志.-2－
19－23,171

喉痧症总论/章次公(著);汪浩权(藏)//中国医
药月刊.-5－32－279

喉痧总论/章次公//新中医刊.-5－19－124

喉疫论(一)至(二)/唐乃安//医学报.-1－4－
531.-1－5－23

虎列拉(霍乱)预防注射液/王纪伦//绍兴医药
学报星期增刊.-1－21－327

虎列拉论/江俊孙//绍兴医药月报.-2－40
－388

虎列拉之治疗/张绍修//中西医学报.-1－36
－378

虎列拉之治验/马绩熙//神州医药学报.-1－46
－511

花柳病/卫生教育会//中西医学报.-1－41
－509

花柳病菌由来之研究/张豫学//中西医学报.-1
－35－501

花柳病问答/叶蓬伯//中西医学报.-1－35－7

花柳病问答发凡/叶蓬伯//中西医学报.-1－35
－77

花柳病之研究/黄国材//医学杂志.-2－18
－248

花柳病之研究/李焕卿//杏林医学月报.-3－23
－64

花柳病之遗祸与预防法/蒲健鹏//杏林医学月
报.-3－16－325

花柳病之治疗/米焕章//医学杂志.-2－9－217

花柳病治法/杨燧熙//三三医报.-2－31－601

花柳毒证论/邵叶飞//三三医报.-2－34－474

华人病症篇:疟疾/[英]马雅各(著);宋大仁
(译)//中西医药.-5－9－520

患痘须知九条/凌颂知//中西医学报.-1－24
－407

黄痢难治/陈泽东//国医正言.-5－3－213

回归热/谌养方//华西医药杂志.-5－36－111

回归热病名之再商榷/谌养方//华西医药杂志

.-5-37-334

回归热中医治疗法/章次公//新中医刊.-5-19-183

汇集大头瘟诸家论治法/刘景素//沈阳医学杂志.-3-3-401

霍乱(连载)/卢觉愚//自强医学月刊.-3-40-563,623

霍乱(西名虎列拉)/时逸人//医学杂志.-2-14-327

霍乱(西名亚细亚虎列拉)/徐召南//医学杂志.-2-13-601

霍乱(一)至(二)/姚兆骥//国医砥柱月刊.-5-18-297,316

霍乱/程次明//神州国医学报.-4-15-535

霍乱/唐铁花//中医世界.-3-37-430

霍乱/王东勋//中国医药月刊.-5-32-11

霍乱辨疑/陆清洁//国医导报.-5-29-221

霍乱辨症以脾胃湿寒湿热为主说/程守文//医学杂志.-2-6-208

霍乱标本寒热辨/卢育和//绍兴医药学报.-1-20-109

霍乱标本寒热辨/宋霖若//神州医药学报.-1-46-374

霍乱病/丁子良//绍兴医药学报.-1-15-432

霍乱病的预防和急救法/关中下工//绍兴医药学报星期增刊.-1-21-219

霍乱病根本防止之一例/俞凤宾//绍兴医药月报.-2-39-377

霍乱病检讨/陈尹光//国医导报.-5-30-228

霍乱病理说/张治河//医学杂志.-2-8-311

霍乱病疗法与预防之我见/陈达源//国医砥柱月刊.-5-16-411

霍乱病要览(连载)/姚贻春//国医公报.-4-23-300,426

霍乱病预防法及治疗法(一)至(二)/房萍九//国医砥柱月刊.-5-17-349,400

霍乱病源方法论/陈虬//利济学堂报.-1-1-587

霍乱病之区别/王福成//华西医药杂志.-5-36-425

霍乱病之研究/梁余生//医学杂志.-2-5-188

霍乱病之研究/伍耀扬//医界春秋.-3-12-325

霍乱病之预防法/葛天稿//中西医学报.-1-32-418

霍乱病之原因症候疗法/庄定来//针灸杂志.-4-34-357

霍乱病治验之讨论/丁子良//绍兴医药学报.-1-15-434

霍乱病中西治疗之大要/马孟元//中西医学报.-1-35-309

霍乱常识/沈仲圭//医学杂志.-2-14-67

霍乱刍言/杨彦和//医界春秋.-3-9-283

霍乱方论/张锡纯//医学杂志.-2-1-398

霍乱概论/刘景素//医学杂志.-2-11-199//中医世界.-3-29-189

霍乱概说/陆仁权//光华医药杂志.-4-39-490

霍乱刚痉柔痉救治法(一)至(二)/郭韶九//杏林医学月报.-3-18-25,63

霍乱寒热辨/王一仁//中医杂志.-2-20-50

霍乱寒热辨正(连载)/曹炳章//医学杂志.-2-3-290,432

霍乱寒热辨正/曹炳章(选述)//三三医报.-2-31-491

霍乱后之变化/薛文元//光华医药杂志.-4-36-579

霍乱急救法/刘涤愚//中医新生命.-5-6-450

霍乱今论/丁复康//国医导报.-5-29-341

霍乱紧急防治/姜赞文//国医砥柱月刊.-5-18-174

霍乱经验方/徐伯英//绍兴医药学报星期增刊.-1-21-276

霍乱经验谈/李济舫//光华医药杂志.-4-38-27

霍乱经验谈/余祥之//中医指导录.-4-2-357

霍乱旧治举隅/陈无咎//医界春秋.-3-5-264

霍乱菌能单独成病吗/张少波//医界春秋.-3-5-54

霍乱概谈/吴幼山//医界春秋.-3-9-334

霍乱流行之警告/罗端毅//绍兴医药学报.-1-15-558

霍乱论(连载)/张菊人//北京医药月刊.-5-21-571,643

霍乱论/江子卿//绍兴医药学报.-1-17-203

霍乱论/刘蔚楚//三三医报.-2-35-77//绍兴医药月报.-2-40-384//沈阳医学杂志.-3-3-140//医学杂志.-2-8-308

霍乱论/章太炎(著);张破浪(录)//中医杂志.-2-22-252

霍乱论/祝天一//中医杂志.-2-24-350

霍乱论治/陈伯涛//国医砥柱月刊.-5-18-173

霍乱论治/丁济华//中国医学月刊.-3-15-426

霍乱论治/秦振声//针灸杂志.-4-31-97

霍乱论治/石岂愚//医界春秋.-3-7-486

霍乱论治/章太炎//医界春秋.-3-5-261

霍乱麻痧辨症/赵海仙(著);朱月桥(录)//中医杂志.-2-20-32

霍乱漫谈/赵子琴//杏林医学月报.-3-22-162

霍乱漫言/任九如//中医杂志.-2-25-58

霍乱篇(连载)/王润民//自强医学月刊.-3-41-315,386,437,485

霍乱平议(连载)/凌禹声//医学杂志.-2-13-276,540//中医世界.-3-25-191,391

霍乱浅述/张治河//医学杂志.-2-12-568

霍乱浅说/惠蕴明//国医导报.-5-29-346

霍乱浅说/任翔青//国医砥柱月刊.-5-17-391

霍乱浅说/沈仲圭//医界春秋.-3-9-237

霍乱浅说/朱世恩//国医正言.-5-3-40

霍乱声中答客问/方药中//新中华医药月刊.-5-35-200

霍乱时疫之治验谈/王仁叟//中医世界.-3-33-303

霍乱说略(连载)/梁长荣//杏林医学月报.-3-16-261,312

霍乱谈/卢朋著//杏林医学月报.-3-19-144

霍乱探原/侯光迪//中西医学报.-1-28-365

霍乱条辨/杨静芳//中医世界.-3-32-567

霍乱危症寒热辨/任际运//绍兴医药学报.-1-14-223//医学报.-1-6-59

霍乱瘟疫证诊治之辨别/刘廷文//国医正言.-5-3-44

霍乱新论(连载)/恽铁樵//铁樵医学月刊.-4-44-237,285

霍乱须知/吴少云//中医杂志.-2-20-136

霍乱沿革补遗/余云岫//自强医学月刊.-3-41-492

霍乱沿革考/余云岫//自强医学月刊.-3-41-487

霍乱沿革考补遗之补遗/王润民//自强医学月刊.-3-41-493

霍乱阴阳说/刘松林//国医正言.-5-3-143

霍乱阴阳说/王绍荫//国医正言.-5-3-40

霍乱与病机/袁复初//医学杂志.-2-16-50

霍乱与痉症论/杨燧熙//绍兴医药学报.-1-17-426

霍乱预防法/丁福保//中西医学报.-1-25-177

霍乱预防法/上海市卫生局//中西医学报.-1-40-587

霍乱诊治之经验/米焕章//医学杂志.-2-9-216

霍乱证亲历之报告/时逸人//医学杂志.-2-14-456

霍乱证治概论/陈继文//医学杂志.-2-16-476

霍乱证治论/陈渔洲(著);陈芝高(校订)//杏林医学月报.-3-22-154

霍乱证中西说之异同/梁守真//杏林医学月报.-3-19-485

霍乱症的几个有效刺法/拯民//中国医药月刊.-5-32-240

霍乱症分阴阳/王凤墀//国医正言.-5-3-96

霍乱症纪/崔虞阶//杏林医学月报.-3-19-220

霍乱症略论/赵伟男//国医杂志.-4-6-15

霍乱症宜分传染病与非传染病以疗治之/石崑生//国医杂志.-4-7-181

霍乱症有寒热真假之辨别/何育群//光华医药杂志.-4-41-575

霍乱症有寒热真假之辨别说/何育群//中医指导录.-4-4-77

霍乱症之今昔观/时逸人//三三医报.-2-36-258

霍乱症之平议/黄雨岩//医林一谔.-4-8-22

霍乱症之商榷/黎琴石//国医杂志.-4-6-13

霍乱症之研究(连载)/安增寿//医学杂志.-2-1-538.-2-2-67

霍乱症之研究(连载)/赫子真//北京医药月刊.-5-21-425,479,529

霍乱症治/刘亚农//文医半月刊.-5-14-344

霍乱症治谈/何伯贤//杏林医学月报.-3-19-219

霍乱症治误(附回答)/赵效先//国医砥柱月刊.-5-15-580

霍乱之病因/崔虞阶//杏林医学月报.-3-16-196

霍乱之病因及诊断与治疗/张赞臣//医界春秋.-3-7-443

霍乱之病因症状方法及治疗/郑立珊//国医砥柱月刊.-5-17-214

霍乱之疾病史:流行概况/张长民//国医砥柱月刊.-5-18-192

霍乱之简易疗法/祖新华//针灸杂志.-4-31-466

霍乱之研究/魏平治//国医砥柱月刊.-5-18-482

霍乱之研究/薛公善//中医世界.-3-39-39

霍乱之研究/阴庆元//医学杂志.-2-1-173

霍乱之原因与治疗/姚子让//国医砥柱月刊.-5-18-644

霍乱之治法/田尔康//中国医药月刊.-5-32-12

霍乱之诸种疗法/俞瑞昶//现代中医.-4-42-494

霍乱治法感言/丁惠康//中西医学报.-1-36-387

霍乱治法摘要/聂云台//中国医药月刊.-5-33-273

霍乱治疗要旨/俞凤宾//医界春秋.-3-5-265//中西医学报.-1-37-279

霍乱治疗之一报告/曹芳涛//中西医学报.-1-37-161

霍乱治验/刘见龙//光华医药杂志.-4-36-182

霍乱治验/杨燧熙//绍兴医药学报.-1-20-375

霍乱治验谈/李健颐//医界春秋.-3-10-256

霍乱转筋刺法/徐世长//医学杂志.-2-4-117

霍乱转筋症治愈/钱文广//医学杂志.-2-9-222

霍乱最重预防/达夫//三三医报.-2-33-178

急痧立愈/秦杰//针灸杂志.-4-34-379

急性传染病标准捷效疗法/聂云台//中国医药月刊.-5-33-592

急性传染病概论(连载)/薛定华//光华医药杂志.-4-35-166,241,312,479,552.-4-36-31,106,179,263

急性传染病新旧病名对照表及附注/胡润兹//自强医学月刊.-3-40-327

急性传染病之预防及治疗(连载)/蔡禹门//德华医学杂志.-1-38-431,535.-1-39-61

急性传染病治疗理论概要(连载)/复旦//中国医药月刊.-5-32-317,360,395,427,457

急性发疹传染病概论/梁乃津//华西医药杂志.-5-36-106

急性化脓性疾患之救急疗法/孙祖烈//中西医学报.-1-34-297

急性霍乱之治疗法/何奎垣//杏林医学月报.-3-19-147

急性闷疫新治验/徐相宸//绍兴医药学报.-1-16-481

急性脑膜炎脊髓炎论说/任养和//医学杂志.-2-13-391

急性疫喉之病状/时逸人//医界春秋.-3-6-219

几种发疹病的鉴别诊断/王惠苍//中医新生命.-5-7-85

几种麻风病特效药之研讨/俞慎初//复兴中医.-5-31-84

脊髓梅毒/张彭年//中西医学报.-1-33-383

记喉菌/王葆年//医学报.-1-6-30

记时行疫症/卢育和//绍兴医药学报.-1-15-455

记温湿伏暑代食品/周镇//中医杂志.-2-20-248

记戊辰年之黄疸症(连载)/陈宾卿//医学杂志.-2-11-500,624

纪甲子春月之麻症/陈莲峰//医学杂志.-2-7-76

纪甲子年春月之麻疹/陈莲峰//三三医报.-2-32-279

寄周小农(论删除温病各书之可危暨科学治伏暑霍乱之惨状)/刘蔚楚//医学杂志.-2-14-621

检查鼠疫之感言/张汝伟//绍兴医药学报.-1-13-399

检疫感言/颜伯卿//神州医药学报.-1-42-122

简易种痘新法/朱月桥//中医杂志.-2-20-229

讲究瘟疫/利济学堂报社//利济学堂报.-1-3-591

焦医生对于干霍乱之治法/绍兴医药月报社//绍兴医药月报.-2-40-370

痎疟论治/孙连茹//中医杂志.-2-25-220

节录周澄之先生瘟疫脉沉说/俞鉴泉//绍兴医药学报.-1-15-431

解释脑膜炎之原因及治疗预防方法/曾觉叟//国医正言.-5-3-617

今春流行病论/中医指导录杂志社//中医指导录.-4-1-372

今冬风温症之我见愿与诸同仁商榷之/汪逢春//北京医药月刊.-5-21-129

今冬无雪明年恐起春温试预拟发生何种病症有何法及治法/孙景渊//医学杂志.-2-1-608

今年冬温之预防及补救法/张汝伟//医界春秋.-3-5-368

今岁霍乱病理谈/张治河//中医世界.-3-26-253

今岁时症之治法/陈泽东//国医正言.-5-3-63

今夏景和救疫所的救治经过/丁成萱//自强医学月刊.-3-40-109

今夏喝症谈/许公严//中医世界.-3-27-362

谨告改业种牛痘之选苗医生/张德骥(预安)//中西医学报.-1-24-87

近今时病与时疫辨/任汉佩//绍兴医药学报.-1-8-19

噤口痢虚症治法/时逸人//复兴中医.-5-31-474//中国医药月刊.-5-32-372

噤口痢之治疗/程哲//医学杂志.-2-3-581

经年之暑温病治验/张鹏久//沈阳医学杂志.-3-1-334

警告春令时疫/胡天中//绍兴医药学报星期增刊.-1-21-491

警告歙属时疫红白痢症征求方治/胡天宗//绍兴医药学报星期增刊.-1-22-160

痉证与霍乱之研究/魏宗岱//医学杂志.-2-8-570

敬对钱汉炎君商榷霍乱实验论篇/刘疵禅//中医杂志.-2-28-10

敬告患霍乱症之病家/邱治中//中医世界.-3-37-421

敬告医者与患疫者/丁惠康//中西医学报.-1-36-389

久痢噤口/卢朋著//中医杂志(广东).-3-4-701

久痢征求验方/许良水//医界春秋.-3-13-124

救急霍乱灵方/杏林医学月报社//杏林医学月报.-3-19-149

救瘟辑要(连载)/黄敦汉//神州国医学报.-4-15-349,388,450,482

就地调查黑热病之情形/贺寿康//神州国医学报.-4-16-498

剧烈时症并发/天津市东门内国医公会//国医正言.-5-4-607

亢旱痢疫声中之小供献/孙吉禄//铁樵医学月刊.-4-44-337

考风温春温发于大寒至惊蛰温病温毒发于春分至立夏界限虽分然与内经先夏至日为温病不相符何独晚发一证发于清明之后夏至以前偏与内经合何也/王创业//医学杂志.-2-11-529

考验疫症之原/中西医学报社//中西医学报.-1-28-363

颗粒性结膜炎之治疗/刘采其//中西医学报.-1-35-200

可怖之黑热病/王完白(讲);许素素(记)//神州国医学报.-4-16-246//中医新生命.-5-6-328

可怕的霍乱病/中国医药月刊社//中国医药月刊.-5-33-546

可怕的鼠疫/余震古//国医正言.-5-5-643

可怕之猩红热/李春芝//沈阳医学杂志.-3-1-45

狂犬病之研究/王景贤//苏州国医杂志.-5-1-24

狂犬病中医的治疗研究/太绍岐//新中华医药月刊.-5-35-399

癞病的研究/孙鼎臣//中医世界.-3-38-396

癞病俗名大麻风东西洋皆无治法我国古时颇有特效之方试历举之以谱系法之不足/江祖韩//中西医学报.-1-23-159

癞病治疗法之小实验/中西医学报社//中西医学报.-1-41-211

烂喉丹痧的症状及疗法/姚兆骥//国医砥柱月刊.-5-18-169

烂喉风和白喉之区别/陈焕云(述);华企元(录)//国医砥柱月刊.-5-16-520//苏州国医杂志.-5-2-543//中国医药月刊.-5-33-170

烂喉痧/顾膺陀//文医半月刊.-5-14-199

烂喉痧/张静峰//复兴中医.-5-31-198

烂喉痧补赘/陆元复//医学公报.-1-6-558

烂喉痧浅说/随仲卿//医学公报.-1-7-94

烂喉痧与白喉痧之区别论/卜锡霖//光华医药杂志.-4-38-200

烂喉痧证治辨异(连载)/刘华封//三三医报.-2-35-266,332

烂喉痧治法异同观/张汝伟//医界春秋.-3-6-221

烂喉痧赘言/俞道生//医学报.-1-6-243

烂喉痧赘言补论/俞本立//医学公报.-1-7-88

烂喉治法不同说/陆成一//医学杂志.-2-2-332.-2-11-490//中医杂志.-2-19-248

烂喉治愈后之疑问/许寿平//医界春秋.-3-6-215

雷州之大疫/胡莲伯//中西医学报.-1-24-508

类蛊毒浅说/杨季藩//中医世界.-3-32-578

类似脑膜炎风温病治效/朱鲁贤//光华医药杂志.-4-37-413

力辟温病泄泻非内陷论/丛学诗//绍兴医药学报.-1-20-337

疠癈/翟甘棠//针灸杂志.-4-33-234

痢/唐景韩//自强医学月刊.-3-40-450

痢/谢惠安//光华医药杂志.-4-39-447

痢病中西诊治优劣论/黄国材//绍兴医药学报.-1-17-210

痢服泻药之害/李健颐//现代医药月刊.-4-27-661

痢疾/李焕卿//国医砥柱月刊.-5-16-263//国医正言.-5-5-611//中医世界.-3-39-137

痢疾/孙魁卿//国医正言.-5-3-253

痢疾/王祉祺//中医指导录.-4-3-468

痢疾/吴琢之//国医砥柱月刊.-5-16-257

痢疾/叶劲秋//国医砥柱月刊.-5-16-266

痢疾/张拱端//国医砥柱月刊.-5-16-260

痢疾/张少云//国医砥柱月刊.-5-16-280

痢疾棒喝/陈安波//绍兴医药学报.-1-8-145

痢疾病理证脉并治(连载)/石泰峨//医学杂志.-2-15-272,502

痢疾病理证脉并治/石泰峨//医林一谔.-4-11
-14

痢疾病论治/陈士任//光华医药杂志.-4-38
-104

痢疾病原及病理的研讨/汪昌山//国医砥柱月
刊.-5-16-277

痢疾病原说/赵晦堂//国医正言.-5-3-191

痢疾的病理和疗法/沙亦恕//国医砥柱月刊.-5
-16-271

痢疾的概述/梁峥嵘//国医砥柱月刊.-5-16
-265

痢疾的前驱症怎样鉴别治疗/萧俊逸//中国医
药月刊.-5-33-499

痢疾的预防及疗养/徐莹//国药新声.-5-26
-541

痢疾的症状及疗法/姚兆骥//国医砥柱月刊.-5
-18-62

痢疾赋/国医杂志社//国医杂志.-4-13-29

痢疾概论/余继鸿//中医杂志.-2-19-214

痢疾概述/陈家鸿//现代中医.-4-42-308

痢疾概说/［日］枣轩本间（著）；林建德（译述）
//国医文献.-5-15-398

痢疾和疟疾的预防/福连//光华医药杂志.-4-
36-285

痢疾忌表论/卢育和//绍兴医药学报.-1-20
-344

痢疾忌表论/宋霖若//神州医药学报.-1-46
-378

痢疾经验报告（一）至（三）/萧熙//华西医药杂
志.-5-36-487,543.-5-37-97

痢疾疗法之研究（连载）/钟春帆//新中华医药
月刊.-5-35-431,475,586,625

痢疾论/张谷成//国医砥柱月刊.-5-16-267

痢疾论/赵含章//沈阳医学杂志.-3-1-186

痢疾论治/江惠民//自强医学月刊.-3-40-43

痢疾论治/林汉祥//中医杂志.-2-28-169

痢疾论治/陆先觉//国医砥柱月刊.-5-16
-235

痢疾论治/宋鹤年//国医砥柱月刊.-5-16
-272

痢疾论治/要颖之//国医砥柱月刊.-5-16
-275

痢疾论治/赵玉森//中医世界.-3-36-70

痢疾漫谈/惠蕴明//国医导报.-5-30-226

痢疾漫谈/宋鞠舫//国医砥柱月刊.-5-16
-288

痢疾漫谈/姚子让//国医砥柱月刊.-5-16
-287

痢疾漫谈/赵子琴//国医正言.-5-5-641

痢疾浅述/张治河//医学杂志.-2-13-65

痢疾浅说/丁福保//中西医学报.-1-25-173

痢疾浅说/费子彬//国医正言.-5-3-141

痢疾浅说/凌树人//现代中医.-4-42-204

痢疾浅说/邱治中//光华医药杂志.-4-35-
478//中医世界.-3-39-363

痢疾浅说/沈仲圭//中西医学报.-1-40-565

痢疾浅说/汪士瀛//现代中医.-4-42-275

痢疾三字歌/郑轩渠//国医砥柱月刊.-5-18
-571

痢疾受病之处取中西学说而比较之/何伯岳//
国医杂志.-4-5-163

痢疾所泄之物有赤有白有赤白并下或谓白属邪
干气分赤属邪干血分或谓白属寒赤属热其说
可否据为定论其证有能食者有不能食者有兼
寒热者有不兼寒热者试将治疗方法分别详述
以备参考/何其昌//医学杂志.-2-13-98

痢疾所泄之物有赤有白有赤白并下或谓白属邪
干气分赤属邪干血分或谓白属寒赤属热其说
可否据为定论其证有能食者有不能食者有兼
寒热者有不兼寒热者试将治疗方法分别详述
以备参考/王维翰//医学杂志.-2-13-99

痢疾所由来之我见/林妙彦//国医砥柱月刊.-5
-16-268

痢疾谈片/朱震球//国医砥柱月刊.-5-16
-285

痢疾讨论（连载）/瞿文楼//北京医药月刊.-5-
21-577,633

痢疾无寒说/李恕忱//沈阳医学杂志.-3-2
-82

痢疾须知/戴少洲//国医砥柱月刊.-5-16

－291

痢疾研究/陈渔洲//国医砥柱月刊.－5－16
－278

痢疾养息法/黄眉孙//绍兴医药学报.－1－11
－289

痢疾要旨/杨星垣//医学杂志.－2－13－162

痢疾与泄泻辨/张筱村//医学报.－1－6－401

痢疾原理论/周肇岐//绍兴医药学报.－1－17
－166

痢疾原因及治疗法(一)至(四)/余驾山//医界
春秋.－3－7－521.－3－8－13,54,127

痢疾源流概论/陆希羽;汤泽民(合著)//国医砥
柱月刊.－5－16－223

痢疾证写实/周筱斋//国医砥柱月刊.－5－16
－259

痢疾证治/张恭文//国医砥柱月刊.－5－16
－250

痢疾证治刍言/汤如芳//国医砥柱月刊.－5－16
－291

痢疾证治概述/卫勤贤//苏州国医杂志.－5－2－
284

痢疾证治概要/史介生//国医砥柱月刊.－5－16
－218

痢疾证治研讨/周学庠//国医砥柱月刊.－5－18
－652

痢疾证治与经验/刘仲农//光华医药杂志.－4－
38－201

痢疾症之大别和分期治疗/朱震球//国医砥柱
月刊.－5－18－645

痢疾症治/吴景煜//国医砥柱月刊.－5－16
－416

痢疾症状与治疗法之探讨/王念兹//国医砥柱
月刊.－5－16－244

痢疾之病理与治疗/陈学文//光华医药杂志.－4
－36－100

痢疾之经验/周宅京//复兴中医.－5－31－582

痢疾之经验谈/钱公玄//光华医药杂志.－4－36
－262

痢疾之研究/孙式庵//国医砥柱月刊.－5－16
－237

痢疾之研究/周禹锡//国医公报.－4－25－81

痢疾之一得谈/刘琴仙//国医砥柱月刊.－5－16
－289

痢疾之症状与治疗/姚兆骥//国医砥柱月刊.－5
－18－243

痢疾之症状原因及治疗法/孙鸣第//国医砥柱
月刊.－5－16－272

痢疾之治法/秦伯未//中医世界.－3－32－582

痢疾赘言/赖良蒲//国医砥柱月刊.－5－16
－282

痢论/蔡陆仙//医界春秋.－3－5－70

痢谈/陈雅愉//国医砥柱月刊.－5－16－290

痢证辨治/周明甫//复兴中医.－5－31－471

痢证有几何因何治法论/刘翰臣//国医砥柱月
刊.－5－16－279

痢症论治/杨星垣//医学杂志.－2－11－73

痢症三字诀(改正唐宗海)/程天灵//华西医药
杂志.－5－37－102

痢症一得/王肖舫//医学杂志.－2－2－59

痢症之名不一噤口痢有休息有酒客痢有老年痢
又有久痢试就各证及其治法详言之/景开基
//医学杂志.－2－9－121

痢症之原因及疗法/蓝逸庵//国医杂志.－4－12
－426

痢症之原因及疗法/林遇春//光华医药杂志.－4
－36－474

痢症治法之我见/曾松茂//杏林医学月报.－3－
20－375

痢之五禁/现代中医杂志社//现代中医.－4－43
－262

连治小儿温病兼抽掣验案四则/张锡纯//医学
杂志.－2－4－568

疗疫小言/丁锡康//中西医学报.－1－36－374

凌嘉六先生温热类编遗稿按语(连载)/凌嘉六
//医学杂志.－2－8－67,196

流行病须知(连载)/陆渊雷//中医新生命.－5－
7－114,577,645.－5－8－145,209,210,273,
343,419

流行病之推测(连载)/沈宗之//沈阳医学杂志
.－3－3－200,304

流行性感冒/薛润珊//中国医药月刊.-5-32-14

流行性感冒/赵敦簌//新中华医药月刊.-5-35-396

流行性脑脊髓膜炎/陈汝廉//绍兴医药学报.-1-17-163

流行性脑脊髓膜炎/绍兴医药学报社//绍兴医药学报.-1-13-558

流行性脑脊髓膜炎/王福成//华西医药杂志.-5-37-479

流行性脑脊髓膜炎/王几道//苏州国医杂志.-5-2-502

流行性脑脊髓膜炎病形谈/绍兴医药学报社//绍兴医药学报.-1-13-557

流行性脑脊髓膜炎即我国素称痉病之研究/史介生//国医砥柱月刊.-5-18-168

流行性脑脊髓膜炎考/姜春华//华西医药杂志.-5-37-15

流行性脑脊髓膜炎原因证状及疗治(连载)/顾允若//医学杂志.-2-13-269,388,538

流行性脑脊髓膜炎证治报告(附刺法)(连载)/宋爱人//国医公报.-4-22-546.-4-23-80,193

流行性脑脊髓膜炎症之研讨/陈一方//国医导报.-5-29-107

流行性脑脊髓膜炎之病理病状和疗法/张树勋//光华医药杂志.-4-38-108

流行性脑脊髓膜炎之国医治疗观/邵雨亭//中医世界.-3-36-191

流行性脑脊髓膜炎之汉方疗法/朱明初//医学杂志.-2-13-549

流行性脑脊髓膜炎之疗法/夏苍霖//中西医学报.-1-40-281

流行性脑脊髓膜炎之脑麻痹一例/绍兴医药学报社//绍兴医药学报.-1-13-560

流行性脑脊髓膜炎之原因症状及疗治/顾允若(述);宋爱人(录)//医界春秋.-3-6-410

流行性脑脊髓膜炎最早之记载/姜春华//中国医药月刊.-5-33-549

流行性脑脊髓膜炎之原因和汤液治法/陆振声//针灸杂志.-4-33-165

流行性脑膜炎/张治河//医学杂志.-2-15-39

流行性脑膜炎的病因和治法/姚肃吾//医林一谔.-4-11-615

流行性脑膜炎之汉方疗法/朱明初//中西医学报.-1-41-497

流行性脑膜炎之中西疗法比较/叶橘泉//光华医药杂志.-4-35-102

流行性温疹(登革热)治疗谈/张时元//国医新声.-5-27-371

流行性小儿麻痹的特效疗法/曾天治//中国医药月刊.-5-33-119

流行症又一预防法/杏林医学月报社//杏林医学月报.-3-19-78

卢君育和痢疾忌表论窃伸鄙议商榷之/谢榆孙//三三医报.-2-32-12

陆九芝丹疹斑痧篇书后/张山雷//绍兴医药学报.-1-17-490

陆九芝论程郊倩麦地治温篇书后/张山雷//三三医报.-2-31-309

陆九芝论霍乱篇书后/张山雷//三三医报.-2-31-310

陆九芝论临症指南温热门席姓等案申义/张山雷//三三医报.-2-31-445

陆九芝论温热病篇书后/张山雷//三三医报.-2-31-302

陆九芝论吴又可瘟疫篇书后/张山雷//绍兴医药学报.-1-20-410

录验方新编治痢微理妙论/莲塘居士//国医砥柱月刊.-5-16-274

论白瘩之造成与廓清/盛心如//光华医药杂志.-4-35-34

论白喉忌表之贻误/孙梓材//中医杂志.-2-19-440

论白喉抉微忌表之误会/杜子良//神州医药学报.-1-42-450

论白喉症/未署名//医学报.-1-5-565

论百斯笃病(又名黑死病又作鼠疫)西医只知预防不知疗治/王寿芝//绍兴医药学报.-1-13-461

论斑痧疹之治法/费芷荪//神州国医学报.-4-14-448

论常熟己未年之霍乱/张汝伟//绍兴医药学报.-1-15-555

论春温热入心荣神昏谵语红疹隐约/王普耀（著）;沈仲圭（校）//三三医报.-2-31-63

论大人疫痘/徐相宸//绍兴医药学报.-1-13-421

论大头瘟病治法/杨叔澄//中医世界.-3-36-131

论大头瘟症治法/杨叔澄//北平医药月刊.-5-9-289//文医半月刊.-5-14-115

论冬温风燥酿痰咳嗽/王普耀（著）;沈仲圭（校）//三三医报.-2-31-61

论痘症/刘云香//中医杂志.-2-19-437

论痘症之顺险逆/赵伟男//国医杂志.-4-7-281

论防疫之先决问题/程瀚章//中西医学报.-1-36-380

论风温病以肺虚肝旺者为善变/任汉佩//绍兴医药学报.-1-9-245

论风温之症状及治法/王治华//国医砥柱月刊.-5-17-294

论伏气温病是伏热非伏寒/医学公报社//医学公报.-1-6-579

论伏暑症/钱缙甫//神州医药学报.-1-46-48

论干血劳治法答王君肖舫/史介生//绍兴医药月报.-2-39-145

论哈尔滨致疫之由/医学公报社//医学公报.-1-7-276

论黑热病/陆渊雷//中医新生命.-5-6-373

论花柳病/朔隐//绍兴医药学报.-1-18-208

论霍乱(连载)/章炳麟//苏州国医杂志.-5-2-371,374,375

论霍乱/张国华//医学杂志.-2-1-537

论霍乱标本寒热治法/邓德辅//杏林医学月报.-3-22-160

论霍乱之病理/包农辅//医学杂志.-2-2-163

论霍乱之病因及治法(连载)/张锡纯//医学杂志.-2-1-534.-2-2-63

论霍乱之原理及注射盐水之害/张汝伟//医界春秋.-3-10-107

论霍乱之原因及中西治疗法之比观/陆自量//苏州国医杂志.-5-1-175

论霍乱治法/张锡纯//中医杂志.-2-22-474

论检疫/杜子良//神州医药学报.-1-43-97

论交通便易传染之酷虐/吴锡璜//绍兴医药月报.-2-39-326

论结核菌之流毒及其防遏法/朱笏云//中西医学报.-1-25-389

论今年虎疫源流与治疗方法/张绍修//绍兴医药月报.-2-40-329

论烂喉痧/张赞臣//医界春秋.-3-5-125

论烂喉痧与白喉之别/戴橘圃//中医杂志.-2-24-51

论烂喉有喉痧喉风之别/戴橘圃//中医杂志.-2-24-52

论理发匠挑痧之危险/一得//绍兴医药月报.-2-40-458

论痢/张汝伟//三三医报.-2-31-591

论痢疾/医学报社//医学报.-1-5-541

论痢疾/虞哲夫//神州医药学报.-1-44-224

论痢疾症之不宜概用丸药/王润霖//绍兴医药学报.-1-14-457

论麻症/何志仁//绍兴医药学报.-1-20-419

论脑膜炎证治/方毓麟//医界春秋.-3-6-415

论脑膜炎症国医之治疗并预防法/刘琴仙//杏林医学月报.-3-19-133

论疟/陆以梧//中国医药月刊.-5-33-220

论疟/许伯元//医学杂志.-2-7-64

论疟疾（连载）/周镇//医学杂志.-2-3-176,297

论疟疾/张纯轩//医学杂志.-2-18-73

论疟疾之病源与治法/吴明之//苏州国医杂志.-5-1-177

论疟疾之证治/商智//医学杂志.-2-14-515

论疟母宜兼外治/商智//中医世界.-3-25-218

论上海虎疫并急救治疗法/葛荫春//医学杂志.-2-9-207

论湿热/颐//文医半月刊.-5-14-35

论湿温时病之我见/吴莲洲//绍兴医药月报.-2-40-392

论湿温之病理/王德箴//医林一谔.-4-11-290

论湿温治法/章太炎//苏州国医杂志.-5-2-376

论湿温治法(连载)/章太炎//自强医学月刊.-3-41-91,151

论时行天痘忌用食品举发/叶指发//中医杂志.-2-19-235

论时痧说/马绩熙//神州医药学报.-1-46-355

论时疫咽喉等症治法/杨叔澄//北平医药月刊.-5-9-53//文医半月刊.-5-14-199

论时疫之看护法/曹炳章//绍兴医药月报.-2-40-349

论时疫之预防法/曹炳章//绍兴医药月报.-2-40-344

论暑/张蕴石//绍兴医药月报.-2-40-500

论暑病/陈芝高//杏林医学月报.-3-22-464

论暑温症不可过用凉剂/张汝伟//绍兴医药学报.-1-19-118//现代医药月刊.-4-27-31

论暑症之定义及其分类/朱承汉//华西医药杂志.-5-36-418

论鼠疫/杜子良//神州医药学报.-1-43-98

论鼠疫/李云年//医学公报.-1-7-200

论鼠疫病/赵含章//沈阳医学杂志.-3-2-18

论鼠疫之预防及其疗法/吴锡璜//绍兴医药月报.-2-39-217

论鼠疫之原因及治法/张锡纯//三三医报.-2-35-79//中医杂志.-2-25-357

论水痘治法/杨叔澄//北京医药月刊.-5-21-282//北平医药月刊.-5-9-290//文医半月刊.-5-14-116

论温病/黎天佑//医学公报.-1-7-180

论温病斑疹半由病化半由医造/赵登龙//医学杂志.-2-6-57

论温病发痉与脑膜炎之名称及其证治/张体元

//杏林医学月报.-3-17-106

论温病风温瘟疫湿温温毒温疟/金少陵//新中医刊.-5-20-17

论温病风温瘟疫湿温温毒温虐之异/杨质安//绍兴医药学报.-1-8-457

论温病及治法/杨绳武//北京医药月刊.-5-21-131

论温病今昔不同/贾鉴//医学公报.-1-7-25

论温病历程及进化趋势/熊济川//中医世界.-3-36-320

论温病脉证并治/罗潜庵//北平医药月刊.-5-9-283

论温病亦恶寒不宜汗下/曹鸿仪//医学杂志.-2-6-55

论温病之我见/赵子琴//国医砥柱月刊.-5-16-349

论温病之源流/赵子刚//杏林医学月报.-3-20-371

论温热发斑疹之理由/陈观光//医学报.-1-6-262

论瘟温之别/汤雨霖//绍兴医药学报.-1-15-442

论瘟疫之原因与治疗法/杨星垣//医学杂志.-2-13-160

论瘟疹之证宜分期治疗/段梦兰//北平医药月刊.-5-9-172

论吾国急宜讲究防疫之法/朱笏云//中西医学报.-1-24-311

论吴鞠通对于温病初起恶风寒者主以桂枝汤解肌法/张退之//北平医药月刊.-5-9-167

论戊申岁粤港核疫(一)至(四)/邱檀荪//医学报.-1-6-27,61

论戊申岁粤港核疫(一)至(四)/医学公报社//医学报.-1-6-93,121

论西医治疫症之不善(连载)/孙雨林//神州医药学报.-1-43-315,414

论细菌生于热并答客难(一)至(二)/李克蕙//医林一谔.-4-10-359,409

论夏热病/医学报社//医学报.-1-6-156

论小儿痘与斑与疹之异/张思卿//医学杂志.-2

- 5 - 201

论小儿痘疹之原因/赵瑞升//国医正言.-5-3-602

论星洲去年之伤风传染症/黄眉孙//绍兴医药学报.-1-15-441

论猩红热之病因及治法/冯性之//绍兴医药学报.-1-12-256

论叶氏治温热之误/张山雷//绍兴医药学报.-1-17-547

论疫霍乱症/任养和//医学报.-1-6-357

论疫热斑疹与疮毒/王炽//医学杂志.-2-4-50

论疫症名称书/时逸人//绍兴医药学报.-1-15-489

论预防霍乱善策并误食蛇精治法/周肇岐//绍兴医药学报星期增刊.-1-21-446

论治核疫之新理/何廉臣//绍兴医药学报.-1-9-239

论治痢(连载)/张锡纯//医学杂志.-2-2-319,463.-2-3-57//中医杂志.-2-19-431

论治痢/杨星垣//医学杂志.-2-3-582

论中暑与伤暑/邓鹤芝//杏林医学月报.-3-16-358

绿豆可治时行症/畢//绍兴医药学报.-1-14-342

略述天花原起及禁忌治法/潘壶隐//绍兴医药学报.-1-10-252

麻瘄诊治经过/杨德高//中医指导录.-3-37-307

麻痘险症束手无策忽忆针灸治痰法得庆更生荣膺匾额/王习谦//针灸杂志.-4-28-75

麻风/丁惠康//德华医学杂志.-1-39-127

麻风/傅乐仁(著);邬志坚(编译)//中西医学报.-1-41-565

麻风病一夕谈/俞慎初//国医砥柱月刊.-5-16-600

麻风病之研究/张永生//针灸杂志.-4-33-389

麻风病治法/黄国材//医学杂志.-2-4-353

麻风初起极易消灭/况乾五//针灸杂志.-4-34-369

麻风的病象诊断和治疗(连载)/高克瑞//中西医学报.-1-41-213,339

麻风鉴别法(附麻风验方)/吴去疾//神州国医学报.-4-14-451

麻风论治/商复汉//医界春秋.-3-8-52

麻风胚胎/陈秩云//国医杂志.-4-5-147

麻风一症针灸能否治愈应针灸何穴祈赐教/中国针灸学研究社//针灸杂志.-4-28-484

麻风亦有治疗法/章鑑虞//杏林医学月报.-3-19-273

麻风证治之研究/张凤楼//现代中医.-4-42-602

麻风症概论(连载)/刘伯唐,刘仲儒//广东医药月刊.-3-24-18,62

麻风症之研究/陈心诚//国医公报.-4-23-319

麻风治法述要/傅乐仁//中西医学报.-1-38-13

麻后噤口痢疾论治/骆明普//杏林医学月报.-3-20-27

麻疹正俗/沈裁之//现代中医.-4-42-109

麻疹证治我见/凌树人//现代中医.-4-42-340

麻杏石甘汤治愈痧后气急鼻扇之原理/唐湘清//中医世界.-3-37-542

麻疹(即正痧)/徐召南//医学杂志.-2-13-517

麻疹(连载)/沈济苍//新中医刊.-5-19-207,236,262,290

麻疹/刘国辅//新中华医药月刊.-5-35-552

麻疹/荣质文//新中医刊.-5-19-29

麻疹/杨尚恒//德华医学杂志.-1-40-73

麻疹/章次公//新中医刊.-5-19-101

麻疹病拾要/江惠民//医界春秋.-3-9-197

麻疹不透内陷泄泻记录/顾海平//针灸杂志.-4-34-263

麻疹丹斑分别论治/盛载铭//中医杂志.-2-19-242

麻疹概论/朱寿朋//医界春秋.-3-9-187

麻疹咳嗽发热之研究/萧俊逸//医界春秋.-3-9-209

麻疹内攻及其汉方医学的治疗法(一)至(三)/[日]矢数有道(作);张敬武(译)//光华医药杂志.-4-39-325,407,510

麻疹期中的合并症:肺炎/胡光慈//新中华医药月刊.-5-35-21

麻疹浅说/廖浚泉//现代中医.-4-42-390

麻疹述概/刘民叔//医界春秋.-3-9-199

麻疹碎金谈/朱寿朋//医界春秋.-3-9-207

麻疹谈/韩志谦//医学杂志.-2-18-144

麻疹问题/张仲勋//医界春秋.-3-13-437

麻疹新解(连载)/盛止缘//华西医药杂志.-5-36-415,470,523.-5-37-151,210,270

麻疹新论/周毅//新中医刊.-5-20-175

麻疹与合并症/薛明波//国医导报.-5-30-163

麻疹之鉴别诊断/章次公(著);汪浩权(藏)//中国医药月刊.-5-32-272

麻疹之研究/陈应期//医林一谔.-4-9-183

麻疹之诱导疗法/朱寿朋//医界春秋.-3-11-76

麻疹治法新贡献/周禹锡//杏林医学月报.-3-23-438

麻疹治疗之研究/滕达//新中华医药月刊.-5-35-581

麻证论治/杨星垣//医学杂志.-2-8-329

麻证原因与疗法/刘绍华//杏林医学月报.-3-21-376

麻症论治/杨星垣//医学杂志.-2-11-74

马脾喉风之可畏/陈起云//国医砥柱月刊.-5-16-617

蔓延苏北之黑热病研究/沙亦恕//医林一谔.-4-11-289

蔓延苏北之黑热病研究/亦怒//光华医药杂志.-4-36-169

漫谈白喉治疗/许济弘//新中华医药月刊.-5-35-459

慢性痢疾/张砺卿//光华医药杂志.-4-39-445

梅毒菌语/郭云霄//中西医学报.-1-34-59

梅毒烂喉烂鼻之治验(二则)/郭林森//医学杂志.-2-5-86

梅毒新排毒素疗法(连载)/[日]渡边熙(著);张永霖(译)//自强医学月刊.-3-41-177,264,332,400,454

梅毒之治疗汞剂砒剂中西医多用之或疑其有害或谓其有效试申论其原理并确定其主治/刘少渔//医学杂志.-2-18-66

梅疮变狂症之理由及治疗/郭林森//医学杂志.-2-4-79

美人丹倪尔演说癫病/[英]季理斐//绍兴医药学报.-1-13-211

迷信岂能逐疫论/实秋//绍兴医药月报.-2-40-400

面议骆钧平久利病源及治法/张方舆//国医砥柱月刊.-5-16-283

民二十一年厦门霍疫诊治经过偶存(连载)/梁春煦//杏林医学月报.-3-19-262,294

明年辛酉年燥金为疫出真瘟螺痧鬼偷肉症预筹救治法预先论之以观后效论/刘吉人//绍兴医药学报星期增刊.-1-21-376

牡疟解/张筱村//医学报.-1-6-346

南京医报陈少之论霍乱/医学杂志社//医学杂志.-2-3-93

南洋猪毛痧症说/黄眉孙//神州医药学报.-1-46-43

脑底留痕录/段德全//国医砥柱月刊.-5-18-502

脑脊髓膜炎防治的我见/牟允方//华西医药杂志.-5-36-521

脑脊髓膜炎琐谈/夏益寿//医界春秋.-3-7-406

脑脊髓膜炎预防急救浅说/陈益生//医学杂志.-2-11-331

脑脊髓膜炎之症状病理及治验/沈仰慈//中国医学月刊.-3-15-486

脑脊髓膜炎之治法/陆振声//针灸杂志.-4-33-167

脑脊髓膜炎之中药疗法/任灿芬//光华医药杂志.-4-35-394

脑膜脊髓炎研究篇(连载)/邵逸飞//医界春秋.-3-7-308,343

脑膜炎/缪永祺//广东医药月刊.-3-24-572

脑膜炎:即真头痛/唐铁花//中医世界.-3-37-228

脑膜炎:痉病/张友琴//中医指导录.-3-37-180

脑膜炎简易疗法/朱明初//中西医学报.-1-38-149

脑膜炎论治/叶古红//医界春秋.-3-11-119

脑膜炎论治/张永霖//华西医药杂志.-5-37-204

脑膜炎受病并治法/李麟书//杏林医学月报.-3-19-77

脑膜炎书后之补充/曾觉叟//国医正言.-5-4-6

脑膜炎为疫性痉症概述/钱甦石//光华医药杂志.-4-37-297

脑膜炎与急头风论略/徐东林//中医世界.-3-27-124

脑膜炎愈后耳聋/徐心亘//光华医药杂志.-4-35-594

脑膜炎证之原因与治疗法/罗兆琚//针灸杂志.-4-31-27

脑膜炎之病理和疗法/邢锡波//中国医药月刊.-5-32-186

脑膜炎之病状原因与治疗/邢锡波//光华医药杂志.-4-38-337

脑膜炎之三种症状/新中医刊杂志社//新中医刊.-5-20-346

脑膜炎之特效疗法/谢剑鸣//杏林医学月报.-3-22-69//医界春秋.-3-12-177

脑膜炎之特效疗法/医学杂志社//医学杂志.-2-16-407

脑膜炎之特效药/郑文达//医界春秋.-3-10-57

脑膜炎之我见/谢仁山//杏林医学月报.-3-20-421

脑膜炎之预防与看护/[日]伊藤知教(著);程仕根(译)//苏州国医杂志.-5-2-530

脑膜炎之真相及其治疗法/卢觉愚//杏林医学月报.-3-19-62

脑膜炎之治验方解/张治河//国医公报.-4-20-288

脑膜炎中西简易疗法/朱明初(原著);吴守铭(实验)//针灸杂志.-4-33-48

脑炎退后不能言语之治愈/杨葆全//针灸杂志.-4-34-361

脑衣炎简易疗法/桂馨书屋//绍兴医药学报星期增刊.-1-21-116

牛痘浅说/孙祖烈//中西医学报.-1-35-185

牛痘余论/江子卿//绍兴医药学报.-1-17-487

牛痘杂说/丁锡康//中西医学报.-1-36-467

牛痘之历史及痘苗之制法(连载)/威林(原著);林继枝(译)//国医杂志.-4-5-572.-4-6-63,157

牛疫预防兼问治法/黄国材//绍兴医药学报星期增刊.-1-22-473

疟/高思潜//三三医报.-2-29-362

疟病/谭次仲//中国医药月刊.-5-33-218

疟病人注意/周镇//绍兴医药学报星期增刊.-1-22-207

疟病之研究(连载)/赵焯贤//广东医药月刊.-3-24-26,71

疟病之研究/程哲//医学杂志.-2-7-454

疟后宜补血说/沈仲圭//三三医报.-2-35-265//沈阳医学杂志.-3-3-232//中医杂志.-2-26-49

疟疾/丁济华//中国医学月刊.-3-15-86

疟疾/刘炳文//光华医药杂志.-4-38-83

疟疾/薛泽珊//中国医药月刊.-5-32-372

疟疾/袁秀岳//医界春秋.-3-10-54

疟疾病论治/詹松波//针灸杂志.-4-31-450

疟疾病与败热速/郭平//国医导报.-5-30-329

疟疾病原说/曹树芸//国医正言.-5-3-43

疟疾病原说/李丹五//国医正言.-5-3-95

疟疾病源说/李钰琳//医界春秋.-3-6-93

疟疾病源说/梁惠琼//国医杂志.-4-7-515

疟疾病源说/卢梓登//国医杂志.-4-5-53

疟疾刍言/医学报社//医学报.-1-6-379

疟疾概论/蔡达五//华西医药杂志.-5-37-81

疟疾概论/高鉴如//中国女医.-5-34-227

疟疾概论/蒋颂南//中国医药月刊.-5-33-204

疟疾概论/周咏南//光华医药杂志.-4-40-132

疟疾古今中外病原考/陈崇五//国医导报.-5-29-140

疟疾经历之自述/刘景川//沈阳医学杂志.-3-2-222

疟疾精神上之解剖/王兰远//医学杂志.-2-3-178

疟疾论/丁武奇//中医杂志.-2-26-50

疟疾论/余公侠//自强医学月刊.-3-41-325

疟疾论/周自强//中国医药月刊.-5-33-201

疟疾论并治法/史炳南//绍兴医药学报.-1-19-429

疟疾篇(连载)/金溱波,何廷槐//华西医药杂志.-5-37-68,125

疟疾浅述/张治河//医学杂志.-2-13-66

疟疾台湾的民间疗法/存济医庐(译)//国医导报.-5-29-288

疟疾谈/味寒//绍兴医药学报.-1-10-537

疟疾通义/邹云翔//光华医药杂志.-4-40-153

疟疾问题及答案之概论(一)至(三)/洞天//医学报.-1-6-301,326,335

疟疾问题之管见/林先耕//医学报.-1-6-403

疟疾新论/缪俊德//中国医药月刊.-5-33-206

疟疾原素发生之理由/王兰远//医学杂志.-2-3-179

疟疾原素侵入之隧道/王兰远//医学杂志.-2-3-299

疟疾原素治疗之药方/王兰远//医学杂志.-2-3-300

疟疾证治(连载)/魏创业//光华医药杂志.-4-41-40,122

疟疾证治概要/孔繁煜//华西医药杂志.-5-37-79

疟疾之病理症状及治疗法/张家荪//光华医药杂志.-4-39-206

疟疾之研究(连载)/王治华//国医公报.-4-24-191,298

疟疾之研究/阴毓龙//医学杂志.-2-2-325

疟疾之研究/张治河//医学杂志.-2-10-467

疟疾之研究/周宗鉴//现代中医.-4-43-378

疟疾之原理并治法/郑德辅//杏林医学月报.-3-21-508

疟疾治疗之演进(连载)/茅济棠//国医导报.-5-30-46,104

疟疾中西诊治论/黄国材//绍兴医药学报.-1-17-92

疟疾中西治疗之大要/马孟元//中西医学报.-1-35-227

疟痢能食不死/李健颐//医林一谔.-4-10-66

疟痢受病原因及治法/卢景侨//医学杂志.-2-1-301

疟痢同病论治/倪本青//中医指导录.-3-38-227

疟痢之成因与症治/汪春阳//复兴中医.-5-31-187

疟痢之预防法论/一得//绍兴医药月报.-2-40-394

疟论/丁叔廉//医学杂志.-2-14-316

疟论/郁瑞//中医杂志.-2-26-229

疟论/章太炎//苏州国医杂志.-5-2-368//现代中医.-4-43-374//医界春秋.-3-5-59

疟论大纲/王坦//医学杂志.-2-6-75

疟脉自弦论/陈芝高//杏林医学月报.-3-22-421

疟母之病源及治疗/沈仲圭//中西医学报.-1-40-420

疟说/王寿芝//神州医药学报.-1-43-417

疟邪在经犹可延挨痢关乎脏误治则危说/程次明//神州国医学报.-4-16-60

疟应早截论/孙砚孚//国医砥柱月刊.-5-18
　-108

疟症论/赵伟男//国医杂志.-4-6-478

疟症新说/陈衡哲//医学报.-1-5-213

疟之研究/周禹锡//国医公报.-4-24-410

痞病诊疗法之检阅/谢诵穆//中医新生命.-5-
　6-389

痞块症(又名黑热病)概论(连载)/孟乐天//国
　医公报.-4-23-409.-4-24-35

辟林药樵杜撰痧症之谬妄说/神州医药学报社
　//神州医药学报.-1-47-136

辟泥时治病论/周仲寿//医学报.-1-5-405

辟瘟不药方/中西医学报社//中西医学报.-1-
　23-262

辟张景岳阴暑之名及治法之谬/苏雨田//神州
　医药学报.-1-43-495

瞥死脱(Peot)即黑死病即鼠疫/蒋履曾//中西
　医学报.-1-24-245

葡萄疫之研究/张泽霖,丁叔廉//医学杂志.-2
　-14-64

前湖北军医教习(神保涛次郎中野太郎)避疫法
　大意稿/李鹤访//医学报.-1-6-347

青年易犯之传染病译S. Stell原著/刘季雄//中
　西医学报.-1-36-163

秋季时症答问/胡天中//绍兴医药学报星期增
　刊.-1-21-399

秋痢常识/吴莲洲//中西医学报.-1-40-462

秋令疟疾之有效疗法/沈凤祥//光华医药杂志
　.-4-35-35

秋末春初间疟与中医之所谓伏气/毛邦汉//中
　国医药月刊.-5-33-21

去年流行痘疮之检讨/蒋文芳//新中医刊.-5-
　19-147

劝防疫/指//中西医学报.-1-24-238

劝各乡镇施种牛痘说/江子卿//绍兴医药学报
　.-1-17-465

劝有疫之埠市政官绅速速掩埋浮厝之棺为弥疫
　好方法/周镇//绍兴医药学报星期增刊.-1-
　21-131

劝中医审霍乱之治/章太炎//绍兴医药月报.-2

　-40-319//苏州国医杂志.-5-2-389

热病新论/薛公善//文医半月刊.-5-14-459

热遏内盛因发闷痧/李健颐//复兴中医.-5-31
　-340

热霍乱症针治法/王肖舫//医学杂志.-2-2
　-190

热霍乱治法/医学报社//医学报.-1-6-392

热湿一病有在上焦中焦下焦之别试言其见症及
　治法/田尔康//医学杂志.-2-13-652

日本怪病原来如此/王合三//现代中医.-4-42
　-298

肉菌之防免法/谷君//中西医学报.-1-25
　-471

如皋东马塘医士周偲生对于疟疫研究及治疗报
　告/周偲生//光华医药杂志.-4-40-539

如何驱逐消化器传染病/吴立燕//中国医药月
　刊.-5-32-291

如何治疗湿温/许伯超//国医砥柱月刊.-5-18
　-389

撒疫防以解商困/中西医学报社//中西医学报
　.-1-24-443

腮腺炎及大头瘟/张子恒//医学杂志.-2-17
　-69

腮腺炎之研究/魏创业//文医半月刊.-5-14
　-361

丧家旧习之防疫观/夏以煌//中西医药.-5-10
　-184

痧喉阐义/程镜宇//中医世界.-3-31-156

痧喉论/江子卿//绍兴医药学报.-1-19-431

痧后余波说/高鉴如//国医砥柱月刊.-5-16
　-591

痧麻之喉宜表说/张菊人//中医杂志.-2-22
　-260

痧气简便神效法/夏其初//针灸杂志.-4-31
　-465

痧与霍乱考/倪本青//中医指导录.-3-37
　-583

痧与霍乱考/唐思义//中医指导录.-3-37
　-383

痧诊外治讨论/章巨膺//新中医刊.-5-20-69

痧疹痦论治/徐伯琴//光华医药杂志.-4-39-137

痧疹的病情及疗法/姚兆骥//国医砥柱月刊.-5-17-656

痧疹经验谈/王慰伯//医界春秋.-3-9-205

痧疹论治/秦振声//中医世界.-3-37-21

痧疹麻痦喉及治法论/杨燧熙//绍兴医药学报.-1-15-424

痧疹麻痦喉及治法再论/杨燧熙//绍兴医药学报.-1-16-205

痧疹浅述/俞慎初//中医指导录.-4-3-201

痧疹述要(连载)/蒋颂南//中国医药月刊.-5-32-521,552,590.-5-33-17,59,123,332

痧疹之病理与治疗(连载)/盛心如//光华医药杂志.-4-35-20,94

痧疹之残酷/冯友震//光华医药杂志.-4-35-345

痧疹之初起与已出时期(连载)/盛心如//中医世界.-3-30-47,400

痧疹之看护当如何/高思潜//绍兴医药学报.-1-20-342

痧疹之六大时期/陈慰苍//中国医学.-5-34-131

痧疹之诊断及治疗与预防法/张赞臣//医界春秋.-3-9-204

痧证治管见/张体元//国医杂志.-4-12-156

痧症后之走马牙疳/高思潜//绍兴医药学报.-1-20-116

痧症之源流与治法/杨星垣//医学杂志.-2-10-245

痧症指南便览表(连载)/胡国鑫//针灸杂志.-4-30-429.-4-31-48,122,198,289,470.-4-32-81

痧症治法之研究/程哲//医学杂志.-2-2-470

痧之释义(连载)/谢诵穆//中国医药月刊.-5-33-23,66

痧之研究谈/易上达//绍兴医药月报.-2-40-438

痧子病原论/章巨膺//中国医学.-5-34-42

痧子的病情及防护/薛君律//国药新声.-5-26-65

痧子和百日咳/高鉴如//中国女医.-5-34-265

痧子与红麻鉴别诊断/曹瑾轩//光华医药杂志.-4-39-301

痧子早回之原因/尤学周//新中医刊.-5-19-232

痧子之原因与治疗/张赞臣//医界春秋.-3-5-458

痧子之症状及防护法/诸箦燕//复兴中医.-5-31-214

山东诸城县发生疫痧治疗法/王肖舫//医学杂志.-2-5-213

山西中医改进研究会会员军医长凌邦杰报告治验痢疾方论/凌邦杰//医学杂志.-2-1-322

删补清太医院治瘟速效瘟疫辨论(一)至(八)/周禹锡//杏林医学月报.-3-22-286,331,370,415,455,498,540.-3-23-58

伤风传染症/黄楣孙//绍兴医药学报.-1-15-51

伤风未解传变温毒疫痧病论及治法(连载)/焦会元//国医砥柱月刊.-5-16-536,631

伤暑新理论/黄国材//绍兴医药学报.-1-19-116//沈阳医学杂志.-3-2-152

上方便医院论治疫防疫书/梁培基//中西医学报.-1-25-85

上海病/季雨苍//中国医学.-5-34-40

上海病/沈公健//复兴中医.-5-31-395

上海夏秋时疫蔓延之感冒/冯谷良//绍兴医药月报.-2-40-446

绍兴医药学报和县高君思潜论痧疹窃伸鄙议商榷之/谢榆孙//三三医报.-2-32-11

申论痢证治法(连载)/张锡纯//沈阳医学杂志.-3-3-287,347,393

神效救疫丹之灵验/沈仲圭//绍兴医药学报星期增刊.-1-21-351

湿疮忌用牛膝记/卢育和//医学杂志.-2-15-58

湿疟/高思潜//三三医报.-2-29-363

湿热(连载)/任应秋//华西医药杂志.-5-36-

356,405,459

湿热一病初起恶寒颇似伤寒症状然若用辛温发表为祸甚巨试言其理之所在/米显东//医学杂志.-2-13-197

湿温病疗法要旨/张嘉卉//光华医药杂志.-4-35-549

湿温病论治/李冰妍//光华医药杂志.-4-35-395

湿温病强心疗法之推荐/章次公//新中医刊.-5-19-596

湿温病为太湖流域独多之症候其治法与伤寒不同论/程国树,严以平//中医世界.-3-36-187

湿温病因及证治/王映和//医学杂志.-2-13-275

湿温病与风温病辨/陈钟莲(遗著);陈芝高(录寄)//杏林医学月报.-3-23-189

湿温病之研究/王炽//医学杂志.-2-3-435

湿温病之诊断法/张赞臣//国医砥柱月刊.-5-17-566

湿温伏邪论治/独善//绍兴医药学报.-1-19-450

湿温概言/高鉴如//国医砥柱月刊.-5-16-510

湿温化热证治(录医学体用)/沈仲圭//三三医报.-2-30-477

湿温挟食温燥变症攻下乃愈暑温误燥上吐下秘润脏治验两则/胡天宗//三三医报.-2-29-583

湿温论(知古斋课艺)/徐韵英//绍兴医药学报.-1-19-418

湿温论治/经文彬//中医指导录.-4-2-424

湿温论治/沈仲圭//三三医报.-2-31-373

湿温论治/自强医学月刊社//自强医学月刊.-3-40-618

湿温时疫流行甚广我在中医巡回诊疗队实地经过个人之研究/黄星楼//光华医药杂志.-4-40-346

湿温暑湿伏暑同源异治辨/赵逸仙//绍兴医药学报.-1-9-123

湿温暑温之简便疗法/沈仲圭//中医杂志.-2-26-313

湿温为难治之病/沈仲圭//医界春秋.-3-13-71

湿温邪陷心包/王石清//北京医药月刊.-5-21-303

湿温演讲录/章次公(讲述);余泽霓(笔记)//现代中医.-4-42-160

湿温演绎(连载)/宋爱人//光华医药杂志.-4-35-545,-4-36-19,103,170,257

湿温要略/张汝伟//医学杂志.-2-13-273

湿温证治(连载)/章成之(述);冯超人(撰)//中国医药月刊.-5-33-64,95,148,177,241,299,329

湿温证治/薛公善//神州国医学报.-4-16-548

湿温证治概括/顾德祥//中医指导录.-3-38-537

湿温证治论略/陈也齐//中医杂志.-2-19-439

湿温症不宜服蓖麻油/赵意空//医学杂志.-2-10-361

湿温症时方标本附评(连载)/聂云台//中国医药月刊.-5-33-150,186

湿温症之沿革考/余泽霓//苏州国医杂志.-5-1-165

湿温症治谈/荣质文//新中医刊.-5-19-8

湿温症治谭/卢育和//医学杂志.-2-13-271

湿温之初病与发汗/钱公玄//现代中医.-4-42-160

湿温之研究/樊子文//现代中医.-4-43-466

湿温之症象与病理及治法之概要/葛荣光//光华医药杂志.-4-39-215

湿温治法一得/沈仲圭//医学杂志.-2-7-473

湿温治法一得论/沈仲圭//绍兴医药月报.-2-39-485

湿温治例/盛心如//新中医刊.-5-19-26

湿温治疗法之研究/沈仲圭//苏州国医杂志.-5-2-111

湿温治验之研究/杨书培//医学杂志.-2-3

-437

湿症论/邱蓉舫//中医杂志.-2-27-343

时病治疗上不可忽视的强心法/寿守型//国医公报.-4-20-67//中国医药月刊.-5-33-425

时瘄初起亦不能误用风寒药/裘吉生//绍兴医药学报.-1-16-208

时瘄证治法/潘文藻//绍兴医药学报星期增刊.-1-21-51

时代性病论翼/袁复初//医学杂志.-2-14-13

时痘方案(连载)/杨道南//中医世界.-3-27-273.-3-29-308

时痘论/朱凤穉//中医世界.-3-26-34

时感证邪热内陷辨/裘吉生//绍兴医药学报.-1-16-350

时行伏阴总论/三三医报社(辑)//三三医报.-2-30-442

时令病白喉与烂喉之鉴别/曾惠民//光华医药杂志.-4-39-27

时令病各家学说之概观/时逸人//复兴中医.-5-31-438//中国医药月刊.-5-32-351,398

时气病中有两种急需预备之要药/安干青//北京医药月刊.-5-21-278

时痧治验/杨燧熙//三三医报.-2-30-272

时疫病之确实经过/张山雷//神州国医学报.-4-14-95

时疫病之研究/中西医学报社//中西医学报.-1-28-359

时疫管见/郭镕甫//医学杂志.-2-11-218//中医世界.-3-29-157

时疫喉症有喉风喉痧烂喉痧烂喉风之别/戴橘圃//中医杂志.-2-27-208

时疫霍乱/张生甫//沈阳医学杂志.-3-3-142

时疫霍乱寒热辨(附简明疗法)/曹炳章//绍兴医药学报.-1-15-417

时疫痉病之经验谈/严苍山//中医世界.-3-25-215

时疫酒/卢育和//绍兴医药学报星期增刊.-1-21-264

时疫抉微/王培元(口述);沈石农(译)//中西医学报.-1-28-366

时疫流行甚剧/绍兴医药学报社(辑录)//绍兴医药学报星期增刊.-1-21-308

时疫流行与医学常识/宋国宾//中西医学报.-1-36-381

时疫流行之可虑/绍兴医药学报社//绍兴医药学报.-1-11-120

时疫流行之难治/绍兴医药学报社(辑录)//绍兴医药学报星期增刊.-1-21-308

时疫浅说/刘士敏//中西医学报.-1-40-415

时疫秋燥疗治问答/王寿芝//绍兴医药学报.-1-14-469

时疫善后感言/荣达坊//中西医学报.-1-36-397

时疫盛行可奈何/绍兴医药学报社//绍兴医药学报.-1-12-467

时疫说/胡瀛峤//绍兴医药学报.-1-15-567

时疫未来的预防/史介生//绍兴医药学报星期增刊.-1-21-251

时疫温疹论治/段梦兰//北京医药月刊.-5-21-210

时疫问答/赵逸仙//绍兴医药学报.-1-8-31

时疫野谈/袁绿野//绍兴医药学报.-1-15-149

时疫一得论/王寿芝//绍兴医药学报.-1-11-159

时疫应用丸散之寒热鉴别法/曹炳章//绍兴医药月报.-2-40-334

时疫与饮用水/荣达坊//中西医学报.-1-36-395

时疫预防及治疗/王兰远//绍兴医药学报星期增刊.-1-21-116

时疫原因及实用方论/杨燧熙//绍兴医药学报.-1-17-93

时疫远传/利济学堂报社//利济学堂报.-1-3-590

时疫之分别并治法/李文彬//国医正言.-5-3-100

时疫之看护法(连载)/曹炳章//三三医报.-2-35-175,209//沈阳医学杂志.-3-3-300

时疫之预防法/曹炳章//三三医报.-2-35-172 //沈阳医学杂志.-3-3-252

时疫治法之讨论/钱存济//神州医药学报.-1-46-516

时疫治误之惨剧/济//神州医药学报.-1-46-327

时疫治愈经验方/商渔笛//绍兴医药学报.-1-15-478

时症复杂剧烈之治法/陈泽东//国医正言.-5-3-48

时症研究谈/汤雨霖//绍兴医药学报.-1-15-427

时症一得/魏达夫//绍兴医药学报.-1-8-204

时症疫疾非由不洁传染论/俞鉴泉//绍兴医药学报.-1-12-16

时症用药/唐思义//中医指导录.-3-37-587

时症诊治/竹芷熙,竹余祥//绍兴医药学报.-1-14-533

世言温疫与伤寒对待立言然温病疫疠实非一门有经见者有不经见者其治法各别能一一详言之欤/白璧章//医学杂志.-2-9-372

似疟病机/陈幼勤//铁樵医学月刊.-4-44-415

试言壬戌岁温病论治/胡天宗//医学杂志.-2-1-612

释燥气/姚子让//中医指导录.-3-39-288

手淫与伏气温病有密切之关系(一)至(二)/丘山//文医半月刊.-5-14-84,100

书盦医学论丛(热入血室论)/周宗鉴//国医砥柱月刊.-5-16-340

书霍乱沿革考补遗后/季融五//自强医学月刊.-3-41-556

书吴又可与戴北山论温后/陆继韩//医界春秋.-3-5-292

书叶天士吴鞠通论温后/陆继韩//医界春秋.3-5-107

暑病说/李进修//沈阳医学杂志.-3-1-31

暑疟/沈如琳//华西医药杂志.-5-37-553

暑湿病之酝酿及其治法/张志桥//中医世界.-3-32-557

暑湿病之症状传变及治法/李树秀//中医指导录.-3-37-581

暑湿论/陈养真//医学报.-1-6-275

暑温湿温浅说/陈颂周//中医指导录.-4-3-297

暑温症治疗法/陈纪常//杏林医学月报.-3-23-19

暑与湿之病理与疗法/沈愚如//中医世界.-3-36-312

暑月防疫救急运动/陈泽东//国医正言.-5-3-111

鼠獭兔貂鼬羊之作祟/中西医学报社//中西医学报.-1-25-147

鼠疫(连载)/李焕卿//国医砥柱月刊.-5-16-619 .-5-17-42

鼠疫病理之研究(连载)/时逸人//医学杂志.-2-11-482,595 .-2-12-93

鼠疫补记/绍兴医药学报社//绍兴医药学报.-1-13-529

鼠疫刍言/李云年//绍兴医药学报.-1-14-171

鼠疫初起一二日尚未起核与外感发热有何分别说(连载)/黄眉孙//绍兴医药学报.-1-11-132,191

鼠疫传染之讨论/李健颐//中医世界.-3-28-294

鼠疫的病理和预防及治疗法/杨华亭//医林一谔.-4-11-410

鼠疫发明/颜伯卿//神州医药学报.-1-45-136

鼠疫防救办法/陈澄//中西医药.-5-13-141

鼠疫辑要/国医正言杂志社//国医正言.-5-5-645

鼠疫简述/曹韵午//国医正言.-5-5-34

鼠疫将脱/李健颐//医界春秋.-3-10-455

鼠疫临诊集/江长春//中医世界.-3-30-214

鼠疫流行治法之经验/邓凤笙//神州国医学报.-4-18-383

鼠疫论治(连载)/陈秩平//杏林医学月报.-3-22-338,383

鼠疫浅论/包句香//国医导报.-5-30-40

鼠疫琐闻/黄眉孙//绍兴医药学报.-1-13-183

鼠疫谈/崔虞阶//杏林医学月报.-3-17-519

鼠疫特效治疗法(连载)/丘嘉祥//光华医药杂志.-4-38-318,460.-4-39-36

鼠疫危险不可不知/周镇//绍兴医药学报.-1-13-422

鼠疫误认少阴/李健颐//医界春秋.-3-10-455

鼠疫消弭及疗法(连载)/吴锡璜//医学杂志.-2-6-363,500

鼠疫新篇(一)至(六)/李健颐//杏林医学月报.-3-17-293,344,384,415,450,503

鼠疫续记/绍兴医药学报社//绍兴医药学报.-1-13-505

鼠疫续纪/绍兴医药学报社//绍兴医药学报.-1-13-381

鼠疫一夕话/万钧//中西医学报.-1-35-435

鼠疫一夕谈/丁福保//中西医学报.-1-24-23

鼠疫杂论/李健颐//中医世界.-3-27-285

鼠疫召言/李云年//中医杂志.-2-19-201

鼠疫症治/俞慎初//中医指导录.-4-3-166

鼠疫之传染谈/李健颐//中医世界.-3-33-105

鼠疫之概论/李健颐//中医世界.-3-31-591

鼠疫之历史及类似鼠疫之鉴别法鼠疫菌之查检法/李祥麟//中西医学报.-1-24-37

鼠疫之研究(连载)/时逸人//医界春秋.-3-9-94,142

鼠疫之研究/陈伯豪//神州医药学报.-1-45-23

鼠疫之研究/罗燮元//医界春秋.-3-8-465

鼠疫之预防法/姚季英//文医半月刊.-5-14-69

鼠疫之原因及治法/张锡纯//绍兴医药月报.-2-40-539//医林一谔.-4-10-57

鼠疫之原因与危险/杨星垣//医学杂志.-2-10-145

鼠疫之治疗法(连载)/许小士//医学杂志.-2-8-71,199

鼠疫之治疗及验案/李健颐//医界春秋.-3-14-368

鼠疫之中西治疗观/李健颐//中医世界.-3-31-407

鼠疫治验谈/李健颐//中医世界.-3-26-570

述春温风温治法各异/刘前英//医学杂志.-2-8-70

述湿温症误治致死之一例/庄憩樵//现代中医.-4-42-581

述时疫之经过与救济/胡福先//绍兴医药月报.-2-40-367

述占那氏发明种牛痘原委说(连载)/高振铎//沈阳医学杂志.-3-1-93,192,253

述朱范两姓之女同是疫毒烂喉生死说/刁质明//绍兴医药学报.-1-20-38

水霍乱干霍乱症治概要/张树勋//中医世界.-3-37-238

水灾与防疫/杨静波//中医世界.-3-27-396

说斑/刘宗恒//北京医药月刊.-5-21-291

说传染病:一种应有之现代智识/吴文尧//现代中医.-4-42-177

说冬温风温/致逸//医界春秋.-3-5-146

说痘/沈肖卿//国医正言.-5-3-192

说霍乱泻痢证用薏米代谷之效/周镇//绍兴医药学报星期增刊.-1-21-376

说霍乱症之危险/李翰芬//国医杂志.-4-6-323

说痢(连载)/费泽尧//医学杂志.-2-8-306,438

说痢/费普炎//中医杂志.-2-25-366

说痢/王合三//医界春秋.-3-6-298

说痢/吴泽尧//三三医报.-2-35-186

说痢/张揆松//中医世界.-3-27-483

说痢疾/沈宗之//沈阳医学杂志.-3-2-415

说麻风/崔虞阶//杏林医学月报.-3-20-460

说脑脊髓膜炎及有效之新治法/缪永祺//广东医药月刊.-3-24-574

说疫摘要/刘松峰(著);李笑云(笔录);王胤昌(转载)//沈阳医学杂志.-3-3-86

说蝇(连载)/顾任伊//中西医学报.-1-29-405.-1-30-31

说瘴/刘筱云//医学杂志.-2-2-181.-2-6-48

说瘴气/袁桂生//神州医药学报.-1-46-345

说治霍乱大法/谬效国//神州医药学报.-1-47-322

四时皆有湿温之管见/张开钧//光华医药杂志.-4-41-574

四时所病与四时疠疾汇述/刘景素//沈阳医学杂志.-3-2-220

四时杂感不可妄称伤寒论/张菊人//北平医药月刊.-5-9-153

宋纯嘏先生痘科紧要方歌/何约明//绍兴医药学报.-1-15-23

苏城疫种之由来/中西医学报社//中西医学报.-1-26-415

俗谓白喉症忌表忌刮如果脉浮头痛恶寒发热究竟可否表散咽喉肿满究竟可否刮破试详言之/何希圣//医学杂志.-2-13-197

孙鸣第先生肺结核验案之检讨/何苏生//华西医药杂志.-5-37-470

孙仲华先生抄示急救霍乱经验神方/聂云台(记)//中西医学报.-1-38-151

台属耳下腺炎流行(台州通讯)/中医世界杂志社//中医世界.-3-39-392

台湾民间医学痢疾篇/高壁山氏(著);沈志晖(译)//复兴中医.-5-31-592

谈霍乱/沈炎南//新中华医药月刊.-5-35-158

谈霍乱验方/邓靖山//杏林医学月报.-3-21-299

谈脑膜炎/李成勋//杏林医学月报.-3-19-365

谈疟疾及其特效药常山/史永琳//中国医药月刊.-5-32-373

谈秋温/盛心如//中医世界.-3-38-45

谈谈八大急性传染病/胡煦//医林一谔.-4-10-276

谈谈痘症的原因及现象和治疗法/杨华亭//国医公报.-4-22-315

谈谈痢疾之治疗并验方列后/赖云清//国医砥柱月刊.-5-16-282

谈谈痧症和治法/卢育和//医学杂志.-2-15-291

谈谈时行痉证之病理及治法/张山雷//医界春秋.-3-6-413

谈疹痦/毛覃敷//光华医药杂志.-4-38-196

糖商对在屋医痘之表示/国医杂志社//国医杂志.-4-5-312

洮南现病之我见/姚素民//沈阳医学杂志.-3-2-83

讨论痘症意见书/何佩瑜//国医杂志.-4-6-224

讨论霍乱症意见书/何佩瑜//国医杂志.-4-6-11

天痘登热见点起胀养浆论治/唐忠俊//医学杂志.-2-7-79

天痘概论/潘国贤//苏州国医杂志.-5-2-123

天痘流行之感言/钱星若//绍兴医药学报.-1-19-481

天痘论治(连载)/王治华//国医砥柱月刊.-5-18-96,111

天痘总论/祝贺三//光华医药杂志.-4-38-333

天行赤眼为流行病论/杨海珊//中医杂志.-2-20-219

天花/黄诞英//神州国医学报.-4-18-342

天花/章巨膺//苏州国医杂志.-5-1-344

天花的分朝治法(连载)/秦正生//国医砥柱月刊.-5-17-404,465

天花痘症论略(连载)/何佩瑜//国医杂志.-4-5-85,181,285

天花痘症论略/何佩瑜//国医公报.-4-19-203

天花痘之预防法及医疗法(连载)/钱崇润(著);何小廉(选录)//绍兴医药学报.-1-8-459,499.-1-9-21

天花及种痘/左竞公//中国医药月刊.-5-33-112

天花浅说/王肖舫//沈阳医学杂志.-3-1-447

天花时疫蔓延之刍议/潘文藻//绍兴医药月报.-2-37-65

天花与急性发疹性传染病之诊断法/章次公//新中医刊.-5-19-99

天花与种痘之研究/程六如//光华医药杂志.-4-38-457

天花之报告/徐秋生//绍兴医药月报.-2-37-125

天然痘症治概要(一)至(二)/杨叔澄//文医半月刊.-5-14-164,181

天时不正秋来痃疟肆淫威/中国针灸学研究社//针灸杂志.-4-32-94

条呈湖北水灾救济会组设防疫治疗所文/谢汇东//医学杂志.-2-17-5

铁路预防鼠疫之办法/绍兴医药学报社//绍兴医药学报星期增刊.-1-21-520

铁樵函授医学学员课艺选刊:伏暑之病因如何/陈幼勤//铁樵医学月刊.-4-44-28

铁樵函授医学学员课艺选刊:伏暑之病因如何/赖醒非//铁樵医学月刊.-4-44-171

铁樵函授医学学员课艺选刊:伏暑之病因如何/钱双呆//铁樵医学月刊.-4-44-30

铁樵函授医学学员课艺选刊:伏暑之病因如何/宋仁甫//铁樵医学月刊.-4-44-29

铁樵函授医学学员课艺选刊:伏暑之病因如何/张钟吕//铁樵医学月刊.-4-44-172

铁樵函授医学学员作品:伏暑病因又一说/冯骏岑//铁樵医学月刊.-4-44-307

铁樵医药事务所第一届征文(痘疮篇)/缪俊德//铁樵医学月刊.-4-44-571

铁樵医药事务所读者园地:读霍乱新论书后(其二)/孙康侯//铁樵医学月刊.-4-44-614

铁樵医药事务所读者园地:读霍乱新论书后(其六)/黄坚白//铁樵医学月刊.-4-44-618

铁樵医药事务所读者园地:读霍乱新论书后(其三)/吴凡//铁樵医学月刊.-4-44-615

铁樵医药事务所读者园地:读霍乱新论书后(其四)/朱子青//铁樵医学月刊.-4-44-616

铁樵医药事务所读者园地:读霍乱新论书后(其

五)/吴韫秀//铁樵医学月刊.-4-44-617

铁樵医药事务所读者园地:读霍乱新论书后(其一)/王道安//铁樵医学月刊.-4-44-612

铜器治疫之发明/张汝伟//医学杂志.-2-4-571

透发麻疹的土药/剑屏//新中医刊.-5-19-288

吐血霍乱抽筋论/汪友云(著);夏祥麟(录)//中医杂志(广东).-3-4-301

王用宾会治霍乱/借光//光华医药杂志.-4-38-452

为病温者进一言/叶狷卿//北平医药月刊.-5-9-195

为红虫病敬告市民及医家/徐瀛芳//中医新生命.-5-6-570

为回归热病与编辑先生之商榷/谌养方//华西医药杂志.-5-36-420

为急性险疫敬告全国医药两界书(中医内科通告)/徐相宸//绍兴医药学报星期增刊.-1-21-171

为仪征时疫蔓延之忠告/时逸人//绍兴医药学报.-1-15-155

未雨绸缪:脑膜炎重谈/章征俞//国医砥柱月刊.-5-18-263

温病/李文轩//国医正言.-5-3-143

温病/张志仁//中国医药月刊.-5-32-323

温病从口鼻而入之商榷/陈典周//中医世界.-3-32-256

温病发痉/吴秉璋//光华医药杂志.-4-39-27

温病发痉/张体元//医界春秋.-3-11-318

温病非伤寒论/竹梅医隐//绍兴医药学报.-1-13-488

温病概论/赵子琴//中医世界.-3-39-351

温病感言/崔虞阶//杏林医学月报.-3-21-332

温病急下不宜过表论/张汝伟//绍兴医药学报.-1-16-418

温病可否有外感伏气之分别征文八/何公度//现代中医.-4-42-71

温病可否有外感伏气之分别征文二:温病伏气

之我见/钱公玄//现代中医.-4-42-14

温病可否有外感伏气之分别征文九/孙崧樵//现代中医.-4-42-71

温病可否有外感伏气之分别征文六:辟伏气与温病/沈栽之//现代中医.-4-42-68

温病可否有外感伏气之分别征文七/凌树人//现代中医.-4-42-69

温病可否有外感伏气之分别征文三/叶劲秋//现代中医.-4-42-15

温病可否有外感伏气之分别征文四:温热概论/黄文东//现代中医.-4-42-16

温病可否有外感伏气之分别征文五/郑霈暠//现代中医.-4-42-17

温病可否有外感伏气之分别征文一/余鸿孙//现代中医.-4-42-12

温病论/赵子刚//杏林医学月报.-3-22-197

温病论衡(连载)/谢诵穆//中医新生命.-5-6-332,403,452,514,577.-5-7-27,91,151

温病漫谈/路登云//现代医药月刊.-4-27-603//现代中医.-4-42-601

温病名称之商榷/曾觉叟//医界春秋.-3-11-88

温病逆传心包顺传阳明辨/陆成一//中医杂志.-2-20-227

温病辟谬/包识生//神州医药学报.-1-45-361

温病其邪在经在腑究以何法主治/姚素民//沈阳医学杂志.-3-3-9

温病浅述/张治河//医学杂志.-2-12-423

温病浅说/费子彬//国医正言.-5-3-36

温病浅说/李如超//医学杂志.-2-17-251

温病浅说/谢伯昂//医学杂志.-2-9-536

温病热病暑病皆与伤寒有类似之处其实各有特殊之点试将各病之区别详细说明之以免误会/郭曙升//医学杂志.-2-13-651

温病商兑/周桂庭//中医世界.-3-30-556

温病商兑之商兑(二)/唐伯渊//中医世界.-3-32-375

温病商兑之商兑(一)/陈朝荣,陈国忠//中医世界.-3-32-368

温病始于太阳议/曹尹甫//中医杂志.-2-19-43

温病是否伏气为患辩/左友和//医界春秋.-3-7-201

温病说/王寄鸥//神州医药学报.-1-42-94

温病误投辛温足以贻害无穷论/范扬名//沈阳医学杂志.-3-1-81

温病下不嫌早之认识/俞培元//国医杂志.-4-13-249

温病泄泻非内陷说/丛言志//医学杂志.-2-3-563

温病虚甚死论/陈芝高//神州国医学报.-4-17-89//杏林医学月报.-3-22-460

温病学系统/甘伊周//杏林医学月报.-3-16-25

温病研讨/王志纯//苏州国医杂志.-5-2-113

温病已汗而不得汗已下而热不得退脉尚躁甚者重与复脉汤主之论/姚素民//沈阳医学杂志.-3-3-335

温病疫病分别说/张振芝//国医正言.-5-3-44

温病疫病分别说/赵瑞升//国医正言.-5-3-35

温病疫病之分别/王绍荫//国医正言.-5-3-140

温病由口鼻入之讨论/张泽霖//医林一谔.-4-9-110

温病由于伏气之研讨与针刺擅治温病之商榷/王聚璠//针灸杂志.-4-33-32

温病有外感有伏气有在三阳有在三阴宜分别论治/丁涵人//中医杂志.-2-20-43

温病有无神昏不语之证候/郭世祥//医学杂志.-2-17-504

温病与湿病辨/周季楠//光华医药杂志.-4-38-450

温病源流考/吴玉纯//三三医报.-2-32-368

温病正名/曾觉叟//医林一谔.-4-8-501

温病证治/仇即吾//北京医药月刊.-5-21-280

温病之根本预防法/钱愚如//北京医药月刊.-5

－21－290

温病之检讨/夏子明//新中华医药月刊.－5－35－471

温病之现代观/王合三//现代中医.－4－42－165

温病之邪或曰伏气或曰新感其理孰是孰非试抒己见而论断之/张鑑青//苏州国医杂志.－5－1－93

温病之原因及治法/李健颐//国医砥柱月刊.－5－17－640

温病之治法详于伤寒论解/张锡纯//三三医报.－2－35－113//中医杂志.－2－25－211

温病肢冷与伤寒肢冷之研究/项幼渠//绍兴医药学报.－1－17－89

温病治法不外乎外感伏气三阳三阴宜分别论治/陈耀堂//中医杂志.－2－20－224

温病治法详于伤寒论解/张锡纯//中医杂志.－2－27－331

温病治疗之我见/邓秉枢//光华医药杂志.－4－41－468

温病治血论/郑德辅//杏林医学月报.－3－21－511

温病自口鼻入论/章炳麟//苏州国医杂志.－5－2－369

温毒理解/陆士谔//绍兴医药月报.－2－38－331//中医杂志.－2－23－71

温痉气臌之治愈/董信植//针灸杂志.－4－28－189

温疟其脉如平拟解/吴琢之//国医砥柱月刊.－5－15－616

温热病初起经方/铸园老人//文医半月刊.－5－14－264

温热病与三焦/时逸人//新中医刊.－5－19－556

温热病与湿温病之不同异说/刘琴影//三三医报.－2－36－308

温热病与营卫气血/时逸人//新中医刊.－5－19－555

温热病之治法应分别营卫气血层次/张退之//北平医药月刊.－5－9－56

温热纲要(连载)/胡子纯//光华医药杂志.－4－41－370,454

温热急讲/张一平//国医杂志.－4－5－263

温热论/景仰山//沈阳医学杂志.－3－2－413

温热平议/陆士谔//中医杂志.－2－23－243

温热碎谈/何时希//新中医刊.－5－19－202,234

温热一病初起恶寒颇似伤寒症状然若用辛温发表为祸甚巨试言其理之所在/王维翰//医学杂志.－2－13－430

温热治法论/桂省吾//国医公报.－4－24－153

温痧证治要略/曹炳章//绍兴医药学报.－1－12－501

温暑神昏证治鉴别法(一)至(四)/曹炳章//国医砥柱月刊.－5－18－458,477,489,499

温瘟辨/孙连茹//中医杂志.－2－24－207

温瘟辨/医学杂志社//医学杂志.－2－1－453

温邪内陷坏症/黄雨岩//医林一谔.－4－9－198

温邪逆传心包络证治/刘蔚楚//医学杂志.－2－7－218

温邪入营见症治法/朱执璜//中医杂志.－2－27－223

温邪上受首先犯肺论/陈芝高//杏林医学月报.－3－22－377

温疫病应注意兼挟之邪/周复安//国医正言.－5－3－103

温疫论/杨宝善//中西医学报.－1－23－176

温疹忌用芫荽山川柳说/杨铸园//神州医药学报.－1－45－243

温疹述要/袁励桢//神州国医学报.－4－18－298

温疹之研究/王培槐//中医世界.－3－37－543

温证与伤寒异治法/邱丘山//医林一谔.－4－10－503

温症斑疹辨证(连载)/袁介亭(搜集)//针灸杂志.－4－33－163,246,338

温症斑疹辨证/戴达夫//中医杂志.－2－26－20

温症简捷治疗法/钱梦蛟//国医砥柱月刊.－5－17－284

瘟病传变最速治法大要/程哲//医学杂志.－2－

4－73

瘟黄集古/周镇//医学杂志.－2－11－80

瘟疫病理之研究(连载)/时逸人//医学杂志.－2－11－597.－2－12－96,231,380

瘟疫分别之概论/许砚峰//国医正言.－5－3－94

瘟疫兼症兼利孰轻孰重试分别言之/何宗培//中医杂志.－2－28－336

瘟疫论/王允庄//国医正言.－5－3－44

瘟疫研究(连载)/谢诵穆//中医新生命.－5－8－559,606

瘟疹内陷/景仰山//沈阳医学杂志.－3－3－146

蚊虫吮血也能传染时疫的/史介生//绍兴医药学报星期增刊.－1－21－195

问避疫的方法/高思潜//绍兴医药学报星期增刊.－1－21－428

问病理与方义/刘希文//绍兴医药学报星期增刊.－1－21－508

问病状之理两则/刘希文//绍兴医药学报星期增刊.－1－22－94

问赤疹湿温发斑与伤寒初起辨别/胡剑华//绍兴医药学报星期增刊.－1－22－511

问毒痘治法/孙用盦//绍兴医药月报.－2－38－435

问恶疟/应昇//绍兴医药学报星期增刊.－1－22－488

问方理四则/刘希文//绍兴医药学报星期增刊.－1－22－92

问防旱燥致疫/冯甘棠//绍兴医药学报星期增刊.－1－21－293

问肺痨病治法/葛介人//绍兴医药学报星期增刊.－1－22－174

问肺痨病治法/孟兴朕//绍兴医药学报星期增刊.－1－22－179

问肺痨初中末三期验方治法/沈仲圭//绍兴医药学报星期增刊.－1－21－310

问伏暑腹灼拒按作痛及此症纠缠时日之故/未署名//绍兴医药学报星期增刊.－1－22－267

问癸亥夏正月黔地时疫治法/王兰远//三三医报.－2－29－325

问虎疫(俗名瘰螺痧)的正当疗法/陈龙池//绍兴医药学报星期增刊.－1－21－236

问虎疫正当疗法/陈龙池(问);杨燧熙(答)//绍兴医药月报.－2－41－241

问虎疫注射法/林荫祥//绍兴医药学报星期增刊.－1－21－181

问霍乱急救法/陈龙池//绍兴医药学报星期增刊.－1－21－312

问近日时疫流行往往感病之初即喉痛不已此属喉症否抑属白喉否喉痧白喉之外更有其他喉症其异同之处若何辨别试将诊断及治疗方法逐条说明之/李思侗//医学杂志.－2－3－363

问晋地易感之时症/郭映南//医学杂志.－2－9－250

问经闭兼患暑温/石泰峨//医学杂志.－2－7－383

问痉瘟治法/张黼章//绍兴医药学报星期增刊.－1－21－166

问孔毓礼痢疾学说见于何书/沈仲圭//绍兴医药学报星期增刊.－1－21－356

问难二条/刘希文//绍兴医药学报星期增刊.－1－22－93

问疟疾之种种辨证及治法/张文元//医学杂志.－2－14－508

问疟疾治法/席文介//三三医报.－2－29－577

问时疫治法/胡天宗//三三医报.－2－29－80

问时症/竹芷熙//绍兴医药学报星期增刊.－1－21－92

问时症治法/瘦鹤//绍兴医药月报.－2－40－143

问时症治法/越铎报社//绍兴医药学报星期增刊.－1－21－84

问温病忌汗乃有兼用汗法而愈者试释其理/薛复初//医学杂志.－2－8－483

问温热病间有用伤寒方而伤寒症鲜有用温病方者其理何在/王民服//医学杂志.－2－9－371

问温证误汗后挽救法/张惟通//医学杂志.－2－8－107

问瘟疫初起其病状与伤寒略同如何分别/李春霖//绍兴医药学报.－1－12－393

问歙县大头瘟症治法/胡天宗//绍兴医药学报星期增刊.-1-22-172

问歙县冬令时疫急症治法/胡天中//绍兴医药学报星期增刊.-1-21-435

问疫症救治法/王肖舫//绍兴医药学报星期增刊.-1-21-5

问疫症治法/黄树荣//绍兴医药学报星期增刊.-1-22-95

问足患湿疮治法/章道生//绍兴医药学报星期增刊.-1-22-182

问足瘟湿溃烂传染于头面治法/卢香华//绍兴医药学报星期增刊.-1-22-182

我对于今日痘科之感言/孟乐天//医界春秋.-3-7-273

我对于鼠疫的经验/傅瑞廷//杏林医学月报.-3-18-470

我国固有之防疫方法/李克蕙//国医公报.-4-26-65//中医新生命.-5-7-487

我也谈谈鼠疫的媒介物/张体元//杏林医学月报.-3-17-521

我之麻疹治验方法/吴志敏//中医指导录.-4-1-307

吴鞠通论霍乱引经据典之误/路登云//现代中医.-4-42-548

吴鞠通温病条辨界划三焦王孟英温热经纬症分内营外卫两说俱有至理分晰辨之/徐树荣//绍兴医药学报.-1-10-88

吴又可戴北山陈耕道余师愚所论疫证病状不同治法亦异试详论所以各异之点/范国义//医学杂志.-2-16-433

吴又可温病禁用黄连篇/陈芝高//文医半月刊.-5-14-294

五色痢之病理/周珩;仲瑛//国医砥柱月刊.-5-17-481

五疫症治辨/张禾芬//神州医药学报.-1-42-445

午睡与治痨/许济弘//中国医药月刊.-5-33-524

勿药疗疟法/张纯轩//医学杂志.-2-18-156

西法治痢说/刘德旺//国医正言.-5-3-142

西医之处治霍乱症/杏林医学月报社//杏林医学月报.-3-19-153

细菌学的治疗法及预防法/李博文//中西医学报.-1-26-411

下利有阴阳症烦躁亦有阴阳症辨/马人泽//中医杂志.-2-23-524

下痢/〔日〕青木幸三郎(著);谈安石(译)//国医砥柱月刊.-5-18-22

下痢与吸着剂/三昌//中西医学报.-1-40-497

下痢证治/张秉初//杏林医学月报.-3-19-94

下血痢危病/李健颐//国医砥柱月刊.-5-17-482

下血痢危症/李健颐//复兴中医.-5-31-340

夏令时病常识(连载)/章巨膺//铁樵医学月刊.-4-44-244,290

夏令时症谈/毕成一//现代中医.-4-43-257

闲话疟疾/汪浩权//中国医药月刊.-5-33-203

闲话疟疾/杨志一//国医砥柱月刊.-5-17-303

现代温热病(连载)/潘澄濂//中国医药月刊.-5-32-421,459,483,517,556.-5-33-19,61,125,180,257,289,314

现代温热病补遗/潘澄濂//中国医药月刊.-5-33-319

现今时疫之研究/陆惠春//绍兴医药学报.-1-15-28

现在时症(映溪草堂笔记)/周维翰//医学报.-1-4-10

腺窝性扁桃腺炎:烂喉蛾/承国维//华西医药杂志.-5-37-550

香港去周间传染症报告/国医砥柱月刊社//国医砥柱月刊.-5-16-123

详论猩红热治法(连载)/张锡纯//医林一谔.-4-8-375,496

详论猩红热治法/张锡纯//医界春秋.-3-8-514//医学杂志.-2-13-612

向日葵治疟/医学报社//医学报.-1-6-410

消暑卮言/徐瀛芳//中医新生命.-5-7-70

小儿肺结核之研究/胡光慈//新中华医药月刊.-5-35-434

小儿结核(痨瘵)之早期诊断/蔡禹门//中西医学报.-1-36-319

小儿麻疹症之治疗/尹涤尘//医学杂志.-2-2-474

小儿痧疹概论/张应春//光华医药杂志.-4-35-398

小儿痧疹重候之研究/张梦痕//中医世界.-3-37-353

小儿痧症之治疗/阴毓龙//医学杂志.-2-1-400

小儿疫痢/尤学周//新中医刊.-5-19-558

小儿应种牛痘说/谢伯高//绍兴医药月报.-2-41-217

写在登革热流行后/缪铭泽//复兴中医.-5-31-469

泄泻关系麻疹顺逆的讨论/朱阜山//国医杂志.-4-13-100

泻痢良方/鲍济民//中医世界.-3-27-508

泻痢与霍乱证治说/汤逸生//神州医药学报.-1-45-25

泻痢症/左季云//国医砥柱月刊.-5-16-220

新编急慢性传染病之商榷书/吴锡璜//绍兴医药月报.-2-39-163

新发明消痘说/江维忠//中医世界.-3-26-264

新发明针治羊毛痧秘法公开/徐朗曦//针灸杂志.-4-32-433

新感与伏邪之我见/季少三//光华医药杂志.-4-41-371

新研究治麻疹良法(连载)/胡协心//三三医报.-2-36-45,198

新研究治症的良法/胡协心//三三医报.-2-35-480

新医传染学(连载)/龙秀章//北京医药月刊.-5-21-567,639

信阳州罗山县查疫记(医士胡鸿基)/王寿芝//绍兴医药学报.-1-15-245

猩红热(中名烂喉痧)/张治河//医学杂志.-2-15-282

猩红热/陈无咎//神州医药学报.-1-47-378

猩红热/杨尚恒//德华医学杂志.-1-40-75

猩红热/赵敦篯//新中华医药月刊.-5-35-306

猩红热/中国医药月刊社//中国医药月刊.-5-32-291

猩红热防范法/卫生会//德华医学杂志.-1-38-548

猩红热防治概要/陶耕渔//北京医药月刊.-5-21-287

猩红热论/史介生//绍兴医药学报.-1-19-420

猩红热论/章炳麟//神州医药学报.-1-47-415//苏州国医杂志.-5-2-387

猩红热与白喉之鉴别/徐经才(译述)//绍兴医药月报.-2-39-283

猩红热与各种发疹病之区别/赵意空//医学杂志.-2-11-196

猩红热与麻疹之区别/杨一素//中国医学.-5-34-45

猩红热与痧疹之分辨/汪逢春//北京医药月刊.-5-21-275

猩红热与月经之关系/医林一谔杂志社//医林一谔.-4-11-613

猩红热在吾国之考察/关任民//中西医学报.-1-41-201

猩红热证辨(一)至(二)/刘亚农//文医半月刊.-5-14-594,615

猩红热证辨/刘亚农//国医砥柱月刊.-5-16-169//神州国医学报.-4-18-426

猩红热之难治/高德僧//三三医报.-2-29-226

猩红热之新疗法/丁锡康//德华医学杂志.-1-38-393

猩红热之新血清/神州医药学报社//神州医药学报.-1-47-286

猩红热之研究/张治河//医林一谔.-4-11-61

猩红热之预防及善后/卫生教育会//中西医学报.-1-40-592

猩红热之症状及疗法/耿光(译)//中西医学报
.-1-40-413

吁请苏省陈主席提倡国医治疗黑热病之刍议/
沙亦忠//国医公报.-4-23-153

虚劳(结核病)中西学说平议/叶橘泉//医林一谔
.-4-8-500

虚痨病理治疗谈/叶橘泉//医学杂志.-2-13
-368

徐家汇高等实业学堂疫症记/医学报社//医学
报.-1-4-487

续李健颐君的鼠疫新篇以后/钟臣甫//杏林医
学月报.-3-17-427

续论花柳治法/邓靖山//杏林医学月报.-3-20
-475

续谈暑热病之酷与商榷保留伤暑全书等/周镇
//医学杂志.-2-14-622

宣传防疫/王胤昌//沈阳医学杂志.-3-3-85

学生史家侯报告浮山县西路发生冬温症山西中
医改进研究会研究之治疗法/医学研究改进
会//医学杂志.-2-1-321

血痢寒热脉象治疗始末论/杨燧熙//绍兴医药
学报.-1-17-155

延髓膜炎/黄雨岩//医林一谔.-4-9-251

研究汾城县报告小儿时症/医学研究改进会//
医学杂志.-2-4-588

研究疯犬伤人之病情/东子嘉//绍兴医药学报
星期增刊.-1-22-196

研究高平县贾树棠报告时症/医学研究改进会
//医学杂志.-2-4-463

研究怀仁县报告痢症/医学研究改进会//医学
杂志.-2-4-216

研究霍乱证之贡献(连载)/吴琢之//医界春秋
.-3-10-51,95,141

研究岚县发生时疫/医学研究改进会//医学杂
志.-2-8-479

研究辽县发生喉疫症之治疗/医学研究改进会
//医学杂志.-2-7-234

研究临汾县监狱传染症/医学研究改进会//医
学杂志.-2-2-224

研究偏关县发生各症/医学研究改进会//医学

杂志.-2-2-226

研究清源县报告冬温症/医学研究改进会//医
学杂志.-2-2-223

研究上次兴县发生疫症/医学研究改进会//医
学杂志.-2-4-590

研究时令病几个信条/时逸人//复兴中医.-5-
31-432

研究鼠疫之感言/郑肖岩//神州医药学报.-1-
46-142

研究鼠疫之我见/时逸人//医学杂志.-2-14
-5

研究鼠疫治法暨诸瘟疫大概/张迈荃//神州医
药学报.-1-45-451

研究新绛县报告小儿时疫/中医研究改进会//
医学杂志.-2-4-589

研究兴县报告发生疫症/中医研究改进会//医
学杂志.-2-4-215

研究右玉县监狱发生温疹/中医研究改进会//
医学杂志.-2-2-225

雁北各县时疫治疗之商榷/杨焕文//医学杂志
.-2-10-337

羊毛瘟之研究/孙崧樵//光华医药杂志.-4-36
-546

羊毛疹温痧猩红热解纷之愚见/陈泽东//国医
砥柱月刊.-5-16-98//国医正言.-5-5-
536//医界春秋.-3-14-417

叶氏谓温邪上受首先犯肺逆转心包吴鞠通指为
温热之温诸家皆有异词指责究竟此温邪为温
热欤抑瘟疫欤/田尔康//医学杂志.-2-12
-321

一般人对于麻风病之错误观念/高明强//医林
一谔.-4-9-459

医学家之疫症说/未署名//中西医学报.-1-24
-240

医愈痢疾之我见/郑立珊//国医砥柱月刊.-5-
16-270

医治真性霍乱针药并施法/杨华亭//医林一谔
.-4-9-412

乙未年霍乱意见/余礼和//绍兴医药学报.-1-
16-290

乙未年中西医疗霍乱个人评议/王寿芝//绍兴医药学报.-1-16-44

以中医方法治猩红热/周岐隐//光华医药杂志.-4-40-348

异哉时疫之开刀/王若俨,王寿芝//绍兴医药学报.-1-16-71

疫病/李文轩//国医正言.-5-3-143

疫病病原之探讨/薛定华//现代中医.-4-42-181

疫病的研究与疗法/邢锡波//中国医药月刊.-5-32-147

疫病定论/卢育和//医学杂志.-2-14-60

疫病之研究/李春芝//沈阳医学杂志.-3-2-347

疫虫备验/利济学堂报社//利济学堂报.-1-2-448

疫虫宜治:重出/利济学堂报社//利济学堂报.-1-3-595

疫痘之治法/卢育和//绍兴医药学报星期增刊.-1-21-51

疫毒发斑肚腹膨胀答戴缄三/盛心如//光华医药杂志.-4-41-413

疫毒霍乱一夕谈/陈廷谔//中西医学报.-1-36-93

疫分胃府胃经辨/杨星垣//医学杂志.-2-9-328

疫喉总论(连载)/任汉佩//医学报.-1-4-545,578.-1-5-25

疫霍乱急救法/沈水祥//中医世界.-3-32-319

疫霍乱症治法/任养和//神州医药学报.-1-45-363

疫痉急性传染病流行性脑脊髓膜炎(连载)/翁性初//光华医药杂志.-4-41-365,450

疫痉脑膜炎之新治疗/中医指导录杂志社//中医指导录.-4-3-97

疫咳治疗之经验/陈支泉//复兴中医.-5-31-580

疫疠盛行/利济学堂报社//利济学堂报.-1-3-592

疫痢集古/周镇//医学杂志.-2-11-79

疫痢与赤痢(连载)/[日]熊谷谦三郎(演讲);中西医药杂志社(译)//中西医药.-5-13-55,146

疫痢之研究/乔尚谦//医学杂志.-2-2-321

疫痢之研讨/朱利人//国医导报.-5-29-35

疫痢之又一检讨/沈济苍//国医导报.-5-29-70

疫痢治疗之研究(连载)/盛止缘//华西医药杂志.-5-37-481,522

疫疟刍言/石海千//光华医药杂志.-4-38-458

疫疟研究及治疗报告(连载)/周筱斋//现代医药月刊.-4-27-741,743//杏林医学月刊.-3-23-315,349

疫疟研究及治疗报告/周筱斋//国医公报.-4-26-313//神州国医学报.-4-18-128//现代中医.-4-43-375//医学杂志.-2-18-241

疫疟研究及治疗之经过/周筱斋//医界春秋.-3-14-181

疫疟治疗之我见(征文四)/汤如芳//现代中医.-4-43-383

疫气浅说/李锦帆//绍兴医药学报.-1-8-17

疫痧病理之讨论(连载)/徐召南//医学杂志.-2-12-97,234,387

疫痧流火阅书问题答方湘生/盛心如//光华医药杂志.-4-41-237

疫痧论(连载)/陈耕道(著);陈干卿(抄录)//中医杂志.-2-19-33,180,403

疫痧之研究/柳剑南//苏州国医杂志.-5-1-172//医学杂志.-2-16-182

疫疹/吕忞曾//中医指导录.-4-3-467

疫疹怪象之写真/陈泽东//国医正言.-5-3-639

疫症略述/罗敏之//沈阳医学杂志.-3-3-345

疫症全消之佳音二/中西医学报社//中西医学报.-1-24-442

疫症全消之佳音一/中西医学报社//中西医学报.-1-24-441

疫症一得/史慎之//绍兴医药学报.-1-8-158

疫症用药法程/徐相宸//医学杂志.-2-11-604

疫症杂记/汪渔村//中医世界.-3-32-571

疫之检讨/吴继耀，董丽娟，胡宝林，薛国英，程门雪//国医砥柱月刊.-5-18-128

阴霍乱/吴冠廷//国医杂志.-4-12-172

阴霍乱论治/王泽之(著)；朱月桥(录)//中医杂志.-2-20-49

阴暑辨/缪寿康//医学杂志.-2-8-183

阴暑说/张筱村//医学报.-1-6-341

饮食传染霍乱菌之我见/史介生//绍兴医药月报.-2-39-431

应陕西省广播电台防疫讲演赤痢的病理和治疗/沈伯潮//国医砥柱月刊.-5-18-350

有儿女种痘的看看/裘吉生//绍兴医药学报星期增刊.-1-21-91

有感于陆九芝与叶调生论刘芃阶温热病书/段梦兰//北京医药月刊.-5-21-526

余对于疟疾中西学说之小见解/林瑾庵//杏林医学月报.-3-23-357

余对于中西疟疾之小见解/林瑾庵//光华医药杂志.-4-40-363

余泽霓先生演讲录(讲湿温新理)/王博平(速记)//苏州国医杂志.-5-1-78

与春偕来的传染病:麻疹/顾寿白//中医世界.-3-29-197

与黄君眉孙研究鼠疫未见核之分别法/刘丙生//绍兴医药学报.-1-12-44

与聂云台先生函论霍乱两书/陆渊雷//中国医药月刊.-5-32-487

与沈君爱余讨论霍乱证治/朱阜山//杏林医学月报.-3-20-36

与宋爱仁君谈黑热病/叶富才//杏林医学月报.-3-21-518

与西医沙古山论脑膜炎/汪士瀛//杏林医学月报.-3-22-34

与杨宗凯君论治痧疹/沙亦恕//医界春秋.-3-6-261

予之霍乱病理新思想/包农辅//绍兴医药学报.-1-16-141

预测去年夏时盛行的霍乱病捍菌还不能杀灭净尽呢/应石//绍兴医药学报星期增刊.-1-21-155

预防天花华荣救济院分区种痘/华荣//中医世界.-3-39-171

预防猩红热的传染/史介生//绍兴医药学报星期增刊.-1-22-194

预拟防治春温时疫方法/邱绂//医学杂志.-2-1-522

预宜研究辛酉年发生瘟疫说/蒋璧山//绍兴医药学报.-1-19-422

垣曲县报告监狱发生时症山西中医改进研究会研究之治疗法/中医改进研究会//医学杂志社.-2-1-319

原疫/中西医学报社//中西医学报.-1-24-402

阅报载鄞县鼠疫流行后/励承初//新中医刊.-5-20-360

阅刘华封君烂喉痧证治辨异书后/张锡纯//三三医报.-2-36-8//杏林医学月报.-3-16-198

阅时疫医院卫生必读所论痧症议/毛幼安//神州医药学报.-1-42-211

再补温病从口鼻入之说/张确余//杏林医学月报.-3-16-142

再答辩章氏论文/王一仁//绍兴医药月报.-2-40-327//医界春秋.-3-5-263

再告医者与患疫者/丁惠康//中西医学报.-1-36-389

再归热/高思潜//绍兴医药学报.-1-20-418

再论霍乱之治/章太炎//医界春秋.-3-5-263

再论霍乱之治法/丁惠康//中西医学报.-1-36-388

再续花柳治法/邓靖山//杏林医学月报.-3-20-509

燥淫证新论/张禾芬//神州医药学报.-1-42-365

怎样才能免去麻疹的危险/沈伯超//华西医药杂志.-5-37-143

怎样对付粟粒热/潘北辰//现代中医.-4-43
－280

张燕杰自患霍乱说/张燕杰//三三医报.-2-35
－160

章太炎劝中医审霍乱之治/周逢儒//三三医报
.-2-35-89

章太炎先生论霍乱书/李克蕙//文医半月刊.-5
－14-213

瘴疟之研究(连载)/朱子青//华西医药杂志.-5
－36-205,254,302,363,410

肇属之防疫/中西医学报社//中西医学报.-1-
25-73

折中参西喉治验记/陈寿民//国医砥柱月刊.-5
－18-270

真霍乱及类霍乱症候治疗之区别/舒采兰//医
学杂志.-2-14-403

诊察小儿之热疟惊风伤寒三种辨异/影庐//三
三医报.-2-30-221

诊治霍乱症之发明/喻若钦//国医杂志.-4-12
－292

疹痧(即瘄子又名麻疹)/梁闰放//医界春秋.-3
－9-200

疹症论/蔡载之//中医杂志.-2-19-53

镇江现行时症说(附防疫救急法)/刘吉人//绍
兴医药学报.-1-14-92

证太炎霍乱论/袁复初//医学杂志.-2-16-51

治白喉之特要新法/李云年//中西医学报.-1-
24-259

治瘔略谈/朱汝珍//中医世界.-3-39-140

治痘简明条例/陈颂周//中医世界.-3-32
－319

治痘经验/孙道明//现代中医.-4-42-550

治痘浅说/张天翼//国医杂志.-4-12-227

治痘问答(连载)/许梦苏//绍兴医药月报.-2-
37-351.-2-38-65,139,221,297,371.-2
－39-43,201,365,625

治二个最重之血痢/李健颐//国医砥柱月刊.-5
－16-235

治法学:下痢治验/颜伯卿//神州医药学报.-1
－42-454

治干霍乱症丹方/金鉴明//中医世界.-3-37
－352

治喉痧说/钱治安//神州医药学报.-1-42
－216

治霍乱之种种良方/杏林医学月报社//杏林医
学月报.-3-19-151

治绞肠痧症要方/金鉴明//中医世界.-3-37
－353

治绞肠痧质疑/余礼和//绍兴医药学报星期增
刊.-1-21-293

治利一得/陈心田//绍兴医药学报.-1-8-113

治痢补遗/骆明普//杏林医学月报.-3-18
－183

治痢概说/刘仲良//华西医药杂志.-5-37
－101

治痢管见/范廉宾//神州医药学报.-1-43
－336

治痢略说/赵子刚//国医砥柱月刊.-5-16
－429

治痢新法/张体元//杏林医学月报.-3-17
－305

治痢须防蛔虫之经验/杨士衡//中医新生命.-5
－8-639

治痢要言/何廉臣//绍兴医药学报.-1-9-
143,239

治痢一得/樊星环//绍兴医药学报.-1-9-181

治痢一得/陆文宏//华西医药杂志.-5-37
－100

治痢宜辨寒热虚实论/李文彬//国医正言.-5-
3-254

治疗霍乱之新经验/俞凤宾//绍兴医药月报.-2
－40-356//中西医学报.-1-36-373

治疗温毒发颐症的经过/许惠昭//新中医刊.-5
－19-238

治疗疫痘之我见/徐卓//三三医报.-2-29
－516

治麻一得/存存堂主人//绍兴医药学报.-1-16
－348

治疟法/薛能安//针灸杂志.-4-33-138

治疟疾白喉梅毒需先明病源/杨星垣//医学杂

志.-2-10-468

治疟痢方（连载）/汪兆铨（辑）//中医杂志（广东）.-3-4-523,657

治疟杂谈/高思潜//三三医报.-2-31-530

治疟之研究/黄万安//医林一谔.-4-10-462

治时症宜分别主客说/张汝伟//医学杂志.-2-4-69

治温病用银翘散辛凉透表此定法也而往往治之无效究竟此方有误处否还有他良方否是就实地经过效验详言明之/徐世长//医学杂志.-2-2-519

治温退热论/章炳麟//苏州国医杂志.-5-2-362

治温退热论/章太炎（著）；张破浪（录）//中医杂志.-2-23-70

治瘟疫方法详论/郭韶九//神州医药学报.-1-46-499

治小儿上焦渴热下焦泻痢腹疼或兼瘟疹方/张锡纯//绍兴医药学报星期增刊.-1-22-174

治疫必须解毒/杨星垣//医学杂志.-2-9-328

治疫后之感想/二重//中西医学报.-1-36-390

治疫三要/曹锡畴//医学报.-1-5-314

治疫述原/曹锡畴//医学报.-1-5-283

治愈伏暑证/邵复生//绍兴医药学报.-1-11-533

治走马牙疳历验方法/徐石生//神州医药学报.-1-43-338

致督署军医课/医学杂志社//医学杂志.-2-1-431

致防疫事务所总办张孝侯书/卢谦//中西医学报.-1-25-251

致上海各报论时症/徐相宸//绍兴医药学报.-1-15-144

致萧君论霍乱书/邹趾痕//三三医报.-2-33-222

瘛狗病概要（连载）/刘民叔//医界春秋.-3-5-127,146

中国痘科学/卜惠一//中医世界.-3-26-307

中国防疫医院又成立/中西医学报社//中西医

学报.-1-24-437

中国旧有麻风治疗方法/王吉民//医林一谔.-4-10-60

中暑/唐铁花//中医世界.-3-37-442

中暑中热辨/桢//医学报.-1-5-505

中土传染病论/章炳麟//苏州国医杂志.-5-2-370

中西论疟比较谈（连载）/罗燮元//医学杂志.-2-8-184,312,441

中西论疟原理各异（连载）/罗燮元//医学杂志.-2-11-351.-2-12-111,246.-2-13-61

中西药物治疗鼠疫之经验谈/李健颐//中医世界.-3-36-241

中西医论霍乱症合参/何佩瑜//国医杂志.-4-5-250

中西医莫忽视冬温/陈泽东//国医正言.-5-3-392

中西医治传染病之比观/赵贤齐//中医世界.-3-28-115

中西医治疫之我见/杨志一//医界春秋.-3-7-399

中药疗治脑脊髓膜炎之特效/绍兴医药学报社//绍兴医药学报星期增刊.-1-21-107

中医痘疮考源/朱子青//华西医药杂志.-5-37-195

中医对于诊治急性传染病试举其长并纠正其短/田尔康//医学杂志.-2-14-490

中医痢疾之病理/张文元//国医砥柱月刊.-5-16-265

中医药治天花痘疫之特长/庄省躬//医界春秋.-3-8-51

中医药治天花痘疫之特长的补充/王玉玲//医界春秋.-3-8-124

中医预防传染病之方法及药剂/黄国材//医学杂志.-2-17-26

中医预防传染病之方法及药剂/张照鳞//医学杂志.-2-17-27

中医治疗霍乱之科学观/任翔青//国医砥柱月刊.-5-18-43

忠告防疫医员/时逸人//绍兴医药学报星期增刊.-1-21-147

种痘法沿革说略/李克蕙//国医砥柱月刊.-5-15-558

种痘规则/李锡康//中西医学报.-1-25-61

种痘考略/沙书文//中医世界.-3-32-272

种痘浅说(连载)/承梦琴//绍兴医药学报星期增刊.-1-21-95,112,120,136,159,216,223

种痘消毒法/裘吉生//绍兴医药学报.-1-10-328

种痘新说/王完白//中西医学报.-1-31-125

种痘与时花之辨别/中医杂志社//中医杂志.-2-21-246

种痘与治痘/古绍尧//杏林医学月报.-3-16-48

种痘之前前后后/张霭春//光华医药杂志.-4-37-216

种牛痘法一夕谈/丁福保//中西医学报.-1-29-313

种牛痘宜种清冷渊消铄二穴说/严苍山//中医杂志.-2-19-234

仲景伤寒论主六经温病概括在内吴鞠通温病条辨主三焦其说孰是/黄文东//中医世界.-3-37-429

重症淋浊性结膜炎/三昌//中西医学报.-1-41-518

注射霍乱预防液说/孙祖烈//中西医学报.-1-36-394

注意洁净街道/中西医学报社//中西医学报.-1-26-56

注意脱疫(即霍乱)/徐相宸//三三医报.-2-33-263//绍兴医药月报.-2-39-429//医学杂志.-2-7-74

最近之流行热病/章巨膺//国医导报.-5-29-405

昨论庚申时疫救治法有未尽预防者今再论之/刘吉人//绍兴医药学报星期增刊.-1-21-375

作绋热病论/吴彝珠//医学报.-1-5-216

7.2 各科

臂痛痢疾白带/杨永锡//医学杂志.-2-18-272

读徐恺先生复眼病二则遗精一则之研究/刘石铭//光华医药杂志.-4-37-370

耳疳脱发健忘答娄剑秋/盛心如//光华医药杂志.-4-41-412

耳垢两足疼痛疝气答杨吉祥/盛心如//光华医药杂志.-4-41-335

二个病症/陈文炳//光华医药杂志.-4-39-258

二个病症/范仁根//光华医药杂志.-4-38-552

二个病症/李萃川//光华医药杂志.-4-38-558

咳嗽腹胀又兼眼翳/未署名//医学杂志.-2-18-190

目疾与经痛答方旨平/盛心如//光华医药杂志.-4-41-92

胃气痛及脐风之治法/郭宝成//医学杂志.-2-18-366

(一)鼻疮(二)斑疹(三)脚痹答拜振亚/盛心如//光华医药杂志.-4-41-334

(一)病后耳鸣(二)中风之渐(三)少年性病/李日淳//光华医药杂志.-4-40-176

(一)风痹(二)交媾出血(三)慢性淋浊/王道之//光华医药杂志.-4-40-563

(一)风疹屡发(二)药名疑问/王嘉颖//光华医药杂志.-4-40-179

(一)伏气成温(二)反乳口/郭惠霖//光华医药杂志.-4-40-557

(一)肝肾两亏(二)病后暗聋(三)阴吹/谢友书//光华医药杂志.-4-40-561

(一)久年痔疾(二)神经衰弱/邓享明//光华医药杂志.-4-40-177

(一)啮齿(二)阴挺答何能晓/盛心如//光华医药杂志.-4-41-164

(一)脾脏肿大(二)墨珠白云(三)脑漏/王吉人//光华医药杂志.-4-40-179

(一)七年痼疾(二)产后胕破答吕剑侯/盛心如//光华医药杂志.-4-41-93

(一)汤婆疑问(二)返魂丹之配合(三)征求本刊答向炳坤/盛心如//光华医药杂志.-4-41-615

(一)哮喘(二)石瘕(三)伏火症答横泻高/盛心如//光华医药杂志.-4-41-164

(一)种子的候(二)刀火伤日久不愈(三)交合疑问/隐名氏//光华医药杂志.-4-40-269

征求瘰疬愈后体弱之调治法/陈少柳//医界春秋.-3-12-108

7.2.1 内科

癌症之问答/林洁之//中西医学报.-1-38-252

癌之研究/汤慕殷//国医导报.-5-30-101

癌肿方之发掘/祝怀萱//国医导报.-5-30-315

白色臭痰之治法/侯振英//医学杂志.-2-17-185

白术服后腹胀之原理及遗尿症之治法/李伯时//医学杂志.-2-17-69

百药罔效之腰背疼痛/苗霖荣//医学杂志.-2-17-71

半身不利/裴雁宾//光华医药杂志.-4-37-151

半身不遂/龚剑铭//光华医药杂志.-4-38-532

半身不遂/穆永洲//医学杂志.-2-18-191

半身麻木/魏创业//光华医药杂志.-4-38-546

薄厥答曾星秀/盛心如//光华医药杂志.-4-41-417

报告异症之研究/胡天宗//绍兴医药学报星期增刊.-1-22-401

暴厥五证辨/三三医报社(辑)//三三医报.-2-30-371

暴喑/李世双//光华医药杂志.-4-40-93

奔豚/姜春华//国医砥柱月刊.-5-18-7

奔豚/张治河//医学杂志.-2-17-352

奔豚病之病理及疗法/承汉//医林一谔.-4-11-365

奔豚证治考/傅仙坊//医学杂志.-2-17-38

奔豚证治考/赵公辅//医学杂志.-2-17-34

奔豚症/方丁寅//针灸杂志.-4-28-504

奔豚症问答/叶橘泉//医界春秋.-3-9-286

奔豚症治之检讨/余无言//复兴中医.-5-31-158

奔豚之研究/时逸人//中国医药月刊.-5-33-138

闭脱二症之鉴别论/杨燧熙//绍兴医药学报.-1-19-199

痹痛与痛风之研究/曹亨泰//医学杂志.-2-9-432

痹症之我见/崔虞阶//杏林医学月报.-3-16-467

便闭/曾秀星//光华医药杂志.-4-38-257

便痢探讨/薛明波//国医导报.-5-29-300

便秘(连载)/张鼐//中医世界.-3-38-54,167

便秘/[日]青木幸三郎(著);谈承五(译)//国医砥柱月刊.-5-18-28

便秘/方星桥//光华医药杂志.-4-40-94

便秘通论/朱梦丹//国药新声.-5-23-120

便秘之科学探讨/杨梦麒//国医砥柱月刊.-5-16-514

便血神效方/张志成//针灸杂志.-4-33-140

便血之疗治/乔尚谦//医学杂志.-2-3-584

辨肠热证/谢仁山//杏林医学月报.-3-21-196

辨风病证治/薛复初//医学杂志.-2-9-312

辨黄液上冲之虚实/胡瀛峤//绍兴医药学报.-1-14-83

表病寒热概论/虞舜臣//医学杂志.-2-11-491

表病治疗概论/宋萍庵//复兴中医.-5-31-186

病后双目失明/张紫东//光华医药杂志.-4-38

－162

病后调理研究/钱公玄//光华医药杂志.－4－35
－310

病内科用外治说/黄眉孙//神州医药学报.－1－
44－123

驳晚成君之中西医治疗脚气之科学观/吴虎//
医界春秋.－3－5－168

补救梦泄遗精法/余杲//国医杂志.－4－13
－128

不得眠症治之概论/陈詠鹤//现代医药月刊.－4
－27－679

不汗出而烦躁汗出不收而躁烦证治之研究/王
明初//杏林医学月报.－3－19－333

不寐/朱益民//苏州国医杂志.－5－2－560

不难治愈的干血痨/路登云//现代医药月刊.－4
－27－632

不用药物软膏臁疮特效疗法/李侠风//针灸杂
志.－4－33－46

藏躁之研究/陈影鹤//光华医药杂志.－4－39
－123

缠腰奇奇/郑有为//光华医药杂志.－4－38
－549

颤震/周镜道//光华医药杂志.－4－38－560

肠出血/吴青尘//新中医刊.－5－20－437

肠风远血/廖世勳//光华医药杂志.－4－39
－359

肠管缩小/周唐瑾//光华医药杂志.－4－38
－555

肠管性自家中毒发现红斑之一例/孙祖烈(译)
//中西医学报.－1－28－325

肠澼/仲云//中国医药月刊.－5－32－387

肠热症经验谈/汪士瀛//杏林医学月报.－3－21
－289

肠覃/读者//光华医药杂志.－4－37－548

肠覃/李寿人//光华医药杂志.－4－38－539

肠覃概论/姚素民//沈阳医学杂志.－3－3－71

肠覃石瘕治法论/佑青//沈阳医学杂志.－3－3－
239

肠覃与石瘕之证治/张嘉因//国医砥柱月刊.－5
－17－239

肠胃火症/王希朱//光华医药杂志.－4－40
－266

肠痈/张泽霖//国医砥柱月刊.－5－17－221

肠燥便难答管紫鸾/盛心如//光华医药杂志.－4
－41－616

常习性之通便法/王润民//铁樵医学月刊.－4－
44－372

潮热/沈治邦//中医世界.－3－34－326

潮热虚损/范组英//光华医药杂志.－4－38
－536

赤痢之由来及扑灭法/包句香//国医导报.－5－
29－305

虫积食积论/许伯元//神州医药学报.－1－47
－517

出血与发热/傅旭初//新中医刊.－5－20－343

出血杂谈/叶劲秋//医界春秋.－3－13－253

初级内科学表解(连载)/袁复初//三三医报.－2
－33－335.－2－34－49,77,117

喘的分析/吴秀川//北京医药月刊.－5－21－45

喘息之疗法/孙祖烈//中西医学报.－1－33
－189

喘哮/汪太雄//光华医药杂志.－4－39－164

猝中暴厥辨/三三医报社(辑)//三三医报.－2－
30－371

答安徽胡天中先生问肝胃痛已宁以晚间食粥饭
胸胀治法/杨燧熙//绍兴医药学报星期增刊
.－1－22－105

答安徽歙县胡君天中问吴君笏臣肝脾气疼治法
/绍兴医药学报社//绍兴医药学报星期增刊
.－1－22－87

答安徽歙县胡天中君问喘咳治法/杨书培//绍
兴医药学报星期增刊.－1－22－71

答安南林长春君问手足出汗治法案/王懋声//
医界春秋.－3－6－532

答白湖后坂林问林荫祥催眠术授法住所/杨燧
熙//绍兴医药学报星期增刊.－1－21－259

答半凡治痛气病法/陈子宇//绍兴医药学报星
期增刊.－1－21－381

答北京克仲养问狂笑之际为人击背随发咳嗽失
血止后盗汗咳嗽治法/杨书培//绍兴医药学

报星期增刊.-1-22-214

答北京克仲养问失红后咳嗽盗汗治法/杨燧熙//绍兴医药学报星期增刊.-1-21-448

答本刊三十三期吴子廉君问癫病治法/盛心如//医界春秋.-3-7-58

答宾君启荣阳痿内缩之问题并治法/高柏山//绍兴医药学报星期增刊.-1-22-410

答宾启荣君代问阳物缩久治法/史介生//绍兴医药学报星期增刊.-1-22-378

答不寐症治法/章寿芝//绍兴医药学报星期增刊.-1-21-120

答蔡德斋征求痛症之治疗/徐宗岐//医界春秋.-3-9-356

答蔡凤仪君问腹块胀硬大便或燥或不燥治法/杨燧熙//三三医报.-2-30-338

答蔡蕉桐问神经治法/张汝伟//绍兴医药学报星期增刊.-1-21-239

答陈白言君胸前疼痛之治法/杨燧熙//三三医报.-2-29-266

答陈桂茂同志问肺病治疗/中国针灸学研究社//针灸杂志.-4-34-461

答陈和相君疑问前一期/高思潜//绍兴医药学报星期增刊.-1-22-14

答陈君问鼻塞的治法/康焕章//绍兴医药学报星期增刊.-1-21-430

答陈君问口涎治法/杨燧熙//绍兴医药学报星期增刊.-1-21-452

答陈君问目中生金花的治法/康维恂//绍兴医药学报星期增刊.-1-21-420

答陈龙池君问白浊变疰的理及治法/史介生//绍兴医药学报星期增刊.-1-22-6

答陈龙池君问出汗的理/史介生//绍兴医药学报星期增刊.-1-21-310

答陈树生君脘痛吐水治法/杨燧熙//绍兴医药月报.-2-39-571

答陈绥清君问遗泄症治法/史久镛//绍兴医药学报星期增刊.-1-21-20

答陈绥清君问遗泄症治法/章献吾//绍兴医药学报星期增刊.-1-21-13

答陈绥清问遗精治法/史介生//绍兴医药学报

星期增刊.-1-21-78

答陈仰孙君问半身烧热/刘希文//绍兴医药学报星期增刊.-1-22-14

答陈月锄问遗精症究可服姜附否/杨燧熙//沈阳医学杂志.-3-3-99

答陈祝三君问下利症治/时逸人//绍兴医药学报星期增刊.-1-21-55

答陈祝三君问下利症治/王肖舫//绍兴医药学报星期增刊.-1-21-55

答陈祝三君问下利症治/杨燧熙//绍兴医药学报星期增刊.-1-21-53

答陈祝三君问下利治法/逸人//绍兴医药学报星期增刊.-1-21-77

答陈祝三君问下利治法/章寿芝//绍兴医药学报星期增刊.-1-21-29

答承君问令堂病/杨燧熙//绍兴医药学报星期增刊.-1-21-15

答承秋梧君问母病/王肖舫//绍兴医药学报星期增刊.-1-21-70

答楚湖问族婶病治法/刘吉人//绍兴医药学报星期增刊.-1-21-318

答慈北宓望森君问肝病治法/裘吉生//绍兴医药学报星期增刊.-1-21-62

答慈北宓望森君问胃病治法/杨燧熙//绍兴医药学报星期增刊.-1-21-142

答慈溪林华之君问厥症治法/章寿芝//绍兴医药学报星期增刊.-1-21-28

答慈溪叶安析问母病/洪希文//绍兴医药学报星期增刊.-1-21-175

答呆生问痈症治法/张汝伟//沈阳医学杂志.-3-3-358

答戴性八本君征求顽固性胃病治法/刘则之//医界春秋.-3-14-95

答丹徒吕善夫君代友问咳嗽鼻塞治法/杨燧熙//三三医报.-2-29-257

答当阳席文介君问疟疾治法/杨佩珍//三三医报.-2-30-15

答邓卓卿君问痫疯治法/张锡纯//医界春秋.-3-6-200

答邓卓卿君问痫症治法/陆清洁//医界春秋.-3

- 6 - 134

答东关娄德泉君再问久病治法/史介生//绍兴医药学报星期增刊.-1-21-196

答东亚病夫问遗精症治法(其二)/何寅生//绍兴医药学报星期增刊.-1-21-21

答东亚病夫问遗精症治法/史久镛//绍兴医药学报星期增刊.-1-21-21

答董润芳代问阳精泄精/周镇//三三医报.-2-30-226

答董润芳君代问阳强泄精/吴玉纯//三三医报.-2-30-88

答董润芳先生代问阳强泄精治法/席文介//三三医报.-2-30-299

答董润芳阳强泄精/蒋星华//三三医报.-2-30-89

答独善/未署名//绍兴医药学报星期增刊.-1-22-14

答顿死病吐绿水忽昏厥/周镇//绍兴医药学报星期增刊.-1-22-489

答范琦君问父病痰症治法/黄国材//绍兴医药学报星期增刊.-1-21-159

答方春生君问胸前疼痛治法/杨燧熙//绍兴医药学报星期增刊.-1-21-429

答冯炳南君之胃痛病理及治疗/叶橘泉//光华医药杂志.-4-41-293

答冯炳南先生胃病治疗之我见/周子暮//光华医药杂志.-4-41-294

答冯甘棠君问腰痛治法/杨燧熙//绍兴医药学报星期增刊.-1-21-142

答冯甘棠君问腰痛治法/周镇//绍兴医药学报星期增刊.-1-21-7

答逢前君问秃头生发法/史久华//绍兴医药学报星期增刊.-1-21-252

答奉天李春芝君问肺病治法/徐镇治//三三医报.-2-29-189

答奉天李春芝君问异病治法/杨燧熙//绍兴医药学报星期增刊.-1-22-434

答奉天小南问李春芝师母咳症治法/刘恒瑞//三三医报.-2-29-332

答福建谢守拙君问胃弱及骨痛治法/洪希文//绍兴医药学报星期增刊.-1-21-220

答肝阳遗泄/周镇//三三医报.-2-30-378

答肛门出虫治法(二)/黄国材//绍兴医药学报星期增刊.-1-22-102

答肛门出虫治法(三)/张汝伟//绍兴医药学报星期增刊.-1-22-103

答肛门出虫治法(一)/李振声//绍兴医药学报星期增刊.-1-22-102

答高柏山君(为宾启荣君问阳痿问题)/史介生//绍兴医药学报星期增刊.-1-22-443

答高思潜君手足逆冷治法/杨燧熙//绍兴医药学报星期增刊.-1-22-480

答高思潜君问干咳治法/张锡纯//绍兴医药学报星期增刊.-1-21-407

答高思潜君问蛊/史介生//绍兴医药学报星期增刊.-1-22-384

答高思潜问妇人干咳治法/刘吉人//绍兴医药学报星期增刊.-1-21-428

答葛介人君问治肺痨/张锡纯//绍兴医药学报星期增刊.-1-22-237

答耕莘君足背浮肿肾囊缩小兼生冻疮原因及治法/余春轩//绍兴医药学报星期增刊.-1-21-476

答古越陈紫九君问三阴不足症治法/杨燧熙//绍兴医药学报星期增刊.-1-21-372

答古越李玉山君问肝肾病治法/杨燧熙//绍兴医药学报星期增刊.-1-21-325,342

答古越王道良问遗精症法/王肖舫//绍兴医药学报星期增刊.-1-21-77

答观海卫韩久病治法/洪希文//绍兴医药学报星期增刊.-1-21-206

答观海卫韩问久病治法/史介生//绍兴医药学报星期增刊.-1-21-212

答观海卫韩问久病治法与张君树筠代友人问脾泄症治法并拟赠药粒/李程九//绍兴医药学报星期增刊.-1-21-197

答桂东林君代友问喜怒不常及失眠症之疗法/张心一//医界春秋.-3-14-35

答郭怡安君问精不固治法/史久镛//绍兴医药学报星期增刊.-1-21-191

答海卫韩君问久病治法/项幼渠//绍兴医药学报星期增刊.-1-21-200

答汗出不止之原因及治法/吕钜荣//杏林医学月报.-3-20-118

答杭县沈耕莘君再问遗浊症/史介生//绍兴医药学报星期增刊.-1-21-174

答杭县心耕问风病/胡天中//绍兴医药学报星期增刊.-1-22-15

答杭垣高有成君问土虚治法/杨燧熙//绍兴医药学报星期增刊.-1-21-372

答杭垣江于陈源生君问痛胀治法/杨燧熙//绍兴医药学报星期增刊.-1-21-213

答杭州王子修问症一则/胡天宗//绍兴医药学报星期增刊.-1-22-385

答何其伟君问心跳夜不安眠治法/史介生//绍兴医药学报星期增刊.-1-22-379

答何其伟君问心跳夜不安眠治法/杨燧熙//绍兴医药学报星期增刊.-1-22-403

答何腾霄君问肝气理由及治法/张锡纯//绍兴医药学报星期增刊.-1-22-147

答何腾霄君问肝气理由治法/胡天宗//绍兴医药学报星期增刊.-1-22-133

答河南南阳卫生分会长张西亭君手凉病治法书/绍兴医药学报社//绍兴医药学报.-1-14-401

答胡剑华君代问足痿治法/张锡纯//绍兴医药学报星期增刊.-1-21-390

答胡剑华君问足痿治法/朱菊坡//绍兴医药学报星期增刊.-1-21-415

答胡天中君问吴笏臣君肝胃病治法/汪景文//绍兴医药学报星期增刊.-1-22-101

答胡天中问吴笏臣症/刘吉人//绍兴医药学报星期增刊.-1-21-477

答胡天宗君问厥证治法/张锡纯//绍兴医药学报星期增刊.-1-22-204

答胡天宗君问族侄孙厥症治法/史介生//绍兴医药学报星期增刊.-1-22-151

答胡天宗君研究族侄孙厥症治法/汪景文//绍兴医药学报星期增刊.-1-22-172

答胡天宗问族孙厥症治法/张汝伟//绍兴医药学报星期增刊.-1-22-172

答胡天宗异症研究/王兰远//绍兴医药学报星期增刊.-1-22-479

答花病夫胁痛高突治法/张汝伟//绍兴医药学报星期增刊.-1-22-38

答黄君眉孙所问下血症论/沈思诚//神州医药学报.-1-44-495

答黄君问治之商榷/柴德新//绍兴医药学报星期增刊.-1-21-478

答黄君中坤为其宗人德福征求虚劳症之治疗方剂/吴琢之//医界春秋.-3-9-356

答黄迈廷君问癫狂病之治法/梁雨泉//医界春秋.-3-7-457

答黄绍声君病情/王兰远//绍兴医药学报星期增刊.-1-22-104

答黄中坤君征求虚劳病案/谢安之//医界春秋.-3-9-265

答黄子秀代戚问疾治法/康济民//绍兴医药学报星期增刊.-1-22-301

答徽州许逸凡君问面黄治法/柴德新//绍兴医药学报星期增刊.-1-21-463

答济煐君外症治法/王纪伦//绍兴医药学报星期增刊.-1-21-229

答济煐外治法/王肖舫//绍兴医药学报星期增刊.-1-21-167

答嘉定王绍声君粪后鲜血详解病理及疗治法/张世宏//绍兴医药学报星期增刊.-1-22-30

答嘉定王绍声君问不寐治法/陈守真//绍兴医药学报星期增刊.-1-21-173

答嘉定王绍声君问不寐治法/史介生//绍兴医药学报星期增刊.-1-21-78

答嘉定王绍声问不寐症治法/杨燧熙//绍兴医药学报星期增刊.-1-21-111

答嘉定王绍声问舌痛治法/章寿芝//绍兴医药学报星期增刊.-1-21-119

答江都陈龙池君问友人中风病/黄国林//绍兴医药学报星期增刊.-1-21-23

答江都陈龙池君问友人中风病/章寿芝//绍兴医药学报星期增刊.-1-21-23

答蒋仲贤君问猝中治愈后左手足终觉木强不便脉左涩右缓/周越铭//绍兴医药月报.-2-37-276

答金陵范琦问父咳症/刘吉人//绍兴医药学报星期增刊.-1-21-94

答金履升君代友问治吐血后咳嗽法/张锡纯//三三医报.-2-29-23

答金子宜君问鼓胀反胃治法/史介生//绍兴医药学报星期增刊.-1-21-343

答金子宜君问鼓胀治法/张锡纯//绍兴医药学报星期增刊.-1-21-374

答金子宜君治鼓胀法/倪石奇//绍兴医药学报星期增刊.-1-21-351

答金子宜问舍亲凌君三十九岁患单腹鼓胀并治法/刘吉人//绍兴医药学报星期增刊.-1-21-357

答净君问青盲治法/绍兴医药学报社//绍兴医药学报星期增刊.-1-21-77

答竟成君问遗精症究可服姜附否/杨燧熙//绍兴医药学报星期增刊.-1-21-188

答康君代问治遗尿的方法/林荫祥//绍兴医药学报星期增刊.-1-21-223

答康君代问治遗尿的方法/朱贡三//绍兴医药学报星期增刊.-1-21-197

答康维恂君问遗尿病治法/竹余祥//绍兴医药学报星期增刊.-1-21-191

答李春芝君问肺病治法/张汝伟//三三医报.-2-29-443

答李桂生君问气郁等症治法/杨燧熙//绍兴医药月报.-2-40-100

答梁长荣君之驳论悬饮/何奎垣//杏林医学月报.-3-19-256

答林君先耕问疟/刘采臣//医学报.-1-6-277

答林荫祥催眠术授法住所/王肖舫//绍兴医药学报星期增刊.-1-21-196

答林永候君问手臂不仁治法/张锡纯//绍兴医药学报星期增刊.-1-22-59

答临安吕锦春君所问治法/杨燧熙//绍兴医药学报星期增刊.-1-22-371

答岭东蔡锦球先生问母病治法/卢育和//绍兴医药学报星期增刊.-1-21-237

答刘纯熙问湿热肿胀之理由/王肖舫//绍兴医药学报星期增刊.-1-22-463,471,489

答刘焕章君问小儿剃头后发未有生/史久华//绍兴医药学报星期增刊.-1-21-310

答刘景翁代友问胃腑硬痛年余又增大腹隆然高突治法/杨燧熙//绍兴医药月报.-2-41-94//沈阳医学杂志.-3-3-361

答刘君焕章再问骨槽风治法/李程九//绍兴医药学报星期增刊.-1-21-128

答刘君琴仙疑予所述之痄湿症/翟冷仙//医界春秋.-3-9-266

答刘廉青君问面黄头昏耳鸣鼻塞治法/杨燧熙//三三医报.-2-29-265

答刘荣武君问治脐风之法/翟冷仙//医界春秋.-3-8-437

答刘瑞云君问周身骨节手足疼痛治法/杨燧熙//三三医报.-2-29-267

答刘润苍君鼻塞流浊涕治法/杨燧熙//绍兴医药学报星期增刊.-1-22-395

答刘润苍君问鼻塞流浊/张若霞//绍兴医药学报星期增刊.-1-22-324

答刘紫霞君问久病体虚治法/陆清洁//医界春秋.-3-6-162

答柳剑南君肝阳遗泄等症/吴玉纯//三三医报.-2-30-448

答娄德泉君问小便不清治法/史久镛//绍兴医药学报星期增刊.-1-21-144

答卢育和君询半痴医案/俞鉴泉//三三医报.-2-30-191

答卢育和君质疑十则/黄国材//绍兴医药学报星期增刊.-1-21-294

答角直朱贡三君问令尊痰核治法/杨燧熙//绍兴医药学报星期增刊.-1-22-139

答罗乐三君问停止生育方/叶劲秋//绍兴医药学报星期增刊.-1-21-300

答罗审斋君问风瘫治法/夏泽霖//三三医报.-2-29-179

答马君代友人征求遗精与阳痿治法/罗燮元//医界春秋.-3-8-435

答马善征君求遗精与阳痿之治法/吴宏鼎//医界春秋.-3-8-524

答毛文叔君问风湿合病之理/玉衡//绍兴医药学报星期增刊.-1-22-51

答毛致诚君问发落症治/胡天宗//绍兴医药学报星期增刊.-1-22-361

答毛致诚君问发落治法/高思潜//绍兴医药学报星期增刊.-1-22-386

答缅甸游芷秋君代友问遗精腰痛治法/黄彩彬//医界春秋.-3-14-375

答倪克庆君问癫痫治法/程书田//医界春秋.-3-9-467

答宁日升君为长男征求脑疾二则/徐宗舜,杜月坡//医界春秋.-3-9-420

答庞履廷君问大便脱肛及小便淋浊/张锡纯//绍兴医药学报星期增刊.-1-22-287

答庞履廷君问痛风/张锡纯//绍兴医药学报星期增刊.-1-22-287

答钱塘沈耕莘君问梦遗精证治法/王国材//绍兴医药学报星期增刊.-1-21-136

答琼州陈汉英君问咳血症/陆清洁//医界春秋.-3-6-309

答任伯和君问少年白发治法/席文介//三三医报.-2-29-229

答任伯和问少年白发/陆成一//三三医报.-2-29-183

答瑞安王返春问友人妻病意见及治法/张汝伟//绍兴医药学报星期增刊.-1-22-428

答山东单县何承恩君问阴虚阳旺治法/杨燧熙//绍兴医药学报星期增刊.-1-22-105

答山东刘希文问治二则/陈守真//绍兴医药学报星期增刊.-1-22-411

答上海东英女士问肝病治法/杨燧熙//绍兴医药学报星期增刊.-1-21-357

答上海张君凤山令严偶感风寒两手酸痛治法/刘瑞云//三三医报.-2-29-262

答绍兴东关李咏春问遗精治法/杨燧熙//绍兴医药学报星期增刊.-1-21-220

答绍兴东关镇李玉山君问阳黄证治法/杨燧熙//绍兴医药学报星期增刊.-1-21-271

答绍兴东关镇李玉山问便秘治法/杨燧熙//绍兴医药学报星期增刊.-1-21-239

答沈耕莘君问遗精方/康焕章//绍兴医药学报星期增刊.-1-21-430

答沈耕莘君遗精及目医牙实等症/陈仪臣//绍兴医药学报星期增刊.-1-21-190

答沈增荣君问痰红治法/张锡纯//绍兴医药学报星期增刊.-1-21-389

答沈仲圭君问梦遗及大便泄泻治法/张锡纯//绍兴医药学报星期增刊.-1-21-510

答盛泽宋贤芹弟遗精症治法并方/绍兴医药学报社//绍兴医药学报.-1-14-404

答史炳南君问奇病缘由并治法/史介生//绍兴医药学报星期增刊.-1-22-433

答史炳南兰弟问奇病缘由并治法/韵芳//绍兴医药学报星期增刊.-1-22-457

答史君介生为宾君启荣问阳痿问题/高柏山//绍兴医药学报星期增刊.-1-22-475

答守一氏问遗精症治法/黄国材//绍兴医药学报星期增刊.-1-21-103

答守一氏问遗精症治法/杨燧熙//绍兴医药学报星期增刊.-1-21-133

答守一氏之第二问/卢育和//绍兴医药学报星期增刊.-1-21-84

答舒啸君大便下脓血治法三则/张腾蛟,蔡卓麟,丁少侯//医界春秋.-3-11-495

答舒啸君征求痧后哮喘案/林建廷//医界春秋.-3-9-73

答舒啸脾虚泄泻服温补药夭殇之疑问/李征韶//医界春秋.-3-8-242

答水臌治法/陈九洲//三三医报.-2-29-444

答松江朱念旭君问肾虚治法/史介生//绍兴医药学报星期增刊.-1-21-311

答松阳蔡蕉桐君问神经症治法/项幼渠//绍兴医药学报星期增刊.-1-21-247

答松阳蔡蕉桐君问神经症治法/杨燧熙//绍兴医药学报星期增刊.-1-21-279

答随遇人问痰饮/张汝伟//绍兴医药学报星期增刊.-1-21-238

答谭智筠君为弟妇的求癥瘕病验方案二则/章

林//医界春秋.-3-9-264

答谭智筠君为弟妇征求癥瘕病案/谢安之//医界春秋.-3-9-265

答汤士彦君问遗尿治法/俞鉴泉//三三医报.-2-29-612

答陶光瑞问母肝胃痛病治法/洪希文//绍兴医药学报星期增刊.-1-21-206

答陶君光瑞问母患肝胃痛症治法/李程九//绍兴医药学报星期增刊.-1-21-207

答天津陈士成癫痫病治法/刘吉人//绍兴医药学报星期增刊.-1-21-478

答天台许尚溪君问咳嗽鼻塞治法/杨书培//绍兴医药学报星期增刊.-1-22-262

答停饮症治法/王肖舫//绍兴医药学报星期增刊.-1-22-126

答汪景文君癫狂病质疑书/徐伯英//三三医报.-2-29-503

答汪君景文癫狂病质疑/张汝伟//三三医报.-2-29-544

答汪为光君征求气迫肛门盘旋注痛案/崔树森//医界春秋.-3-9-471

答汪雨卿痰疾治法/洪希文//绍兴医药学报星期增刊.-1-22-230

答王百安君晕不止宜防中风论/杨彦和//医界春秋.-3-10-316

答王道良君久患遗精治法/陈鉴清//绍兴医药学报星期增刊.-1-21-45

答王道良君久患遗精治法/史久镛//绍兴医药学报星期增刊.-1-21-45

答王化人君代问溺赤症治法/胡天宗//绍兴医药学报星期增刊.-1-22-426

答王君兰远问磷毒救治法/卢育和//绍兴医药学报星期增刊.-1-22-393

答王君兰远研究磷毒救治法/刘吉人//绍兴医药学报星期增刊.-1-21-103

答王兰远君问磷毒救治法/守真//绍兴医药学报星期增刊.-1-21-172

答王少阳同志代刘君问浊后咯血之治疗/郑尹耕//医界春秋.-3-9-172

答王绍声君便血症治法/田聘卿//绍兴医药学

报星期增刊.-1-22-48

答王绍声君病情及治法/汪景文//绍兴医药学报星期增刊.-1-22-36

答王绍声君问便血/张锡纯//绍兴医药学报星期增刊.-1-22-55

答王肖舫君质疑各则/黄国材//绍兴医药学报星期增刊.-1-21-294

答王肖舫先生问内痈试法/杨佩珍//三三医报.-2-29-607

答王肖舫先生问舌症一则/项幼渠//绍兴医药学报星期增刊.-1-21-213

答韦雍甫君征求调治中风半身不遂妙方/陈典周//医界春秋.-3-10-469

答韦雍普君问中风半身不遂证二则/黄明三,覃益明//医界春秋.-3-11-25

答问孔某肝风证/周镇//现代医药月刊.-4-27-104

答问哮喘/王致中//针灸杂志.-4-28-385

答问异症治法/张锡纯//绍兴医药学报星期增刊.-1-21-470

答问有年腹痛治法案/杨燧熙//医界春秋.-3-5-462

答翁君玉辉问咳嗽痰喘治法/洪希文//绍兴医药学报星期增刊.-1-21-221

答翁廉介君问肾囊膨胀之治法案二则/李征韶,杨赞民//医界春秋.-3-8-243

答翁廉介君问小溲淋血症/陆清洁//医界春秋.-3-6-309

答翁义芳问呃逆气郁治法/张世宏//绍兴医药学报星期增刊.-1-22-434

答翁义芳问呃逆气郁治法/张锡纯//绍兴医药学报星期增刊.-1-22-512

答翁义芳问呃逆症治法/胡天宗//绍兴医药学报星期增刊.-1-22-504

答翁义芳问呃气逆郁治法/杨燧熙//绍兴医药学报星期增刊.-1-22-483

答翁玉辉君问咳嗽痰喘治法/史介生//绍兴医药学报星期增刊.-1-21-239

答无名氏问王君梦遗/陆成一//三三医报.-2-29-231

答吴宏鼎君为哀子恳求膝毒原因或对证之疗法/毛友梧//医界春秋.-3-8-527

答吴驾黎君问嗽喘治法/张锡纯//绍兴医药学报星期增刊.-1-22-16

答吴君精滑治法/蒋乐安//绍兴医药学报星期增刊.-1-21-456

答吴绍岐君征痫疯之治方(二)/戴少洲//医界春秋.-3-14-260

答吴绍岐君征痫疯之治方(一)/林熙联//医界春秋.-3-14-259

答吴绥章君令郎外症治法/王纪伦//绍兴医药学报星期增刊.-1-21-229

答吴铁忱君问胸部跳动治法/黄国材//绍兴医药学报星期增刊.-1-21-168

答吴铁忱君问胸部跳动治法/史久镛//绍兴医药学报星期增刊.-1-21-127

答吴云生君问伤力后胀痛拒按嘈杂治法/杨燧熙//三三医报.-2-33-561

答吴泽民滑精治法/陈董尘//绍兴医药学报星期增刊.-1-21-429

答吴召女士问腋下与鼻尖出汗治法/延陵氏//三三医报.-2-30-191

答吴子廉问大小便下血服田蛙尿得愈之理由/盛心如//医界春秋.-3-7-24

答歙县胡天中医士研究问治一则/杨燧熙//绍兴医药学报星期增刊.-1-22-221

答歙县吴驾黎君令尊症/杨燧熙//绍兴医药学报星期增刊.-1-22-62

答夏泽霖君代友问便血症治/胡天中//绍兴医药学报星期增刊.-1-22-61

答夏泽霖问便血/张汝伟//绍兴医药学报星期增刊.-1-21-517

答湘潭袁君乃郎面肿症治/胡天宗//绍兴医药学报星期增刊.-1-22-301

答项尧廷问乳内结核/刘景川//沈阳医学杂志.-3-2-246

答泻痢治法/史介生//绍兴医药学报星期增刊.-1-22-149

答心耕君问风病治法/张锡纯//绍兴医药学报星期增刊.-1-22-59

答邢昇平君为友人黄某征求大便下血治法/刘则之//医界春秋.-3-14-96

答邢昇平君征求大便下血之治法(二)/叶凤龙//医界春秋.-3-13-507

答邢昇平君征求大便下血之治法(一)/褚健民//医界春秋.-3-13-504

答徐变平代问心神恍惚症/胡天中//绍兴医药学报星期增刊.-1-22-60

答徐平君令政症治/胡天宗//绍兴医药学报星期增刊.-1-22-482

答徐韵英君问围脐疑问/张汝伟//绍兴医药学报星期增刊.-1-22-450

答徐召南君问吞酸治法/高思潜//绍兴医药学报星期增刊.-1-22-452

答徐召南君问吞酸治法/史惠生//绍兴医药学报星期增刊.-1-22-402

答徐庄君夫人病治法/景贻孙//绍兴医药学报星期增刊.-1-22-142

答徐庄君问治一则/余春轩//绍兴医药学报星期增刊.-1-21-462

答徐宗岐君征求病愈致哑之治疗/毛友梧//医界春秋.-3-8-330

答徐宗岐征求病愈致哑之答案/徐寿山//医界春秋.-3-8-395

答许君良水征求久痢验方/赵式训//医界春秋.-3-13-409

答许良水君征求久痢治法(二)/诸健民//医界春秋.-3-13-358

答许良水君征求久痢治法(一)/黄彩彬//医界春秋.-3-13-356

答许尚溪君问咳嗽鼻塞治法/余春仙//绍兴医药学报星期增刊.-1-21-464

答许寿年君代友媳征求晨嗽治方(二)/林吉联//医界春秋.-3-14-439

答许寿年君代友媳征求晨嗽治方(一)/李云川//医界春秋.-3-14-438

答炫明胃弱腹疼病/王肖舫//绍兴医药学报星期增刊.-1-21-288

答炫明问胃弱腹痛病治法/杨燧熙//绍兴医药学报星期增刊.-1-21-319

答严坤荣君代友问痰饮治法/张锡纯//三三医报.-2-29-22

答扬州陈小川君问李子卿肝胃气痛吐治法/杨燧熙//三三医报.-2-32-238

答杨君涧请问自汗治法/李春芝//绍兴医药学报星期增刊.-1-22-134

答杨君燧熙问睾丸偏大治法/李程九//绍兴医药学报星期增刊.-1-21-172

答杨燧熙睾丸偏大治法/王肖舫//绍兴医药学报星期增刊.-1-21-167

答杨燧熙君答催眠住所授法之误/王肖舫//绍兴医药学报星期增刊.-1-21-287

答杨燧熙君代友问右腿屈而不伸右足跟不能任地/张锡纯//绍兴医药学报星期增刊.-1-22-355

答杨燧熙君睾丸偏大治法/陈龙池//绍兴医药学报星期增刊.-1-21-248

答杨燧熙君气喘不寐治法/王肖舫//三三医报.-2-29-610

答杨燧熙君问腿疾/朱菊坡//绍兴医药学报星期增刊.-1-22-385

答杨燧熙君问腿筋疼痛并发咳嗽治法/张若霞//绍兴医药学报星期增刊.-1-22-324

答杨燧熙君征求喘症治法/胡天宗//三三医报.-2-29-577

答杨宜斋君问头痛治法(二)/张心一//医界春秋.-3-13-18

答杨宜斋君问头痛治法(三)/黄彩彬//医界春秋.-3-13-20

答杨宜斋君问头痛治法(一)/丁少侯//医界春秋.-3-13-17

答杨宜斋君征求头痛治法/黄彩彬//医界春秋.-3-12-492

答姚建溪问病治法/张汝伟//绍兴医药学报星期增刊.-1-22-287

答姚鑫波君问绣球风之治法/潘文田//医界春秋.-3-8-329

答姚鑫波君问绣球风之治法案二/刘武荣//医界春秋.-3-8-197

答姚鑫波君问绣球风之治法案一/杨华亭//医界春秋.-3-8-196

答姚一问水臌治法/张汝伟//三三医报.-2-29-367

答叶安析君问母病治法/史介生//绍兴医药学报星期增刊.-1-21-174

答叶芳君问神经衰弱之治疗法/罗夒元//医界春秋.-3-8-327

答叶键生问膝盖肿胀酸疼治法/杨燧熙//绍兴医药学报星期增刊.-1-21-341

答叶树芝问血后余症/陆成一//三三医报.-2-29-231

答异病治法/杨燧熙//绍兴医药学报星期增刊.-1-22-206

答殷顺龄君问母病/绍兴医药学报社//绍兴医药学报星期增刊.-1-22-490

答甬江张则经君问遗精梦泄治法/刘吉人//绍兴医药学报星期增刊.-1-21-318

答甬江张则经君问遗精梦泄治法/史介生//绍兴医药学报星期增刊.-1-21-311

答甬江张则经君问遗精梦泄治法/杨燧熙//绍兴医药学报星期增刊.-1-21-348

答游焕明君征头风方/杨新华//医界春秋.-3-11-82

答游焕明君征头风治法/陈祝卿//医界春秋.-3-11-219

答游焕明君征头风治法/舒啸//医界春秋.-3-11-97

答友人谷先灼问遗精/宫曙园//中医杂志.-2-20-140

答友人论交肠病书/费泽克//绍兴医药月报.-2-37-386//中医杂志.-2-22-393

答友人问交肠病书/费泽克//医学杂志.-2-5-231

答有青君令正经病治法/黄国材//绍兴医药学报星期增刊.-1-22-336

答右臂酸疼麻木治法/周镇//绍兴医药学报星期增刊.-1-21-333

答余姚周行劳君痛风治法/也佚//绍兴医药学报星期增刊.-1-21-517

答俞吉人问甲状腺肿病与针治/承淡安//针灸

杂志.-4-34-56

答虞东黄冠三君问耳鸣治法/史介生//绍兴医药学报星期增刊.-1-21-253

答袁君乃郎头面肿方/黄国材//绍兴医药学报星期增刊.-1-22-336

答袁潜君问头面肿症/张若霞//绍兴医药学报星期增刊.-1-22-324

答袁锡臣问郁病之治法/杨燧熙//绍兴医药月报.-2-39-469

答晕船治法/折背叟//绍兴医药学报星期增刊.-1-21-132

答云间朱振华问脚气方法/黄去陈//绍兴医药学报星期增刊.-1-21-27

答载性本君征求顽固性胃病治法/梁经纶//医界春秋.-3-13-352

答张春江论治足冷书/何佩瑜//国医杂志.-4-7-455

答张春圃君问大小人两病治法/杨燧熙//绍兴医药学报星期增刊.-1-21-13

答张春圃君问虚证治法/康维恂//绍兴医药学报星期增刊.-1-21-30

答张春圃君问虚证治法/王寿芝//绍兴医药学报星期增刊.-1-21-31

答张春圃君问虚证治法/张汝伟//绍兴医药学报星期增刊.-1-21-31

答张汉东君问遗精症治法/李春芝//绍兴医药学报星期增刊.-1-22-441

答张汉翼君问催眠学之功效及求学之所/竹余祥//绍兴医药学报星期增刊.-1-22-275

答张家口郭贻殻君问肾虚治法/杨燧熙//绍兴医药学报星期增刊.-1-21-263

答张君问偶感风寒两手酸痛/康维恂//三三医报.-2-29-177

答张开第君问咳嗽症治法(二)/夏泽霖//绍兴医药学报星期增刊.-1-22-38

答张开第君问咳嗽症治法(一)/汪景文//绍兴医药学报星期增刊.-1-22-37

答张破浪论误下救下书/章太炎//苏州国医杂志.-5-2-396//中医杂志.-2-22-391

答张汝君问咳嗽治法/杨燧熙//三三医报.-2-30-129

答张汝伟君问其令尊咳嗽治法/张锡纯//三三医报.-2-29-506

答张树筠君问友人脾泄症治法/史介生//绍兴医药学报星期增刊.-1-21-212

答张树筠问右臂麻木第二方/张锡纯//绍兴医药学报星期增刊.-1-21-484

答张树筠问右臂麻木方/张锡纯//绍兴医药学报星期增刊.-1-21-484

答张树筠先生问尿水淋痛治法/项幼渠//绍兴医药学报星期增刊.-1-21-277

答张树筠先生问友脾泄症/马少廷//绍兴医药学报星期增刊.-1-21-296

答张树筠先生问友人脾泄症治法/项幼渠//绍兴医药学报星期增刊.-1-21-192

答张锡纯君问异病治法/张汝伟//绍兴医药学报星期增刊.-1-22-219

答张相臣代友人问脾泄症治法/张锡纯//绍兴医药学报星期增刊.-1-21-200

答张效廉问遗精治法/周镇//绍兴医药学报星期增刊.-1-22-263

答张逊之君问吐血之治法/李云川//医界春秋.-3-14-149

答张曜岚君问腹痛口中吐粪病理及治法/朱菊坡//绍兴医药学报星期增刊.-1-22-132

答张毅武君问胸膈胀闷兼呃逆上冲/张锡纯//绍兴医药学报星期增刊.-1-21-456

答张泽霖久咳吐虫而愈之原理/李征韶//医界春秋.-3-8-330

答张泽霖君令弟媳之燥气症/朱士善//医界春秋.-3-10-318

答张泽霖君问久咳吐虫之原理/杨赞民//医界春秋.-3-8-244

答张泽霖君征求常年放气不止治法/杨赞民//医界春秋.-3-8-244

答张仲礼问治晕船良方/卢育和//绍兴医药学报星期增刊.-1-21-109

答章济川君问乃郎发热症治法/胡天宗//绍兴医药学报星期增刊.-1-22-354

答章韶君问腹内动气症治法/张锡纯//绍兴医

药学报星期增刊.-1-21-254

答赵子仪问口臭治法/胡天宗//绍兴医药学报星期增刊.-1-22-150

答赵子义君问口臭治法/沈熊璋//绍兴医药学报星期增刊.-1-22-135

答镇江和记洋行塘君尊阄咳喘治法/杨书培//绍兴医药学报星期增刊.-1-22-223

答征求病愈致哑案/翟冷仙//医界春秋.-3-8-436

答征求汗出不止之原因及治法/王谟臣//杏林医学月报.-3-20-118

答郑君绍祖问呓语治法/余春轩//绍兴医药学报星期增刊.-1-22-54

答郑绍祖君小便难得治法/余春轩//绍兴医药学报星期增刊.-1-21-517

答郑绍祖问难便/张汝伟//绍兴医药学报星期增刊.-1-21-517

答郑韵轩君问久泻治法/杨燧熙//绍兴医药月报.-2-39-299

答直隶张毅武君代友问胸胀呃逆症/胡天中//绍兴医药学报星期增刊.-1-21-479

答直言君问肺痨方/折背叟//绍兴医药学报星期增刊.-1-21-212

答钟清甫君代问梦遗治法/杨燧熙//三三医报.-2-29-228

答仲圭君问睡中眼开之故/张世宏//绍兴医药学报星期增刊.-1-22-212

答周树堂君问痛风治法/张锡纯//绍兴医药学报星期增刊.-1-22-59

答周树堂君询母痛风症治法/张汝伟//绍兴医药学报星期增刊.-1-22-23

答周巷劳树堂问令母痛风/胡天中//绍兴医药学报星期增刊.-1-22-7

答朱报经问精神疲惫/高思潜//三三医报.-2-30-227

答朱菊坡先生问脱肛治法/叶劲秋//绍兴医药学报星期增刊.-1-21-454

答朱念旭君问面黄症治法/史介生//绍兴医药学报星期增刊.-1-21-311

答朱仁葆君问噎膈病之治法/翟冷仙//医界春秋.-3-8-524

答朱有年君问疯病愈后各种变病治法/吴耕孙//绍兴医药学报星期增刊.-1-22-483

答朱振华问臌胀/竹芷熙//绍兴医药学报星期增刊.-1-21-144

答诸暨孟兴朕君问蛲虫治法/周肇岐//绍兴医药学报星期增刊.-1-21-462

答竹余祥君论鬼病/陈守真//绍兴医药学报.-1-17-103

答祝达望君问哮喘治法案/缪宏彬//医界春秋.-3-7-100

答自汗治法/王肖舫//绍兴医药学报星期增刊.-1-22-127

大便不通之原因及其治法/孙敏//中医杂志.-2-27-219

大肠下血症治概论/钟明远//杏林医学月报.-3-23-23

大堪注意之便秘疾患/唐湘清//中医世界.-3-37-547

大小便均从前阴出泄/张体元//国医杂志.-4-12-46

代问咯血愈后变为胸闷之治法/陈玉林//医界春秋.-3-7-540

代问胃腑硬痛年余后变大腹隆起青筋显然治法/刘景素//绍兴医药月报.-2-41-93

代问痫症治法/邓卓卿//医界春秋.-3-6-104

代问阳强泄精/董润芳//三三医报.-2-30-17

代问右臂酸疼麻木治法/张树筠//绍兴医药学报星期增刊.-1-21-332

代姚美宰君征求中消良方/柯等和//医界春秋.-3-8-198

代叶君征求咯血良方/陈星平//医界春秋.-3-7-219

代友人刘廉清问痔疗法/杨燧熙//绍兴医药学报星期增刊.-1-22-29

代友人问肝胃气痛病治法/胡天中//绍兴医药学报星期增刊.-1-21-439

代友问舌不言右身不能移动病/宋绍哲//医界春秋.-3-13-125

代友问肾病久医不愈之治法/李振铎//医界春

秋. - 3 - 11 - 28

代友问手足不遂治法/宾启荣//绍兴医药学报星期增刊. - 1 - 22 - 109

代友问痰喘治法/夏颂声//三三医报. - 2 - 29 - 445

代友问喜怒不常及失眠症之疗治/桂东林//医界春秋. - 3 - 12 - 430

代友问阳物缩久入三分之二症/宾启荣//绍兴医药学报星期增刊. - 1 - 22 - 335

代友问遗精腰痛治法/游蕤秋//医界春秋. - 3 - 14 - 37

代友媳征求经年晨嗽根治良方/许寿年//医界春秋. - 3 - 14 - 261

代友征求脑痹腰痛治法/李云川//医界春秋. - 3 - 14 - 441

代友征求早泄良方/王又愚//医界春秋. - 3 - 9 - 73

丹毒治验后感/吴陶然//新中华医药月刊. - 5 - 35 - 156

单腹胀证治论/梁翰芬//杏林医学月报. - 3 - 16 - 24

单腹胀之种类有几试分别其原因证候病理诊断治法及类症鉴别并详述中西应用有效之验方/王子文//医学杂志. - 2 - 16 - 365

胆病源流/袁锦旋//国医杂志. - 4 - 6 - 477

胆腑见症/姜启忠//绍兴医药学报. - 1 - 15 - 355

胆石与胆石性黄疸/高思潜//绍兴医药学报. - 1 - 20 - 344

盗汗非尽阴虚论/冯玉麟//光华医药杂志. - 4 - 36 - 552

盗汗之新疗法/丁锡康//德华医学杂志. - 1 - 39 - 299

盗汗之研究/王合三//光华医药杂志. - 4 - 36 - 383 //医界春秋. - 3 - 6 - 260

盗汗之原因与治法/沈仲圭//绍兴医药月报. - 2 - 41 - 612

悼黄膺白先生并论肝癌治法/姜佐景//光华医药杂志. - 4 - 41 - 56

癫狂病/李健颐//中医世界. - 3 - 29 - 305

癫狂病论治(连载)/丁成萱//医界春秋. - 3 - 6 - 152,181

癫狂病之研究/俞慎初//现代医药月刊. - 4 - 27 - 32

癫狂病之原因及治疗法/徐兆祺//现代中医. - 4 - 42 - 84

癫狂病质疑/汪景文//三三医报. - 2 - 29 - 335

癫狂痫病证治之研究/张友琴//中医指导录. - 4 - 3 - 233

癫狂痫症/张文元//医学杂志. - 2 - 15 - 98

癫狂痫之区别和治疗/曹鸿年//国医砥柱月刊. - 5 - 16 - 518

癫狂痫之证状与治法概要/何棣若//中医世界. - 3 - 36 - 68

癫狂症/张普黎//光华医药杂志. - 4 - 36 - 511

癫狂症之原理与治疗的讨论/张仲瑾//医界春秋. - 3 - 7 - 172

癫狂之病因及其治疗/管季燿//杏林医学月报. - 3 - 16 - 362

癫狂之分析研究/陈中权//中医世界. - 3 - 26 - 568

癫疝答郑家和/盛心如//光华医药杂志. - 4 - 41 - 413

癫痫症之探讨(一)至(二)/邢锡波//文医半月刊. - 5 - 14 - 180,215

癫痫症之探讨/邢锡波//光华医药杂志. - 4 - 39 - 395

定痛/医学报社//医学报. - 1 - 5 - 317

洞泄答徐产琳/盛心如//光华医药杂志. - 4 - 41 - 523

独热病病名及其治法之研究/许小士//三三医报. - 2 - 36 - 365

读冯炳南先生征求胃病治疗之复函/宋杏府//光华医药杂志. - 4 - 41 - 299

读光华医药杂志一卷十二期朱君求治十五年不眠之法我见/爱民//光华医药杂志. - 4 - 36 - 515

读何佩瑜君暑病宜知之商榷/陈禅塏//国医杂志. - 4 - 7 - 213

读疟疾应否速治/周镇//国医杂志. - 4 - 12

－179

读王孟英先生喘咳文之一得/江骏声//中医世界.-3-36-122

读西报论发热与退热之感按/谢仁山//杏林医学月报.-3-21-62

读消渴证疗法后/卢谦//医林一谔.-4-9-324,370

读郑君振德论中风症之原委及其治法/陈伯豪//绍兴医药学报.-1-14-458

短气与少气有辨/张朗轩//沈阳医学杂志.-3-2-26

短气之病确有原因/陈应期//杏林医学月报.-3-19-192

断食治胃气痛之奇效/廖伯然//国医杂志.-4-5-391

对于肺痨结核病之探讨/王子和//国医砥柱月刊.-5-17-502

对于吴楚卿感症研究谈/杨燧熙//三三医报.-2-30-137

对于吴楚卿感症研究谈/郁济焕//三三医报.-2-29-513

对于西医所称肠热症之商榷/陈芝高//杏林医学月报.-3-23-268

对于翟君冷仙所述解剖术治愈痦湿症之疑问/刘琴仙//医界春秋.-3-9-117

对于中山先生肝病之研究及感想/王一仁//中医杂志.-2-23-246

对症疗法(便秘)/周纮章//中国医药月刊.-5-32-324

对症疗法(呕吐)/周纮章//中国医药月刊.-5-32-290

多年痼疾/牛峰一//光华医药杂志.-4-38-536

多年咳症/丁学明//光华医药杂志.-4-37-545

多年失眠症/潘又岱//光华医药杂志.-4-36-512

讹传夹阴病辨正/倪庭槐//医学报.-1-5-338

呃逆及其验方/张时元//复兴中医.-5-31-384

呃逆集说/沈仲圭//中医杂志.-2-22-262

呃逆论/沈仲圭//三三医报.-2-31-53

呃逆论治/唐忠俊//中医杂志.-2-24-49

呃忒概述/马济仁//国医杂志.-4-13-451

发狂证治之研究/陈詠鹤//现代医药月刊.-4-27-551

发热/丁济华//中国医学月刊.-3-15-335

发热/李净尘//中国医药月刊.-5-32-403

发热的研究(连载)/关荣溢//中西医药.-5-13-518,532

发热条辨/王玉玲//中医世界.-3-26-577

发秃之原因及预防/邑成//中西医学报.-1-36-437

凡热证经大汗大吐大下后须防亡阳说/黄楣孙//绍兴医药学报.-1-15-43

凡属失血症宜静卧勿动论/严苍山//医界春秋.-3-13-454

反胃/李福文//光华医药杂志.-4-40-97

反胃论/顾增祥//中医世界.-3-36-30

防抽风之神效简法/李仲衡//中医世界.-3-26-49

肥胖病/陈鸣璆//光华医药杂志.-4-39-553

肺病/杨焕//光华医药杂志.-4-39-448

肺病丛谈/丁济华//中国医学月刊.-3-15-23

肺病答林炳坤/盛心如//光华医药杂志.-4-41-617

肺病及喉症之治疗新法/翁长钟//中西医学报.-1-34-449

肺病论(连载)/葛荫春//医学杂志.-2-2-166,293,428.-2-3-26,156,272,418,537.-2-4-28,160,298,412

肺病漫谈/沈仲圭//国医砥柱月刊.-5-16-605

肺病浅说(连载)/张治河//医学杂志.-2-13-544,606

肺病谈荟/陶斗元//中医世界.-3-32-484

肺病一瞥/尹容森//文医半月刊.-5-14-532

肺病一席谈(一)至(三)/刘亚农//文医半月刊.-5-14-522,554,579

肺病与培土生金法/毛邦汉//中国医药月刊.-5

- 33 - 244

肺病与万应锭之关系/吴絜盦//文医半月刊.-5
　　-14-575

肺病预防法/梁德文//中西医学报.-1-26
　　-377

肺病诊疗法/缪俊德//铁樵医学月刊.-4-44
　　-467

肺病正误(连载)/徐相任//三三医报.-2-36-
　　21,494

肺病正误/徐相宸//医学杂志.-2-8-565

肺病之传染/梁德文//中西医学报.-1-26
　　-405

肺病之新发现/欧阳福保//中医世界.-3-35
　　-155

肺病治法之讨论/盛星鼓//医界春秋.-3-5
　　-322

肺病治疗扼要谈(连载)/徐相任//医界春秋.-3
　　-5-287,321

肺病治疗特法/卫聚贤//华西医药杂志.-5-37
　　-431

肺病治脾之研究/济舟//中国医学月刊.-3-15
　　-377

肺出血与胃出血之鉴别及治法/薛泽珊//中国
　　医药月刊.-5-32-161

肺喘肝郁湿气/李砚田//光华医药杂志.-4-40
　　-98

肺火/潭黎民//光华医药杂志.-4-40-96

肺结核/谈安石(译著)//国医砥柱月刊.-5-17
　　-638

肺结核病理及治疗/沈伯超//华西医药杂志.-5
　　-37-362

肺结核病与煤油/医林一谔杂志社//医林一谔
　　.-4-11-285

肺结核病之溯源/罗兆琚//针灸杂志.-4-29
　　-504

肺结核患者腹泻之疗法/丁锡康//中西医学报
　　.-1-38-273

肺结核疗法/许德晖//中西医学报.-1-25-38

肺结核说/万钧//中西医学报.-1-33-343

肺结核天然疗养法/姚世琛//现代中医.-4-43

-65

肺结核效方之检讨/祝怀萱//国医导报.-5-30
　　-367

肺结核与肺坏疽/薛承垲//中西医学报.-1-41
　　-150

肺结核与强肺术/沈乾一//中西医学报.-1-40
　　-295

肺结核原形症状营养及治疗/杨馨若//中医世
　　界.-3-37-336

肺结核症治法/张锡纯//绍兴医药学报.-1-17
　　-28

肺结核之和汉医药/[日]渡边熙(著);戴章烈
　　(译)//医林一谔.-4-8-426

肺结核之疗法/李术仁//中国医药月刊.-5-32
　　-229

肺结核之针灸疗法(即肺痨)/胡汉荣//针灸杂
　　志.-4-29-628

肺结核之诊断/黄鼎瑚//德华医学杂志.-1-38
　　-455

肺结核之诊断及其疗法/黄国祥//医界春秋.-3
　　-14-129

肺结核最新疗法之成功/丁惠康//中西医学报
　　.-1-36-291

肺痨/黄全卿//光华医药杂志.-4-39-359

肺痨/郑赞燨//光华医药杂志.-4-38-534

肺痨病概述(连载)/唐幼峰//华西医药杂志.-5
　　-36-528.-5-37-267,312

肺痨病各期之分类治疗法(连载)/黄劳逸//国
　　药新声.-5-28-266,361,515

肺痨病患者之自疗法/丁惠康//中西医学报.-1
　　-41-209

肺痨病讲话/孙祖烈//德华医学杂志.-1-39
　　-161

肺痨病救护法/中西医学报社//中西医学报.-1
　　-24-460

肺痨病理中西学说之比较/王玉玲//医林一谔
　　.-4-10-631//医学杂志.-2-14-143

肺痨病疗法(连载)/丁惠康//德华医学杂志.-1
　　-40-37,107,205

肺痨病疗养法/钟春帆//新中华医药月刊.-5-

35 - 657

肺痨病浅说/冯湘汕//中西医学报.-1 - 40
　- 567

肺痨病浅说/叶善勋//中西医学报.-1 - 40
　- 569

肺痨病食养疗法/孙道明//文医半月刊.-5 - 14
　- 428

肺痨病学说/刘丙生//神州医药学报.-1 - 43
　- 503

肺痨病研究/邱治中//光华医药杂志.-4 - 36
　- 116

肺痨病一夕谈/林德翔//中医世界.-3 - 30
　- 463

肺痨病证治中西学说之比较/王玉玲//医界春
　秋.-3 - 9 - 61

肺痨病之传染及预防/周立诚//国药新声.-5 -
　25 - 302

肺痨病之警告/余鸿//中西医学报.-1 - 33
　- 249

肺痨病之警告十则/丁福保//中西医学报.-1 -
　27 - 525

肺痨病之气功疗法/董志仁//国医杂志.-4 - 13
　- 241

肺痨病之天然疗法/丁福保//中西医学报.-1 -
　29 - 247

肺痨病之研究/何佩瑜//国医杂志.-4 - 6 - 115

肺痨病之研究/伍耀扬//医界春秋.-3 - 11
　- 263

肺痨病之一语千金录/汪梦甲(译)//中西医学
　报.-1 - 25 - 401

肺痨病之原因及预防法/俞凤宾//中西医学报
　.-1 - 27 - 507

肺痨病之症状/未署名//绍兴医药学报.-1 - 11
　- 522

肺痨病自疗法/倪士英//文医半月刊.-5 - 14
　- 528

肺痨第三期/陆啸谷//光华医药杂志.-4 - 39
　- 546

肺痨经验谈/张治河//医界春秋.-3 - 6 - 67

肺痨漫谈/杨子钧//国医公报.-4 - 22 - 310

肺痨三期立时保好/陈伯诚//文医半月刊.-5 -
　14 - 240

肺痨探原/余垚//杏林医学月报.-3 - 23 - 273

肺痨要略/刘蔚然//绍兴医药月报.-2 - 41 - 67

肺痨者何处先受累乎/黄学龙//针灸杂志.-4 -
　34 - 285

肺痨症治说意/沈思诚//神州医药学报.-1 - 44
　- 130

肺痨之鉴别与治方/医学杂志社//医学杂志.-2
　- 10 - 596

肺痨之祛瘀疗法谈/杨子钧//国医公报.-4 - 22
　- 103

肺痨之研究/杨艺农//北京医药月刊.-5 - 21
　- 207

肺脓疡及肺坏疽之国药疗法(连载)/赵敦篪//
　华西医药杂志.-5 - 36 - 211,261

肺损证治之怀疑/韩志谦//医学杂志.-2 - 18 -
　59//中医世界.-3 - 38 - 287

肺痿/张治河//医学杂志.-2 - 14 - 59

肺痿肺痈合论/沈潜德//中医世界.-3 - 32
　- 585

肺痿肺痈略述/经寿彬//中医指导录.-4 - 3
　- 103

肺痿肺痈证治大略/沈香圃//中医杂志.-2 - 19
　- 434

肺痿肺痈之辨别/程次明//神州国医学报.-4 -
　14 - 65

肺痿论治/张俊英//中医世界.-3 - 36 - 27

肺痿吐涎沫与痰饮吐涎沫辨(连载)/王慎轩//
　医学杂志.-2 - 4 - 427,556

肺痿与肺痨之症候治法有无分别试详述之/单
　生文/医学杂志.-2 - 16 - 362

肺痿与肺痈/凌九云//光华医药杂志.-4 - 35
　- 403

肺痿之原因病理及治疗/萧俊逸//光华医药杂
　志.-4 - 38 - 112

肺炎病治法/章太炎(著);张破浪(钞寄)//医学
　杂志.-2 - 5 - 210

肺炎与血清疗法/医林一谔杂志社//医林一谔
　.-4 - 11 - 614

肺炎症新旧医治疗之比较/梁长荣//杏林医学月报.-3-16-69

肺炎症中西医治疗之比较(续)/梁长荣//杏林医学月报.-3-16-95

肺炎之疗法/邓立铭//中西医学报.-1-33-43

肺疫的问题/林家瑞//中西医学报.-1-41-23

肺饮/王河清//光华医药杂志.-4-39-451

肺痈/张治河//医学杂志.-2-14-58

肺痈肺痿辨/项幼渠//绍兴医药学报.-1-17-203

肺痈论/钱公玄//国医砥柱月刊.-5-17-587

肺痈证治丛谈/王惠苍//文医半月刊.-5-14-529

肺痈之述义/蔡祖泽//国医杂志.-4-12-369

肺之疾病及疗法(连载)/张霈//中医世界.-3-36-206,293,502.-3-37-32,245,337,463

分别十三条之胃病及治法/王亦云//光华医药杂志.-4-38-439

分泌神经性的胃疾患/颜文亮//现代中医.-4-43-650

风痹答卢次乾/盛心如//光华医药杂志.-4-41-338

风寒暑湿解表法之各异/李雨苍//中医杂志.-2-20-45

风咳乃微疾误治则致危警告/韩绪臣//绍兴医药学报.-1-14-48

风消证治论/胡天宗//沈阳医学杂志.-3-1-438

疯颠论病/陈仪臣//绍兴医药月报.-2-41-268

疯疾/杨益年//广东医药月刊.-3-24-399

冯炳南先生胃病之研究/秦柳江//光华医药杂志.-4-41-296

冯炳南先生胃病之研究/张鑑渠//光华医药杂志.-4-41-297

冯炳南先生胃病治法之管见/丁冀英//光华医药杂志.-4-41-299

冯云槎痫痛遗浊消损论治(连载)/冯谦成//三三医报.-2-35-194,276,300

浮肿/何禹门//光华医药杂志.-4-38-540

浮肿鼓胀病诊治学说/刘丙生//神州医药学报.-1-44-452

浮肿属血分治法/陈莲峰//医学杂志.-2-17-372

复介休分会报告眩晕作呕证/医学杂志社//医学杂志.-2-4-217

复介休县知事报告失血症/医学杂志社//医学杂志.-2-3-477

复张泽民报告痫症/医学杂志社//医学杂志.-2-3-476

腹疾外治法/张泽霖//现代医药月刊.-4-27-611

腹筋变硬说/王省吾//北平医药月刊.-5-9-208

腹鸣作痛/范达庵//光华医药杂志.-4-36-301

腹痛便溏四肢不温/狄詠霄//国医杂志.-4-12-363

腹痛便溏四肢不温根据虚劳门中说明之/狄詠霄//中医杂志.-2-28-337

腹痛辨(连载)/[日]茂木藏之助(原著);陈史六(译)//中医新生命.-5-6-431,502,574.-5-7-11

腹痛答杨弈言/盛心如//光华医药杂志.-4-41-620

腹痛之鉴别/[日]青木幸三郎(著);朱良春(编译)//华西医药杂志.-5-36-467

腹泻/傅旭初//新中医刊.-5-19-58

腹中跳跃不已/汪子徽//光华医药杂志.-4-35-209

肝癌 Lebercarcinom 概说/宋大仁//中国医药月刊.-5-33-409

肝癌论治/许勤勋//中医杂志.-2-27-336

肝癌宜早治疗/邓凤笙//神州国医学报.-4-15-476

肝病刍言/蔡家本//中医世界.-3-38-285

肝病传脾之研究/陆渊雷//医界春秋.-3-6-131

肝病宜兼治脾胃之研究/张汝伟//医学杂志.-2-9-435

肝病之新研究/王传华//现代中医.-4-42
　-255

肝病之新研究/王瑞玺//中医世界.-3-36
　-138

肝病之研究/陈以时//北平医药月刊.-5-9
　-159

肝病治法/卢朋著//广东医药月刊.-3-24-30

肝病治法答问/杨燧熙//绍兴医药学报星期增
　刊.-1-21-295

肝火冲肺治法说/沈仲圭//三三医报.-2-29
　-434

肝气病忌用香燥药论/杨铸园//神州医药学报
　.-1-45-243

肝气病论治/杨静芳//中医世界.-3-32-612

肝气病浅说/张泽霖//医界春秋.-3-8-126

肝气痛/沈仰慈//中国医学月刊.-3-15-392

肝强肺弱症治疗/刘蔚楚//医学杂志.-2-9
　-84

肝肾两虚/郑晏卿//光华医药杂志.-4-39
　-169

肝肾阴虚答袁守信/盛心如//光华医药杂志.-4
　-41-163

肝胃病之反复/吴一平//中医指导录.-3-37
　-498

肝胃气痛/戴橘圃//中国医学月刊.-3-15
　-489

肝胃气痛/沈仰慈//中国医学月刊.-3-15
　-346

肝阳头痛/张树勋//中国医学月刊.-3-15
　-395

肝叶倒竖治疗/杨星垣//医学杂志.-2-7-485

肝脏病之探讨(连载)/倪维德//光华医药杂志
　.-4-37-207,299

肝脏疗法之优先权/魏萱(译述);张锡君(标题)
　//光华医药杂志.-4-39-516

肝蛭(分枝睾吸虫)之研究(连载)/陈来加//新
　中医刊.-5-20-363,417

疳积/姚守诚//中国女医.-5-34-206

疳疾源流论/李斐如//三三医报.-2-34-124

疳湿证与疳湿方/陈无咎//中医世界.-3-26

　-140

感冒病说补赘/时逸人//复兴中医.-5-31
　-649

感冒病之原因/萧俊逸//光华医药杂志.-4-35
　-302

感冒病赘言/时逸人//复兴中医.-5-31-389
　//中国医药月刊.-5-32-266

感冒风寒用发汗之意义/路登云//现代医药月
　刊.-4-27-721,727

感冒咳嗽早用川贝母等易成肺痨说/姚世琛//
　医界春秋.-3-14-416

感冒漫谈/王福民//新中华医药月刊.-5-35
　-27

感冒浅述/张治河//医学杂志.-2-12-426

感冒之预防及疗法/胡半农//现代中医.-4-43
　-402

感冒治疗谈/吴钟庭//复兴中医.-5-31-710

干咳答黄合文/盛心如//光华医药杂志.-4-41
　-340

干湿脚气分别症治之经验/王锡光//中医世界
　.-3-29-74

干燥症的国医治疗谈/郜香圃//国医公报.-4-
　26-541

高俊明先生来函详述母病经过征求中风治法/
　国医正言杂志社//国医正言.-5-3-649

高年肠躁之简易治疗法/黄国亮//光华医药杂
　志.-4-39-133

高年神识失清/顾贯一//光华医药杂志.-4-36
　-70

高年神识失清之管见/刘仲农//光华医药杂志
　.-4-36-224

高年肾亏/高建勋//光华医药杂志.-4-38
　-534

高年宿疾/瞿均//光华医药杂志.-4-36-137

高年中风/吴性中//光华医药杂志.-4-39
　-256

高血压症中药治疗之解说/薛泽珊//中国医药
　月刊.-5-32-189

咯血(肺出血)之处置/丁惠康//中西医学报.-1
　-38-263

咯血/光华医药杂志社//光华医药杂志.-4-40-95

咯血咳血论治/李树秀//中医指导录.-3-38-228

咯血偶谈/杨开进//中医指导录.-4-2-19

咯血谈/陈锡桓//中西医学报.-1-33-173

咯血与咳血/杨志一//医界春秋.-3-5-192

咯血与吐血之分辨/曾立群//中西医学报.-1-38-23

咯血之处置/夏苍霖//中西医学报.-1-40-379

咯血之治法/志农//中西医学报.-1-35-237

膈病/黄旦元//光华医药杂志.-4-39-553

膈膜发炎疗治之经验/乔尚谦//医学杂志.-2-5-483

膈食症之研究/陈应期//杏林医学月报.-3-22-26

个人治疗格阳症之经验/李克蕙//中国医药月刊.-5-33-474

攻下疗法与肠胃病/吕孟祥//苏州国医杂志.-5-2-286

佝偻病之研究(连载)/许小士//三三医报.-2-34-558,591

骨槽风说/朱汝吉//神州国医学报.-4-18-42

骨萎/光华医药杂志社//光华医药杂志.-4-39-446

骨蒸与虚劳/江惠民//自强医学月刊.-3-40-105

鼓胀/李伯时//医学杂志.-2-16-395

臌胀/费君凤//光华医药杂志.-4-39-360

臌胀/沈仰慈//中国医学月刊.-3-15-345

臌胀病之解剖观/曹鸿年//国医砥柱月刊.-5-16-611

臌胀非气虚辨/黄耀舜//中医指导录.-4-2-233

臌胀谈/金孝仁//复兴中医.-5-31-114

关节痛痹之成因和治疗/邢锡波//光华医药杂志.-4-38-343

关于发热/李万青//中国医学.-5-34-54

关于肺结核/李术仁//中国医药月刊.-5-32-184

关于积聚治法汇录(附方)/杨星垣//医学杂志.-2-4-333

关于类中风之辨别阴阳疗治/喻又新//医学杂志.-2-1-91

关于癃闭危证疗法二则/费梦蕚//医学杂志.-2-5-226

关于脑病之疗法/费梦蕚//医学杂志.-2-7-89

关于伤风种种之治疗/杨星垣(选录)//医学杂志.-2-14-317

关于上实下虚证之疗法/费梦蕚//医学杂志.-2-5-223

关于上虚下实证之疗法/费梦蕚//医学杂志.-2-5-224

关于肾炎之论/黄学龙//针灸杂志.-4-34-353

关于痰症之治疗(四则)/医学杂志社//医学杂志.-2-5-93

关于头痛为虫证治法/医学杂志社//医学杂志.-2-2-219

关于头痛由神经衰弱之疗治/张思卿//医学杂志.-2-1-88

关于胃病之证候及其疗法/叶佐臣//现代中医.-4-43-644

关于胃症之疗治/[日]野津猛男//医学杂志.-2-1-87

关于无传染性之痢证/时逸人//医学杂志.-2-15-41

关于泄泻种种之治疗/杨星垣//医学杂志.-2-13-630

关于遗精之疑问/王之明//医学杂志.-2-18-365

关于治脱肛证/医学杂志社//医学杂志.-2-4-586

关于中风/吴青尘//新中医刊.-5-20-511

观近世医家咳嗽误治变为痨症之感想/杨野鹤//医界春秋.-3-9-64

鬼疰/张惠黎//新中医刊.-5-20-391

国药治疟法/陈增铨//华西医药杂志.-5-37

－79

国医内科研究法/陆渊雷(讲);徐名山(记)//苏州国医杂志.－5－2－475

国医于吐血之原理考验及治法/耿旻众//国医砥柱月刊.－5－16－614

腘瘤/陶清//光华医药杂志.－4－39－362

寒格哮喘/李健颐//医学杂志.－2－15－50

寒疟温疟瘅疟论/翁齐贤//中医杂志.－2－20－407

寒燥津涸之疗治/宋心谷//医学杂志.－2－2－329

汗多亡阴又能亡阳说/冯藜庵//绍兴医药学报.－1－19－120

汗多亡阴又能亡阳说并治法/弹铗俊人//绍兴医药学报.－1－19－121

汗解法之研究/林成//现代中医.－4－42－611

行路如旋风之怪病/李慎五//光华医药杂志.－4－36－221

行气活血求本论/张沛恩//医学杂志.－2－16－64

河豚中毒之症状及治法/万青选//中西医学报.－1－29－72

鹤膝风/舒啸//光华医药杂志.－4－35－597

黑疸论治/诸文萱//医学杂志.－2－5－69

横痃与口臭/卫月英//光华医药杂志.－4－37－363

横痃之研究与疗治/凌梦夔//国医公报.－4－21－334

胡森泰之痛痹兼肺痿/邹趾痕//医学杂志.－2－15－540

胡天宗先生治愈脐肛出气病论/刘吉人//绍兴医药学报.－1－20－180

胡因造之战汗/邹趾痕//医学杂志.－2－16－284

滑精/孙向华//光华医药杂志.－4－37－461

化除畛域论糖尿/耿鉴庭//复兴中医.－5－31－330//中国医药月刊.－5－33－27,98

患门治痨之铁证/从遂民//针灸杂志.－4－28－80

患者约二十岁体质如常脉搏体温舌苔以及大小便等均无变化当发病时口围肌肉向左右反复抽动如咀嚼状神识消失人事不省约一分钟即渐醒觉发作重时则卒然倒仆四肢抽动须二三分钟始能恢复发病时间或每日一次或二三日一次亦有一日发一二次者试诊断果系何病病灶安在并拟具适当之疗法/傅仙坊//医学杂志.－2－16－570

患者约二十岁体质如常脉搏体温舌苔以及大小便等均无变化当发病时口围肌肉向左右反复抽动如咀嚼状神识消失人事不省约一分钟即渐醒觉发作重时则卒然倒仆四肢抽动须二三分钟始能恢复发病时间或每日一次或二三日一次亦有一日发一二次者试诊断果系何病病灶安在并拟具适当之疗法/李生墀//医学杂志.－2－16－573

患者约二十岁体质如常脉搏体温舌苔以及大小便等均无变化当发病时口围肌肉向左右反复抽动如咀嚼状神识消失人事不省约一分钟即渐醒觉发作重时则卒然倒仆四肢抽动须二三分钟始能恢复发病时间或每日一次或二三日一次亦有一日发一二次者试诊断果系何病病灶安在并拟具适当之疗法/张莳园//医学杂志.－2－16－573

皇汉医学上治感冒之通则/[日]渡边熙(著);张毅(译)//中医世界.－3－36－469

黄疸病概论/田先平//中国医学月刊.－3－15－435,495

黄疸病理之研究与治疗/俞慎初//中医指导录.－4－2－293

黄疸病论治/王聚璠//针灸杂志.－4－31－451

黄疸病浅说/俞慎初//现代医药月刊.－4－27－198

黄疸病谈/金明熙//中国医学.－5－34－142

黄疸病与湿家身色薰黄异同论/辛丑生//中医杂志.－2－19－239

黄疸病与湿家身色薰黄异同论/章振和//中医杂志.－2－19－239

黄疸病原因之研讨/渠深//现代中医.－4－43－221

黄疸单方一束/孙道明//现代中医.－4－43

－616

黄疸论/章炳麟//苏州国医杂志.－5－2－366

黄疸论/朱启明//苏州国医杂志.－5－2－573

黄疸证/张锦荣//医学杂志.－2－2－384

黄疸证治/孔伯毅//中国医药月刊.－5－32－355

黄郭肝癌症之研究/陆先觉//国医砥柱月刊.－5－15－445

黄郭肝胃病之研究/汪剑嵩//国医砥柱月刊.－5－16－35

黄君内科用外治法质疑/钱存济//神州医药学报.－1－44－401

黄梅时节之脚气病/张一峰//国医导报.－5－30－221

癀症治疗法/顺鹤林//三三医报.－2－35－24

蛔虫论/未署名//绍兴医药学报.－1－13－97

蛔虫论治/周德仁//华西医药杂志.－5－37－200

蛔症论治/张体元//杏林医学月报.－3－20－422

昏晕猝厥不可概用痧药说/张山雷//三三医报.－2－33－482.－2－35－92//绍兴医药月报.－2－39－533

火灼筋证变态无穷论/陈应期//医林一谔.－4－10－463

积病浅说/吴成章//现代中医.－4－42－205

积聚病治法与治例/程仁和//医林一谔.－4－9－466

积聚腹痛之治法(连载)/程哲//医学杂志.－2－1－297,402

积聚与癥结(连载)/杨则民//国医砥柱月刊.－5－18－5,46

急缓惊风辨/许伯元//神州医药学报.－1－47－516

急惊风(西名脑膜炎)/杨志一//光华医药杂志.－4－39－322

急惊风概论/杜厚之//中医世界.－3－26－33

急惊风为痰火内闭说/汪竹安//绍兴医药学报.－1－9－71

急惊症论治/邓德辅//杏林医学月报.－3－22

－66

急慢惊风/张香山//中医世界.－3－26－76

急慢惊风/周咏南//光华医药杂志.－4－39－307

急慢惊风与太阴阳病症之研究/陆自量//苏州国医杂志.－5－1－257

急慢惊风证治研究/王绍堂//光华医药杂志.－4－39－309

急慢惊风之辨别/蔡西铭//医界春秋.－3－11－212

急慢惊风之鉴别及其疗法/杨太龄//医界春秋.－3－14－239

急慢惊风之区别/冯骐//医学杂志.－2－14－470

急慢性肠炎之疗法/李术仁//中国医药月刊.－5－32－78

急性肺痨与肺炎/何公度//新中医刊.－5－19－284

急性肺炎(西各格鲁布性肺炎及纤维素性肺炎)/时逸人//医学杂志.－2－15－420

急性肺炎/时逸人//复兴中医.－5－31－106

急性肺炎/赵敦簏//国医砥柱月刊.－5－18－141

急性肺炎的探讨/萧俊逸//中国医药月刊.－5－33－498

急性肺炎与麻杏石甘之探讨/王润//中医世界.－3－39－145

急性关节炎/承国维//华西医药杂志.－5－37－369

急性热症的本体同治法/慎余//中国医药月刊.－5－32－319

急性胃加答儿/万钧//中西医学报.－1－32－205

急性胃炎慢性胃炎之证状及其治疗/王惠苍//医林一谔.－4－11－618

急性胃炎之研究/孙心泽//国医砥柱月刊.－5－17－218

急性心脏衰弱之疗法/张介侯(译)//中西医学报.－1－30－119

疾病与调护/顾雨时//铁樵医学月刊.－4－44

－13

疾病与心脏之关系/项寅珍//中国女医.－5－34
　　－256

记喘病/卢育和//中西医学报.－1－23－173

记黄师治某妇厥症理论节略/王家声//中医杂
　　志.－2－19－79

记黄师治某童痰饮证节略/蔡载之//中医杂志
　　.－2－19－473

记精神病(映溪草堂笔记)/周维翰//医学报.－1
　　－4－253

记钱氏妇肠蕈病愈之奇征求解释及疗法/梁伯
　　阳//神州国医学报.－4－15－61

记日本汉医学家治胃病/裘吉生//绍兴医药学
　　报.－1－12－176

记述黄疸证注意事项之说明/陈宾卿//医学杂
　　志.－2－12－125

记胃癌症(映溪草堂笔记)/周维翰//医学报.－1
　　－4－220

纪念家慈选述肠加答儿/王贤儒//华西医药杂
　　志.－5－37－563

夹色病即热入精室之研究/陈典周//医界春秋
　　.－3－11－477

假性白血病刍谈/孙祖烈//中西医学报.－1－33
　　－197

瘕病之原因与治疗/钱子青//中医世界.－3－39
　　－254

简明内科学/翟冷仙//国医公报.－4－22－72

简要肺痨病理教正/王贤儒//华西医药杂志.－5
　　－37－322

姜片虫/寿守型//国医公报.－4－20－191

交肠/祝味菊//神州医药学报.－1－47－230

交肠证治之讨论/陈仪臣//绍兴医药月报.－2－
　　41－265

交肠症/黄霭园//光华医药杂志.－4－38－81

交感不泄/曾胤参//光华医药杂志.－4－40
　　－564

交感出血证之治疗/潘如桐//中医世界.－3－39
　　－348

交接出血之原因及其验方/杨新华//中医世界
　　.－3－39－443

绞心症与中恶心痛及其治验(连载)/赵敦簏//
　　国医砥柱月刊.－5－18－159,171

脚不正行有类麒麟铰脱臼者之证治/邓靖山//
　　杏林医学月报.－3－22－476

脚冷治法/神州国医学报社//神州国医学报.－4
　　－16－112

脚气/林志生//现代医药月刊.－4－27－419

脚气痹痿异同说/汪景文//三三医报.－2－31
　　－193

脚气病的自然疗法/郑轩渠//医界春秋.－3－14
　　－186

脚气病概论/傅刚//新中医刊.－5－20－591

脚气病概说/张鑑青//苏州国医杂志.－5－2
　　－115

脚气病检讨/许尚文//国医砥柱月刊.－5－18
　　－368

脚气病考/汤慕殷//国医导报.－5－29－348

脚气病预防法/周桂笙(译)//中西医学报.－1－
　　25－181

脚气病原因及预防法摄生法大意/陈邦贤//中
　　西医学报.－1－33－323

脚气病之简疗/王岐山//中医世界.－3－36
　　－225

脚气病之研究/俞慎初//中医世界.－3－30
　　－521

脚气病之原因及治法序/丁福保//中西医学报
　　.－1－23－289

脚气病之自然疗法与药物疗法/袁鹏汀//光华
　　医药杂志.－4－35－38

脚气病中西治疗之大要/马孟元//中西医学报
　　.－1－34－219

脚气的病理与治疗/高伯华//光华医药杂志.－4
　　－37－403

脚气概论(连载)/俞慎初//光华医药杂志.－4－
　　36－379,471

脚气拉杂/巢亚丰//复兴中医.－5－31－585

脚气论/沈颂声//中医杂志.－2－25－226

脚气论/章炳麟//神州医药学报.－1－47－309
　　//苏州国医杂志.－5－2－394

脚气略论(附望色脉法)/庐述周//杏林医学月

报.-3-23-398

脚气略论/赵伟男//国医杂志.-4-7-456

脚气说/凌嘉六//绍兴医药学报.-1-17-559

脚气杂谈/高思潜//绍兴医药学报.-1-20
　-351

脚气症/高瑞芝//国医导报.-5-29-36

脚气症考原/九一(三天)四川府大医生//三三
　医报.-2-32-282

脚气症治法略言/何佩瑜//国医杂志.-4-6
　-119

脚气之病因症状及其疗法/蔡百星//文医半月
　刊.-5-14-426

脚气之治疗/杨星垣//医学杂志.-2-7-220

脚气之治疗谈/徐春霖//中国医药月刊.-5-33
　-543

脚气致病之源并治法论/宋远龄//国医杂志.-4
　-5-149

脚肿麻痹/何仲圃//光华医药杂志.-4-35
　-596

结核病咯血之副甲状腺荷尔蒙疗法/方侃(著);
　顾保罗(译)//中西医药.-5-12-396

结核疗法之完成/朱笏云(译)//中西医学报.-1
　-25-479

结核扑灭法/丁福保//中西医学报.-1-32-11

结核性肺炎之发现及治疗/[日]和川氏(述);刘
　可承(译)//现代医药月刊.-4-27-416//医
　林一谔.-4-11-539

结核性腹膜炎/[日]奥田谦藏(著);魏萱(译)
　//光华医药杂志.-4-38-378

结核预防法(一)至(四)/丁福保//文医半月刊
　.-5-14-524,553,578,595

结核预防与公众卫生/[日]山岸精实(著);沈
　校均(译)//国医砥柱月刊.-5-17-569

结核之日光疗法/孙祖烈//中西医学报.-1-29
　-235

结核治疗之新福音/[日]志兔太郎祝(著);邱
　炳煌(译)//医林一谔.-4-11-150

结胸/张治河//医学杂志.-2-14-446

结胸病证治概论/陈詠鹤//现代医药月刊.-4-
　27-286

结胸痞鞕证治之研究/王谟臣//杏林医学月报
　.-3-19-65

结胸痞满之鉴别/陈芝高//杏林医学月报.-3-
　23-146

结胸痞气藏结三症轻重治法论/唐忠俊//中医
　杂志.-2-19-227

结胸与痞之鉴别/李健颐//杏林医学月报.-3-
　18-69//医界春秋.-3-8-16

解释汪景文癫狂病质疑/王兰远//三三医报.-2
　-29-510

戒烟良法/区步桥//中医世界.-3-36-225

近时感症治法偏重凉润之弊/三三医报社//三
　三医报.-2-31-196

噤口痢之治疗/陈步丹//医学杂志.-2-3-461

惊风(即流行性脑脊髓膜炎)病理和治疗/何云
　鹤//医学杂志.-2-13-265

惊风(连载)/[日]渡边熙(著);张永霖(译)//
　自强医学月刊.-3-40-117,263

惊风(脑膜炎)(连载)/胡光慈//新中华医药月
　刊.-5-35-60,105,136,180

惊风(一)至(二)/徐衡之//中国医药月刊.-5-
　32-559.-5-33-399

惊风/陈复正(撰)//绍兴医药学报.-1-18
　-437

惊风辨/叶永栽(著);郑轩渠(校)//医界春秋.-
　3-12-92

惊风概论(连载)/杨则民//中国医药月刊.-5-
　32-453,495

惊风管见(连载)/秦伯未//光华医药杂志.-4-
　35-300,463,544

惊风解及治法论/沈莘农//医学报.-1-4-185

惊风惊疭论/杜厚之//中医杂志.-2-19-51

惊风漫谈/蒋蕙芬//光华医药杂志.-4-36
　-422

惊风脾风说/黄眉孙//绍兴医药学报.-1-11
　-22

惊风证治概要/姚子让//国医砥柱月刊.-5-18
　-191

惊风之原理/邹文凯//自强医学月刊.-3-40
　-430

惊风治疗法/黄毓琦//新中医刊.-5-19-287

惊后不语/金煜声//光华医药杂志.-4-40-176

惊悸辨治/杨焕文//医学杂志.-2-10-580

惊悸论/周寿康//国医杂志.-4-13-449

精神崩溃症之经验略述/刘汝能//华西医药杂志.-5-37-487

精神治疗与药物治疗的原理/余进卿//广东医药月刊.-3-24-39

精虚晕眩症治愈/刘蔚楚//医学杂志.-2-8-335

痉/李炜华//光华医药杂志.-4-39-453

痉病概论/薛公善//神州国医学报.-4-17-46

痉病析义/黄瑞书,黄儒真//国医导报.-5-29-183

痉病与脊髓炎之讨论/程次明//神州国医学报.-4-14-586

痉病证治大略/吴济生//中医杂志.-2-19-445

痉病之研究/赵儒珍//医学杂志.-2-5-468

痉后拘挛/黄有群//光华医药杂志.-4-40-176

痉厥辨/赵子琴//杏林医学月报.-3-22-63

痉挛虚脱/徐新更//光华医药杂志.-4-39-168

痉挛遗症/李目谆//光华医药杂志.-4-38-559

痉与惊/茅志庠//新中医刊.-5-20-604

痉与惊说/茅志庠//国医导报.-5-30-311

痉症论/杨燧熙//绍兴医药月报.-2-39-332

敬答袁桂生先生诊验两症质疑/苏雨田//神州医药学报.-1-43-255

久病有劳郁之辨/程哲//医学杂志.-2-5-456

久患哮喘/张世懋//光华医药杂志.-4-39-259

久咳成痨/崔虞阶//杏林医学月报.-3-16-407

久咳之斟酌/折三//光华医药杂志.-4-39-353

久痢致肿/谭侃如//光华医药杂志.-4-41-131

久泻(慢性肠炎)/张治河//医学杂志.-2-14-507

酒病论/清华//绍兴医药月报.-2-40-456

酒刺/汤泽民//光华医药杂志.-4-37-461

酒疸/余容庆//光华医药杂志.-4-38-535

酒毒攻脑/郑步云//光华医药杂志.-4-40-414

酒积成膈/王纪臣//光华医药杂志.-4-38-559

酒积误下之害(连载)/李健颐//医学杂志.-2-15-514,543

厥论/杨志一//中医杂志.-2-23-83

厥逆说/吴玉纯//医学杂志.-2-4-431

厥逆症况及其治法之研讨/翰公//北京医药月刊.-5-21-200

厥逆症之治疗分析/秦伯未//光华医药杂志.-4-35-19//国医杂志.-4-13-239

厥痫癫狂与精神病/李春芝//沈阳医学杂志.-3-2-353

厥证辨/谢仁山//杏林医学月报.-3-20-462

看十年便血如何得治老年牙关脱臼如何医治/罗兆琚//针灸杂志.-4-28-73

咳疟病证表解/胡伟//医界春秋.-3-7-528

咳嗽/刘俊佑//光华医药杂志.-4-39-445

咳嗽病之研究/王炽//医学杂志.-2-3-174

咳嗽带血/彭光美//光华医药杂志.-4-38-79

咳嗽肺病杂谈/劳少齐//铁樵医学月刊.-4-44-65

咳嗽肺痨因果/王兰远//三三医报.-2-30-494

咳嗽咯血/宗绍哲//医学杂志.-2-18-184

咳嗽及其治法/孙学明//复兴中医.-5-31-193

咳嗽疗治集议/王寿芝//绍兴医药学报.-1-13-374

咳嗽论/杨燧熙//医学杂志.-2-2-197

咳嗽论/杨野鹤//医界春秋.-3-9-533

咳嗽论及治法/杨燧熙//医学杂志.-2-12-575

咳嗽论略/刘惠群//杏林医学月报.-3-21-471

咳嗽论症/陈华亭//国医砥柱月刊.-5-18-286

咳嗽论治/丁济万//中医杂志.-2-19-432

咳嗽漫谈/杨鸣皋//国医公报.-4-22-71

咳嗽浅说/毕成一//现代中医.-4-42-276

咳嗽吐血论/杨燧熙//三三医报.-2-29-69

咳嗽新解/朱振声//文医半月刊.-5-14-531

咳嗽寻源/田博敷//文医半月刊.-5-14-531

咳嗽有外感内伤之分说/尤敦顺//中国女医.-5-34-258

咳嗽与咯痰之种类及镇咳祛痰之药剂/沈仲圭，黄劳逸//医学杂志.-2-14-579

咳嗽与痰饮/何公度//中国医学.-5-34-100

咳嗽与吐血之难治/李翰芬//国医杂志.-4-5-453

咳嗽与治疗/陈仲明//国医导报.-5-29-68

咳嗽原委考证(连载)/武同文//医学杂志.-2-8-56,181

咳嗽证治概论/汪赓麟//复兴中医.-5-31-710

咳嗽证治论略/顾振呼//中医杂志.-2-20-392

咳嗽证治之条分缕析/顾应龙//中医世界.-3-26-636

咳嗽证治之研究/徐世长//医学杂志.-2-8-582

咳嗽证治之研究/张秉初//杏林医学月报.-3-19-67

咳嗽之类别/祝贺三//光华医药杂志.-4-36-386

咳嗽之疗法/马弘道//中西医学报.-1-35-249

咳嗽之种类与证状/徐振予//中医世界.-3-37-552

咳嗽治疗述略/方冠群//中医世界.-3-36-126//中医指导录.-4-2-80

咳嗽治验谈/叶瑞阶//中医世界.-3-36-316

咳吐痰血/叶兮钟//光华医药杂志.-4-36-587

咳血/剑虹//光华医药杂志.-4-37-265

咳血/周尚文//光华医药杂志.-4-37-153

咳血/祝金堂//光华医药杂志.-4-37-151

咳血治验/施星六//中医世界.-3-27-169

口臭答余介孚/盛心如//光华医药杂志.-4-41-339

狂癫痫之研究(连载)/杨焕文//医学杂志.-2-10-139,241

狂犬病/朱文松//复兴中医.-5-31-385

狂症/吕春山//针灸杂志.-4-28-511

阑尾炎内科疗法之检讨/杨海钟//中西医药.-5-13-456

劳病发微(连载)/邓鹤芝//杏林医学月报.-3-16-12,50

劳风论/何奎垣//杏林医学月报.-3-18-303

痨病静养获愈之事实/吴去疾//神州国医学报.-4-16-399

痨病快览/缪俊德//文医半月刊.-5-14-523

痨病治疗之今昔观及其调养之法/王昌廷//国医砥柱月刊.-5-17-507

痨风法在肺下论/史介生//国医砥柱月刊.-5-17-512

痨瘵病及其治疗法/史腾利//中西医学报.-1-28-263

痨瘵一症(西名肺结核古名传尸痨)死人甚多考中西医籍治法虽有多种而其能收效者实不一见惟在将成未成之际治之果不失宜每收良效试将其病因与将成未成之病状及防治法并处方详细论之/白宪章//医学杂志.-2-12-593

痨瘵一症(西名肺结核古名传尸痨)死人甚多考中西医籍治法虽有多种而其能收效者实不一见惟在将成未成之际治之果不失宜每收良效试将其病因与将成未成之病状及防治法并处方详细论之/田尔康//医学杂志.-2-12-596

痨瘵之传染病与共食问题/邱治中//中医世界.-3-37-325

痨伤病源之研究/王炽//医学杂志.-2-3-557

痨证之研究/曹亨泰//医学杂志.-2-8-572

痨症论/姚季英//文医半月刊.-5-14-362

老年便闭/林炳华//光华医药杂志.-4-36-69

老年脑贫血致使头目晕花之经过/陈应期//国
　医砥柱月刊.-5-16-526//国医正言.-5-5
　-591

老气痛证治愈/欧阳士廉//医学杂志.-2-8
　-454

肋间神经痛与肋间偻麻质斯之鉴别/中国医药
　月刊社//中国医药月刊.-5-33-396

肋膜炎 Pleuritis 治疗法之批评/刘云青//中西
　医学报.-1-40-435

类中风之治法考略/沈济苍//自强医学月刊.-3
　-40-575

类中质疑解/銮江钓叟//三三医报.-2-31
　-411

类中治法问答/杨燧熙//绍兴医药学报星期增
　刊.-1-21-270

冷水浸愈神经病之妙法/陈应期//医林一谔.-4
　-11-124

冷哮求治/王治方//光华医药杂志.-4-39-83

冷罨疗热病之感想/沈仰慈//中国医学月刊.-3
　-15-279

历节风痛证论治/施纪云//国医砥柱月刊.-5-
　17-400

历节痛风(尿酸性关节炎)/包增益//复兴中医
　.-5-31-717

历序用小青龙汤治外感痰喘之经过及通变化裁
　之法/张锡纯//三三医报.-2-33-227

臁疮治验/杨孕灵//中医杂志.-2-23-376

两腋出汗/裴国钟//光华医药杂志.-4-37
　-154

两足冰冷/张春江//光华医药杂志.-4-38
　-251

疗热病用冷法有效验说/李恕忱//沈阳医学杂
　志.-3-3-21

疗治肺痨病之新发明/杨星垣//医学杂志.-2-
　7-474

淋巴病概论/路登云//医学杂志.-2-18-252

淋病/周自强//苏州国医杂志.-5-1-427

淋病证治说/徐锡彦//光华医药杂志.-4-41
　-200

淋与癃之辨别及治疗/钱九如//中医世界.-3-
　36-24

淋浊病/曾培梧//光华医药杂志.-4-39-549

淋浊病之研究/俞慎初//中医指导录.-4-3
　-99

淋浊浅说/赖良蒲//国医砥柱月刊.-5-16
　-342

淋浊与摄生/中西医学报社//中西医学报.-1-
　38-243

淋浊症之研究/徐世长//医学杂志.-2-9-318

淋浊之认识与自疗法(一)至(四)/齐志学//国
　医正言.-5-5-183,237,287,339

刘氏妇之干血痨瘵/邹趾痕//医学杂志.-2-16
　-58

流鼻血特效法/莫莹//医学杂志.-2-18-445

流行病感冒/陆渊雷//中医新生命.-5-8-67

流行性感冒之实扶的里血清疗法/阚勉//医学
　杂志.-2-1-117

流行性脑脊髓膜炎之症状与疗法/汪浩权//国
　医砥柱月刊.-5-17-654.5-18-9

流行性脑膜炎之原因症状及疗法/姚肃吾//现
　代医药月刊.-4-27-491

流注之治法/言金声//光华医药杂志.-4-39
　-138

柳君剑南肝强脾弱遗精症治广论/刘蔚楚//三
　三医报.-2-31-262

癃闭/蔡秩云//光华医药杂志.-4-37-461

癃闭新论/缪俊德//中国医药月刊.-5-33
　-303

癃闭与淋浊/杨则民//国医砥柱月刊.-5-17
　-588

录巢元方心痛病诸候论/巢元方//医学报.-1-
　5-249

论本年之痢症/陈芝高//杏林医学月报.-3-23
　-145

论不咳之肺痨病(连载)/谢羲忱//神州国医学
　报.-4-14-488,539//医学杂志.-2-13
　-470

论不寐/朱仁康//中国医学.-5-34-58

论不寐症/赵子刚//杏林医学月报.-3-21-338

论冲气上冲之病因病状病脉及治法/张锡纯//三三医报.-2-32-202

论大小陷胸汤与大小结胸症/陈应期//杏林医学月报.-3-23-147

论瘰核之症治/商智//医学杂志.-2-14-514

论东西译本以肠窒扶斯为伤寒之误(连载)/吴汉儒//医林一谔.-4-8-378,420

论渡边氏所说维他命B证(连载)/张永霖(译)//华西医药杂志.-5-37-282,327

论发汗法有种种不同/张汝伟//医学杂志.-2-9-436

论烦躁证/谢仁山//杏林医学月报.-3-21-288

论肺病治法/张锡纯//中医杂志.-2-23-63

论肺痨(久咳嗽)/祥//文医半月刊.-5-14-9

论肺痨/戴祖培//医学公报.-1-7-84

论肺痨之原因/赵子刚//杏林医学月报.-3-20-463

论肺脾同病之根原及疗治方法/张汝伟//绍兴医药学报.-1-15-166

论肺炎病理与治疗之我见/马精於//文医半月刊.-5-14-531

论肺炎病治法/章炳麟//苏州国医杂志.-5-2-363

论肺痈/田季明//医界春秋.-3-9-69

论风邪为患之证/曹养丹//北平医药月刊.-5-9-171

论腹泻/祥//文医半月刊.-5-14-49

论肝病/余毅生//中医杂志.-2-23-433

论肝病当补脾阴/戴祖培//医学公报.-1-7-220

论肝病治法/张锡纯//医学杂志.-2-3-575//中医杂志.-2-21-46

论肝气犯胃脘痛呕吐酸水/桂馨医庐同人(著);沈仲圭(校)//三三医报.-2-33-79

论肝痛侮胃呕吐症之忌宜/胡天宗//医学杂志.-2-5-308

论感冒变症后之治法/许兆璇//光华医药杂志.-4-35-304

论膈噎治法/张锡纯//医学杂志.-2-1-515

论膈症/虞哲夫//神州医药学报.-1-43-420

论古人所谓肝病传脾/胡敏扬//现代中医.-4-43-633

论骨蒸五劳六极与某君书/章炳麟//苏州国医杂志.-5-2-403

论关格之理由/李沐恩//中医杂志.-2-19-231

论鬼病/陈守真//绍兴医药学报.-1-16-399

论汗之源流及其治法/袁桂生//医学公报.-1-7-97

论黄疸/李春霖//绍兴医药学报.-1-12-392

论黄疸有内伤外感及内伤外感兼证并详治法/张锡纯//三三医报.-2-33-555

论黄疸之原因/王秀明//中国女医.-5-34-172

论哕与呃逆之分/叶公恕//国医砥柱月刊.-5-18-643

论火不归原治法(连载)/张锡纯//三三医报.-2-33-41.-2-23-423//沈阳医学杂志.-3-1-248,315,374

论急惊风及治法之大概/杜厚之//中医杂志.-2-19-226

论急惊风及治法之大略/陶可箴//中医杂志.-2-19-48

论结胸痞气藏结/秦之济//医学杂志.-2-2-288

论惊风/骆明普//杏林医学月报.-3-18-301

论惊风/叶指发//中医杂志.-2-19-225

论惊风症/邓德辅//杏林医学月报.-3-22-65

论痉/顾培//医学公报.-1-7-183

论痉病与惊风略/石云轩//医学公报.-1-7-66

论痉病之复杂/崔虞阶//杏林医学月报.-3-19-528

论厥症/蔡百星//医界春秋.-3-6-254

论咳嗽/冯性之//绍兴医药学报.-1-11-19

论咳嗽病原治法/邓德辅//杏林医学月报.-3-

22-28

论咳嗽用杏仁之误/时逸人//医学杂志.-2-3-72

论咳嗽症之病理及治法/王仲哲//国医砥柱月刊.-5-15-440

论咳有外感内伤之别/黎琴石//国医杂志.-4-5-33

论劳伤有游血之疗治/杨星垣//医学杂志.-2-11-354

论痫证治法(连载)/张锡纯//三三医投.-2-36-10,603//医界春秋.-3-5-386,415,449

论瘰疬症/石崑生//国医杂志.-4-5-43

论慢惊风及治法之大概/杜厚之//中医杂志.-2-19-226

论慢惊风及治法之大略/陶可箴//中医杂志.-2-19-48

论脑充血之预防及误名中风之由/张锡纯//医界春秋.-3-5-541

论脑充血之原因及治法/张锡纯//三三医报.-2-34-403//医界春秋.-3-5-540

论脑充血之原因与治法及脑溢血脑出血之治法(连载)/张锡纯//医界春秋.-3-7-447,483

论脑窦血塞症/萧俊逸//医界春秋.-3-14-415

论脑贫血痿废治法答杨部长阶三先生/张锡纯//医界春秋.-3-8-27

论内科外敷药之重要/章次公//中国医药月刊.-5-33-472

论年久便血不愈之原因及治疗/杨尚诚//医学杂志.-2-6-72

论女子肺痨与男子肺痨之不同/萧俊逸//光华医药杂志.-4-38-19

论呕渴痞利之异证同源/方见吾//中医杂志.-2-22-268

论呕吐当辨脉及治法/张汝济//医学杂志.-2-6-509

论呕血之大纲/何奎垣//杏林医学月报.-3-20-200

论平人泻泄溏泄便燥/萧俊逸//医界春秋.-3-9-152

论气臌治法/张锡纯//绍兴医药月报.-2-40-57

论任脉为病其内苦结男子气疝女子瘕聚/张山雷//绍兴医药月报.-2-38-109

论弱人感冒发汗养阴之两误/张山雷//三三医报.-2-31-414

论伤风/竹珊//绍兴医药月报.-2-40-498

论伤风久咳变成痨/李为彭//中医世界.-3-38-400

论伤寒发热不可用清凉退热之理/刘民叔//医界春秋.-3-12-94

论神昏/戴祖培//医学公报.-1-7-182

论神昏谵语/杨星垣//医学杂志.-2-4-294

论湿症/虞哲夫//神州医药学报.-1-44-133

论湿症之原因及其治法/郑幼叔//国医杂志.-4-12-285

论食积/孔伯毅//现代中医.-4-43-278

论述孙氏肝病致王一仁书/陵晋笙//中医杂志.-2-23-371

论水治法/沈仲圭//医界春秋.-3-5-39

论痰病之可危/梅舒莘//医学公报.-1-7-67

论痰饮(连载)/张芹孙//医学报.-1-5-311,407

论痰饮/沈颂声//中医杂志.-2-26-385

论痰症非可概用二陈汤/沈嘉泉//中医杂志.-2-21-438

论头痛(读医宗金鉴头痛眩晕篇书后)/朱良春//现代中医.-4-43-462

论吐衄下血之治法/杨星垣//医学杂志.-2-12-122

论吐血复发之原因/商复汉//医界春秋.-3-9-70

论吐血衄血之原因及治法(连载)/张锡纯//医界春秋.-3-7-41,81

论痿/吴慕陶//医界春秋.-3-8-57

论痿躄有肺热肺冷之不同/杨志一//中医杂志.-2-24-352

论痿病与痹不同之点及其治法/梁国权//现代医药月刊.-4-27-379

论胃部盐酸过胜之病状及治疗/郑立珊//医界

春秋.-3-12-220

论胃气不降治法/张锡纯//沈阳医学杂志.-3-3-188//医学杂志.-2-8-321

论胃心痛治疗/陈秩平//杏林医学月报.-3-21-377

论温暑蒙闭证治应用之丹丸/曹炳章//医界春秋.-3-12-42

论夏令常见之疾病及治法(一)至(二)/杨叔澄//文医半月刊.-5-14-218,233

论消渴/张汝伟//医学杂志.-2-9-197

论消渴之原因及治法/张锡纯//医学杂志.-2-10-592

论心咳/杨道南//中医世界.-3-27-295

论心疟/姚素民//沈阳医学杂志.-3-3-338

论虚劳/戴谷孙//医学公报.-1-7-15

论虚劳有种种区别/杨星垣//医学杂志.-2-10-244

论眩运/胡天宗//三三医报.-2-30-49

论血/王桢//医学公报.-1-7-63

论血臌宜早治之管见/王我春//光华医药杂志.-4-39-399

论血臌治法/张锡纯//绍兴医药月报.-2-40-60

论血证三条/宋爱人//医界春秋.-3-13-267

论血证之发源及治疗概要/于子新//医界春秋.-3-13-239

论阳明热盛之便秘与少阴伏寒之肠结不同及治法/杨孕灵//医学杂志.-2-4-309

论杨灌根君神经衰弱病原及治法/张春生//文医半月刊.-5-14-407

论杨灌根君神经衰弱治法/张春生//国医砥柱月刊.-5-15-453

论噎膈及反胃治法/张锡纯//三三医报.-2-34-14//绍兴医药月报.-2-40-213

论阴虚生内热/赵子琴//杏林医学月报.-3-21-337

论郁血性咳嗽(即心藏性肺炎)/萧俊逸//医界春秋.-3-11-14

论预防伤风病之法/中西医学报社//中西医学报.-1-36-107

论胀满/王肖舫//医学杂志.-2-2-60

论癥瘕积聚/余泽霓//自强医学月刊.-3-41-240

论肢体痿废之原因及治法(连载)/张锡纯//医学杂志.-2-9-60,190

论止咳之非/陈霭堂//医学杂志.-2-6-348

论治白喉症之心得/赵子琴//医学杂志.-2-16-339

论治淋证/张锡纯//医学杂志.-2-1-298

论治内伤喘证有宜降宜升之殊/张锡纯//中医杂志.-2-19-209

论治偏枯者不可轻用王勋臣补阳还五汤/张锡纯//医界春秋.-3-5-543

论治嗽须顾中气/寇孟杰//北京医药月刊.-5-21-351

论治吐血衄血不可但用凉药及药炭强止其血/张锡纯//三三医报.-2-33-47//沈阳医学杂志.-3-1-439//医学杂志.-2-6-360

论治痫疯/张锡纯//中医杂志.-2-21-520

论治噎膈/张锡纯//绍兴医药学报.-1-19-37//中医杂志.-2-20-55

论中风/杨焕文//医学杂志.-2-9-524

论中风与脑出血/路登云//现代中医.-4-43-463

论中风证治法/郭韶九//杏林医学月报.-3-18-387

论中风之原理及治法/张锡纯//医学杂志.-2-13-393

论中暑热入心包壮热神昏不语邪窜三焦激动肝风/王普耀(著);沈仲圭(校)//三三医报.-2-31-191

论中医学内科疗治方法理由相同(例眼科喉科解释)/郑重之//国医砥柱月刊.-5-18-346

论肿胀之病理/潘江//医界春秋.-3-6-37

论咒枣截疟之理由/周偶生//中医杂志.-2-21-526

略谈头痛/朱良春//中国医药月刊.-5-33-453

麻/卢觉愚//中国医学月刊.-3-15-329

漫谈脚气/镜清//中国医药月刊.-5-32-370

慢惊风论治/沈颂声//中医杂志.-2-27-68

慢惊风之研究(连载)/许小士//自强医学月刊
　　.-3-40-568,628

慢惊为脾肾虚寒论/汪竹安//绍兴医药学报.-1
　　-9-127

慢脾惊(西名结核性脑膜炎)/杨志一//光华医
　　药杂志.-4-39-323

慢性关节炎/承国维(作);新元(录)//华西医药
　　杂志.-5-37-320

慢性淋浊/曾秀星//光华医药杂志.-4-38
　　-539

慢性淋浊/张克明//光华医药杂志.-4-40
　　-563

梅核气论治/张泽霖//神州国医学报.-4-14
　　-208

梅核气之经过及治疗/王培槐//中医世界.-3-
　　37-235

梅核咽气/井庆滋//光华医药杂志.-4-38
　　-551

梦交/蒋文芳//新中医刊.-5-19-204

梦泄与鼓胀治验/陈詠鹤//现代医药月刊.-4-
　　27-295

梦遗/陈文鼎//光华医药杂志.-4-38-554

梦遗/万泉//光华医药杂志.-4-38-560

梦遗/吴性中//光华医药杂志.-4-37-548

梦遗白浊/卢朋著//中医杂志.-3-4-701

民国二十年间参考友人送来治半身不遂方案/
　　医学杂志社//医学杂志.-2-18-544

瞑眩/高思潜//绍兴医药学报星期增刊.-1-22
　　-283

瞑眩/宋向元//国医正言.-5-5-441

莫枚士研经言肠覃解书后/张山雷//医学杂志
　　.-2-8-289

莫枚士研经言下利解书后/张山雷//医学杂志
　　.-2-7-330

某甲患头顶痛目痛鼻痛牙痛喉痛两眉骨痛此是
　　何症试申论其病源所在及致病之由并拟一医
　　案药方/张汝伟//绍兴医药学报.-1-15-49

某君奇突遗精病之拙见/刘仲农//光华医药杂
　　志.-4-35-348

男女前阴肿痛证治辨/陈应期//杏林医学月报
　　.-3-19-264

脑病述要/萧俊逸//医界春秋.-3-13-449

脑病新论(连载)/周雪樵//医学报.-1-4-
　　383,399,419,436,454,467,484,499,515,
　　543,575.-1-5-20

脑病之中风/荣质文//新中医刊.-5-20-71

脑充血兼痰厥/张锡纯//国医杂志.-4-6-193

脑充血之病因及治法记/张锡纯//中医杂志.-2
　　-24-359

脑充血之原因及治法/张锡纯//中医世界.-3-
　　26-145

脑出血之原因证候病理诊断治法试列举中外医
　　书所列之记载并附列实用有效之验方及秘方
　　/傅仙坊//医学杂志.-2-18-46

脑出血之原因证候病理诊断治法试列举中外医
　　书所列之记载并附列实用有效之验方及秘方
　　/黄国材//医学杂志.-2-18-52

脑出血之原因证候病理诊断治法试列举中外医
　　书所列之记载并附列实用有效之验方及秘方
　　/秦绍先//医学杂志.-2-18-57

脑出血之中医病名及其他/冉昌儒//苏州国医
　　杂志.-5-2-564

脑风/武庭珺//光华医药杂志.-4-40-181

脑脊髓膜炎管窥录/蒋荫椿//国医杂志.-4-6-
　　127

脑脊髓膜炎解释真象(一)至(二)/陈泽东//国
　　医正言.-5-4-169,221

脑脊髓膜炎之研究/俞慎初//现代医药月刊.-4
　　-27-7

脑漏神方/杨永钊//中医世界.-3-35-453

脑漏与遗精/赵增祥//光华医药杂志.-4-38
　　-81

脑膜脊髓热的鉴别与急救/王贤儒//国医砥柱
　　月刊.-5-18-505

脑膜炎病理及其治法/廖梦畴//国医砥柱月刊
　　.-5-18-442

脑膜炎症之研究/何佩瑜//国医杂志.-4-5
　　-551

脑之生成/杨百城//医学杂志.-2-7-317

内风外风解/孙允中//沈阳医学杂志.-3-3
-284

内风外风证治不同论/冯万里//神州国医学报
.-4-15-59

内科/林德仁//广东医药月刊.-3-24-582

内科/刘伯唐//广东医药月刊.-3-24-43,91,
324,400

内科常识/王澍田//北平医药月刊.-5-9-305

内科类证鉴别一览表(连载)/孙祖烈//中西医
学报.-1-27-535.-1-28-131,457,555.-
1-29-413,503

内科选方拟例/陆渊雷//中国医药月刊.-5-33
-239

内科指导(时令病)/沈仲圭//中国医药月刊.-5
-33-377

内伤挟外感论治/陈咏鹤//现代医药月刊.-4-
27-521

内伤吐血愈后可主死之原由/邓靖山//杏林医
学月报.-3-20-388

内伤外感源异流同论/时逸人//绍兴医药学报
.-1-14-464//医学杂志.-2-2-291

内伤为病问答/李锡卿//国医正言.-5-5-387

内中风与脑充血/赖良蒲//国医砥柱月刊.-5-
18-108

疟疾忌扁豆之疑问/梁右斋//光华医药杂志.-4
-38-537

疟疾应否速治/俞同芳//国医杂志.-4-12
-109

疟母/刘裁吾(撰述);汪士瀛(编按)//杏林医学
月报.-3-23-114

呕吐/荣质文//新中医刊.-5-19-57

呕吐哕恶心集证/叶劲秋//现代中医.-4-43
-225

呕吐论/朱森基//德华医学杂志.-1-40-181

呕吐略说/张仲儒//中医世界.-3-39-453

呕吐篇/朱良春(译)//国医砥柱月刊.-5-18
-242

呕吐头痛乞赐方调治/程少班//医学杂志.-2-
18-458

呕吐与哕呕/杨则民//国医砥柱月刊.-5-17

-621

呕吐怔忡/熊英灌//光华医药杂志.-4-40
-414

呕吐证治略述/刘鸿英//中国医药月刊.-5-32
-390

呕吐症的一般治法/丁济华//中国医学月刊.-3
-15-128

呕胃病漫谈/王启明//国医砥柱月刊.-5-17
-202

呕血与吐血之别论/李翰芬//国医杂志.-4-5-
167

呕血证治法/黄启厚//杏林医学月报.-3-23
-352

膨胀/李伯时//医学杂志.-2-18-460

膨胀病之解剖观/曹鸿年//国医砥柱月刊.-5-
17-53

脾伤变臌胀/李健颐//医学杂志.-2-15-427

脾肾两亏/席和煊//光华医药杂志.-4-38
-564

脾胃病肠胃病名称之商榷/叶狷卿//北平医药
月刊.-5-9-168

脾胃分治论(连载)/陈组光//国医公报.-4-25
-198,323

脾胃论及治法/杨燧熙//绍兴医药月报.-2-40
-68//医学杂志.-2-13-159

脾胃一门当遵叶氏之治法论/乔尚谦//医学杂
志.-2-2-416

脾胃阴阳论/李文轩//国医正言.-5-3-93

脾胃用药之研究/时逸人//医学杂志.-2-11
-614

脾虚泄泻服温补药夭殇之疑问/舒啸//医界春
秋.-3-8-150

脾硬之原因及其治疗/陈应期//医林一谔.-4-
11-549

脾约证赘言/周镇//绍兴医药学报.-1-10
-226

脾脏脞谈/应石麟//铁樵医学月刊.-4-44
-327

痞满之研究/沈香圃//国医杂志.-4-13-453

痞气/张治河//医学杂志.-2-14-448

痞证之研究/杨彦和//医界春秋.-3-12-148

痞症论治/李彦百//中医杂志.-2-23-527

辟暑为阳证用温药之论/徐绍南//绍兴医药学报.-1-19-44

辟西医用冰囊或冷水治一切高热及卒倒病症之谬误/张鸿生//医学杂志.-2-16-346

辟西医用冰囊或冷水治一切高热及卒倒病之谬误(连载)/张鸿生//光华医药杂志.-4-37-40,118

辟血晕/沈仲圭//医学杂志.-2-12-420

偏枯/汤凤梧//光华医药杂志.-4-38-556

偏枯手足不仁治法/赵焯贤//广东医药月刊.-3-24-328

偏枯左右是风非风之研究/王炽//医学杂志.-2-3-559

偏头风答苏济春/盛心如//光华医药杂志.-4-41-338

贫血概论/沈仲圭//医界春秋.-3-13-233

破口伤止血止痛/吴步云//中医杂志(广东).-3-4-431

破伤风/姚秉权//国医砥柱月刊.-5-18-505

破伤风之疗法/三昌//中西医学报.-1-41-517

七年痰饮/福寿堂某君//光华医药杂志.-4-38-558

奇疾研究/许公岩//现代中医.-4-42-277

奇死/赵效先//国医砥柱月刊.-5-15-580

奇突的遗精病/天翼//光华医药杂志.-4-35-209

奇邪与肝癌/袁复初//医学杂志.-2-18-321

乞赐补脑药方/李生墀//医学杂志.-2-16-595

气病述要/谢碧澄//国医砥柱月刊.-5-17-30

气臌论/张锡纯//绍兴医药学报.-1-17-24//沈阳医学杂志.-3-2-280

气逆胃痛请求方剂/米荣惠//医学杂志.-2-18-459

气血枯衰/王西园//光华医药杂志.-4-38-160

气血两亏证/章璧如//中国医学月刊.-3-15-441

气瘿/吴芳圃//国医砥柱月刊.-5-18-682

气与胃肠病/黎年祉//光华医药杂志.-4-35-155

强中与虚脱/商智//中医世界.-3-29-313

青年白发头痛/梁愈//光华医药杂志.-4-40-417

轻性痫症与重性痫症在原因症候诊断治疗上之分别并附列中西医实验之方剂及民间有效之验方/黄国材//医学杂志.-2-16-576

请赐调治中风半身不遂妙方/韦雍普//医界春秋.-3-10-260

请教王肖舫夫子肝经湿热致肿胀之理/刘纯熙//绍兴医药学报星期增刊.-1-22-308

请示咯血疗养法/叶蔚然//医学杂志.-2-18-363

请研究族侄孙厥症治法/胡天宗//绍兴医药学报星期增刊.-1-22-155

热痢误投利水/李健颐//现代医药月刊.-4-27-659

热痢误用温涩/李健颐//现代医药月刊.-4-27-660

热性病之耳聋/萧熙//医界春秋.-3-9-12

热饮喘咳治法一得/陈龙池//绍兴医药学报.-1-17-161

热症到最危险时无论中法西法皆不易疗治/李恕忱//沈阳医学杂志.-3-3-24

人体虫病通考/郑肖岩//神州医药学报.-1-45-543

人体寄生虫及霉菌之图解/医学报社//医学报.-1-4-183

任沨波先生治喘经验方案/任沨波//绍兴医药学报.-1-9-255

日光疗法仅治痰饮/张泽霖//医学杂志.-2-15-142

三叉神经痛之治疗/薄桂堂//医学杂志.-2-3-487

三消坏证论/陈应期//医林一谔.-4-9-324

三消论/林学光//中医世界.-3-32-264

三消论治/俞慎初//现代医药月刊.-4-27

- 236

三消症论治/何伯贤//杏林医学月报. - 3 - 21
- 380

三消症论治并方义/王普耀（鉴定）；都敬斋，许
佩斋（合参）//绍兴医药学报. - 1 - 10 - 245

三阳皆有发热症试各述其症治不同之点/施文
德//中医杂志. - 2 - 23 - 536

桑叶黄病一夕谈/孙祖烈//中西医学报. - 1 - 37
- 487

痧是什么病/余云岫//神州国医学报. - 4 - 16
- 530

疝瘕答徐云龙/盛心如//光华医药杂志. - 4 - 41
- 239

伤风/白卫民//中西医学报. - 1 - 38 - 163

伤风不醒变成痨之我见/陈芝高//杏林医学月
报. - 3 - 22 - 106

伤风不醒便成痨说/蒋光汉//光华医药杂志. - 4
- 40 - 371

伤风不愈便成痨之三大原因/邢万成//苏州国
医杂志. - 5 - 1 - 19

伤风不愈之变病求治/林少明//医界春秋. - 3 -
11 - 129

伤风咳嗽简易治疗法/张仲儒//中医世界. - 3 -
38 - 195

伤风伤寒辨/张石溪//三三医报. - 2 - 30 - 476

伤风头痛/祥//文医半月刊. - 5 - 14 - 39

伤风误治酿成肺病说/史慎之//绍兴医药学报
. - 1 - 8 - 497

伤风症之检讨/张菊人//北京医药月刊. - 5 - 21
- 203

伤风之新理解/病夫//中西医学报. - 1 - 23
- 316

伤风之研究/吴颂华//现代中医. - 4 - 43 - 403

伤寒（连载）/杨永超//医学杂志. - 2 - 1 - 405，
542. - 2 - 2 - 70，203

伤寒温病概论（连载）/林成//现代中医. - 4 - 42
- 345，371

伤寒症/徐步瀛//中西医学报. - 1 - 23 - 314

伤寒症之调理及注射预防法/卫生教育会//中
西医学报. - 1 - 38 - 22

伤湿辨症及疗治大要/薛复初//医学杂志. - 2 -
9 - 431

伤食/董志仁//医界春秋. - 3 - 12 - 223

伤食腹痛经验谈/陈慎园//医界春秋. - 3 - 12
- 328

伤暑痧症/医界春秋社//医界春秋. - 3 - 13 - 81

上热下寒症之原因与治法/赵意空//医学杂志
. - 2 - 10 - 40

上热下寒之研究及治法/徐世长//医学杂志. - 2
- 9 - 199

上下失血/王觉非//光华医药杂志. - 4 - 40 - 93

上袁桂生问难吐血咳嗽虚劳书/王兰远//三三
医报. - 2 - 29 - 509

上肿宜发汗下肿宜利小便说/马伯孙//医界春
秋. - 3 - 6 - 154

上肿宜发汗下肿宜利小便之病理/黄祖裳//自
强医学月刊. - 3 - 40 - 121

少腹剧痛/周学庠//光华医药杂志. - 4 - 37
- 244

舌癌症（映溪草堂笔记）/周维翰//医学报. - 1 -
4 - 237

摄护腺癌之研究/沈乾一（译）//中西医学报. - 1
- 40 - 257

申论黄疸之治法（连载）/张锡纯//绍兴医药月
报. - 2 - 39 - 388. - 2 - 40 - 545

申论黄疸之治法/张锡纯//中医杂志. - 2 - 23
- 428

神经衰弱/程东溪//光华医药杂志. - 4 - 37
- 367

神经衰弱/桂林//光华医药杂志. - 4 - 38 - 161

神经衰弱/何政武//光华医药杂志. - 4 - 40
- 415

神经衰弱/柳云从//光华医药杂志. - 4 - 37
- 261

神经衰弱/王湘帆//光华医药杂志. - 4 - 39
- 361

神经衰弱/邢汝霈//光华医药杂志. - 4 - 38
- 533

神经衰弱的自然疗法/郑轩渠//医界春秋. - 3 -
14 - 352

神经衰弱症/丁福保//中西医学报.-1-32
  -485

神经衰弱症/张启文//国医导报.-5-29-86

神经衰弱症之古训/蒋文芳//新中医刊.-5-20
  -66

神经衰弱症之状及治法(连载)/张志仁//中国
  医药月刊.-5-32-193,233

神经系病(连载)/富晚香//苏州国医杂志.-5-
  1-243,338,424.-5-2-203,276

神经性胃痛之研究/朱良春//现代中医.-4-43
  -469

神经血管障碍性皮肤病/王贤儒//华西医药杂
  志.-5-37-441

神智恍惚案之科学解释/张治河//现代中医.-4
  -43-176

肾的研究/潘树仁//中国医药月刊.-5-32
  -188

肾风阴吹暴喑/谢友书//光华医药杂志.-4-40
  -96

肾厥头痛/谢友书//光华医药杂志.-4-40
  -268

肾亏寒痹(蠡窥轩笔记)/韩作昶//杏林医学月
  报.-3-20-507

肾囊风/戍子伯//光华医药杂志.-4-39-448

肾囊痕痒之治法/邓靖山//杏林医学月报.-3-
  22-301

肾石治疗之经验谈/丁名全//德华医学杂志.-1
  -39-239

肾盂炎之研究/邓亮//医学杂志.-2-18-133

肾脏虚寒/朱谷声//光华医药杂志.-4-37-80

肾脏研究/张仲瑾//医界春秋.-3-7-93

肾着肝着仲景每以温剂取效东垣每以疏补收功
  孰是孰非论/左友和//中医杂志.-2-28
  -320

失眠症标本治法论/梁家维//国医杂志.-4-7-
  518

失眠症的自然疗法/郑轩渠//光华医药杂志.-4
  -39-401

失眠症论治/姚子让//中医指导录.-4-4-565

失眠症之疗法/王畿道//德华医学杂志.-1-39

-377

失眠症之原因及疗法/杨新华//中医世界.-3-
  37-25

失眠之心理疗法/陈仪臣//绍兴医药月报.-2-
  41-161

失血后不当用寒凉药主治/余公侠//自强医学
  月刊.-3-40-102

失血症治宜静不宜动说/郑霞仙//医学杂志.-2
  -11-71

湿痰辨治论/杨燧熙//绍兴医药学报.-1-19
  -437

湿痰说/杨燧熙//绍兴医药月报.-2-37-263

湿瘀腰痛/吴俊雄//光华医药杂志.-4-38
  -553

湿滞作呃/戴橘甫//中国医学月刊.-3-15
  -549

十二种治咳法(连载)/陈慰苍//中国医学.-5-
  34-29,96

十余年之淋浊症/戴国封//光华医药杂志.-4-
  37-367

石瘕说/姚素民//沈阳医学杂志.-3-3-72

石淋/祝颂庵//针灸杂志.-4-34-371

时代性之特殊胃病/周岐隐//光华医药杂志.-4
  -37-309

时值仲春正万物发育之际而人之身体亦如之现
  今泄泻之病最多试申其理由并拟其治法/赵
  儒珍//医学杂志.-2-4-493

食道加答儿/万钟//中西医学报.-1-32-203

食亦论/费溥泉(述);陈运舫(评)//中医杂志.-
  2-25-53

试辨潮热略言治法/林泽如//国医杂志.-4-6-
  328

试将瘫痪风痹历节黄汗等症状及治法分别详言
  之/何希圣//医学杂志.-2-12-460

试将瘫痪风痹历节黄汗等症状及治法分别详言
  之/聂士成//医学杂志.-2-12-461

试考各地历代著书医家对于痫症之学说及处方
  并评判其得失/胡德茂//医学杂志.-2-16
  -586

试言诊热病所当注意之点分四层说明之/赖醒

非//铁樵医学月刊.-4-44-754

释中风/蔡百星//国医砥柱月刊.-5-16-420

嗜酒之疾/张少英//光华医药杂志.-4-37-366

手汗足汗/李韵珂//光华医药杂志.-4-38-549

手淫病/陈子毅//光华医药杂志.-4-38-253

手淫之治法/陈思//广东医药月刊.-3-24-106

手足瘫痪之治例/陈应期//医林一谔.-4-11-78

暑热怔忡/邓靖山//杏林医学月报.-3-21-168

暑湿结胸论/陈芝高//杏林医学月报.-3-23-355

述肺痨病死亡之速/朱彦清//中西医学报.-1-24-504

述贱体病情/王绍声//绍兴医药学报星期增刊.-1-22-22

述真中风之真义/刘景素//沈阳医学杂志.-3-2-406

水鼓病与小便不通之外治法/周颂尧//神州医药学报.-1-44-367

水臌气臌治法/张锡纯//医林一谔.-4-10-18

水泄之原因及治疗说/陈应期//国医正言.-5-4-561

水癥似胎/田伯良//神州医药学报.-1-43-333

水治法平议/许济弘//光华医药杂志.-4-37-295

水肿(连载)/周兆白//自强医学月刊.-3-41-243,302

水肿病论治/王聚璠//针灸杂志.-4-31-176

水肿病症中国古说有风水皮水石水正水之异西医学说谓为液体之渗漏试分别其病理而详考其症状治法/张文元//医学杂志.-2-13-429

水肿病之研究/俞慎初//中医世界.-3-30-206

水肿肤胀论治并方义/王普耀(鉴定);王惠生,徐芝珊(合参)//绍兴医药学报.-1-10-543

水肿概论/何共梅//光华医药杂志.-4-38-29

水肿脚气之治疗/李思侗//医学杂志.-2-9-78

水肿浅说/孙道明//现代中医.-4-42-510

水肿症之研究/江浦清//杏林医学月报.-3-22-250

水肿之研究/薛公善//国医砥柱月刊.-5-18-568

睡病考/清癯//国医杂志.-4-12-424//神州国医学报.-4-15-89

说吃逆/丁福保//中西医学报.-1-23-108

说蛊/陈无咎//医界春秋.-3-10-140

说汗/魏宗岱//医学杂志.-2-9-67

说汗症治法之不同/王一仁//中医杂志.-2-20-220

说蛔/徐瀛芳//国医公报.-4-21-252

说咳嗽/丁福保//中西医学报.-1-23-109

说盲肠炎(丙寅二月二十六夜)/刘蔚楚(著);周小农(录)//三三医报.-2-34-547

说盲肠炎(丙寅二月二十日夜)/刘蔚楚(著);周小农(录)//沈阳医学杂志.-3-2-407

说水泻之原因及治疗/陈应期//杏林医学月报.-3-23-67

说胃/郑霈昺//现代中医.-4-43-650

说血痹/俞修源//医界春秋.-3-6-254

说治肝火种种方法/杨星垣//医学杂志.-2-12-121

死人风变疯疾之治法/邓靖山//杏林医学月报.-3-20-82

四肢不举脾虚脾实论/赵登龙//医学杂志.-2-6-205

溲如米泔/龚剑铭//光华医药杂志.-4-38-549

所谓肺结核(连载)/膺//文医半月刊.-5-14-21,35,53,87,102

太阳之中风与半身不遂之中风异病同名说/徐少楠//医学杂志.-2-4-553

太阳中风与半身不遂之中风异病同名解/秦伯未//中医杂志.-2-20-48

谈喘/抱安//国医砥柱月刊.-5-17-286

谈大便之通与秘/朱良春//现代中医.-4-43-400

谈坏血病/沈宗吴//新中医刊.-5-20-64

谈坏血病与败血症/元和//国医导报.-5-29-152

谈两感之症治/陈詠鹤//医学杂志.-2-15-426

谈秘/庄旭人//国药新声.-5-23-465

谈脑膜炎/杨自陈//中医指导录.-4-1-114

谈谈感冒/奚剑青//新中医刊.-5-19-30

谈谈健忘症/陈思九//光华医药杂志.-4-41-193

谈谈脚气病/俞慎初//复兴中医.-5-31-583

谈谈时行性之胃病/周岐隐//医界春秋.-3-12-222

谈谈瘰病/龚汉文//神州国医学报.-4-15-17//中医世界.-3-32-587

谈谈胃肠病/俞若屏//国医导报.-5-29-58

谈谈胃虚病/于子新//医界春秋.-3-12-224

谈谈心狭病/徐相宸//医学杂志.-2-11-479

谈谈虚劳症/陈应期//医界春秋.-3-9-71//医林一谔.-4-9-293

谈谈瘀热与淤血/潘柏辰//医界春秋.-3-13-258

谈谈癥瘕积聚/魏新绿//光华医药杂志.-4-36-421

谈谈中风证及其疗法/郭乐天//医林一谔.-4-9-190

谈胃病/祥//文医半月刊.-5-14-70

谈虚汗/陈芝英//光华医药杂志.-4-36-423

痰病的古今观/高思潜//绍兴医药学报.-1-18-13

痰喘(医案新释)/卢觉愚//中国医药月刊.-5-32-572

痰喘咳嗽之研究/李思侗//医学杂志.-2-9-213

痰的原因/高思潜//绍兴医药学报.-1-19-49

痰的原因续说/高思潜//绍兴医药学报.-1-19-119

痰厥/卢鲁敬//光华医药杂志.-4-40-99

痰厥论/盛心如//新中医刊.-5-19-229

痰厥头痛/张少英//光华医药杂志.-4-38-550

痰咳胁痛半年不愈/秦绍先//医学杂志.-2-17-184

痰疬/杨舒荣//光华医药杂志.-4-36-434

痰论(连载)/王国材//绍兴医药学报.-1-17-31,165

痰食水血必须攻逐勿以轻可去实之说自铈而因循误人也/寿守型//三三医报.-2-31-198

痰饮/淡泊老人//中国医药月刊.-5-32-233

痰饮/高志鸿//光华医药杂志.-4-39-455

痰饮/张治河//医学杂志.-2-14-159

痰饮/赵朋//国医杂志.-4-12-361

痰饮辨(格致丛书)/史琦//医学杂志.-2-4-170

痰饮病分别阴阳脉症及治疗/曹亨泰//医学杂志.-2-9-479

痰饮病七法/姚子让//中医指导录.-3-39-195

痰饮反胃之治疗/徐召南//医学杂志.-2-3-462

痰饮肺痿答薛圆元/盛心如//光华医药杂志.-4-41-337

痰饮咳嗽与虚损咳嗽之辨别/程次明//神州国医学报.-4-14-493

痰饮论(连载)/汪逢春//北京医药月刊.-5-21-573,629

痰饮论/戴橘圃//中医杂志.-2-23-81

痰饮论/黄文东//中医世界.-3-36-15

痰饮论/林继枝//国医杂志.-4-5-248

痰饮论/姚素民//沈阳医学杂志.-3-2-349

痰饮浅说/江骏声//光华医药杂志.-4-35-554

痰饮与水气同源说/王秀明//国医砥柱月刊.-5-17-238

痰饮预防法/荣颂贤//光华医药杂志.-4-36-202

痰饮源流论/吴玉纯//三三医报.-2-32-519

痰饮证原略论/刘惠群//杏林医学月报.-3-21-510

痰饮症一得/孙秉公//三三医报.-2-35-149

痰饮之检讨/程绍典//新中医刊.-5-19-295

痰饮之研究/路登云//现代医药月刊.-4-27-739

痰饮作祟/朱宗瑄//光华医药杂志.-4-40-178

痰症总论(连载)/章孤鹤//国医杂志.-4-12-219,293

痰之研究/周禹锡//国医公报.-4-23-332

痰滞蓄血/王西园//光华医药杂志.-4-40-100

糖尿病(消渴)研究/张沛恩//神州国医学报.-4-18-244

糖尿病/孙西园//中医新生命.-5-8-173

糖尿病/吴明之//苏州国医杂志.-5-2-119

糖尿病/郑哲熙//新中医刊.-5-19-85

糖尿病果可绝对禁食含水炭素的食品吗/田尔康//中国医药月刊.-5-32-319

糖尿病论治/陈影鹤//光华医药杂志.-4-38-194

糖尿病说(连载)/孙祖烈//中西医学报.-1-34-123,187

糖尿病消渴的食物疗法/宋大仁//自强医学月刊.-3-41-252

糖尿病一证候/姜白鸥//中医新生命.-5-7-20

糖尿病证治法/陈汉霖//医界春秋.-3-14-80

糖尿病证治概论/俞慎初//杏林医学月报.-3-22-425

糖尿病之蛋白体疗法/陈文灿//中西医学报.-1-38-236

糖尿病中西学说之参究/鲁一贯//神州国医学报.-4-14-317

糖尿检查法之心得/张禹门//中西医学报.-1-28-552

糖尿与消渴/沈本琰//中国医学月刊.-3-15-123

糖尿症/丁名全//中西医学报.-1-37-151

糖尿之源/郑英圃//北京医药月刊.-5-21-212

绦虫的简单治法/王鸣盛//复兴中医.-5-31-650

讨论脑膜炎症/黎琴石//国医杂志.-4-5-557

讨疟疾橛/朱寿朋//中医指导录.-4-2-209

甜尿病论/黄子衡//国医砥柱月刊.-5-15-562

铁樵函授医学课艺选刊:热病正义(其二)/黄圣白//铁樵医学月刊.-4-44-385

铁樵函授医学课艺选刊:热病正义(其三)/徐宝善//铁樵医学月刊.-4-44-391

铁樵函授医学课艺选刊:热病正义(其四)/吴凡//铁樵医学月刊.-4-44-393

铁樵函授医学课艺选刊:热病正义(其五)/乔鹤琴//铁樵医学月刊.-4-44-393

铁樵函授医学课艺选刊:热病正义(其一)/吴少九//铁樵医学月刊.-4-44-381

铁樵函授医学学员课艺选刊:读病理各论第一册书后(其一)/刘伟通//铁樵医学月刊.-4-44-67

铁樵函授医学学员课艺选刊:伏暑之病因如何/黄坚白//铁樵医学月刊.-4-44-30

铁樵函授医学学员课艺选刊:热高而脉数者其病易治脉反弱者难治试言其故(其二)/张仲纯//铁樵医学月刊.-4-44-26

铁樵函授医学学员课艺选刊:热高而脉数者其病易治脉反弱者难治试言其故(其三)/陈道卿//铁樵医学月刊.-4-44-27

铁樵函授医学学员课艺选刊:热高而脉数者其病易治脉反弱者难治试言其故(其四)/祝志道//铁樵医学月刊.-4-44-27

铁樵函授医学学员课艺选刊:热高而脉数者其病易治脉反弱者难治试言其故(其五)/伍璧光//铁樵医学月刊.-4-44-28

铁樵函授医学学员课艺选刊:热高而脉数者其病易治脉反弱者难治试言其故(其一)/刘伟通//铁樵医学月刊.-4-44-25

铁樵函授医学学员作品:伤风咳嗽病理之归纳/罗梓琴//铁樵医学月刊.-4-44-208

铁樵医药事务所读者园地:咳嗽之种类与证状
（其二）/李培生//铁樵医学月刊.-4-44
-527

铁樵医药事务所读者园地:咳嗽之种类与证状
（其三）/杨志仁//铁樵医学月刊.-4-44
-528

铁樵医药事务所读者园地:咳嗽之种类与证状
（其一）/陈文旭//铁樵医学月刊.-4-44
-524

铁樵医药事务所读者园地:问食积凡有几种须
言其场所试列举之/孙世杰//铁樵医学月刊
.-4-44-747

痛风:尿酸性关节炎/奚剑青,孙兆质//新中医
刊.-5-19-12

痛风与关节及肌肉倭麻质斯在证候上经过上诊
断上治疗上方法上有无各异之点试分别述之
/黄国材//医学杂志.-2-18-40

痛无补法辨/程哲//医学杂志.-2-5-296

头风/光华医药杂志社//光华医药杂志.-4-39
-452

头风目疾之管见/孙佑青//沈阳医学杂志.-3-
1-418

头风之研究/郑霞仙//医学杂志.-2-11-58

头痛/廖祝之//光华医药杂志.-4-38-533

头痛略论/赵伟男//国医杂志.-4-7-366

头痛说/章纳川//医学杂志.-2-4-310

头痛脱发/周宜昌//光华医药杂志.-4-38
-553

头痛效方腰痛效方/袁照光,哈同寿//医学杂志
.-2-14-307

头痛研究/陈莲峰//医学杂志.-2-17-365

头痛证辩/陈国熊//国医砥柱月刊.-5-18-44

头痛之种类治法及方剂/董健亭//医学杂志.-2
-18-538

头痛之种类治法及方剂/王之明//医学杂志.-2
-18-535

头眩刍谈/李遇春//国医杂志.-4-13-447

头晕/杨铭斋//光华医药杂志.-4-36-588

突眼瘿/谢则仁//中医新生命.-5-7-397

突眼瘿治验之研究/谢则仁//神州国医学报.-4

-17-182

吐白血之研究/王炽//医学杂志.-2-4-554

吐白血之研究/杨焕文//医学杂志.-2-9-313

吐酸症素问以为热东垣以为寒/孙景渊//医学
杂志.-2-6-207

吐痰带血乞赐方调治/李伯时//医学杂志.-2-
18-366

吐泻病用冷罨法之谬误/马岱云//中国医学月
刊.-3-15-344

吐泻痢疾同现/陈泽东//国医正言.-5-4-30

吐血/景仰山//沈阳医学杂志.-3-3-35

吐血/王觐枫//光华医药杂志.-4-38-528

吐血暴症之治法/萧怀之//医学杂志.-2-4
-445

吐血忌凉涩说/许镜澄//中医世界.-3-32
-262

吐血咳血治法/张秉初//杏林医学月报.-3-18
-159

吐血论治/钱公玄//新中医刊.-5-19-157

吐血论治/王普耀//绍兴医药学报.-1-10-27

吐血食养问题之商榷/唐湘清//中医指导录.-4
-4-428

吐血述略/瞿冷仙//医界春秋.-3-13-242

吐血与便血/苏善宝//医界春秋.-3-13-247

吐血与天时之关系/张仲勋//医界春秋.-3-13
-244

吐血与下血论治/冯玉麟//光华医药杂志.-4-
39-136

吐血杂谈/商复汉//中医世界.-3-28-157

吐血证之原因与治疗/杨志一//医界春秋.-3-
5-124

吐血之特治法/吴克潜//光华医药杂志.-4-38
-354

吐血之原理考验及治法/孙道明//现代中医.-4
-42-364

吐血之原因及治疗法/李健颐//医界春秋.-3-
7-239

吐血治疗纲要及止血剂/沈仲圭//中国医药月
刊.-5-33-39

推广妇人逆入血室说/樊星环//绍兴医药学报

.-1-9-73

腿股疼痛/张育生//光华医药杂志.-4-37-549

退热/医学报社//医学报.-1-5-318

吞吐酸味之研究/李思侗//医学杂志.-2-9-438

脱肠自疗记/蔡祖礼//华西医药杂志.-5-37-375

脱发/光华医药杂志社//光华医药杂志.-4-39-452

脱肛兼血淋/沈仰慈//中国医学月刊.-3-15-392

外风内风中风类中诸因论治(连载)/胡天宗//医学杂志.-2-2-333,466.-2-3-60

外感病原论/陈公明//新中医刊.-5-20-122

外感咳嗽/钱九如//中医世界.-3-36-202

外感咳嗽概论/陈玉林//中医指导录.-4-3-458

外感咳嗽概论/胡安邦//医界春秋.-3-11-16//中医指导录.-4-1-532

外感咳嗽论/陈典周//中医指导录.-4-2-45

外感咳嗽微论/徐永恺//中医指导录.-4-2-325

外感咳嗽误治成损说/陈士任//光华医药杂志.-4-40-366

外感咳嗽之种种/许镜澄//中医世界.-3-32-583

外感内积类似虚劳之症/郑友良//复兴中医.-5-31-212

外感内伤病源不同病状多同请略言其辨别大要/金冲汉//国医杂志.-4-5-94

外感七字诀/徐相任//国医砥柱月刊.-5-18-642

外感温热传化之步骤并主治之标准/郭若定//中国医学月刊.-3-15-527

外感之研究/杨祓田//医学杂志.-2-1-496

外感治法宜使排泄得路则邪势外达/寿守型//三三医报.-2-31-194

顽固慢性偻麻质斯症治法答问/杨燧熙//绍兴医药学报星期增刊.-1-21-301

顽痰多怪症/张国华//沈阳医学杂志.-3-2-17

脘痛胀吐倘非湿痰未可辛温必须养肝调胃论/杨燧熙//绍兴医药月报.-2-39-591

汪精卫先生之糖尿病研究/吴国屏//光华医药杂志.-4-35-17

王赤南先生治咳嗽详求论/徐莲塘(录)//绍兴医药学报.-1-13-90

王赤南先生治血证求原论/徐莲塘(录)//绍兴医药学报.-1-12-31

王君肺痨疑问之商榷/钱存济//神州医药学报.-1-43-435

王清任医林改错论半身不遂证以元气亏五成为解以补阳还五汤为治其方论有可采用否请详究之/李燿常//医林一谔.-4-8-67//中医杂志(广东).-3-4-247

王瑞玺君征求痢疾治法/张凤楼//现代中医.-4-43-213

危喑三则/张体元//国医杂志.-4-12-233

为舍亲张君征求痞癖病治疗方剂/平步云//医界春秋.-3-9-466

为叔征求治痫疯验方/吴绍岐//医界春秋.-3-14-150

为同社陈师平君问是动则病肺胀满请指示如何动法再进一解/王逸桥//针灸杂志.-4-29-303

为小孙征求惊风后余疾未除之治法/陈成鼎//医界春秋.-3-8-198

为友人问失荣症之治法/陈成鼎//医界春秋.-3-9-74

为友人征求肝风证之治法/马星樵//现代医药月刊.-4-27-103

为友人征治久喘妙方/邢昇平//医界春秋.-3-14-485

为族侄孙邓良臣征求咳血吐血症治愈后每日午后头部犹有微发热之特效退热药及此症是否肺痨亦或应定何病名为合书/邓世官//医界春秋.-3-12-484

萎黄病疗养谈/俞慎初//中国医药月刊.-5-32-616

萎黄病之研究/陈邦才//中西医学报.-1-30
－497

痿痹/李耀东//光华医药杂志.-4-36-433

痿痹合论/倪柏森//新中医刊.-5-20-238

痿痹脚气之原因症候病理诊断治法处方并中西
医应用有效之验方试分别言之/黄国材//医
学杂志.-2-17-162

痿躄论/杨燨熙//医学杂志.-2-3-561

痿躄新论(连载)/缪俊德//中国医药月刊.-5-
33-101,142

痿病/存真//光华医药杂志.-4-36-512

痿论/钟泾清//中医杂志.-2-27-349

痿与痹之分别/李斐如//三三医报.-2-34
－165

痿症的研究/杨庆鸿//自强医学月刊.-3-40
－509

畏寒梦遗之奇病/李健颐//复兴中医.-5-31
－392

胃癌证治概论/仲晓秋//现代中医.-4-43
－639

胃癌之汉方疗法/胡九功//现代中医.-4-43
－642

胃癌之研究/徐振予//国医砥柱月刊.-5-18
－567

胃病/光华医药杂志社//光华医药杂志.-4-39
－552

胃病/毛近仁//中国医学月刊.-3-15-540

胃病/沈仰慈//中国医学月刊.-3-15-393

胃病撮要/张治河//医界春秋.-3-12-204//
医学杂志.-2-14-240

胃病答林福梨/盛心如//光华医药杂志.-4-41
－522

胃病概论/樊子文//现代中医.-4-43-637

胃病概说/顾汝骏//现代中医.-4-43-651

胃病经验/张治河//现代中医.-4-43-642

胃病疗法说略/叶古红//医界春秋.-3-12
－210

胃病辟积痞气风疹噤口痢答吉长忠/盛心如//
光华医药杂志.-4-41-416

胃病浅说/杨志一//医界春秋.-3-12-221

胃病述(一)至(三)/俞慎初//文医半月刊.-5-
14-328,345,428

胃病述概/张仲勋//医界春秋.-3-12-207

胃病研究/姚守诚//中国女医.-5-34-184

胃病源流/袁锦旋//国医杂志.-4-6-131

胃病诊治谈/秦伯未//医界春秋.-3-12-219

胃病之分类研究/黄国祥//医界春秋.-3-12
－209

胃病之商讨/黄西园//医学杂志.-2-17-408

胃病之研究/陆仁权//光华医药杂志.-4-41
－268

胃病之预防法/吴颂华//现代中医.-4-43
－656

胃病指南(连载)/缪俊德//医学杂志.-2-15-
129,262,494.-2-16-117

胃病治疗之管见/杨荫川//医界春秋.-3-12
－217

胃病治疗之我见/李健颐//光华医药杂志.-4-
41-274//现代医药月刊.-4-27-737

胃病治略/刘亚农//国医砥柱月刊.-5-16-
333//神州国医学报.-4-18-423

胃肠病/李焕卿//国医砥柱月刊.-5-17-199

胃肠病草谈/耿旻众//国医砥柱月刊.-5-17
－186

胃肠病理论(一)至(二)/史介生//国医砥柱月
刊.-5-17-183,340

胃肠病应当注意之我见/徐福民//国医砥柱月
刊.-5-17-226

胃肠病之皇汉疗法/[日]南拜山(著);龚文豪
(译)//光华医药杂志.-4-38-475

胃肠病之研究/陈震异//神州国医学报.-4-17
－134

胃肠病之研究/何兆祺//国医砥柱月刊.-5-17
－232

胃肠病治疗经验谈/张相臣//国医砥柱月刊.-5
－17-230

胃肠病中之呕吐与泄泻的研究/王治华//国医
砥柱月刊.-5-17-204,346,455

胃肠机能之研究/张拱端//国医砥柱月刊.-5-
17-192

胃出血/高思潜//三三医报.-2-32-64

胃出血答邹华才/盛心如//光华医药杂志.-4-41-165

胃出血和肺出血/胡季丹//中医世界.-3-39-356

胃寒/光华医药杂志社//光华医药杂志.-4-40-269

胃痉挛(胃痛)/唐月华//中国女医.-5-34-241

胃溃疡/章次公//新中医刊.-5-19-383

胃溃疡和胃扩张的症候及疗法/[日]阪上弘藏(著);陆以梧(译)//国医砥柱月刊.-5-15-569

胃溃疡之国医疗法及其治验二则/叶拯民//国医砥柱月刊.-5-17-208

胃溃疡之药物疗法/丁锡康//德华医学杂志.-1-39-287

胃溃疡之治疗/杨永超(译)//医学杂志.-2-7-377

胃扩张谈/万钧//中西医学报.-1-33-305

胃囊之概论/王引延//现代中医.-4-43-655

胃气痛/焦东//中国医学月刊.-3-15-445

胃气痛/仲晓秋//现代中医.-4-43-634

胃热移心/丁济华//中国医学月刊.-3-15-442

胃热之咳与风寒之咳之鉴别论/杨燧熙//绍兴医药月报.-2-39-483

胃十二指肠溃疡之新疗法/医林一谔杂志社//医林一谔.-4-11-489

胃酸过多症之病因及疗法/陈影鹤//光华医药杂志.-4-39-25

胃太平/徐召南//国药新声.-5-23-530

胃痛答傅志行/盛心如//光华医药杂志.-4-41-238

胃痛答萧梦骥/盛心如//光华医药杂志.-4-41-238

胃痛呕吐/李冠群//医学杂志.-2-18-462

胃痛与胃溃疡/许伯超//国医砥柱月刊.-5-18-364

胃痛与胃溃疡/杨志一//中国医药月刊.-5-33-527

胃脘疼痛确要分辨外感内伤/何奎垣//医界春秋.-3-8-17

胃脘痛症治/张嘉因//国医砥柱月刊.-5-17-194

胃脘痛之研究/梁梦侠//华西医药杂志.-5-37-561

胃亚笃尼症(胃筋弛缓症)/万钧//中西医学报.-1-33-259

胃炎/李术仁//中国医药月刊.-5-32-152

胃炎之症治及其效方/赵敦簇//新中华医药月刊.-5-35-683

胃痈症治谈/熊兆飞//光华医药杂志.-4-37-311

温热经验谈/邱慕韩//光华医药杂志.-4-36-384

问嗳气治法/蔡子复//绍兴医药学报星期增刊.-1-21-349

问半身不遂/曾天治(问);承淡安(答)//针灸杂志.-4-28-157

问半身不遂昔人或主风或主火或主痰立论各异试推原病本并拟其方/周镇//绍兴医药学报.-1-9-409//医学杂志.-2-1-394

问敝友璜溪君腿膝臀疼痛治法/黄树荣//绍兴医药学报星期增刊.-1-22-459

问痹症病与中风如何分别/李春霖//绍兴医药学报.-1-12-46

问便血症治法/夏泽霖//绍兴医药学报星期增刊.-1-22-38

问病/侃如//绍兴医药学报星期增刊.-1-22-303

问不寐治法/王绍声//绍兴医药学报星期增刊.-1-21-62

问肠水治法/王纫衷//绍兴医药学报星期增刊.-1-21-47

问催眠术授法住所/林荫祥//绍兴医药学报星期增刊.-1-21-163

问单声咳嗽法/张静庵//绍兴医药学报星期增刊.-1-21-448

问癫狂病之治法/黄迈廷//医界春秋.-3-7

-358

问癫痫病之治法/倪克庆//医界春秋.-3-9-73

问顿死病吐绿水忽昏厥/郑鹤琴//绍兴医药学报星期增刊.-1-22-489

问呃逆气郁治法/翁义芳//绍兴医药学报星期增刊.-1-22-410

问耳鸣治法/黄馥生//三三医报.-2-29-258

问肺痨咳血治法/莫莹//医学杂志.-2-18-560

问粪前见红治法/夏泽霖//绍兴医药学报星期增刊.-1-21-502

问风病治法/心耕//绍兴医药学报星期增刊.-1-21-483

问风湿合病之理/毛文叔//绍兴医药学报星期增刊.-1-22-35

问风湿治法/胡天宗//绍兴医药学报星期增刊.-1-22-28

问风瘫治法/罗审斋//三三医报.-2-29-33

问疯病愈后有各种变病治法/朱有年//绍兴医药学报星期增刊.-1-22-464

问伏暑肺燥治法/阎子俊//医学杂志.-2-7-254

问父病嗽痰喘促治法/吴驾黎//绍兴医药学报星期增刊.-1-21-487

问父病痰症治法/范琦顿//绍兴医药学报星期增刊.-1-21-76

问腹内动气症治法/章韶//绍兴医药学报星期增刊.-1-21-207

问腹痛咳嗽多痰梦遗头痛便秘治法/炫明//绍兴医药月报.-2-41-563

问腹痛口中吐粪病理及治法/张曜岚//绍兴医药学报星期增刊.-1-22-111

问腹痛症治法/沈颐//绍兴医药学报星期增刊.-1-21-135

问腹痛治法/章晓崑//绍兴医药学报星期增刊.-1-22-110

问肝门肿硬疼痛治法/叶祖良//绍兴医药月报.-2-41-566

问肝气之理及治法/何腾霄//绍兴医药学报星

期增刊.-1-22-95

问肝阳遗泄等症/柳剑南//三三医报.-2-30-378

问干咳的治法/高思潜//绍兴医药学报星期增刊.-1-21-389

问睾丸偏大治法/杨燧熙//绍兴医药学报星期增刊.-1-21-128

问蛊/高思潜//绍兴医药学报星期增刊.-1-22-323

问鼓胀反胃治法/金子宜//绍兴医药学报星期增刊.-1-21-318

问臌胀治法/朱振华//绍兴医药学报星期增刊.-1-21-127

问黄面色求治法/许逸凡//绍兴医药学报星期增刊.-1-21-439

问疾病治法/汪雨卿//绍兴医药学报星期增刊.-1-22-190

问颊车响声治法/方肇元//绍兴医药学报星期增刊.-1-22-325

问脚气症治法/王返春//绍兴医药学报星期增刊.-1-22-346

问经停腹胀干咳治法/袁汉臣//绍兴医药月报.-2-39-443

问精不固治法/郭贻安//绍兴医药学报星期增刊.-1-21-150

问精滑治法/吴泽民//绍兴医药学报星期增刊.-1-21-414

问颈核治法/张锦灿//绍兴医药学报星期增刊.-1-21-175

问久病治法/观海卫韩//绍兴医药学报星期增刊.-1-21-173

问久患遗精治法/王道食//绍兴医药学报星期增刊.-1-21-27

问久咳痰结核之治法/黄迈廷//医界春秋.-3-7-419

问久咳吐虫而愈之原理/张泽霖//医界春秋.-3-8-150

问久咳之治法/陈卫卿//医界春秋.-3-7-459

问久哮治法/遗园//绍兴医药学报星期增刊.-1-22-458

问旧验方/沈仲圭//绍兴医药学报星期增刊.-1-21-467

问咳嗽鼻塞治法/许尚溪//绍兴医药学报星期增刊.-1-21-438

问咳嗽气喘颈项胀大治法/李子彦//三三医报.-2-29-506

问咳嗽痰喘治法/翁玉辉//绍兴医药学报星期增刊.-1-21-207

问咳嗽痰血常见治法/景鉴和//绍兴医药学报星期增刊.-1-22-46

问咳嗽症治法/张开第//绍兴医药学报星期增刊.-1-22-20

问咳嗽治法/陈克松//三三医报.-2-29-444

问两膝肿痛治法/楚湖//绍兴医药学报星期增刊.-1-21-302

问磷毒救治法/王兰远//绍兴医药学报星期增刊.-1-21-84

问梦遗证治法/沈耕莘//绍兴医药学报星期增刊.-1-21-75

问梦遗治法/九峰山农//绍兴医药学报星期增刊.-1-21-398

问梦遗治法/未署名//三三医报.-2-29-135

问泌尿的道路/高思潜//绍兴医药学报星期增刊.-1-21-387

问面部及四肢浮肿骨疼足软咳嗽治法/吕锦春//绍兴医药学报星期增刊.-1-22-370

问面部及四肢浮肿骨痛足软咳嗽治法/刘贯先//三三医报.-2-31-594

问面部及四肢浮肿骨痛足软咳嗽治法/杨燧熙//三三医报.-2-31-595

问面黄症治法/朱念旭//绍兴医药学报星期增刊.-1-21-278

问难便之理由与其治法/郑绍祖//绍兴医药学报星期增刊.-1-21-501

问内痛试法/王肖舫//三三医报.-2-29-441

问尿管狭窄/袁爱仁//绍兴医药学报星期增刊.-1-21-427

问尿水淋痛治法/张树筠//绍兴医药学报星期增刊.-1-21-238

问疟症病源/绍兴医药学报社//绍兴医药学报星期增刊.-1-22-243

问皮肤色黄的治法/朱祖荫//绍兴医药学报星期增刊.-1-21-390

问气郁呕吐等治法/李桂生//绍兴医药月报.-2-40-99

问热病齿黑及大便溏黑之原理/秦绍先//医学杂志.-2-17-405

问少年白发治法/任伯和//绍兴医药学报星期增刊.-1-21-278

问神经衰弱之治疗法/叶芳//医界春秋.-3-8-199

问神经症治法/蔡蕉桐//绍兴医药学报星期增刊.-1-21-214

问肾亏腿疼治法/招子敬//三三医报.-2-29-297

问肾囊膨胀之治法/翁廉介//医界春秋.-3-8-151

问肾虚症治法/朱念旭//绍兴医药学报星期增刊.-1-21-277

问十指尖木而不麻治法/三三医报社//三三医报.-2-29-180

问手臂不仁治法/林永候//绍兴医药学报星期增刊.-1-22-7

问手指无力治法/韵英//绍兴医药学报星期增刊.-1-22-463

问水臌治法/姚一//三三医报.-2-29-257

问水肿鼓胀以何为别水肿亦有兼胀者胀亦有兼水肿者其中表里阴阳如何分辨如何用方/周镇//绍兴医药学报.-1-10-262

问睡中眼开之故/仲圭//绍兴医药学报星期增刊.-1-22-196

问痰红治法/沈增荣//绍兴医药学报星期增刊.-1-21-342

问痰饮腹大治法/郑昌明//三三医报.-2-30-384

问痰饮证治法/随遇而安室主人//绍兴医药学报星期增刊.-1-21-214

问痰饮治法/冯世铭//三三医报.-2-31-488

问体瘦咳嗽梦见神鬼治法/刘小青//沈阳医学杂志.-3-2-47

问停饮症治法/薛立夫//绍兴医药学报星期增刊.-1-22-86

问痛风症治法/周树堂//绍兴医药学报星期增刊.-1-21-493

问吐血症吃豆油鸡卵之理/柳廉青//绍兴医药月报.-2-40-98

问吐血之治法/张逊之//医界春秋.-3-14-37

问腿痛治法/高思焞//绍兴医药学报星期增刊.-1-22-125

问吞酸治法/徐召南//绍兴医药学报星期增刊.-1-22-385

问脘痛吐水治法/陈树生//绍兴医药月报.-2-39-571

问胃病治法/宓望森//绍兴医药学报星期增刊.-1-21-48

问胃弱及骨节疼痛治法/谢守拙//绍兴医药学报星期增刊.-1-21-206

问胃弱及食粉料即腹疼病/炫明//绍兴医药学报星期增刊.-1-21-253

问西医狭心症为中医何病及用药治疗/邓厉沂//自强医学月刊.-3-41-123

问锡地产后俗用之药/王寿芝//绍兴医药学报星期增刊.-1-21-460

问痫症治法/曾庆松//绍兴医药学报星期增刊.-1-22-277,292

问痫症治法/黄树荣//绍兴医药学报星期增刊.-1-22-125

问胁痛初突治法/花信病夫//绍兴医药学报星期增刊.-1-21-493

问泻痢治法/胡天宗//绍兴医药学报星期增刊.-1-22-149

问心腹病症/宋霖若//绍兴医药学报星期增刊.-1-22-440

问心神恍惚治法/徐燮平//绍兴医药学报星期增刊.-1-21-414

问心跳夜不安眠治法/何其伟//绍兴医药学报星期增刊.-1-22-345

问胸痹结胸之病状治法如何分别/李春霖//绍兴医药学报.-1-12-47

问胸部跳动治法/吴铁忱//绍兴医药学报星期增刊.-1-21-86

问胸膈胀闷兼呃逆上冲治法/张毅武//绍兴医药学报星期增刊.-1-21-356

问胸前疼痛之治法/方春生//绍兴医药学报星期增刊.-1-21-398

问学医入门法与疟疾之战因/沈仲圭//绍兴医药学报星期增刊.-1-21-102

问血痢治法/张汝伟//绍兴医药学报星期增刊.-1-21-230

问血证有生死之关系高士宗以吐多者为络血吐少者为经血多者病轻少者病重医旨又谓外感吐血易治内伤吐血难疗三指禅又谓齿衄最轻鼻衄次之呕吐稍重咳咯唾血为最重三家之言各有见解其说果可尽信否耶试详辨之/郭延祧//医学杂志.-2-5-248

问烟癀之治法/王肖舫//三三医报.-2-35-393

问阳痿症治法/赵明道//三三医报.-2-34-571

问阳痿之原因及其治疗法/杨少碧//绍兴医药学报星期增刊.-1-22-465

问阳虚恶风治法/楚湖//绍兴医药学报星期增刊.-1-21-302

问腰痛治法/冯甘棠//绍兴医药学报星期增刊.-1-21-6

问腰膝肿胀酸痛治法/叶健生//绍兴医药学报星期增刊.-1-21-295

问噎膈病之治法/朱仁葆//医界春秋.-3-8-246

问夜睡呓语治法/郑绍相//绍兴医药学报星期增刊.-1-22-30

问腋下手足有汗特效方法/程企明//绍兴医药学报星期增刊.-1-21-175

问遗精梦泄治法/张则经//绍兴医药学报星期增刊.-1-21-302

问遗精一症丁一山先生之方究可服否/竟成//绍兴医药学报星期增刊.-1-21-134

问遗精症治法/东亚病夫//绍兴医药学报星期增刊.-1-21-6

问遗精症治法/守一氏//绍兴医药学报星期增

刊.-1-21-62

问遗精症治法/张汉东//绍兴医药学报星期增刊.-1-22-166

问遗精之理/刘希文//绍兴医药学报星期增刊.-1-22-189

问遗精治法/张晓园//绍兴医药学报星期增刊.-1-21-397

问遗精治法/张效能//绍兴医药学报星期增刊.-1-22-263

问遗泄症治法/陈绥清//绍兴医药学报星期增刊.-1-21-6

问疑难病之治法/沈孝荣//绍兴医药学报星期增刊.-1-21-381

问异病治法/李春芝//绍兴医药学报星期增刊.-1-22-181

问异症治法/陈士成//绍兴医药学报星期增刊.-1-21-421

问友人脾泄症治法/张树筠//绍兴医药学报星期增刊.-1-21-176

问有人素好滋补久之口舌干燥脑后作痛神思不爽饮食减少食肉则泄六脉实大当用何法治之/梁余生//医学杂志.-2-7-114

问郁病治法/袁锡臣//绍兴医药月报.-2-39-469

问晕船治法/章献吾//绍兴医药学报星期增刊.-1-21-176

问张寿甫先生痰饮治法/严坤荣//三三医报.-2-29-21

问胀病治法/李伯时//医学杂志.-2-18-563

问治二则望速赐答/九峰山农//绍兴医药学报星期增刊.-1-21-485

问治肺痨草药/周逢儒//三三医报.-2-35-64

问治肺痈之药品/何幼廉//绍兴医药月报.-2-40-146

问治梦遗/游立兴//针灸杂志.-4-28-62

问治脐风之法/刘荣武//医界春秋.-3-8-246

问治三则/叶劲秋//绍兴医药学报星期增刊.-1-21-60

问治遗精有简易之方否/独善//绍兴医药学报星期增刊.-1-21-508

问中风治法/张汝伟//绍兴医药学报星期增刊.-1-21-223

问中寒有二一为伤寒门中直中阴经之中寒一为杂症之中寒试分别其见症治法/周镇//绍兴医药学报.-1-10-105

问紫黑血症之区别/陈祝三//三三医报.-2-30-517

问自汗治法/杨涧清//绍兴医药学报星期增刊.-1-22-88

问自遗及面上瘰疬病治法/霍梦芳//绍兴医药学报星期增刊.-1-22-174

问足背浮肿肾囊缩小原因及治法/沈耕莘//绍兴医药学报星期增刊.-1-21-416

问左半身烧热治法/陈仰孙//绍兴医药学报星期增刊.-1-21-358

我对于历节病之见解/耿旻众//国医砥柱月刊.-5-16-523

我之治胃谈/张汝伟//医界春秋.-3-12-218

我治肺痨之经验法/张锡纯//文医半月刊.-5-14-520

吴楚卿君感症研究(一)至(三)/周镇//三三医报.-2-29-474,478,518

吴颠/俞绍溪//三三医报.-2-33-347

蜈蚣入腹治法/沈仲圭//医学杂志.-2-8-337

五淋赤白浊中说分为二种西说分为急性与慢性试研究其病理症候及疗法/张文元//医学杂志.-2-15-490

五脏六腑风寒暑湿燥火之咳嗽论/范扬名//沈阳医学杂志.-3-1-30

五脏六腑胀病方案/丁甘仁(遗著)//中医世界.-3-33-47

五种肝病课卷/樊天徒//中医新生命.-5-6-7

五种肝病课卷/李宝琦//中医新生命.-5-6-12

五种杂症/方文甫//光华医药杂志.-4-36-136

舞蹈病之疗法/江周海//中西医学报.-1-29-319

误吞水蛭治法/未署名//神州国医学报.-4-17-105

西医对于肺痨之我观/肇威//医界春秋.-3-9-59

稀有之胸腺瘤/梁伯强//德华医学杂志.-1-39-117

膝关节神经痛特效疗法/崔守信//国医砥柱月刊.-5-18-209

喜极发狂治法(蔼楼朦览)/廖景桐(辑)//中医杂志(广东).-3-4-440

戏吞毒虫成疾之治法/沈仲圭//三三医报.-2-36-50

下法概论/陈本荣//复兴中医.-5-31-203

下肢麻痹症临床诊治/洞天//医学报.-1-6-189

夏秋湿热交蒸邪蕴膜原寒热起伏似疟非疟究竟膜原为何物诸书并无定论试论之/周镇//绍兴医药学报.-1-10-235

闲谈横痃/张易安//国医导报.-5-30-166

痫病汇编/医学杂志社//医学杂志.-2-16-519

痫病证治/张安仁//现代医药月刊.-4-27-549

痫病之病灶何在及其根治之简便方法/黄国材//医学杂志.-2-18-143

痫病之病灶何在及其根治之简便方法/张斗耀//医学杂志.-2-18-143

痫风治法/殷定有//医学杂志.-2-17-304

痫厥/董朝纲//光华医药杂志.-4-38-82

痫厥/董紫乡//光华医药杂志.-4-38-555

痫厥/张祖泽//光华医药杂志.-4-37-80

痫厥囊肿答张生顺/盛心如//光华医药杂志.-4-41-525

痫症/张治河//医学杂志.-2-16-184

痫症用马宝是否确效用法如何各举临诊验案以证明之/黄国材//医学杂志.-2-18-414

痫症与癫狂症在症候诊断治疗上之区别以及其他类证鉴别法/段廷芬//医学杂志.-2-16-578

痫症与癫狂症在症候诊断治疗上之区别以及其他类证鉴别法/黄国材//医学杂志.-2-16-579

痫症原因之探究及其病症中之虚实寒热分别观/胡德茂//医学杂志.-2-16-575

痫症原因之探究及其病症中之虚实寒热分别观/米吉庆//医学杂志.-2-16-573

痫症原因之探究及其病症中之虚实寒热分别观/杨浦云//医学杂志.-2-16-574

痫症之讨论函/张照鳞//医学杂志.-2-17-176

痫症治疗之商榷/陈应期//杏林医学月报.-3-19-401

痫之研究/时逸人//复兴中医.-5-31-96//医学杂志.-2-16-304

腺病概言/钱今阳//新中医刊.-5-20-14

详论脑充血之原因及治法并论及脑溢血脑出血之治法/张锡纯//杏林医学月报.-3-17-255//医学杂志.-2-12-401

详论吐衄治法(连载)/张锡纯//医学杂志.-2-11-63,209

详论咽喉证治法/张锡纯//医界春秋.-3-6-276//医学杂志.-2-11-215

详论肢体痿废由于脑贫血者治法/张锡纯//医学杂志.-2-13-163

消瘅病辨脉可治不可治/范志刚//中医杂志.-2-21-54

消化不良症宜分虚实治论/赵子刚//现代医药月刊.-4-27-332

消化器病论/黄国材//医学杂志.-2-15-255

消化器病胃溃疡疗法/黄国材//医学杂志.-2-15-50

消渴病之新研究/倪维德//光华医药杂志.-4-38-192

消渴病之研究/梅竹洲//杏林医学月报.-3-19-299

消渴病之研究及治法/王大瑶//北京医药月刊.-5-21-609

消渴病之原因/宫曙园//中医杂志.-2-20-398

消渴的临症谈话/唐铁花//中医世界.-3-38-60

消渴概论/百塘//北京医药月刊.-5-21-363

消渴论(一)至(二)/王以文//国医正言.-5-3-247,305

消渴浅说/韩慕康//苏州国医杂志.-5-2-215

消渴与糖尿病/牟允方//现代中医.-4-43-626

消渴证疗法/张锡纯//医林一谔.-4-9-322

消渴证研究/熊兆飞//光华医药杂志.-4-38-321

小便不清治法/娄德泉//绍兴医药学报星期增刊.-1-21-136

小便不通之治疗/杨星垣//医学杂志.-2-11-355

小便癃闭用探吐法/谢铭山(著);陈莲峰(录)//医学杂志.-2-6-70

小便研究/张凤楼//现代中医.-4-43-85

小便种种症状之诊断与治法/郭柏良//光华医药杂志.-4-38-345

小肠热症之研究/吴义民//医林一谔.-4-10-100

哮喘/崔文灿//医学杂志.-2-18-183

哮喘/郭山崇//国医砥柱月刊.-5-18-284

哮喘病中西医学说比较观/傅仙坊//医学杂志.-2-18-324

哮喘病中西医学说比较观/黄国材//医学杂志.-2-18-322

哮喘经验谈(一)至(三)/卢朋著//杏林医学月报.-3-17-421,458,511

哮喘之辨别及治疗/未署名//中医世界.-3-37-35

哮喘之民间特效疗法/朱寿朋//医界春秋.-3-10-152

哮症论治/九华山人//国医砥柱月刊.-5-18-480

笑疾/中西医学报社//中西医学报.-1-23-130

歇斯底里与藏燥(连载)/李为彭//国医砥柱月刊.-5-17-300,459

歇斯底里之病状及疗法/张友琴//中医指导录.-4-3-199

胁疼/张锡纯//医学杂志.-2-14-463

胁痛论治/史介生//绍兴医药学报.-1-18-217

泄泻(急性肠炎)/张治河//医学杂志.-2-14-506

泄泻/汪肇中//国医导报.-5-29-299

泄泻论治/邓德辅//杏林医学月报.-3-22-113

泄泻论治/汪士瀛//杏林医学月报.-3-22-340

泄泻新论/黄国材//医学杂志.-2-5-191

泄泻与痢疾/钱今阳//现代医药月刊.-4-27-523//杏林医学月报.-3-22-114

泄泻证治/张友琴//中医世界.-3-32-575

泄泻之病理/张治河//医学杂志.-2-6-347

泄泻之原因病理与治疗/张大鹤//文医半月刊.-5-14-5

泄泻之原因病理与治疗/张永霖//医学杂志.-2-14-402

泄泻治法之商榷/仉即吾//北京医药月刊.-5-21-44

泻利证治之经验/徐世长//医学杂志.-2-9-453

泻痢概论/钱今阳//国医砥柱月刊.-5-16-414

泻痢论治/王洪海//中医杂志.-2-23-254

泻痢与霍乱证治说(红杏山房医话之五)/汤逸生//杏林医学月报.-3-22-116

泻痢之辨别与治疗/刘正心//医学杂志.-2-18-418

泻症门/左季云//国医砥柱月刊.-5-16-408

心病怔忡之研究/王坦//医学杂志.-2-5-311

心腹诸痛之辨别/[美]刘惠群//杏林医学月报.-3-21-198

心气痛与胃脘气痛之区别/何伯贤//杏林医学月报.-3-21-199

心如刀刺口吐清水有虫之治法/薛能安//针灸杂志.-4-33-47

心疝/林绵义//光华医药杂志.-4-37-262

心神神经论/俞鉴泉//医学杂志.-2-6-469

心跳病求治/王国藩//光华医药杂志.-4-37

-368

心痛的研究/周允超//现代中医.-4-42-179

心痛说/吴玉纯//医学杂志.-2-4-429

心胃气痛之原理/黎棣初//中医杂志.-3-4
-336

心脏病及肺病/光华医药杂志社//光华医药杂志.-4-39-550

心脏病之认识/寿守型//中国医药月刊.-5-33-471

心脏病之研究(连载)/倪维德//北平医药月刊.-5-9-210,318

心脏病之研究/倪维德//北平医药月刊.-5-9-84

形能与内分泌/袁复初//医学杂志.-2-18-320

性交男性出血之我见(连载)/李焕卿//杏林医学月报.-3-23-108,150

性欲的变态和正态/梦秋//中西医药.-5-13-61

胸痹答陈石泉/盛心如//光华医药杂志.-4-41-166

胸痹当分虚实辨/杨梦麒//医林一谔.-4-10-268

胸痹胸中气塞短气茯苓杏仁甘草汤主之枳橘生姜汤亦主之请道其详/张俊人//绍兴医药学报.-1-19-428

胸胁苦满心下痞硬结胸三者之证治浅释/叶橘泉//医学杂志.-2-14-163

熊克武将军之病痹/朱少坡//医界春秋.-3-5-231

休息痢/尚//中国医学月刊.-3-15-88

休息痢/徐抱一//光华医药杂志.-4-39-166

休息痢/周娟熙//医学杂志.-2-17-306

宿食之研究/时逸人//三三医报.-2-36-237

虚寒腹痛门/左季云//国医砥柱月刊.-5-16-343

虚劳辨/黎天佑//医学公报.-1-7-49

虚劳病辨/牟聘三//沈阳医学杂志.-3-3-332

虚劳病自疗谈/倪七英//国医砥柱月刊.-5-17-657

虚劳论/钱公玄//国医砥柱月刊.-5-17-497

虚劳略论/何伯贤//杏林医学月报.-3-22-125

虚劳浅说/俞慎初//中医指导录.-4-2-419

虚劳温病比忌橘红说/张锡纯//三三医报.-2-33-49

虚劳与骨蒸/江惠民//医界春秋.-3-9-65

虚劳与疟疾/何公度//中国医药月刊.-5-32-615

虚劳杂症论(连载)/乔尚谦//医学杂志.-2-3-53,294

虚劳真诠/复兴中医杂志社//复兴中医.-5-31-63

虚劳症概论/陈济民//国医杂志.-4-5-457

虚劳症宜防汗脱说/杨医亚//文医半月刊.-5-14-84

虚劳症宜清金保肺论/乔尚谦//医学杂志.-2-3-442

虚损病答林念萱/盛心如//光华医药杂志.-4-41-336

虚损概论/黄文东//现代中医.-4-42-342

虚损劳瘵论治/王普耀//绍兴医药学报.-1-9-413

虚损略说/包越湖//绍兴医药学报.-1-8-59

虚脱的特殊疗法/曾天治//华西医药杂志.-5-37-311

虚脱之挽救/姚解愠//针灸杂志.-4-28-286

虚证多有遗尿伤寒阳明篇三阳合病亦言遗尿其虚实若何/陈惠言//中医杂志(广东).-3-4-388

虚中挟实/方冠群//中医世界.-3-30-534

续答高柏山君为宾启荣君阳痿问题/史介生//绍兴医药学报星期增刊.-1-22-476

蓄血辨/张确余//杏林医学月报.-3-16-409

蓄血证治新义/姚兆骥//中国医药月刊.-5-33-557

悬饮辨/何奎垣//杏林医学月报.-3-19-20

眩晕/李寿轩//医学杂志.-2-18-183

眩晕论/孔霭士//中医世界.-3-25-478

眩晕症多属肝风/曹亨泰//医学杂志.-2-9

-434

血崩急救法/李健颐//光华医药杂志.-4-36
-202

血痹为虚劳之本论/吴保神//医界春秋.-3-9-
68

血臌论/张锡纯//沈阳医学杂志.-3-2-345

血臌诊治之管见/王我春//中医指导录.-3-37
-177

血寒挟淤/陈继高//光华医药杂志.-4-39
-167

血汗原理/袁复初//杏林医学月报.-3-23
-274

血枯症/姜振勋//国药新声.-5-22-76

血淋溺血病源及治疗/米焕章//医学杂志.-2-
9-82

血尿 Haematurie 之诊断及治疗/刘云青(译)//
中西医学报.-1-40-535

血虚/陈六鳌//光华医药杂志.-4-37-79

血虚风晕/邓靖山//杏林医学月报.-3-20
-507

血压过高/佘蔚南//新中医刊.-5-20-439

血晕惊风痞块经带/光华医药杂志社//光华医
药杂志.-4-40-267

血晕论治/沈东霞//中医世界.-3-32-610

血证概论/吴琢之//医界春秋.-3-13-207

血证概要/孙晏如(述);葛荣光(录)//医界春秋
.-3-13-211

血证经验谈/沙亦恕//医界春秋.-3-13-251

血证疗治谈/费泽克//中医杂志.-2-22-271

血证论略/杨彦和//医界春秋.-3-13-229

血证论治/黄小农//国医导报.-5-29-240

血证谈/施纪云//国医砥柱月刊.-5-17-449

血证之疗治/黄国材//医学杂志.-2-4-335

血证指南/俞慎初//医界春秋.-3-13-221

血证治法总诀/林德翔//中医世界.-3-30
-166

血证治疗大纲/徐祖佑//新中医刊.-5-20
-425

血证治疗谈/张树筠//医界春秋.-3-13-241

血症/施与//光华医药杂志.-4-36-514

血症概说/郭道华//光华医药杂志.-4-39
-403

血症概要/魏席珍//中医世界.-3-32-267

血症论/黄子灵//中医世界.-3-27-252

血症论治/陈颂周//中医指导录.-4-1-437

血症三法鼎立谈/杨志一//医界春秋.-3-13
-248

血症之检讨/程绍典//新中医刊.-5-19-263

血症之检讨/岳中谦//北京医药月刊.-5-21
-530

血症之研究/俞慎初//中医指导录.-4-2-455

血症之治疗法/陈玉林//中医世界.-3-32
-253

血症之治疗法/胡安邦//中医指导录.-4-1
-405

血症之治疗法/沈朗清//中医指导录.-4-3
-488

血症治疗漫话/叶古红//医界春秋.-3-13
-236//中国医药月刊.-5-32-425

血症治疗之众见/中医世界杂志社//中医世界
.-3-27-163

血之化源与其病证及其治法说/张汝济//医学
杂志.-2-4-619

循环机能不全与伤寒论医学:机能不全与准疾
病状态/庄旭人//国药新声.-5-23-229

循环器病学(连载)/黄国材//医学杂志.-2-16
-106,160,261

循环知识/刘国辅//华西医药杂志.-5-36
-465

循衣摸床治法之研究/陈詠鹤//杏林医学月报
.-3-23-318

鸦片病释及治疗方法/陈秩平//国医杂志.-4-
5-361//杏林医学月报.-3-18-68

鸦片中毒的病症和死后解剖及急救法/郑轩渠
//文医半月刊.-5-14-405

牙关紧闭之治效/蒋立人//针灸杂志.-4-34
-312

亚东病夫问遗精病治法/刘吉人//绍兴医药学
报星期增刊.-1-21-151

言动头晕脑胀/赖俊卿//光华医药杂志.-4-40

－562

研究肝着病即想及孙总理患肝癌之死/李健颐//现代医药月刊.－4－27－552

研究救解燐毒法/卢育和//三三医报.－2－31－322

研究黎城县报告吞服火柴救治法/医学杂志社//医学杂志.－2－4－95

研究痢症及方法/张思卿//医学杂志.－2－2－317

研究水逆证何以专用五苓散两解表里/赵春谷//医学杂志.－2－7－229

研究萧怀之报告中痰症/医学杂志社//医学杂志.－2－4－97

研究张团长痹证/医学杂志社//医学杂志.－2－8－479

羊肉积聚/李健颐//医林一谔.－4－9－468

阳痿不举之研究/陈应期//杏林医学月报.－3－19－300

阳痿及早泄之自疗法/陆清洁//医林一谔.－4－10－501

阳痿略述/张沛恩//杏林医学月报.－3－18－432

阳痿证治(附回复)/赵效先//国医砥柱月刊.－5－15－640

阳痿之由来与其最新治疗法/丁名全//德华医学杂志.－1－39－235

阳虚劳阴虚劳证治新解(一)至(二)/吴汉僊//国医正言.－5－5－588,632

阳虚劳阴虚劳证治新解/吴汉僊//国医砥柱月刊.－5－16－97//文医半月刊.－5－14－576

阳虚类中不遂说略/周镇//医学杂志.－2－13－395

阳证阴脉之救治法及其病理/卢觉非//中国医学月刊.－3－15－342

杨妹不食的问题/任应秋//华西医药杂志.－5－37－472

腰软问治/姬建谋//国医砥柱月刊.－5－15－582

腰痛/王信齐//光华医药杂志.－4－39－252

腰痛的特效疗法/曾天治//中国医药月刊.－5－

32－604

噎嗝论/陈松龄//苏州国医杂志.－5－2－568

噎膈论/张锡纯//绍兴医药学报.－1－17－27

噎膈呕血之治疗/尹涤尘//医学杂志.－2－1－517

噎膈与反胃治验记/林妙彦//医界春秋.－3－12－235

噎膈症/孙静轩//医学杂志.－2－17－302

噎膈症之成因和治疗(一)至(二)/邢锡波//国医正言.－5－5－33,78

叶香岩先生之治暑湿用温补解/王以钧//绍兴医药学报.－1－10－227

夜尿症之疗法/郭云霄//中西医学报.－1－31－263

夜睡舌燥之解释/萧俊逸//医界春秋.－3－9－152

癗与痫之合并症答王心明/盛心如//光华医药杂志.－4－41－415

一个酒客的膏淋/吴篆丹//医界春秋.－3－5－513

医问类释:杂病类(连载)/中医指导录杂志社//中医指导录.－4－1－403,463,530.－4－2－13

医学问题郁症答李世维/盛心如//光华医药杂志.－4－41－524

医学研究二:癃/姜天哀//杏林医学月报.－3－23－117

医学研究一:遗失与失气/姜天哀//杏林医学月报.－3－23－94

医者有应特加注意研究之两种病类/安于青//北京医药月刊.－5－21－31

噫膈论治/郑却疾//医界春秋.－3－13－345

噫哕之原因与治法/周其华//医界春秋.－3－9－534

噫气/施志尧//光华医药杂志.－4－39－351

宜下之症(映溪草堂笔记)/周维翰//医学报.－1－5－28

遗精/林治//光华医药杂志.－4－38－83

遗精/温庚星//光华医药杂志.－4－36－432

遗精/吴瑞云//光华医药杂志.－4－37－263

遗精/叶劲秋//光华医药杂志.-4-41-197

遗精白带/光华医药杂志社//光华医药杂志.-4-39-455

遗精表解/沈仲圭//杏林医学月报.-3-17-220

遗精病精神治疗法/宋爱人//医界春秋.-3-9-503

遗精病理中西相通之我见/王治华,胡齐瑞//医学杂志.-2-7-196

遗精病谈片/沈仲圭//自强医学月刊.-3-41-561

遗精病之研究/杨星垣//医学杂志.-2-10-469

遗精答柳光辉/盛心如//光华医药杂志.-4-41-92

遗精的精神疗法/郑轩渠//光华医药杂志.-4-39-33

遗精久病重造先天法/刘吉人//绍兴医药学报.-1-16-417

遗精论/沈仲圭//中医杂志.-2-25-373

遗精论/杨书培//绍兴医药学报.-1-19-112

遗精论/张云翔//医学杂志.-2-3-443

遗精论三/杨燧熙//绍兴医药学报.-1-20-105

遗精再论/杨燧熙//绍兴医药学报.-1-20-103

遗精早泄阳痿治疗法之研究/时逸人//复兴中医.-5-31-100

遗精证法/张秉初//杏林医学月报.-3-18-107

遗精之病理及治法/张赞臣//医界春秋.-3-9-539

遗精自汗/王石清//北京医药月刊.-5-21-375

遗尿/光华医药杂志社//光华医药杂志.-4-39-453

遗尿新解/杨梦麒//国医砥柱月刊.-5-15-611

遗泄论/戴橘圃//中医杂志.-2-23-251

抑郁伤肝之现代观察/陆自量//苏州国医杂志.-5-1-26

逸病说/杨星垣//医学杂志.-2-9-319

因急性传染病而脾脏肿大之理由/万钧//中西医学报.-1-34-19

因劳致疾之治法/杨燧熙//医学杂志.-2-2-187

阴暑辨/沈仲圭//三三医报.-2-32-46//医学杂志.-2-7-63//中医杂志.-2-24-45

阴暑阳暑辨/何志仁//绍兴医药学报.-1-18-442

阴暑阳暑之研究/胡安邦//中医指导录.-4-2-15

阴痛质疑/邓靖山//杏林医学月报.-3-22-201

阴虚而热从治之理/吴少九//铁樵医学月刊.-4-44-336

阴虚概要/黄子信//中医杂志.-2-27-349

阴虚劳阳虚劳证治新解/吴汉僎//国医砥柱月刊.-5-18-564

阴虚燥结症治之检讨/陆奎生//中国医药月刊.-5-32-468

阴阳发黄论/陈芝高//文医半月刊.-5-14-231

阴阳交解/吉乐平//现代中医.-4-43-583

阴阳易与房劳复不同辨又/周越铭//绍兴医药学报.-1-8-251

阴阳症烦躁辨/杨志一//中医杂志.-2-22-483

阴肿答张思庚/盛心如//光华医药杂志.-4-41-415

阴纵/光华医药杂志社//光华医药杂志.-4-40-178

饮症病理之研究与治疗/俞慎初//中医指导录.-4-3-136

饮症略谈(连载)/梁长荣//杏林医学月报.-3-19-135,176

应任伯和君征求伤风之治法及预防/沈仲圭//三三医报.-2-30-16

应杨燧熙君征求咳喘不寐治法/徐伯英//三三医报.-2-29-543

应征十五年不眠治法/叶橘泉//光华医药杂志.-4-36-435

英国流行肺炎病之观测/马瘦吟//沈阳医学杂志.-3-1-185

硬化性肝脏内腺肿生成的研究/李梅龄//德华医学杂志.-1-40-21

用汉药治愈胃寒病之验/[日]鹅饲礼堂(原著);曹鸿年(译)//国医砥柱月刊.-5-17-228

用药特灵一〇五治阿迷巴赤痢之经验/P. Muhlens,W. Menk//德华医学杂志.-1-39-405

由胆枯之定名说到胆枯之治法/李征辂//医界春秋.-3-12-427

由梦呓而说到谵语郑声/谢仁山//杏林医学月报.-3-22-23

疣与癌可同年而语乎/徐相任//神州国医学报.-4-18-43

有某夏秒患感多医广药病势日增其脉右寸关滑数上溢左手弦数其证耳聋口苦热甚于夜胸次迷闷频吐粘沫啜饮咽喉阻塞便溏溺赤间有谵语此何病也当用何方治之/陶复泰//医学杂志.-2-7-116

有人病危神昏哕逆四末厥冷大便无脉弦滑有力两尺反若无根究属何证应用何法治之/石泰峨//医学杂志.-2-6-275

有人年五十因事忧愁饮茶过多小便忽然下血如淋溺孔刺痛大便干燥饮食顿减干食差强汤食不受少腹胀满左部尤甚服龙胆草滑石清热之药病反加重两腿不能起立胸中加烧不能安睡交子时后溺孔尤痛舌苔滑白微黄此病能愈者少是何病理应用何方试详言之/薛复初//医学杂志.-2-6-118

有人年五十因事忧愁饮茶过多小便忽然下血如淋溺孔刺痛大便干燥饮食顿减干食差强汤食不受少腹胀满左部尤甚服龙胆草滑石清热之药病反加重两腿不能起立胸中加烧不能安睡交子时后溺孔尤痛舌苔滑白微黄此病能愈者少是何病理应用何方试详言之/张汝济//医学杂志.-2-6-116

又请教肝病善痛之理/刘纯熙//绍兴医药学报星期增刊.-1-22-308

诱因疗法之价值/蒋文芳//光华医药杂志.-4-38-353

瘀血证问答/曹炳章//医界春秋.-3-13-255

瘀血之研究/王炽//医学杂志.-2-5-197

与蔡陆仙君讨论中风/医界春秋读者//医界春秋.-3-5-168

与陈守真君论鬼病/竹余祥//绍兴医药学报.-1-16-489

与黄君病痹庭方的商榷/余春轩//绍兴医药学报星期增刊.-1-22-68

与黄君眉孙论胃有硬块治法书/刘丙生//绍兴医药学报.-1-12-43

与黄君眉孙研究交合出气病治法/刘丙生//神州医药学报.-1-45-207

与毛有雷论治痰饮意见书及方案/张汝伟//绍兴医药学报.-1-15-345

与民众间话吐血/陈焕云//医界春秋.-3-13-246

与彭秋宾门人论类中治法/张汝伟//绍兴医药学报.-1-20-110

与同道函论拙登头痛治验二则之补充/陈学章//华西医药杂志.-5-37-536

与我友谈谈肺痨病/吴篆丹//医界春秋.-3-5-289

与晓峰先生论老人软脚书/黄眉孙//绍兴医药学报.-1-13-156

与医界前辈辩咳嗽症书/时逸人//绍兴医药学报.-1-15-33

与友人论胃病/大川//国医杂志.-4-13-247

与郁卿舅氏书论神昏一症/医学报社//医学报.-1-6-481

与周炯如叔论周顺翁痰饮症之治法/张汝伟//绍兴医药学报.-1-12-36

郁论/王雪楼//中医杂志.-2-21-432

原劳损/吴次贤//中医世界.-3-30-394

阅冯炳南先生胃痛经过之自述后/朱锡棠//光华医药杂志.-4-41-298

晕厥及猝死/张谷成//国医砥柱月刊.-5-16

- 423

再答胡天宗问风温而兼两足不能自立便溏犹脉数之疑义/史介生//绍兴医药学报星期增刊.-1-22-94

再答黄迈廷君问癫狂病之治法/李如冈//医界春秋.-3-7-497

再答竹余祥君论鬼病/陈守真//绍兴医药学报.-1-17-433

再答祝达望君问哮喘治法案/卢燮周//医界春秋.-3-7-218

再论戈公振氏之死与盲肠炎/姜佐景/现代中医.-4-43-107

再问半身烧热治法/陈仰孙//绍兴医药学报星期增刊.-1-21-471

再问肝阳暨遗泄/柳剑南//三三医报.-2-31-350

再问久病治法/娄德泉//绍兴医药学报星期增刊.-1-21-184

再问血后余症治法/叶树芝//三三医报.-2-29-78

再问遗精症/沈耕莘//绍兴医药学报星期增刊.-1-21-152

再问遗精治法/陈绥清//绍兴医药学报星期增刊.-1-21-47

再问遗精治法/沈耕莘//绍兴医药学报星期增刊.-1-21-181

早晨呕吐/医学报社//医学报.-1-7-392

燥病泄泻证治/吴炳南//中医世界.-3-38-165

燥咳论/程次明//神州国医学报.-4-14-207

燥热伤饮感寒之治法/白人//文医半月刊.-5-14-6

燥屎不下以肥皂外治法治之/李宗陶//医学报.-1-6-209

燥症论治/张植林//神州国医学报.-4-16-13

谵语病机论/吴凡//现代中医.-4-43-585

谵语非热蒸心包辨/蓝天伴//医界春秋.-3-13-120

张公让问阴虚发热之理/张公让,陆渊雷//中医新生命.-5-6-153,154

章师太炎论肺病肺炎治法/张破浪//三三医报.-2-30-113

章太炎先生肺炎治法书后/张锡纯//医学杂志.-2-6-512

真性三叉神经痛之606及桂宁疗法/三昌//中西医学报.-1-41-518

真中风与类中风虚实标本论/钱星若//绍兴医药学报.-1-19-189

镇咳止喘有效方法/崔景瑞//国医砥柱月刊.-5-16-540

征求半身不遂治法/张云峰//医界春秋.-3-10-493

征求大便下脓血治法/舒啸//医界春秋.-3-11-382

征求大便下血治法(连载)/邢昇平//医界春秋.-3-13-359,417

征求大肚痞之经济疗法/郑霭昴//现代中医.-4-43-617

征求肺病特效方法/王伯颜//光华医药杂志.-4-38-527

征求肝癌疗法/医林一谔杂志社//医林一谔.-4-11-62

征求臌胀之治法/李健颐//医界春秋.-3-7-541

征求久咳不愈之效方/苏子才//医界春秋.-3-7-174

征求厥症治法/吴有恒//医界春秋.-3-13-125

征求恐则气下之论说病案/刘希文//三三医报.-2-31-375

征求类中风治法/周俊敏//医界春秋.-3-9-516

征求脑疾良方/宁日升//医界春秋.-3-9-315

征求气喘不寐治法/杨燧熙//三三医报.-2-29-471

征求气迫肛门盘旋注痛病理及治法/汪为光//医界春秋.-3-9-354

征求热病治疗方剂/崔树森//医界春秋.-3-10-495

征求痧后喘哮案/舒啸//医界春秋.-3-8-395

征求湿温之新疗法/林静趣//医界春秋.-3-10
-32

征求湿证治法/马少村//医界春秋.-3-11-29

征求头风妙方/游焕明//医界春秋.-3-10
-497

征求头痛治法/杨宜斋//医界春秋.-3-12
-389

征求顽固性胃病治法/戴性本//医界春秋.-3-
13-74

征求胃癌药方/黎肃军//神州医药学报.-1-43
-256

征求物入气管治法/岳文台//沈阳医学杂志.-3
-1-135

征求痫病之治疗/蔡德斋//医界春秋.-3-9
-119

征求性的神经衰弱根本治疗法/杨川印//医界
春秋.-3-10-468

征求虚劳症之治疗方剂/黄中坤//医界春秋.-3
-9-176

征求眩晕治法/章毓琛//绍兴医药学报星期增
刊.-1-21-152

征求腰骨结核治法/冉济川//医界春秋.-3-14
-149

征求遗精疗法/李北川//医界春秋.-3-10
-496

征求遗精疗法/钱甦石//医界春秋.-3-9-26

征求遗精与阳痿之治法/马善征//医界春秋.-3
-8-200

征求遗尿治法/汤鹤鸣//三三医报.-2-29
-582

征求遗尿治疗方药/吴金陵//医界春秋.-3-10
-365

征求诊治伤风法/任伯和//三三医报.-2-29
-611

征问大惊呕吐苦胆热昏治法/周镇//三三医报
.-2-32-243

癥痼害与癥瘕说/缪俊德//现代中医.-4-43
-546

癥瘕/毛炳南//苏州国医杂志.-5-2-572

癥瘕病之研究补充/谭活水//杏林医学月报.-3

-21-512

癥瘕答王楹芳/盛心如//光华医药杂志.-4-41
-415

癥瘕积聚病原说/程仁和//医林一谔.-4-9
-33

癥瘕论/戴橘圃//中医杂志.-2-24-52

癥瘕论/孙柏盦//绍兴医药学报.-1-10-298

癥瘕宿疾再求治法/谭智筠//医界春秋.-3-11
-130

证治学要(连载)/史介生//绍兴医药月报.-2-
38-209,287,356,419.-2-39-31

治大热未发症法(广州府志)/广东中医杂志社
(辑)//中医杂志(广东).-3-4-601

治肺痨疑问/王寿芝//神州医药学报.-1-43
-243

治肺痨宜注重脾胃说/王桂林//苏州国医杂志
.-5-1-417

治肺痨宜注重脾胃说/吴明之//苏州国医杂志
.-5-2-213

治肝古法汇诠/费泽尧//医学杂志.-2-4-194
//中医杂志.-2-21-463

治臌胀/杨医亚//文医半月刊.-5-14-216

治海噎食闷海气/杨医亚//文医半月刊.-5-14
-123

治汗概论/张秉初//杏林医学月报.-3-20
-465

治黄疸须分内伤外感说/王慎轩//中医杂志.-2
-24-46

治积聚概论/佑青//沈阳医学杂志.-3-3-285

治劳说/王坦//医学杂志.-2-6-74

治老人虚症说/徐冠慧//医学杂志.-2-3-181

治疗脾胃说/杨燧熙//医学杂志.-2-4-71

治疗阳痿之根本法/周宅京//光华医药杂志.-4
-37-439

治疗遗精之法/旭群//中西医学报.-1-38
-304

治疗中风之我见/何剑华//自强医学月刊.-3-
41-21

治梦遗灵效方法/陈开椿//光华医药杂志.-4-
36-115

治脑新法/张汝伟//绍兴医药学报.-1-12-536

治疟略说(内科学)/周越铭//绍兴医药学报.-1-8-193

治热症用饮水发汗法(梦醒录)/广东中医杂志社(辑)//中医杂志(广东).-3-4-602

治湿刍言/任汉佩//绍兴医药学报.-1-9-87

治实热老痰/杨星垣//医学杂志.-2-10-594

治水肿法(广东通志)/广东中医杂志社(辑)//中医杂志(广东).-3-4-602

治水肿胀的良方/胡效心//三三医报.-2-34-221//医学杂志.-2-12-241

治痰刍言/张朗轩//沈阳医学杂志.-3-2-16

治痰饮之五大法/郁佩英//苏州国医杂志.-5-2-209

治完谷不化属于热者之经过/罗爕元//医界春秋.-3-7-211//医学杂志.-2-6-504

治痿何以独取阳明/刘欣葆//国医杂志.-4-12-363

治哮喘妙法/薛能安//针灸杂志.-4-33-140

治心腹痛神效/陈莲峰//医学杂志.-2-17-373

治心疾法二则(晋书)/广东中医杂志社(辑)//中医杂志(广东).-3-4-603

治虚劳证宜慎防汗脱说/张锡纯//医界春秋.-3-5-255//中医杂志.-2-25-49

治中风略说/王坦//医学杂志.-2-4-446

治卒厥/刘丙生//三三医报.-2-31-118

治卒中法(志稚堂杂抄)/广东中医杂志社(辑)//中医杂志(广东).-3-4-603

致社友周小农君报告脑膜炎函/钱祖绳//绍兴医药学报.-1-17-37

中风(脑出血)/张一鳞//中国医药月刊.-5-33-93

中风(西名脑出血)/张治河//医学杂志.-2-16-113

中风(西名脑出血)/赵子琴//医学杂志.-2-16-187

中风(一)至(四)/王名藩//国医砥柱月刊.-5-16-105,165,337,409

中风(又名脑出血)(连载)/杨永超//医学杂志.-2-2-335,481

中风/冯鹤年//复兴中医.-5-31-206

中风/光华医药杂志社//光华医药杂志.-4-39-450

中风/孙祖烈//德华医学杂志.-1-38-465

中风半身不遂/叶古红//光华医药杂志.-4-36-370//中国医药月刊.-5-32-455

中风病名及治疗之商榷/林瑾庵//光华医药杂志.-4-36-380

中风病证治(又名厥逆)/张恭文//现代医药月刊.-4-27-372

中风病之原理/程连云//光华医药杂志.-4-36-256

中风病中西治疗之大要/马孟元//中西医学报.-1-35-19

中风刍言/时逸人//医学杂志.-2-13-46

中风概论/蔡陆仙//医界春秋.-3-5-126

中风概论/赵子刚//国医砥柱月刊.-5-15-616//国医正言.-5-5-516//文医半月刊.-5-14-577//杏林医学报.-3-23-440//中医世界.-3-39-37

中风厥症与脑充血/王子和//国医砥柱月刊.-5-17-39

中风类中辩/三三医报社(辑)//三三医报.-2-30-372

中风论(神经系病)/陈公明//新中医刊.-5-20-128

中风论(一)至(九)/张谷成//文医半月刊.-5-14-246,261,277,293,310,325,342,359,373

中风论/戴橘圃//中医杂志.-2-25-55

中风论/胡天民//沈阳医学杂志.-3-2-150

中风论/卢梓登//国医杂志.-4-5-172

中风论/任济康,黄应福,荣质文,孟克明,傅旭初,罗广济//新中医刊.-5-19-126

中风论/未署名//神州医药学报.-1-47-312

中风论/赵瑞升//国医正言.-5-3-141

中风论治/江惠民//医界春秋.-3-7-345

中风论治/杨彦和//医界春秋.-3-13-119

中风漫谈/徐敬斋//复兴中医.-5-31-196

中风伤寒辨/任德元//医学杂志.-2-4-176

中风伤寒热入血室之研究/曹亨泰//医学杂志.-2-9-119

中风说略/汪剑嵩//国医砥柱月刊.-5-17-395

中风谈/陆仲威//中医杂志.-2-24-93

中风提要/费赞臣//中医世界.-3-31-221

中风先兆答夏正之/盛心如//光华医药杂志.-4-41-524

中风新义/费梦荜//中医杂志.-2-26-381

中风一症河间主火东垣主气丹溪主痰立说不一试各本经验所得再证之以内经以定其是非并拟一方/周凤鸣//医学杂志.-2-11-527

中风一症刘河间主火东垣谓气虚丹溪谓痰热说/沈香圃//中医杂志.-2-21-243

中风用辛温与寒凉之讨论/洪其诚//医界春秋.-3-14-350

中风证半身不遂偏左偏右之释义(连载)/姚志敫//医界春秋.-3-6-92,128

中风证之治疗/钱存济//医学杂志.-2-10-258

中风症中西法比较/夏佩贞//光华医药杂志.-4-35-405

中风之研究(连载)/丁翼翔//中医指导录.-4-4-110,139,171

中风之研究/沈仰慈//中国医学月刊.-3-15-131

中风之研究/王石清//北京医药月刊.-5-21-424

中风治法当标本合图论/丛言志//三三医报.-2-29-19

中风中痰急救法/莫莹//医学杂志.-2-18-444

中风总论(连载)/王石清//北京医药月刊.-5-21-575,631

中络中经中腑中脏之别及其治疗/杨野鹤//医界春秋.-3-8-126

中满臌胀/光华医药杂志社//光华医药杂志.-4-39-355

中热病之症状及治法/万钧(叔豪)//中西医学报.-1-30-27

中枢神经与胃肠疾患/沈乾一(译)//中西医学报.-1-40-513

中暑/杨梦麒//苏州国医杂志.-5-2-558

中暑的急救/唐湘清//中医世界.-3-38-199

中暑挟痰症之治疗/刘蔚楚//医学杂志.-2-6-510

中暑浅述/张治河//医学杂志.-2-12-564

中西医论痫症合参/何佩瑜//国医杂志.-4-5-371

中西医论疟合参/何佩瑜//国医杂志.-4-5-143

中消证之原因病理证候及治法/单生文//医学杂志.-2-14-452

中消证之原因病理症状及治法/范国义//医学杂志.-2-14-454

中消症之原因病理症候及治法/王俊荣//医学杂志.-2-14-453

中医病名之科学观:黄疸/姜春华//国医砥柱月刊.-5-18-427

中医病名之科学观:痰饮/姜春华//国医砥柱月刊.-5-18-363

中医病名之科学观:消渴/姜春华//国医砥柱月刊.-5-18-481

中医对头疼的治法/谭次仲//国医砥柱月刊.-5-18-187

中医高级讲座(劳极论虚劳论传尸劳论劳痊痓蒸四大症论虫论病无纯虚论)/周介人//中国医药月刊.-5-32-340

中医高级讲座(胸痹)/周介人//中国医药月刊.-5-32-29

中医高级讲座(癥瘕积聚)/周介人//中国医药月刊.-5-32-305

中医高级讲座(中风历节)/周介人//中国医药月刊.-5-32-57

中医内科学(连载)/姜春华//中国医药月刊.-5-32-549,587.-5-33-14

中医内科学(一)至(二)/张恭文//国医砥柱月刊.-5-16-168,405

中医内科自疗入门(连载)/叶劲秋//国医砥柱
月刊.-5-18-222,240,259,284,299,313,
348//中国医药月刊.-5-33-434,460,481

中医所说之奔豚症试以现代西医证明为何种病
症并详述其原因症候病理诊断治法类症鉴别
及中西应用之处方/黄国材//医学杂志.-2-
16-356

中医于脑充血之认识与治疗(连载)/安干青//
北京医药月刊.-5-21-341,474

中猪肉毒/余礼和//绍兴医药学报星期增刊.-1
-21-304

肿与胀/朱懋泽//中医指导录.-4-1-531

肿胀辨(格致丛书)/医学杂志社(辑)//医学杂
志.-2-4-306

肿胀辨/赵义存(著);赵子刚(录)//中医杂志.-
2-22-266

肿胀概言/姚守诚//中国女医.-5-34-169

肿胀臌胀之研究/陈应期//杏林医学月报.-3-
17-22

肿胀论治/陈典周//中医指导录.-4-3-428

肿胀误补/李健颐//医林一谔.-4-9-201

肿胀与咳嗽之关系论/刘吉人//绍兴医药学报
.-1-14-89

种种咳病之研究/秦丙乙//医学杂志.-2-12
-570

骤吐狂血/竹余祥//绍兴医药学报.-1-10
-277

诸癌之初步研究/徐相任//国医公报.-4-22
-190

诸痛病之攻补论/张鹏久//沈阳医学杂志.-3-
1-82

猪毛证之研究/张体元//杏林医学月报.-3-20
-423

猪肉病/施惠康//绍兴医药学报.-1-14-472

疰夏今释/姚兆骥//国医砥柱月刊.-5-18-12

撞红证治发明/陈应期//杏林医学月报.-3-19
-21

浊症之区别/黄国材//医学杂志.-2-10-482

紫金锭治愈脑脊髓膜炎二例/朱明初//绍兴医
药学报.-1-16-488

自汗盗汗解/孔宣礼//杏林医学月报.-3-17
-24

自汗与战汗/虞公//国医杂志.-4-12-365

自汗之研究/张乾初//中医指导录.-4-4-207

自题热病简明治法/恽铁樵//铁樵医学月刊.-4
-44-173

总论喘证治法/张锡纯//三三医报.-2-29-
217//医学杂志.-2-4-325

总论喘症治法(连载)/张锡纯//医学杂志.-2-
4-64,443

总论喘症治法/张锡纯//医学杂志.-2-4-190

卒魇之见证及论治/骆明普//杏林医学月报.-3
-19-179

卒中病理之研讨/庞梦畴//国医砥柱月刊.-5-
18-365

卒中厥逆虽愈惟左目不睁/顾庚西//医学杂志
.-2-17-498

祖母吐泻之疗法/滕铸斋//医学杂志.-2-18
-273

遵经治法三则/章纳川//医学杂志.-2-8-325

左瘫右痪之研究(连载)/陈应期//医林一谔.-4
-8-538,574

7.2.2 外伤

白痦/章次公//中国医药月刊.-5-32-492

白痦论治/张泽霖//现代医药月刊.-4-27-59

白痦杂谈/张泽霖//神州国医学报.-4-14
-262

白痦症之由来及其治法/杨杏初//中医世界.-3
-32-588

白痦治疗草稿/未署名//绍兴医药学报.-1-20
-117

白痦治疗之商榷/张汝伟//医学杂志.-2-10
-480

白癜风之研究/宋大仁//医界春秋.-3-7-93

白浊传染途径谈/天德//中西医学报.-1-41
-137

白浊浅说/赵公尚//中国医学月刊.-3-15-27

包痘症之异状(翼駧稗编)/廖景桐(辑)//中医

杂志(广东).-3-4-439

背疽治法辨/管文如//北平医药月刊.-5-9-281//中医世界.-3-36-226

背痛之白糖疗法/成开钧//中西医学报.-1-32-498

被强奸兽奸及惯于鸡奸者之要征/陈康颐//医林一谔.-4-11-514

编订正骨科学之我见/董志仁//国医公报.-4-20-83

娼妓病之特殊治法/王肖舫//医学杂志.-2-17-168

肠痈腹痛/李健颐//医林一谔.-4-9-250

肠痈浅说/张泽霖//医林一谔.-4-10-21

肠痈现代学理之演绎(连载)/夏光扬,孙式庵//国医砥柱月刊.-5-16-107,172

肠痈症/沈莘农//医学报.-1-5-507

初生疮患/商智//中医世界.-3-26-74

串踝疽治验谈/张秉一//现代中医.-4-42-260

疮闭说/虞哲夫//医学杂志.-2-4-558

疮孔出血/朱球震//国医砥柱月刊.-5-15-574

疮疡经络论/江子卿//绍兴医药学报.-1-17-206

疮疡溃后宜禁寒凉说/张应春//国医砥柱月刊.-5-17-119

疮疡阴阳论/江子卿//绍兴医药学报.-1-17-421

疮疡用金银花论/江子卿//绍兴医药学报.-1-17-423

从戈公振之死说到盲肠炎之治法/王合三//现代中医.-4-43-12

从谷富治肺痈之神效说到肺痈之治法/程次明//神州国医学报.-4-16-500

丛斑候答任伯和君问毒蛇咬伤治法书后/孙佩轩//三三医报.-2-29-476

答包超君问钩橘核/王肖舫//三三医报.-2-29-609

答鲍栋庭先生友之外伤疗法/朱士善//医界春秋.-3-10-366

答蔡百星君代姚君问瘫截案/易著勋//医界春秋.-3-7-418

答陈少柳君代问右脚不能行步微痛微肿之治法(二)/黄彩彬//医界春秋.-3-14-97

答陈少柳君代问右脚不能行步微痛微肿之治法(一)/郑惠松//医界春秋.-3-14-97

答楚湖君两膝肿痛治法/杨燧熙//绍兴医药学报星期增刊.-1-21-374,381

答瘩字/周镇//三三医报.-2-30-517

答冻疮治法/卢育和//绍兴医药学报星期增刊.-1-21-61

答方肇元君千日疮治法/林荫祥//绍兴医药学报星期增刊.-1-21-222

答方肇元君问千日疮治法/卢育和//绍兴医药学报星期增刊.-1-21-126

答方肇元君问千日疮治法/沈仲圭//绍兴医药学报星期增刊.-1-21-151

答方肇元君问千日疮治法/杨燧熙//绍兴医药学报星期增刊.-1-21-149

答方肇元千日疮实验治法/王肖舫//绍兴医药学报星期增刊.-1-21-199

答高思潜君问腿部病/陆成一//三三医报.-2-35-61

答高思潜君问腿部特别发达之原因及治法/胡蕴珊//三三医报.-2-34-129

答高思潜先生问腿恙治法/陆成一//三三医报.-2-34-497

答贡三君问瘰病/张锡纯//绍兴医药学报星期增刊.-1-22-121

答贡三君问治瘰病之法/黄国材//绍兴医药学报星期增刊.-1-22-94

答贡三痔疮并杂症治法/张汝伟//绍兴医药学报星期增刊.-1-22-103

答广东和平黄树荣君代友人问腿膝臀疼痛治/杨燧熙//绍兴医药学报星期增刊.-1-22-459

答广西柳州宾启荣君代问左手足症治法/胡天宗//绍兴医药学报星期增刊.-1-22-109

答汉镇陈紫九问左腿觉硬且跳动及更衣不一治法/杨燧熙//绍兴医药学报星期增刊.-1-22

- 228

答何伯贤君征求红疹治疗法二则/张锡纯,姚庆占//医界春秋.-3-8-525

答何寅生君问治癞头特效药/曹伯蘅//绍兴医药学报星期增刊.-1-21-191

答胡剑华君问拔漏管良方/张锡纯//三三医报.-2-31-239

答胡君问手足麻木治法/杨燧熙//绍兴医药月报.-2-40-97

答胡翁解虫毒/康维恂//三三医报.-2-30-588

答黄国祥君代问颈项酸痛歪斜治法/黄彩彬//医界春秋.-3-12-391

答黄雨岩君问创伤及跌打损伤外敷止血止疼内服化瘀止疼方/张锡纯//三三医报.-2-30-294

答姜君问人面疮/李荣//神州国医学报.-4-15-315

答金君问手裂治法/叶劲秋//绍兴医药学报星期增刊.-1-21-464

答金正希君问令堂手裂预防及疗治法/杨燧熙//绍兴医药学报星期增刊.-1-21-429

答金正希君问手冻裂治疗法/志觉老人//绍兴医药学报星期增刊.-1-21-407

答侃如君问脚肿/张若霞//绍兴医药学报星期增刊.-1-22-324

答康维恂君皮肤病方/王纪伦//三三医报.-2-30-445

答康维恂君问治冻疮疗法/凌永言//绍兴医药学报星期增刊.-1-21-69

答李汉杰问风湿瘙痒及治法/张方舆//国医砥柱月刊.-5-16-346

答李健夫君问多年不愈之脚疾的治法/万象东//医界春秋.-3-9-173

答廖孟培君征求环跳疽疗法/杨新华//医界春秋.-3-11-84

答林君燮元代求疗治狐臭法/高玉符//医界春秋.-3-11-180

答卢香华君为令尊问足部风湿溃烂传染于头面治法/杨燧熙//绍兴医药学报星期增刊.-1-

22-245

答卢育和君质疑十则内口唇生疔俗名猪疔一则/叶劲秋//绍兴医药学报星期增刊.-1-21-37

答卢育和君质疑十则内口唇生疔一则/王肖舫//绍兴医药学报星期增刊.-1-21-69

答陆锦燧问梅症治法/王肖舫//绍兴医药学报星期增刊.-1-21-288

答陆君下问梅疮治法/周镇//绍兴医药学报星期增刊.-1-21-270

答母病外疡后绕腰疼痛治法/杨燧熙//绍兴医药学报星期增刊.-1-22-81

答平步君征求痞癖病治疗方剂/马冠群//医界春秋.-3-10-110

答千日疮治法/唐盛嗣//绍兴医药学报星期增刊.-1-21-132

答钱无逸君问梅毒治法/杨燧熙//绍兴医药学报星期增刊.-1-21-478

答钱心石君问恶痔流血生虫之治法(二)/李春芝//绍兴医药学报星期增刊.-1-22-181

答钱心石君问恶痔流血生虫之治法(一)/张锡纯//绍兴医药学报星期增刊.-1-22-180

答乔贞如君令弟脚疾之顽固因下问二辨别症治/陈发元//医界春秋.-3-14-36

答冉济川君征求腰骨结核治法/陈绳枢,郑克光//医界春秋.-3-14-259

答任伯和君顽癣治法/野鹤//三三医报.-2-29-374

答任伯和君问毒蛇咬伤治法/丛斑侯//三三医报.-2-29-405

答任伯和君问疯狗咬伤治法/席文介//三三医报.-2-29-467

答任伯和君问蛇咬治法/杨燧熙//三三医报.-2-29-373

答任伯和君问顽癣治法/高思潜//三三医报.-2-30-227

答任伯和君问治疯狗咬伤法/张锡纯//三三医报.-2-29-438

答任伯和君问治蛇咬法/张锡纯//三三医报.-2-29-438

答任伯和君问治顽癣法/张锡纯//三三医报.-2
  -29-437

答任伯和君问治足底痒瘰法/张锡纯//三三医
  报.-2-29-437

答任伯和君问足痒治法/高思潜//三三医报.-2
  -30-227

答任伯和君征求冻疮治法/吴玉纯//三三医报
  .-2-30-88

答任伯和君征求顽癣治法/席文介//三三医报
  .-2-29-471

答任伯和君征求治毒蛇咬伤法/东漪氏//三三
  医报.-2-29-366

答任伯和先生征求冻疮法/张燕杰//三三医报
  .-2-30-53

答任伯和征求诊治冻疮法/蒋星华//三三医报
  .-2-30-90

答任君顽癣治法/王纪伦//绍兴医药学报星期
  增刊.-1-21-333

答任君问治冻疮等法/李程九//三三医报.-2-
  30-337

答如皋卢君震春足前成之疑/刘瑞云//三三医
  报.-2-30-481

答邵伯勤君问指甲异症及治法/徐召南//绍兴
  医药学报星期增刊.-1-22-410

答沈鹤年君臂上二核症法/王纪伦//绍兴医药
  学报星期增刊.-1-21-230

答沈仲圭亚东病夫问案/刘吉人//绍兴医药学
  报星期增刊.-1-21-255

答盛子香代友问皮肤病治法/胡天中//绍兴医
  药学报星期增刊.-1-22-101

答嵊竹余祥君问皮肤疾患/林荫祥//绍兴医药
  学报星期增刊.-1-21-222

答舒城宋季良君问顽癣治法/黄松潜//医界春
  秋.-3-7-24

答舒啸先生并征求瘰疬特效治法希同道注意/
  光华医药杂志社//光华医药杂志.-4-37
  -157

答松江诒沈砚君问烂脚疗法/效寰//绍兴医药
  学报星期增刊.-1-21-334

答松江诒沈砚君问烂脚丫治法及预防/张树筠

//绍兴医药学报星期增刊.-1-21-344

答宋霖若君问病四则/张汝伟//绍兴医药学报
  星期增刊.-1-22-164

答苏艺君问脚膁生疮/陆清洁//医界春秋.-3-
  6-310

答孙一鹄君问手掌症治法/杨燧熙//三三医报
  .-2-29-228

答孙一鹄君问手掌症治方/俞鉴泉//三三医报
  .-2-29-232

答孙一鹄问手掌治法/张汝伟//三三医报.-2-
  29-268

答孙永康君问手肿而痛入夜尤甚之治法/孙家
  骥//医界春秋.-3-9-25

答王君问玉茎肿腐治法/杨燧熙//绍兴医药学
  报星期增刊.-1-21-44

答王善夫君征求痔疮良方/游蕰秋//医界春秋
  .-3-12-390

答王善夫君征求痔漏验方/黄志仁//医界春秋
  .-3-12-275

答王子丰君问痔漏与唇焦之治法/丁少侯//医
  界春秋.-3-13-73

答王子丰问痔漏与唇焦治法/丁少侯//医界春
  秋.-3-13-350

答问鹤膝风症/蒋星华//三三医报.-2-30-90

答吴绶章外症治法/王肖舫//绍兴医药学报星
  期增刊.-1-21-173

答吴用中问梅毒注射法/张锡纯//绍兴医药学
  报星期增刊.-1-21-445

答息园君问瘰疬治法/胡天宗//绍兴医药学报
  星期增刊.-1-22-85

答息园君问瘰疬治法/黄国材//绍兴医药学报
  星期增刊.-1-22-31

答息园君问瘰疬治法/张锡纯//绍兴医药学报
  星期增刊.-1-22-15

答息园问瘰疬治法/张汝伟//绍兴医药学报星
  期增刊.-1-21-517

答席文介君右手背冰冷治法/吴玉纯//三三医
  报.-2-30-333

答萧君问肋骨低陷/沈仲圭//自强医学月刊.-3
  -40-676

答谢养吾君问足病治法/胡天宗//三三医报.-2-29-578

答谢养吾君问足病治法/杨佩珍//三三医报.-2-29-580

答谢养吾君问足疾治法/席文介//三三医报.-2-29-581

答徐炳和君问粉刺治法/张锡纯//三三医报.-2-29-368

答徐庄君以为风痒为患案/刘吉人//绍兴医药学报星期增刊.-1-21-461

答许馥莘君征求脚气病未治之指教/李征韬//医界春秋.-3-8-242

答许寿平君问破伤风治法/吴尹孚//医界春秋.-3-9-73

答杨君代友人问痔疾治法/张曜岚//绍兴医药学报星期增刊.-1-22-125

答杨燧熙君问裔君足疾治法/张汝伟//绍兴医药学报星期增刊.-1-22-362

答痒症未敛淋溺奇痒治法/周镇//绍兴医药学报星期增刊.-1-22-39

答叶祖良君问肛治法/杨燧熙//绍兴医药月报.-2-41-609

答应征千日疮验方诸君/方肇元//绍兴医药学报星期增刊.-1-21-240

答余君问冻疮验方/柴德新//绍兴医药学报星期增刊.-1-21-469

答余姚康君问治疗冻疮法/唐盛嗣//绍兴医药学报星期增刊.-1-21-37

答余姚康君问治疗冻疮法/杨燧熙//绍兴医药学报星期增刊.-1-21-38

答余姚康维恂君问冻疮特效药/何寅生//绍兴医药学报星期增刊.-1-21-20

答张蘺章君问腰痛治法/杨燧熙//三三医报.-2-30-333

答张蘺章先生问腰痛治法/刁质明//三三医报.-2-30-338

答张汝伟君问小儿延颈治法/王肖舫//三三医报.-2-29-609

答张汝伟君延颈治法/张燕杰//三三医报.-2-29-608

答章道生君问湿疮治法(二)/余春轩//绍兴医药学报星期增刊.-1-22-198

答章道生君问湿疮治法(一)/柴也愚//绍兴医药学报星期增刊.-1-22-198

答章道生君问足患湿疮治法/李子舟//绍兴医药学报星期增刊.-1-22-246

答章道生君问足患湿疮治法/朱菊坡//绍兴医药学报星期增刊.-1-22-219

答章道生君问足患湿疮治法/竹余祥//绍兴医药学报星期增刊.-1-22-230

答章君道生湿疮治法/邓毓林//绍兴医药学报星期增刊.-1-22-219

答章寿芝问玉茎肿腐治法/王肖舫//绍兴医药学报星期增刊.-1-21-77

答赵倚江君问痔疮预防法及治法/柴德新//绍兴医药学报星期增刊.-1-21-438

答震泽徐君鉴斋问母病外症绕腰治法/卢襄华//绍兴医药学报星期增刊.-1-22-126

答征求外疡之治疗法/马冠群//医界春秋.-3-12-278

答周禹锡君问趾缝手心水泡/陆成一//三三医报.-2-34-572

答竹余祥君问皮肤疾患/史久镛//绍兴医药学报星期增刊.-1-21-127

答邹季君问脚软之治法案/胡伟//医界春秋.-3-8-148

代答聂欲方君问瘰疬书/张相臣//绍兴医药学报星期增刊.-1-22-344

代刘戚征求瘰疬结核验方/牧挺芳//医界春秋.-3-9-118

代问右脚不能行步微痛微肿之治法/陈少柳//医界春秋.-3-13-503

代问痔漏与唇焦之治法/王子丰//医界春秋.-3-12-431

代友人李寿山为其妻疮症求高明酌惠良方/李程九//绍兴医药学报星期增刊.-1-22-291

代友问瘰疬症之治法/周竹安//医界春秋.-3-7-419

代友问瘰疬之治法/徐梧园//三三医报.-2-35-534

代友问梅疮治法/陆锦燧//绍兴医药学报星期增刊.-1-21-263

代友问周身癣疮治法/盛子香//绍兴医药学报星期增刊.-1-22-47

丹毒脞论(外科新论之二)/汝吉//国医导报.-5-29-93

丹毒发用安的敷之奇效/朱韵仙//国医导报.-5-30-191

丹毒之中西疗法/俞慎初//国医砥柱月刊.-5-16-36

癫狗咬伤疗法/李健颐//医林一谔.-4-10-474

点痧法/三三医报社(辑)//三三医报.-2-30-462

点痧药品/三三医报社(辑)//三三医报.-2-30-461

跌打论/弘耀南//国医杂志.-4-5-548

跌打损伤接骨方/章越民//针灸杂志.-4-32-159

跌打损伤之研究(连载)/林遇春//光华医药杂志.-4-37-47,115

跌扑内伤重症之治法问答/徐本立//三三医报.-2-29-301

跌仆轻伤之研究/徐相任//神州国医学报.-4-18-341

跌伤打破出血/胡凌云//针灸杂志.-4-33-138

跌伤流血不止/欧阳�//针灸杂志.-4-33-224

跌伤痒风子弹入肉/光华医药杂志社//光华医药杂志.-4-40-94

疔疮/余无言//国医新声.-5-27-159

疔疮初起/卢朋著//中医杂志(广东).-3-4-587

疔疮的不开刀疗法/沈志晖//复兴中医.-5-31-557

疔疮概论及消发灭定之应用/薛君律//国医导报.-5-30-256

疔疮纲要/朱治吉//神州国医学报.-4-17-423

疔疮论治/杨先橘//中医杂志.-2-19-224

疔疮浅说/周其华//中医世界.-3-31-231

疔疮证治及试疗法/王肖舫//中医杂志.-2-19-441

疔疮走黄治法神效/陆啸山//光华医药杂志.-4-36-114

冬令周身爆裂之商榷/陈应期//杏林医学月报.-3-20-74

冻疮(Persiones)俗名冻死血/百忍//中国医学.-5-34-50

冻疮/曹慕宗//国医导报.-5-29-106

冻疮/光华医药杂志社//光华医药杂志.-4-39-361

冻疮/郭悠卿//中国医学月刊.-3-15-494

冻疮/沈宗吴//新中医刊.-5-19-59

冻疮病之研究/刘国轴//光华医药杂志.-4-35-237

冻疮简便治疗/王道一//中医世界.-3-36-319

冻疮论治/江子卿//绍兴医药学报.-1-19-435

冻疮论治及预防法/徐健民//中医杂志.-2-19-108

冻疮预防法/神州国医学报社//神州国医学报.-4-14-288

冻疮之新研究/胡半农//现代中医.-4-43-467

冻疮治法别裁/徐瀛芳//中医新生命.-5-7-365

毒蛇咬伤的急救/唐湘清//中医世界.-3-38-199

毒痈之研究/何佩瑜//国医公报.-4-21-265//国医杂志.-4-7-205//医界春秋.-3-11-214

读安国社友王国柱君观刺疔记书后/王赓吟//针灸杂志.-4-29-137

读痦诊刍之我见/曹炳章//华西医药杂志.-5-37-439

读邓靖山君乳癌乳病后的感想/邱铭山//杏林医学月报.-3-20-167

读王肯堂治疮闭症之我见/金少陵//新中医刊.-5-20-375

杜鹃山房医学随笔/严苍山//中医杂志.-2-21-69

对口疮之简捷疗法/李健颐//光华医药杂志.-4-36-115

多骨疽/光华医药杂志社//光华医药杂志.-4-39-549

多骨疽与蚍骨疽之原因状况/徐勤勋//医学杂志.-2-10-45

多骨疽治法之质疑/李直谅//医学杂志.-2-17-404

鹅口疮与口内炎之鉴别/陈邦贤//中西医学报.-1-28-554

鹅掌风/王天德//光华医药杂志.-4-38-252

鹅爪风痛痹/光华医药杂志社//光华医药杂志.-4-40-98

发斑说/任汉佩//绍兴医药学报.-1-8-323

发背疮证治总论/吴香圃//国医正言.-5-3-584

发背论/朱治吉//神州国医学报.-4-18-8

发瘰(宋书)/广东中医杂志社(辑)//中医杂志(广东).-3-4-319

发秃之原因及预防/匡时//三三医报.-2-31-231

发脱重生术/曾养吾//光华医药杂志.-4-36-202

肺痈原因合疗法/任翔青//国医砥柱月刊.-5-17-518

粉刺之疗法/张傅霖//中西医学报.-1-32-495

粪门出虫不绝之商榷/陈应期//杏林医学月报.-3-20-28

疯狗咬伤神效方/张志成//针灸杂志.-4-33-140

疯狗之研究/高思潜//绍兴医药学报星期增刊.-1-22-214

疯犬病治法新论(连载)/汪士瀛//杏林医学月报.-3-23-192,232

疯犬咬伤/林中行//医学杂志.-2-16-308

赴宁琐记/荒言//医学公报.-1-7-79

概论中国之外科学/陈伯涛//现代中医.-4-43-140

甘疽与乳疽如何分别并治法/邵彭寿//绍兴医药学报.-1-18-213

肝痈症/沈莘农//医学报.-1-6-96

肝脏寄生虫疗法之商榷/梁伯阳//神州国医学报.-4-15-15

干湿疥疮风毒特效疗法/李侠风//针灸杂志.-4-33-46

肛门弛缓病/杜冀//医学杂志.-2-17-68

告惠家母治疮良方/康维恂//三三医报.-2-30-515

告息园治瘰疬方/柴也愚//绍兴医药学报星期增刊.-1-22-189

各种疔疮/胡凌云//针灸杂志.-4-33-138

各种毒蛇咬伤经验治法/邓靖山//杏林医学月报.-3-20-510//医林一谔.-4-11-552

公开接骨术之秘密/王合三//现代中医.-4-42-129

骨伤治疗之我见/张铁英//华西医药杂志.-5-37-562

骨折浅谈/戴世昌//国医导报.-5-29-186

骨折与脱臼之治法/吴秀清//现代中医.-4-42-479

关于白痦/朱承汉//中国医药月刊.-5-33-29

关于虫病之疗治/葛荫春//医学杂志.-2-1-313

关于痘症外泄法/医学杂志社//医学杂志.-2-2-219

关于淋病的摄生/李声望//光华医药杂志.-4-37-439

关于外科各种之治疗/杨星垣//医学杂志.-2-13-80

关于中医治疗花柳病之一函/吴承忠//医界春秋.-3-5-171

观第六期陈泽东先生治羊疔法实为济世良方/何笑禅//国医砥柱月刊.-5-16-350

滚水伤治法/莫永如//针灸杂志.-4-32-496

汗毛疼/夏雨苍//中国医药月刊.-5-32-292

红丝疔/戴橘甫//中国医学月刊.-3-15-551

红丝疔/张树勋//中医杂志.-2-28-332

狐白病之研究/吴宝谷//医界春秋.-3-9-442

狐臭问治/刘和润//国医砥柱月刊.-5-15-639

花科论治法(连载)/戴少洲//国医砥柱月刊.-5-15-505,561.-5-16-36

花柳病睾丸急痛/吴步云(录)//中医杂志(广东).-3-4-431

花柳病贻后症征治/马学歧//医界春秋.-3-11-181

花柳病之流毒/梁培基//中西医学报.-1-24-233

花柳病之研究/梁介文//现代医药月刊.-4-27-379//医林一谔.-4-11-584

花柳病之预防与治疗/丁福保//中西医药.-5-9-539

花柳病综合治疗法/章启民//中医世界.-3-31-212

花柳遗浊/麦守信//光华医药杂志.-4-39-252

花柳症之源流/石崑生//国医杂志.-4-5-49

患痔十余年请赐根治之良方/刘济猛//医学杂志.-2-18-366

黄土疗脚肿之我闻/周寿人//中医新生命.-5-8-496

火伤/陈勋南//华西医药杂志.-5-36-522

火伤之救疗法/朱寿朋//医界春秋.-3-13-128

火伤治法/莫永如//针灸杂志.-4-32-496

急性虫样突起炎(一)至(二)/张永霖(译)//华西医药杂志.-5-36-209,372

急性乳房炎(乳痈)之治疗谈/袁秀岳//光华医药杂志.-4-38-335

几种简单的痔疮疗法/项寅珍//中国女医.-5-34-231

简便治癣妙法/潘树仁//中国医药月刊.-5-32-241

脚汗太多及足指缝霉烂的简便治法/古铁//中国医学月刊.-3-15-22

脚疼红肿请示治法/张俊卿//医学杂志.-2-17-307

脚痛奇症求教/邓靖山//杏林医学月报.-3-23-154

疖之预防及治疗/曾立群//中西医学报.-1-37-381

疖肿痈疽(大背)之保存疗法/康浩(译)//医学杂志.-2-7-502

疥疮证治/唐湘清//中医世界.-3-39-433

疥疮治疗之经验/王勋//医学杂志.-2-9-559

疥癣之新疗法/丁永铸//中西医学报.-1-23-326

金刀跌打损伤/高建勋//光华医药杂志.-4-39-208

金刀伤/卢朋著//中医杂志(广东).-3-4-429

筋色虫之又一证/赵意空//医学杂志.-2-5-460

颈病不宜作阴疽治/邓靖山//杏林医学月报.-3-22-465

敬问痈症年久是否能愈祈赐详教/筱呆生//沈阳医学杂志.-3-3-308

敬问痔疮预防法及治法/赵倚江//绍兴医药学报星期增刊.-1-21-421

疽/沈宗吴//新中医刊.-5-19-289

叩求医疮良方/康维恟//三三医报.-2-30-341

胯疽之治疗/乔尚谦//医学杂志.-2-1-518

癞痫发落/光华医药杂志社//光华医药杂志.-4-40-100

肋骨折断治疗之研究/李润绣//医学杂志.-2-5-465

肋膜炎之病理研究/张易安//新中医刊.-5-20-474

疬瘰之原因及治法绪言/丁福保//中西医学报.-1-24-273

臁疮奇治/戴国封//光华医药杂志.-4-37-209

疗疥不可熏体(续名医类案)/廖景桐(辑)//中医杂志(广东).-3-4-441

疗痔须标本兼治/林洁之//中西医学报.-1-38

淋病(连载)/黄养民//华西医药杂志.-5-37-317,363,422

淋病菌潜逃记/郭云霄//中西医学报.-1-34-61

淋病卫生及其治疗法/李志鸿//文医半月刊.-5-14-103

淋病疑是症/光华医药杂志社//光华医药杂志.-4-39-553

淋病之顿挫疗法/中西医学报社//中西医学报.-1-26-187

流火/马叔循//绍兴医药学报.-1-17-558

流火/张维廉//中国医学月刊.-3-15-443

流注答郑帝臣/盛心如//光华医药杂志.-4-41-239

瘤病/叶子萱//光华医药杂志.-4-36-433

瘤病理及治疗/沈伯超//华西医药杂志.-5-37-329

卢则钟君救治燐毒法/卢则钟//医学杂志.-2-3-104

论白瘟/赵鼎山//中医杂志.-2-22-69

论疮疥证治/匡第春//中医杂志.-2-26-220

论癫犬咬伤症状及其治方/未署名//杏林医学月报.-3-18-441

论花柳治法/邓靖山//杏林医学月报.-3-20-432

论皮肤病/万钟//中西医学报.-1-34-305

论瘙痒病理及治法/张方舆//国医砥柱月刊.-5-15-443

论痧/侯光迪//中西医学报.-1-23-320

论虚痨之证治/商智//医学杂志.-2-14-515

论雁来风/金少陵//新中医刊.-5-20-189

论疹瘰之原理/陈芝高//神州国医学报.-4-18-188

论治疮疡概要/相里规//医学杂志.-2-5-215

论治痘大纲/褚颐盦//医学报.-1-6-186

论治癞/张锡纯//中医杂志.-2-22-55

论中医外科亟宜研究/班若梦//医学杂志.-2-17-400

论肿脚软脚二种症治/郭韶九//神州医药学报

.-1-46-501

瘰疬/[日]渡边熙(著);张毅(译)//中医世界.-3-36-477

瘰疬/沈宗吴//新中医刊.-5-19-158

瘰疬/张子藩/光华医药杂志.-4-36-220

瘰疬答吴锡麟/盛心如//光华医药杂志.-4-41-334

瘰疬对口鹤膝/乔治//中医世界.-3-35-446

瘰疬症之研究/刘国藻//医林一谔.-4-11-20

瘰疬症之种类有几试分别其原因症候病理诊断治法及类症鉴别并详述中西应用之有效验方/刘国藻//医学杂志.-2-15-278

瘰疬之研究/王子文//医学杂志.-2-16-478

瘰疬之研究与治法/王子和//国医砥柱月刊.-5-16-32

瘰疬之治疗研究/袁秀岳//光华医药杂志.-4-38-105

瘰疬治验谈/孙家骧//医林一谔.-4-9-158

麻痘蠡言(一)至(八)/陈伯坛//杏林医学月报.-3-21-17

盲肠炎/刘国辅//新中华医药月刊.-5-35-279

盲肠炎/张萧//中医世界.-3-37-450

盲肠炎:文明鬼野蛮人/陈雅愉//文医半月刊.-5-14-116

盲肠炎预防法及治疗术之商榷论/赵式训//医界春秋.-3-9-100

盲肠炎之原因及疗法/陈影鹤//光华医药杂志.-4-38-322

梅疮与白浊/朱汝吉//国医导报.-5-29-25

梅毒传染与预防法/叶公复//中西医学报.-1-38-78

梅毒犯目之疑症/周惟明//医学报.-1-6-94

梅毒浅述/汪士瀛//杏林医学月报.-3-22-422

梅毒浅说/锡龄//中西医学报.-1-32-189

梅毒之各期病理病状/李志鸿//文医半月刊.-5-14-69

梅毒之经过/柳琦五//医学杂志.-2-9-335

梅毒之血清凝固反应诊断法(连载)/薄桂堂//

医学杂志.-2-1-595.-2-2-117

梅毒治疗之考察(连载)/杨永超(译)//医学杂志.-2-7-109,246

孟河马某治蛇伤/杨星垣//医学杂志.-2-7-195

面患疙瘩/陈野畔//光华医药杂志.-4-38-534

木虱入耳/林畅荣//光华医药杂志.-4-38-167

囊缩症之简易治疗法/翁恕//光华医药杂志.-4-38-459

囊痈治法/杨燧熙//三三医报.-2-34-166

囊痈治验/杨燧熙//绍兴医药学报星期增刊.-1-22-247

脑疽/朱治吉//神州国医学报.-4-17-314

脑疽发背论治/张承楣//中医杂志.-2-20-42

脑疽有偏正之别论治/江子卿//绍兴医药学报.-1-17-208

脑疽与发背的病理和疗法(连载)/沙缉光//文医半月刊.-5-14-465,480,499

内外痔/邢华廷//医界春秋.-3-9-445

内痈区别之研究/相里规//医学杂志.-2-4-182

内脏外科概说/[日]吉益东洞//中西医学报.-1-25-429

拟外科治例/王肖舫//绍兴医药学报.-1-18-218

尿在外科上之应用/清源//国医导报.-5-30-61

牛程蹇/熊健如//光华医药杂志.-4-40-413

脓/郑霈晜//现代中医.-4-42-63

脓泡疮之辨别/邓靖山//杏林医学月报.-3-21-172

膀牵筋/青翁//神州国医学报.-4-16-113

炮伤略言(连载)/林泽如//国医杂志.-4-6-507.-4-7-203,529

皮肤病/麦守信//光华医药杂志.-4-39-448

皮肤病/孟聘卿//光华医药杂志.-4-39-357

皮肤病/吴灿章//光华医药杂志.-4-36-589

皮肤病/也珍//光华医药杂志.-4-39-254

皮肤病/张望直//光华医药杂志.-4-38-255

皮肤病简易治疗法/沈家琦//光华医药杂志.-4-36-490

皮肤病征求特效疗法/黄明三//医界春秋.-3-11-129

皮肤病之汤液治验/[日]木多精一(著);于成立(译)//光华医药杂志.-4-40-70

皮肤病之一斑/万钟//中西医学报.-1-33-131

皮肤疾病之食饵疗法/[日]佐藤邦雄(原著);应策(译述)//中西医药.-5-12-401

皮肤上斑痕之外科的美容疗法/胡天石//中西医学报.-1-38-280

皮肤受邪说/黄眉孙//绍兴医药学报.-1-13-82

皮肤中痛名曰痉痉/卢朋著//中医杂志.-3-4-702

脾疳生疮/吕少函//光华医药杂志.-4-39-319

癣之研究/高思潜//绍兴医药学报星期增刊.-1-22-252

癣之治法/黄劳逸//国医导报.-5-29-238

偏脑疽治愈/相里规//医学杂志.-2-7-82

七窍猢狲疳/朱汝吉//神州国医学报.-4-18-91

漆疮/铭泽//中医新生命.-5-8-633

祈指示关节炎治法/李东初//医学杂志.-2-18-460

枪伤之肺脓疡/萧俊逸//华西医药杂志.-5-36-328

秦汉医书所述之疝症与唐宋以后医书所述之疝症名称症候各不相同试分别述其原委确定名称并研究其主要症候诊断治疗之方法/张文元//医学杂志.-2-15-102

请问流行痞块筋瘤麻疮麻风/吕春山//针灸杂志.-4-28-483

雀斑(Lentigo)/偶奴//中西医学报.-1-24-243

雀斑/郭悠卿//中国医学月刊.-3-15-603

雀斑/唐景韩//自强医学月刊.-3-41-155

雀斑治法/陈吟芬//光华医药杂志.-4-36
　-202

人面疮论治/杨彦和//神州国医学报.-4-17
　-71

认淋病为梅毒的谬妄/许勤勋//医界春秋.-3-
　7-494

如何治疗多发性疖疮/姚琦行//新中华医药月
　刊.-5-35-261

乳癌/万海堂//光华医药杂志.-4-36-513

乳癌乳病初起内消法/张秉初//杏林医学月报
　.-3-20-388

乳癌乳病治法/邓靖山//杏林医学月报.-3-20
　-81

乳核乳痈乳岩治法/邵复生//绍兴医药学报.-1
　-11-31

乳岩/沈宗吴//新中医刊.-5-19-259

乳岩/阎志仁//医学杂志.-2-16-400

乳岩/张相臣//国医砥柱月刊.-5-17-46

乳岩说及治法/杨燧熙//绍兴医药学报.-1-20
　-340

乳岩证治之索引/陈无咎//神州医药学报.-1-
　47-523

乳痈/李棠甫//医学杂志.-2-17-412

乳痈/张相臣//国医砥柱月刊.-5-17-155

乳痈初起之简便手术疗法/潘树仁//中国医药
　月刊.-5-32-198

乳痈二三日者众疗不愈但坚紫色青/卢朋著//
　中医杂志.-3-4-702

乳痈简易方/沈济苍//自强医学月刊.-3-40
　-356

乳痈乳岩吹乳合论/祝曜卿//苏州国医杂志.-5
　-2-124

乳痈与乳癌/唐湘清//中医世界.-3-39-262

软颈治法/薛能安//针灸杂志.-4-33-140

瘙痒病之经验谈/李灵华//国医砥柱月刊.-5-
　15-617

痧疹别论/姜竹君//现代中医.-4-42-518

痧疹须知/杨宗凯//医界春秋.-3-6-78

痧症宜忌之研究/程哲//医学杂志.-2-6-371

疝气/景贤医院//医学杂志.-2-18-84

疝痛/吕春山//针灸杂志.-4-28-511

疝证论/吴玉纯//医学杂志.-2-4-53

伤科/管季耀//广东医药月刊.-3-24-324

伤科/管季耀,管需民//广东医药月刊.-3-24-
　91

伤科概论/钱达九//中国医学月刊.-3-15
　-283

伤科急救秘方/陈伯涛//现代中医.-4-43
　-617

伤科疗法鸟瞰/路登云//现代中医.-4-42
　-478

伤科秘笈(连载)/曾少参//光华医药杂志.-4-
　40-228,376

伤科证治略说/宋祖殷//中医杂志.-2-19
　-223

绍兴医药分会复函并报告脚气病之名义原因诊
　断疗法处方及防止是病之卫生/绍兴医药分
　会之脚气病委员会//绍兴医药月报.-2-38-
　147

沈君伯常病论/沈伯常//医学报.-1-4-171

肾囊肿烂/姚维峰//光华医药杂志.-4-35
　-594

生生琐语(肠痈)/许半龙//中医世界.-3-36
　-21

生殖器病/萧秉中//光华医药杂志.-4-37
　-549

食米为脚气症之病原辨/陈世华//中西医学报
　.-1-33-439

释虫毒鬼疰/杨回菴//医界春秋.-3-9-497

手部外科概述/张凤楼//现代中医.-4-43
　-114

述气疬治法/刘蔚楚//三三医报.-2-32-585

说斑/沈仲圭//杏林医学月报.-3-17-353

说花柳病(连载)/高振铎//沈阳医学杂志.-3-
　1-320,388,441

说淋毒入目/岳文台//沈阳医学杂志.-3-1
　-42

说痣/丁福保//中西医学报.-1-23-107

硕大无朋之大头/黎民//光华医药杂志.-4-37
　-463

损口紫瘢之经过及治验/李仲明//中医世界.-3
　-39-144

谈盲肠炎/何如//国医杂志.-4-12-432

谈谈痔核 Haemorrhidn 病/朱乡荣//医界春秋
　.-3-7-524

汤火伤之救治法/万钟//中西医学报.-1-31
　-201

汤星甫治脱骱(二则)/沈仲圭//医学杂志.-2
　-7-195

烫伤的治疗/沈家琦//光华医药杂志.-4-37
　-247

通信治疗:产颓/中医指导录杂志社//中医指导
　录.-4-2-235

头生两角治疗法/王肖舫//中医指导录.-4-1-
　275

秃头及其疗法/郭云霄//中西医学报.-1-33
　-107

腿骨受伤/萧怀之//光华医药杂志.-4-37
　-363

脱壳囊痈/杨云章//现代中医.-4-42-187

㖞僻答刘道美/盛心如//光华医药杂志.-4-41
　-335

外科/郁文//广东医药月刊.-3-24-325

外科常识/钱一青(述);钱春江(记)//现代中医
　.-4-43-323

外科刍言/魏达夫//绍兴医药学报.-1-8-115

外科丛谈:关于消毒法/刘焕美//文医半月刊.-
　5-14-557

外科的炎症总论/承五(译)//国医砥柱月刊.-5
　-18-30

外科概论/李维藩//医学公报.-1-7-81

外科概论/刘景素//沈阳医学杂志.-3-3-68

外科手术之准备/李祥麟//中西医学报.-1-23
　-407

外科学(连载)/卢谦//中西医学报.-1-27-
　281,357

外科研究第一讲/余无言(讲)//苏州国医杂志
　.-5-2-486

外科之膏药及散剂宜急改良/路登云//现代中
　医.-4-43-137

外伤中之流注谈/东选//国医杂志.-4-13
　-455

外疡兼自盗汗心汗治法/钱祖绳//医学杂志.-2
　-6-370

外疡溃后之疗养谈/钱春江//现代中医.-4-43
　-143

外痈余毒酿成奇特背虫之研究/刘蔚楚//三三
　医报.-2-32-601

外症求治(附回答)/张德馨//国医砥柱月刊.-5
　-15-580

顽癣与遗溺/张秉一//光华医药杂志.-4-37
　-362

危急之外症/光华医药杂志社//光华医药杂志
　.-4-35-514

危险外症/周允超,杨云章//光华医药杂志.-4
　-36-139

为哀子恳求膝毒原因或对证之疗法/吴宏鼎//
　医界春秋.-3-8-331

为友征求脱肛下坠之治法/刘如祐//医界春秋
　.-3-9-555

问包皮紧张/袁爱仁//绍兴医药学报星期增刊
　.-1-21-427

问背疮治法/柴德新//绍兴医药学报星期增刊
　.-1-21-470

问弹丸打入骨中治法/张书麟//沈阳医学杂志
　.-3-2-374

问发落治法/毛致诚//绍兴医药学报星期增刊
　.-1-22-277

问粉刺治法/徐炳和//三三医报.-2-29-227

问腹生黑斑及疟疾治法/王又维//绍兴医药学
　报星期增刊.-1-21-343

问肛门虫出治法/九峰山农//绍兴医药学报星
　期增刊.-1-22-47

问肛门右侧溃疮治方/李振声//绍兴医药学报
　星期增刊.-1-22-472

问高思潜先生答任伯和君顽癣治法/陈翔藻//
　三三医报.-2-30-412

问各种损伤出血验方/沈仲圭//绍兴医药学报
　星期增刊.-1-21-356

问核症治法/胡剑华//绍兴医药学报星期增刊

.-1-21-399

问患梅毒症之治疗法/钱无逸//绍兴医药学报
　星期增刊.-1-21-438

问颈项酸痛歪斜治法/黄国祥//医界春秋.-3-
　12-280

问溃疡治法/杨燧熙//绍兴医药学报星期增刊
　.-1-21-87

问淋毒治法/塞江一钓//绍兴医药学报星期增
　刊.-1-21-150

问瘤疾治法/萧然//绍兴医药学报星期增刊.-1
　-21-447

问瘰疬治疗法/息园//绍兴医药学报星期增刊
　.-1-21-422

问蛲虫的治法/孟与朕//绍兴医药学报星期增
　刊.-1-21-430

问尿管痛治法/李儒臣//三三医报.-2-29
　-610

问偶感风寒两手酸痛治法/张凤山//三三医报
　.-2-29-32

问皮肤疾患/嵊竹余祥//绍兴医药学报星期增
　刊.-1-21-76

问破伤风症之治法/许寿平//医界春秋.-3-7-
　496

问脐痛与盘肠痛治法/朱振华//绍兴医药学报
　星期增刊.-1-21-373

问肉疬治法/九峰山农//绍兴医药学报星期增
　刊.-1-21-485

问疝气病治法/半凡//绍兴医药学报星期增刊
　.-1-21-350

问身部患癣治法/芜城憨生//绍兴医药学报星
　期增刊.-1-21-373

问手裂预防及治疗方法/金正希//绍兴医药学
　报星期增刊.-1-21-397

问手掌症治法/孙一鹄//三三医报.-2-29
　-134

问手肿而痛入夜尤甚之治法/孙永康//医界春
　秋.-3-8-477

问踢伤致死之病症/李棠甫//医学杂志.-2-17
　-406

问头生胬肉之治法/秦光锡//医学杂志.-2-18

-563

问秃头生发法/逢前//绍兴医药学报星期增刊
　.-1-21-200

问腿足癣顽治法/未署名//绍兴医药学报星期
　增刊.-1-21-255

问外证治法/汪景文//绍兴医药学报星期增刊
　.-1-22-345

问外症治法/吴绶章//绍兴医药学报星期增刊
　.-1-21-135

问外症治法/叶健生//绍兴医药学报星期增刊
　.-1-21-204

问外症治法/郁济焕//绍兴医药学报星期增刊
　.-1-21-134

问顽癣治法/任伯和//绍兴医药学报星期增刊
　.-1-21-278

问顽癣治疗法/宋季良//医界春秋.-3-6-452

问下颚浮肿治法/九峰山农//绍兴医药学报星
　期增刊.-1-22-48

问项边发蔓肿治法/陈建椿//绍兴医药学报星
　期增刊.-1-21-358

问绣球风之治法/姚鑫波//医界春秋.-3-8
　-68

问癣癞治法/胡颂庭//针灸杂志.-4-28-63

问血痔流血生虫之治法/钱心石//绍兴医药学
　报星期增刊.-1-22-108

问杨梅疹治法/王钦景//绍兴医药学报星期增
　刊.-1-21-366

问疡症未敛淋溺奇痒治法/冯蒲琳//绍兴医药
　学报星期增刊.-1-22-38

问瘿瘤根治法/王肖舫//绍兴医药学报星期增
　刊.-1-21-461

问右臂胛手臂酸痛治法/九初//绍兴医药学报
　星期增刊.-1-21-382

问右腿屈而不伸右足跟不能任地治法/杨燧熙
　//绍兴医药学报星期增刊.-1-22-309

问玉茎肿腐治法/章寿芝//绍兴医药学报星期
　增刊.-1-21-5

问指甲灰白兼脱皮治法/孙鼎先//沈阳医学杂
　志.-3-2-46

问指甲枯荣灰白兼脱皮治法/王醒身//绍兴医

药学报星期增刊.-1-22-490

问指甲异症的治法/邵伯勤//绍兴医药学报星期增刊.-1-22-14

问治白癣法/虞鉴龄//绍兴医药学报星期增刊.-1-22-490

问治疗之法/黄国材//三三医报.-2-29-265

问治疗冻疮特效药/康维恂//绍兴医药学报星期增刊.-1-21-12

问治癫疮特效药/何寅生//绍兴医药学报星期增刊.-1-21-176

问赘瘤之治法/高凤鸣//医学杂志.-2-18-564

问足痿治法/胡剑华//绍兴医药学报星期增刊.-1-21-222

问左臂上忽起二小核症/沈鹤年//绍兴医药学报星期增刊.-1-21-167

我之所以学外科者/顾东亭//复兴中医.-5-31-215

蜈蚣侵入人体的救治/唐湘清//中医世界.-3-37-551

蜈蚣咬伤急救法/黄伯棠//神州国医学报.-4-15-489

五痔辨/何奎垣//杏林医学月报.-3-21-379

下唇频张纵不已/张秉一//光华医药杂志.-4-36-222

下颏脱落/卢朋著//中医杂志.-3-4-588

下腿溃疡(臁疮)之简易疗法/欧阳偁//针灸杂志.-4-33-224

闲话花柳/沈公健//复兴中医.-5-31-723

详答任伯和先生征求冻疮治法/刘蔚楚//三三医报.-2-30-56

消灭疤痕/胡凌云//针灸杂志.-4-33-138

心血必关知觉之原理论/俞鉴泉//医学杂志.-2-13-247

续问弹伤联络腿部不能动转法/李祉繁//沈阳医学杂志.-3-3-41

癣/若寒//中国医学月刊.-3-15-494

严畹滋先生死于足伤之研究/周文君//光华医药杂志.-4-35-386

研究痹历节风痿脚气鹤膝之为病及其异同/郭

乐天//医林一谔.-4-10-22

阳瘄总论/夏泽霖//三三医报.-2-29-539

阳痿与淋病/侯安怀//医学杂志.-2-16-503

疡科一得/彦和//国医导报.-5-30-209

疡科治法要略(连载)/钱祖绳//医学杂志.-2-4-74,193

疡症捷诀/潘申甫(著);张伯雄(校);吴志民(录)//中医杂志.-2-27-196

痒疹与汗疱之异同/李灵华//国医砥柱月刊.-5-16-522

腰痛及疮疡论/杨燧熙//沈阳医学杂志.-3-1-438

野鸡痢辨/何奎垣//杏林医学月报.-3-19-443

腋臭疗法述要/姚霭园//中医世界.-3-32-592

因取断针法而发生医籍所载取枪弹法之引证/姜鑫//针灸杂志.-4-31-102

阴头生疮/卢朋著//中医杂志.-3-4-587

应任伯和君征求冻疮之治法及预防/沈仲圭//三三医报.-2-30-16

痈疽别治论/王树森//国医正言.-5-3-104

痈疽部位论/杨复初//国医公报.-4-23-155

痈疽发背未溃时之治疗法/隐家//光华医药杂志.-4-36-114

痈疽分辨论/周瑞生//中医杂志(广东).-3-4-310

痈疽分别说/朱世恩//国医正言.-5-3-134

痈疽根原证状治法概要/相里规//医学杂志.-2-13-391

痈疽论/杨燧熙//绍兴医药学报.-1-17-431

痈疽阴阳辨论/乔尚谦//医学杂志.-2-6-485

痈疽症诊余小书/李春芝//三三医报.-2-30-419

痈疽治疗经验谈/杨复初//国医公报.-4-24-154

痈疽肿痛痒脓之区别/相里规//医学杂志.-2-13-552

痈疽总论/苏会文//医学杂志.-2-14-322

鱼鳞藓/金学仁//光华医药杂志.-4-37-79

与陈稔秋先生论朱广涵夫人痛病书/王润霖//绍兴医药学报.-1-14-152

与黄君眉孙研究肿硬病治法/刘丙生//神州医药学报.-1-46-414

与卢君育和研究帝丁治验说/黄眉孙//神州医药学报.-1-46-524

与朱君楷君讨论徐君华甫筋疝一症/郁士英//神州医药学报.-1-45-566

阅发背对口治诀论书此/俞鉴泉//三三医报.-2-32-43

运动应用救治法(连载)/陈邦贤//中西医学报.-1-35-221,365

再答息园问瘰病治法/王肖舫//绍兴医药学报星期增刊.-1-22-127

再论白瘄之造成与廓清/盛心如//光华医药杂志.-4-35-161

再述瘰疬病状/息园//绍兴医药学报星期增刊.-1-22-22

再问瘰疬症治法/息园//绍兴医药学报星期增刊.-1-21-502

早期急性梅毒之新疗法/侯光迪//中西医学报.-1-37-397

增订治麻问答捷要/许汉臣//国医砥柱月刊.-5-17-140

真疗易治假疗难治说/吴次贤//中医世界.-3-31-434

疹病/黄道六//光华医药杂志.-4-38-547

疹之证治/张泽霖//杏林医学月报.-3-18-106

征求骨槽风病理及治法/钱叔棠//医界春秋.-3-9-118

征求红疹病理及其治疗法/何伯贤//医界春秋.-3-8-331

征求狐臭之治法/林燮元//医界春秋.-3-11-128

征求环跳穴疽疗法/廖孟培//医界春秋.-3-10-499

征求脚气病未治之指教/许馥莘//医界春秋.-3-8-149

征求较节患疡不能屈伸之治法/赵国廉//医界春秋.-3-14-261

征求解颅病理及治疗法/尹小泉//医界春秋.-3-9-266

征求裂脚病治疗方剂/乔贞如//医界春秋.-3-10-73

征求千日疮经验良方/方肇元//绍兴医药学报星期增刊.-1-21-109

征求人面疮医方/亮上//神州国医学报.-4-17-71

征求挑痘出血不止治法/王肖舫//三三医报.-2-34-602

征求头皮痒及膝胫痒之疗法/陈寿山//医界春秋.-3-13-25

征求外伤之病名及治法/陈静山//医界春秋.-3-11-383

征求外伤之治疗法/鲍栋庭//医界春秋.-3-10-161

征求顽癣治法/任伯和//三三医报.-2-29-292

征求疡科治管经验方/汪景文//绍兴医药学报星期增刊.-1-22-344

征求诊治冻疮法/任伯和//三三医报.-2-29-611

征求治毒蛇咬伤法/任伯和//三三医报.-2-29-293

征求治疯狗咬伤法/任伯和//三三医报.-2-29-293

征求治瘰疬之神效验方/龚霖霏//医界春秋.-3-9-355

征求治毛法/王楷奇//三三医报.-2-29-506

征求痔漏验方/王善夫//医界春秋.-3-12-162

征求足底痒瘰治法/任伯和//三三医报.-2-29-292

整治脊椎脱骨可以治病之原理/谢剑新//中医世界.-3-34-184

治痞刍言/施振飞//中医杂志.-2-20-431

治痞我见/杜蕙芳//中医杂志.-2-21-258

治瘤感言/张百铭//神州国医学报.-4-17-350

治瘄简谈/张禹门//神州国医学报.-4-14-65

治瘄经验谈/许勤勋//医界春秋.-3-6-408

治瘄全书(连载)/董西园(述);陈元凤(校)//中医世界.-3-26-91,203

治跌打伤续骨法(广州府志)/广东中医杂志社(辑)//中医杂志(广东).-3-4-601

治疗指南/丁济华//中国医学月刊.-3-15-481

治花柳症不用毒药之经验/徐世华//医学杂志.-2-5-329

治疗白浊之最新三方法/丁名全//德华医学杂志.-1-39-131

治疗瘿瘤之问题/时霖溥//中西医学报.-1-23-264

治瘰疬/苕溪渔隐//绍兴医药学报.-1-13-198

治脑疽之研究/相里规//医学杂志.-2-4-451

治胯破/梅舒尊//医学报.-1-7-489

治乳痈初起法/叶狷卿,杨叔澄//北平医药月刊.-5-9-337

治宋二姐之子白痦出后烦闷不解/黄苍霖//神州国医学报.-4-17-17

治挑生毒法二则(夷坚志)/广东中医杂志社(辑)//中医杂志(广东).-3-4-603

治刿颈经验谈/谢绪仙//现代中医.-4-42-496

治小肠疝气法/黄伯棠//神州国医学报.-4-15-490

治暗我见/杜蕙芳//中医杂志.-2-23-255

治痫疽当明六经气化脉象变迁论(连载)/王慎轩//医学杂志.-2-4-51,179

治鱼骨哽在喉中/欧阳僎//针灸杂志.-4-33-224

治愈物入气管的信/李炳旸//沈阳医学杂志.-3-1-406

治疹心得/张熙明//国医砥柱月刊.-5-15-615

治中虫毒法(西溪丛话)/广东中医杂志社(辑)//中医杂志(广东).-3-4-604

治足跟生猴法/叶狷卿,杨叔澄//北平医药月刊.-5-9-339

痔疮/万钧//中西医学报.-1-32-257

痔疮病之研讨/俞慎初//光华医药杂志.-4-40-354

痔疮治疗/乔尚谦//复兴中医.-5-31-29//医学杂志.-2-6-372

痔疮诸症/袁端平//中医世界.-3-35-344

痔核之新疗法/卢谦//中西医学报.-1-23-466

痔疾的预防摄生和治疗的方法/叶橘泉//中医世界.-3-37-151

痔疾琐言/黄荣郇//中医指导录.-4-3-74

痔疾脱肛/王惠苍//中医新生命.-5-6-514

痔疾之摄生与新治疗法/森直乡(原稿);顾任伊(译述)//中西医学报.-1-28-387

痔瘘辨/何奎垣//杏林医学月报.-3-22-64

痔之成因及预防/曾立群//中西医学报.-1-37-366

痔之略论/黄鼎瑚//德华医学杂志.-1-39-156

中搭手/戴橘甫//中国医学月刊.-3-15-550

中蜂毒之研究/朱子青//光华医药杂志.-4-39-333

中国外科论/顾汝骏//现代中医.-4-43-144

中国外科学论(中国外科学之价值征文三)/廖浚泉//现代中医.-4-43-139

中矢毒伤/医学报社//医学报.-1-7-395

中西淋症论/田焜//神州医药学报.-1-44-33

中医外科的名/史俊猷//绍兴医药学报星期增刊.-1-21-491

中医外科学(一)至(二)/颜德馨//中国医学.-5-34-49,124

中医外科之疗法及手术/路登云//现代中医.-4-43-136

中医外治手术二则(录医事启源)/医学杂志社(辑)//医学杂志.-2-9-369

中医学与盲肠炎/姚子让//中医世界.-3-39-341

中医之补救缺嘴手术/宋紫波//现代中医.-4-42-347

中医治疗伤科之特长/余择明//医界春秋.-3-5-125

诸疮之诊断及治疗/许半龙//中医杂志.-2-26-222

浊与淋之研究/刘远//光华医药杂志.-4-40-356

紫白癜风/严海珊//光华医药杂志.-4-38-80

紫白癜风病因之检讨/张义堂//中医世界.-3-38-281

走黄与内陷(外科新论之一)/仁康//国医导报.-5-29-61

左臂痠疼之治疗/徐召南//医学杂志.-2-3-462

左手无名指外侧麻木试探其原因病理并拟适当之疗法/黄国材//医学杂志.-2-18-415

7.2.3　妇儿

安胎浅说/秦伯未//现代中医.-4-43-535

安胎用杜仲续断之商榷/唐思义//中医指导录.-3-38-437

安胎之研究(辟安胎偏信黄芩)/黄剑纯//现代中医.-4-42-464

白带病/魏新绿//光华医药杂志.-4-36-99

白带与难产之特效疗法/承淡安//光华医药杂志.-4-37-499

白带预防/丽冰//光华医药杂志.-4-36-405

白带之病理/严襄平//苏州国医杂志.-5-1-252

白带之病理和疗法/唐吉父//中医世界.-3-39-227

白带之研究/吴颂华//现代中医.-4-43-545

白带之研究/谢斐予//光华医药杂志.-4-35-402

白血球随胎儿堕地/刘东扬//光华医药杂志.-4-39-251

百日咳/[日]坂本恒雄(著);谈安石(译)//国医砥柱月刊.-5-17-567

百日咳/陈伯辰//国医砥柱月刊.-5-18-189

百日咳/周霖//新中医刊.-5-19-86

百日咳与久咳/光华医药杂志社//光华医药杂志.-4-39-358

百日咳之理想与治法/陈泽东//国医正言.-5-3-195

百日咳之研究/薛定华//医林一谔.-4-11-254

百日咳之研究/杨梦麒//苏州国医杂志.-5-1-247

百日咳治法/区步桥//中医世界.-3-36-328

拜读陈渔洲先生小产气血两亏夹于医案有所商榷/邓侣农//杏林医学月报.-3-22-298

半产说/赵瑶光//中医世界.-3-32-271

胞衣不下之原因及救治法/郑轩渠//文医半月刊.-5-14-639

保护婴儿目光要法/傅步兰//中西医学报.-1-40-477

保孕须知/张秉初//杏林医学月报.-3-19-24

北京胎产官方子之谬/杨铸园//神州医药学报.-1-45-241

崩漏概论/李健颐//医界春秋.-3-13-261

崩漏为妇人经病中之两大证昔龚云林谓崩为阴证漏为阳证与李太素所谓崩为急症漏为缓症绝对不同其分辨究属然欤否欤/卫允如//医学杂志.-2-5-529

崩漏诊治要略/贾省之//国医砥柱月刊.-5-17-30//中国女医.-5-34-187

崩漏之新解及治疗/李健颐//现代医药月刊.-4-27-599

崩漏之研究/王敬涛//北京医药月刊.-5-21-352

崩漏之原因与治疗/马善征//中医世界.-3-32-261

笔记梅核气病研究及治验/王川岳//医界春秋.-3-10-69

闭经论治/周兆白//自强医学月刊.-3-40-489

变蒸论:朱氏儿科学之一/朱子青//华西医药杂志.-5-37-145

辨别胎儿男女各法/宋紫波//现代中医.-4-42-341

辨丹溪论妇人产后淋漓由于损伤尿脬之误并详论其证治/商智//中医世界.-3-25-321

辨鬼胎和怪胎之别论/周颐芳//中医世界.-3-39-228

辨死胎正误/王国材//绍兴医药学报.-1-16-474

辨胎法/致逸//医界春秋.-3-5-89

辨证小儿惊风说/张世昌//医学报.-1-4-2

驳王慎轩君发明产后三冲之病理及治法/黄昭光//医界春秋.-3-6-101

补答沈仲圭君问经阻与孕一二月辨别法/王国材//绍兴医药学报星期增刊.-1-21-316

补叙猪毛箭证之治疗/陈应期//杏林医学月报.-3-20-331

不妊症/徐志成//国药新声.-5-23-417

不孕论/胡润墀//神州医药学报.-1-47-517

产妇乳眼不通疼痛治愈/徐世长//医学杂志.-2-8-208.-2-9-455

产妇死亡书一则/徐受谦//中西医学报.-1-23-255

产后便秘之研讨/张仲僴//中医世界.-3-38-485

产后病各家之治法以辟西医瞿绍衡之谰言/沈心庄//新中医刊.-5-19-73

产后病之研究/时逸人//医学杂志.-2-16-5

产后不凭脉论/张绍甫//中医杂志.-2-26-386

产后不宜服生化汤申议/沈仲圭//中医杂志.-2-27-211

产后发热论治/杨静芳//中医世界.-3-32-609

产后防护说/沈玉麒//神州医药学报.-1-46-207

产后房劳论/顾文山(著);尤学周(录)//中医杂志.-2-23-241

产后风/张治河//复兴中医.-5-31-26//医学杂志.-2-16-337

产后风经验谈/张治河//现代中医.-4-43-558

产后风症之新研究/任翔青//国医砥柱月刊.-5-17-344

产后风之研究/孙心泽//文医半月刊.-5-14-639

产后浮肿症之研究/程哲//医学杂志.-2-5-199

产后腹痛治验/曾秀星//光华医药杂志.-4-38-447

产后腹胀/胡作霖//光华医药杂志.-4-38-552

产后蹵坐之非法/沈仲圭//沈阳医学杂志.-3-3-228

产后干咳颇有肺痨之疑/秦绍先//医学杂志.-2-16-596

产后攻补论/杨清白//中医杂志.-2-27-337

产后䐜胀/光华医药杂志社//光华医药杂志.-4-40-180

产后昏厥谵语诸证/武老良//医学杂志.-2-8-333

产后忌用芍药之纠谬/叶蓁//神州国医学报.-4-16-63

产后惊风之治疗/严贤斌//中医世界.-3-39-257

产后胕疽之原因证候病理诊断治法处方并中西应用有效之验方/胡德茂//医学杂志.-2-17-353

产后胕疽之原因证候病理诊断治法处方并中西应用有效之验方/黄国材//医学杂志.-2-17-356

产后胕疽之原因证候病理诊断治法处方并中西应用有效之验方/秦国桢//医学杂志.-2-17-355

产后痢验谈/陈雅愉//国医砥柱月刊.-5-16-281

产后论/冯骐//医学杂志.-2-13-589

产后呕水/卢朋著//中医杂志(广东).-3-4-701

产后乳闭/光华医药杂志社//光华医药杂志.-4-35-238

产后乳闭治法/邵复生//绍兴医药学报.-1-11-32

产后乳汁不下的原因及治法/周英士//中国医药月刊.-5-32-163

产后乳汁不下之原因及治疗/王映和//医学杂志.-2-12-577

产后三冲辨(连载)/杨彦和//医界春秋.-3-10-437,489.-3-11-13

产后伤脬辨/陈龙池//绍兴医药学报.-1-16-207

产后伤食之治疗/张子恒//文医半月刊.-5-14-361

产后舌垂之研究/余修源//绍兴医药月报.-2-41-269

产后受暑/沈仰慈//医学杂志.-2-15-285

产后无乳/唐湘清//中医世界.-3-39-368

产后勿令熟睡之谬妄/许济弘//光华医药杂志.-4-37-37//中国医药月刊.-5-32-355

产后误药/张体元//中医世界.-3-25-304

产后泄泻/李健颐//医林一谔.-4-9-200

产后血崩论/包增南//苏州国医杂志.-5-2-129

产后血崩之正当治疗/范秀岩//光华医药杂志.-4-35-401

产后血风疮/陈祖年//光华医药杂志.-4-37-366

产后血量及感风之证/陈莲峰//三三医报.-2-32-312

产后血虚生热论/许勤勋//中医杂志.-2-26-219

产后血晕/虞哲夫//三三医报.-2-30-456

产后血晕辨/郁佩英//苏州国医杂志.-5-1-21

产后血晕急救法/方公溥//中医世界.-3-25-340

产后血晕急救法/沈仲圭//杏林医学月报.-3-17-435

产后一得/张鑑渠//中医杂志.-2-23-470

产后阴虚阳浮证治说/赵逸仙//绍兴医药学报.-1-8-327

产后用药不可执一说/王镜泉//绍兴医药学报.-1-17-17//中医杂志.-2-19-452

产后指迷/吴少云//中医杂志.-2-20-68

产后治法撮要/时逸人//医学杂志.-2-14-224//中医世界.-3-25-280

产后治法论/李慰农//三三医报.-2-29-573

产科临床杂录/丁名全//德华医学杂志.-1-40-151

产科血晕变脐突腹鼓治愈/周镇//医学杂志.-2-9-89

产褥热证治的研讨/俞慎初//中国医药月刊.-5-32-533

产褥热之研究/张沛恩//杏林医学月报.-3-18-493

成孕原理之古今谈/余锡亨//杏林医学月报.-3-17-104

初生儿发生黄疸之理由/万钧//中西医学报.-1-34-17

初生小儿发抽搐之研究/郭乐天//医林一谔.-4-9-36

处女萎黄病/沈秉侠//光华医药杂志.-4-35-397

从小儿异嗜症说到十二指肠虫病治法/缪俊德//医学杂志.-2-18-316

答百日咳治法/张照鳞//医学杂志.-2-18-90

答保婴验方并临产润胎法/竹芷熙//绍兴医药学报星期增刊.-1-22-84

答鲍槎法君问阴挺治法/张锡纯//绍兴医药学报星期增刊.-1-22-174

答鲍槎法问阴挺治法/胡天宗//绍兴医药学报星期增刊.-1-22-255

答宾嘉圣君问月经病/张若霞//绍兴医药学报星期增刊.-1-22-324

答陈德华征求血崩后治法/李健颐//现代医药月刊.-4-27-400

答陈尔康君代问小儿疳症/胡天宗//绍兴医药学报星期增刊.-1-22-496

答陈尔康君问小儿饮食不慎治法(原问一百十九号)/喻万邦//绍兴医药学报星期增刊.-1-22-481

答陈龙池君问打胎出血的医治法/史介生//绍兴医药学报星期增刊.-1-21-310

答陈龙池问怪经/王肖舫//绍兴医药学报星期增刊.-1-21-288

答陈龙池问横生倒产方的理/叶劲秋//绍兴医药学报星期增刊.-1-21-293

答陈鲁宾君问儿病治法/杨燧熙//三三医报.-2-29-38

答陈守真君问孕双胎/卢育和//绍兴医药学报星期增刊.-1-21-108

答陈守真君问孕双胎/竹余祥//绍兴医药学报星期增刊.-1-21-150

答陈守真君再问孕双胎治/黄国材//绍兴医药学报星期增刊.-1-21-302

答陈守真疑问二则/刘吉人//绍兴医药学报星期增刊.-1-21-102

答陈守真孕双胎法/王肖舫//绍兴医药学报星期增刊.-1-21-287

答澄冠居士代友问二十余月经不至腹不胀原因/关大有//医界春秋.-3-8-527

答邓靖山君阴痛质疑/邓直哉//杏林医学月报.-3-22-299

答邓侣农先生对于小产暴崩案之商榷/陈渔洲//杏林医学月报.-3-22-388

答董荫璋君问妹病/王肖舫//绍兴医药学报星期增刊.-1-21-70

答董荫璋问妹病/杨燧熙//绍兴医药学报星期增刊.-1-21-46

答方君肇元问小儿初生脐风预防法/李宝树//绍兴医药学报星期增刊.-1-22-171

答方文懋女士月经不调治法(二)/卢襄华//绍兴医药学报星期增刊.-1-22-124

答方文懋女士月经不调治法(一)/胡天宗//绍兴医药学报星期增刊.-1-22-123

答方肇元君问产后即时小便之理由/史介生//绍兴医药学报星期增刊.-1-22-394

答方肇元君问小儿诸病预防法/史久镛//绍兴医药学报星期增刊.-1-21-454

答方肇元君婴儿治法方/张汝伟//绍兴医药学报星期增刊.-1-22-165

答方肇元征求婴孩百二日内诸疾验方/林荫祥//绍兴医药学报星期增刊.-1-21-436

答福建长乐董君问小儿脊臂肿痛治法/杨燧熙//三三医报.-2-29-77

答福建长乐董连西小儿病治法/刘吉人//三三医报.-2-29-444

答甫里赵君趾仁问产后治法/李少峰//绍兴医药学报星期增刊.-1-22-276

答复征求血崩后治法/陈应期//现代医药月刊.-4-27-399

答郭炳恒君问小儿耳聋口哑治法/张锡纯//绍兴医药学报星期增刊.-1-22-327

答杭州郦昌龄君问小儿病/杨燧熙//绍兴医药学报星期增刊.-1-21-29

答胡天宗君代问妇科症治法(二)/王兰远//绍兴医药学报星期增刊.-1-22-104

答胡天宗君代问妇科症治法(一)/史介生//绍兴医药学报星期增刊.-1-22-103

答胡天宗君妇科治法/黄国材//绍兴医药学报星期增刊.-1-22-149

答胡天宗君问妇科症治法/张锡纯//绍兴医药学报星期增刊.-1-22-125

答胡天宗友妇症治/王肖舫//绍兴医药学报星期增刊.-1-22-127

答江都陈君问友妇病/杨燧熙//绍兴医药学报星期增刊.-1-21-38

答江都刘廉青代问妇症/胡天宗//绍兴医药学报星期增刊.-1-22-261

答江都刘廉青代问癸水不调治法/洪希文//绍兴医药学报星期增刊.-1-22-230

答揭阳黄君/康维恂//绍兴医药学报星期增刊.-1-21-462

答荆门马品玉君问妇人前阴坠痛之原因应如何治法/杨燧熙//三三医报.-2-29-261

答经停腿部肿胀治法/高思潜//绍兴医药学报星期增刊.-1-22-335

答兰君逸征求发乳方法/黄明三//医界春秋.-3-11-28

答李凤祺君问小儿哑病治法/史介生//绍兴医药学报星期增刊.-1-21-239

答李健颐君问经闭治法案/盛心如//医界春秋.-3-6-451

答李元素君问赖氏红（赖氏橘红）/刁质明//三三医报.-2-30-16

答郦昌龄君问儿病/王肖舫//绍兴医药学报星期增刊.-1-21-71

答郦昌龄君问儿病/杨燧熙//绍兴医药学报星期增刊.-1-21-53

答林长春君问五岁女孩患白带之症及小儿麻疹治疗法/方毓麟//医界春秋.-3-6-417

答刘焕章君问孕妇足疾治法/黄国材//绍兴医药学报星期增刊.-1-21-167

答卢育和先生论脐风症治意见书/方肇元//绍兴医药学报.-1-16-497

答罗乐三产后衰弱治法/王肖舫//绍兴医药学报星期增刊.-1-21-288

答吕善夫君问妇科病理一则/杨燧熙//三三医报.-2-29-260

答马家达君问妇人腹痛治法/史久镛//绍兴医药学报星期增刊.-1-21-190

答马家达问妇人腹痛治法/史介生//绍兴医药学报星期增刊.-1-21-174

答南洋黄和如君征求怀孕三年未产治法/黄彩彬//医界春秋.-3-14-374

答钱君存济妇人双胎三胎问/程庭玉//神州医药学报.-1-46-93

答人问胞中子宫气海儿枕/张锡纯//三三医报.-2-32-242

答妊娠血痢治法/史介生//绍兴医药月报.-2-39-146

答塞江一钓淋毒治法/王纪伦//绍兴医药学报星期增刊.-1-21-262

答上海东英女士问天癸不调治法/杨燧熙//绍兴医药学报星期增刊.-1-21-408

答沈君问浊症治法/陈仪臣//绍兴医药学报星期增刊.-1-21-168

答沈玄明君问妇人病/卢育和//绍兴医药学报星期增刊.-1-21-21

答沈玄明君问妇人经停有乳汁/周镇//绍兴医药学报星期增刊.-1-21-71

答沈仲圭问经阻与孕一二月诊断辨别法/朱菊坡//绍兴医药学报星期增刊.-1-21-364

答守一氏问母病治法/杨燧熙//绍兴医药学报星期增刊.-1-21-188

答宋德三君问舒姓妇症及治验之相同案/饶伟钦//医界春秋.-3-7-176

答宋君问小儿死而又活的原故/余春仙//绍兴医药学报星期增刊.-1-21-451

答宋霖若问姑母症治法/张汝伟//绍兴医药学报星期增刊.-1-22-465

答孙君问某妇怪产理由及引证治以明之/金少陵//新中医刊.-5-20-442

答汪景文小儿病二则/王兰远//绍兴医药学报星期增刊.-1-21-485

答汪雨卿君问痰疾治法/杨燧熙//绍兴医药学报星期增刊.-1-22-275

答王化人代农民问淋病治法/张汝伟//绍兴医药学报星期增刊.-1-22-362

答王化人君问淋病治法/张若霞//绍兴医药学报星期增刊.-1-22-324

答王叔琴君问妇人停经腰酸腹胀干咳治法/史介生//绍兴医药学报星期增刊.-1-22-394

答王叔琴君问继室胎与病/俞步云//绍兴医药学报星期增刊.-1-22-402

答问痛经治法/胡天宗//绍兴医药学报星期增刊.-1-22-44

答伍之园君问月风症治法/盛心如//医界春秋.-3-6-531

答歙县吴雯青君令媛产后病治法/胡天宗//绍兴医药学报星期增刊.-1-22-82

答歙县吴雯青君令媛产后病治法/杨燧熙//绍兴医药学报星期增刊.-1-22-79

答萧俊逸君征求断产实验法/马冠群//医界春秋.-3-12-277

答小儿肚大治法/王肖舫//绍兴医药学报星期增刊.-1-22-127

答小儿腹大治法（二）/张曜岚//绍兴医药学报星期增刊.-1-22-107

答小儿腹大治法（一）/李振声//绍兴医药学报星期增刊.-1-22-107

答徐庄君问其夫人荡漾病治法/张锡纯//绍兴医药学报星期增刊.-1-22-238

答杨君燧熙小儿呵欠作吐之治法/王兰远//绍兴医药学报星期增刊.-1-22-473

答杨君问小儿呵欠吐乳治法/李振声//绍兴医药学报星期增刊.-1-22-472

答杨君问小儿呵欠作吐/周镇//绍兴医药学报星期增刊.-1-22-473

答杨燧熙君问小儿病/史久镛//绍兴医药学报星期增刊.-1-21-119

答杨燧熙君问小儿呵欠作吐治法/史惠生//绍兴医药学报星期增刊.-1-22-459

答杨燧熙君问小儿吐乳治法/张汝伟//绍兴医药学报星期增刊.-1-22-464

答姚君鑫波问难产之原因及救治法二则/商复汉,翟冷仙//医界春秋.-3-8-394

答叶安析君问母病治法/史久镛//绍兴医药学报星期增刊.-1-21-191

答叶安析君问母病治法/杨燧熙//绍兴医药学报星期增刊.-1-21-198

答叶华林先生来函研讨曾患脑膜炎病后小儿眼疾白内障瞳孔缩小症/孙鸣第//华西医药杂志.-5-37-336

答叶健生君问产后症治法/杨燧熙//三三医报.-2-29-293

答叶健生问产后经不至/陆成一//三三医报.-2-29-231

答叶健生问产后治法/张汝伟//三三医报.-2-29-268

答叶橘泉君问婴儿脐风口噤之原因及预防治疗方法/赵式训//医界春秋.-3-6-416

答翼云女士问停经治法/胡天宗//绍兴医药学报星期增刊.-1-22-159

答尹君小泉征求解颅病理及治疗法/杨文典//医界春秋.-3-9-469

答余姚北乡沈孝荣君问女病治法/姚寿氏//绍兴医药学报星期增刊.-1-21-399

答袁汉臣君问经停腹胀干咳治法/杨燧熙//绍兴医药月报.-2-39-444

答月影女士天癸不调治法/嵩岳山樵//绍兴医药学报星期增刊.-1-22-55

答月影女士痛经/嵊竹芷熙//绍兴医药学报星期增刊.-1-22-54

答月影女士痛经治法/史梅生//绍兴医药学报星期增刊.-1-22-57

答月影女士痛经治法/汪景文//绍兴医药学报星期增刊.-1-22-55

答月影女士问痛经治法/李春芝//绍兴医药学报星期增刊.-1-22-80

答月影女士问痛经治法/宵娥//绍兴医药学报星期增刊.-1-22-45

答月影女士问痛经治法/张汝伟//绍兴医药学报星期增刊.-1-22-46

答月影女士问痛经治法/张锡纯//绍兴医药学报星期增刊.-1-22-55

答张济川君问小儿热症治法/张若霞//绍兴医药学报星期增刊.-1-22-324

答张家口刘焕章君问骨槽风治法/李程九//绍兴医药学报星期增刊.-1-21-12

答张家口刘焕章君问骨槽风治法/卢育和//绍兴医药学报星期增刊.-1-21-12

答张家口刘焕章君问骨槽风治法/王肖舫//绍兴医药学报星期增刊.-1-21-12

答张家口罗乐三君问产后血气衰弱治法并停止生育法/卢育和//绍兴医药学报星期增刊.-1-21-277

答张汝伟君问小儿头大之理/高思潜//绍兴医药学报星期增刊.-1-21-437

答张汝伟君问小儿头大之理/黄国材//绍兴医药学报星期增刊.-1-21-212

答张汝伟先生问小儿大头之理由/沈仲圭//绍兴医药学报星期增刊.-1-21-181

答张汝伟先生小儿延颈治法/杨佩珍//三三医报.-2-29-582

答张之新问经停腿肿胀治法/张锡纯//绍兴医药学报星期增刊.-1-22-325

答章济川君在一百号问小儿发热症治法/杨燧熙//绍兴医药学报星期增刊.-1-22-384

答章吟絮女士问母崩漏症治法/胡天宗//绍兴医药学报星期增刊.-1-22-237

答哲夫先生问幼科病治法/杨燧熙//三三医报.-2-31-22

答郑梦兰君问小儿治法/朱菊坡//绍兴医药学报星期增刊.-1-22-215

答芝郁君问带下治法/唐盛嗣//绍兴医药学报星期增刊.-1-21-166

答朱菊坡君问小孩脱肛的治法/高思潜//绍兴医药学报星期增刊.-1-21-437

答朱竹荪君问白带治法/章献吾//绍兴医药学报星期增刊.-1-21-13

答诸城王肖舫君问小儿牙疳走马牙疳治法/张越公//绍兴医药学报星期增刊.-1-22-458

答竹君余芳问产后治法/李程九//绍兴医药学报星期增刊.-1-21-172

答竹余芳产后治法/王肖舫//绍兴医药学报星期增刊.-1-21-167

答竹余芳君问产后病/史久镛//绍兴医药学报星期增刊.-1-21-166

答竹余芳问产后证治法/杨燧熙//绍兴医药学报星期增刊.-1-21-189,198

答邹趾痕问子喑证/张石缘//医学杂志.-2-8-442

代问癸水不调治法/刘廉青//绍兴医药学报星期增刊.-1-22-207

代友问妇科症治法/胡天宗//绍兴医药学报星期增刊.-1-22-57

代友问妻月经症治法/宾嘉圣//绍兴医药学报星期增刊.-1-22-301

带疾之研究及其治疗/吕少函//中医世界.-3-39-239

带下病证治概论/俞慎初//现代医药月刊.-4-27-240

带下病之研究/守诚//中国女医.-5-34-242

带下的原因和治疗/邢锡波//光华医药杂志.-4-37-506

带下及漏经各症治片言/王肖舫//医学杂志.-2-17-167

带下论/程门雪//新中医刊.-5-19-201

带下论/张嘉因//国医砥柱月刊.-5-16-593

带下论/张泽霖//医界春秋.-3-9-50

带下谈/严贤斌//光华医药杂志.-4-37-508

带下症约说/俞鉴泉//三三医报.-2-34-482

带下之症状及原因/姚子让//国医砥柱月刊.-5-18-640

丹毒/李伍筠//医学杂志.-2-16-594

低能儿之原因及其分类/程瀚章//中西医学报.-1-36-331

读黄韶光君驳王慎轩发明三冲之病理及治法书后/孟起//医界春秋.-3-6-133

读妊娠劳损辨感言/沈仲圭//三三医报.-2-30-5

读张静莲先生辨正小儿惊风说书后/孙梦兰//医学报.-1-4-51

对于儿病治母之意见/李振声//绍兴医药学报.-1-20-348

对于瞿绍衡由产科学方面观察旧医所谓瘀血之辩误之商榷/黎若愚//光华医药杂志.-4-35-90

堕胎答梁学温张世仁/盛心如//光华医药杂志.-4-41-93

恶阻/芸中//自强医学月刊.-3-40-445

恶阻论/俞修源//绍兴医药月报.-2-41-165

恶阻之病理及疗法/刘青云(译)//中西医学报.-1-41-531

恶阻治法/张植林//医界春秋.-3-10-55

儿病预防法/二童//德华医学杂志.-1-39-155

儿科刍言又/骆保安//绍兴医药学报.-1-8-252

儿科大纲词/邓怡如//杏林医学月报.-3-18-355

儿科概论/何结荪//杏林医学月报.-3-17-136

儿科概要论/赵少廷//国医正言.-5-3-167

儿科临床医典(百日咳)/周纮章//中国医药月刊.-5-32-289

儿科商榷南针/王寿芝//绍兴医药学报.-1-15-315

儿科暑厥兼肺痹治愈/周镇//医学杂志.-2-9-220

儿科须知审查病情须凭虎口之脉/郑鸿祥//中国医学月刊.-3-15-433

儿科学之一角/黄文东//国医杂志.-4-12
-359

儿科诊疗实际(连载)/陈伯辰//国医砥柱月刊
.-5-18-207,245

儿科诊疗实际佝偻病扁桃体肥大/陆伯辰//国
医砥柱月刊.-5-18-300

儿科治例/王肖舫//绍兴医药学报.-1-19-51

儿童微疾之自疗/中西医学报社//中西医学报
.-1-40-480

儿媳经闭求良方/邰子明//医学杂志.-2-17
-75

费君泽尧答沈仲圭君论天癸书/费泽尧//医学
杂志.-2-5-100

分娩/天德//中西医学报.-1-40-325

妇科百辨(连载)/庄履岩(著);庄憩樵(录)//现
代中医.-4-42-394,420

妇科笔记(连载)/朱振声//中医杂志.-2-25-
77,397

妇科肤说/陈汝舟//神州医药学报.-1-47
-432

妇科概论/刘景素//沈阳医学杂志.-3-1-77

妇科几种难治病之研究/祝怀萱//铁樵医学月
刊.-4-44-191

妇科论/郑霈崑//现代中医.-4-43-520

妇科内外症之治法/杨燧熙//绍兴医药学报.-1
-20-89

妇科条解/吴香圃//国医正言.-5-3-346

妇科调经症治/时逸人//医学杂志.-2-14
-583

妇科血崩经漏经验录/刘宝琦//国医砥柱月刊
.-5-16-430

妇科有三十六疾之难治论/李翰芬//国医杂志
.-4-5-51

妇科与内分泌/袁复初//医学杂志.-2-18
-319

妇科诊疗实际(连载)/陆伯辰//国医砥柱月刊
.-5-18-444,481,491,504

妇科证治略说(连载)/金蔚卿//绍兴医药学报
.-1-9-19,77

妇女白淫之治法/张恭文//现代医药月刊.-4-

27-575//中医世界.-3-36-128

妇女闭经与崩带/李翰芬//国医杂志.-4-6
-40

妇女闭经症/陈君达//中医世界.-3-32-604

妇女病概论/樊子文//现代中医.-4-43-521

妇女病疗法各论/魏新绿//光华医药杂志.-4-
35-387//国医砥柱月刊.-5-16-594

妇女病难治之原因及补救方法/李为彭//中医
世界.-3-38-292

妇女带下的病理及疗法/叶橘泉//医林一谔.-4
-8-114

妇女多肝病论/王寄鸥//神州医药学报.-1-42
-29

妇女怀孕与瘵病之辨别法/张大鹤//文医半月
刊.-5-14-5

妇女健康指南(连载)/李健颐//中医世界.-3-
37-363,474,571.-3-38-79,196,315,
415,499,611.-3-39-60,363

妇女经闭成劳原因/淑稚//中国医学月刊.-3-
15-387

妇女经闭原因之研究/程哲//医学杂志.-2-9-
316

妇女经病寒热与通常寒热往来不同/王炽//医
学杂志.-2-4-312

妇女经病论略/刘绍庭//国医正言.-5-3-101

妇女经病与卫生/蔡香孙//中国医学.-5-34
-56

妇女经病之新解及疗法/李健颐//光华医药杂
志.-4-37-492

妇女经期内是否应停止一切运动试申论之/李
健颐//现代医药月刊.-4-27-729

妇女经水变色辨(连载)/王慎轩//中医杂志.-2
-26-46,54

妇女淋浊病之原因及疗法/李健颐//现代医药
月刊.-4-27-627

妇女乳病各论/邱治中//光华医药杂志.-4-36
-33

妇女天癸病及经水病/沈仰慈//中国医学月刊
.-3-15-478

妇女卫生刍言/徐达生//国医正言.-5-5-595

妇女血水兼蓄淤积胞中致成坚症硬痛之病/陈应期//国医正言.-5-4-301

妇女血症论略/曹树芸//国医正言.-5-3-194

妇女血症之辩论/李翰芬//国医杂志.-4-5-266

妇女郁病根源及治法之研究/张汝伟//医学杂志.-2-9-317

妇女月经不调及不通之研究/李江中//现代中医.-4-43-532

妇女月经之生理(连载)/李俊民//广东医药月刊.-3-24-48,107

妇女之普通疾患(乱经与崩漏)/王合三//现代中医.-4-43-533

妇女子宫寒冷不育特效方/廖浚泉//现代中医.-4-43-670

妇人闭经/施瑞麟//杏林医学月报.-3-19-226

妇人病/黄金若//光华医药杂志.-4-38-82

妇人病/志刚//光华医药杂志.-4-38-529

妇人病之汉医疗法/[日]松尾(著);中医世界编者(译)//中医世界.-3-38-173

妇人病之调养方法/[日]笹冈省三(辑);李青霞(节译)//沈阳医学杂志.-3-2-411

妇人不月何为妊娠何为闭经/孔宣礼//杏林医学月报.-3-16-528

妇人不孕之商榷/光华医药杂志社//光华医药杂志.-4-39-356

妇人不孕之原因与疗法/王蕴玉//苏州国医杂志.-5-2-125

妇人不孕之种种/秦伯未//中医世界.-3-32-602

妇人产病质疑/李棠甫//医学杂志.-2-18-184

妇人产后痉与血脱/李江中//现代中医.-4-43-667

妇人产后血崩之原因/徐镇江//文医半月刊.-5-14-19

妇人带下浅说/张振芝//国医正言.-5-3-255

妇人多肝病其故安在/凌树人//神州医药学报.-1-47-148

妇人腹中疠痛与当归芍药散/[日]矢数道明(撰);陈震异(译)//光华医药杂志.-4-37-526

妇人行经腹痛/陈守真//绍兴医药学报.-1-19-136

妇人怀孕乳子之时月经停止之原理/宋向元//国医正言.-5-3-37

妇人经期或先或后之研究/郭乐天//医林一谔.-4-9-227

妇人经血之际应注意各项/金童//文医半月刊.-5-14-18

妇人科诊疗实际/陆伯辰//国医砥柱月刊.-5-18-391

妇人科最多见的几种病症(连载)/许伯元//国医导报.-5-29-55,90

妇人劳病之治法/程哲//医学杂志.-2-9-558

妇人漏胎之我见/何伯贤//杏林医学月报.-3-23-63

妇人梦交的自然疗法/郑轩渠//中医世界.-3-39-251

妇人热入血室之研究/顾清淇//现代中医.-4-43-548

妇人热入血室之研究/姚笠舟//光华医药杂志.-4-40-225

妇人妊娠谈/汪理正//新中医刊.-5-20-279

妇人妊娠用药谈/曾庆华//杏林医学月报.-3-21-338

妇人妊娠用药毋泥禁忌之我见/何伯贤//杏林医学月报.-3-21-410

妇人妊娠与劳伤之辨别/赵子琴//杏林医学月报.-3-22-251

妇人失眠症/姚明新//光华医药杂志.-4-36-222

妇人失音/梁祥云//国医砥柱月刊.-5-15-582

妇人双胎三胎之原理及鉴别男胎女胎之方法/俞慎初//国医砥柱月刊.-5-17-149//中医指导录.-4-3-148

妇人胎产中西学说之比较/林瑾庵//杏林医学月报.-3-22-123

妇人胎妊治疗(连载)/周禹锡//文医半月刊.-5-14-594,616

妇人羞秘骨之研究/衡//国医砥柱月刊.-5-17-76

妇人血崩及胞损之治疗/余杰//医界春秋.-3-7-273

妇人血崩其巅顶痛说/陈钟莲//杏林医学月报.-3-22-547

妇人血崩症以温药治愈/陈莲峰//医学杂志.-2-16-286

妇人阴吹/卢朋著//中医杂志(广东).-3-4-588

妇人月信不调及不效原因说(连载)/李恕忱//沈阳医学杂志.-3-1-92,183

妇人重身九月而喑经云无治而子和玄台均有治法说/孙景渊//医学杂志.-2-6-349

妇人重身用毒药之研究/沈潜德//苏州国医杂志.-5-1-94//中医世界.-3-32-607

妇人转胞之研究/樊须钦//中国医学月刊.-3-15-380

妇孺病症论/萧葵日//神州国医学报.-4-16-317

复胡复春报告小儿吸气困难症/医学杂志社//医学杂志.-2-3-478

复介休高锦云报告小儿咳嗽症/医学杂志社//医学杂志.-2-5-228

疳积浅说/廖浚泉//现代中医.-4-42-465

干血痨经闭之究研合疗法/邢锡波//国医砥柱月刊.-5-17-522

干血痨经验法/周伟呈//医界春秋.-3-13-266

干血痨说/孙道明//现代中医.-4-42-551

干血痨之原因及疗法/李健颐//医界春秋.-3-9-400

割螳螂子/王鸿济//光华医药杂志.-4-37-155

怪胎之研究/刘淑廉//光华医药杂志.-4-38-398

关于儿科中之疑点/王待吾//光华医药杂志.-4-38-555

关于儿童的遗尿/曹鸿年//国医砥柱月刊.-5-17-361

关于脐风治疗的检讨/朱沛然//国医砥柱月刊.-5-18-347

关于胎生学之国文释义/赵意空//医学杂志.-2-5-299

关于小儿惊风/张志仁//中国医药月刊.-5-32-80

关于孕脉之经验/熊其言(述);郑邦达(撰)//光华医药杂志.-4-38-434

关于治子宫脱下证/医学杂志社//医学杂志.-2-4-585

鬼胎之研究/唐思义//中医指导录.-3-39-84

汉方诊疗之实际(小儿科病篇)/陆伯辰(译述)//国医砥柱月刊.-5-18-23

贺蔚章君问其女公子产后病证/贺蔚章//医学杂志.-2-14-534

滑胎/胡世珍//光华医药杂志.-4-38-256

滑胎与小产/张嘉因//国医砥柱月刊.-5-17-120

怀胎四月头眩腰酸心烦内热小溲频数白带淋漓舌苔薄黄而腻脉象细滑而数试拟方案/管愈之//苏州国医杂志.-5-1-43

怀孕及男女胎预知之新法/王寿芝//绍兴医药学报.-1-14-51

怀孕期之鉴别/姚子让//中医世界.-3-39-32

怀孕三年未产征求其理及治法/黄和如//医界春秋.-3-14-36

会阴发疹/李道仁//医学杂志.-2-18-91

活幼心法看小儿面部/沈炫明//绍兴医药学报.-1-19-446

急慢惊风浅释/廖浚泉//现代中医.-4-42-414

急性肺炎(现代儿科学各论之一)(连载)/赵敦簏//国医砥柱月刊.-5-18-106,479

记曹清华治产后阴虚肺热症/周镇//医学杂志.-2-8-205

记妇人白带过多久成消渴证/商智//中医世界.-3-25-323

记婴儿小便不通之中西两治法/王蕴玉//苏州

国医杂志.-5-1-107

痂内作痛产儿便秘/光华医药杂志社//光华医药杂志.-4-40-97

讲急惊慢惊(红星山房医话之三)/汤逸生//杏林医学月报.-3-21-379

解颅证之研究/杨焕文//医学杂志.-2-9-540

解剖术治愈疳湿症一得/翟冷仙//医界春秋.-3-8-474

近代女子停经之释义并治法/陆先觉//国医砥柱月刊.-5-15-503

经闭病/苏云山//医学杂志.-2-16-309

经闭的研究和疗法(连载)/邢锡波//国医砥柱月刊.-5-16-100,162

经闭劳症之治疗/陈步丹//医学杂志.-2-3-460

经闭论治/吴鹤亭//现代中医.-4-42-275

经闭新语/王慎轩//中医世界.-3-29-179

经闭之研究和治疗/邢锡波//中国医药月刊.-5-32-111

经病答商桂英/盛心如//光华医药杂志.-4-41-525

经带/江立生//光华医药杂志.-4-40-559

经前呕吐/邢汝霈//光华医药杂志.-4-38-254

经事愆期/沈良海//光华医药杂志.-4-36-588

经痛/陈佩芳//光华医药杂志.-4-37-264

经痛症与寒热虚实/潘鸿如//中国女医.-5-34-228

惊风(西名小儿惊厥小儿瘈疭)/张治河//医学杂志.-2-16-115

惊风概论/杨则民//现代中医.-4-42-334

惊风是热窜神经/杨宗凯//医界春秋.-3-6-198

惊风说平议/方仁渊//医学报.-1-4-99

敬告越中种痘家(育儿要则)/骆保安//绍兴医药学报.-1-8-517

敬求产后手足麻木治法/方汝南//医界春秋.-3-14-441

敬问用霸道堕胎后发生危险重症之急救方法/

祝怀萱//三三医报.-2-33-89

绝孕小语/陆成一//中医世界.-3-25-328

科学的月经论/胡九功//现代中医.-4-43-524

老年经多/徐景枋//光华医药杂志.-4-36-300

两个哺乳儿营养障碍病(连载)/胡光慈//新中华医药月刊.-5-35-298,353

两个初生儿病/胡光慈//新中华医药月刊.-5-35-260

两个妇人病/未署名//医学杂志.-2-16-399

临产常规/天德//中西医学报.-1-40-323

临产须知/刘金诏//国医正言.-5-3-138

临产诸症论治/郑嬿嬿//光华医药杂志.-4-35-415

流产与难产的中西治疗/赵植槐//华西医药杂志.-5-37-559

录谈医笔乘记脐风一则/徐瀛芳//中医新生命.-5-6-394

论半产之理由/孙柏盦//绍兴医药学报.-1-10-225

论半产之原因/史介生//绍兴医药学报.-1-19-40

论产后偏用温补之非宜/费泽尧//医学杂志.-2-5-193

论产后血晕之治法/杨俊才//医界春秋.-3-11-317

论产后之恶露/李慰农//医学杂志.-2-4-75

论带病及方药/林天进//中医世界.-3-25-324

论恶阻/王纯伯//医学杂志.-2-3-182

论妇女月事不来关于心脾胞络之脉闭/李翰芬//国医杂志.-4-5-261

论妇女之乳症/孔仲华//北平医药月刊.-5-9-101

论妇人不孕原因及中西治疗法之比观/吴可阶//杏林医学月报.-3-17-182

论妇人肝病之原因/赵逸仙//绍兴医药学报.-1-8-339

论妇人经闭乳缩/刘廉青//绍兴医药学报.-1-

18 - 215

论妇人生血之原因/刘松林//国医正言.-5-3-42

论妇人生血之原因/赵晦堂//国医正言.-5-3-93

论妇人十二症/刘廉青//沈阳医学杂志.-3-2-25

论妇人无须之理寄俞君/秦伯未//中医杂志.-2-20-156

论妇人之病首在调经/陈述先//国医砥柱月刊.-5-15-507

论割螳螂子之害/郁端//中西医学报.-1-27-405

论妊妇子痫病/王创业//医学杂志.-2-6-210

论室女月闭经枯治法/张锡纯//医界春秋.-3-6-182//医学杂志.-2-10-476

论胎产/汪培龄//中西医学报.-1-23-411

论胎疟并三日疟之治法/虞哲夫//三三医报.-2-31-189

论胎疟难愈为先天之伏气/杜子良//神州医药学报.-1-43-36

论胎息/医学报社//医学报.-1-5-337

论天癸月经之不同/赵子刚//杏林医学月报.-3-20-459

论下胞衣之法/王国材//绍兴医药学报.-1-16-473

论小儿病不宜禁绝乳食/袁桂生//三三医报.-2-29-213

论小儿虫积及治验案/赵子琴//杏林医学月报.-3-20-466

论小儿疮疡证治/邓德辅//杏林医学月报.-3-22-67

论小儿得痧之由与治痧之方/杨星垣//医学杂志.-2-12-120

论小儿脐风不尽由于风入脐中而起说/商智//中医杂志.-2-28-321

论小儿暑搐与惊风不同/崔虞阶//杏林医学月报.-3-17-269

论小儿中暑痉厥不宜骤开心窍/胡鑫//利济学堂报.-1-2-379

论小儿作搐之病原治法/杨叔澄//文医半月刊.-5-14-65

论阴挺/黄学龙//针灸杂志.-4-34-131

论婴儿七日病及预防法/缪素灵//中西医学报.-1-35-83

论婴孩肺炎之血清疗法/丁惠康//中西医学报.-1-38-167

论幼科辨症方针/许伯元//中医杂志.-2-25-227

论月经不调(连载)/王福民//新中华医药月刊.-5-35-106,141

论月经不调/何公度//国医导报.-5-30-43

论月经超前落后之治法/杨俊才//医界春秋.-3-12-381

论月经之开始期与终止期/戚如轩//中医指导录.-4-1-436

论月经之血/庐述周//杏林医学月报.-3-23-356

论孕占男女/徐瀛芳//中医新生命.-5-7-472

论治小儿病须审慎周详/卢震三//三三医报.-2-29-535

论中国妇科/吴凡//现代中医.-4-43-522

论朱丹溪治产后杂症/史介生//医学杂志.-2-2-26

略述我国妇人多数不孕之原因及其治疗方法/吴景焌//杏林医学月报.-3-23-521

马脾惩毖篇/[日]浅田惟常//中医世界.-3-26-8

马脾风/张泽霖//医林一谔.-4-9-382

马脾赘言/朱丹九//国医导报.-5-30-95

秘授胎产养儿心法/郭韶九//杏林医学月报.-3-18-351

母体里面的小宝宝是寄生物却也有寄生的植物/李克蕙//文医半月刊.-5-14-298

男女双胎说/黄国材//绍兴医药学报星期增刊.-1-21-320

男子热入心包与女子热入血室分别/郑鸿祥//中国医学月刊.-3-15-431

难产新疗法(附按语)/卢育和//绍兴医药学报.-1-16-291

难产证治心得/张耀斗//中医世界.-3-31
-239

女科经言(连载)/唐吉父//中医世界.-3-38-
73,175,305,407,489,600.-3-39-47,153,
374,457

女科经验谈/葛养民//光华医药杂志.-4-35
-395

女科生育病理谈(连载)/郭仲亮//神州国医学
报.-4-15-234,299

女科暑邪内陷痉厥证治愈/周镇//医学杂志.2
-9-87

女科血寒络热崩漏证/张相臣//国医砥柱月刊
.-5-15-454

女人三十六病说/陈无咎//中医世界.-3-25
-476

女性生殖器病/章鹤年//光华医药杂志.-4-37
-509

女性之变态答隐名氏/盛心如//光华医药杂志
.-4-41-620

女子白浊白带之治疗法/丁名全//德华医学杂
志.-1-39-33

女子藏燥病/蒋蕙芬//光华医药杂志.-4-37
-501

女子带下五色治法/方望霓//中医世界.-3-32
-615

女子骨蒸劳之原因及疗法/萧俊逸//光华医药
杂志.-4-37-117//医林一谔.-4-11-538

女子结核病进行时往往不能妊娠然在结核初期
受胎者亦不少夫受胎及分娩何以能使潜伏之
结核发生其未全愈之结核并何以能增进其病
势请言其理由/韩云鹤//中西医学报.-1-30
-113

女子经闭之治疗/李思侗//医学杂志.-2-8
-589

女子生殖器结核及其疗法(连载)/屠开元//中
西医学报.-1-37-119,241

女子痛经论治/致逸//医界春秋.-3-5-167

女子阴吹症简效方/杨新华//中医世界.-3-38
-418

女子月经病之原理/庄霖生//医界春秋.-3-7-

8

女子长期恶寒之研究/萧俊逸//光华医药杂志
.-4-37-204

辟谬/廖浚泉//光华医药杂志.-4-39-312

辟邵妇儿见鬼之谬并论其治法/商智//三三医
报.-2-36-532

偏坠/林中行//医学杂志.-2-16-499

脐风研究/陈莲峰//医学杂志.-2-7-78

脐风预防法/潘国贤//苏州国医杂志.-5-1
-435

脐风之病理及其治法/许小士//中医世界.-3-
26-82//自强医学月刊.-3-40-421

脐风之烧酒制法答方肇元君/高思潜//绍兴医
药学报星期增刊.-1-22-433

乞示妊娠之诊法/孙继祖//医学杂志.-2-18
-364

秦氏妇妊娠伤寒/邹趾痕//医学杂志.-2-16
-126

人类胎生之研究/刘鸿钧//中医世界.-3-26
-50

妊妇分娩时之卫生/顾毓琦//中西医学报.-1-
38-275

妊妇摄养法/荣质文//新中医刊.-5-19-157

妊妇摄养法十则/杨焕文//医学杂志.-2-10
-238

妊妇双胎之研究/徐冠慧//医学杂志.-2-3
-551

妊妇之卫生/胡佩芬//中西医学报.-1-41
-285

妊娠的明镜/万尹青//中医世界.-3-39-479

妊娠恶阻呕吐与流涎治疗之商榷/金冤禽//光
华医药杂志.-4-37-505

妊娠恶阻谈/金少陵//光华医药杂志.-4-38
-17

妊娠恶阻治法/郑连山//神州国医学报.-4-16
-35

妊娠分娩起算表/康维恂//绍兴医药学报.-1-
19-435

妊娠各月之胎儿状况/李志鸿//文医半月刊.-5
-14-71

妊娠忌药论/单培根//中国医药月刊.-5-32
　　-561

妊娠劳损辨/何志仁//三三医报.-2-29-435

妊娠呕吐病理/顾昕白//铁樵医学月刊.-4-44
　　-496

妊娠呕吐之治疗/天德//中西医学报.-1-40
　　-494

妊娠期内的摄生/沈沁芳//光华医药杂志.-4-
　　36-407

妊娠伤胎腹痛下血则一胎已堕与未堕治法则异
　　试分别详言其理/贾鸿儒//医学杂志.-2-9-
　　587

妊娠时期子痫预防/沈仲理//现代中医.-4-43
　　-536

妊娠时之摄生法/原沪//中西医学报.-1-35
　　-93

妊娠时之调养法/叶蕙如//中西医学报.-1-35
　　-36

妊娠时之卫生/柴也愚//绍兴医药学报星期增
　　刊.-1-22-416

妊娠特征在诊断上之区别/杨元吉//德华医学
　　杂志.-1-39-45

妊娠卫生/邓文达//现代中医.-4-43-565

妊娠新鉴别法/新术//光华医药杂志.-4-38
　　-391

妊娠新语/杨志一//光华医药杂志.-4-37
　　-497

妊娠学述要(连载)/潘树仁//中国医药月刊.-5
　　-32-237,284

妊娠淤血证之研究/萧俊逸//医界春秋.-3-10
　　-288

妊娠诊断法/陈昌道//中西医学报.-1-27
　　-349

妊娠诊断法/梁余生//医学杂志.-2-11-217

妊娠诊断术/薛明波//国医导报.-5-30-376

妊娠之鉴定法/叶劲秋//医林一谔.-4-11
　　-323

妊娠之原理诊断与摄生/沈宗吴//中医世界.-3
　　-39-230

妊娠中毒症(连载)/陈永生//国药新声.-5-23

　　-240,307

妊娠中之卫生/谭秀云//中西医学报.-1-40
　　-504

妊娠肿胀/施瑞麟//杏林医学月报.-3-19
　　-226

妊娠转胞与子淋之区别/徐世长//医学杂志.-2
　　-4-313

妊娠子痫治愈/周镇//医学杂志.-2-9-460

乳病的病理和治疗/蒋蕙芬//光华医药杂志.-4
　　-35-410

乳病证治述略/郑守谦//中医世界.-3-25
　　-318

乳吹妬乳治法/邵复生//绍兴医药学报.-1-11
　　-105

乳蛾浅说/张赞臣//医界春秋.-3-5-396

乳儿法选辑/赵意空//医学杂志.-2-11-195

乳儿暑日泄泻之研究/许公严//中医世界.-3-
　　30-94

乳儿之流行感冒/薛承垲//中西医学报.-1-41
　　-149

乳房详论/颜文亮//现代中医.-4-43-576

乳囊不开/周宅京//光华医药杂志.-4-37
　　-365

乳证论/钱治安//神州医药学报.-1-42-83

乳症杂谈/邓靖山//杏林医学月报.-3-20
　　-476

三症各论:小儿胀泻小儿夜啼痘/李健颐//光华
　　医药杂志.-4-39-314

肾疳出血/吕少函//光华医药杂志.-4-39
　　-321

石氏儿科(连载)/石李氏(述);王震辉(撰)//国
　　医砥柱月刊.-5-16-396.-5-17-39

试就临床之经验及参合古今中西名家之著述确
　　实诊断妇人妊娠期之特有现象详细说明之/
　　黄国材//医学杂志.-2-16-358

室女经闭之研究/程哲//医学杂志.-2-3-566

释妇人月经命名之真谛/刘景川//沈阳医学杂
　　志.-3-3-232

受孕与积血虚损之辨别/项廷陞//光华医药杂
　　志.-4-35-159

暑令保赤要言(一)至(二)/温悦堂//国医正言.-5-5-89,137

暑湿胎压膀胱/戴橘甫//中国医学月刊.-3-15-548

述气虚惯行堕胎之症治/商智//三三医报.-2-36-594

述肾虚惯行堕胎之症治/商智//三三医报.-2-36-593

述月经/钱惠伦//中西医学报.-1-40-409

双生子的研究/查士骥//中西医学报.-1-37-527

说产后/许公岩//现代中医.-4-43-541

说带/费泽尧//中医杂志.-2-23-77

说妇女带病/徐雪梅//光华医药杂志.-4-35-414

说经闭浮肿形瘦脉弱治法/孙佑青//沈阳医学杂志.-3-1-251

说痛经/胡敏扬//现代中医.-4-43-531

说小儿疳积/胡萧梧//苏州国医杂志.-5-1-346

说小儿疳伤眼疾/李翰芬//国医杂志.-4-5-269

胎产病之研究/时逸人//医学杂志.-2-15-559

胎产浅说/吴香圃//国医正言.-5-3-249

胎产须知的秘法/杨克东//针灸杂志.-4-30-77

胎产用药谈/谢氏月//中医世界.-3-25-305

胎产志异/中西医学报社//中西医学报.-1-24-440

胎动之诊断及治法/张赞臣//医界春秋.-3-10-442

胎毒/高思潜//绍兴医药学报.-1-20-350

胎毒/光华医药杂志社//光华医药杂志.-4-39-361

胎毒/李健颐//中医世界.-3-26-73

胎毒/赵泽汉//中国医学月刊.-3-15-43

胎儿男女之判别/龙婉华//中医指导录.-4-4-367

胎黄与胎赤/钱今阳//新中医刊.-5-20-377

胎教/守真//绍兴医药学报星期增刊.-1-21-466

胎漏之研究/沈愚如//光华医药杂志.-4-38-19

胎疟辩/沈仲圭//三三医报.-2-31-523

胎前病及产后病概要/姚子让//国医砥柱月刊.-5-18-285

胎前产后论/胡润墀//神州医药学报.-1-47-425

胎前产后三则/于施平//中医杂志.-2-19-85

胎前产后用药论/陆体英//光华医药杂志.-4-35-235

胎前产后用药论/戚如轩//医界春秋.-3-9-334

胎前期之摄护/郑春风//中医世界.-3-31-220

胎前调护使胎不可在腹内肥胖及产时宜慢临盆论/杨燧熙//医学杂志.-2-13-51

胎前症治大纲/张绍云//国医砥柱月刊.-5-17-131

胎前诸病之原因甚则流产难产及预防并治法论/杨燧熙//沈阳医学杂志.-3-1-250

胎妊论/李春芝//医学杂志.-2-5-179

胎衣衣胎及胎衣缓下之生理研究/吴子东//杏林医学月报.-3-23-195

胎孕病候/[日]贺川玄悦//中医世界.-3-25-270

胎孕男女之研究/谈先进//中医杂志.-2-28-184

胎孕之诊断/唐湘清//中医世界.-3-39-255

胎孕赘言/林继枝//国医杂志.-4-5-35

谈妇科种子方法/陈詠鹤//杏林医学月报.-3-20-372

谈谈处女膜/李云溥//医林一谔.-4-11-190

谈谈恶阻/吴颂华//现代中医.-4-43-319

谈谈妇女之普遍病/谢瑜//中医指导录.-3-38-539

谈谈胎前痫/蒋右良//光华医药杂志.-4-37-498

谈谈小儿科与推拿/周其桂//复兴中医.-5-31

－191

谈谈种子/沈裁之//新中医刊.-5-19-258

谈一谈妇人经闭病/刘渡舟//国医砥柱月刊.-5
　-17-147

谈月经及其病理/蔡日如//现代中医.-4-43
　-534

螳螂子/张致果//神州国医学报.-4-16-400

调经实生论/张植林//医学杂志.-2-16-116

调经统论(连载)/潘粹琦//中医世界.-3-38-
　75,180,307,411,491,599

调经丸方/叶狷卿,杨叔澄//北平医药月刊.-5
　-9-339

调经种子/袁复初//医学杂志.-2-15-483

铁樵医药事务所课艺选刊:妇人热入血室之研
　究(其二)/王介之//铁樵医学月刊.-4-44
　-558

铁樵医药事务所课艺选刊:妇人热入血室之研
　究(其三)/刘郁周//铁樵医学月刊.-4-44
　-560

铁樵医药事务所课艺选刊:妇人热入血室之研
　究(其一)/葛竣卿//铁樵医学月刊.-4-44
　-557

停经/王景贤//苏州国医杂志.-5-1-433

童子痨之研究/王合三//现代中医.-4-42-
　273//医学杂志.-2-15-370

痛经/光华医药杂志社//光华医药杂志.-4-40
　-95

痛经/王克信//中医世界.-3-39-245

痛经/张又良//苏州国医杂志.-5-1-249

痛经之治疗法/丁锡康//德华医学杂志.-1-39
　-392

痛经治疗谈/顾志道//苏州国医杂志.-5-1
　-343

投稿保婴治法披露(一)/方元肇//绍兴医药学
　报星期增刊.-1-22-213

为父母者当谨防其婴孩及儿童之泻症/李翰芬
　//国医杂志.-4-5-589

问白带治法/刘紫霞//医界春秋.-3-6-104

问白带治法/朱竹荪//绍兴医药学报星期增刊
　.-1-21-5

问白浊变疝的理及治法/陈龙池//绍兴医药学
　报星期增刊.-1-21-302

问产后腹下作疼治法/天舟//绍兴医药学报星
　期增刊.-1-21-422

问产后肌肉削瘦治法/吴静之//绍兴医药学报
　星期增刊.-1-21-269

问产后即时小便理由/方肇元//绍兴医药学报
　星期增刊.-1-22-308

问产后忌服人参疑义/李光健//绍兴医药学报
　星期增刊.-1-22-172

问产后气血衰弱治法/罗乐三//绍兴医药学报
　星期增刊.-1-21-247

问产后受惊受湿寒热如疟之治法/游显廷//医
　界春秋.-3-8-477

问产后症治法/叶健生//三三医报.-2-29
　-134

问产后症治法/赵趾仁//绍兴医药学报星期增
　刊.-1-22-142

问产后治法/竹余芳//绍兴医药学报星期增刊
　.-1-21-127

问成年女子遗尿之原因与治法/沈仲圭//三三
　医报.-2-29-545

问打胎出血的医治法/陈龙池//绍兴医药学报
　星期增刊.-1-21-276

问二妇人受双胎与受三胎之原因/钱存济//神
　州医药学报.-1-45-477

问二十余月月经不至腹不胀之原因/澄冠居士
　//医界春秋.-3-8-433

问妇病治法/赵劲初//三三医报.-2-33-345

问妇科病理一则/吕善夫//三三医报.-2-29
　-260

问妇女产后病应如何治疗并产妇之饮食及摄养
　/张斗耀//医学杂志.-2-16-53

问妇人腹痛治法/马家达//绍兴医药学报星期
　增刊.-1-21-149

问妇人脚痛治法/何思琮//绍兴医药学报星期
　增刊.-1-22-440

问妇人经阻与孕一二月诊断最难辨别以何法确
　知其详/沈仲圭//绍兴医药学报星期增刊.-1
　-21-109

问妇人天癸理由/胡天民//绍兴医药学报星期增刊.-1-21-493

问妇人停经腰酸腹胀干咳治法/王叔琴//绍兴医药学报星期增刊.-1-22-379

问妇人小产后服枳实大黄有无致狂之可能/舒啸//医界春秋.-3-10-111

问怪经的理/陈龙池//绍兴医药学报星期增刊.-1-21-237

问经停腿肿胀治法/赵新之//绍兴医药学报星期增刊.-1-22-288

问老年血崩后治法/章吟絮//绍兴医药学报星期增刊.-1-22-207

问历节风症之治法/刘紫霞//医界春秋.-3-6-104

问慢性淋/张复卿//医学杂志.-2-18-563

问梅毒医射药/吴用中//绍兴医药学报星期增刊.-1-21-373

问母病/殷顺龄//绍兴医药学报星期增刊.-1-22-292

问母患肝胃痛症治法/陶光瑞//绍兴医药学报星期增刊.-1-21-175

问难产之原理及救治法/姚鑫波//医界春秋.-3-8-246

问女病治法/蕉桐馆主//三三医报.-2-32-237

问女孩下绿便治法/张黼章//绍兴医药学报星期增刊.-1-22-292

问妊娠血痢治法/孙用盦//绍兴医药月报.-2-39-146

问乳内结核/项尧廷//沈阳医学杂志.-3-2-122

问停经治法/翼云//绍兴医药学报星期增刊.-1-22-111

问痛经治法/月影//绍兴医药学报星期增刊.-1-22-30

问小儿病/杨燧熙//绍兴医药学报星期增刊.-1-21-103

问小儿病疑症治法/郁济煐//绍兴医药学报星期增刊.-1-22-480

问小儿病治法/郑梦兰//绍兴医药学报星期增刊.-1-22-167

问小儿大头之理由/张汝伟//绍兴医药学报星期增刊.-1-21-166

问小儿耳聋声哑治法/郭炳垣//绍兴医药学报星期增刊.-1-22-189

问小儿发热症治法/章济川//绍兴医药学报星期增刊.-1-22-310

问小儿腹大治法/未署名//绍兴医药学报星期增刊.-1-22-58

问小儿呵欠作吐之疗法/杨燧熙//绍兴医药学报星期增刊.-1-22-451

问小儿惊风症之治法/张平一//医界春秋.-3-7-418

问小儿皮肤病/高思潜//绍兴医药学报星期增刊.-1-21-437

问小儿死而又活的原故/宋跃躐//绍兴医药学报星期增刊.-1-21-427

问小儿剃头后发有未生/刘焕章//绍兴医药学报星期增刊.-1-21-288

问小儿头面肿症治法/袁潜//绍兴医药学报星期增刊.-1-22-301

问小儿哑病治法/李凤棋//绍兴医药学报星期增刊.-1-21-205

问小儿延颈治法/张汝伟//三三医报.-2-29-443

问小儿疑难症之研究/鲍一木//绍兴医药学报星期增刊.-1-22-78

问小儿饮食不慎治法/陈尔康//绍兴医药学报星期增刊.-1-22-474

问小孩脱肛治法/朱菊坡//绍兴医药学报星期增刊.-1-21-365

问小孩眼病治法/胡钟岳//绍兴医药学报星期增刊.-1-22-474

问小女产后病症治法/吴雯青//绍兴医药学报星期增刊.-1-22-78

问血虚带下症/陈道卿//针灸杂志.-4-28-266

问阴挺治法/鲍槎法//绍兴医药学报星期增刊.-1-22-142

问有妇人年三十许产后四十余日因乳子未成时

值夏月坐于门外树下哭啼甚哀忽然昏倒地不省人事异至家目合口开手散遗尿其脉沉而伏此何证也当用何药救之/陈代和//医学杂志.-2-5-391

问幼科病治法/虞哲夫//三三医报.-2-31-22

问幼科灯火等法/周纶//绍兴医药学报星期增刊.-1-21-318

问月经不调治法/方文懋//绍兴医药学报星期增刊.-1-22-86

问孕妇足疾治法/刘焕章//绍兴医药学报星期增刊.-1-21-86

问治横生倒产方的理/陈龙池//绍兴医药学报星期增刊.-1-21-126

问子鸣之理及治法/陈龙池//绍兴医药学报星期增刊.-1-21-4

问足病治法/谢养吾//三三医报.-2-29-470

问足痿症治法/傅祖望(问);承淡安(答)//针灸杂志.-4-28-163

问坐功躘等发神经病为社友代求疗法/印岩//绍兴医药月报.-2-37-61

无月经的原因治疗谈/傅旭初//新中医刊.-5-19-33

勿药有喜/方公溥//中医世界.-3-25-237

夏令时期孩儿多发咳嗽身热疴呕之证/陈应期//杏林医学月报.-3-22-254

闲话血崩/陈问天//医界春秋.-3-13-264

闲话中医诊断子宫病之神妙/杨志一//国医砥柱月刊.-5-17-542

小儿变蒸之研究/杨焕文//医学杂志.-2-10-43

小儿病/陈祖年//光华医药杂志.-4-38-81

小儿病丛谈/聂子因//中医世界.-3-26-53

小儿病大纲/徐相宸//医学杂志.-2-12-561

小儿病各论(惊风)/[日]渡边熙(著);沈松年(译)//国医砥柱月刊.-5-18-25

小儿病后聋哑治法/呈村降叶//绍兴医药学报星期增刊.-1-22-165

小儿病危险之预兆/余鸿仁//新中医刊.-5-19-10

小儿初生拔毒奇方/夏其初//针灸杂志.-4-31-465

小儿初生用药论/史介生//绍兴医药学报.-1-19-339

小儿纯阳辨/医学公报社//医学报.-1-6-271

小儿纯阳论/杨凌虚//杏林医学月报.-3-22-124

小儿�乳之疗法/张易安//新中医刊.-5-20-18

小儿断乳后之变故/杨子韶//光华医药杂志.-4-36-432

小儿嗄咳概论/钱今阳//国医导报.-5-29-105

小儿发热症治说(儿科学)/郑少春//绍兴医药学报.-1-8-239

小儿肺痈证治谭/高鉴如//中国医药月刊.-5-33-563

小儿肺炎及其疗法(连载)/郭云霄(译述)//中西医学报.-1-30-425,533

小儿肺炎漫谈/胡光慈//华西医药杂志.-5-36-157

小儿痔症浅说/汪竹安//绍兴医药学报.-1-8-415

小儿急慢惊风辨别论/林继枝//国医杂志.-4-5-152

小儿急慢惊风论/王石清//北京医药月刊.-5-21-205

小儿急慢惊风论/张百塘//北京医药月刊.-5-21-480

小儿急慢惊风之分别/卢明炎//杏林医学月报.-3-19-332

小儿急性惊风治疗法/钟礼明//针灸杂志.-4-34-264

小儿结胎构造说/刘德旺//国医正言.-5-3-41

小儿惊风/盛心如//新中医刊.-5-19-104

小儿惊风谈/崔虞阶//杏林医学月报.-3-16-322

小儿惊厥之研究/张治河//医林一谔.-4-11-404

小儿痉病说略/王一仁//中医杂志.-2-23

－431

小儿科大要/赵公尚//中医杂志.-2-28-199

小儿科论/郑霭崭//现代中医.-4-42-450

小儿科学/卢谦//中西医学报.-1-28-539

小儿科学新智囊/陈仲铠//现代中医.-4-43
－259

小儿口疮/卢朋著//中医杂志.-3-4-430

小儿痢疾之日本民间疗法/宋大仁//自强医学
月刊.-3-41-407

小儿麻疹/彭子益//国医砥柱月刊.-5-17
－289

小儿慢脾惊效方/医学杂志社//医学杂志.-2-
14-312

小儿梅毒之治疗新法/沈志明//德华医学杂志
.-1-39-333

小儿目闭/卢朋著//中医杂志.-3-4-429

小儿起风之臆说/程际云//医学杂志.-2-2
－297

小儿软骨病/唐庆岳//中西医学报.-1-38
－300

小儿胎中发育及儿科说略/曾勉湘//国医杂志
.-4-5-171

小儿瘫痪/朱福一//光华医药杂志.-4-35
－593

小儿啼哭论案/王玉玲//中医世界.-3-27
－159

小儿吐泻原因及治法/郭柏良//光华医药杂志
.-4-38-353

小儿退热经验谈/谭活水//光华医药杂志.-4-
36-381

小儿误吞铁物/未署名//三三医报.-2-32
－533

小儿习见之胃肠病/沈仲圭,谢诵穆//神州国医
学报.-4-15-8

小儿夏秋呕泻论治/张谷成//国医砥柱月刊.-5
-16-165

小儿腺结核/胡光慈//新中华医药月刊.-5-35
－654

小儿夜啼之研究/陈景歧//中医杂志.-2-27
－344

小儿遗尿病预防治疗/王葆诚//国医砥柱月刊
.-5-18-646

小儿遗尿的精神疗法/郑轩渠//光华医药杂志
.-4-39-317

小儿易痉说/许梦苏//中医杂志.-2-22-70

小儿痄腮症/尤学周//新中医刊.-5-19-260

小儿胀泻之中西治法/李健颐//现代医药月刊
.-4-27-152

小儿之痔等于成人之瘰其证候之经过究竟相同
与否/张文元//医学杂志.-2-15-96

小儿之用药与大人不同论/冯骐//医学杂志.-2
-13-588

小儿稚阳非纯阳说/张国华//医学杂志.-2-5-
457

小儿中暑痉厥不宜骤开心窍说/杨蛰安//绍兴
医药学报.-1-8-149

小孩病/姜楚城//光华医药杂志.-4-37-365

小孩病/周庭璧//光华医药杂志.-4-38-533

小孩肠胃炎之经验与治法/董味和//新中医刊
.-5-20-441

小孩怪病/李培玉//光华医药杂志.-4-36
－137

小孩咳哭常见血泪之商榷/陈应期//杏林医学
月报.-3-21-381

小孩咳哭常见血泪之疑问/谭活水//杏林医学
月报.-3-21-522

小孩头疮/赵梅五//光华医药杂志.-4-38
－528

小人奇症/竹叶亭杂记//医林一谔.-4-8-89

新发明小儿百日咳之特效治法/刘青川//沈阳
医学杂志.-3-3-403

胸腹连结之怪胎图(附图说)/查贡甫//绍兴医
药学报.-1-15-508

血崩病论治/陈士任//光华医药杂志.-4-37
－496

血崩症状与治疗/顾品儒//光华医药杂志.-4-
37-495

血崩之研究/会一//中医世界.-3-39-350

研究妇科学之补充/孙培文//医学杂志.-2-17
－414

研究治疗石女病之手术与应当注意之我见(连载)/李焕卿//国医砥柱月刊.-5-15-506,613//文医半月刊.-5-14-427,443//现代医药月刊.-4-27-751.-5-27-745,747,749,753//针灸杂志.-4-33-329

夜啼/李健颐//中医世界.-3-26-73

一般月经病的证治法/项寅珍//中国女医.-5-34-210

医儿漫谈/许公岩//现代中医.-4-42-347

医学上之堕胎问题/秦伯未//中医世界.-3-25-334

因感冒饮冷而致经行落后的有效疗养法/陈伯涛//中医世界.-3-39-232

因胎产害目论/喻万邦//绍兴医药学报.-1-20-346

阴吹/张泽霖//医界春秋.-3-9-242

阴吹论治/张泽霖//现代医药月刊.-4-27-655

阴吹治法丛考/方公溥//中医世界.-3-25-338

婴儿丹毒症其病原若何其治法若何请详说之/李燿常//中医杂志.-3-4-145

婴儿锁喉原因及治法之说明/郑绍华//杏林医学月报.-3-21-335

婴儿治疗之我见(连载)/吴絜盒//文医半月刊.-5-14-408,431

幼科发热症治之鸟瞰/许公岩//现代中医.-4-42-164

幼科浅说/石英//中医世界.-3-37-28

幼幼一得/张体元//中医世界.-3-26-68

与客谈女劳复杂治之原因/沈德修//中医杂志.-2-28-187

与王兰远君研究小儿病/汪景文//绍兴医药学报星期增刊.-1-21-516

与徐君仙槎讨论马脾风书/杜海生//三三医报.-2-32-197//绍兴医药月报.-2-39-97//沈阳医学杂志.-3-1-204

育儿浅说/罗子昌//中西医学报.-1-34-47

育儿卫生法/李惠民//中西医学报.-1-36-7

预知胎儿的性别/雄//光华医药杂志.-4-35-500

欲产总论/宋博川(遗著);冯绍蘧(校投)//中医杂志.-2-28-7

月经/陈腐//文医半月刊.-5-14-40

月经病/崔勉斋//光华医药杂志.-4-37-364

月经病的简易自疗/邱治中//中医世界.-3-39-259

月经病之原因与治疗/许镜澄//光华医药杂志.-4-35-480

月经病之诊断扼要/时逸人//光华医药杂志.-4-35-30

月经病之治疗概说/许镜澄//中医指导录.-4-3-391

月经病之种种/傅瑞眉//中国医学.-5-34-144

月经不调请示治疗方针/傅仙坊//医学杂志.-2-17-180

月经不止及腿部肿麻之治法/程少班//医学杂志.-2-18-458

月经的病症和治疗法/张友琴//中医世界.-3-32-594

月经的检讨/霍然//中医世界.-3-37-260

月经赶前/王居仁//医学杂志.-2-18-85

月经过多/王英瑛//光华医药杂志.-4-35-430

月经过多以及不止的新研究/姚子让//中医世界.-3-37-537

月经论/唐映书//自强医学月刊.-3-41-20

月经说/王梦熊//中医世界.-3-39-366

月经与红铅/[日]城一格(著);魏萱(译)//光华医药杂志.-4-37-322

月经与生产后子宫脱出症之自疗/李健颐//中医世界.-3-39-261

月经与外阴部疾患/韩一雷//中医世界.-3-32-618

月经之生理/刘俊镛//中医指导录.-4-3-426

月事专主脾胃说/米焕章//医学杂志.-2-9-66

孕妇的卫生/林夏泉//广东医药月刊.-3-24-50

孕妇发斑/魏雪芳//光华医药杂志.-4-35-273

孕妇痨伤咳血之辨别/李翰芬//国医杂志.-4-5-376

孕妇诊脉辨/时逸人//医学杂志.-2-11-615

孕妇诸病之原因甚则流产难产及预防并治法论/杨燧熙//绍兴医药月报.-2-39-15

孕脉说/高思潜//中医杂志.-2-21-238

孕之辨治/萧延平//医学杂志.-2-10-253

再答陈守真君问孕双胎治/王肖舫//绍兴医药学报星期增刊.-1-21-311

再问妇人天癸理由/胡天民//绍兴医药学报星期增刊.-1-22-77

再问横生倒产方子的理/陈龙池//绍兴医药学报星期增刊.-1-21-325

再问孕双胎法并答复刘吉人卢育和竹余祥三君/陈守真//绍兴医药学报星期增刊.-1-21-236

脏燥(西名歇司的里)/张治河//医学杂志.-2-17-351

脏燥病研究/张泽霖//医学杂志.-2-14-402

脏燥概论/章真如//国医砥柱月刊.-5-18-262

脏燥之研究/润明//广东医药月刊.-3-24-578

脏燥之研究/张泽霖//医林一谔.-4-9-62

增订产科心法按(连载)/汪朴斋(著);缪俊德(按)//中国医药月刊.-5-33-436,458,482,505,564

张文元征求女病治法/张文元//医学杂志.-2-15-68

诊断小儿疾病之方法/韩郁文//德华医学杂志.-1-40-67

诊治产后当分五级时期说/黄眉孙//神州医药学报.-1-47-231

诊治小儿病必先察其母论/何伯贤//杏林医学月报.-3-19-358

征求保婴验方/绍兴医药学报社//绍兴医药学报星期增刊.-1-22-64

征求发乳良方/张兰逸//医界春秋.-3-10-111

征求妊妇热病代食品/周镇//绍兴医药学报星期增刊.-1-22-170

征求雪崩后治法/现代医药月刊社//现代医药月刊.-4-27-352

征求婴儿脐风口噤之病理预防及治法/叶橘泉//医界春秋.-3-6-311

征求治白带简易方/钱又起//医界春秋.-3-10-32

征求逐年滞下病理及治法/吴习之//医界春秋.-3-10-468

治痘问答/许梦苏//绍兴医药月报.-2-37-423

治妇女病经验谈/顾玉廉,顾丽春//光华医药杂志.-4-38-18

治妇人胎动/陈西侯//针灸杂志.-4-33-141

治季华清之姐怀胎十个月外不产/黄苍霖//神州国医学报.-4-16-566

治疗小儿说(附校勘记)/王镜泉//绍兴医药学报.-1-17-87

治脐风新法(映溪草堂笔记)/金惠屏,周维翰(辑)//医学报.-1-4-314

治妊妇呕吐法/邓源和//德华医学杂志.-1-38-466

治乳汁不下五法/杨医亚//文医半月刊.-5-14-183

治生乳疮法/黄明三//医界春秋.-3-11-132

治夏季小儿泻痢腹疼方/张锡纯//绍兴医药学报星期增刊.-1-22-179

治小儿痘疮说/丁叔廉//医学杂志.-2-13-554

治小儿感证虚证论/俞修源//绍兴医药月报.-2-38-111

治小儿脱肛最新法/杨永超(译)//医学杂志.-2-5-516

治小儿走马牙疳不服药不针刺之特效法/施绍章//针灸杂志.-4-33-142

治愈三年久之产褥痨(连载)/吴景焌//杏林医学月报.-3-22-553.-3-23-34

治愈胎动下血/孙右卿//沈阳医学杂志.-3-1-

114

致方肇元先生论脐风症治意见书/卢则钟//绍兴医药学报.-1-16-225

中国产科论略(连载)/郑却疾//医界春秋.-3-14-72,125

中国妇科病学之鸟瞰/时逸人//新中医刊.-5-20-7

中国胎生学之研究/钟博闻//现代医药月刊.-4-27-422

种胎术答客问/叶慧博//中西医学报.-1-33-369

种子说(连载)/杨燧熙//沈阳医学杂志.-3-1-28.-3-3-399

种子条解须知(一)至(二)/吴香圃//国医正言.-5-4-391,437

朱丹溪谓产后以大补气血为先虽有他证以末治之张景岳谓产后既有表邪不得不解既有火邪不得不清既有内伤停滞不得不开通消导既有恶露不得不攻之我见/邓绍华//杏林医学月报.-3-23-186

浊后余症答王季春/盛心如//光华医药杂志.-4-41-521

子宫癌与中医妇科上之疾病/姜春华//新中华医药月刊.-5-35-305

子宫癌之疗治/刘蔚楚//医学杂志.-2-6-374

子宫癌之研究/蔡百星//医界春秋.-3-7-9//医学杂志.-2-13-153

子宫癌之治疗/刘蔚楚//复兴中医.-5-31-29

子宫病之中西汇通/王德箴//国医杂志.-4-13-311//中医世界.-3-34-654

子宫瘕聚/朱述仿//光华医药杂志.-4-38-550

子宫实质炎/[日]简井德光(著);许氏信(译)//国医砥柱月刊.-5-18-29

子宫脱出的预防治疗/沈沁芳//光华医药杂志.-4-37-438

子宫下垂原因证治之纲要/傅道珂//中医世界.-3-39-445

子痫/章次公//中国医药月刊.-5-33-43

子痫风/张治河//复兴中医.-5-31-27//医学

杂志.-2-16-338

子痫风之病因及其疗法/钱子青//中医世界.-3-39-253

子眩答高岫嵩/盛心如//光华医药杂志.-4-41-524

子肿之病因及疗法/陈影鹤//杏林医学月报.-3-22-385

自经与投水之我见/陈仪臣//绍兴医药月报.-2-41-163

走马疳论治/黄国亮//中医世界.-3-37-117

走马牙疳原因及治法/李春芝//医学杂志.-2-2-199

走马牙疳治法/杨孕灵//医学杂志.-2-4-76

最近幼科医学上之三大问题/许太平//医界春秋.-3-9-494

最可怕的产后血晕之我见/单伯图//光华医药杂志.-4-38-335

(一)热病小产(二)胎元不足/苏厚田//光华医药杂志.-4-40-413

7.2.4 五官

八载喉疳/吴天晓//光华医药杂志.-4-36-434

拔牙多之危险/徐相任//国医公报.-4-22-313//神州国医学报.-4-16-357

白睛胬肉/卢朋著//中医杂志(广东).-3-4-430

白睛气泡/童绍甫//新中医刊.-5-20-374

本市中医公会答赵石甫先生喉症正治法并来往原函/陈泽东//国医正言.-5-3-544

鼻闭塞症/李术仁//中国医药月刊.-5-32-330

鼻病研究/苏宝善//中医指导录.-3-39-90

鼻疮答廖晖忠/盛心如//光华医药杂志.-4-41-163

鼻核喉核/周彻朗//中西医学报.-1-32-343

鼻加答儿治疗法/黎肃军//绍兴医药学报.-1-12-537

鼻流水如何治法/王存//医界春秋.-3-8-395

鼻衄浅说/周彩凤//光华医药杂志.-4-35
-407

鼻衄之不药疗法/周允超//现代中医.-4-42
-185

鼻塞病/光华医药杂志社//光华医药杂志.-4-
39-548

鼻塞简便治法/桐影//医界春秋.-3-10-448

鼻嚏/黎民//光华医药杂志.-4-38-255

鼻血不止治验谈借以答黄詠周君之问/杨尚诚
//三三医报.-2-31-24

鼻咽头炎症候群与极轻症肺结核症等的区别事
项(连载)[日]山崎春三(著);金志澄(译)
//华西医药杂志.-5-36-164,214,265

鼻渊(连载)/王润民//医界春秋.-3-7-
405,449

鼻渊/光华医药杂志社//光华医药杂志.-4-40
-181

鼻渊/李喆慧//光华医药杂志.-4-37-462

鼻渊/刘正赋//光华医药杂志.-4-36-588

鼻渊/孙品之//新中医刊.-5-19-28

鼻渊/温健中//中医世界.-3-36-328

鼻渊/吴骞//光华医药杂志.-4-40-560

鼻渊及治法/杨燧熙//绍兴医药学报星期增刊
.-1-21-269

鼻渊痰核合病之原因及治法/杨燧熙//绍兴医
药学报.-1-19-45

鼻渊之治法/程国栋//医学杂志.-2-17-413

不能言语答王士烈/盛心如//光华医药杂志.-4
-41-95

诚意征求灌耳流脓灵方/谢芳//华西医药杂志
.-5-37-337

齿痛之关于卫生及治疗/杨孕灵//医学杂志.-2
-4-78

齿痛之诊断及疗法/倪炳荣//中西医学报.-1-
36-27

齿龈出血/竹芷熙//绍兴医药学报星期增刊.-1
-22-108

齿龈破溃/权鼎华//医学杂志.-2-16-593

齿龈炎/叶橘泉//中国医药月刊.-5-32-473

齿龈证治/张体元//中医世界.-3-28-261

春雪后喉病之治法/钱祖绳//医学杂志.-2-2-
330

唇风/黄金若//光华医药杂志.-4-37-366

刺嗓失音求治/郑雁飞//光华医药杂志.-4-38
-164

答本刊第五十七期姚承祜君代问目疾治疗法/
叶玉登//医界春秋.-3-8-434

答陈龙池君问鼻塞治法/杨燧熙//绍兴医药学
报星期增刊.-1-21-452

答陈文曼君问目疾/陈绍歧//医界春秋.-3-10
-500

答陈寅阶君征求耳疾治法/刑昇平//医界春秋
.-3-11-497

答慈溪韩成之问喉病/杨燧熙//绍兴医药学报
星期增刊.-1-21-197

答慈溪林华之君问伯病/张汝伟//绍兴医药学
报星期增刊.-1-21-76

答当阳郭炳垣问症一则/李春芝//绍兴医药学
报星期增刊.-1-22-427

答当阳席君问鼻渊病理/吴玉纯//三三医报.-2
-30-88

答丁保生君问齿缝出脓治法/尹涤尘//绍兴医
药学报星期增刊.-1-22-344

答奉化夏明诚君代友问喉癣治法/夏泽霖//三
三医报.-2-29-368

答复会员朱君慕丹征求咽喉肿胀吹药不效除打
血清针外可有相等之中药以急救之/濮凤笙
//神州医药学报.-1-47-75

答桂翁问喉病治法/杨燧熙//三三医报.-2-34
-169

答韩成之君喉病/裘吉生//绍兴医药学报星期
增刊.-1-21-110

答韩成之君问喉病治法/史久镛//绍兴医药学
报星期增刊.-1-21-143

答韩汶渊君问热病后口哑耳聋治法/吴耕孙//
绍兴医药学报星期增刊.-1-22-466

答杭州柴德新君问口疾治法/康维恂//绍兴医
药学报星期增刊.-1-21-486

答何君问目疾/康维恂//三三医报.-2-29
-374

答胡亚鹤君问眼毛倒睫治法/张锡纯//绍兴医药学报星期增刊.-1-22-58

答胡钟岳君问小孩眼病治法/喻万邦//绍兴医药学报星期增刊.-1-22-481

答胡钟岳问小儿目疾/胡天宗//绍兴医药学报星期增刊.-1-22-505

答黄冠三耳鸣治法/王肖舫//绍兴医药学报星期增刊.-1-21-279

答黄树荣君问耳内出水治法/杨燧熙//三三医报.-2-29-137

答净生君问青盲治法/史介生//绍兴医药学报星期增刊.-1-21-78

答净土生君问青盲治法/康维恂//绍兴医药学报星期增刊.-1-21-71

答九峰山农在六十一号问治/杨燧熙//绍兴医药学报星期增刊.-1-22-85

答赖君鼻渊治法/杨燧熙//绍兴医药月报.-2-41-45

答李慰农君代问耳病治法/吴耕孙//绍兴医药学报星期增刊.-1-22-451

答李慰农君问耳病治法/宋仲樵//绍兴医药学报星期增刊.-1-22-474

答李显君征求鼻瘤后贻症方/杨新华//医界春秋.-3-11-83

答林建廷君问鼻不闻香臭之治疗法/萧俊逸//医界春秋.-3-9-174

答毛君问目疾/倪静芳//自强医学月刊.-3-41-207

答缪一鸣目病求方/陈达三//三三医报.-2-32-450

答穆宗岳君问眼目生翳之治法/潘文田//医界春秋.-3-8-245

答倪燮堂先生问双目减明治法/项幼渠//绍兴医药学报星期增刊.-1-21-192

答彭鉴五问蟹睛治法/程书田//医界春秋.-3-9-468

答钱君阴伯喉症治法/张迈荃//神州医药学报.-1-45-479

答青岛王纽衷问喉毒未尽治法/杨燧熙//绍兴医药学报星期增刊.-1-21-110

答任伯和君问齿痛/沈仲圭//三三医报.-2-29-505

答任伯和君问固齿及齿重生法/张锡纯//三三医报.-2-29-437

答任伯和君问口吃治法/高思潜//三三医报.-2-30-227

答任伯和君问牙痛治法/杨燧熙//三三医报.-2-29-373

答任伯和君问治喉证法/张锡纯//三三医报.-2-29-437

答任伯和君问治口吃法/张锡纯//三三医报.-2-29-437

答任伯和君征求治喉症法/东漪氏//三三医报.-2-29-366

答任伯和问耳聋治法/叶兆芳//绍兴医药学报星期增刊.-1-21-334

答任伯和征求治目法/王肖舫//三三医报.-2-29-182

答沙参治鼻渊之热者另有他药/王肖舫//绍兴医药学报星期增刊.-1-21-163

答绍兴郑永康鼻渊治法/杨燧熙//绍兴医药学报星期增刊.-1-21-326

答沈耕莘君问目疾方义/黄国材//绍兴医药学报星期增刊.-1-21-389

答沈耕莘君问目疾治法/黄国材//绍兴医药学报星期增刊.-1-21-158

答沈耕莘君问目疾治法/明明斋//绍兴医药学报星期增刊.-1-21-87

答侍笑春君再求两目模糊治法/黄彩彬//医界春秋.-3-13-122

答侍笑春君征求两目模糊之治法/黄志仁//医界春秋.-3-12-276

答侍笑春君征求两目模糊之治法/姚世琛//医界春秋.-3-12-339

答松江朱念旭耳聋治法/王肖舫//绍兴医药学报星期增刊.-1-21-312

答宋季良君问喉病兼失红证之病因及治疗/盛心如//医界春秋.-3-6-531

答唐秋成君问白翳眼治法/汤仲明//三三医报.-2-30-302

答唐秋成君问白翳治法/张锡纯//三三医报.-2
-30-335

答王存君代问患鼻病之治疗法/乔贞如//医界
春秋.-3-10-502

答王文湖君问失音症/唐炳珊//医学杂志.-2-
14-183

答王肖舫君问走马牙疳(二)/马品玉//绍兴医
药学报星期增刊.-1-22-502

答王肖舫君问走马牙疳(一)/张锡纯//绍兴医
药学报星期增刊.-1-22-502

答王肖舫君问走马牙疳特效方/未署名//绍兴
医药学报星期增刊.-1-22-488

答问鼻塞流浊涕治法/李贡珊//绍兴医药学报
星期增刊.-1-22-324

答问赤鼻治法/胡天宗//绍兴医药学报星期增
刊.-1-22-151

答问眼毛倒睫症治法/李振声//绍兴医药学报
星期增刊.-1-22-46

答吴企泰君问鼻失香臭知觉治法/陆清洁//医
界春秋.-3-6-163

答吴义民君代李少白君问喉症治法案/陶俊时
//医界春秋.-3-7-100

答夏明诚君问喉癣治法/刁质明//三三医报.-2
-29-504

答夏明诚君问喉癣治法/汪景文//三三医报.-2
-29-404

答夏明诚君问喉癣治法/杨燧熙//三三医报.-2
-29-373

答萧介青君问耳病治法/杨燧熙//三三医报.-2
-30-131

答谢各大医士治眼方法/张树筠//三三医报.-2
-29-175

答徐炳和君问目疾/王肖舫//三三医报.-2-29
-609

答徐国良君齿血治法/胡天宗//绍兴医药学报
星期增刊.-1-22-56

答徐国良君问齿根出血治法/夏泽霖//绍兴医
药学报星期增刊.-1-22-58

答徐国良君问齿根出血治法/心耕//绍兴医药
学报星期增刊.-1-22-57

答牙关不能启闭之治法/王肖舫//绍兴医药学
报星期增刊.-1-22-126

答牙疼法治法/王肖舫//绍兴医药学报星期增
刊.-1-22-126

答亚鹤君问睫毛倒入治法/康维恂//绍兴医药
学报星期增刊.-1-22-21

答眼毛里倒治法(续)/岳文台//沈阳医学杂志
.-3-1-216

答姚承祜君代问目疾之治法/吴宏鼎//医界春
秋.-3-8-524

答姚亚凤君代问鼻渊治法/杨燧熙//三三医报
.-2-29-182

答叶劲秋君问喉癣治疗法/朱贡三//绍兴医药
学报星期增刊.-1-21-85

答应昇君问近视眼/朱振华//绍兴医药学报星
期增刊.-1-21-184

答应昇君问近视眼的治法/高思潜//绍兴医药
学报星期增刊.-1-21-431

答虞东黄冠三君问耳鸣治法/项幼渠//绍兴医
药学报星期增刊.-1-21-277

答鸳湖陈美贞君问齿痛治法/朱菊坡//绍兴医
药学报星期增刊.-1-22-166

答鸳湖陈美贞君问牙疼治法(其二)/余姚津民
//绍兴医药学报星期增刊.-1-22-122

答鸳湖陈美贞君问牙疼治法(其一)/杨燧熙//
绍兴医药学报星期增刊.-1-22-122

答鸳湖陈美贞女士问齿痛治法/胡天宗//绍兴
医药学报星期增刊.-1-22-158

答张黼章君问眼疾治法/张锡纯//绍兴医药学
报星期增刊.-1-22-512

答张锦灿先生问颈核治法/项幼渠//绍兴医药
学报星期增刊.-1-21-200

答张君代亲问眼病治法/喻万邦//绍兴医药学
报星期增刊.-1-22-452

答张君代问目病治法/吴耕孙//绍兴医药学报
星期增刊.-1-22-466

答张世元君问多年耳鸣治法/斯德益//医界春
秋.-3-8-526

答张世元君问多年耳鸣治法三则/毛友梧,沈仲
圭,何伯贤//医界春秋.-3-8-477

答张树筠君问目疾治法/胡瀛峤//绍兴医药学报星期增刊.-1-22-503

答章晓崑问眼病治法/彭葆森//绍兴医药学报星期增刊.-1-22-181

答章晓崑问眼病治法/陶垂躬//绍兴医药学报星期增刊.-1-22-135

答钟天赋君问失明治法之商榷/陆清洁//医界春秋.-3-6-310

答邹沛臣问耳鸣重听治法/杨燧熙//沈阳医学杂志.-3-2-182

代李少白君问喉症治法/吴义民//医界春秋.-3-7-25

代问鼻病之治疗/王存//医界春秋.-3-10-260

代问鼻渊症治法/姚亚凤//三三医报.-2-29-27

代问耳病治法/李慰农//绍兴医药学报星期增刊.-1-22-409

代问目疾之治法/姚承祜//医界春秋.-3-8-198

代友求治目疾良方/黄毓//三三医报.-2-33-565

代袁君征求目翳良方/彭鉴五//医界春秋.-3-9-74

倒视考证/王葆年//神州医药学报.-1-42-267

东方最多之眼病(椒疮粟疮)/陈滋//中西医学报.-1-28-449

读陈伯涛先生所作眼珠见风流泪有感而言/黄国材//医学杂志.-2-17-138

多年鼻塞之治法/杨燧熙//医学杂志.-2-2-327

多年耳疾/温冠群//光华医药杂志.-4-37-154

耳病各论/俞慎初//杏林医学月报.-3-22-109

耳病杂谈/张泽霖//杏林医学月报.-3-18-349

耳病之研究/萧丽水//光华医药杂志.-4-38-325

耳疳/王为良//光华医药杂志.-4-38-551

耳根毒耳疳答郑锡泽/盛心如//光华医药杂志.-4-41-413

耳疾/晁士元//光华医药杂志.-4-38-256

耳聋/王履安//医学杂志.-2-17-504

耳聋/张春木//光华医药杂志.-4-37-464

耳聋音哑/林子崇//光华医药杂志.-4-38-545

耳聋治鼻之研究/张植林//国医砥柱月刊.-5-16-523

耳鸣/舒正华//光华医药杂志.-4-37-264

耳鸣/徐正昌//光华医药杂志.-4-38-537

耳鸣/长步正//医学杂志.-2-17-501

耳内流脓/汤泽民//光华医药杂志.-4-38-535

耳下腺炎之经过及治疗/王培槐//中医世界.-3-37-235

耳炎/光华医药杂志社//光华医药杂志.-4-40-100

耳恙/申屠彪//光华医药杂志.-4-38-536

飞丝缠喉/张汉扬//中医世界.-3-29-193

非惊论/萧龙友//光华医药杂志.-4-36-384

关于青腿牙疳症之疗治/傅稠云//医学杂志.-2-1-88

国医眼科头痛睛障隐涩难开/孙鸣第//国医砥柱月刊.-5-16-350

喉痹/张小白//文医半月刊.-5-14-553

喉痹喉闭辨/张赞臣//医界春秋.-3-5-193

喉痹说/周济平//神州医药学报.-1-42-84

喉痹续说/濮凤笙//神州医药学报.-1-43-508

喉痹之研究(连载)/时逸人//医学杂志.-2-12-252,415

喉痹之研究/陈无咎//医界春秋.-3-6-216

喉风证治浅说/时逸人//医学杂志.-2-15-157

喉间生小舌/程吉亭//医学杂志.-2-16-597

喉科白腐要旨/许乐泉//中医世界.-3-28-373

喉科小录/缪倬云//现代中医.-4-42-375

喉科学/陈耀堂//医学杂志.-2-17-137

喉痧新论/丁福保//中西医学报.-1-23-131

喉痧之疑问题/姚柏堂,俞修源//绍兴医药月报.-2-37-204

喉痧之治疗及预防法/王完白//中西医学报.-1-31-375

喉头加答儿之治法/黎肃军//绍兴医药学报.-1-12-538

喉癣喉头结核与肺痨同源之研究/张赞臣//医界春秋.-3-5-166

喉症/黄眉孙//绍兴医药学报.-1-10-281

喉症急救概要(一)至(二)/费山寿(辑);叶伯良(录)//中医杂志.-2-20-195,383

喉症忌早用寒凉下夺/华企元//国医砥柱月刊.-5-17-51

喉症勿药自疗法/涵虚室主//医界春秋.-3-6-223

喉症阴阳论(一)至(二)/戚松年//国医正言.-5-3-95,137

喉症预防之必要/中西医学报社//中西医学报.-1-38-250

喉症之病理与治疗/陈子开,黄国亮//光华医药杂志.-4-36-463

患眼者宜速治论/梁朝浦//国医杂志.-4-5-261

黄膜眼浅说/孙镜阳//国医导报.-5-30-309

急性目病之黄液上冲说(附方)/康维恂//中医杂志.-2-19-449

几种重要目疾之疗法(连载)/朱寿朋//医界春秋.-3-10-145,240

记喉症/廖端诚//中医指导录.-4-4-310

记喉症肿闭用巴豆塞鼻之成绩/袁桂生//三三医报.-2-29-447//医学杂志.-2-16-65

茧唇/李春洪//光华医药杂志.-4-38-544

角膜溃证治/叶华林//国医砥柱月刊.-5-18-95

角膜软化病(干燥性角膜炎)/叶华林//华西医药杂志.-5-36-260

今岁敝处春雪后多喉病初起用六味汤尚验报告受病原因及其治法惟与去冬喉病治法稍异/钱杏荪//绍兴医药学报.-1-20-44

紧喉风/徐熙春//光华医药杂志.-4-40-558

敬祈治疗年久聤耳法/黄介青//三三医报.-2-29-544

敬问目疾治法/徐炳和//三三医报.-2-29-444

敬问眼毛里倒治法/王国印//沈阳医学杂志.-3-1-135

九峰山农眼病治法/王肖舫//绍兴医药学报星期增刊.-1-21-421

久年鼻痔/汤泽民//光华医药杂志.-4-38-540

酒湿害目证治说/胡瀛峤//绍兴医药学报.-1-8-241

酒渣鼻/叶华林//国医砥柱月刊.-5-18-210

口气恶臭之原因及其治疗法/孙祖烈//中西医学报.-1-28-403

口腔白斑症/万钧//中西医学报.-1-32-129

口腔疾患/张彭年(介侯)(译)//中西医学报.-1-30-187

两耳流脓廿一年/洪静宜//光华医药杂志.-4-39-167

两目模糊再求治法/侍笑春//医界春秋.-3-12-431

鳞屑性眼睑缘炎/杨兴祖//新中医刊.-5-19-129

论鼻渊与脑漏之异同/刘蔚楚//绍兴医药月报.-2-40-111//医学杂志.-2-13-181

论齿/高长顺//中西医学报.-1-23-165

论喉痹咽烂红肿结痛身发丹疹痰涎上壅(录医学体用)/王普耀(著);沈仲圭(校)//三三医报.-2-31-56

论目/陈祖荫//绍兴医药学报.-1-10-460

论目疾由于伏气化热之治法/张锡纯//杏林医学月报.-3-16-412

论龋齿/高长顺//中西医学报.-1-23-168

论眼结膜炎干燥症之原因症状及国医治疗谈/部香圃//中国医药月刊.-5-32-243

论义齿/高长顺//中西医学报.-1-23-170

略述眼喉科两个病症/叶华林//华西医药杂志

.-5-36-118

慢性鼻炎概论/陈伯涛//医学杂志.-2-16-481

慢性鼻炎之研究/黄国材//医学杂志.-2-16-484

孟河马培之征君咽喉论(一)至(二)/梅舒萼//医学公报.-1-7-26,47

明目论/梁朝浦//国医杂志.-4-5-37

目闭不开治疗一得/康维新//绍兴医药学报.-1-14-38

目病概说/洪巨卿//神州国医学报.-4-15-385

目病汇说/王肖舫//沈阳医学杂志.-3-3-72

目病浅治法/康维恂//沈阳医学杂志.-3-1-374

目病求方/缪一鸣//三三医报.-2-32-375

目病预防法略述/康维新//绍兴医药学报.-1-13-194

目病预防略述/康维恂//中医杂志.-2-20-126

目病最急性之黄液上冲说(附方)/康维新//绍兴医药学报.-1-14-35

目赤痛之研究及治疗/许宗微//医学杂志.-2-3-320

目光妄见论/胡瀛峤//绍兴医药学报.-1-8-61

目疾/管志群//光华医药杂志.-4-36-589

目疾/光华医药杂志社//光华医药杂志.-4-40-268

目疾/贺蔚章//光华医药杂志.-4-37-265

目疾/余煜林//光华医药杂志.-4-38-530

目疾不可概用凉散药说/黄育庭//中医杂志.-2-23-249

目疾答石效山/盛心如//光华医药杂志.-4-41-413

目疾多由肝肺二经所发论/梁朝浦//国医杂志.-4-5-455

目疾概论/傅步兰//中西医学报.-1-37-401

目疾经验谈/李菊荪//国医导报.-5-29-253

目疾条辨/王肖舫//沈阳医学杂志.-3-3-127

目疾由于脑充血之治法/张锡纯//杏林医学月报.-3-16-194

目疾治法概论/鲍斯明//中医世界.-3-36-329

目睛生翳之原因及其治疗/顾宗余//复兴中医.-5-31-98

目科简说/罗敏之//沈阳医学杂志.-3-2-20

目生云翳之治法/杨燧熙//医学杂志.-2-2-327

目宜爱护论/梁朝浦//国医杂志.-4-5-374

目症捷论/吴笑山//国医杂志.-4-6-229

目中黑花/光华医药杂志社//光华医药杂志.-4-39-446

内障/光华医药杂志社//光华医药杂志.-4-39-360

宁垣考试眼科题目之答问/胡瀛峤//绍兴医药学报.-1-8-207

脓耳之原因及治法/王肖舫//三三医报.-2-29-450

胬肉攀睛之研究/童绍甫//新中医刊.-5-19-129

青腿牙疳/宫翼云//医学杂志.-2-16-500

请求沙眼特效药/绵毅//光华医药杂志.-4-38-252

雀目答张伯通/盛心如//光华医药杂志.-4-41-334

沙眼病/杜寯//医学杂志.-2-17-189

沙眼之证治/顾小镇//神州国医学报.-4-18-10

痧后目疾答金青泉/盛心如//光华医药杂志.-4-41-412

舌病之种种疗法/许半龙//神州国医学报.-4-14-583

蛇缠疮之特效法/郭心翔//针灸杂志.-4-32-157

试述沙眼症之原因症候病理诊断及类证鉴别并详述中西应用有效之验方/黄国材//医学杂志.-2-16-354

视物反常/卢朋著//中医杂志(广东).-3-4-588

说目(越医汇讲)/胡震//绍兴医药学报.-1-8-205

说目之卫生/康维新//绍兴医药学报.-1-15-39

聤耳答邱家永/盛心如//光华医药杂志.-4-41-239

瞳神变色释疑/查贡夫//绍兴医药学报.-1-10-97

外点眼药制炼法/陆益年//广东医药月刊.-3-24-529

顽固鼻痔/袁端平//光华医药杂志.-4-37-152

问白翳眼治法/唐秋成//三三医报.-2-30-193

问鼻端奇痒之理由及治法/东漪氏//三三医报.-2-29-368

问鼻塞流浊涕治法/刘润苍//绍兴医药学报星期增刊.-1-22-302

问鼻塞治法/陈龙池//绍兴医药学报星期增刊.-1-21-413

问鼻失香臭知觉治法/吴企泰//医界春秋.-3-6-135

问鼻渊治法/赖琴南//绍兴医药月报.-2-41-45

问鼻渊左发/吴楚卿//三三医报.-2-29-261

问齿缝出脓治法/丁保生//绍兴医药学报星期增刊.-1-22-277

问赤鼻治法/立□//绍兴医药学报星期增刊.-1-22-107

问跌伤后鼻窍出血治法/黄超//绍兴医药学报星期增刊.-1-22-150

问多年耳聋治法/张世元//医界春秋.-3-8-331

问耳根出血治法/徐国良//绍兴医药学报星期增刊.-1-22-39

问耳鸣耳聋治法/金正希//绍兴医药学报星期增刊.-1-21-358

问耳鸣治法/黄冠三//绍兴医药学报星期增刊.-1-21-238

问发颐法核致成溃破日久未愈/刘焕章//绍兴

医药学报星期增刊.-1-21-205

问喉病/韩成之//绍兴医药学报星期增刊.-1-21-135

问喉病之治法/翁廉介//医界春秋.-3-11-324

问喉病治法/李桂生//三三医报.-2-34-168

问喉病治法/宋季良//医界春秋.-3-6-452

问喉毒未尽治法/王纽衷//绍兴医药学报星期增刊.-1-21-47

问喉癣治法/夏明诚//三三医报.-2-29-296

问即聋治法/任伯和//绍兴医药学报星期增刊.-1-21-278

问急喉风方之异同/曹伯蘅//绍兴医药学报星期增刊.-1-21-419

问近观眼治法/应昇//绍兴医药学报星期增刊.-1-21-119

问口臭龈肿牙宣出血治法/独善//绍兴医药学报星期增刊.-1-21-302

问口臭治法/赵子义//绍兴医药学报星期增刊.-1-22-105

问口涎治法/陈龙池//绍兴医药学报星期增刊.-1-21-413

问两耳蝉鸣变为重听治法/邹沛臣//沈阳医学杂志.-3-2-182

问两目雾露不明之治法/冉玉璋//医界春秋.-3-7-459

问落牙不生治法/刘紫霞//医界春秋.-3-6-104

问目疾一则/何树金//三三医报.-2-29-297

问目疾治法/沈耕莘//绍兴医药学报星期增刊.-1-21-75

问目疾治法/张树筠//绍兴医药学报星期增刊.-1-22-495

问目疾治法/章献吾//绍兴医药学报星期增刊.-1-22-127

问目翳证方义/沈耕莘//绍兴医药学报星期增刊.-1-21-317

问青盲治法/净土生//绍兴医药学报星期增刊.-1-21-47

问热病后口哑耳聋治法/韩汶渊//绍兴医药学

报星期增刊.-1-22-441

问舌痛治法/王绍声//绍兴医药学报星期增刊
.-1-21-62

问舌症一则/王肖舫//绍兴医药学报星期增刊
.-1-21-200

问石蛾隆起治法/茅天民//绍兴医药学报星期
增刊.-1-21-373

问双目减明治法/倪燮堂//绍兴医药学报星期
增刊.-1-21-176

问牙疼治法/陈美贞//绍兴医药学报星期增刊
.-1-22-88

问牙痛变牙漏的治法/沈增荣//绍兴医药学报
星期增刊.-1-22-182

问牙咬痛愈后牙关不能紧闭之理由/寿石//绍
兴医药学报星期增刊.-1-22-78

问咽喉病之治法/王存//医界春秋.-3-8-433

问咽喉肿大并气上逆之治法/罗镜予//医界春
秋.-3-10-161

问咽痛一症属少阴伤寒者十居八九其症极险而
又极速乃现今社会见咽痛者即名之曰白喉而
以养阴清肺汤治之无效此症既极危险而其中
之阴阳寒热虚实又极复杂试即医疗此症之认
症/陈元龄//医学杂志.-2-3-617

问眼病三则/金箫雷//针灸杂志.-4-28-381

问眼病治法/张黼章//绍兴医药学报星期增刊
.-1-22-442

问眼病治法/章晓崑//绍兴医药学报星期增刊
.-1-22-110

问眼猝盲治法/九峰山农//绍兴医药学报星期
增刊.-1-22-47

问眼疾垂膜/马象阁//沈阳医学杂志.-3-2
-316

问眼疾治法/九峰山农//绍兴医药学报星期增
刊.-1-21-398

问眼毛倒睫求治方法/胡亚鹤//绍兴医药学报
星期增刊.-1-21-510

问眼目生翳之治法/穆宗岳//医界春秋.-3-8-
29

问幼女鼻渊病理及应用的治法/席文介//三三
医报.-2-30-20

问幼女舌底泡治法/王肖舫//三三医报.-2-29
-440

问治口吃法/任伯和//绍兴医药学报星期增刊
.-1-21-278

我对王文湖君函问失音病之复答/梁和煦//医
学杂志.-2-14-351

五官之疾病/邓南//中西医学报.-1-34-437

五载眼翳请赐根治药方/孔繁禄//医学杂志.-2
-18-186

牙床出血/卢朋著//中医杂志(广东).-3-4
-587

牙漏/袁端平//光华医药杂志.-4-37-364

牙痛连脑/周伯骏//光华医药杂志.-4-37
-461

牙痛失治/光华医药杂志社//光华医药杂志.-4
-39-552

哑不能言/王希韩//光华医药杂志.-4-40
-557

咽喉病/许半龙//中医世界.-3-30-378

咽喉病各论/俞慎初//光华医药杂志.-4-36
-22

咽喉病疗法概论/路登云//现代中医.-4-42
-249

咽喉病论略/莫鉴均//国医杂志.-4-5-164

咽喉病证表解/张赞臣//医界春秋.-3-6-226

咽喉论(一)至(二)/张静斋//国医正言.-5-3-
33,91

咽喉论/刘干臣//国医正言.-5-3-96

咽喉论/张伯熙//医界春秋.-3-6-211

咽喉审治法/许半龙//医界春秋.-3-6-212

咽喉疼痛治法述略/程哲//医学杂志.-2-4
-328

咽喉痛论/刘金诏//国医正言.-5-3-42

咽喉痛之研究/时逸人//复兴中医.-5-31
-525

咽喉问答述要/张赞臣//医界春秋.-3-6-224

咽喉证的研究和治疗(一)至(四)/邢锡波//国
医正言.-5-5-233,281,333,385

咽喉症证治须知/任汉佩//绍兴医药学报.-1-
8-283

咽痛证治/方补德(纂);杨医亚(刊)//文医半月刊.-5-14-202

研究寿阳县报告喉症/医学杂志社//医学杂志.-2-4-462

眼病/陈斗星//光华医药杂志.-4-37-262

眼病二则/王肖舫//医学杂志.-2-3-197

眼病与喉病(连载)/丁少侯//现代医药月刊.-4-27-741,743

眼睑缘炎/叶华林//华西医药杂志.-5-37-144

眼科/李经民//广东医药月刊.-3-24-44

眼科/杨益年//广东医药月刊.-3-24-398

眼科笔记/黄思礼//中医杂志.-2-27-372

眼科大纲/丁名全//德华医学杂志.-1-40-101

眼科钩针割烙之法论/梁朝浦//国医杂志.-4-6-321

眼科借镜/沈守元//神州医药学报.-1-42-363

眼科经验录/黄非病//神州国医学报.-4-15-477

眼科录要(连载)/陈杰//中医杂志.-2-21-64,449.-2-22-78,287

眼科论/杨燧熙//三三医报.-2-29-221

眼科略言(连载)/陈秩云//国医杂志.-4-5-254,373,546

眼科内障秘诀/王肖舫//绍兴医药学报.-1-20-417

眼科热症有虚热实热气热不同及其治法论/梁朝浦//国医杂志.-4-5-541

眼科探源/田焜//神州医药学报.-1-43-114

眼科五轮及其因症辩/陈益钦(撰);何幼廉(选录)//绍兴医药月报.-2-41-114

眼科学及点眼退翳之研究/杨燧熙//绍兴医药学报.-1-16-412

眼科杂证浅论治法/李文彬//国医正言.-5-3-48

眼科针导法论/梁朝浦//国医杂志.-4-6-234

眼科诊症论/梁朝浦//国医杂志.-4-6-139

眼皮生瘤/卢朋著//中医杂志.-3-4-430

眼中脑油灌晴/赵世昌//医学杂志.-2-2-252

眼珠见风流泪之原因病理治法处方并中西应用有效之验方/陈伯涛//医学杂志.-2-16-488

易罗喉症说/杨燧熙//神州医药学报.-1-46-34

银海新编(一)/姚梦石//中医杂志.-2-28-370

应任伯和问目疾治法/康维恂//三三医报.-2-29-176

右眦泪眵之征求/徐宗岐//医界春秋.-3-9-555

与张镕经君手术治验喉中梅核症商榷书/濮凤笙//神州医药学报.-1-45-563

鸳湖陈美贞问牙疼治法病并述神效立止牙痛散缘由欲求是散制存备取/张世宏//绍兴医药学报星期增刊.-1-22-96

阅郑氏三十六种喉风感言/高功伟//光华医药杂志.-4-38-107

再答汤溪金正希君问尊翁耳鸣耳聋治法/杨燧熙//绍兴医药学报星期增刊.-1-22-141

再染脓漏眼之失明/陈滋//中西医学报.-1-28-454

再问鼻渊治法/程国栋//医学杂志.-2-18-88

再问骨槽风治法/刘焕章//绍兴医药学报星期增刊.-1-21-93

再征求目疾效方/毛毅之//自强医学月刊.-3-41-282

张春圃问目病/王肖舫//绍兴医药学报星期增刊.-1-21-23

征求鼻瘤后遗症疗方/李显//医界春秋.-3-10-499

征求耳疾治法/陈寅阶//医界春秋.-3-11-270

征求耳聋方案/王耀庭//医界春秋.-3-7-496

征求耳聋流水之治疗法/陈寅阶//医界春秋.-3-12-107

征求耳聋特效方/于模昌//医界春秋.-3-12-390

征求近视眼之医疗法/杨宜斋//医界春秋.-3-

14－315

征求两目模糊之治法/侍笑春//医界春秋.－3－
12－163

征求疗治胞弟右目内障良方/陈文曼//医界春
秋.－3－10－319

征求目疾疗法/何广生//医界春秋.－3－9－465

征求目疾效方/毛毅之//自强医学月刊.－3－41
－124

征求目疾之治法/武步瀛//医界春秋.－3－9
－27

征求内子鼻不能闻香臭之治疗法/林建廷//医
界春秋.－3－9－119

征求视嗅味觉神经瘫痪治法/江宁忠//医界春
秋.－3－9－119

征求眼病之治疗/王存//医界春秋.－3－10
－260

征求眼科答案/叶玉登//医界春秋.－3－8－433

征求治齿疾法/任伯和//三三医报.－2－29
－292

征求治喉症法/任伯和//三三医报.－2－29
－293

征求治口吃法/任伯和//三三医报.－2－29
－292

征求治目疾法/任伯和//三三医报.－2－29－32

治齿虫法/叶狷卿,杨叔澄//北平医药月刊.－5
－9－337

治喉痛简便法/程哲//医学杂志.－2－4－199

治喉宜通关键论/周镇//绍兴医药学报.－1－9－
408

治喉症浅说/彭承祖//文医半月刊.－5－14
－198

治鸡骨梗用吐法之妙/刘琴仙//杏林医学月报
.－3－20－508

治目病之简括诠真/陶葵生//绍兴医药学报.－1
－20－333

治目刍言/徐德新//绍兴医药学报.－1－16
－469

治咽喉浅说/江竹安//绍兴医药学报.－1－8
－237

治愈危险之喉症/张秉一//光华医药杂志.－4－

36－115

中医眼科手术/光华医药杂志社//光华医药杂
志.－4－41－190

中医眼科手术/叶劲秋//国医砥柱月刊.－5－16
－37

左耳失聪/简为良//光华医药杂志.－4－38
－552

7.3　实验

阿片及吗啡中毒的病理实验/林几//中西医学
报.－1－37－367

阿斯必林之实验/韩溥//中西医学报.－1－25
－294

阿斯必林治疗偻麻质斯之实验谈二/马文田//
中西医学报.－1－25－212

阿斯必林治疗偻麻质斯之实验谈一/欧阳镜湖
//中西医学报.－1－25－211

白果精治验记/乌有荃//光华医药杂志.－4－37
－440

斑疹伤寒实验案/赖文辉//华西医药杂志.－5－
36－27

报告黄彩彬张心一二君惠赐良方服后之经过/
杨宜斋//医界春秋.－3－14－35

蚕沙治经闭之实验/张志桥//中医世界.－3－31
－533

产后腹痛之实验/莫莹//医学杂志.－2－18
－445

娼妓诊疗实验谈/王肖舫//医学杂志.－2－17
－375

肠膜溃烂危险实验/孙鸣第//华西医药杂志.－5
－36－279

初学针灸实验治愈之数则/郭万盛//针灸杂志
.－4－28－189

吹喉保咽丹实验谈/张乃明//医界春秋.－3－11
－483

春温证治实验谈/秦柳江//光华医药杂志.－4－
41－380,478

从实验上推定温热皆由伏气说/何时希//新中

医刊.-5-19-179

答任伯和君试验报告/王肖舫//三三医报.-2-30-56

大便下血之验方报告/萧俊逸//医界春秋.-3-11-176

大黄牡丹汤治愈盲肠炎之实验二例/贺寿康//中医新生命.-5-7-226

丹毒血清治疗法之成绩/诸福棠//德华医学杂志.-1-39-515

东洋和汉医学实验集/秦淮碧//自强医学月刊.-3-41-522

独灵草临床治验报告摘要三则/赵子成,梅生居士,朱绍龙//医界春秋.-3-12-105

独灵草治痛之实验例三则/李云卿//医界春秋.-3-11-275

读姜佐景君经方实验录评议/张方舆//国医砥柱月刊.-5-16-418

读仲君先生石膏实验报告后/陆慎其//现代中医.-4-42-278

对于玻片标本平铺血液浓滴及微菌之一个新染色法/朱仰高//中西医学报.-1-37-115

对于刘君疵禅霍乱实验之商榷/钱汉炎//中医杂志.-2-27-63

对于生煅膏实验之报告/舒啸//医界春秋.-3-9-416

俄医界实验鹿茸功效/医林一谔杂志社//医林一谔.-4-11-85

厄米汀那氯盐治阿米巴赤痢之实验谈/叶蓬伯//中西医学报.-1-33-335

凡拉蒙之实验/唐如藻//德华医学杂志.-1-39-130

樊天徒临床实录评议/张方舆//华西医药杂志.-5-36-350

肺痨病艾灸疗法之实验/[日]原志免太郎（著）;邓名世（译）//中医世界.-3-37-29

肺痈症之临床实验/任翔青//国医砥柱月刊.-5-16-526

服毒实验谈/林秉心//国医杂志.-4-12-174

妇人乳岩证之实验一席语/吴承忠//中医杂志.-2-24-97

关于独灵草报告函二件/医界春秋社//医界春秋.-3-10-163

关于独灵草实验报告的函件/叶玉登//医界春秋.-3-9-318

关于独灵草实验的函件/王启基//医界春秋.-3-9-474

关于独灵草试验报告函二件/医界春秋社//医界春秋.-3-10-115

关于独灵草治效报告函录要/医界春秋社//医界春秋.-3-10-321

关于试用独灵草的几件报告信札/朱寿朋//医界春秋.-3-9-76

关于治血草实验报告函件二则/张腾蛟//医界春秋.-3-10-264

汉医成方制剂临床实验录/郭若定//医界春秋.-3-10-342

活剖/镜澄//自强医学月刊.-3-40-539

霍乱实验论(连载)/刘疵禅//中医杂志.-2-26-31,178

霍乱实验说/刘子和//国医正言.-5-3-64

霍乱实验谈/戴保华(起草);鲍为良(校正)//中西医学报.-1-27-190

解茴香毒之实验/赵逸仙//绍兴医药学报.-1-8-114

金鸡纳注射剂巴苦诺恩之临床实验摘要/德华医学杂志社//德华医学杂志.-1-40-157

灸痨虫实验报告/陈延善,熊杰钦//针灸杂志.-4-34-288

灸痨虫试验/袁一丁//针灸杂志.-4-34-218

酒伤实验谈/王肖舫//三三医报.-2-35-365

开刀与运刀之实验/詹程逊//光华医药杂志.-4-39-140

抗痨素(痨病专家钱慕韩医师临床报告)/钱慕韩//国药新声.-5-26-622

恐水病之实验概观/一珪//医林一谔.-4-11-406

狼虎草之报告/卢育和//三三医报.-2-30-161

李沛原先生治愈内室后遂学针灸两月来之实验报告/赖化育//针灸杂志.-4-33-153

痢疾临床实验一束/陆周甫//华西医药杂志.-5
-37-103

痢症实验谈/陈渔洲//国医砥柱月刊.-5-16
-240

良药实验报告之一束/未署名//医界春秋.-3
-13-29

两面针治愈痔疮的实验录/官用行//华西医药
杂志.-5-37-496

临床实验录/盛大贤//中国医学月刊.-3-15
-210

临床实验录/唐思义//中国医学.-5-34-128

柳枝尖兼治室女萎黄经闭并解疟热有效之报告
/刘镜蓉//中西医学报.-1-24-499

论莱菔疗病之实验/杨迥//绍兴医药月报.-2-
39-488

麻黄发汗利尿之实验/张治河//医界春秋.-3-
5-456

麻黄利尿之实验报告/张泽霖//医界春秋.-3-
8-236

麻黄用量实验记/野烨//医界春秋.-3-8-519

麻黄用量实验之又一报告/束仲仙//医界春秋
.-3-9-112

麻黄治喘息痰鸣之乡村实验谈/罗瓒//医界春
秋.-3-10-255

迈尼凯氏梅毒涸浊反应液应用法/朱其淦//德
华医学杂志.-1-38-427

内科专门医士施用安福消肿膏之结果报告/医
界春秋社//医界春秋.-3-7-184

宁坤宝治验报告函二件/王克朋;赵秋鸿//医界
春秋.-3-11-276

宁坤宝治愈多年白带之报告/苏克定//医界春
秋.-3-12-27

宁坤宝治愈多年白带之报告/张威//医界春秋
.-3-11-483

盘尼西林口服的新实验/黄真训//新中华医药
月刊.-5-35-99

葡萄疫治验报告/姚肃吾//医界春秋.-3-10
-108

乾坤正气丸治愈久年遗精之报告/李显民//医
界春秋.-3-11-427

请看西医阅历的中国医学的实验谈/卢觉非//
国医杂志.-4-5-25

人工流产之实验谈/吴习斋//中西医学报.-1-
40-481

三七内服消炎效能之实验/谭方谷//新中华医
药月刊.-5-35-638

沙眼实验法/王肖舫//医学杂志.-2-18-447

上海吉益医院六百六号液实验/［日］吉益东洞
//中西医学报.-1-25-287

神经研究系以猫试验同情神经/卢万和//中医
杂志(广东).-3-4-549

神效痢疾丸实验记/程登瀛//医林一谔.-4-8-
31

生理盐水及罗玛莎溶液注射中所得不良之结果
/陈光桦(译)//德华医学杂志.-1-39-369

石膏实验谈/赵式训//医界春秋.-3-9-416

实验喉科心得(连载)/尚昌煌(原著);王震辉
(辑注校字)//国医砥柱月刊.-5-16-
29,102

实验喉科心得/王震辉(改编)//国医砥柱月刊
.-5-17-347

实验救吞鸦片法/邱景瀛//中西医学报.-1-29
-55

实验灵药报告录(宁坤宝天台黄药救血六神
丹)/医界春秋社//医界春秋.-3-12-341

实验灵药报告录(治血草乾坤正气丸宁坤宝)/
医界春秋社//医界春秋.-3-12-281

实验鼠疫良方/何幼廉(摘录)//绍兴医药学报
.-1-8-470

实验证/吴香圃//国医正言.-5-3-47

实验证论/吴香圃//国医正言.-5-3-401

食水有消毒药粉之研究/国医杂志社//国医杂
志.-4-5-101

试验成绩报告诸城王肖舫君/任伯和//三三医
报.-2-29-581

试用 Krysolgan 之报告/陶霁威//德华医学杂
志.-1-39-537

鼠疫刺法之实验报告/魏世兴//针灸杂志.-4-
28-432

数年来应用乌罗特罗屏疗治窒肠扶斯症之成绩

/吴匡//德华医学杂志.-1-39-381

宋静安之成绩报告书/中西医学报社//中西医学报.-1-24-503

提倡医药实验谈/杨晋侯//绍兴医药学报.-1-15-255

铜能防疫实验法/徐石生//神州医药学报.-1-43-227

头痛试验(纽约通讯)/康乃尔医学院//中西医药.-5-10-591

外科实验谈/王肖舫//中医杂志.-2-27-430

外症治验录/孔南炎//国医导报.-5-30-67

温暑夹阴忌热药说并其实验/周镇//三三医报.-2-31-111

西药实验谈/丁福保//中西医学报.-1-23-87

消发灭定治丹毒及疔疮之报告/金国良//国医导报.-5-29-152

消治龙实验报告/秦崇仁//国医导报.-5-30-258

小柴胡证临床实验扶疑/蒋文芳//新中医刊.-5-19-391

小肠疝气之实验/路登云//现代中医.-4-42-130

小儿肺炎之治验报告(连载)/杨志一//医界春秋.-3-9-513,551

心动悸之实验与研究/俞培元//中国医学月刊.-3-15-554

心理疗法我之实验/周筱斋//国医砥柱月刊.-5-16-117

新发明戒烟之实验/高纯生//绍兴医药学报.-1-8-508

研究运气实验之意见/时逸人//绍兴医药学报.-1-15-389

羊毛疹实验疗法/王肖舫//医学杂志.-2-17-375

一个治疗之报告/叶橘泉//医界春秋.-3-8-522

医药研究小录/王祥瑞//现代中医.-4-42-207

因痰淋闭之实验/周镇//沈阳医学杂志.-3-3-353

用二一解毒液治鼠疫之实验/李健颐//国医公报.-4-22-335

又一独灵草之实验报告函/苏健吾//医界春秋.-3-9-121

闸北水电公司新凿自流井水化验报告及鉴定书/梁伯强//绍兴医药月报.-2-40-440

针灸实验录/何骏德//华西医药杂志.-5-36-137

针治恶疮之实验/王贤儒//国医砥柱月刊.-5-16-352

针治慢惊实验/姚薰成//针灸杂志.-4-34-219

治妇人子宫剧痛之实验/王我春//光华医药杂志.-4-39-210

中国斑疹伤寒实验考查及预防接种/范国义//医学杂志.-2-17-298

中国制药社药品实验报告录/医界春秋社//医界春秋.-3-11-97

中榴莲毒之研究和实验/李友梅//光华医药杂志.-4-38-361//医界春秋.-3-12-481

中西医实验记/赵瑞升//国医正言.-5-3-353

中央研究院科学化验之新发现/李厚庵//医界春秋.-3-9-282

中医实验改革录弁言/杨铍田//国医公报.-4-26-56

重曹炭酸曹达之实验谈/刘自开//中西医学报.-1-24-263

重用生石膏实验录/陈家鸿//现代中医.-4-42-133

重用生石膏之实验报告/仲晓秋//现代中医.-4-42-225

朱寿朋实验灵药一览表/国医公报社//国医公报.-4-24-32

注射厄米汀那之实验谈/叶祖章//中西医学报.-1-36-101

Gram 氏之迅速染色法/朱仰高//中西医学报.-1-37-395

Pilocarpin 与严氏实脾饮间用治疗肾脏性水肿之一例/余不平//医界春秋.-3-7-210

8 医案、医话

8.1 医案

爱庐医案/张大燨(遗著);顾雨田(注释);凌秉衡(录)//中医杂志.-2-27-417

爱松堂医案(一)至(十二)/蔡东荣//杏林医学月报.-3-18-437,475,498.-3-19-29,72,190,239,451,490.-3-20-160,202.-3-21-28

爱之卢治验笔记/冯育黎//神州医药学报.-1-47-559

暖公医案/张天翼//国医杂志.-4-12-235

安庐医案/胡安邦//中医世界.-3-32-306

白喉症治之验案(连载)/陈心诚//国医公报.-4-22-333.-4-23-106

百日咳治验例/李文生//国医导报.-5-29-252

百砚室医案(连载)/卢朋著//中医杂志.-3-4-169,273,411,558,683

半边散经验录/黄国材//医学杂志.-2-18-83

半阴半阳喉痛治疗案/尹涤尘//医学杂志.-2-2-83

胞衣不下/谭侃如//光华医药杂志.-4-41-130

报告古应芬委员病状治疗之经过/中央国医馆//国医公报.-4-21-281

报告王夫人痢疾西法治疗之经过/王瑞玺//现代中医.-4-43-484

报告子死腹中之验案/巢亚丰//复兴中医.-5-31-345

爆发火眼云翳遮睛验案/孙鸣第//国医砥柱月刊.-5-15-454

奔豚类霍乱之治验/骆明普//杏林医学月报.-3-18-393

奔豚治验例(晚悔斋医案)/仲晓秋//现代中医.-4-42-467

本人患吐血肺痨经过之实在情形/王慈航//神州国医学报.-4-16-391

本社实习社员叠愈诸大重症/吴启贤//针灸杂志.-4-28-407

鼻衄/祝颂庵//针灸杂志.-4-34-372

鼻衄之治验谭/齐志学//杏林医学月报.-3-17-25

鼻衄治验/王会贞//光华医药杂志.-4-36-499

鼻瘜治验/王肖舫//绍兴医药学报.-1-19-511

笔谈三则/黄思礼//中医杂志.-2-26-407

闭于命火衰弱之疗治法/医学杂志社//医学杂志.-2-1-561

闭于心理疗治法四则/杨百城,赵意空//医学杂志.-2-1-559

闭于宗气虚陷之疗治法/医学杂志社//医学杂志.-2-1-562

痹症治验/陈莲峰//中医杂志.-2-23-471

痹症治验记/梅詠仙//神州医药学报.-1-43-338

碧荫书屋笔记/翟冷仙//中医杂志.-2-23-98

碧荫书屋新医案/翟冷仙//中医世界.-3-27-296

碧荫书屋新医案二则/翟冷仙//医学杂志.-2-13-621

碧荫书屋医案/翟冷仙//中医世界.-3-28-129

便秘气喘之治验/郁立仁//国医导报.-5-29-306

便血症治验/张汝伟//医学杂志.-2-2-84

瘰螺瘷之治疗/葛荫春//医学杂志.-2-1-517

病床日记/廉南湖//中西医学报.-1-41-571

病痢二周记/万钧//中西医学报.-1-35-319

病上取下之医验一则/李荣//现代医药月刊.-4-27-342

病愈复感变症治验/陈朗清//光华医药杂志.-4-37-210

泊庐医案(连载)/汪逢春(弟子辑)//北京医药月刊.-5-21-230

泊庐医案(连载)/汪逢春,谢子衡等(撰)//北京医药月刊.-5-21-60,147,302,373,446,499,545,606

补血与健脾/沈仲圭//国医砥柱月刊.-5-17-45

不刻意斋医事偶存(一)至(二)/梁春煦//杏林医学月报.-3-19-312,339

不死于病几死于药/钱星若//神州医药学报.-1-46-510

不屑医谈(漏带)/魏创业//光华医药杂志.-4-41-131

不药疗法/陈莲峰//医学杂志.-2-16-286

不药之治疗三则/医学杂志社//医学杂志.-2-4-354

餐菊轩医案(连载)/黄星楼//光华医药杂志.-4-39-28,130

藏拙轩验案录/顾小田//医界春秋.-3-6-99

曹师颖甫徐姓妇阳明病治验/虞舜臣//中医杂志.-2-23-463

曹氏医案/曹隽夫//中医杂志.-2-26-464

曹颖甫先生内科医案(连载)/王慎轩(记);王南山(编)//苏州国医杂志.-5-1-39,102,189,264

策安医案/王顾龙//中医世界.-3-32-299

产妇疟发垂危治验记/邓伯琨//针灸杂志.-4-32-439

产后病之治验/杨书培//医学杂志.-2-3-459

产后肠痈治验案/刘丙生//神州医药学报.-1-46-307

产后风痹治验/何志仁//三三医报.-2-29-329

产后伏暑治验记(连载)/奚可阶//国医杂志.-4-12-302,371

产后伏暑治验记/奚可阶//医学杂志.-2-14-171//中医指导录.-4-2-140

产后伏暑治验两则/奚可阶//杏林医学月报.-3-19-409

产后肝风肺炎治验说/沈仰慈//医学杂志.-2-14-86

产后昏愦治验/张体元//杏林医学月报.-3-17-147

产后昏晕验案/马冠群//医界春秋.-3-11-44

产后厥逆谵狂治验案/刘丙生//神州医药学报.-1-46-309

产后留瘀胀痛危重案/刘蔚楚//三三医报.-2-34-345//沈阳医学杂志.-3-2-369//医学杂志.-2-13-289

产后若无瘀证凉药可不禁用验案/鄂棣华//国医砥柱月刊.-5-16-414

产后伤寒治验琐话/郑润佑//中医指导录.-4-3-491

产后受寒脐突腹膙案/周镇//现代医药月刊.-4-27-635

产后暑温治验/戴慈惠//光华医药杂志.-4-40-222

产后误中牛肉毒之治验/医界春秋社//医界春秋.-3-7-98

产后小便不通治/章寿芝//神州医药学报.-1-46-305

产后泄泻验案/叶劲秋//中医杂志.-2-19-94

产后泄泻治验/徐伯英//医学杂志.-2-4-455

产后血热治验/骆明普//杏林医学月报.-3-19-106

产后治验两则/祝天一//中医杂志.-2-23-458

产后肿胀治验记/顾小田//医界春秋.-3-6-161

产后子宫不收缩治验/黄国材//医学杂志.-2-18-330

产科治案/吴养正//神州国医学报.-4-14-331

产褥热医案/张永霖(译)//华西医药杂志.-5-37-329

肠风下血案/陈莲峰//医学杂志.-2-13-409

肠风下血症治验/沈啸谷//光华医药杂志.-4-35-301

陈稚畬治验一则/陈稚畬//医学公报.-1-7-51

陈氏医案/陈秋舫//绍兴医药学报.-1-8-421

陈氏子阳明症治验记/杨志一//中医杂志.-2-23-280

程门雪近案/何时希//现代中医.-4-42-445,470

澄庐医案/谢利恒//中医指导录.-4-1-505

澄斋医案(连载)/谢利恒//国医杂志.-4-12-375,433.-4-13-47,113,181,257

齿衄验案/陈莲峰//医学杂志.-2-13-409

齿疼案(女科)/张朝珍//医学杂志.-2-16-287

齿痛治验三则/吴震//杏林医学月报.-3-23-526

赤痢伤阴验案/魏文耀//国医砥柱月刊.-5-16-229

赤痢之治验/苏进光//医学杂志.-2-15-289

冲心疝证治验/胡幼卓//医学杂志.-2-4-86

虫积治验/汤逸生//神州医药学报.-1-46-296

虫蚀肛门治验/赵俊//医学杂志.-2-5-485

虫症治愈/樊楚农//医学杂志.-2-9-568

崇百药斋丛缀(连载)/许半龙//中医杂志.-2-21-66,454.-2-25-82,239

崇百药斋外科医案/许半龙//光华医药杂志.-4-38-356

崇百药斋医案/许半龙//光华医药杂志.-4-37-515

崇病医案(录洄溪医案)/沈仲圭//医学杂志.-2-7-210

崇实堂姚氏医案/房以仁//中国医药月刊.-5-32-183

初读试医记/沈佑卿//中医指导录.-4-1-273

春寒医疗摘记(连载)/叶春藩//国医公报.-4-20-404,499

春江验案/张春江//光华医药杂志.-4-38-205//国医杂志.-4-7-466

春温白疹案/陈芝高//杏林医学月报.-3-22-206

春温暴泻治验(华堂医案)/曾庆华//杏林医学月报.-3-21-119

春温发痉治验录(连载)/王行三//国医杂志.-4-12-367.-4-13-44,109

春温伏邪救误/刘蔚楚//医学杂志.-2-7-217

春温伏邪救误案(连载)/刘蔚楚//沈阳医学杂志.-3-1-460.-3-2-34

春温伏邪救误案/三三医报社//三三医报.-2-33-99

春温夹食证治愈/钱文广//医学杂志.-2-8-588

春温邪伏肺肾治验纪实(连载)/萧俊逸//光华医药杂志.-4-41-381,480

春榆医案/钱存济//神州医药学报.-1-44-243.-1-45-71

慈航验案/吴秉璋//中医世界.-3-37-23

慈溪颜氏医案/颜芝馨(遗著);魏文耀(校)//文医半月刊.-5-14-644

存本草堂六科方案(一)至(十一)/李秋铭//杏林医学月报.-3-21-34,70,117,164,209,253,292,340,386,438,472

寸白虫治验/邱明扬//医学杂志.-2-10-594

答案五则/黄眉孙//神州医药学报.-1-46-365

答陆君对于肠膜溃烂医案之商榷/孙鸣第//华西医药杂志.-5-37-173

答苏君雨田诊验质疑/黄眉孙//绍兴医药学报.-1-10-330

大便不通治验/时逸人//绍兴医药学报.-1-15-471

大便下脓血之治验/李健颐//医界春秋.-3-7-457

大德医事验案(一)至(三)/袁跃门//医界春秋.-3-8-143,194,239

大厥病案/周禹锡//医界春秋.-3-8-65

大气下陷治验案/仲晓秋//现代中医.-4-42
　-606

大陷胸丸治愈六年停饮案/罗敏之//沈阳医学
　杂志.-3-3-354

带证治验/刘蔚楚//医学杂志.-2-16-285

戴小儿伤寒之治验谈/齐志学//杏林医学月报
　.-3-23-444

黛吟楼治验笔记/杜蕙芳//中医杂志.-2-23
　-261

丹痧治验/张汝伟//绍兴医药学报.-1-19
　-518

丹阳贺氏虚劳医案/徐鼎汾//国医砥柱月刊.-5
　-17-545

单方治愈夜盲症经过/中国医药月刊社//中国
　医药月刊.-5-32-163

单腹胀用药须知案女科/张寀铨//医学杂志.-2
　-17-377

瘅疟奇治/廖吴炎//中医指导录.-4-4-150

瘅疟治验/徐韵英//医学杂志.-2-3-201

瘅疟治验案/高思潜//绍兴医药学报.-1-20
　-97

胆石黄疸用国药治验记/叶橘泉//医界春秋.-3
　-9-500

胆汁性青尿下消案/陈莲峰//医学杂志.-2-14
　-94

弹警楼医案/林德翔//中医世界.-3-35-258

当归救逆之治验/乔尚谦//医学杂志.-2-3
　-456

道隐庐医案/陈典周//中医世界.-3-32-275

得心集医案(连载)/谢映庐(著);沈仲圭(校)//
　中医杂志.-2-25-105,269

抵当汤证之手术所见/张永霖(译)//华西医药
　杂志.-5-36-486

弟脚痧证之经过/李程元//医学杂志.-2-6
　-507

癫狂变症转成呆疾治验二案/蒋璧山//三三医
　报.-2-35-269

癫狂症治验/胡蕴珊//三三医报.-2-34-381

癫犬咬治法/黄国材//医学杂志.-2-6-222

跌扑伤案/周缉熙//医学杂志.-2-18-160

跌伤治验/杨尚诚//医学杂志.-2-6-73

丁甘仁先生内科医案(连载)/王慎轩(编)//苏
　州国医杂志.-5-1-38,100,186,263,358.-
　5-2-316

丁济万近案/陈惠民(录)//现代中医.-4-42
　-92

疔疮治疗经验/邓靖山//杏林医学月报.-3-20
　-385

疔毒走黄治验案/钱存济//神州国医学报.-4-
　15-127

冬温夹湿酿痰化燥治验/刁质明//绍兴医药学
　报.-1-20-184

董鲤庭治验一则/董鲤庭//医学公报.-1-7
　-239

痘疮新医案/江维忠//中医世界.-3-26-579

痘症治验/刘云香//中医杂志.-2-19-473

读洄溪医案治莫秀东奇病有感/金少陵//新中
　医刊.-5-20-342

读了在协和医院中治疗经年之奇病以后/吴去
　疾//神州国医学报.-4-18-314

读临海蒋氏治癫狂变症转成呆疾治验二案之感
　言/俞鉴泉//三三医报.-2-35-401

读王会贞先生产后痛验案之贡献/骆筱峰//光
　华医药杂志.-4-36-548

读五德堂医案两则有感/何奎垣//杏林医学月
　报.-3-21-240

读小便不禁治验书后/卢育和//绍兴医药学报
　.-1-16-220

对口证治验/李杏春//国医公报.-4-21-261

对于肠膜溃烂危险临床实验之商榷/陆周甫//
　华西医药杂志.-5-36-519

对于陈明音怪事之管见/张治河//医学杂志.-2
　-16-341

对于蒋定英君奇症之讨论/杨新华//中医指导
　录.-4-3-499

对于医案改用白话文的我见/蔡曰如//现代中
　医.-4-43-665

钝刀新试录/谢良毅//中医新生命.-5-6-164

遁园医案/三三医报社//三三医报.-2-31-83

多骨疽/杨云章//现代中医.-4-42-186

多骨疑为天灵盖治验记/谢绪仙//现代中医.-4
-42-454

恶寒非寒证/左季云//国医砥柱月刊.-5-16
-118

恶性痘中医疗法/何公度//新中医刊.-5-19
-233

恶性疔并发脾肿大之治验/罗耀祥//新中医刊
.-5-20-49

恶阻热证治验/张方舆//中国医药月刊.-5-32
-503

耳病治验/高步瀛//医学杂志.-2-6-220

耳鸣症治验/任养和//神州医药学报.-1-45
-269

耳肿治验/杨燧熙//三三医报.-2-30-195

二个验案/李健颐//光华医药杂志.-4-35
-240

二个验案/王会贞//光华医药杂志.-4-36
-173

二兰室医学志异录/秦伯未//中医杂志.-2-20
-429

发表诊治黄郓氏肝癌病之详细经过及不愈原因
/刘野樵//光华医药杂志.-4-41-31

反胃噎膈治验录/沈香如//自强医学月刊.-3-
40-273

范石生治愈黄郓肝癌记/吴去疾//神州国医学
报.-4-18-67

方案/顾德祥//中医指导录.-3-38-543

方案举要/洪廷飏//神州医药学报.-1-47
-481

方秋崖先生医案二则/神州医药学报社//神州
医药学报.-1-45-59

肺病气喘案/刘亚农//北平医药月刊.-5-9
-98

肺病治胃之经验谈(连载)/毛邦汉//中国医药
月刊.-5-33-115,149

肺病治验/神州国医学报社//神州国医学报.-4
-16-70

肺病治验/张公让//国医砥柱月刊.-5-18
-267

肺结核验案/孙鸣第,马丽卿//华西医药杂志.-

5-36-441

肺结核治验案/吴景煜//国医砥柱月刊.-5-15
-513

肺结核治愈病例(连载)/沈炎南//新中华医药
月刊.-5-35-454,689

肺痨咯血险症治验/俞若屏//国医导报.-5-29
-363

肺痨医案(连载)/刘蔚然//绍兴医药月报.-2-
41-145,195

肺痨医案/毕成一//现代中医.-4-43-411

肺痨用资生汤治验之一例/庄憩樵//现代中医
.-4-42-184

肺痨治验举例/漆绍康//新中华医药月刊.-5-
35-82

肺伤寒痰喘案/朱阜山//国医杂志.-4-12-41
//杏林医学月报.-3-18-231

肺炎医案/李克蕙//中国医药月刊.-5-33
-561

肺炎治案/徐瀛芳//国医公报.-4-23-217

肺胀治验/陈莲峰//医学杂志.-2-6-71

肺胀治验/徐韵英//医学杂志.-2-3-200

费氏医案:虚秘医案/费绳甫//绍兴医药学报.-
1-9-133

费子彬先生验案报告/盛心如//光华医药杂志
.-4-39-499

风毒眼疾案/陈芝高//文医半月刊.-5-14
-301

风痉兼脏躁(西名歇私的里症)治验案/王兰远
//绍兴医药学报.-1-17-539

风热肺胀案/陈莲峰//医学杂志.-2-14-170

风入胃腑之治验/徐子久//医学杂志.-2-11
-222

风湿下痢验案/魏文耀//国医砥柱月刊.-5-16
-231

风温变痉/沈仰慈//中国医学月刊.-3-15
-140

风阳扰络痰热阻窍类中案(连载)/杨浩如//北
平医药月刊.-5-9-91,215,327

风阳症治验/方耕霞//复兴中医.-5-31-390

冯前大总统病状医案/张相臣//绍兴医药学报

. - 1 - 16 - 357

佛庐诊案/陈莲峰//三三医报. - 2 - 32 - 207

伏暑化痁疟案/周禹锡//医界春秋. - 3 - 10 - 362

伏暑兼风温之治验/周镇//医学杂志. - 2 - 10 - 256

伏暑痰滞治验/张汝伟//医学杂志. - 2 - 2 - 84

伏暑下利危症验治案/曹炳章//绍兴医药月报. - 2 - 41 - 235

伏暑下利治验案/曹炳章//绍兴医药月报. - 2 - 41 - 295

伏暑治验(连载)/李春霖//绍兴医药学报. - 1 - 13 - 155. - 1 - 15 - 472

伏属下利危症治验案/曹炳章//三三医报. - 2 - 34 - 29

伏温治验/陈鼎昌//光华医药杂志. - 4 - 41 - 384

伏邪内陷救误治验/张方舆//中国医药月刊. - 5 - 32 - 159

伏邪因雨变狂案/周镇//现代医药月刊. - 4 - 27 - 389

扶云轩录案/金鹤琴//中医杂志. - 2 - 20 - 103

服鸦片急救治验/李健颐//中医指导录. - 4 - 3 - 432

父病获愈记/陈渭滨//中医新生命. - 5 - 7 - 217

妇科新产血量案/刘蔚楚//三三医报. - 2 - 32 - 100

妇科验案/未署名//医学杂志. - 2 - 17 - 378

妇科医案(连载)/周岐隐//现代医药月刊. - 4 - 27 - 129,166,213,257

妇科医案/黄子灵//中医世界. - 3 - 32 - 302

妇科医案/金文明//绍兴医药学报. - 1 - 9 - 81

妇科症治一束/柯泽葊//光华医药杂志. - 4 - 37 - 512

妇科治验案四条/邓靖山//杏林医学月报. - 3 - 21 - 39

妇科治验二则/管轶凡//中医世界. - 3 - 36 - 66

妇科子宫癌案/刘蔚楚//绍兴医药月报. - 2 - 39 - 249

妇女病验案两则/张树勋//光华医药杂志. - 4 - 38 - 20

妇女脾虚胃逆证治验/张汝济//医学杂志. - 2 - 7 - 225

妇女血崩危症之治验/杨新华//光华医药杂志. - 4 - 39 - 396

妇人腹中疞痛与当归芍药散之治验例/[日]矢数道明//光华医药杂志. - 4 - 37 - 529

妇人溺沫/田伯良//神州医药学报. - 1 - 43 - 333

妇人转胞证治验/张汝济//医学杂志. - 2 - 8 - 83

附骨疽治验/韩作昶//杏林医学月报. - 3 - 20 - 385

附治验案一则/袁绿野//绍兴医药学报. - 1 - 14 - 158

附子理中治吐血之验案/周岐隐//光华医药杂志. - 4 - 37 - 408

腹大痞疾之治验/马进礼//针灸杂志. - 4 - 31 - 474

腹膜炎治愈之实绩/袁华//国医正言. - 5 - 3 - 493

腹痛奇案/黄去陈//绍兴医药学报星期增刊. - 1 - 21 - 3

腹痛吐泻治验/李健颐//中医指导录. - 4 - 3 - 431

腹痛治验/徐伯英//医学杂志. - 2 - 4 - 457

腹痛治验/徐召南//三三医报. - 2 - 29 - 560

腹胀险症治案/左季云//国医砥柱月刊. - 5 - 16 - 179

腹胀治验/杨燧熙//三三医报. - 2 - 29 - 295

肝病头痛治验/费泽尧//医学杂志. - 2 - 4 - 452

肝病诊疗记/仲晓秋//现代中医. - 4 - 43 - 25

肝风痫厥案/黄星楼//杏林医学月报. - 3 - 16 - 413

肝气变证治案/安文波//国医砥柱月刊. - 5 - 15 - 577

肝强肺弱咳血案/刘蔚楚//沈阳医学杂志. - 3 - 2 - 177

肝旺体质伏暑发白㾦治验/袁跃门//中医杂志. - 2 - 24 - 95

疳后结毒治验/张汝伟//神州医药学报.-1-45
　　-271

疳症治验/吕仰山//光华医药杂志.-4-37
　　-314

感冒性脑充血头痛治验报告/陆士明//针灸杂
　　志.-4-34-315

感暑热不自持而遗溺之治验/邓靖山//杏林医
　　学月报.-3-21-211

干霍乱案/陈芝高//神州国医学报.-4-18
　　-313

干血痨证之治例/李健颐//医林一谔.-4-10
　　-473

干血痨治验谈/李健颐//医界春秋.-3-6-308

睾丸偏大疼痛兼感冒治疗/李云川//医界春秋
　　.-3-14-437

咯血治愈/陈莲峰//医学杂志.-2-7-223

割股疗亲/史介生//绍兴医药学报星期增刊.-1
　　-21-91

葛斋验案/邢锡波//国医砥柱月刊.-5-16
　　-232

个人临床最精审之验案及确有奇效之秘方/董
　　健亭//医学杂志.-2-18-341

个人临床最精审之验案及确有奇效之秘方/黄
　　国材//医学杂志.-2-18-331

个人临床最精审之验案及确有奇效之秘方/李
　　棠甫//医学杂志.-2-18-343

个人临床最精审之验案及确有奇效之秘方/孙
　　玉泉//医学杂志.-2-18-334

个人临床最精审之验案及确有奇效之秘方/温
　　碧泉//医学杂志.-2-18-340

个人临床最精审之验案及确有奇效之秘方/张
　　斗耀//医学杂志.-2-18-338

个人临床最精审之验案及确有奇效之秘方/张
　　绂卿//医学杂志.-2-18-341

个人临床最精审之验案及确有奇效之秘方/张
　　子恒//医学杂志.-2-18-342

根六草堂医案(连载)/梁翰芬//中医杂志.-3-
　　4-568,693

功罪录(一)至(二)/王润民//医界春秋.-3-14
　　-32,92

钩虫症验案/许济弘//华西医药杂志.-5-36
　　-545

古案今按/王合三//现代中医.-4-42-114

古风草堂医案/古绍尧//中医杂志.-3-4-697

古今医案偶存/方冠群//中医指导录.-4-2
　　-174

古今医案平议(连载)/张山雷//绍兴医药月报
　　.-2-37-339,411.-2-38-47,127,211,
　　289,361,425.-2-39-37//医学杂志.-2-
　　9-95,226,352,466,570.-2-10-63,167,
　　277,378,491,601.-2-11-82,228,357,
　　496,620.-2-12-123,286,434,578.-2-13
　　-72,166,282,402.-2-14-79,165,341,
　　406,611.-2-15-136,591.-2-16-29,95,
　　155,252

古人对格阳症之医案(补遗)/李克蕙//中国医
　　药月刊.-5-33-507

古医案(三则)/张汝伟//医学杂志.-2-3-80

古越先贤张畹香先生遗著一则/张畹香//三三
　　医报.-2-30-387

骨槽风治验/时逸人//绍兴医药学报.-1-15
　　-471

臌胀/大公//中国医学月刊.-3-15-491

怪病奇疗记/周岐隐//光华医药杂志.-4-38
　　-113

怪症择录/何奎垣//杏林医学月报.-3-18
　　-395

关格治验/张汝伟//绍兴医药学报.-1-19
　　-516

关于不药之治疗二则/医学杂志社//医学杂志
　　.-2-5-93

关于肝病之治案/费泽尧//医学杂志.-2-3
　　-332

关于喉症之用吐法三则/医学杂志社//医学杂
　　志.-2-3-311

关于泾温之疗治法(周雪樵医案三则)/周雪樵
　　//医学杂志.-2-2-491

关于科学之理治疗案/医学杂志社//医学杂志
　　.-2-6-521

关于气工治病法(二则)/医学杂志社//医学杂

志.-2-2-220

关于上病移下法/医学杂志社//医学杂志.-2-3-470

关于水肿疗案五则/石泰峨//医学杂志.-2-15-51

关于体质肥瘦治疗之不同(二则)/医学杂志社//医学杂志.-2-3-472

关于物性相制之治疗(四则)/未署名//医学杂志.-2-3-312

关于物性相制之治疗法(五则)/杨百城,赵意空//医学杂志.-2-3-194

关于下病治上法/医学杂志社//医学杂志.-2-3-470

关于痛症之验案试分别虚实寒热列举实在病症经过以证明之/杜冀//医学杂志.-2-16-585

关于痛症之验案试分别虚实寒热列举实在病症经过以证明之/黄国材//医学杂志.-2-16-583

关于痛症之验案试分别虚实寒热列举实在病症经过以证明之/沈伯超//医学杂志.-2-16-585

关于痛症之验案试分别虚实寒热列举实在病症经过以证明之/周守莹//医学杂志.-2-16-584

关于心理疗治之法(连载)/医学杂志社(辑)//医学杂志.-2-1-84,311,419.-2-2-81,218,345,490.-2-3-79,209,330,591.-2-4-212,459,583.-2-5-223.-2-6-93,235.-2-8-343

关于心理治疗(吴鞠通医案)/吴鞠通//医学杂志.-2-8-217

关于血聚成块症一则/胡天宗//医学杂志.-2-6-216

关于血症之医案(连载)/费泽尧//医学杂志.-2-8-466,598

关于阳极似阴证一则/医学杂志社//医学杂志.-2-4-584

关于阳症得阴脉一则/胡天宗//医学杂志.-2-6-216

关于医案/翼藩//中医新生命.-5-7-323

关于阴极似阳证一则/医学杂志社//医学杂志.-2-4-584

关于诈病之治法二则/医学杂志社//医学杂志.-2-5-502

关于真寒假热之证治(三则)/医学杂志社//医学杂志.-2-2-345

广东中医专门学校赠诊所医草(连载)/中医杂志社//中医杂志.-3-4-423,572

桂馨庐医案(连载)/王香岩(著);沈仲圭(录)//中医杂志.-2-23-302.-2-24-69,251,414.-2-25-133,296,441

国医呕应改革之一端(个人治疗赤痢失败案)/章次公(述)//中国医药月刊.-5-33-337

国医圣手(恽铁樵治傅宝宝案)/庄时俊//铁樵医学月刊.-4-44-126

国医唐吉父谈治愈陈果夫病经过/光华医药杂志社//光华医药杂志.-4-35-341

国医许半龙诊例/中医杂志社//中医杂志.-2-25-140

孩病治验/罗扬伯//三三医报.-2-33-569

寒霍乱治验/张巨川//医学杂志.-2-8-338

寒瘕腹痛治验/程哲//医学杂志.-2-5-214

寒咳治验/沈仲圭//杏林医学月报.-3-17-29

寒疝用围药治愈(谢铭山录)/陈莲峰//医学杂志.-2-6-69

寒邪直中血室案/周镇//国医杂志.-4-12-42//神州国医学报.-4-14-180

寒泻治验/沈仰慈//中国医学月刊.-3-15-142

寒疫医案二则/赵逸仙//绍兴医药学报.-1-8-199

汉医治肺痨病之方及医案一则(连载)/王润民//医界春秋.-3-13-422,470,517

好古医庐治验录/高辅汉//国医砥柱月刊.-5-17-154

何恒道堂医案/倪翼之//中医世界.-3-28-288

何自宗先生医案(连载)/杨隽夫//中医杂志.-2-21-305,499

和汉医案选评/侯敬舆//中医世界.-3-36
  -391

荷叶汤医肝经闷暑之治验/王养初//医学杂志
  .-2-18-436

鹤膝风治验/黄国材//医学杂志.-2-10-482

横痃下疳治验/陈莲峰//中医杂志.-2-24-93

红白疹案/陈渔洲//医学杂志.-2-17-31

红丝疗治验录/李苏//国医导报.-5-30-412

红杏山房医案(一)至(四)/汤逸生//杏林医学
  月报.-3-20-425,470,504.-3-21-32

侯秩臣患脑冲血病案/林东湖//国医公报.-4-
  23-103

喉蛾治验/刁质明//绍兴医药学报.-1-20
  -378

喉风喉毒喉痛治验三案/陈升之//华西医药杂
  志.-5-36-385

喉科牙疳案/杨孕灵//绍兴医药月报.-2-41
  -291

喉痧治验/耿耀庭//神州国医学报.-4-17-19

喉痧治验/张颐卿//神州国医学报.-4-14
  -460

喉痧治验三则/耿耀庭//光华医药杂志.-4-38
  -433//国医砥柱月刊.-5-17-44

喉痛兼病治验/张洁扬//中医世界.-3-27
  -507

喉痛虚证治验/刘丙生//神州医药学报.-1-44
  -45

喉痛治验/戴橘圃//中国医学月刊.-3-15
  -491

喉痛治验/刁质明//绍兴医药学报.-1-20
  -385

喉痛治验/李春霖//绍兴医药学报.-1-15
  -473

喉痛治验/张汝伟//绍兴医药学报星期增刊.-1
  -21-19

喉症治验(甬江王行甫诊)/沈仲圭//绍兴医药
  学报.-1-20-389

喉症治验医案二则/濮凤笙//神州医药学报.-1
  -44-151

喉中梅核症手术治验/张镕经//神州医药学报

.-1-45-62

胡汉民先生病状之研究/叶香圃//杏林医学月
  报.-3-22-17

胡叟方案/陈无咎//神州医药学报.-1-47
  -195

胡幼卓治验三则/胡幼卓(著);郁济煐(录寄)//
  医学杂志.-2-4-205

壶山医庐医案(连载)/国医砥柱月刊社//国医
  砥柱月刊.-5-15-514,575,627

壶叟方案/陈无咎//神州医药学报.-1-47-39

湖州傅穉云先生医案/傅穉云//医学报.-1-4-
  46

湖州李龙田医案(周镇寄刊)/周镇//医学杂志
  .-2-3-210

沪渎近案(连载)/钱宝华//中国女医.-5-34-
  210,249,268

华白楼医案/李重人//医界春秋.-3-11-142

化奇轩验案/许梦苏//中医杂志.-2-20-496

化奇轩医案/许梦苏//神州医药学报.-1-47
  -482

化奇轩治验笔记/许思文(著);陈龙(录)//中医
  杂志.-2-20-433

怀葛斋验案(连载)/邢锡波//光华医药杂志.-4
  -37-313,412.-4-38-37.-4-39-45,214

怀箴堂治验录(连载)/俞谨//现代医药月刊.-4
  -27-391,431,469

踝骨足跟酸痛治验/陈步丹//医学杂志.-2-4-
  457

坏病治验/郭韶九//杏林医学月报.-3-18
  -501

环翠楼医案/许崇礼//光华医药杂志.-4-37
  -519

幻奇轩随笔五则/刘疵禅//中医杂志.-2-28
  -205

患踝疽治验谈/张秉一//国医杂志.-4-13
  -263

患痔疮下血治疗之经过/李健颐//医界春秋.-3
  -13-516

黄疸症治验/任养和//神州医药学报.-1-44
  -484

黄疸症治愈案/张锡纯//医学杂志.-2-6-67

黄疸治验/杨燧熙//绍兴医药学报.-1-19-407

黄疸治验案/高思潜//绍兴医药学报.-1-20-96

黄疸肿胀案(连载)/刘蔚楚//沈阳医学杂志.-3-3-37,91

黄疸肿胀案/刘蔚楚(著);李慰农(录)//三三医报.-2-34-318

黄郛病势好转之经过/医界春秋社//医界春秋.-3-14-103

黄郛肝癌治疗之经过/乔寿添//神州国医学报.-4-18-158

黄疸肿胀案/刘蔚楚(诊);卢育和(选)//医学杂志.-2-14-461

黄乐亭先生医案/光华医药杂志社//光华医药杂志.-4-41-388

黄满荣治验一则/黎庇留//医学公报.-1-6-560

黄升阶医案(连载)/柳剑南//三三医报.-2-35-343,376,416,451

黄体仁先生女科医案(连载)/王慎轩(编)//苏州国医杂志.-5-1-41,103,191,266,360

黄体仁先生医案/黄志仁//中医杂志.-2-19-325

黄溪大案写真/医界春秋社//医界春秋.-3-7-56

黄溪妇科方案/陈无咎//医界春秋.-3-14-484

黄溪妇人病三六案/陈无咎//中医世界.-3-25-314

黄溪最近方案(连载)/陈无咎//医界春秋.-3-14-145,204

黄溪最近方案/陈小无//神州医药学报.-1-47-363

黄溪最近方案/彭天演//神州医药学报.-1-47-565

回归热治验案/朱正馥//复兴中医.-5-31-577

回籍后治验医案四则/张锡纯//绍兴医药学报

星期增刊.-1-22-418

泂溪奇案记录/王哲臣//医学杂志.-2-11-504

蛔厥验案/商智//中医世界.-3-25-479

惠林医案选录(一)至(五)/江堃//杏林医学月报.-3-18-118,153,190,219,267

昏睡不醒治验记/商智//医界春秋.-3-7-53

活用大小青龙汤剂之治验并附识/陈伯涛//医学杂志.-2-18-251

火逆变痉症治愈/钱文广//医学杂志.-2-9-221

火灼筋证之治例/陈应期//医林一谔.-4-10-512

霍乱中风血崩耳痛之治验/彭映庄//针灸杂志.-4-28-397

鸡蛋补胃液之治验/李孝芳//中医世界.-3-33-78

急惊治验记/罗瓒//医界春秋.-3-11-185

急救法治验/汤逸生//神州医药学报.-1-46-293

急性腹膜炎中西医师会诊纪实/李蔚香//华西医药杂志.-5-36-386

急性关节偻麻质斯之疗法实验谈/叶祖章//中西医学报.-1-25-59

急性热病治验举例(连载)/谢诵穆//中国医药月刊.-5-33-82,105

几个危险证候治验/梁右斋//光华医药杂志.-4-38-444

记案一则/王润霖//神州医药学报.-1-44-477

记卜保堂治验/曹颖甫//中医杂志.-2-19-468

记产后病两则/蒋兆桂//中医杂志.-2-23-111

记产后喘疾误治验症/钱赤枫//中医杂志.-2-23-112

记传血症误治与治验/蒋樨庵//中医杂志.-2-25-79

记喘症治验/张锡纯//中医杂志.-2-19-257

记肺结核失治一则/陆渊雷//中医新生命.-5-

7 - 163

记妇人危症治验/江景文//中医杂志.- 2 - 20
- 242

记昏谵症治验/汪景文//中医杂志.- 2 - 21
- 462

记家祖气膈反胃治验/丁秉臣//中医杂志.- 2 -
23 - 281

记康儿剧病治愈经过/徐衡之//自强医学月刊
.- 3 - 40 - 434

记痢疾治验/曹颖甫//中医杂志.- 2 - 21 - 57

记录鼠疫验案一则/孔繁煜//华西医药杂志.- 5
- 36 - 387

记慢惊之验案/汪竹安//绍兴医药学报.- 1 - 9 -
193

记沈氏妇中风治验/丁济万//中医杂志.- 2 - 20
- 67

记松陵王友彬先生血瘕治验/徐访儒//中医杂
志.- 2 - 19 - 263

记痰包治验/卢育和//神州医药学报.- 1 - 46
- 84

记亡阳证治验/林济青//中医杂志.- 2 - 27
- 239

记胃出血案/陈宾卿//医学杂志.- 2 - 14 - 89

记温毒症传里用大黄石膏之治验/蒋穉庵//中
医杂志.- 2 - 23 - 279

记误服热药之治验(连载)/杨孕灵//绍兴医药
月报.- 2 - 39 - 557,615

记误治两则/钱汉炎//中医杂志.- 2 - 22 - 285

记先府君泽民公弃养之病症/陈典周//中医指
导录.- 4 - 3 - 272

记许盥孚唐姓妇人脑疽治验/曹颖甫//中医杂
志.- 2 - 20 - 498

记血崩亡阳症治验/汪景文//中医杂志.- 2 - 23
- 106

记验三则/王大瑶//北京医药月刊.- 5 - 21 - 81

记用金匮硝石矾石散治愈内伤黄疸验案/中医
杂志社//中医杂志.- 2 - 20 - 233

记友人陈道隆君之验案并释其方义/沈仲圭//
苏州国医杂志.- 5 - 2 - 308

记袁姓太阳证治验/曹尹甫//中医杂志.- 2 - 19

- 78

记岳母瘰疬之治验/杨孕灵//三三医报.- 2 - 32
- 382

记孕妇转胞之治验/顾小田//医界春秋.- 3 - 7 -
174

记治温疹内陷验案/陆晋笙//中医世界.- 3 - 25
- 226

记祝味菊先生肾结核治验/罗济安//医界春秋
.- 3 - 7 - 416

记自患温毒症及治疗之经过/张方舆//中国医
药月刊.- 5 - 32 - 539

寄瓢室医案(连载)/孙秉公//中医杂志.- 2 - 22
- 77,500.- 2 - 26 - 76,404//医界春秋.- 3 -
14 - 371

夹阴伤寒验案/罗瓒//医界春秋.- 3 - 14 - 436

贾瑞甫治验二则(连载)/贾瑞甫//医学公报.- 1
- 7 - 70,191

煎厥病验案/谢寿枡//医界春秋.- 3 - 8 - 520

简便方治验/李程九//绍兴医药学报.- 1 - 20 -
387

江北船户阴结治验/丁济万//中医杂志.- 2 - 20
- 241

江氏医案/江志贤(遗著);吴诚(录)//中医杂志
.- 2 - 27 - 135

江艺香先生医案/杨道南//中医杂志.- 2 - 26
- 435

将军蛋治白浊之奇验/沈仲圭//医学杂志.- 2 -
12 - 422

绞肠痧之治验/陈青云//神州国医学报.- 4 - 14
- 181

脚气病治验记/傅用宾//中医杂志.- 2 - 25
- 399

觉觉医卢医案(连载)/卢觉非//国医杂志.- 4 -
5 - 299,399.- 4 - 6 - 192

矙庐医案(连载)/朱少坡//神州医药学报.- 1 -
47 - 41,267

节录周雪樵先生医案一则/卢育和//绍兴医药
学报星期增刊.- 1 - 21 - 272

疥疮医案/冯以成//中医杂志.- 2 - 27 - 294

疥疮治验/郁立仁//国医导报.- 5 - 29 - 394

今春时症案节录/潘文藻//绍兴医药月报.-2-37-192

金惠屏医案/金惠屏//医学报.-1-4-412

金惠卿医案二则/金惠卿//中西医学报.-1-24-47

金氏医案(连载)/张少钦(校订)//医界春秋.-3-5-323,348,372,399,428,459,488,516,550

金姓相思劳治验/丁秉臣//中医杂志.-2-19-261

近案一则/陈颂周//中医指导录.-4-3-275

近案一则/胡安邦//中医指导录.-4-2-274,367.-4-3-115

近代方案评议/蔡陆仙//光华医药杂志.-4-38-338

近代名医医案一脔(二):太仓傅雍言先生医案/傅雍言//中医世界.-3-25-221

近代名医医案一脔(三):常熟杨百城先生医案/杨百城//中医世界.-3-25-402

近代名医医案一脔(四):常熟张蕴石先生医案/张蕴石//中医世界.-3-25-447

近代名医医案一脔(一):谢利恒先生医案/谢利恒//中医世界.-3-25-123

近代名医医案一脔:川沙陈雪生先生医案/陈雪生//中医世界.-3-26-557

近代名医医案一脔:东台翟冷仙先生医案(连载)/翟冷仙//中医世界.-3-26-666.-3-27-131

近代名医医案一脔:平潭李健颐先生医案/李健颐//中医世界.-3-26-154

近人医案/医学杂志社//医学杂志.-2-1-233

近日黄医生草验案/黄国材//绍兴医药学报星期增刊.-1-21-335

近在沧州治愈黄病诸案/张锡纯//三三医报.-2-33-380

近治险证验案五则/张锡纯//绍兴医药学报.-1-20-91

噤口痢获痊记/徐惠人//国医导报.-5-29-153

噤口痢之治验/周镇//医学杂志.-2-9-561

经闭治验三则/陈惠言//杏林医学月报.-3-19-493

经方实验录历节风/曹颖甫//中国医学月刊.-3-15-46

经方验案一则/张玉珍//文医半月刊.-5-14-447

经方医案/包识生//神州医药学报.-1-47-199

经前腹痛治验/沙函宇//光华医药杂志.-4-37-517

经验医案/褚健民//中医指导录.-4-4-187

惊风医案/胡安邦//中医指导录.-4-3-368

精窍出血验案/高思潜//中医杂志.-2-25-63

精虚晕眩案/刘蔚楚//沈阳医学杂志.-3-2-176

胫骨折伤治验记/赵宽南//医界春秋.-3-14-93

痉病症治与验案/刘仲农//光华医药杂志.-4-39-400

久年头风验案/林冠雄//针灸杂志.-4-32-496

久疟治验记/方佗//杏林医学月报.-3-18-394

酒风头痛之治愈报告/吴德明//针灸杂志.-4-34-311

酒客感热验案/陈心田//绍兴医药学报.-1-8-336

舅氏邱寿皋热证治案因明酒客感病之理/利济学堂报社//利济学堂报.-1-3-193

居仁堂医案/梁子居//中医杂志(广东).-3-4-421

局方黑锡丹之治验例/杨志一//国医公报.-4-25-104

厥阴下痢新医案(男科)/翟冷仙//医学杂志.-2-13-410

厥阴下痢验案/翟冷仙//医界春秋.-3-9-312

康齐医案偶存/三三医报社//三三医报.-2-36-164

康氏医院治疗验案(连载)/康济民//沈阳医学杂志.-3-3-94,146

亢阳证治验记/郭韶九//杏林医学月报.-3-19 -31

科学医案尝试集/曹鸣//国医导报.-5-29 -359

咳痫笔记两则/孙连茹//中医杂志.-2-24 -237

咳嗽病案/魏文耀//文医半月刊.-5-14-534

咳嗽失音治验/方佗//杏林医学月报.-3-19 -533

咳嗽痰血治验/沈宗之//沈阳医学杂志.-3-1- 113

咳嗽吐血愈而复发可惜未能竟功/邵良谱//针 灸杂志.-4-28-78

咳嗽吐血治验/时逸人//绍兴医药学报.-1-15 -467

控涎丹治验谈/俞同芳//国医杂志.-4-12 -171

口唇外现黑圈验案/刘楚瞻//国医砥柱月刊.-5 -15-629

口角疔之治验/叶华林//华西医药杂志.-5-37 -227

口舌生疮治验二则/刘琴仙//杏林医学月报.-3 -17-235

哭子酿成噎膈治愈之略历/李健颐//医界春秋 .-3-11-94

嬾园新医案(连载)/朱振声,虞舜臣(录)//医界 春秋.-3-5-52,63,72,88,108,132,149, 170,194,238

烂喉痧病案(日本名猩红热)/王子和//国医砥 柱月刊.-5-16-529

烂喉治验/刁质明//绍兴医药学报.-1-20 -191

痨虫治案(二)/万密斋(遗著)//神州国医学报 .-4-16-398

痨虫治案(一)/程杏轩(遗著)//神州国医学报 .-4-16-395

老年喘咳之治愈/汤炳莲//针灸杂志.-4-28 -393

老年中风竟得痊愈/熊雨田//针灸杂志.-4-28 -498

乐善堂医案/刘琴仙//杏林医学月报.-3-17 -358

类疟变症治验案/张汝伟//医学杂志.-2-2 -85

类中风治验/张山雷//神州医药学报.-1-46 -503

黎庇留治验三则(连载)/医学公报社//医学公 报.-1-7-68,103

黎天佑治验三则/医学公报社//医学公报.-1- 7-28

李健颐先生验案(连载)/李悌鸢//现代医药月 刊.-4-27-468,500,531,557,583,610,636

李氏骈文医案(连载)/李卓英//国医杂志.-4- 13-50,179

李雪楼治验经过记(连载)/李雪楼//文医半月 刊.-5-14-221,448

疠风肚腹脓胀经验谈/林愚陶//光华医药杂志 .-4-40-383

痢疾险症治验录/汪景文//中医杂志.-2-24 -370

痢疾验案/刘亚农//国医砥柱月刊.-5-16 -244

痢疾医案两则/吴震//杏林医学月报.-3-23 -361

痢疾治验笔记/张锡纯//中医杂志.-2-19 -461

痢证治案质正/竹芷熙//绍兴医药学报星期增 刊.-1-22-236

痢症治验/陈景虞//中医杂志.-2-20-249

连庐验案(连载)/王中云//神州国医学报.-4- 18-144,312,442

莲塘医案/张相臣//国医砥柱月刊.-5-15 -628

廉臣医案(连载)/何廉臣//绍兴医药学报.-1- 8-25,71

良药治验报告汇录/叶回春//国医导报.-5-29 -364

两个春温治验的报告(连载)/马绩熙//光华医 药杂志.-4-41-379,478

两个医案/程六如//光华医药杂志.-4-37

-518

两腿寒湿肿痛之治验/程哲//医学杂志.-2-3-
318

两证并治法(连载)/杨星垣(选)//医学杂志.-2
-3-575.-2-4-92

疗眼一束/浔溪渔人//中医杂志.-2-28-245

聊复尔斋医案/王仲哲(拟);国医砥柱月刊社
(编订)//国医砥柱月刊.-5-15-514

临病实纪(响应陆君发布失治医案)/徐瀛芳//
中医新生命.-5-7-205

临床实录(连载)/樊天徒//华西医药杂志.-5-
36-24,86

临床实录临症医案/李健颐//中医世界.-3-34
-314

临床实验数则/吴国彦//针灸杂志.-4-28
-619

临床验案/朱作三//国医导报.-5-30-334

临床治验/李生犀//医学杂志.-2-17-32

临诊治验记/钱存济//医界春秋.-3-7-98

临证录验/范继铭//中医杂志.-2-26-238

临证医案/李健颐//中医世界.-3-34-658

临证治验/季廷栻//国医杂志.-4-12-431

临症经验(连载)/陈青云//神州国医学报.-4-
14-508,558.-4-15-29

临症验案二则/马进礼//文医半月刊.-5-14
-535

临症医案(连载)/李健颐//中医世界.-3-27-
397,493

临症医案笔志二则/刘文若//中医杂志.-2-20
-430

临症治案(连载)/王允庄//国医正言.-5-3-
149.-5-5-540

临症治验笔记/季廷栻//国医杂志.-4-13-45

淋菌性睾丸炎治验/潘树仁//中国医药月刊.-5
-32-504

淋疫治验/张颂山//光华医药杂志.-4-41
-382

淋症治验/颜伯卿//神州医药学报.-1-44-47

淋浊治验/钱致远//光华医药杂志.-4-40-39

灵兰书室医案/秦伯未//中医杂志.-2-24

-257

灵兰书室医案/秦又词(遗著)//中医杂志.-2-
24-60

灵兰医室医案/徐渐吉(遗著)//光华医药杂志
.-4-41-282

灵台治疗必须研究/汪镛生//针灸杂志.-4-34
-208

凌晓五医案(一)至(六)/沈仲圭//中医杂志.-2
-22-139,346,534.-2-23-156,314,443

刘君黄疸不治案/章次公//中国医药月刊.-5-
33-360

刘蔚楚君记杨来仪先生救治虚损垂危证(连
载)/刘蔚楚//医学杂志.-2-5-365,506

刘姓虚疟治验/曹颖甫//中医杂志.-2-19
-259

流行性慢脾夹热之验案/吴子东//中医世界.-3
-36-305

流行性脑脊髓膜炎与天花合并病例/新中医刊
杂志社//新中医刊.-5-19-249

流行性时疫治验案/丁叔廉//医学杂志.-2-14
-92

流行性时疫治验案/守约//杏林医学月报.-3-
18-232

柳宝诒先生医案(连载)/光华医药杂志社//光
华医药杂志.-4-41-386,481,585

柳宝诒治验二则/柳宝诒(著);郁济煐(录)//医
学杂志.-2-4-202

柳亭验案(连载)/周柳亭//光华医药杂志.-4-
36-176,260

柳亭验案/周柳亭//国医公报.-4-21-345

癃闭验案/陈詠鹤//杏林医学月报.-3-23
-322

癃闭之治验/谭侃如//光华医药杂志.-4-40
-37

漏脓眼治验案/刘淑士//光华医药杂志.-4-39
-213

陆氏医案/陆渊雷//中国医药月刊.-5-33
-480

陆仲安二月二十日诊孙文医案/三三医报社//
三三医报.-2-32-314

录春温夹痰内闭痉厥神昏治验案/俞志勤//绍兴医药学报.-1-17-301

录杭芝轩君医案两则/李啸云//医学报.-1-6-210

录家叔荫塘治验三则/魏步宽//中医杂志.-2-21-256

录临证笔记中一治验之莲蓬发背症/汤士彦//三三医报.-2-30-457

录孟河费绳甫先生医案一则/医学报社//医学报.-1-5-158

录前哲疫病治案/卢育和//医学杂志.-2-14-61

录徐师喉痧症治验案/俞志勤//绍兴医药学报.-1-17-303

录验案三则/未署名//中医杂志.-2-20-58

录验两则/范继铭//中医杂志.-2-27-237

录野草堂笔志/徐伯英//中医杂志.-2-21-460

论鼻渊脑漏异同案/刘蔚楚//三三医报.-2-34-284//沈阳医学杂志.-3-2-306

论痘证中之误治及验案各一/赖云清//国医砥柱月刊.-5-16-345

论李蓉栽治章仙芸之妻医案/黎天佑//医学报.-1-6-377

论某妪病/张体元//杏林医学月报.-3-22-262

论秋燥复气为病并治验四则/袁跃门//三三医报.-2-34-162

论伤风之治法/杨星垣//医学杂志.-2-13-68

论施某伏邪临危之治验/张汝伟//绍兴医药学报.-1-17-542

论孙中山之病/医学杂志社//医学杂志.-2-7-368

瘰病治验案/邓直哉//杏林医学月报.-3-22-433

骆氏验案随录/骆卫生//绍兴医药学报.-1-8-291,465

麻黄升麻汤之治验/包识生//神州医药学报.-1-47-45

麻杏石甘汤又一治案/杨子钧//中医新生命.-5-7-42

麻疹痰闭案/周镇//绍兴医药月报.-2-40-630

麻疹疑案/华西医药杂志社//华西医药杂志.-5-37-114

麻疹治验例(晚悔斋医案)(连载)/仲晓秋//现代中医.-4-42-418,447

马培之先生内科医案(连载)/王慎轩(编)//苏州国医杂志.-5-1-37,98,185,262,357.-5-2-315

马徵君医案(一)至(五)/马培之(著);余继鸿(校)//中医杂志.-2-19-283,477.-2-20-73,251,439

脉案管见(连载)/徐相任//中医世界.-3-25-390,395

盲肠炎用大下剂之效验/李健颐//复兴中医.-5-31-392

盲肠炎治疗案/段爕元//国医砥柱月刊.-5-18-301

盲肠炎治验记/许良水//医界春秋.-3-12-168

盲肠炎治愈报告三则/郭敬三,萧尚之,周禹锡//新中华医药月刊.-5-35-328

盲肠炎治愈验案/沈炎南//新中华医药月刊.-5-35-246

毛细气管支炎用白虎汤治愈之一例/张谷成//文医半月刊.-5-14-448

梅毒性外疡治验/杨燧熙//三三医报.-2-29-326

梅毒治验/张泽霖//现代医药月刊.-4-27-74

梅毒治验记/张泽霖//神州国医学报.-4-14-560

梅花吟馆医案笔记/徐子石//中医杂志.-2-23-259

梅咏仙治验一则/医学公报社//医学公报.-1-6-561

梦陶轩医案/杨叔澄//北平医药月刊.-5-9-329//文医半月刊.-5-14-411

闽侯县第三区张仁浚医案/国医砥柱月刊社//国医砥柱月刊.-5-17-157

敏慎轩临证笔记(连载)/王洪海//中医杂志.-2
　-24-241.-2-25-391

名医医案实录/曾子安//光华医药杂志.-4-39
　-206

某君治验案一则/沈熊璋//绍兴医药学报.-1-
　18-436

木刑金之治验/张体元//国医杂志.-4-12
　-233

目赤生翳治验/席文介//三三医报.-2-30-20

慕庐诊治录/吴耕孙//三三医报.-2-30-21

耐拙庐实验医案(连载)/汪竹安(录);汪咏裳
　(校)//绍兴医药月报.-2-37-49,121,
　193,261

南昌社员刘祝三之实验报告/刘祝三//针灸杂
　志.-4-28-72

南阳学斋医案/何佩瑜//国医杂志.-4-6-69

难产三案/翟甘棠//针灸杂志.-4-33-232

难产之治验/徐世华//医学杂志.-2-5-327

难产治验/陈鼎昌//光华医药杂志.-4-40
　-380

难产治验记/邓伯琨//针灸杂志.-4-32-438

脑充血兼偏枯验案/吴秉璋//光华医药杂志.-4
　-39-134

脑充血治验例(晚悔斋医案)(连载)/仲晓秋//
　现代中医.-4-42-520,549,580,605

脑充血治验谭/杜光亚//国医杂志.-4-13
　-107

脑脊膜炎症治验/许辅民//光华医药杂志.-4-
　35-550

脑疽治验/汪保之//光华医药杂志.-4-38
　-451

脑疽治验/杨燧熙//绍兴医药学报.-1-18
　-434

脑漏证治愈/钱文广//医学杂志.-2-7-349

脑漏治验一例/魏萱//中国医药月刊.-5-32
　-503

脑膜炎案/谢遂畅//神州国医学报.-4-15
　-176

脑膜炎治验记/刘远//光华医药杂志.-4-39
　-140

脑膜炎治验两则/崔虞阶//杏林医学月报.-3-
　19-491

内科产后痰闭喘绝案/刘蔚楚//三三医报.-2-
　32-97

内科冬温壮热头痛气促支节痛痹而发麻疹治案
　(连载)/蔡济川,何益赞//绍兴医药月报.-2
　-39-459,513

内科风温热入胃腑案/刘蔚楚//三三医报.-2-
　32-98

内科肝强肺弱咳血案/三三医报社//三三医报
　.-2-33-383

内科疳积便结案/刘蔚楚//三三医报.-2-32
　-99

内科惊气颤振案/刘蔚楚//三三医报.-2-32
　-101

内科精虚晕眩案/验指//三三医报.-2-33
　-388

内科癃闭案/杨孕灵//绍兴医药月报.-2-41
　-293

内科伤寒留饮案/刘蔚楚//三三医报.-2-34-
　57//绍兴医药月报.-2-39-457

内科鼠疫血瘀结核案(致蒋君函)/三三医报社
　//三三医报.-2-33-380

内科温病挟尸气案/周镇//沈阳医学杂志.-3-
　3-408

内科中暑挟痰案/刘蔚楚//三三医报.-2-33-
　571//沈阳医学杂志.-3-1-458

内科中暑挟痰案第七/三三医报社//三三医报
　.-2-33-127

内痈治疗记(连载)/熊廷诏//光华医药杂志.-4
　-38-443.-4-39-51

内痈治验记/奚可阶//中医世界.-3-26-664

拟案一则/张筱村//医学报.-1-6-451

逆行经吐血验案/李文杰//医学杂志.-2-18
　-437

逆经结瘕验案/陈心田//绍兴医药学报.-1-8-
　111

溺后茎痛验案/骆明普//杏林医学月报.-3-19
　-241

尿毒症治验/鲇川静(作);张敬武(译)//文医半

月刊.-5-14-152

怒伤病验案/郭世祥//医学杂志.-2-18-438

疟后变病治验/张洁扬//中医世界.-3-27-492

疟疾恶液质(俗名疟臌)治验/王惠苍//现代中医.-4-42-480

疟疾恶液质治验/王惠苍//中医新生命.-5-6-525

疟疾证案/林先耕//医学报.-1-6-409

疟疾治验二则/蒋稗庵//中医杂志.-2-27-375

疟痢治验/张汝伟//三三医报.-2-29-513

女科奇病治验录(一)至(二)/王慎轩(著);王景贤(录)//苏州国医杂志.-5-1-270,363

女科妊娠子痫案/周镇//杏林医学月报.-3-22-209

女科验案二则/郑连山//神州国医学报.-4-16-416

衄血治验/王谟臣//杏林医学月报.-3-19-107

呕恶白沫不食不大便治验/杨燧熙//绍兴医药学报.-1-19-408

呕吐案两则/祝天一//中医杂志.-2-21-338

呕吐治验笔记/黄星楼//杏林医学月报.-3-16-268

潘炳奎君抄寄通函疗治一则/潘炳奎//医学杂志.-2-3-99

培橘斋医案/戴橘圃//国医杂志.-4-12-105

彭秩阶医案三则/吴去疾(编录)//神州国医学报.-4-14-177

捧心产/贺绍彭(录);承淡安(按)//针灸杂志.-4-28-300

痞积(即黑热病)治验/王石清//北京医药月刊.-5-21-608

偏对口疽治验/冯懋绩//光华医药杂志.-4-38-210

瓢砚斋近案/薛文元//光华医药杂志.-4-37-350

平安堂治验录(连载)/甘伊周//中医杂志(广东).-3-4-565,695

破伤风治验说/徐焕文//绍兴医药学报.-1-9-259

奇案二则/黄国材//绍兴医药学报星期增刊.-1-21-255

奇虫治验/戴橘圃//中国医学月刊.-3-15-490

奇疾二则/刘汉强//复兴中医.-5-31-655

奇症奇医/陈泽东//国医正言.-5-3-147

奇症治愈纪/郭令之//国医公报.-4-20-505

奇治医案(连载)/何奎垣//杏林医学月报.-3-17-362,433,525

耆婆室医案(连载)/陆渊雷//中国医药月刊.-5-33-107,150,186

脐肚出气病治验/刘吉人(述)//医学杂志.-2-3-201

气臌治验案/黄星楼//光华医药杂志.-4-40-378

气化实质合参验案(肋膜炎寒性)/黄国材//医学杂志.-2-14-339

气颈治验/张汝伟//绍兴医药学报.-1-20-395

气虚呃症厥逆治验/胡天宗//沈阳医学杂志.-3-2-307//医学杂志.-2-7-350

气液两虚挟毒红白疹案/陈渔洲//神州国医学报.-4-17-441

气郁不孕之治例/李健颐//医林一谔.-4-10-513

气胀治验/沈仰慈//中国医学月刊.-3-15-92

谦斋膏方近案/夏振良//中医世界.-3-34-457

谦斋语录(经闭)/秦伯未(讲);杨永钊(笔记)//中医指导录.-4-3-194

前贤医案(连载)/张鞠景(重录);陈无咎(评点)//神州医药学报.-1-47-367,471

前贤医案/杨百城,赵意空//医学杂志.-2-1-231

钱同增先生验案(连载)/钱今阳(辑)//文医半月刊.-5-14-333,348,378//现代医药月刊.-4-27-608,634

钱同增先生验案/钱今阳(辑)//光华医药杂志

.-4-40-382//杏林医学月报.-3-22-427//医学杂志.-2-17-379

浅田先生治验新解(一)至(二)/安周(作);鹤(译)//文医半月刊.-5-14-121,154

亲自试验耳聋之一封书/章澍周//针灸杂志.-4-28-183

秦伯未近案(关于月经病六则)/汤君捷(录)//现代中医.-4-42-82

秦伯未医案(连载)/陈昌顺//中医世界.-3-26-178,286

琴雪芳肝病治验记/张少波//医界春秋.-3-5-129

青莲堂笔记/李祉余//现代医药月刊.-4-27-101

青浦何自宗先生医案/杨隽夫//中医杂志.-2-21-123

青腿牙疳诊愈记/罗一民//国医导报.-5-29-305

轻伤阴卵治验/易九如//光华医药杂志.-4-40-386

清河小轩医案(一)/叶佐臣//现代中医.-4-43-635

秋燥吐血兼伏暑症治愈/刘蔚楚//三三医报.-2-33-570//沈阳医学杂志.-3-2-105//医学杂志.-2-7-467

求尽性斋医案/杨尚诚//医界春秋.-3-10-109

求尽性斋证治录/杨孕灵//国医杂志.-4-12-163//中医杂志.-2-23-469

求慊斋治验笔记/吴诚//中医杂志.-2-27-78

全身巩皮症之一例/孙祖烈//中西医学报.-1-28-325

却病室医案/韩勋唐(著);韩玉珊(撰录)//文医半月刊.-5-14-601

热病发狂得冷水浴与恣食鲜桑椹自然疗治记/叶橘泉//医界春秋.-3-6-496

热毒脚气验案/陈莲峰//医学杂志.-2-17-33

热哕治验/沈仲圭//医学杂志.-2-7-346

热霍乱用二一解毒液之经验/李健颐//国医公报.-4-22-565

热霍乱治验两则/张筱村//医学报.-1-6-468

热霍乱转舌缩病案/黄星楼//国医砥柱月刊.-5-18-268

热厥下利治验/钱文广//医学杂志.-2-8-81

热厥治验/陈渔洲//杏林医学月报.-3-22-555

热瘀发狂治验/陈朗清//光华医药杂志.-4-36-500

热燥验案三/陈詠鹤//杏林医学月报.-3-22-515

热症治验/刘琴仙//杏林医学月报.-3-17-144

人和堂医案/张确余//杏林医学月报.-3-23-524

壬申暑热病之阅历/周镇//医学杂志.-2-14-514

仁安医案/方冠群//中医世界.-3-32-292

妊娠五月跌扑损胎得安之验案/王锡光//医学杂志.-2-18-81

妊娠下痢医案/余道生//医学报.-1-6-488

妊娠疫诊治验/罗端毅//神州医药学报.-1-43-339

妊娠子痫之治验/周镇//沈阳医学杂志.-3-3-409

日本汉医案新译/陈绍熙//中医世界.-3-26-250

容膝轩医案/袁绿野//医界春秋.-3-7-285

乳症之治验/杨燧熙//医学杂志.-2-5-84

润霖记案之质疑/万宝全//神州医药学报.-1-45-47

腮腺炎症治案/陈心诚//国医公报.-4-22-219

三个癃闭之治验/王养初//医学杂志.-2-18-436

三家医案之评论/程次明//神州国医学报.-4-16-316

三年胃病一旦告瘥/黄国材//三三医报.-2-29-265

三衢治验录/王一仁//国医杂志.-4-12-38

色欲病自疗记/李健颐//医界春秋.-3-5-488

湿温(晚悔斋医案)(连载)/仲晓秋//现代中医
.-4-43-130,177,233,292,363

沙市名医刘正宇演讲诊治黄郢肝癌之经过/医
界春秋社//医界春秋.-3-14-219

砂眼医案/李生墀//医学杂志.-2-16-340

痧闭大热气喘之验案/王锡光//医学杂志.-2-
18-81

痧类虚劳之治验/乔尚谦//医学杂志.-2-2
-468

山阴夏君希灵来书并医案照录/夏希灵//医学
报.-1-4-269

疝气痛治验之报告/吴德明//针灸杂志.-4-34
-310

伤风不醒变成痨之管见与治验/刘仲农//杏林
医学月报.-3-22-253

伤寒病二便不通治案/刘亚农//文医半月刊.-5
-14-363

伤寒化燥热喘验案/魏文耀//国医砥柱月刊.-5
-16-180

伤寒挟房劳案/周镇//神州国医学报.-4-14
-608

伤寒挟杂症之肺炎治验案/孔繁煜//华西医药
杂志.-5-37-227

伤寒夹房劳案/周镇//国医杂志.-4-12-43

伤寒夹湿案/丁佑之//绍兴医药月报.-2-39
-615

伤寒夹痰饮案/张锡纯//绍兴医药月报.-2-39
-617

伤寒厥阴证一案两感头痛/未署名//医界春秋
.-3-13-26

伤寒咳嗽误治将成痨症之治验/蒋樨庵//中医
杂志.-2-24-374

伤寒两则/俞天石//国医杂志.-4-13-326

伤寒留饮案/刘蔚楚//沈阳医学杂志.-3-2-
109//医学杂志.-2-8-203

伤寒入阴案(男科)/张朝珍//医学杂志.-2-16
-286

伤寒验案/黄星楼//国医公报.-4-22-217

伤寒越传直趋太厥阴治案/刘亚农//国医砥柱
月刊.-5-16-348

伤暑夹食案/曾庆华//杏林医学月报.-3-22
-210

伤暑六案/医界春秋社//医界春秋.-3-13-80

伤燥六案/医界春秋社//医界春秋.-3-13
-416

伤燥误补坏证治验/钱存济//三三医报.-2-36
-274

上搭治验/杨燧熙//绍兴医药学报.-1-16
-475

上消治验/时逸人//绍兴医药学报.-1-15
-468

少年温病痧疹治验记/张锡纯//中医杂志.-2-
21-443

少阳中风救误治验/张方舆//中国医药月刊.-5
-32-116

少阴伏气案/张锡纯//绍兴医药月报.-2-40
-48

少阴下利坏症治验案/钱存济//神州国医学报
.-4-15-174

邵兰荪先生治痢方案按/史介生//国医砥柱月
刊.-5-17-641

绍兴通俗痢疾方案三则/姚天农//国医砥柱月
刊.-5-16-227

舌强不语案二则/郭世祥//医学杂志.-2-18
-82

社友黄镐京医案(连载)/黄镐京//医学报.-1-
4-189,222

社友沈宾枬医案/沈宾枬//医学报.-1-5-474

社友于彩轩医案/于彩轩//医学报.-1-5-343

社友治验录:病者若夏郁神乱实为不愈反剧之
症/绍兴医药学报社//绍兴医药学报.-1-11
-325

社友治验录:产后小便出粪(连载)/竹芷熙(诊)
//绍兴医药学报.-1-10-278,343

社友治验录:产后中风/竹芷熙//绍兴医药学报
.-1-11-531

社友治验录:陈姓产妇治验/黄眉孙//绍兴医药
学报.-1-11-323

社友治验录:答沈德泰兄问其妻病症书/黄眉孙
//绍兴医药学报.-1-11-534

社友治验录:对口治验/竹芷熙//绍兴医药学报
　.-1-11-531

社友治验录:风邪入络治验/邵复生//绍兴医药
　学报.-1-11-533

社友治验录:狗宝治胃病有神效/裘吉生//绍兴
　医药学报.-1-11-538

社友治验录:霍乱医案/杨燧熙//绍兴医药学报
　.-1-11-65

社友治验录:临诊偶录/裘吉生//绍兴医药学报
　.-1-10-423

社友治验录:论咳血之效果/尤辅鏖//绍兴医药
　学报.-1-11-200

社友治验录:沈姓产妇治验/黄眉孙//绍兴医药
　学报.-1-11-324

社友治验录:寿石医案(连载)/张汝伟//绍兴医
　药学报.-1-10-191,344,423,559.-1-11-
　65,326.-1-13-153

社友治验录:暑湿验案/李春霖//绍兴医药学报
　.-1-11-204

社友治验录:痫症治验/裘吉生//绍兴医药学报
　.-1-11-328

社友治验录:验案三则/蔡星山//绍兴医药学报
　.-1-11-197

社友治验录:胀病医案(连载)/杨燧熙//绍兴医
　药学报.-1-10-559.-1-11-131

社员自病之研究/陆丽滨//针灸杂志.-4-29
　-644

社员自疗之笔记/詹松波//针灸杂志.-4-31
　-137

身痛治验/叶劲秋//绍兴医药学报星期增刊.-1
　-21-3

深竹轩医案存要/施子泉//绍兴医药学报.-1-
　20-393

神怪的治验/褚健民//医界春秋.-3-12-161

神经损伤坐则震战之验案/毕筱亭//国医砥柱
　月刊.-5-17-154

沈女士劳心失寐案/朱若金//中医杂志.-2-27
　-138

沈绍九先生医案/唐祖渊//华西医药杂志.-5-
　36-546

肾疳治验/丁乐民//国医杂志.-4-12-173

肾虚阳浮宜慎溚浴案/王兰远//绍兴医药学报
　.-1-16-486

肾脏结石之治疗经过/[日]矢数道明(著);许
　彭年(译)//中国医药月刊.-5-32-472

慎潜斋验案(连载)/周季楠//光华医药杂志.-4
　-38-38,207

慎思医庐验案/蔡少卿(著);花悲秋(录)//医界
　春秋.-3-14-147

生春医馆验案(连载)/谢寿枡//医界春秋.-3-
　9-115,170,262,311,353

生生室验案/杨孕灵//绍兴医药月报.-2-38
　-421

生石膏之神效验案(一)至(三)/张锡纯//杏林
　医学月报.-3-17-69,110,141

省梦楼医案(连载)/段梦兰//北平医药月刊.-5
　-9-220,331

失眠治验案/王治华//国医砥柱月刊.-5-16
　-178

失血后咳逆治验/杨燧熙//绍兴医药学报.-1-
　20-379

失血异症治验/刁质明//绍兴医药学报.-1-20
　-381

失治医案/何伯贤//杏林医学月报.-3-20
　-122

师俭堂验案录/凌树人//医界春秋.-3-7-319

施今墨先生医案/乃兴(笔记)//中国医药月刊
　.-5-32-253

施今墨先生治验一则/蒨//中国医药月刊.-5-
　32-295

湿毒误治几成瘫痪/沈仰慈//中国医学月刊.-3
　-15-288

湿毒虚疹案/陈芝高//神州国医学报.-4-18
　-348

湿热夹表邪治案/左季云//国医砥柱月刊.-5-
　16-615

湿热腰痛治验/沈仲圭//中医世界.-3-26
　-263

湿温病后神昏案/徐健民//中医杂志.-2-19
　-97

湿温失治案/陈芝高(编录)//国医砥柱月刊.-5
-17-48

湿温似疟治愈/刘蔚楚//三三医报.-2-33-
387//沈阳医学杂志.-3-2-111//医学杂
志.-2-7-347

湿温验案/徐瀛芳//国医公报.-4-23-352

湿温医案/陈芝高//杏林医学月报.-3-23
-281

湿温医案选评(连载)/章成之(选);徐衡之(评)
//自强医学月刊.-3-41-95,173

湿温症验案/张赞臣//医界春秋.-3-9-263

湿温之治验/萧延平//医学杂志.-2-10-254

湿温治例二则/黄雨岩//医林一谔.-4-9-119

湿温治验记/邓靖山//杏林医学月报.-3-20
-384

湿温治验录/叶橘泉//中国医药月刊.-5-32
-432

十余年痢疾之治验/谢子文//光华医药杂志.-4
-40-130

石淋治胃获愈案/刘亚农//北平医药月刊.-5-
9-218

石淋治验/陈耀堂//中医杂志.-2-23-274

时病治验/杨燧熙//绍兴医药学报.-1-19
-520

时行感冒治验记/陆丽滨//针灸杂志.-4-29
-647

时痧治验/张汝伟//绍兴医药学报.-1-20
-396

时师逸人治验咳吐血症之始末笔记/田尔康//
医学杂志.-2-15-287

时氏医案/何定生//国医砥柱月刊.-5-18
-463

时邪烂喉治验记/姚肃吾//医界春秋.-3-11
-444

时疫医案/季立如//中医世界.-3-27-595

时疫医案:引言/绍兴医药学报社//绍兴医药学
报.-1-8-28

时疫之新治验/徐相宸//绍兴医药学报.-1-14
-525

时疫治验/康维恂//绍兴医药学报.-1-20

-181

时疫治验案二则/袁绿野//绍兴医药学报.-1-
16-477

时疫治验及其说明/徐相宸//绍兴医药学报.-1
-13-419

时症新治验/吴庆时,景叔甫//绍兴医药学报.-
1-17-300

时症治验/任养和//神州医药学报.-1-44
-399

实寒似热治验案/张方舆//国医砥柱月刊.-5-
16-118

实热赤痢验案/魏文耀//国医砥柱月刊.-5-16
-413

食积闷瘄案/周镇//绍兴医药月报.-2-40-
627//医学杂志.-2-12-281

室女行乳治验录/宋爱人//现代医药月刊.-4-
27-712

守素斋验案/王锡光//医界春秋.-3-8-521

守拙医庐验案(连载)/洪巨卿//神州国医学报
.-4-14-27,69,120,330,562.-4-15-73

寿石医案/张汝伟//三三医报.-2-29-304

受暑暴下附气结胸案/景仰山(遗著)//沈阳医
学杂志.-3-3-36

瘦石轩治验录/杨守仁//国医导报.-5-30-52

暑热气闭案/何印岩//绍兴医药月报.-2-39
-359

暑热气闭案/刘蔚楚//沈阳医学杂志.-3-2
-34

暑热气闭案第八/三三医报社//三三医报.-2-
33-96

暑热气闭证治愈/刘蔚楚//医学杂志.-2-7
-214

暑热症之治验/萧延平//医学杂志.-2-10
-252

暑温夹湿治验/刁质明//绍兴医药学报.-1-20
-383

暑邪因酒热入血室痉厥之治验/周镇//沈阳医
学杂志.-3-3-353

暑中心包神昏不语治验/徐子石//中医杂志.-2
-23-561

鼠疫血瘀结核案/刘蔚楚//沈阳医学杂志.-3-2-106

鼠疫血瘀结核治验/刘蔚楚//医学杂志.-2-8-77

鼠疫症治验/任养和//神州医药学报.-1-45-63

鼠疫治验偶闻/梁长荣//医林一谔.-4-9-470

述反胃与疝瘕之治验/商智//医界春秋.-3-8-324

述马济仁先生痰厥症之治验/醉墨轩//中医杂志.-2-28-329

树本堂治验笔记/王清甫//中医杂志.-2-21-334

数年心痛治验/邓靖山//杏林医学月报.-3-22-129

衰弱不孕之治例/李健颐//医林一谔.-4-10-472

水臌症之治验/卢育和//绍兴医药学报.-1-15-461

水结胸治验记/王利贞//自强医学月刊.-3-41-495

水轮白翳气轮红丝之验案/杨燧熙//绍兴医药月报.-2-37-415

水湿治愈/苏竹故//神州医药学报.-1-45-575

水饮痞结治验/夏明理//沈阳医学杂志.-3-2-104

水肿治验/姚素民//沈阳医学杂志.-3-3-35

水肿治验例/唐崇景//现代中医.-4-43-171,231

思补山房医案（连载）/丁甘仁//中医杂志.-2-19-87,318,489.-2-20-95,267,481.-2-21-138,319,509.-2-22-159,355,545.-2-23-321,447.-2-24-76,424

死而复生之奇案两则/陈应期//杏林医学月报.-3-19-142

死症病历之一例/中西医学报社//中西医学报.-1-24-73

四川省主席刘甫公七年险病治疗经过记（连载）/张乐天//光华医药杂志.-4-41-291,591

松窗胡氏医案（连载）/胡荫鹏（著）；胡维屏（校）；虞舜臣（投）//中医杂志.-2-24-404.-2-25-117,276,425.-2-26-101,267,421.-2-27-93,267,397.-2-28-103,229,345

松鹤轩治验摘录（连载）/惠松涛//中国医药月刊.-5-32-411,616

苏州曹融甫先生医案/沈顺宣//国医杂志.-4-12-101

蒜豆花生汤治愈疟后足肿记/沈仲圭//国医砥柱月刊.-5-17-293

随方师公溥临证记/辜占梅（述）//医界春秋.-3-12-500

遂胎血崩验案/林璜庵//杏林医学月报.-3-23-199

孙鸣第先生新医案/张玉珍//文医半月刊.-5-14-619

孙鸣第先生医案/萧宝所//国医砥柱月刊.-5-16-618

孙纤空先生医案/朱育德//中医杂志.-2-26-448

孙中山病证之研究/陈无咎//神州医药学报.-1-47-513

孙中山先生病状及治法大略/葛荫春//医学杂志.-2-9-186

胎动下血治验/赵式训//中医杂志.-2-28-332

太原医室临证录（连载）/郭志道//中医杂志.-2-26-82.-2-27-80,238,368

谈谈医案/沈裁之//国医杂志.-4-13-264//现代中医.-4-42-227

痰喘医案/巢亚丰//复兴中医.-5-31-717

痰喘治验案/张汝伟//三三医报.-2-30-311

痰呃治验记/卢育和//医学杂志.-2-14-617

痰积重症之治验/沙亦恕//光华医药杂志.-4-40-35

痰盛心弱之治例/李健颐//医林一谔.-4-10-514

痰湿窜络治验/孙梓材//中医杂志.-2-23

－272

痰湿阴虚案/陈芝高//杏林医学月报.-3-23
　　-240

痰泻阴亏发疹案/陈渔洲//医学杂志.-2-17
　　-29

痰饮肿胀治验/颜伯卿//神州医药学报.-1-44
　　-149

汤溪邵宝仁乐山氏治案/邵宝仁//神州国医学
　　报.-4-14-277

唐姓缝工治验案/曹家达//中医杂志.-2-19
　　-98

韬庵治验录/徐召南//医学杂志.-2-16-61

陶庐近案/陶镕//中医指导录.-3-39-292

陶峦女士藏燥治验案/王治华//国医砥柱月刊
　　.-5-15-629

天津市中医公会救疫医案并治法/国医正言杂
　　志社//国医正言.-5-3-494

调经种子之两验案/严苍山//中医世界.-3-25
　　-327

通信治疗:痹症/中医指导录杂志社//中医指导
　　录.-4-2-263

通信治疗:便衄/中医指导录杂志社//中医指导
　　录.-4-2-265

通信治疗:春温/叶君//中医指导录.-4-3-41

通信治疗:风疹/郑君//中医指导录.-4-3-17

通信治疗:滑精/中医指导录杂志社//中医指导
　　录.-4-2-390

通信治疗:解颅/施君//中医指导录.-4-3-16

通信治疗:久痢咳血/中医指导录杂志社//中医
　　指导录.-4-2-464

通信治疗:咳血/王聿同//中医指导录.-4-3
　　-106

通信治疗:类中/中医指导录杂志社//中医指导
　　录.-4-2-427

通信治疗:囊冷/中医指导录杂志社//中医指导
　　录.-4-2-361

通信治疗:尿血/中医指导录杂志社//中医指导
　　录.-4-2-327

通信治疗:气肿/中医指导录杂志社//中医指导
　　录.-4-2-234

通信治疗:怯症/杨光华//中医指导录.-4-3
　　-86

通信治疗:乳核/中医指导录杂志社//中医指导
　　录.-4-2-264

通信治疗:疝气/中医指导录杂志社//中医指导
　　录.-4-2-426

通信治疗:湿背冷/中医指导录杂志社//中医指
　　导录.-4-2-425

通信治疗:痰浊/中医指导录杂志社//中医指导
　　录.-4-2-391

通信治疗:头痛/中医指导录杂志社//中医指导
　　录.-4-2-297

通信治疗:下消/中医指导录杂志社//中医指导
　　录.-4-2-327

通信治疗:小溲淋沥/中医指导录杂志社//中医
　　指导录.-4-2-326

通信治疗:虚寒/陶雍伯//中医指导录.-4-3
　　-85

通信治疗:虚脱/邱君//中医指导录.-4-3-42

通信治疗:血崩/中医指导录杂志社//中医指导
　　录.-4-2-296,463

通信治疗:遗精/中医指导录杂志社//中医指导
　　录.-4-2-235,361

通信治疗:阴虚/黄樟梅//中医指导录.-4-3
　　-85

通信治疗方案选/中医指导录杂志社//中医指
　　导录.-4-1-10,48,78,109,138,170,202,
　　233,267,300,331,361

通信治疗:肾喘/赵君//中医指导录.-4-3
　　-106

通讯治疗方案(连载)/张赞臣//医界春秋.-3-
　　9-116,171

同乡季仲文伤寒治验/曹尹甫//中医杂志.-2-
　　19-77

同乡宋子载家痰饮治验/曹颖甫//中医杂志.-2
　　-19-260

痛风误认跌伤验案/王贤儒//国医砥柱月刊.-5
　　-17-52

痛经血疝案/陈莲峰//医学杂志.-2-14-170

痛经验案及辨证/金少陵//华西医药杂志.-5-

36-223

痛经治验/徐伯英//三三医报.-2-29-560//医学杂志.-2-4-456

痛厥危症治验记/朱振声//中医杂志.-2-26-237

头痛/戴橘圃//中国医学月刊.-3-15-490

头痛耳聋之验案/杨燧熙//绍兴医药月报.-2-37-119

头痛治验/沈仲圭//医界春秋.-3-7-18

头痛治验二则/陈学章//华西医药杂志.-5-36-439

吐泻无脉验案/郑少春//绍兴医药学报.-1-8-112

吐血三年半月治断论案(连载)/刘蔚楚(诊);卢育和(选)//三三医报.-2-34-313//沈阳医学杂志.-3-2-435.-3-3-34,90//医学杂志.-2-14-457

吐血治案/张凤楼//现代中医.-4-43-86

退庐医案(连载)/陈心田//绍兴医药学报.-1-9-445,446,448,563

退思轩治验(连载)/陈启成//神州国医学报.-4-14-225.-4-15-74,131.-4-16-456.-4-18-103

脱肛兼便血治验/张汝伟//绍兴医药学报星期增刊.-1-21-19

外感挟伏气治验/徐召南//医学杂志.-2-4-454

外感咳嗽误下治验/张春生//国医砥柱月刊.-5-15-515

外治奇验/未署名//中医杂志.-2-26-68

汪氏儿科医案/汪竹安(录);汪咏裳(校)//绍兴医药月报.-2-41-37,87,91

汪艺香先生验案(连载)/季鸣九//光华医药杂志.-4-40-381.-4-41-203,279

亡阳寒厥治验/胡天宗//医学杂志.-2-7-470

亡阳证治验/钱文广//医学杂志.-2-8-82

王葆年治验一则/王葆年//医学公报.-1-7-237

王九峰医案(连载)/余继鸿//中医杂志.-2-21-97,273,475.-2-22-93,311,521.-2-23-135,283,435.-2-24-55,245,397

王孟英医案选/袁桂生//神州医药学报.-1-44-250

王慎轩夫子最近验案/胡洪钧(录)//苏州国医杂志.-5-2-317

王慎轩治验二则/王慎轩//医学杂志.-2-4-339

王师慎轩治愈多年腹痛记/冯长楷(记)//苏州国医杂志.-5-2-310

王士翘医案/医学公报社//医学报.-1-4-426

王氏女科医案(连载)/王慎轩(著);王南山(编)//苏州国医杂志.-5-1-42,104,192,267,361

王氏仲奇医案/王仲奇(著);杨志一(选)//国医砥柱月刊.-5-17-525

王似山先生医案(一)至(二)/孙秉公(校录)//中医杂志.-2-25-141,447

王肖舫君来函论病/王肖舫//沈阳医学杂志.-3-1-471

王肖舫君奇病缄/王肖舫//医学杂志.-2-4-602

王询刍近案(连载)/光璧(录)//现代中医.-4-42-167,283,302

妄止小儿啼哭成病验案并论小儿啼哭之益/王玉玲//杏林医学月报.-3-18-235

危险妇人病治验实录/邱雨臣//光华医药杂志.-4-38-440

危险痢症治验谈/萧继志//光华医药杂志.-4-38-198

危症治验记/张颂山//国医公报.-4-21-351

危重之肺结核针灸治愈之经过报告/郑祥周//针灸杂志.-4-34-355

维他命保命之治验一斑/陈国熊//国医导报.-5-29-423

痿症治验之片言/王肖舫//医学杂志.-2-15-501

味古庐医案(连载)/蒋栩庄//中医世界.-3-29-40,182

胃癌获治记/国医导报编者//国医导报.-5-29-73

胃癌治验/吴震//杏林医学月报.-3-23-323

胃病验案/季卓人//中医世界.-3-27-280

胃病医案二则/周禹锡//医界春秋.-3-12-236

胃病医案选(连载)/章次公(著);张德正(藏)//中医新生命.-5-6-463,522,583.-5-7-32,96,156,204,276,337,392,444,512,564

胃病治疗之管见与治验/李健颐//光华医药杂志.-4-40-30

胃病治验/周学庠//国医砥柱月刊.-5-18-591

胃肠病验案六则/徐福民//国医砥柱月刊.-5-17-229

胃肠病医案/孙鸣第//国医砥柱月刊.-5-17-234

胃肠治案三则附子肠炎一则/张拱端//国医砥柱月刊.-5-17-224

胃出血治疗报告/蔡达五//新中华医药月刊.-5-35-327

胃出血治愈病例/沈炎南//新中华医药月刊.-5-35-326

胃反黑水治验录/宋爱人//现代医药月刊.-4-27-714

胃痛治验录/吕子厚//医学杂志.-2-12-584

胃痛治验/邓靖山//杏林医学月报.-3-23-323

胃痛治验二则/刘丙生//神州医药学报.-1-46-308

胃燥咳嗽治愈/钱文广//医学杂志.-2-8-455

渭庐医案/顾渭川//神州国医学报.-4-14-26

温病案验/瞿冷仙//中医世界.-3-26-144

温病发斑疹治验三则/袁镜人//中医杂志.-2-22-284

温病夹尸气治愈/周镇//医学杂志.-2-9-333

温病兼气郁气虚案/张锡纯//医学杂志.-2-13-413

温病结胸与寒痰结胸相并治验/张锡纯//三三医报.-2-30-521

温病痉厥治验/瞿冷仙//中医世界.-3-26-268

温病误药评议及救误治验/张方舆//华西医药杂志.-5-36-327

温病虚极兼大气下陷/张锡纯//医界春秋.-3-9-24//医学杂志.-2-13-416

温病医案两则/邱在寅//中医指导录.-4-4-275

温病治验/杨燧熙//三三医报.-2-29-336//绍兴医药学报.-1-16-476

温病治验记/严苍山//中医杂志.-2-23-279

温毒症验案/阎汉文//医学杂志.-2-18-331

温毒治验/顾秀成//医学杂志.-2-6-221

温疟治验/袁善征//中国医药月刊.-5-33-223

温热服热药热入血室治案/李健颐//复兴中医.-5-31-341

温下攻瘀之治验/吴景煜//杏林医学月报.-3-22-514

温邪夹湿治验案/黄剑纯//现代中医.-4-42-523

温邪逆传心包络案/刘蔚楚//三三医报.-2-33-98//沈阳医学杂志.-3-2-37

温邪吐血案/谢幼安//中医杂志.-2-23-332

温疫发斑治验案/张泽霖//医林一谔.-4-9-78

温症病复三期治验笔录/张树筠//绍兴医药学报.-1-18-427

温症治验/樊楚农//医学杂志.-2-9-457

瘟毒肿项治验/罗敏之//沈阳医学杂志.-3-1-266

瘟疫病治验五则/陈詠鹤//杏林医学月报.-3-21-473

瘟疹兼喉痧治验/张锡纯//医界春秋.-3-8-432

问青医室医案/王慰伯//神州医药学报.-1-47-578

问松堂医案(连载)/金子久//中医杂志.-2-20-476.-2-21-131

问雪雅堂医案内容佳否/周默斋//绍兴医药学报星期增刊.-1-22-204

无垢盦医案(连载)/杨代英//现代医药月刊.-4

- 27 - 428,463

无锡女孩流注成管治验/丁秉臣//中医杂志.- 2 - 23 - 271

吴菊舫先生医案(连载)/吴莲洲//神州医药学报.- 1 - 47 - 477,574

吴氏医案(连载)/吴佩衡//神州国医学报.- 4 - 15 - 304,364,401,461,492

吴姓咳嗽耳聋治验/孙梓材//中医杂志.- 2 - 23 - 490

五德堂医案(连载)/陈应期//现代医药月刊.- 4 - 27 - 464,554 //杏林医学月报.- 3 - 20 - 162,335.- 3 - 21 - 166,294

武进张伯熙先生医案/医界春秋社//医界春秋.- 3 - 12 - 350

误服龙胆泻肝汤致脚筋挛急治愈/谢少昂//医学杂志.- 2 - 7 - 222

西医审治孙中山肝病之研究/俞潜//三三医报.- 2 - 32 - 205

吸烟致病验案(友人黄善初君)/陈心田//绍兴医药学报.- 1 - 8 - 335

希灵录案(连载)/夏希灵//医学报.- 1 - 4 - 288,317

下疳治验/杨燧熙//三三医报.- 2 - 29 - 326

先嫂张夫人病逝记/齐志学//国医正言.- 5 - 4 - 567

先贤医案两则仆弱冠后在客中偶见居停案头有旧书一帙取阅之载有医案两则甚新奇至其书系何书医系何人皆不记忆爰将其案详录于左医界同人若有知其书名与其医名乞登于本志相示/张锡纯//医学杂志.- 2 - 7 - 482

先哲治验录一则/史介生//绍兴医药学报星期增刊.- 1 - 21 - 391

贤贤斋验案/卜锡霖//光华医药杂志.- 4 - 38 - 215 .- 4 - 39 - 39

痫病治验/王肖舫//医学杂志.- 2 - 17 - 376

痫症验案/缪俊德//医学杂志.- 2 - 18 - 436

险证纪实/谢良毅//中医新生命.- 5 - 6 - 296

现代名医验案第五期至第九期/叶劲秋//医界春秋.- 3 - 8 - 153,289,479 .- 3 - 9 - 211,557

香枳汤治案录验/张汝伟//绍兴医药学报.- 1 - 13 - 154

项疬治验笔记/黄镜庭//中医杂志.- 2 - 25 - 69

项强治验/张汝伟//绍兴医药学报.- 1 - 20 - 396

项氏治验案/项幼渠//绍兴医药学报.- 1 - 18 - 431

消治龙治流行性脑脊髓炎之验案/徐道揆//国医导报.- 5 - 30 - 166

萧山今墨施氏医案(一)至(二十六)/医夫//文医半月刊.- 5 - 14 - 56,73,90,104,122,137,151,170,186,220,237,251,267,284,300,317,332,348,364,377,411,430,447,464,483,501

小半夏加茯苓汤治愈呕吐症验案/翟冷仙//医界春秋.- 3 - 9 - 170 //医林一谔.- 4 - 9 - 77

小便不禁治验(连载)/时逸人//绍兴医药学报.- 1 - 15 - 464,470

小产后心痛验案/罗炜彤(著);罗理璇(录)//医界春秋.- 3 - 8 - 66

小产昏迷治验谈/李健颐//中医世界.- 3 - 26 - 163

小产验案/缪倬云//光华医药杂志.- 4 - 37 - 414

小儿百效神丹治验报告/未署名//国医砥柱月刊.- 5 - 17 - 628

小儿发肿眼鼻出血便秘之治验/杨书培//医学杂志.- 2 - 3 - 458

小儿肺炎之治验报告/杨志一//医学杂志.- 2 - 15 - 53

小儿肺炎治验记/杨志一//苏州国医杂志.- 5 - 2 - 225

小儿黄疸证治经验/石泰峨//医学杂志.- 2 - 5 - 484

小儿惊风论妄治验/夏明理//沈阳医学杂志.- 3 - 1 - 41

小儿麻症验案/杨志一//国医砥柱月刊.- 5 - 17 - 41

小儿慢惊治验录/凌树人//现代中医.- 4 - 42 - 260

小儿热病治验三则/谭活水//杏林医学月报.- 3

－21－254

小儿痧疹内陷之治验/程哲//医学杂志.-2-2-472

小儿疝症经验疗法/谭泽民//杏林医学月报.-3-23-362

小儿暑温治验/罗翼飞//光华医药杂志.-4-38-446

小儿头面红肿治验/杨燧熙//绍兴医药学报.-1-20-183

小儿症二则/杨星垣//医学杂志.-2-5-244

小灵兰医案杂录/蒋泽久(著);何心怡(录)//神州医药学报.-1-46-234

孝友堂医案(连载)/张伯熙(著);张赞臣(笔录)//神州医药学报.-1-47-478,571//医界春秋.-3-6-498,532.-3-7-22,98

笑禅医案/何笑禅//国医砥柱月刊.-5-15-576

邪热不杀谷直泻两则/骆明普//杏林医学月报.-3-20-384

泄泻医案录实并辨/张秉初//杏林医学月报.-3-18-233

泄泻治验/冯晓东//沈阳医学杂志.-3-1-266

泄泻治愈记/沈仲圭//国医砥柱月刊.-5-17-43

泻痢后腹痛/沈仰慈//中国医学月刊.-3-15-139,289

心理疗法(吴鞠通医案一则)/吴鞠通//医学杂志.-2-8-94

心虚不寐怔忡不宁治验/周缉熙//医学杂志.-2-17-373

心脏病之验案/董健亭//医学杂志.-2-18-440

忻县马负图先生之不药疗法/米荣惠//医学杂志.-2-17-252

新安镜寿先生治验录/吴仰之//中医杂志.-2-20-421

新验案/朱柏荣//中医世界.-3-27-609

新药验案/薛明波//国医导报.-5-30-257

新治险症验案/张锡纯//绍兴医药学报.-1-19-507

星聚草堂医草(连载)/陈惠言//中医杂志(广东).-3-4-55,182,279,416,561,688

胸痹案女科/张宷铨//医学杂志.-2-17-376

宿食转瘅案/邓直哉//杏林医学月报.-3-22-472

胥江方案录/宋爱人//医界春秋.-3-7-251

虚劳咳血形瘦便溏案/叶劲秋//中医杂志.-2-19-96

虚痨病治案/叶凤龙//国医公报.-4-24-323

虚疟治验/姚世琛//现代中医.-4-42-184

虚损医案/张莳园//现代医药月刊.-4-27-608

徐渡渔先生医案/吴之谦//中医世界.-3-27-365

徐洄溪治瘭验案/孙道明//现代中医.-4-42-419

徐相宸先生来函论脉案管见/徐相宸//医学杂志.-2-13-295

徐姓妇病治验谈/朱振声//中医杂志.-2-25-243

徐姓宿食治验/丁济万//中医杂志.-2-24-242

徐玉台治验四则(连载)/徐玉台,费泽尧//医学杂志.-2-4-200,337

许宗微治验一则/许宗微//医学杂志.-2-4-344

续湿温时疫之验案/绍兴医药学报社//绍兴医药学报.-1-8-155

选录易思兰医案数则/王宗喆//文医半月刊.-5-14-220

薛生白医案评议/陈伯涛//中国医药月刊.-5-33-187

雪樵医案(连载)/周雪樵//医学报.-1-4-13,16,18,30,34,47,50,75,82,91,98,114,124,130,162,173,178,194,210,226,242,274,290,306,342,355,376,395,408,506.-1-5-29.-1-6-66

血崩急救治验/李健颐//医界春秋.-3-11-43

血崩验案/吴文尧//现代中医.-4-43-560

血崩治验/刘琴仙//杏林医学月报.-3-17

-145

血崩治验/王肖舫//绍兴医药学报.-1-19-511

血冲证治验/胡幼卓//医学杂志.-2-4-84

血箭验案/张宗曜//医学杂志.-2-16-490

血淋治验案/王培槐//中医世界.-3-37-244

血球脱落/张迈荃//神州医药学报.-1-46-299

血热医案六则/陈应期//杏林医学月报.-3-18-199

血脱治验/李棠甫//医学杂志.-2-18-438

血虚瘫痪初起之治验/王莲芳//中医杂志.-2-26-75

血虚头痛案/曾庆华//杏林医学月报.-3-22-211

血郁方案/李健颐//中医世界.-3-35-538

血证医案/陶可箴//中医杂志.-2-19-91

血证治验记/唐忠俊//中医杂志.-2-25-71

血证治验之经过/张腾蛟//医界春秋.-3-7-354

血症咳嗽论治记/陆士谔//中医杂志.-2-25-64

血症实验疗法/王肖舫//绍兴医药学报.-1-20-179

血症验案述略/薛复初//医学杂志.-2-9-456

血症治疗/沈仲圭//医学杂志.-2-7-485

血症治验记/黄文东//中医杂志.-2-22-274

循环系统结症之治验/吴景煜//文医半月刊.-5-14-600

逊斋医案/李韵芳//光华医药杂志.-4-37-516

牙疳治验/杨燧熙//三三医报.-2-29-295

哑叭痧治验记/王石清//北京医药月刊.-5-21-160

研究王希会报告病证/医学杂志社//医学杂志.-2-2-222

研究小儿病二则/汪景文//绍兴医药学报星期增刊.-1-21-453

阎氏医案验方集/阎春浦//国医砥柱月刊.-5-16-248

颜面丹毒验案/张心一//国医砥柱月刊.-5-16-621

眼科验案/孙鸣第//国医砥柱月刊.-5-16-411

眼科医案/王理堂//三三医报.-2-30-489

眼科医案/张沛恩//杏林医学月报.-3-20-386//医学杂志.-2-16-63

眼球突出之治验/叶华林//国医砥柱月刊.-5-18-192

验案(连载)清溪医隐//国医杂志.-4-12-44,104

验案/周镇//国医杂志.-4-13-253

验案二则/李寿石//杏林医学月报.-3-17-27

验案二则/中医杂志社//中医杂志.-2-22-92

验案几个(一)至(三)/叶佐臣//现代中医.-4-43-296,365,412

验案记略/王兰远//绍兴医药学报.-1-16-484

验案类记/梁伯阳//神州国医学报.-4-15-491

验案两则/高维祺//中医指导录.-4-1-344

验案两则/焦拯民//国医导报.-5-30-335

验案六则/张生甫//医学杂志.-2-14-464

验案三则/袁绿野//绍兴医药学报.-1-14-103

验案四则/巢亚丰//复兴中医.-5-31-575

验案一束/王行三//国医杂志.-4-13-175

验案之一/张心一//国医砥柱月刊.-5-17-47

验方偶录(连载)/姚贻春//国医公报.-4-21-271.-4-22-220

羊毛瘟之治验/乔尚谦//医学杂志.-2-3-196

阳湖贺君国岐治友人温病记/贺国岐//医学报.-1-4-107

阳霍乱白矾治验/周爱人//现代中医.-4-42-185

阳明风温治验案/张毅武//国医砥柱月刊.-5-17-156

阳虚自汗案/刘蔚楚//三三医报.-2-32-102

杨部长方案汇纪/陈宾卿//医学杂志.-2-18-540

杨公来仪救治虚损垂危记/刘蔚楚//三三医报.-2-30-305

杨燧熙治验一则/杨燧熙//医学公报.-1-7-193

杨文胸中痛症治验/何佩瑜//国医杂志.-4-5-101

杨喜卿之病状/龚庆善//中西医学报.-1-25-209

杨孕灵君记女劳疸用张锡纯君新发明治验/杨孕灵//医学杂志.-2-3-605

疡科治验案二则/周颂尧//神州医药学报.-1-44-155

疡科子宫癌案/刘蔚楚//三三医报.-2-32-495//沈阳医学杂志.-3-1-332

养浩庐医案(连载)/黄苍霖//神州国医学报.-4-15-239.-4-16-31,68,513.-4-17-64,100,144,197,261,287,326,361

养和堂搭手治验笔记/沙亦恕//中医杂志.-2-21-460

腰痛答案(连载)/宋爱人//国医公报.-4-23-345,477.-4-24-99,219

腰痛治验/沈仲圭//杏林医学月报.-3-17-109//医学杂志.-2-12-422

腰痛治验二则/林瑾庵//光华医药杂志.-4-40-141

姚世琛妇科近案/朱谷声//中医世界.-3-36-220

姚嵩甫治验三则/姚嵩甫//医学公报.-1-7-225

姚啸岗医案(连载)/姚啸岗,张蕴石//医学杂志.-2-12-291,438,581.-2-13-74,168,285,406.-2-14-83,167,344,407,615

药毒入心包以致似类中症治疗案/尹涤尘//医学杂志.-2-2-82

药善堂验案数则/刘琴仙//现代医药月刊.-4-27-580

药园医案(连载)/杜子良(著);秦柳江(录)//光华医药杂志.-4-41-129,281

叶翰甫君方案/范继铭//中医杂志.-2-26-298

叶氏医案/叶劲秋//中国医药月刊.-5-33-563

一个癫狂病症治之经过/李征袑//医界春秋.-3-11-92

一个合方症治验案/李子谦//华西医药杂志.-5-36-546

一个急性肺炎病治验的报告/施溥//华西医药杂志.-5-36-282

一个烟晕症治验底经过报告并敬请我医界同人速行戒除纸烟为社会先导的一点意见/汤鹤鸣//三三医报.-2-29-409

一个噎膈病治疗后之报告/朱仁葆//医界春秋.-3-9-466

一个医案的小评论/岳开煤//光华医药杂志.-4-40-373

一瓢砚斋近案(连载)/薛文元//光华医药杂志.-4-36-418,497.-4-37-73,146,251,532

一斋医案三则(连载)/韩一斋//北平医药月刊.-5-9-96,217,334

医案(二)/沈永祥//中医指导录.-4-3-465

医案(连载)/陆渊雷//中医新生命.-5-6-586.-5-7-35,98,159,213,281,340,394,446,513,565,629.-5-8-44,129,195,256,324,390,460,513,579,634

医案(连载)/袁桂生//医学报.-1-7-396,442,468,488

医案(一)/王友信//中医指导录.-4-3-463

医案/陈心田,汪竹安//绍兴医药学报.-1-8-505

医案/何谦如//杏林医学月报.-3-16-201

医案/胡安邦//中医指导录.-4-3-142

医案/梅詠仙//神州医药学报.-1-44-397

医案/王畿道//中西医学报.-1-37-39

医案/杨燧熙//神州医药学报.-1-46-302,304

医案/医学报社(辑)//医学报.-1-6-253

医案/余振碟//中西医学报.-1-23-439

医案/郁闻尧//神州医药学报.-1-44-244

医案/赵葆阶//神州医药学报.-1-44-245

医案丛话/沈仲圭//苏州国医杂志.-5-2-540

医案二则/王远程//中医世界.-3-36-205

医案概论(一)至(十一)/任冠民//文医半月刊
　.-5-14-182,214,249,460,477,495,554,
　578,596,617,640

医案六则/杨钦仁//复兴中医.-5-31-570

医案日记偶录/黄觉人//中西医学报.-1-25
　-136

医案三则/奚可阶//杏林医学月报.-3-17
　-478

医案三则/张仲侯//中医杂志.-2-20-279

医案数则/莫集贤//针灸杂志.-4-28-611

医案四则/杨钦仁//复兴中医.-5-31-342

医案琐言/庞士龙//中医世界.-3-32-312

医案问答(连载)/齐志学//国医正言.-5-4-
　147,307

医案新辑(通讯治疗方选):鼻衄/中医指导录杂
　志社//中医指导录.-4-1-462

医案新辑(通讯治疗方选):臂痛/中医指导录杂
　志社//中医指导录.-4-2-165

医案新辑(通讯治疗方选):肠鸣/中医指导录杂
　志社//中医指导录.-4-1-525

医案新辑(通讯治疗方选):大肠泄/中医指导录
　杂志社//中医指导录.-4-2-9

医案新辑(通讯治疗方选):多汗/中医指导录杂
　志社//中医指导录.-4-2-39

医案新辑(通讯治疗方选):呃逆/中医指导录杂
　志社//中医指导录.-4-1-398

医案新辑(通讯治疗方选):肺风/中医指导录杂
　志社//中医指导录.-4-1-397

医案新辑(通讯治疗方选):腹满/中医指导录杂
　志社//中医指导录.-4-2-12

医案新辑(通讯治疗方选):腹痛/中医指导录杂
　志社//中医指导录.-4-2-72,99

医案新辑(通讯治疗方选):腹胀/中医指导录杂
　志社//中医指导录.-4-1-495

医案新辑(通讯治疗方选):肝病/中医指导录
　志社//中医指导录.-4-1-459

医案新辑(通讯治疗方选):肝火/中医指导录杂
　志社//中医指导录.-4-2-165

医案新辑(通讯治疗方选):肝虚/中医指导录杂
　志社//中医指导录.-4-1-526

医案新辑(通讯治疗方选):肝郁/中医指导录杂
　志社//中医指导录.-4-2-97

医案新辑(通讯治疗方选):干咳/中医指导录杂
　志社//中医指导录.-4-2-199

医案新辑(通讯治疗方选):咯血/中医指导录杂
　志社//中医指导录.-4-1-460

医案新辑(通讯治疗方选):骨痛/中医指导录杂
　志社//中医指导录.-4-1-461

医案新辑(通讯治疗方选):怪胎/中医指导录杂
　志社//中医指导录.-4-1-427

医案新辑(通讯治疗方选):寒疝/中医指导录杂
　志社//中医指导录.-4-2-134

医案新辑(通讯治疗方选):鹤膝风/中医指导录
　杂志社//中医指导录.-4-1-460

医案新辑(通讯治疗方选):积聚/中医指导录杂
　志社//中医指导录.-4-1-459

医案新辑(通讯治疗方选):经紫/中医指导录杂
　志社//中医指导录.-4-2-134

医案新辑(通讯治疗方选):惊恐/中医指导录杂
　志社//中医指导录.-4-2-135

医案新辑(通讯治疗方选):咳嗽/中医指导录杂
　志社//中医指导录.-4-1-427

医案新辑(通讯治疗方选):劳瘵/中医指导录杂
　志社//中医指导录.-4-2-97

医案新辑(通讯治疗方选):目赤/中医指导录杂
　志社//中医指导录.-4-1-428//中医指导
　录.-4-2-11

医案新辑(通讯治疗方选):目内障/中医指导录
　杂志社//中医指导录.-4-2-100

医案新辑(通讯治疗方选):尿血/中医指导录杂
　志社//中医指导录.-4-2-199

医案新辑(通讯治疗方选):呕酸/中医指导录杂
　志社//中医指导录.-4-1-461

医案新辑(通讯治疗方选):偏疝/中医指导录杂
　志社//中医指导录.-4-2-133

医案新辑(通讯治疗方选):前阴痛/中医指导录
　杂志社//中医指导录.-4-2-73

医案新辑(通讯治疗方选):肉瞤/中医指导录杂

志社//中医指导录.-4-2-71

医案新辑(通讯治疗方选):乳癖/中医指导录杂志社//中医指导录.-4-1-397

医案新辑(通讯治疗方选):疝气/中医指导录杂志社//中医指导录.-4-2-98

医案新辑(通讯治疗方选):水肿/中医指导录杂志社//中医指导录.-4-2-99

医案新辑(通讯治疗方选):溲数/中医指导录杂志社//中医指导录.-4-2-71

医案新辑(通讯治疗方选):痰湿/中医指导录杂志社//中医指导录.-4-2-10

医案新辑(通讯治疗方选):痰浊/中医指导录杂志社//中医指导录.-4-2-39

医案新辑(通讯治疗方选):头痛/中医指导录杂志社//中医指导录.-4-1-399

医案新辑(通讯治疗方选):吐血水/中医指导录杂志社//中医指导录.-4-2-72

医案新辑(通讯治疗方选):脘痛/中医指导录杂志社//中医指导录.-4-1-496

医案新辑(通讯治疗方选):痿躄/中医指导录杂志社//中医指导录.-4-1-399

医案新辑(通讯治疗方选):胃病/中医指导录杂志社//中医指导录.-4-2-133,136

医案新辑(通讯治疗方选):泄泻/中医指导录杂志社//中医指导录.-4-2-40

医案新辑(通讯治疗方选):胸痛/中医指导录杂志社//中医指导录.-4-2-166

医案新辑(通讯治疗方选):虚劳/中医指导录杂志社//中医指导录.-4-2-135

医案新辑(通讯治疗方选):腰脊滞着/中医指导录杂志社//中医指导录.-4-2-200

医案新辑(通讯治疗方选):遗尿/中医指导录杂志社//中医指导录.-4-1-400

医案新辑(通讯治疗方选):阴虚/中医指导录杂志社//中医指导录.-4-2-10

医案新辑(通讯治疗方选):肢麻/中医指导录杂志社//中医指导录.-4-1-525

医案新辑(通讯治疗方选):中消/中医指导录杂志社//中医指导录.-4-2-9

医案新辑(通讯治疗方选):肿病/中医指导录杂

志社//中医指导录.-4-2-74

医案新论(连载)/周禹锡//医界春秋.-3-11-188,241,290,337,397

医案验录/顾香斋//光华医药杂志.-4-38-65,143

医案一脔/廖浚泉//现代中医.-4-42-341

医案一脔/吴勋//现代中医.-4-42-364

医案杂论/卢谦//中西医学报.-1-28-521

医案择录(连载)/黄伯棠//神州国医学报.-4-15-363,402

医案摘粹(连载)/吴鞠通(著);何光华(选录)//绍兴医药学报.-1-8-247.-1-9-27,257

医垒/方冠群//中医指导录.-4-2-107

医学妙谛附验案/何书田(著);何廉臣(校增)//绍兴医药学报.-1-9-577

医学实验录/胡安邦//中医指导录.-4-2-206

医验汇录/赵藻阶//神州医药学报.-1-43-334

医验记/史济纲//中医杂志.-2-27-76

医验纪要(连载)/方文甫//中医指导录.-4-2-247//中医指导录.-4-4-21,533

医验纪要/陈承年//中医指导录.-4-3-144

医验录(一)至(三)/吴天士//中医杂志.-2-26-189,350.-2-27-33

医验琐事/赵守箴//杏林医学月报.-3-19-311

医一船妇交肠病/王亦云//光华医药杂志.-4-37-520

医余还读轩医案/管季燿//杏林医学月报.-3-16-160

移毒法一则/沈仲圭//医学杂志.-2-6-386

遗精五年一旦霍然/康维�//绍兴医药学报星期增刊.-1-21-86

疑症一则/李为彭//中医指导录.-3-38-230

乙亥夏秋间患痢症世八以为最可惊/吴景煜//杏林医学月报.-3-22-432

疫喉痧验案/丁甘仁//绍兴医药月报.-2-40-249

疫痉治验/王石清//北京医药月刊.-5-21-546

疫证治验两则/谢池春//神州医药学报.-1-44-480

逸庐医案(连载)/李荣//杏林医学月报.-3-20-337,472.-3-21-37,71,210

意山医案/陈无咎//神州医药学报.-1-46-79

翼经经验录(连载)/余无言//华西医药杂志.-5-36-278.-5-37-168

翼庐医案(连载)/宋爱人//国医公报.-4-24-445.-4-25-113,235,357

翼庐医案/宋爱人//国医砥柱月刊.-5-16-213

因积淋闭之治验/周镇//沈阳医学杂志.-3-3-353

因积麻闭之治验/周镇//医学杂志.-2-8-587

因劳心致疾之治验/杨燧熙//绍兴医药学报.-1-19-405

因痰麻闭之治验/周镇//医学杂志.-2-8-588

阴斑治验记/吴观海//中医杂志.-2-26-408

阴吹验案/俞修源//光华医药杂志.-4-37-211

阴寒霍乱案/邓昆怡//杏林医学月报.-3-23-158

阴户出虫洋肥皂治验/萧介青//三三医报.-2-31-529

阴户肿痛蚀烂治愈/孙右卿//沈阳医学杂志.-3-2-180

阴亏出疹误用温补案/陈渔洲//神州国医学报.-4-17-440

阴亏感暑脉微之治验/邓靖山//杏林医学月报.-3-22-261

阴亏湿毒发疹案/陈芝高//杏林医学月报.-3-22-474

阴水症治验/钱文广//医学杂志.-2-7-471

阴虚伏燥误服温散化火刑金补水治验/胡天宗//三三医报.-2-30-195

阴虚体感冒治验案/杨燧熙//绍兴医药月报.-2-38-133

阴虚牙痛治验/邱明扬//医学杂志.-2-11-72

阴虚之体胃热痰热伏暑热治验/杨燧熙//三三医报.-2-29-473

阴阳两虚痰湿发疹案/陈芝高//医学杂志.-2-17-30

阴肿治验/时逸人//绍兴医药学报.-1-15-469

饮癖治验/宋紫波//现代中医.-4-42-282

隐溪医案(连载)/颜伯卿//神州医药学报.-1-42-117,183,233,333.-1-43-155,327.-1-47-575

隐轩医案/杨苍诚//神州医药学报.-1-47-198,486,581

婴儿慢惊风久受热补案/刘蔚楚//三三医报.-2-34-176//沈阳医学杂志.-3-2-368

婴儿慢脾风久受受热补案/刘蔚楚//绍兴医药月报.-2-40-137//医学杂志.-2-12-283

婴孩暑泻治验案/俞修源//绍兴医药月报.-2-38-134

膺德轩外证治验笔记(连载)/郑指南//中医杂志.-2-20-425.-2-21-252

颖川医案(连载)/陈良夫(遗著);朱振声(录)//中医杂志.-2-20-275,492.-2-21-149,328,503.-2-22-125

应用科学之理疗病案/赵意空//医学杂志.-2-7-233

咏兰医馆验案/李贡廷//医界春秋.-3-10-30

用金匮硝石矾石散治愈内伤黄疸医案/张锡纯//三三医报.-2-29-327

忧惊类疟治验/骆明普//杏林医学月报.-3-19-106

尤在泾晚年医案(连载)/盛心如//中医世界.-3-29-9,162,292.-3-30-70,443.-3-31-197,413

友竹医寓医验录/谢安之//中医杂志.-2-25-243

幼科庸医曹仲容不验方案/王寿芝//绍兴医药学报.-1-14-477

淤血伤寒之治验/周镇//沈阳医学杂志.-3-3-408

余道生医案/医学报社//医学报.-1-4-456

余德鸿验案一则/孙道明//文医半月刊.-5-14-619

余晋三中丞不寐便闷误治案/光华医药杂志社//光华医药杂志.-4-41-282

余庆轩医案(一)至(十七)/李健颐//杏林医学月报.-3-18-194,225,269,342,389,435,473,496.-3-19-25,69,101,189,236,337,448,487,530

余银山之战汗/邹趾痕//医学杂志.-2-16-283

余玉笙治验三则/余玉笙//医学公报.-1-7-171

余之治案/毕成一//现代中医.-4-42-259

与化赵海仙医案摘录/徐召南//绍兴医药学报.-1-20-390

与黄水如君论女子痉病案/张汝伟//中医杂志.-2-19-496

与杨嘉禄问症研究书并附临证医案/张汝伟//绍兴医药学报.-1-14-473

郁症治验/刁质明//绍兴医药学报.-1-20-386

育庐证治偶存(一)至(八)/许公岩//现代中医.-4-43-28,131,179,230,289,364,418,481

御医曹沧洲医案(连载)/吴梦征(录)//中医世界.-3-39-161,384,471

御医方脉恭纪/陈秉钧//医学报.-1-5-465

御医吕用宝方案/范继铭//中医杂志.-2-27-286

愈一鼓病救活一家之奇案/张景述//华西医药杂志.-5-36-80

毓秀山房医案(连载)/张宗曜//光华医药杂志.-4-37-48,122,213,409.-4-38-36,208.-4-39-35,35,216.-4-40-139,221.-4-41-209,285

袁桂生治验二则/袁桂生//医学公报.-1-6-582

岳美中先生验案一束/张仲和//文医半月刊.-5-14-645

阅冯前大总统病状医案之感言/查贡夫//绍兴医药学报.-1-16-453

孕妇寒中少阴厥症治验/胡天宗//绍兴医药月报.-2-39-95//医学杂志.-2-6-217

孕妇中风(脑充血)治验记/张少波//医界春秋.-3-5-148

藻潜医案(连载)/陈渔洲(著);陈芝高(编订)//国医砥柱月刊.-5-15-515,576,628.-5-16-617//神州国医学报.-4-18-16,104,209,257,346,441//文医半月刊.-5-14-268,317,333,349,378,430,448,464,483,600//杏林医学月报.-3-22-202,256,302,344,391,468,512,549.-3-23-30,72,111,155,197,239,279,319,359,404,523

泽盦医案(奇恒痢)/张泽霖//神州国医学报.-4-17-143

增济堂医案/杨东儒//医林一谔.-4-8-545

张千里医案(连载)/张梦庐(著);姚光祖(录)//中医杂志.-2-21-309.-2-22-150,349

张寿甫衷中参西录梦遗运气法之治验/张锡纯//医学杂志.-2-15-291

张筱村治验两则/张筱村//医学公报.-1-7-101

张聿青医案(连载)/周镇(述寄)//医学杂志.-2-2-494.-2-3-82

赵伯芝治验二则/赵伯芝//医学杂志.-2-4-342

赵氏医案(连载)/赵海仙(著);吕叔平(录)//中医杂志.-2-20-457.-2-21-118,298,489

哲夫验案(连载)/虞哲夫//中医世界.-3-25-382,388

蛰庐名案/钟清甫//中医世界.-3-27-383

针灸验案/柳励吾//国医公报.-4-23-109

针灸医案四则/黄眉孙//神州医药学报.-1-44-239

针疗成绩报告/徐仁勇//针灸杂志.-4-28-179

针药并施治愈鹤膝风之验案/牧挺芳//医界春秋.-3-9-417

针药兼施之验案/吴云深//光华医药杂志.-4-38-436

诊验记略/汤逸生//神州医药学报.-1-46-509

诊验纪略/袁桂生//神州医药学报.-1-43-151,331.-1-44-50

诊余纪案/刘民叔//医界春秋.-3-7-17

诊治北京姚氏医案/刘吉人//绍兴医药学报.-1-14-529

诊治怪证五则/葛荫春//医学杂志.-2-7-211

振儿感冒夹食滞胃痛治愈记/时逸人//复兴中医.-5-31-339

怔忡不寐治验录/唐崇英//中医杂志.-2-20-328

拯瘼轩医案笔记(连载)/周禹锡//三三医报.-2-33-65,417,453.-2-35-95

拯瘼轩医案新论(连载)/周禹锡//医界春秋.-3-13-90,137

证验杂录/杨清白//中医杂志.-2-27-226

郑稼生头痛治验/曹颖甫//中医杂志.-2-19-259

郑连山夫子医案(一)至(四)/冷秋//文医半月刊.-5-14-464,501,535,600

癥瘕医案/戴橘圃//中医杂志.-2-24-421

知不足斋医案(连载)/曹蔚若(遗著);徐逸舟(录)//中医杂志.-2-26-117,281,452.-2-27-126

知古斋医案(连载)/徐韵英//绍兴医药学报.-1-19-409.-1-20-99,199

知古斋医案/徐召南(辑)//绍兴医药学报.-1-20-398

知足书舍小主人治验笔记/孙慕野//中医杂志.-2-27-243,359

植林医庐验案(连载)/张蓟园//现代医药月刊.-4-27-390,530

植林医庐验案(连载)/张泽霖//神州国医学报.-4-14-328,389//医学杂志.-2-14-619.-2-17-369

志诚堂医案(连载)/张锡纯//国医杂志.-4-5-507,580.-4-6-72//绍兴医药月报.-2-39-33,93,144,197,355,405,408,410,413.-2-40-47,90,135,191,299,473,519//神州国医学报.-4-14-26,68,223//杏林医药月刊.-3-17-230.-3-18-157,196,229,

343.-3-19-103,139,186,407//医界春秋.-3-8-325//医林一谔.-4-8-343,434//医学杂志.-2-13-625

治案二则/王惠苍//中医新生命.-5-6-162

治案三则/蔡子模//中医新生命.-5-6-161

治案一则/陈尔康//绍兴医药学报.-1-19-521

治肺结核医案/王云龙//文医半月刊.-5-14-150

治疗产妇不必顾虚之经过/张秉初//杏林医学月报.-3-20-383

治疗成绩报告/沈詠霓//中西医学报.-1-25-134

治疗巨大火伤经过之一例/夏苍霖//中西医学报.-1-40-397

治南阳学斋医案(连载)/何佩瑜//国医杂志.-4-5-99,194,301,400,505,579.-4-6-189,269,357,447.-4-7-393,533

治石淋医案/朱壶山//文医半月刊.-5-14-105

治胃肠夹外邪危病陈苏失明复明合案(连载)/刘蔚楚//沈阳医学杂志.-3-2-371,434

治胃肠夹外邪危病陈苏失明复明合案/刘蔚楚//三三医报.-2-34-316//医学杂志.-2-14-460

治血草治验报告之三则/王子靖,韩伯英//医界春秋.-3-11-274

治验报告/施惠民//中医新生命.-5-6-57

治验笔记(一)/颜兴斋//苏州国医杂志.-5-1-106

治验笔记/田商卿//中医杂志.-2-26-404

治验笔记二则/吴冠廷//中医杂志.-2-23-278

治验笔记两则/曹尹甫//中医杂志.-2-21-445

治验笔记两则/程瑞坤//中医杂志.-2-25-239

治验笔记两则/蒋穉庵//中医杂志.-2-26-398

治验笔记两则/王清甫//中医杂志.-2-21

－508

治验笔记两则/吴冠廷//中医杂志.-2-24-94

治验笔记两则/袁镜人//中医杂志.-2-21 -258

治验笔记两则/朱振声//中医杂志.-2-24 -372

治验笔记三则/严斗才//中医杂志.-2-20-65

治验不语症三则/蒋镜寰(案);郁济煐(录)//医 学杂志.-2-4-88

治验二则/谢安之//中医杂志.-2-24-365

治验方案一则/谢良毅//中医新生命.-5-6 -227

治验简编/姚世琛//现代中医.-4-42-614

治验两则/赖筱梅//神州医药学报.-1-46-86

治验两则/魏生乐//中医杂志.-2-21-158

治验两则/徐干卿//中医杂志.-2-22-90

治验录/钱志远//中医杂志.-2-27-364

治验录/沈慎修//国医杂志.-4-13-110

治验录要/张锡纯//中医杂志.-2-24-87

治验偶录/黄苍霖//中医世界.-3-34-45

治验旁证两则/张树勋//中医杂志.-2-27 -245

治验三则/范继铭//中医杂志.-2-27-373

治验三则/徐伯英//中医杂志.-2-22-282

治验三则/张菊人//北平医药月刊.-5-9-93

治验数则/吴学礼//北京医药月刊.-5-21 -447

治验四则/章寿芝//神州医药学报.-1-45-66

治验随笔/秦善征//神州国医学报.-4-14 -327

治验随笔二则/王肖舫//医学杂志.-2-4-83

治验虚中挟实之症记/李恕忱//沈阳医学杂志 .-3-1-336

治验一则/李在宽//中医新生命.-5-6-59

治验一则/钱星若//神州医药学报.-1-46 -297

治验一则/谢池春//神州医药学报.-1-44 -483

治验医案/杨燧熙//绍兴医药学报.-1-14 -532

治验杂记/江维忠//中医世界.-3-26-660

治验杂记/沈佑卿//中医指导录.-4-1-206

治验杂录/方冠群//中医指导录.-4-2-305

治验杂录/钱汉炎//中医杂志.-2-23-272

治愈产后虚脱/邵复生//绍兴医药学报.-1-11 -532

治愈妇女险症医案二则/万沛霖//绍兴医药学 报.-1-19-512

治愈臁疮记/关大有//医界春秋.-3-9-114

治愈瘰疬之报告/汤鹤鸣//三三医报.-2-29 -468

治愈日本人宿疾医案/吕丽屏//光华医药杂志 .-4-39-321

治愈日人痼疾医案/费子彬//光华医药杂志.-4 -39-123

治愈小儿痉症案/罗敏之//沈阳医学杂志.-3- 1-396

治愈心包变坏之笔记/李征韶//医界春秋.-3- 13-135

治愈一个奇特症的经过谈/吴义民//医界春秋 .-3-7-96

治愈阴挺之经过/李焕卿//华西医药杂志.-5- 36-437

治愈最剧痢症两则/沈德修//医界春秋.-3-8- 473

痔疮验案/陈莲峰//医学杂志.-2-17-372

痔漏治疗经验记/徐燕庭//三三医报.-2-33 -113

痔漏治验/刘丙生//神州医药学报.-1-43 -427

中搭手之治验/张树勋//中医杂志.-2-28 -331

中毒治验/邱雨臣//光华医药杂志.-4-37 -447

中风惊风异流而同源治验/黄勉之//神州医药 学报.-1-45-69

中风偏枯医案/杨钦仁//复兴中医.-5-31 -393

中风医案/陶可箴//中医杂志.-2-19-90

中风医案选按(连载)/章次公//新中医刊.-5-

19-203,235,261,286

中风治验案/钱存济//神州国医学报.-4-15
-72

中风治验四则/陈咏鹤//现代医药月刊.-4-27
-499

中风治愈证/钱存济//三三医报.-2-36-169

中国新出之奇医案/马绩熙//绍兴医药学报.-1
-13-158

中暑症之治验/路登云//现代中医.-4-42
-206

中西合治治愈(二则)/黄国材//医学杂志.-2-
6-378

中西药合用治验/李健颐//中医世界.-3-27
-248

中西医治疗之实录/吕忞曾//中医指导录.-4-
4-249

中虚病温治验/俞天石//国医杂志.-4-13
-256

中医的理学疗治/郭刚//现代中医.-4-43
-666

中医关于化学病因上之治疗案/杨百城,赵意空
//医学杂志.-2-7-359

中医验案/虚中//文医半月刊.-5-14-5

中医障碍之一证/党波平//中医杂志.-2-27
-330

衷景医案/胡松乔//神州国医学报.-4-14-
117.-4-16-142

衷中参西的痧疹治例/刘雨础//中国医学.-5-
34-135

肿胀验案/沈仲圭//绍兴医药学报.-1-17
-299

肿胀症治验记/崔虞阶//杏林医学月报.-3-22
-259

肿胀治验/施星六//中医世界.-3-27-158

肿胀治验/杨燧熙//绍兴医药学报.-1-11-66

种德名亭日诊医案(连载)/凌晓五(著)//神州
医药学报.-1-47-365,475,568

重要验案/陈伯范//光华医药杂志.-4-38
-214

重用石膏治愈小儿痉湿之纪实/萧俊逸//光华

医药杂志.-4-39-318

周痹成痿验案/徐瀛芳//国医公报.-4-23-484

朱壶山氏医案/王云龙(记)//文医半月刊.-5-
14-187

朱壶山先生新医案/陈伯诚(记)//文医半月刊
.-5-14-332,412

朱壶山验案/陈伯诚(记)//国医砥柱月刊.-5-
16-404

朱氏玉目赤障翳卷毛倒睫治验/国医杂志社//
国医杂志.-4-5-100

朱雅南先生医案/朱雅南//医学报.-1-4-
11,492

珠溪陈徵君医案(连载)/沈嘉泉(录)//中医杂
志.-2-21-113,291,493.-2-22-111,335

珠溪徵君陈莲舫医案(连载)/范继铭(录)//中
医杂志.-2-26-113,296,439.-2-27-288

住血丝状虫乳糜尿之治验/叶橘泉(诊);周子平
(记)//复兴中医.-5-31-654//中国医药月
刊.-5-32-472

坠扑重伤之治验/叶华林//华西医药杂志.-5-
36-222

拙庵医案/李克蕙//文医半月刊.-5-14-535

滋肾丸治效之两案/许勤勋//中医杂志.-2-27
-357

自述治愈牙疼之经过/张锡纯//医学杂志.-2-
9-338

最近用针灸治愈各症实验报告/彭涤生//针灸
杂志.-4-30-226

8.2 医话

哀贫病/吴去疾//神州国医学报.-4-15-6

爱洁庐医话(连载)/陆清洁//中国医学.-5-34
-27,90,125

爱洁庐主人医话/陆清洁//国医导报.-5-29
-421

爱智斋医学笔记/王润民//中医杂志.-2-25
-377

碣堂医话(连载)/张鲁封(遗著);骆季和(校勘)

//绍兴医药学报.-1-13-497,499.-1-14-109,391

按摩手术说/顾鸣盛//医学报.-1-7-355

暗中摸索的苦痛/姚一仁//中医新生命.-5-8-56

白海棠簃笔记/甓水朱华//中医杂志.-2-19-275

白喉病愈记/马冠群//医界春秋.-3-13-515

白暗症治法之概况/蔡承熙//中医杂志.-2-26-226

百病可医之谬说/范莳海//中西医学报.-1-34-87

报告病状/林振南//杏林医学月报.-3-17-150

笔记两则/李寿芝//中医杂志.-2-24-238

边地医药刍议/韦宏岐//国医砥柱月刊.-5-18-54

辨经脉非血管说之讹/沈仲圭//三三医报.-2-30-372

辨日光消肿之研究/刘吉人//绍兴医药学报星期增刊.-1-21-352

辨症/秦伯未//中医世界.-3-34-653

辨朱醴泉先生医必去妒篇/王退悟//神州医药学报.-1-44-214

辩陈修园据经论血症言/姚邦杰//医学公报.-1-7-283

辩十三期绩学庐随笔第三条之讹/沈仲圭//三三医报.-2-31-555

表里问题在医学的真正价值/胡侣//中国医药月刊.-5-33-443

冰罨论治及其利害观/陈伯涛//神州国医学报.-4-17-383

病毙了两个呆子/奥斯丁//绍兴医药学报星期增刊.-1-22-191

病床笔记(连载)/朱笏云//中西医学报.-1-25-193,279,337

病肺琐感/英丹//国医导报.-5-30-188

病贵速治医贵心仁之我见/葛养民//国医砥柱月刊.-5-17-33

病后悔悟录/沧州//绍兴医药月报.-2-40-524

病惑述闻/陈小无//神州医药学报.-1-47-380

病家不宜试医者而不告病情论/壶隐//三三医报.-2-29-215

病家鉴(连载)/裘吉生//绍兴医药学报星期增刊.-1-21-2,10,19,26,36,43

病家信任医士不专足以贾祸说/齐志学//自强医学月刊.-3-40-14

病家应有的觉悟/萧俊逸//医界春秋.-3-10-337

病家于医生宜诚实的相告医生于病家宜详细的调查/顾小田//医界春秋.-3-5-457

病家助治摘锦录/壶隐居士//三三医报.-2-29-521

病名从俗之一斑(连载)/史介生//绍兴医药学报星期增刊.-1-22-388,404,436,484

病人忌口问题/鲍济民//中医世界.-3-27-587

病人与医生/毛鸿声//光华医药杂志.-4-36-416

病人元气之强弱为治病之本说/何公度//国医导报.-5-29-124

病位与五行/高思潜//绍兴医药学报.-1-20-324

病文人治/元奕//国医杂志.-4-12-438

病有不可治说/王荩臣//医学报.-1-6-199

病有不治之治说/张汝伟//绍兴医药学报.-1-19-425

病有可汗不可汗请说明理由/张俊人//绍兴医药学报.-1-19-427

病余小志/叶宇青//神州医药学报.-1-47-107

病愈杂忆/立人//新中医刊.-5-20-413

病者之患患病多医者之患患方少/叶劲秋//光华医药杂志.-4-41-573

病之于药论/梁长荣//现代医药月刊.-4-27-674//杏林医学月报.-3-18-327

病中日记/张汝伟//绍兴医药学报.-1-16-35

病中小记(连载)/李之振//国医公报.-4-20-

393,493

病重药轻之关系/黄眉孙//绍兴医药学报.-1-15-353

病状日记/戴麒//中西医学报.-1-24-517

伯华医谈(连载)/周镇//绍兴医药学报.-1-9-369,435.-1-10-357.-1-11-339.-1-12-103//神州医药学报.-1-42-501.-1-45-311

驳陈修园治痨权宜法/邵叶飞//三三医报.-2-34-473

驳窦材言仲景不敢补反攻邪说/孙连茹//中医杂志.-2-25-372

驳方书贵阳贱阴论/张锡纯//中医杂志.-2-24-341

驳复叶橘泉先生书/黄劳逸//中西医药.-5-13-166

驳黄眉孙先生食饭说/张汝伟//绍兴医药学报.-1-15-17

驳筋续骨本无难/邓靖山//杏林医学月报.-3-22-509

驳梅竹洲先生抱歉词诬苏先生案/卢凤婷//杏林医学月报.-3-19-277

驳张君汝伟驳食饭说/黄眉孙//绍兴医药学报.-1-15-281

驳张忍庵书后议/翰公//北平医药月刊.-5-9-277

驳朱子巫医贱役说/袁华//国医正言.-5-3-371

卜通一跳跳上数百倍的高/李克蕙//文医半月刊.-5-14-500

补过斋医话(连载)/毛覃敷//现代中医.-4-42-209,232,259,279,313,552,593,618.-4-43-322,444,611,668

补下表消之禁例/戚肖波//铁樵医学月刊.-4-44-380

补药杂谈/李沛仁//中医指导录.-4-1-501

补阴勿伐阳补阳勿伐阴各当善施其法论/孙佑青//沈阳医学杂志.-3-1-306

不得无言/邵餐芝//神州国医学报.-4-18-375

不可对答的两道问题/冯湘汕//中西医学报.-1-41-153

不可以病试医前人/张树筠//绍兴医药学报星期增刊.-1-21-335

不欲批评里感想/陈无咎//医界春秋.-3-10-229

不知病因妄用方药杀人论/罗炜彤//三三医报.-2-31-183

苍盦随笔/钱今阳//国医砥柱月刊.-5-16-355

策安随笔/王顾龙//中医世界.-3-32-316

茶余医话/陈雅愉//中医新生命.-5-8-182

产后胞衣不下急救验方/杨新华//中医世界.-3-39-442

产后血晕拉杂话/陶适盦//医界春秋.-3-14-136

产后用补剂之经过/李程元//医学杂志.-2-6-508

产婆害/高思潜//绍兴医药学报.-1-19-186

常疢心室随笔(连载)/姜春华//华西医药杂志.-5-36-37,135,225.-5-37-341,549

常熟行医的门槛/任天石//光华医药杂志.-4-35-112

车家弄喉科的内幕/天舟//绍兴医药学报星期增刊.-1-21-94

陈果夫氏医学经验谈/叶劲秋//医界春秋.-3-12-375

陈果夫先生医学经验谈/褚绍庭(笔记)//光华医药杂志.-4-37-112

陈果夫先生医学经验谈/汤醒农,李子仪(笔记)//光华医药杂志.-4-37-402

诚求斋临床笔记/王玉玲//杏林医学月报.-3-20-428//医界春秋.-3-10-517

程子医说/医学报社//医学报.-1-6-256

澄斋医话(连载)/谢利恒//光华医药杂志.-4-36-419,580.-4-37-73,253,351,533

齿痛治验方论/费泽尧//医学杂志.-2-2-61

斥医断(连载)/[日]新甫子(著述);秦伯未(选录)//中医杂志.-2-24-354.-2-25-50,218

斥医断/[日]新甫子//中医世界.-3-33-36

痓痉二字辨正/蔡百星//医界春秋.-3-6-491

崇道轩笔记/陈耀堂//中医杂志.-2-19-73

初学中医应读何书/马清溪//医学杂志.-2-17-76

春常在室医话/金里千//复兴中医.-5-31-346

春榆医话/钱存济//神州国医学报.-4-14-616

春雨杏花楼医学笔记(连载)/张破浪//三三医报.-2-30-238,276

慈幼庐医语/李天球//中医杂志.-2-20-434

从肺脏论及病关五运无细菌说/冯玉麟//中医世界.-3-26-655

从汉医一治验例所得之观感/[日]甲装准一(著);阮士元(译述)//中国医药月刊.-5-33-371

从客观的地位来观察中医叶古红的死/夏苍霖//中西医药.-5-12-446

从伤寒说到温病/张治河//光华医药杂志.-4-41-565

从胃说到侯氏黑散/陈无咎//医界春秋.-3-12-195

从药医不死病死病无药医说到国药及国医/许彭年//中国医药月刊.-5-32-330

从医学治疗罪恶说到良知良能/张汝伟//医学杂志.-2-13-140

从朱培德将军之死说到打针之害/吴去疾//神州国医学报.-4-18-236

催人衰老之带病/许寿彭//中国医学.-5-34-98

村医曝言/叶心铭//华西医药杂志.-5-36-102

存存斋医话(连载)/何廉臣(选录)//绍兴医药学报.-1-9-91,147,201

存存斋医话三编(连载)/赵晴初(撰);杨质安(注);李养和(录)//绍兴医药月报.-2-37-343,416

存济医庐诊疗日记之一/叶橘泉//现代医药月刊.-4-27-170

答高思潜君谈奇事一则/蔡家骏//绍兴医药学报星期增刊.-1-22-216

答问与问题/陆渊雷//自强医学月刊.-3-41-208

大祸临头之警省语/王一仁//中医杂志.-2-26-29

大实有羸状治验/贺了公//中医杂志.-2-19-280

大受堂医学札记/徐仲珂//中医世界.-3-27-148

大症质疑(连载)/国医正言杂志社//国医正言.-5-3-113,267,326,402,451

大众化的医药/叶劲秋//国医砥柱月刊.-5-17-415

大自然与医/胡侣//中国医药月刊.-5-33-296

待诊杂记/吴青尘//新中医刊.-5-19-132

丹崀庐诊余随笔/朱正馥//中国医药月刊.-5-33-84

单方易得确效难求/浙江双林存济医庐国药丹方实验研究社//医学杂志.-2-16-371

胆汁入小肠取汁奉心化血说/景仰山//沈阳医学杂志.-3-2-225

淡庐漫笔/马善征//中医世界.-3-32-317

弹警楼医话/林德翔//医界春秋.-3-11-94//中医世界.-3-35-339,447

弹警楼医事随录/林德翔//中医世界.-3-32-125

弹警楼诊疗记/林德翔//医界春秋.-3-13-33

澹盦随笔/万钧//中西医学报.-1-35-504

澹园医话(连载)/周啸川//中医世界.-3-38-591.-3-39-358,450

当心诈病/叶劲秋//国医砥柱月刊.-5-18-284,284

刀圭解/医学报社//医学报.-1-7-393

刀圭闲话(连载)/孙祖烈//国药新声.-5-22-525.-5-23-81,177,256,343,441,532,638.-5-24-94,203,306,427,542,663.-5-25-88,216,335,470,605.-5-26-121,255,381,500,629.-5-28-65,147,228,309,

390,552 //国医新声.-5-27-109,222,324,426,503,579,661

灯夜随笔/徐名山/苏州国医杂志.-5-2-138

地方病与民间药/朱寿朋//光华医药杂志.-4-35-59

东渡归来/承淡安//针灸杂志.-4-29-571

东南湿热与西北寒湿之互较/刘惠群//杏林医学月报.-3-21-498

东源医话/王以钧//绍兴医药学报.-1-10-431,577.-1-11-49

董阳生先生施医记(连载)/未署名//绍兴医药学报.-1-11-124,207

毒药与瞑眩/英华//新中医刊.-5-19-344

毒药治病说/林大燮//医学公报.-1-7-11

毒药治病之释疑/刘吉人//绍兴医药学报.-1-14-90

毒药治疗论/林仙耕//中西医学报.-1-31-19

毒质世界/徐相任//神州国医学报.-4-14-202

读常居漱波志结婚夜性交之男性出血之第一例之感言(连载)/李焕卿//文医半月刊.-5-14-278,297,312,327

读第五十三期周张两同志拟杨部长方案书后/石岂愚//医界春秋.-3-8-137

读丁名全君对于驳若定氏一文之补充书后/吴去疾//神州国医学报.-4-15-221

读古今医案类中质疑/曹伯薰//绍兴医药学报.-1-13-69

读生理学书后/胡寿南//中医世界.-3-32-273

读四卷七期宋鹤年君指甲代针案感言/宁未龄//针灸杂志.-4-33-214

读吴汉仙君论东西译本以肠窒扶斯为伤寒之误书后/刘琴仙//医林一谔.-4-9-107

读先哲医话之感想/俞鉴泉//三三医报.-2-31-585

读医药学报二卷二册内载/朱保熙//神州医药学报.-1-47-276

读中国针灸治疗学后/曾天治//针灸杂志.-4-28-257

读中国针灸治疗学随笔/王逸桥//针灸杂志.-4-29-356

对客问/王以钧//绍兴医药学报.-1-9-531

对山医话(连载)/毛祥麟//医学报.-1-4-77,92,109,127,143,159,175,223,223,255,271,319,335

对张君评议之/樊天徒//华西医药杂志.-5-36-352

恶寒与恶风辨/周缉熙//国医杂志.-4-6-483

饿勿杀个伤寒(连载)/何小廉//绍兴医药学报.-1-8-78,253

儿科诊疗丛话/周纮章//中国医药月刊.-5-32-359

反隅小记/周岐隐//医林一谔.-4-11-202

肺风痰喘/景飞//中国女医.-5-34-246

肺积获痊记/沈佑卿//中医指导录.-4-1-145

肺痈治验记/王吟竹//医界春秋.-3-10-315

冯死的前车可鉴不在这个在那个/裘吉生//绍兴医药学报星期增刊.-1-21-26

佛庐医话/陈莲峰//医学杂志.-2-16-343

佛庐医谈/陈莲峰//中医杂志.-2-23-113

福医/医学报社//医学报.-1-6-376

妇女寿长于男子说/郑建侯//中西医学报.-1-34-13

肝强脾弱积饮症治验/钱文广//医学杂志.-2-8-334

肝脏与卧梦/甯会零//中医指导录.-4-1-304

感恩录/庄时俊//铁樵医学月刊.-4-44-653

感恩志/叶劲秋//中医杂志.-2-19-92

感冒的新理解书后/柯等和//医界春秋.-3-8-314

感谢良医/顾名义//神州医药学报.-1-42-346,402

咯血记/张文元//医学杂志.-2-18-60

割骨治病之奇谈/汪康白//现代中医.-4-43-317

割瘤记/李仲翔//文医半月刊.-5-14-166

葛廉夫先生读监山张寿甫君少阳为游部诠书后/葛荫春//医学杂志.-2-3-479

根六草堂医草/梁翰芬//中医杂志(广东).-3-

4-58

恭记今上之近病(映溪草堂笔记)/周维翰//医学报.-1-5-52

古方治疗一得(连载)/陆自量//苏州国医杂志.-5-1-355,416

古今庐医话(连载)/耿鉴庭//国医导报.-5-30-129,245,323,394

古今医说平议(一)至(三)/王一仁//中医杂志.-2-22-264,479.-2-23-80

古医古法/严诚//现代中医.-4-42-45

古医十四科/医学杂志社//医学杂志.-2-9-247

瞽目重光/沈仲圭//医界春秋.-3-9-407

怪病质疑/王惠苍//中医新生命.-5-7-43

怪胎志异/绍兴医药学报社//绍兴医药学报.-1-10-201

怪胎志异/现代医药月刊社//现代医药月刊.-4-27-502

怪症治愈记/黄培元//杏林医学月报.-3-22-555

关于临床上之一得/唐思义//中医世界.-3-35-547

关于医疗上的几点观察/陈果夫//现代中医.-4-42-439

关于张樊二君辩案之商榷/映南//华西医药杂志.-5-37-169

管蠡医话(连载)/张益谦//国医杂志.-4-13-255,323,457

贵贱异治/医学报社//医学报.-1-6-257

桂林轩临证心悟录/邓养秋(著);黄载熙(录)//中医杂志.-2-23-85

国医/杨医亚//文医半月刊.-5-14-96

国医术语谈/茅志庠//国医导报.-5-30-160

还读我书斋随笔/崔维周//中医杂志.-2-21-249

海陵医话/鲍东藩//神州医药学报.-1-47-355

海南医谈/黄仲贤//中医新生命.-5-7-255

海外医谈/黄眉孙//神州医药学报.-1-44-91,187,290.-1-45-400.-1-46-238

海外医谈二则/黄眉孙//绍兴医药学报.-1-14-397

涵虚室医话鳞爪/方公溥//中医世界.-3-25-380,481

寒窗夜雨录/黄贯虹//国医杂志.-4-5-503

蒿庵蘪话/金神子//中医世界.-3-36-195

河豚中毒漫谈(连载)/吴云瑞//医文.-5-34-302,369

鹤山书屋临证笔记/魏筱泉(著);宏焱谨(录)//中医杂志.-2-20-411

鹤山堂诊余笔记/魏步宽//中医杂志.-2-21-59

恒斋笔记(连载)/张叔通//中医杂志.-2-19-360,475.-2-20-62

桁山草阁笔记/江天遯叟//神州国医学报.-4-14-125

胡适之与黄芪/霄//绍兴医药学报星期增刊.-1-22-203

胡说病理(一)至(三)/敬熙//文医半月刊.-5-14-11,21,86

胡展堂主席暴逝之研究/徐相宸//医学杂志.-2-18-145

壶叟笔记/陈无咎//中医杂志.-2-20-423.-2-22-87

糊涂与可怜/半痴//中西医药.-5-13-494

沪事评论二(录二月二一日上海神州日报)/医学公报社//医学公报.-1-7-9

沪事评论一(录二月十七上海神州日报)/医学公报社//医学公报.-1-7-9

花果治病谈/漫人//国医导报.-5-30-65

华奇轩随笔/许梦苏//绍兴医药月报.-2-37-349

怀葛斋经验谈/邢锡波//光华医药杂志.-4-38-209

黄郛之死与中医有没有关系/吴去疾//神州国医学报.-4-18-150

黄溪友议/陈无咎//神州医药学报.-1-47-457

回阳与壮阳/唐澄之//中医世界.-3-38-594

回忆/中国女医学社//中国女医.-5-34-191

鸡鸣室札记(连载)/孔伯毅//中国医药月刊.-5
　-32-475,506

疾病盛发于夏秋论/林大燮//医学公报.-1-7-
　252

疾异/志政//绍兴医药月报.-2-41-199

几个无统系之心得(连载)/董健亭//医学杂志
　.-2-17-362.-2-18-158

记冯袁病/张树筠//绍兴医药学报.-1-19
　-123

记庚戌夏秋二事/王以钧//绍兴医药学报.-1-
　9-373

记怪病(映溪草堂笔记)/周维翰//医学报.-1-
　4-522

记江湖医士之奇术/俞梦花//三三医报.-2-36
　-485

记快雪堂漫录/章寿芝//绍兴医药学报.-1-12
　-171

记沙糖治验吐血之一得/范继铭//中医杂志.-2
　-26-265

记世廉访之病(映溪草堂笔记)/周维翰//医学
　报.-1-4-523

记太原医学馆提调朱伯雄别驾之病/医学报社
　//医学报.-1-5-217

记许姓妇病死之异状/方冠群//中医指导录.-4
　-3-365

纪竭泪可以伤生/何伯贤//杏林医学月报.-3-
　22-323

纪正亭君答案之辨正/黄彩彬//医界春秋.-3-
　14-258

寄瓢室医病笔记/孙秉公(著);孙天侠(录)//中
　医杂志.-2-21-519

寄瓢室医学随笔/孙秉公//中医杂志.-2-25
　-393

寄瓢室医学问话/孙秉公//中医杂志.-2-24
　-373

寄瓢室医余随笔/孙秉公//中医杂志.-2-26
　-66

绩学庐随笔(连载)/俞鉴泉//三三医报.-2-29
　-143,199,233,275,305,379,411,479,519
　.-2-30-389,523,565,599.-2-31-75,

393,425,466,504,571,605.-2-32-137,
　177,209,249,315,387,428,497.-2-33-
　139,169,203,307.-2-34-134

绩学庐随笔/俞鉴泉//绍兴医药学报.-1-20
　-126

茧庐医话/徐石年//中国医药月刊.-5-33
　-506

俭庐伤寒医话/丁叔廉//杏林医学月报.-3-18
　-384

俭庐药话/丁叔廉//医学杂志.-2-14-51

见痰休治痰说/陈伯民//中医指导录.-4-3
　-361

建殊录(一)至(四)/[日]吉益东洞(著);宋向
　元(录)//国医正言.-5-5-486,535,
　587,631

讲少阴病:红星山房医话之一/汤逸生//杏林医
　学月报.-3-21-155

蕉园医话/郑叔纶//现代中医.-4-42-136

矫正一般时医习而不察的几个小疵(连载)/李
　为彭//中医世界.-3-38-402.-3-39-33

觉觉医庐医话(连载)/卢觉非//国医杂志.-4-
　5-510,574.-4-6-65

解剖与解部/范行准//中西医药.-5-10-192

今古庐医话(连载)/耿鉴庭//中国医药月刊.-5
　-32-506,575.-5-33-86,218

金鸡纳霜之治疟经过谈/赵子文//中医指导录
　.-4-2-232

津门出水说/景仰山//沈阳医学杂志.-3-2
　-74

谨献一得之愚/胡兆麟//光华医药杂志.-4-38
　-435

晋游疗治谈(连载)/费泽尧//医学杂志.-2-5-
　324,480.-2-6-367

京师考内科二题云奇经八脉现症及治法之肤见
　/隐公//神州医药学报.-1-43-260

精神病谈/洞天//医学报.-1-6-258

景景室医话(连载)/陆晋笙//神州医药学报.-1
　-42-113,179,227,331

警铎/秦又安//中医世界.-3-31-180

静学庐医话(连载)/张体元//杏林医学月报.-3

－16－475,530

静志室诊余记/张赞臣//医界春秋.-3-6-73//中医杂志.-2-24-240

救阳八法/冯绍蓬//中医世界.-3-27-514

橘园随笔/丁叔廉//医学杂志.-2-14-467

绝鬼瞰室医话/夏益寿//医界春秋.-3-9-169

觯庵医话(连载)/戴谷孙(遗著)//中国医学.-5-34-25,88

俊德堂医学笔记/萧俊逸//医界春秋.-3-9-464

欿然轩笔志/徐韵英//中医杂志.-2-20-70

看病与临症辨/张人怀//复兴中医.-5-31-123

课余医屑录/陆希羽//国医砥柱月刊.-5-17-74

空气谈/崇肖葵//神州医药学报.-1-44-349

口涎试贼/未署名//医学报.-1-6-256

困学轩医话/许敬存//中医杂志.-2-20-70

冷庐医话补(连载)/陆定圃(原著);吴楚(辑)//中医新生命.-5-7-72,132,190,249,302,373,424

礼记伤肾干肝焦肺解/曹春岩//神州国医学报.-4-15-168//中医杂志.-2-21-233

立命之根与强健之体/甯会零//中医世界.-3-27-510

痢症医余感慨录/黄先庸//杏林医学月报.-3-21-387

梁武帝以医自误/戴谷孙//医学报.-1-6-185

疗法分类表/沈仲圭//中医世界.-3-27-598//自强医学月刊.-3-40-667

疗法中原因与对症/时逸人//绍兴医药学报.-1-15-375

疗身病莫若疗心病说/刘前英//医学杂志.-2-7-209

疗治儿童奇病记(连载)/谢绪仙//现代中医.-4-42-477,555

疗治漫话(连载)/蔡子模//中医新生命.-5-6-225,292

临床笔记(伏热深薮)/李健颐//现代医药月刊.-4-27-684

临床笔记(霍乱急症)/李健颐//现代医药月刊.-4-27-682

临床笔记(霍乱误用利温)/李健颐//现代医药月刊.-4-27-683

临床笔记(热痢误攻伤胃)/李健颐//现代医药月刊.-4-27-430

临床笔记(危在旦夕)/李健颐//现代医药月刊.-4-27-682

临床笔记(温热痹症不语湿温热痹)/李健颐//现代医药月刊.-4-27-341

临床笔记(温热自汗)/李健颐//现代医药月刊.-4-27-391

临床笔记(瘟毒热甚血热发癍)/李健颐//现代医药月刊.-4-27-717

临床笔记/冯玉麟//中医指导录.-4-1-467

临床笔记/李生墀//医学杂志.-2-18-262,435

临床笔记/乃兴//中国医药月刊.-5-32-72

临床脞录/杨尚恒//德华医学杂志.-1-39-387

临床经验谈(连载)/吴克初//光华医药杂志.-4-38-430.-4-39-49

临床小纪/沈仲圭//神州国医学报.-4-17-16

临床心得小引/王景虞//医学杂志.-2-18-161

临床一得录(连载)/张汝伟//神州国医学报.-4-14-67,118,224,328,390,463,561,609.-4-15-28,128,240,400,460.-4-16-30,66,109,141,193,374,455,569.-4-17-20,261,360,394,472.-4-18-59,144,208,311,389

临床应用汉方医学解说之发挥/谢诵穆//医林一谔.-4-8-423

临死竟获回生赵立堂一个怪病/沙亦恕//文医半月刊.-5-14-257

临诊笔记/陈耀堂//中医杂志.-2-27-233

临诊笔记/苏致坚//中医杂志.-2-28-327

临诊碎玉/叶劲秋//中医杂志.-2-19-264

临诊一得/赵锡庠//自强医学月刊.-3-41-161

临诊一得录/蒋尚锦//神州国医学报.-4-15
-130

临诊之记录/张忍庵//国医公报.-4-26-415

临证笔记(连载)/王一仁//绍兴医药学报.-1-
20-196//医界春秋.-3-5-347,371//中医
杂志.-2-19-74,277,469.-2-20-64,
244,427.-2-21-74,254,457.-2-22-85,
280,496.-2-23-105,270,464.-2-24-
91,235,368.-2-25-65,236,389.-2-26-
70,239,401.-2-27-74,235

临证笔录/黄德祥//国医杂志.-4-13-111

临证笔谈(连载)/范继铭//中医杂志.-2-26-
73,402.-2-27-73

临证笔谈(连载)/季廷栻//中医杂志.-2-23-
97,276,467.-2-25-68.-2-26-406

临证笔谈/黄思礼//中医杂志.-2-26-242

临证笔谈/唐宗一//中医杂志.-2-27-75

临证笔验/陈天如//中医杂志.-2-27-240

临证录(连载)/黄烱臣//国医杂志.-4-12-
33,164,429.-4-13-41,105

临证录/郭志道//中医杂志.-2-25-80,245

临证录/李健颐//中医世界.-3-33-64

临证录/钱致远//中医杂志.-2-26-406

临证录/杨清白//中医杂志.-2-27-358

临证随笔录/张锡纯//三三医报.-2-29-337

临证一得/周禹锡//三三医报.-2-32-339

临证杂记(连载)/谢诵穆//中医新生命.-5-6-
286,330.-5-7-266,322

临证诊断笔记/钱存济//神州医药学报.-1-47
-557

临症笔记(肝阳头痛赤痢疟疾)/张树勋//中医
杂志.-2-28-49

临症笔记(暑湿胎压膀胱湿滞作呃)/张树勋//
中医杂志.-2-28-211

临症笔记/陈智明//中医杂志.-2-27-370

临症笔录/蔡承熙//中医杂志.-2-27-367

临症笔录/王养初//医学杂志.-2-17-366

临症笔谈/范继铭//中医杂志.-2-27-228

临症记珠/陶镕//中医指导录.-3-38-638

临症确定论(连载)/顾保初//三三医报.-2-29

-223,224

临症随录/张锡纯//绍兴医药月报.-2-37
-191

临症杂谈/许济弘//国医砥柱月刊.-5-18-
374,427//华西医药杂志.-5-37-365

临终之催眠术/静英//中西医学报.-1-34
-107

灵魂与脑筋说/俞鉴泉//绍兴医药月报.-2-40
-161

灵台微悟(连载)/王雨夕//华西医药杂志.-5-
36-175,322

零零碎碎/曙辉//自强医学月刊.-3-40-650
.-3-41-46

刘案感言/锄奸//光华医药杂志.-4-39-481

刘君述因酒致病之因/刘蔚楚//三三医报.-2-
31-455

刘仕廉医话五则/潘如桐//中医世界.-3-33
-311

留研斋临证笔记(连载)/凌秉衡//中医杂志.-2
-25-70,396

龙泽斋女科医话二则/潘如桐//中医世界.-3-
36-32

龙泽斋医话(连载)/潘如桐//中医世界.-3-34
-436,562

陆九芝论医宗必读血证篇书后/张山雷//绍兴
医药学报.-1-18-285

陆九芝犀角膏熏辨第一篇书后/张山雷//绍兴
医药学报.-1-18-102

录澹虑斋随笔/吴楚卿//绍兴医药学报.-1-11
-551

录谭医笔乘救煤毒一则/徐瀛芳//中医新生命
.-5-7-421

录朱雅南先生来书并书其后/医学报社//医学
报.-1-4-83

论病/竹余祥//三三医报.-2-29-585

论病家议药不议病之自误/姚柏堂//绍兴医药
月报.-2-38-265

论病家之自误/江子卿//绍兴医药学报.-1-18
-241

论病有对待药亦有对待/陆晋笙//绍兴医药学

报.-1-20-312//医学杂志.-2-3-152

论大小二便俱从前阴出/商智//中医世界.-3-26-202

论东西译本以肠窒扶斯为伤寒之误/吴汉僊//医界春秋.-3-9-9

论毒药治病(附医案)/黎天佑//医学公报.-1-7-125

论符禁咒治病/张越公//三三医报.-2-29-393

论寒湿命名之误/寿能朴//绍兴医药学报.-1-19-51

论汗吐下补不宜乱投方剂并经验谈一则/牛应中//医学杂志.-2-18-442

论会诊/江士瑜//中医指导录.-4-1-175

论脉可凭不可凭说/鲍云卿//国医正言.-5-3-68

论南风致病之理由/陈仪臣//绍兴医药学报.-1-8-249

论南洋新加坡华人不善用泻药之害/黄眉孙//神州医药学报.-1-43-100

论医笔记/章炳麟//苏州国医杂志.-5-2-383

论医家当知体质一/雪//医学报.-1-6-154

论用大手术治脏病之危险/袁桂生//神州医药学报.-1-42-207

论张君病意见书/赵意空//医学杂志.-2-9-575

论张啬翁之病/李慰农//三三医报.-2-35-299

履冰室医学随笔/夏伯和(著);冯长楷(录)//苏州国医杂志.-5-1-442

绿盒医话/倪维德//现代医药月刊.-4-27-731

绿梅花盒笔记/闵金禾//现代医药月刊.-4-27-255

脉案管见/徐相任//中医杂志.-2-28-374

脉话/时逸人//复兴中医.-5-31-526

盲从弊大/达泉//中国医药月刊.-5-32-278

盲与矇/高鉴如//中国女医.-5-34-214

梅溪医话/李良郇//华西医药杂志.-5-37-499

美国伤寒病/神州医药学报社//神州医药学报.-1-47-458

美国重视本草纲目日本注重伤寒论旅华西医推崇千金外台中国医家崇拜叶派时方感言/田尔康//中医世界.-3-27-576

迷信伪病名害人/许仰庐//绍兴医药学报.-1-19-488

勉斋医话(连载)/许勤勋//医界春秋.-3-7-133,173,216.-3-10-160,257//中医杂志.-2-28-52

民俗的医药(二):月经妇女之性的禁忌(连载)/萧叔轩//中西医药.-5-12-357,453

民俗的医药(一):无辜考(连载)/萧叔轩//中西医药.-5-11-379.-5-12-42,149.-5-13-22

悯乡问病家误神药伤身/沈慎斋//绍兴医药学报星期增刊.-1-21-179

名家用药法(冷庐医话)/广东中医杂志社(辑)//中医杂志(广东).-3-4-85

墨沈四则/陆渊雷//中医新生命.-5-8-124

墨沈五则/陆渊雷//中医新生命.-5-7-633

目疾误犯色欲易瞎论/曹朗生//中医杂志.-2-27-209

慕荆草堂医话/周蒉生//神州医药学报.-1-47-79

耐医解/俞鉴泉//三三医报.-2-30-490

脑膜炎的片谈(连载)/孙家骥//医林一谔.-4-9-337,371

内经难经巢氏病源并有论无方而后人皆尊奉之说/孙家骥//国医杂志.-4-12-290

偶记/朱彦清//中西医学报.-1-23-430

偶然随笔(连载)/杨子钧//中医新生命.-5-6-401,448.-5-7-22,81,139,198,254,425,482,537.-5-8-171,234,306

偶谈/姚贻春//国医公报.-4-21-276

匏庵医话赘吟/黄肯堂//绍兴医药学报.-1-18-172

辟产后禁补之非/范继铭//中医杂志.-2-27-208

辟回龙汤/路登云//现代中医.-4-42-229

辟神药籖的谬妄/史介生//绍兴医药学报星期
　　增刊.-1-21-99

辟食人谬说/高思潜//绍兴医药学报.-1-19
　　-90

辟巫说/邵元恺//针灸杂志.-4-29-135

辟西医用冰囊或冷水治一切高热及卒倒病症之
　　谬误(畏盒医话之一)/张鸿生//杏林医学月
　　报.-3-21-242//医林一谔.-4-11-
　　456,494

辟幼科轻用下药之误/王洪海//中医杂志.-2-
　　25-371

辟转女为男说/赵树蕃//杏林医学月报.-3-19
　　-438

片片之医药(连载)/朱良春//现代中医.-4-43
　　-318,443

平斋医话/张梦痕//国医砥柱月刊.-5-18
　　-672

破故纸庐杂话/萧熙//医界春秋.-3-9-113

破浪医药杂识八则(连载)/张破浪//三三医报
　　.-2-30-597.-2-31-27

破迷说/赖佩瑜//神州医药学报.-1-42-61

蒲石山房医话(连载)/陆清洁//国医导报.-5-
　　29-82,139

楼隐楼医话(连载)/俞龄艻(辑)//中医杂志.-2
　　-21-247.-2-22-73

齐东医语/鸿仁//国医杂志.-4-12-232

祁阳友竹医寓笔记/谢安之//医界春秋.-3-8-
　　64.-3-9-261.-3-10-28

奇病论之短识/姚素民//沈阳医学杂志.-3-2-
　　416

奇邪与癌/方心田//杏林医学月报.-3-23
　　-346

奇形怪状之琐言/查贡甫//绍兴医药学报.-1-
　　15-510

谦斋女科医话/秦伯未//中医世界.-3-25
　　-299

谦斋医话(连载)/秦伯未//中医世界.-3-25-
　　203,396,457.-3-26-164,543,642

谦斋医学杂记/秦伯未//中医世界.-3-30-65

谦斋幼科医话/秦伯未//中医世界.-3-26-44

谦斋语录(恶露)/秦伯未(讲);杨永钊(笔记)//
　　中医指导录.-4-3-418

谦斋语录(肝火)/秦伯未(讲);杨永钊(笔记)//
　　中医指导录.-4-3-226

谦斋语录(肝气)/秦伯未(讲);杨永钊(笔记)//
　　中医指导录.-4-3-225

谦斋语录(攻药)/秦伯未(讲);杨永钊(笔记)//
　　中医指导录.-4-3-258

谦斋语录(花柳)/秦伯未(讲);杨永钊(笔记)//
　　中医指导录.-4-3-290

谦斋语录(麻瘄)/秦伯未(讲);杨永钊(笔记)//
　　中医指导录.-4-3-450

谦斋语录(情志)/秦伯未(讲);杨永钊(笔记)//
　　中医指导录.-4-3-257

谦斋语录(神经)/秦伯未(讲);杨永钊(笔记)//
　　中医指导录.-4-3-482

谦斋语录(湿热)/秦伯未(讲);杨永钊(笔记)//
　　中医指导录.-4-3-289

谦斋语录(天竹)/秦伯未(讲);杨永钊(笔记)//
　　中医指导录.-4-3-386

谦斋语录(调经二)/秦伯未(讲);杨永钊(笔记)
　　//中医指导录.-4-3-354

谦斋语录(调经一)/秦伯未(讲);杨永钊(笔记)
　　//中医指导录.-4-3-353

谦斋语录(吐血)/秦伯未(讲);杨永钊(笔记)//
　　中医指导录.-4-3-161

谦斋语录(血崩)/秦伯未(讲);杨永钊(笔记)//
　　中医指导录.-4-3-419

谦斋语录(自杀)/秦伯未(讲);杨永钊(笔记)//
　　中医指导录.-4-3-193

前题/余杰三//绍兴医药学报.-1-14-368

前阴出大便/朱良春//现代中医.-4-43-593

潜阳及其他/尘//新中医刊.-5-19-88

青年期之身弱多病其原因在喜阅小说/周逢儒
　　//绍兴医药学报.-1-20-42

清太医院之针灸掌故/金丹书//针灸杂志.-4-
　　33-196

求己斋随笔/余梓生//苏州国医杂志.-5-1
　　-193

求真医谈/董德懋(译)//光华医药杂志.-4-38

-473

求质录(连载)/华照藜//绍兴医药月报.-2-37
-341,413.-2-38-49,131,365,429.-2-
39-39

取华池水补真阴说(录程钟龄医学心悟)/程钟
龄//医学杂志.-2-5-181

去疾医话(连载)/吴去疾//神州国医学报.-4-
14-121,182,228,282,338,395,471,517,
570,617.-4-15-38,137,182,245,310,
402,493.-4-16-75,152,203,274,330,
419,457,517,571.-4-17-23,66,101,155,
204,366,403,445,480.-4-18-20,63,261

诠叙部林部长中风抽血身死之感言/宋爱人//
国医杂志.-4-7-358//现代医药月刊.-4-
27-673

仁甫医说(连载)/梁和煦//医学杂志.-2-14-
405,433,491

仁寿室诊余笔记/杨道南//中医杂志.-2-26
-243

仁者寿说/杨星垣//医学杂志.-2-11-193

如是我闻/罗济安//自强医学月刊.-3-40
-631

阮云台化州橘红记书后/张锡纯//医学杂志.-2
-6-513

三近因/医学报社//医学报.-1-4-406

三省堂医话(连载)/曾秀铭//光华医药杂志.-4
-38-441.-4-39-52

三十三军临证笔记/张树勋//中医杂志.-2-27
-247

三十三军临证笔记附心潮录/王一仁//中医杂
志.-2-27-250

沙篓杂说/郑显庭//神州医药学报.-1-47
-354

伤风漫谈/陈伯涛//国医砥柱月刊.-5-15-
611//医界春秋.-3-14-293

伤寒过用升散肉瞤筋惕温病误用升提咳衄露乳
说/姚素民//沈阳医学杂志.-3-3-234

伤酒脞谈/程绍典//新中医刊.-5-19-237

伤逝琐言/明道//铁樵医学月刊.-4-44-656

商培医话/天抑//绍兴医药学报.-1-20-134

上海行医的几种法门/柳一萍//光华医药杂志
.-4-35-46

上海人之补药问题/时逸人//复兴中医.-5-31
-35

上海西医的开业术/刘逸//光华医药杂志.-4-
35-250

上海医院疗病记/朱树人//中西医学报.-1-25
-319

上海种种之一:中医/独鹤//中西医药.-5-13-
360

上盐山张寿甫夫子书/张燕杰//绍兴医药学报
星期增刊.-1-22-143

尚隐庐医话(连载)/吴藩勋//中医杂志.-2-20
-236.-2-23-100,266,465.-2-24-232,
363.-2-25-385.-2-26-68,231,409.-2
-27-231,365.-2-28-209

尚隐庐医话/吴藩勋//国医杂志.-4-12-169

绍兴故医奇闻之僭评/潘文藻//绍兴医药月报
.-2-37-135

神气淡则血气和嗜欲胜则疾疹作说/胡萧梧//
苏州国医杂志.-5-1-111

神志素弱不能办事之实情/刁质明//三三医报
.-2-35-154

肾分内外之我见/季爱人//中医杂志.-2-27
-67

肾囊医诀(映溪草堂笔记)/周维翰//医学报.-1
-4-73

肾主漉尿说/沈仲圭//中医杂志.-2-27-66

慎食卫生谈/中西医学报社//中西医学报.-1-
34-68

慎重性命者鉴/陆晋笙//绍兴医药学报.-1-20
-259

生理上之怪事/彭立成//神州国医学报.-4-14
-123

省梦楼医话(连载)/段梦兰//北京医药月刊.-5
-21-64,149,233,307,376,444,498,
543,604

师竹斋读书记/祝天一//中医杂志.-2-23-
95,455.-2-25-61

师竹斋医话/祝天一//中医杂志.-2-26-71

施小手术轶事之趣闻/刘景川//沈阳医学杂志.-3-2-384

石芝医话(连载)/孙从添//三三医报.-2-35-201,230,271

时医喜用凉药之心理/刘前英//医学杂志.-2-6-185//中医杂志.-2-24-209

史记尸蹶解/曹春岩//神州国医学报.-4-15-166

史记尸蹶解/曹青岩//中医杂志.-2-21-45

世美堂笔记(连载)/鲍东藩//中医杂志.-2-26-240,391//国医杂志.-4-13-173,251

世美堂医话/鲍东藩//中医杂志.-2-26-53

世俗所谓惊风疾患/吴景煜//杏林医学月报.-3-23-76

适庐随笔/王硕如//国医砥柱月刊.-5-16-549.-5-17-75

适庐医话(连载)/吴篆丹//医界春秋.-3-5-398,427

释扁鹊传六不治/丁郁文//医界春秋.-3-5-342

嗜欲不同/医学报社//医学报.-1-6-200

手术与药治/张赞臣//医界春秋.-3-11-109

守素斋医话(连载)/王锡光//医界春秋.-3-9-167,308,463.-3-10-27//中医世界.-3-28-122.-3-30-84.-3-31-181

寿石山房笔记/余继鸿//中医杂志.-2-19-465

寿石山房诊余笔记/余继鸿//中医杂志.-2-21-446

寿石山房治验笔记/余继鸿//中医杂志.-2-20-60

书方宜人共识之赘言/卢育和//绍兴医药学报.-1-19-329

述崩大碗治水肿之奇验/陈惠言//杏林医学月报.-3-20-121

述病家误/饶汉章//中西医学报.-1-24-49

述庐医话(一)至(二)/田博敷//文医半月刊.-5-14-595,615

述自中硫磺毒之宣告书/张秀峰//沈阳医学杂志.-3-2-57

说罗孟然母暴亡(看骷髅大气恼不满二日卒厥不回)/周镇//绍兴医药学报星期增刊.-1-21-131

说毛发/顾鸣盛//医学报.-1-7-436

说梦/丁福保//医学报.-1-7-523

私处食猪肝之研究/蔡曰如//现代中医.-4-42-397

死之研究/影庐//三三医报.-2-30-47

死之医学观察/宁宗麟//中西医学报.-1-33-505

饲鹤轩主人论治/张朗轩//沈阳医学杂志.-3-1-251

素盦医话(连载)/余伯陶//神州医药学报.-1-42-51,109,223,285,325,495.-1-43-61,229,431

素轩医语(连载)/邵餐芝//神州国医学报.-4-15-285,332,373,425,585.-4-16-3,94,130,176,256,350,490.-4-17-3,87,180,250,279

素因与素症/张启明//中医新生命.-5-6-93

随笔/叶劲秋//三三医报.-2-34-311,459

遂初室医话(连载)/潘箬泉//光华医药杂志.-4-37-447.-4-38-437.-4-39-47

碎语(连载)/唐景韩//自强医学月刊.-3-40-439,492.-3-41-32,194

孙中山先生心肝二病之妄谈/马瘦吟//沈阳医学杂志.-3-1-184

塔涯轩医药漫录(连载)/高洁儒//绍兴医药学报.-1-11-125,561

太炎夫子医话/连山//国医砥柱月刊.-5-15-570

谈补/康健//国药新声.-5-28-479

谈谈病暑/张友琴//中医世界.-3-32-562

谈谈打鬼箭的原理/丁成萱//自强医学月刊.-3-40-101

谈谈民间医药/叶橘泉//复兴中医.-5-31-297//中国医学.-5-34-99

谈谈吾国医药/林瑾庵//杏林医学月报.-3-18-172

谈谈脏器治病法/周企龙//国药新声.-5-22

-549

谈医食同源/时逸人//医学杂志.-2-14-350

特殊病经过谈/国医砥柱月刊社//国医砥柱月刊.-5-17-424

嚏可治病/张天翼//国医杂志.-4-13-325

天爵堂医学随笔(连载)/徐尚志//医学杂志.-2-3-259,407,524

天真辨解/沈思诚//神州医药学报.-1-44-449

借僧议喻昌秋伤于燥冬生咳嗽之说/陈芝高//杏林医学月报.-3-22-387

同寿堂医话(连载)/杨又生//三三医报.-2-29-272,303

吐与补/潘如桐//中医世界.-3-32-435

退思轩临诊笔记(连载)/陈启成//神州医药学报.-1-47-459,561

退思轩医案笔记/郑霖昌//医界春秋.-3-9-352

为申报陈潜武书商榷/姚揖君//绍兴医药学报.-1-14-49

未读医书前之隐痛及读医书后之获益谈/叶雄//三三医报.-2-32-204

未读医书之隐痛/席文介//三三医报.-2-32-21

畏盦医话(辟西医用冰囊或冷水治一切高热及猝倒病症之谬误)/张鸿生//医界春秋.-3-12-113

五之轩医话/马冠群//医界春秋.-3-13-365

吾乡流传之疟疾验方/唐湘清//中医指导录.-4-4-434

勿害人/蔡百星//医界春秋.-3-9-332

勿相信祝由科/史介生//绍兴医药学报星期增刊.-1-21-339

误用阿片治病之害/张治河//光华医药杂志.-4-37-341

西山医话(连载)/斯德益//医界春秋.-3-8-237,324.-3-9-310,352

希斋临证笔记/诸文萱//中医杂志.-2-22-497

息园医话(连载)/锡介眉(著)//沈阳医学杂志

.-3-3-118,171,280

惜春轩医话/包学诗//国医杂志.-4-12-31

惜分阴轩医话(连载)/周镇//国医导报.-5-29-141,198

惜分阴轩医话/周镇//医学杂志.-2-17-256

锡地女巫极盛信巫停药则危险哩/周镇//绍兴医药学报星期增刊.-1-21-184

傒后轩读书记/刘民叔//医界春秋.-3-6-528

习医日记(连载)/孔伯毅//中医新生命.-5-7-269,310,435,486,540,602.-5-8-32,96

习医札记(连载)/袁桂生//神州医药学报.-1-42-171,281

现代中医解/余鸿仁//现代中医.-4-42-8

消渴漫谈/曹祖愍//中国医学.-5-34-139

小儿脾胃虚寒多食生果之害/邓靖山//杏林医学月报.-3-23-443

小儿医话两则/胡华赓//中医世界.-3-26-77

新闻报记者文公达猝死之研讨/程次明//神州国医学报.-4-14-446

信医专而后可愈病/马瘦吟//沈阳医学杂志.-3-2-272

醒卢临诊随笔/顾鸿僎//中医指导录.-4-3-203

杏林余话/医学报社//医学报.-1-7-446

杏园笔记(连载)/董辅勋//沈阳医学杂志.-3-3-174,242,290

羞耻与潮红/孙祖烈//中西医学报.-1-29-322

许辛木医话(连载)/吴去疾(编辑)//神州国医学报.-4-17-148,195

续解钱氏妇肠蕈病得愈之原理/梁伯阳//神州国医学报.-4-15-113

薛文华致死之原因/张少波//医界春秋.-3-5-168

学静庐医学杂志/张体元//国医杂志.-4-12-35

学医笔记/丁福保//中西医学报.-1-30-293

学医初步/潘树仁//中国医药月刊.-5-33-155,193

学医导径(连载)/周禹锡//苏州国医杂志.-5-

1-49,108,197,444.-5-2-311

学与用的调整/朱承汉//中国医药月刊.-5-33-12

学中医宜知权变勿拘古书/周禹锡//三三医报.-2-33-209

血病不皆是火说/王炽//医学杂志.-2-4-175

血脱者宜先益气说/王士杰//中医杂志.-2-20-53

血证求原论/张钧堂//神州医药学报.-1-42-87

血证随笔录(连载)/陈济民//国医杂志.-4-5-584.-4-6-74.-4-7-233,309

血症无死法论/未署名//中医杂志.-2-19-213

延龄轩临诊笔记/陈朝荣//中医世界.-3-39-41

延诊须先诘问病状随带要药/周镇//绍兴医药学报星期增刊.-1-22-63

言古者必有验于今说/陈惠言//杏林医学月报.-3-16-427

研究风寒温笔记(一)至(六)/张确余//杏林医学月报.-3-17-129,163,212,290,381.-3-18-14

阎总司令炎病之赘言/庐育和//中医杂志.-2-28-47

颜氏医案(一)至(三)/颜芝馨(遗著);魏文耀(校订)//国医砥柱月刊.-5-17-363,421,484

砚孚药话/孙砚孚//华西医药杂志.-5-36-316

验方丛话(连载)/孔伯毅//中医新生命.-5-7-140,194,256,331,433,484,538,599.-5-8-31,94,178,238,315,379,449,501,573,630

验方漫谈/汪浩权//中国医药月刊.-5-32-332

验方琐记(一)至(六)/唐慎坊//苏州国医杂志.-5-1-44,106,196,269,363,441

验方杂记/邓靖山//杏林医学月报.-3-19-413

雁林医学丛谈(连载)/周燕麟//中国医药月刊.-5-32-163,197

焰然轩笔志(连载)/徐韵英//中医杂志.-2-20-245,419

燕麟医话/周燕麟//中国医药月刊.-5-32-127

阳常有余阴常不足论/戴谷孙//医学报.-1-6-200

阳常有余阴常不足论/赵铸鼎//医学公报.-1-7-282

疡妖记/菊屏(述);沈仲圭(录)//三三医报.-2-34-55

养浩庐医谈(连载)/胡蕴珊//三三医报.-2-29-235,414,451,623.-2-31-207,354.-2-32-343,419,459

养和斋笔记/诸文萱//中医杂志.-2-19-279

养和斋随笔/诸文萱//中医杂志.-2-21-70

养心斋证治杂记/朱丹九//国医导报.-5-30-332

药贵中病论/曹伯蘅//绍兴医药学报.-1-11-498

药能对症一药而愈论/张破浪//三三医报.-2-31-49

药物小故事(二)橘/铁樵医学月刊编者//铁樵医学月刊.-4-44-267

药物小故事(一)桃/铁樵医学月刊编者//铁樵医学月刊.-4-44-202

药以治病食以养人论/陈观光//医学报.-1-6-264

要采取实用的医学(连载)/任应秋//华西医药杂志.-5-36-55,103

叶君劲秋之岂有此理与竟有此理释疑/张照鳞//医学杂志.-2-18-80

叶天士临证指南/谢诵穆//中医新生命.-5-8-235

一得集录(连载)/谢杏园//中医杂志.-2-25-417.-2-26-130,292

一得之言(连载)/曹种苓//光华医药杂志.-4-36-498,581

一个奇症谈/李寿芝//医界春秋.-3-5-458

一个奇症谈之我见/张治河//医界春秋.-3-5-

548

一千年前中国卫生家言(高湛养生论)/高维祺//三三医报.-2-32-383

一应诊以时一奔命草率双方不利/周镇//绍兴医药学报星期增刊.-1-22-64

医后之言/吴公侠//医界春秋.-3-5-109

医话/吴学礼//北京医药月刊.-5-21-235

医话/张燕杰//三三医报.-2-35-156

医话丛存续编(连载)/丁福保//中西医学报.-1-23-183,265.-1-24-367.-1-25-365,443,493

医话二则/胡安邦//复兴中医.-5-31-652

医话两则/蔡济平(述)//神州医药学报.-1-47-204

医话片片/宋心谷//三三医报.-2-30-309

医话三则/胡文辉//三三医报.-2-32-199

医话五则/李程九//绍兴医药学报.-1-14-99

医话一则/杨典记//绍兴医药学报.-1-11-551

医家论五脏与月令不符说/凌志云//医学报.-1-6-313

医科应用论(连载)/沈经钟//神州医药学报.-1-42-75,145,259,304

医垒笔记/陈无咎//中医杂志.-2-22-275

医疗笔记三则/杨克蓉//现代医药月刊.-4-27-296

医林见智录(连载)/朱月桥//中医杂志.-2-21-260,350

医林借镜录/严苍山//中医杂志.-2-20-313

医林药石/报界冠吾//神州医药学报.-1-42-481

医零药碎/莲子//神州医药学报.-1-43-547

医师与中医辩/汪浩权//华西医药杂志.-5-36-195

医士用钢琴治神经病/何约明//三三医报.-2-32-494

医事随笔/裘沛然//国医导报.-5-30-178

医事谈奇/欧阳福保//中医世界.-3-35-561

医事闲谈/杨医亚//文医半月刊.-5-14-274

医事小纪(连载)/唐景韩//自强医学月刊.-3-41-342,385,412,509,549

医事心得录(三则)/杨茂如//复兴中医.-5-31-208

医事绪言(附论肺病)/康济民//沈阳医学杂志.-3-1-322

医说/钱祖翰//中西医学报.-1-23-324

医说/王寿芝//绍兴医药学报.-1-10-222

医谈二则/周镇//神州医药学报.-1-42-338

医谈漫录(连载)/天柱山樵//北平医药月刊.-5-9-229,369

医谈片片/倜奴//中西医学报.-1-23-436

医学笔记/季廷栻//中医杂志.-2-22-498

医学笔记一束/亦云//复兴中医.-5-31-121

医学管窥/卢朋著//杏林医学月报.-3-19-370

医学神通/利济学堂报社//利济学堂报.-1-1-478

医学随笔/未署名//医学杂志.-2-17-253

医学随笔/英超//中国医药月刊.-5-32-329

医学碎金/彭怡//中医杂志.-2-28-375

医学碎语(连载)/程绍典//中国医药月刊.-5-32-474,505,540.-5-33-314

医学琐论/邓靖山//杏林医学月报.-3-19-369

医学闲话/吕叔平//中医杂志.-2-19-82,132

医学新闻(连载)/高思潜//绍兴医药月报.-2-37-245.-2-38-341.-2-39-503,548

医学新谈/良玉//中西医学报.-1-41-440

医学新语(连载)/徐衡之//自强医学月刊.-3-40-261,303,385,517

医学新语(连载)/徐衡之,李鸿庆//自强医学月刊.-3-40-37,132

医学宜参观丹经论/张锡纯//医学杂志.-2-1-487//中医杂志.-2-19-204

医学中西录(连载)/黄子衡//国医砥柱月刊.-5-18-110,162,264

医学宗主辨/时逸人//绍兴医药学报.-1-15-69

医药/橘圃//中医世界.-3-38-184

医药笔记/莲子//神州医药学报.-1-44-415

医药刍言/刘哲苍//绍兴医药学报.-1-20
-330

医药鳞爪(连载)/沈仲圭//医学杂志.-2-14-
164,517.-2-18-77//自强医学月刊.-3-
41-324,562

医药鳞爪/沈仲圭//国医杂志.-4-12-235//
医学杂志.-2-14-76.-2-17-143

医药趣话/冰心//医界春秋.-3-5-134

医药随笔(连载)/张文元//中医新生命.-5-7-
553,613.-5-8-23,237,446

医药随笔/叶劲秋//医学杂志.-2-14-358

医药闲谈(连载)/张叔彭(辑录)//三三医报.-2
-34-60,276,453

医药宜参天时说/陈应期//杏林医学月报.-3-
17-131

医药杂话/杨志一//华西医药杂志.-5-37
-342

医药杂谈(一)至(四)/张公让//华西医药杂志
.-5-36-89,548.-5-37-176,228

医药札记两则/姚兆培//中国医学月刊.-3-15
-284

医医奇闻/醒//神州医药学报.-1-46-240

医医愪书(连载)/李健颐//现代医药月刊.-4-
27-61,89,125,157,205,244,290

医余随笔(连载)/丁福保//中西医学报.-1-32
-219,295,377,449,521.-1-33-63,135,
209,279,345,415,489

医余随笔(连载)/孙祖烈//中西医学报.-1-36
-491.-1-37-165

医余随笔/慧//国医砥柱月刊.-5-17-122

医余琐记/吴占梅//神州医药学报.-1-46
-433

医与事物/袁复初//医学杂志.-2-17-20

医与药/张人怀//复兴中医.-5-31-591

医与药之关系/何伯贤//杏林医学月报.-3-20
-453

医者胆欲大而心欲小/项幼渠//绍兴医药学报
.-1-17-13

医者能治小病必能治大病说/张汝伟//绍兴医
药学报.-1-12-387

医者须明侦探学/张益谦//国医杂志.-4-13
-328

医者意也辩/姚邦杰//医学公报.-1-7-233

医者与病者/张体元//杏林医学月报.-3-17
-248

医者与病者之关系(连载)/廖孟培//国医杂志
.-4-5-443.-4-6-125

医之治病方药论/林华三//绍兴医药学报.-1-
15-443

怡盫医话/张鸿生//国医公报.-4-19-411

怡善堂医话(连载)/吴秀川//北京医药月刊.-5
-21-150,234,305,377,445,498,543,605

已病减痛是医者唯一的天职是病者唯一的要求
/叶劲秋//医界春秋.-3-7-38

已病时有十不治/康维恂//绍兴医药学报.-1-
16-554

以此养生者寿论/张百塘//北京医药月刊.-5-
21-81

异哉流俗之见/单培根//国医导报.-5-29
-304

异哉孕妇自家有病自家知/陈应期//杏林医学
月报.-3-19-453

益世堂医话/林汉祥//医界春秋.-3-9-114

逸盫药话/杨志一//中西医药.-5-13-479

缢死之问题/顾鸣盛//医学报.-1-7-466

因病施药/张确余//杏林医学月报.-3-16
-178

因精神疗法而连及患者信仰心与行医法/沈香
圃//中医世界.-3-34-407

因疑成病/韩哲仙//现代中医.-4-43-595

因转引之弊(读者随录)/范行准//中西医药.-5
-11-446

阴虚有二阴中水虚阴中火虚分别论治之要点/
张汝伟//中医杂志.-2-27-338

喑疹分别论治/范继铭//中医杂志.-2-26
-225

吟梅馆医话(连载)/包句香//国医导报.-5-29
-197,365,424.-5-30-186

饮池轩笔记/齐志学//国医正言.-5-4-85

隐名氏医话/隐名氏//神州国医学报.-4-16

－516

婴儿胎胀之治验/王玉材//光华医药杂志.-4-
39-399

瀛庐医话/程仁和//医林一谔.-4-9-252

应征求医俗之迁谈及病家改良之忠告/杨晋侯
//绍兴医药学报.-1-15-139

映雪庐临症笔记(连载)/孙连茹//中医杂志.-2
-24-367.-2-25-67,395.-2-27-
242,362

映雪斋医药随笔/毛邦汉//国医导报.-5-30
-314

硬伤宜于按摩/王省吾//北平医药月刊.-5-9-
316

庸工制造白痴说/曹尹甫//医界春秋.-3-5
-342

庸药杀人甚于庸医杀人论/朱应钟//绍兴医药
月报.-2-41-373

庸医/医学公报社//医学公报.-1-7-523

庸医之害(顾亭林日知录)/广东中医杂志社
(辑)//中医杂志(广东).-3-4-83

用算学方法研究胎生学/王合三//现代中医.-4
-42-388

由患病说到气化/卫坦//针灸杂志.-4-31-5

游小天竺医事谈记/杨又生//绍兴医药学报.-1
-20-319

友竹医寓漫谈(连载)/谢安之//现代中医.-4-
43-259,321

有碍于脑筋发育的鲜人顶物工作/冯湘汕//中
西医学报.-1-41-7

有病病抵当无病胎抵当说/张确余//杏林医学
月报.-3-17-66

又研究平遥县监狱发生黄病/医学杂志社//医
学杂志.-2-2-350

又研究襄陵县报告发生疫疮/医学杂志社//医
学杂志.-2-2-351

余庆轩随笔(连载)/李健颐//医界春秋.-3-7-
494,538.-3-12-403,447//医林一谔.-4-
8-388,433,547,589.-4-9-78,118,160

余子病后经历谈/田又玛//中医世界.-3-26
-43

俞草水医术之神异/俞绍溪//三三医报.-2-32
-452

与简斋论医书/恽铁樵//中医杂志.-2-19
-333

与日本医学博士汤本求真讨论汉方医学书/吴
汉僊//国医正言.-5-4-270//医界春秋.-3
-13-37//医学杂志.-2-17-64

与友人谈医一则/俞鉴泉//绍兴医药学报.-1-
19-126

欲强脑必先健胃/□瓜//文医半月刊.-5-14
-7

御疾记闻/张汝伟//绍兴医药学报.-1-11
-123

原因疗法/陈典周//中医世界.-3-27-283

越南湿邪害人最广说/郭乐天//医林一谔.-4-
9-149

杂记一束/嘘//文医半月刊.-5-14-17

杂说一/王以钧//绍兴医药学报.-1-11-81

再记吴君之海背虫奇病/刘蔚楚//三三医报.-2
-33-530

在上海不幸而病麻黄证难免束手受败说/招知
生//神州医药学报.-1-47-225

脏有要害之商榷/谢仁山//杏林医学月报.-3-
21-239

泽盦医话/张植林//国医导报.-5-29-253//
国医砥柱月刊.-5-16-237

泽尧漫笔/中医杂志社//中医杂志.-2-20
-410

札记二则/谢诵穆//中医新生命.-5-6-567

札记三条/谢诵穆//中医新生命.-5-7-379

张汝伟先生来函证明玻璃入腹治法有效敬书其
后/吴去疾//神州国医学报.-4-14-580

张氏言医/张生甫//医学杂志.-2-14-355

张治河君对于曹德海怪症之管见/张治河//医
学杂志.-2-8-225

长乐山房诊余笔记/丁乐民//中医杂志.-2-27
-366.-2-28-203

折肱回忆集/黄苍霖//中医世界.-3-31-526

真伪/孟克明//新中医刊.-5-19-189

真正中医之方法/张赞臣//医界春秋.-3-9

- 323

箴车家弄之喉科/陈守真//绍兴医药学报星期
　增刊. - 1 - 21 - 63

箴医格言/何小廉(选录)//绍兴医药学报. - 1 -
　8 - 385

诊尘零影(连载)/邵餐芝//神州国医学报. - 4 -
　16 - 107,140,196,267,324,415,455,512. - 4
　- 17 - 63,99,142,286,320,393,471. - 4 - 18
　- 143,255,387

诊断笔记/钱存济//三三医报. - 2 - 32 - 170

诊疗杂记/沈宗之//沈阳医学杂志. - 3 - 2 - 230

诊余笔记(连载)/丁士镛//医界春秋. - 3 - 6 -
　409. - 3 - 7 - 456

诊余丛谈/蔡禹门//中西医学报. - 1 - 40 - 506

诊余脞谈(连载)/许松如//神州国医学报. - 4 -
　17 - 98,436

诊余读书记(连载)/刘民叔//医界春秋. - 3 - 5 -
　371. - 3 - 6 - 44

诊余集(连载)/余德鸿//国医杂志. - 4 - 12 -
　11,69,127,197,267,339,409. - 4 - 13 - 5,
　79,137,205,279

诊余记/丁士镛//医界春秋. - 3 - 7 - 53

诊余漫话(连载)/黄仲贤//中医新生命. - 5 - 6 -
　512. - 5 - 7 - 25

诊余漫谈/陈惠民//现代中医. - 4 - 42 - 349

诊余偶录/沈栽之//现代中医. - 4 - 42 - 160

诊余偶谈(连载)/陈青云//神州国医学报. - 4 -
　14 - 568,613. - 4 - 15 - 37,136

诊余偶谈/包句香//国医导报. - 5 - 29 - 251

诊余偶谈/缪俊德//国医砥柱月刊. - 5 - 16 - 47
　//文医半月刊. - 5 - 14 - 445

诊余清话(连载)/秦伯未//中医世界. - 3 - 25 -
　208,227 //中医杂志. - 2 - 24 - 75,185,
　264,358

诊余剩墨之六/王舜畊//华西医药杂志. - 5 - 36
　- 119

诊余剩墨之五/王舜畊//华西医药杂志. - 5 - 36
　- 63

诊余随笔(连载)/俞培元//国医杂志. - 4 - 13 -
　111,177

诊余随笔(连载)/张仲僎//中医世界. - 3 - 39 -
　35,144

诊余随笔/程绍典//新中医刊. - 5 - 19 - 397

诊余随笔/费普炎//中医杂志. - 2 - 25 - 235

诊余随笔/金寿山//新中华医药月刊. - 5 - 35
　- 277

诊余随笔/谭韵笙//中医新生命. - 5 - 6 - 465

诊余随笔/唐家祥//中医杂志. - 2 - 20 - 249

诊余随笔/王润民//铁樵医学月刊. - 4 - 44
　- 610

诊余琐谈(连载)/沙亦恕//医界春秋. - 3 - 6 -
　496,528. - 3 - 7 - 17

诊余琐谈(连载)/俞慎初//现代医药月刊. - 4 -
　27 - 15,43,75,101,131,172,216,252

诊余琐语/秦伯未//中医世界. - 3 - 32 - 548

诊余闲话(连载)/秦伯未//中医世界. - 3 - 32 -
　86,109

诊余闲谈(连载)/姚世琛//现代中医. - 4 - 42 -
　165,205,230,253,282,399,425,500

诊余闲谈/蔡曰如//现代中医. - 4 - 42 - 476

诊余闲谈/王福成//华西医药杂志. - 5 - 37
　- 480

诊余杂感/秦伯未//中医世界. - 3 - 28 - 145

诊余杂录/孙秉公//三三医报. - 2 - 34 - 561

诊余杂谈/黄葆余//现代中医. - 4 - 42 - 183

诊余杂写/罗延龄//国医砥柱月刊. - 5 - 18
　- 284

诊余杂志(映溪草堂笔记)/周维翰//医学报. - 1
　- 4 - 123

诊治散记/胡安邦//中医指导录. - 4 - 4 - 300

诊治心得录/商智//中医世界. - 3 - 27 - 391

证治经验谈/糜仲章//光华医药杂志. - 4 - 38
　- 64

证治一得之贡献/熊羡豪//光华医药杂志. - 4 -
　38 - 200

证治杂记/黄国祥//神州国医学报. - 4 - 16
　- 401

郑庄公寤生解之商榷/瞿绍衡//国药新声. - 5 -
　22 - 207

之盦语药/章次公//中医新生命. - 5 - 8 - 357

知饥斋随笔/巢亚丰//复兴中医.-5-31-480

知曙斋公余医述(连载)/范光尘//光华医药杂志.-4-41-284,383

值得研究之怪病/光华医药杂志社//光华医药杂志.-4-37-460

职业病一夕谈/丁福保//中西医学报.-1-25-121

植林医庐笔记/张泽霖//医界春秋.-3-8-140

质问陈未生书(连载)/周禹锡//三三医报.-2-36-351,408

质疑/黄良安//现代医药月刊.-4-27-395

治病必求其本论/何志仁//绍兴医药学报.-1-18-155

治病必求其本说/李慰农//三三医报.-2-33-51

治病必求其本说/张赞臣//三三医报.-2-33-222

治病必求其本之我见/曾庆华//杏林医学月报.-3-21-371

治病不可执一论/刘仲农//光华医药杂志.-4-36-377

治病不能辨别症状之慨言/林莹君//医界春秋.-3-9-531

治病当顺自然说/柳剑南//苏州国医杂志.-5-1-94

治病当先治心说/张黼章//三三医报.-2-32-149

治病后余邪入络/徐韵英//医学杂志.-2-3-317

治病求本是为良医说/钱星若//神州医药学报.-1-46-477

治病求本说/马善征//中医指导录.-4-1-435

治病说/张朗轩//沈阳医学杂志.-3-1-186

治病须审年龄中医如合一辙论/张汝伟//绍兴医药学报.-1-20-321//中医杂志.-2-20-39

治病一字诀/舒钦哉//绍兴医药学报.-1-8-206

治病宜审天时论/僧韬光//绍兴医药学报.-1-8-493

治病用药宜勿执略说/李锦帆//绍兴医药学报.-1-8-76

治疮一孔谈/姚西柳//中医杂志.-2-27-212

治痫笔记三则/宁未龄//国医砥柱月刊.-5-16-222

治疗述异初编(连载)/徐召南//绍兴医药月报.-2-38-63,135,217,293,369,433.-2-39-41,363,415,519,621.-2-40-95,141,195,251,303

治疗须有统计更要合于学理/周燕麟//中国医药月刊.-5-32-321

治疗一致/陆晋生//医界春秋.-3-5-49

治莫拘泥说/张国华//医学杂志.-2-4-70

治食韭菜后口臭/腐//文医半月刊.-5-14-58

治水肿方剂与服秋石之特效/吴宝浓//杏林医学月报.-3-23-35

治误服银块或铜钱法/金重//文医半月刊.-5-14-43

猘犬录/孟云,胡玮(著);许梦苏(录)//中医杂志.-2-21-218

中国人宜研究中医说/束天民//绍兴医药学报.-1-12-493//医学杂志.-2-11-465

中土名言录/沈仲圭//绍兴医药月报.-2-41-99

中医是一种常识/叶劲秋//中国医药月刊.-5-32-586

中医证候疗法发凡/姜春华//国医导报.-5-29-400

忠仁医庐笔记/朱竹荪//中医杂志.-2-23-109

忠实之言/张立魁//铁樵医学月刊.-4-44-335

钟山氏笔记/李春芝//三三医报.-2-30-420

种牛痘宜种清冷渊消铄二穴部位法/严苍山//中医杂志.-2-19-443

仲贤医话/黄仲贤//文医半月刊.-5-14-444

重财轻命之医生/三三医报社//三三医报.-2-36-243

诸病皆能生痰说/凌志云//医学报.-1-6-423

诸暨医诊/葛星炜//三三医报.-2-29-590

竹楼笔记/虞哲夫//三三医报.-2-31-74

追想友人赵君玉芳之死而推论其病因/王仲哲
　　//国医砥柱月刊.-5-15-500

拙盒医话(连载)/李克蕙//中国医药月刊.-5-
　　33-45,254,314

拙庐杂抄/宁宗麟//中西医学报.-1-33-337

拙质庐笔记/拙质//中医杂志.-2-28-51

自然愈与医疗/姬乾园//北京医药月刊.-5-21
　　-589

自述患病医理经过两则/曾澄辉//杏林医学月

报.-3-20-433

自语时耳中觉响之理/医学报社//医学报.-1-
　　7-394

最新万病土疗法/许家庆//中西医学报.-1-35
　　-41

左传膏肓之疾解/曹春岩(遗著)//神州国医学
　　报.-4-15-119//医学报.-1-4-243//中
　　医杂志.-2-20-389

左右偏枯辨/姜启忠//绍兴医药学报.-1-15
　　-438

9 医学答问

? 病/程鑫甫//光华医药杂志.-4-36-221

? 病之拟治/刘仲农//光华医药杂志.-4-36
-302

八十四号星刊问异病治法/李春芝//绍兴医药
学报星期增刊.-1-22-205

报告治疗颤振之失败并征求特效治法/孙晏如
//针灸杂志.-4-34-112

病状问答/刘甫川//神州医药学报.-1-43-51

补答复孟崇书原问二十五条/邹趾痕(答);周禹
锡(录)//医界春秋.-3-12-382

补记神州医药会绍兴分会致蔡松坡先生询问病
状电/绍兴医药学报社//绍兴医药学报.-1-
12-83

产后腿病请求良方/米荣惠//医学杂志.-2-18
-568

常用何法施治/程鸿宾//光华医药杂志.-4-36
-68

陈东生问渊雷夫子答/陈东生(问);陆渊雷(答)
//中医新生命.-5-6-473

陈逸鹤君问/陈逸鹤//中医指导录.-4-3-277

谌养方问谢诵穆答/谌养方(问);谢诵穆(答)//
中医新生命.-5-6-132

充补管见书/黎伯概//国医公报.-4-20-98

喘息眼翳如何治法/于逢岚//医学杂志.-2-17
-498

答/李春芝//三三医报.-2-30-193

答/杨燧熙//绍兴医药月报.-2-41-563

答/周镇//三三医报.-2-34-27

答○○○先生/医学杂志社//医学杂志.-2-16
-215

答×××先生问/医学杂志社//医学杂志.-2-
16-140

答□□化□/高思潜//绍兴医药学报星期增刊
.-1-22-369

答爱卿女士/包识生//神州医药学报.-1-43
-543

答安徽胡天中先生代友人问治一则/杨燧熙//
绍兴医药学报星期增刊.-1-22-82

答安徽祖树和先生奇疾问题一则/任桐轩//医
学报.-1-6-466

答案八则/谢安之//医界春秋.-3-8-69

答案二则/萧俊逸//医界春秋.-3-9-419

答案六则/谢安之//医界春秋.-3-9-313

答案三则/梅竹洲//医界春秋.-3-10-110

答案四则/谢安之//医界春秋.-3-9-470

答八/裘吉生//绍兴医药学报.-1-10-116

答八/周镇//绍兴医药学报.-1-10-335

答八十/曹炳章//绍兴医药学报.-1-14-29

答八十八/张汝伟//绍兴医药学报.-1-14
-327

答八十九/张汝伟//绍兴医药学报.-1-14
-328

答八十七/刘吉人//绍兴医药学报.-1-14
-276

答八十三/俞步云//绍兴医药学报.-1-14
-275

答八十四/刘吉人//绍兴医药学报.-1-14
-278

答八十五/刘吉人//绍兴医药学报.-1-14
-279

答八十五/邵仲访//绍兴医药学报.-1-14
-211

答八十一/徐石生//绍兴医药学报.-1-14
-144

答八十一/徐相宸//绍兴医药学报.-1-14
-146

答百二十九/陈祝三//绍兴医药学报.-1-16
-113

答百二十九/李程九//绍兴医药学报.-1-16
-111

答百二十五/卢育和//绍兴医药学报.-1-16
-83

答百〇八/刘吉人//绍兴医药学报.-1-15
-342

答百〇八/卢育和//绍兴医药学报.-1-15
-209

答百〇八/时逸人//绍兴医药学报.-1-15
-200

答百〇八/袁绿野//绍兴医药学报.-1-15
-207

答百〇八/张汝伟//绍兴医药学报.-1-15
-202

答百〇八/章寿芝//绍兴医药学报.-1-15
-205

答百〇二/时逸人//绍兴医药学报.-1-15
-197

答百〇七/刘吉人//绍兴医药学报.-1-15
-341

答百〇七/卢育和//绍兴医药学报.-1-15
-208

答百〇七/时逸人//绍兴医药学报.-1-15
-199

答百〇七/袁绿野//绍兴医药学报.-1-15
-206

答百〇七/张汝伟//绍兴医药学报.-1-15
-204

答百〇七/章寿芝//绍兴医药学报.-1-15
-204

答百〇三/张汝伟//绍兴医药学报.-1-15
-201

答百〇四/时逸人//绍兴医药学报.-1-15
-197

答百〇四/张汝伟//绍兴医药学报.-1-15
-201

答百〇五/时逸人//绍兴医药学报.-1-15
-198

答百零六/黄去陈//绍兴医药学报.-1-16-89

答百三十/陈仪臣//绍兴医药学报.-1-16-95

答百三十八/时逸人//绍兴医药学报.-1-16
-76

答百三十八/王寿芝//绍兴医药学报.-1-16
-108

答百三十八/周镇//绍兴医药学报.-1-16
-109

答百三十九/时逸人//绍兴医药学报.-1-16
-81

答百三十九/王寿芝//绍兴医药学报.-1-16
-108

答百三十六/卢育和//绍兴医药学报.-1-16
-103

答百三十六/时逸人//绍兴医药学报.-1-16
-75

答百三十六/王寿芝//绍兴医药学报.-1-16
-106

答百三十六/杨燧熙//绍兴医药学报.-1-16
-92

答百三十七/卢育和//绍兴医药学报.-1-16
-104

答百三十七/时逸人//绍兴医药学报.-1-16
-75

答百三十七/王寿芝//绍兴医药学报.-1-16
-107

答百三十七/杨燧熙//绍兴医药学报.-1-16
-93

答百三十四/李程九//绍兴医药学报.-1-16
-112

答百十八/王寿芝//绍兴医药学报.-1-15
-333

答百十六/王寿芝//绍兴医药学报.-1-15
-331

答百十七/王寿芝//绍兴医药学报.-1-15
-332

答百十三/周镇//绍兴医药学报.-1-15-213

答百十四/周镇//绍兴医药学报.-1-15-215

答百十五/周镇//绍兴医药学报.-1-15-218

答百十一/卢育和//绍兴医药学报.-1-15
-211

答百四十二/陈龙池//绍兴医药学报.-1-16

－105

答百四十二/时逸人//绍兴医药学报.－1－16
－82

答百四十九/范星彩//绍兴医药学报.－1－16
－114

答百四十三/陈龙池//绍兴医药学报.－1－16
－106

答百四十三/时逸人//绍兴医药学报.－1－16
－83

答百四十一/卢育和//绍兴医药学报.－1－16
－104

答百四十一/时逸人//绍兴医药学报.－1－16
－82

答包君识生肾囊伸缩理由/沈思诚//神州医药
学报.－1－44－58

答包君识生问三/张镕经//神州医药学报.－1
－43－361

答包识生第一期学报问四/钱存济//神州医药
学报.－1－43－252

答包识生二年第一期问一/卫鹤俦//神州医药
学报.－1－43－137

答宝山南门大街赵仲芬问/承淡安//针灸杂志
.－4－34－60

答北岸吴笏臣君症治/杨燧熙//绍兴医药学报
星期增刊.－1－22－62

答本报第十期朱君振华问一/王葆年//神州医
药学报.－1－44－403

答本刊第五十三期叶君橘泉征求病理及治法/
杨华亭//医界春秋.－3－8－146

答本刊四十期叶右箴征求特效治法案/王承曾
//医界春秋.－3－7－356

答布君秀雯问症书/刘丙生//神州医药学报.－1
－46－421

答布秀雯君问症/洪廷飚//神州医药学报.－1－
46－209

答蔡凤仪君女病治法/张越公//三三医报.－2－
30－381

答蔡凤仪君问母病治法/汤仲明//三三医报.－2
－30－301

答蔡凤仪君问女久病治法/胡天宗//三三医报

.－2－30－513

答蔡凤仪君问小女久病治法/刁质明//三三医
报.－2－30－266

答蔡家骏先生/绍兴医药学报社//绍兴医药学
报星期增刊.－1－22－348

答蔡君百星代姚君征求治法案/王承曾//医界
春秋.－3－7－357

答蔡君百星代姚松波君征求良法奇方/饶伟钦
//医界春秋.－3－7－357

答蔡祖礼君问题三则/谌方//华西医药杂志.－5
－36－553

答曹迪先君问藏鲜汁法/沈仲圭//三三医报.－2
－30－414

答柴德新君疑问/张锡纯//绍兴医药学报星期
增刊.－1－21－507

答巢县汤雨霖君问鸡蛋异状/齿冷//绍兴医药
学报星期增刊.－1－21－70

答陈白言君问右目及右手之病治法/杨燧熙//
三三医报.－2－30－159

答陈典周君代姊问案二则/王承曾,胡伟//医界
春秋.－3－7－417

答陈君春/包识生//神州医药学报.－1－44－56

答陈君问骨骼/高思潜//绍兴医药学报星期增
刊.－1－22－260

答陈少铭君代友征方/杨荫川//医界春秋.－3－
13－509

答陈守真侃如二先生/沈仲圭//绍兴医药学报
星期增刊.－1－21－348

答陈守真书/竹余祥//绍兴医药学报.－1－17
－249

答谌养方君疑问一则/程天灵//华西医药杂志
.－5－37－186

答程君庭玉之问难/钱存济//神州医药学报.－1
－45－483

答崇君肖葵第七期学报问二/钱存济//神州医
药学报.－1－44－269

答第二年十二期报华君锦堂问/龚敏//神州医
药学报.－1－46－208

答第三则/陈龙池//绍兴医药学报星期增刊.－1
－21－384

答第十二期徐君鸣石问病二则/神州医药学报社//神州医药学报.-1-45-161

答第一问(问详五十六号)/守真//绍兴医药学报星期增刊.-1-22-369

答刁质明君/袁爱仁//三三医报.-2-30-590

答刁质明君来函(附刁幼愚)/时逸人//沈阳医学杂志.-3-3-412

答杜海生先生函/何廉臣//三三医报.-2-32-241//绍兴医药月报.-2-38-442

答段伯阳君/陆渊雷//自强医学月刊.-3-41-60

答二/曹炳章//绍兴医药学报.-1-9-559

答二:答钱君萌伯问症一则/沈玉麒//神州医药学报.-1-45-481

答二十/陈伯豪//绍兴医药学报.-1-11-302

答二十/金里千//绍兴医药学报.-1-11-304

答二十/刘丙生//绍兴医药学报.-1-11-301

答二十/罗炜彤//绍兴医药学报.-1-12-70

答二十/裘吉生//绍兴医药学报.-1-11-188

答二十/王心我//绍兴医药学报.-1-11-402

答二十/徐石生//绍兴医药学报.-1-11-393

答二十/张汝伟//绍兴医药学报.-1-12-68

答二十八/陈伯豪//绍兴医药学报.-1-11-403

答二十二/陈心田//绍兴医药学报.-1-11-305

答二十二/金彦之//绍兴医药学报.-1-14-141

答二十二/刘丙生//绍兴医药学报.-1-11-300

答二十九/王镜泉//绍兴医药学报.-1-11-397

答二十九/王心我//绍兴医药学报.-1-11-403

答二十六/陈心田//绍兴医药学报.-1-11-308

答二十六/刘丙生//绍兴医药学报.-1-11-299

答二十六/叶天芳//绍兴医药学报.-1-11-309

答二十七/张汝伟//绍兴医药学报.-1-11-394

答二十三/陈心田//绍兴医药学报.-1-11-305

答二十三/刘丙生//绍兴医药学报.-1-11-297

答二十四/刘丙生//绍兴医药学报.-1-11-300

答二十五/陈心田//绍兴医药学报.-1-11-307

答二十五/刘丙生//绍兴医药学报.-1-11-298

答二十一/刘丙生//绍兴医药学报.-1-11-299

答二十一/张寿芝//绍兴医药学报.-1-11-301

答方肇元君(见一百〇二号)/守真//绍兴医药学报星期增刊.-1-22-370

答方肇元君/高思潜//绍兴医药学报星期增刊.-1-22-253

答方肇元君代问西药译名/朱菊坡//绍兴医药学报星期增刊.-1-22-378

答费泽尧邮问/傅嬾园//绍兴医药月报.-2-37-269

答福建屏南吴逢年君之问/承淡安//针灸杂志.-4-34-58

答复高春江君/包识生//神州医药学报.-1-45-570

答复高思潜君/刘吉人//绍兴医药学报星期增刊.-1-21-477

答复宋志良先生/陈泽东//国医正言.-5-5-609

答复王吟竹问(见本报五十七期)/周镇//杏林医学月报.-3-20-377

答傅仙坊君/时逸人//医学杂志.-2-15-387

答甘棠徐召南君/康维恂,樊忱氏//绍兴医药学报星期增刊.-1-22-431

答高君碉庄/陆渊雷//中医新生命.-5-6-358

答高思潜二则/余春仙//绍兴医药学报星期增刊.-1-21-451

答高思潜君(问载一百〇二号)/守真//绍兴医药学报星期增刊.-1-22-370

答高思潜君/裘吉生//三三医报.-2-33-25

答高思潜君问报/未署名//绍兴医药学报星期增刊.-1-22-488

答高思潜君问寒热并用之药入胃后的变化/周肇岐//绍兴医药学报星期增刊.-1-21-459

答高思潜君问膜原之名称/张锡纯//绍兴医药学报星期增刊.-1-21-508

答高徙菴先生来函问病并求解释经文(附原函)/陈泽东//国医正言.-5-3-591

答葛介人先生第十期报中相质二则/张锡纯//三三医报.-2-29-507

答广东周虹先生/邱治中//中医世界.-3-37-564

答行医秘在造运勿应局诊/周镇//绍兴医药学报星期增刊.-1-22-187

答杭县李君一则/柴德新//绍兴医药学报星期增刊.-1-21-477

答杭县沈仲圭君二则/史介生//绍兴医药学报星期增刊.-1-21-118

答杭县沈仲圭君疑问四则/苏鹤臣//绍兴医药学报星期增刊.-1-21-245

答杭县沈仲圭问膀胱/袁爱仁//绍兴医药学报星期增刊.-1-21-413

答何广生君疑问五则/汤欣哉//医界春秋.-3-9-553

答和县高君思潜问膜原之名称/柴德新//绍兴医药学报星期增刊.-1-21-469

答和县高思潜君问骨之数/陈和和//绍兴医药学报星期增刊.-1-21-444

答侯春林(二)/医学报社//医学报.-1-5-475

答胡剑华君疑问三则/张锡纯//绍兴医药学报星期增刊.-1-22-234

答胡剑华先生/俞鉴泉//三三医报.-2-31-269

答胡君敷覃二问/张迈荃//神州医药学报.-1-45-169

答壶隐居士征求医书问案/杨又生//三三医报.-2-29-365

答华君锦堂问/沈思诚//神州医药学报.-1-45-162

答黄百川/陆渊雷//中医新生命.-5-7-408

答黄君承禧问(连载)/医学报社//医学报.-1-4-115,131,146,163

答黄君鹤祥之疑问/黄凤龙//医界春秋.-3-14-438

答黄君眉孙商榷拙拟治方书/张汝伟//绍兴医药学报.-1-16-230

答黄君眉孙问症两则/刘丙生//神州医药学报.-1-45-48

答黄君眉孙质疑书/沈守元//神州医药学报.-1-44-163

答黄劳逸之评论/叶橘泉//中西医药.-5-13-157

答会友朱慕丹先生医药疑问七则/张绍会//神州医药学报.-1-47-181

答激声之游戏问题两则/卢育和//绍兴医药学报星期增刊.-1-21-160

答江都王雅南征求疑似之症/陈应期//医界春秋.-3-11-221

答蒋君疑问/包识生//神州医药学报.-1-43-347

答蒋君疑问五条/李竹溪//神州医药学报.-1-44-53

答金陵伯藩疑问一则(二)/张锡纯//绍兴医药学报星期增刊.-1-22-254

答金陵伯藩疑问一则(一)/胡天中//绍兴医药学报星期增刊.-1-22-254

答九(连载)/曹炳章//绍兴医药学报.-1-10-339,401

答九峰山农问猝盲治法/孙拙吾//绍兴医药学报星期增刊.-1-22-58

答九峰山农之法三则/也佚//绍兴医药学报星期增刊.-1-21-493

答九十/张汝伟//绍兴医药学报.-1-14-329

答九十八/刘吉人//绍兴医药学报.-1-14-519

答九十八/袁绿野//绍兴医药学报.-1-14-514

答九十二/周镇//绍兴医药学报.-1-14-383

答九十九/刘吉人//绍兴医药学报.-1-14
-520

答九十九/时逸人//绍兴医药学报.-1-14
-508

答九十九/袁绿野//绍兴医药学报.-1-14
-515

答九十六/刘吉人//绍兴医药学报.-1-14
-518

答九十六/时逸人//绍兴医药学报.-1-14
-507

答九十七/刘吉人//绍兴医药学报.-1-14
-518

答九十七/卢育和//绍兴医药学报.-1-14
-510

答九十七/时逸人//绍兴医药学报.-1-14
-508

答九十七/袁绿野//绍兴医药学报.-1-14
-513

答九十三/周镇//绍兴医药学报.-1-14-384

答九十四/周镇//绍兴医药学报.-1-14-387

答九十五/刘吉人//绍兴医药学报.-1-14
-517

答九十五/时逸人//绍兴医药学报.-1-14
-507

答九十一/逸人//绍兴医药学报.-1-15-102

答侃如君质疑/高思潜//绍兴医药学报星期增
刊.-1-22-251

答康维恂君母病问方/时逸人//三三医报.-2-
30-483

答康维恂先生/时逸人//三三医报.-2-30
-266

答康樊忱君/漱石生//三三医报.-2-29-190

答客谈/邹趾痕//国医砥柱月刊.-5-16-47

答空气与炭养之商榷书/史介生//国医砥柱月
刊.-5-18-394

答孔宪杰疑问/李为彭//医学杂志.-2-18
-561

答赖君佩瑜/陆晋笙//神州医药学报.-1-42
-296

答赖君佩瑜/倪铭三//神州医药学报.-1-42
-295

答赖君佩瑜/田焜//神州医药学报.-1-42
-397

答赖君佩瑜/郑少卿//神州医药学报.-1-42
-399

答赖君佩瑜/周肃甫//神州医药学报.-1-42
-343

答赖君佩瑜/周中人//神州医药学报.-1-42
-343

答郎桂生/陆渊雷//中医新生命.-5-6-359

答李春芝君问病一则/汪景文//三三医报.-2-
29-36

答李东初疑问/山西中医改进研究会//医学杂
志.-2-18-560

答李汉杰君问病书/张方舆//国医正言.-5-5-
335//医界春秋.-3-13-21

答李君鹤访救急问题/王葆年//医学报.-1-6-
454

答李君急救问题/张筱村//医学报.-1-6-364

答李君急救问题其二/蒋雨塘//医学报.-1-6-
365

答李调之君谈唐氏中西医判/时逸人//绍兴医
药学报.-1-16-356

答李团长祉繁问症/王松阁//沈阳医学杂志.-3
-2-444

答李慰农夫人不治之理由/刘吉人//三三医报
.-2-29-136

答李慰农君问病理一则/杨燨熙//三三医报.-2
-29-133

答梁乃津/陆渊雷//中医新生命.-5-8-143

答林君先耕问疟其二/任养和//医学报.-1-6-
278

答菱青玉君/胡天宗//绍兴医药学报星期增刊
.-1-22-311

答刘笃才/陆渊雷//中医新生命.-5-7-175

答刘和民先生来函问病(附原函)/陈泽东//国
医正言.-5-3-595

答刘和润/朱壶山//国医砥柱月刊.-5-15
-518

答刘鸿钧君代弟问病及治法案二/谢安之//医界春秋.-3-8-148

答刘鸿钧君代弟问病及治法案一/胡伟//医界春秋.-3-8-148

答刘鸿钧君问病名及治法/魏达三//医界春秋.-3-8-68

答刘鸿钧君问令弟病名治法案/林敬臣//医界春秋.-3-8-197

答刘君吉人时疫夺命散并未寄绍/绍兴医药学报社//绍兴医药学报星期增刊.-1-21-215

答刘希文君问难四则/黄国材//绍兴医药学报星期增刊.-1-22-210

答刘小青君问病/杨燧熙//沈阳医学杂志.-3-2-47

答刘哲苍问医籍统系/刘景川//沈阳医学杂志.-3-1-468

答刘紫霞君问三证治法/陆清洁//医界春秋.-3-6-133

答柳剑南(连载)/周镇//三三医报.-2-31-351,487

答柳剑南先生治法/张汝伟//三三医报.-2-30-516

答六十/曹炳章//绍兴医药学报.-1-12-377

答六十/裘吉生//绍兴医药学报.-1-12-447

答六十/张汝伟//绍兴医药学报.-1-12-448

答六十二/施惠康//绍兴医药学报.-1-13-167.-1-15-98

答六十九/余礼和//绍兴医药学报.-1-14-25

答六十六/殷惟贤//绍兴医药学报.-1-13-46

答六十七/殷惟贤//绍兴医药学报.-1-13-47

答六十七/余礼和//绍兴医药学报.-1-13-171

答六十五/陆正斋//绍兴医药学报.-1-13-171

答六十五/殷惟贤//绍兴医药学报.-1-13-44

答六十一/曹炳章//绍兴医药学报.-1-12-379

答六十一/裘吉生//绍兴医药学报.-1-12-446

答六十一/张汝伟//绍兴医药学报.-1-12-

-443

答龙君疑问二则/叶乐安//绍兴医药学报星期增刊.-1-21-428

答卢吉和先生问座鲁儿是何名词/杨燧熙//绍兴医药学报星期增刊.-1-21-102

答卢育和君质疑四则/周镇//绍兴医药学报星期增刊.-1-21-142

答卢育和先生/三三医报社//三三医报.-2-30-86

答陆君颂颐/陆晋笙//神州医药学报.-1-42-296

答陆渊雷先生两问题/毛毅之//自强医学月刊.-3-41-281

答论西医之所谓炎/徐恺//光华医药杂志.-4-38-159

答吕四袁爱仁君/蒋逢春//三三医报.-2-31-242

答马铎先生问/医学杂志社//医学杂志.-2-16-139

答马进礼君征求奇症治法/黄彩彬//医界春秋.-3-14-95

答马莲湘君奇病征求病理治法/马冠群//医界春秋.-3-12-279

答马师赟君(连载)/杏林医学月报社//杏林医学月报.-3-17-37,319

答脉望/高思潜//绍兴医药学报星期增刊.-1-22-286

答毛邦汉/陆渊雷//中医新生命.-5-7-52.-5-8-523

答某君/陆渊雷//中医新生命.-5-8-204

答某君论中国医药事业/叶古红//医学杂志.-2-11-294

答潘阳李氏/康维恂//绍兴医药学报星期增刊.-1-22-489

答平君步云代戚征案/谢安之//医界春秋.-3-10-72

答七/张汝伟//绍兴医药学报.-1-13-405

答七十八/刘吉人//绍兴医药学报.-1-14-143

答七十二/余礼和//绍兴医药学报.-1-14-27

答七十六/周镇//绍兴医药学报.-1-14-141

答七十七/刘吉人//绍兴医药学报.-1-14-142

答七十七/章寿芝//绍兴医药学报.-1-14-28

答七十一/章寿芝//绍兴医药学报.-1-13-168

答奇病治法/陈勋南//华西医药杂志.-5-37-447

答钱君存济四问/张迈荃//神州医药学报.-1-45-167

答钱君萌伯问症/张汝伟//神州医药学报.-1-45-387

答钱君星若问症/黄眉孙//神州医药学报.-1-46-92

答钱君星若问症一则/张汝伟//神州医药学报.-1-46-215

答乔贞如君为弟征案(原案见本刊七十八期)/陈发元//医界春秋.-3-10-317

答秦国桢先生/医学杂志社//医学杂志.-2-16-216

答丘君倩尹/陆渊雷//中医新生命.-5-7-56

答人问泌尿道路/张锡纯//三三医报.-2-33-57

答三/曹炳章//绍兴医药学报.-1-10-33

答三:答包君识生问五问二/黎肃军//神州医药学报.-1-45-482

答三年四期张君汝伟第二问/徐莲塘//神州医药学报.-1-45-485

答三十/张汝伟//绍兴医药学报.-1-13-405

答三十八/俞鉴泉//绍兴医药学报.-1-11-400

答三十九/陆正斋//绍兴医药学报.-1-12-74

答三十六/曹伯藩//绍兴医药学报.-1-11-399

答三十三/章寿芝//绍兴医药学报.-1-12-235

答三十四/张汝伟//绍兴医药学报.-1-13-405

答三十五/张汝伟//绍兴医药学报.-1-11-395

答汕头陈少铭问案/张治河//医界春秋.-3-14-96

答沈君仲圭问疑第二则/陈龙池//绍兴医药学报星期增刊.-1-21-248

答沈君仲圭疑问四则/章献吾//绍兴医药学报星期增刊.-1-21-309

答沈君仲圭疑问一则/叶劲秋//绍兴医药学报星期增刊.-1-21-300

答沈仲圭君/张破浪//三三医报.-2-30-444

答沈仲圭君书/张锡纯//绍兴医药学报星期增刊.-1-21-412

答沈仲圭君问书/袁爱仁//绍兴医药学报星期增刊.-1-21-427

答沈仲圭君问学医当读何书为要及医学衷中参西录三期版/张锡纯//绍兴医药学报.-1-17-305

答沈仲圭君问衷中参西录敦复汤后所载内炼功夫两则何以前后不同/张锡纯//绍兴医药学报星期增刊.-1-22-52

答沈仲圭君疑问二则/赵倚江//绍兴医药学报星期增刊.-1-21-203

答沈仲圭君疑问四则(问题在二十七号)/陈守真//绍兴医药学报星期增刊.-1-21-260

答沈仲圭君疑问四则/黄国材//绍兴医药学报星期增刊.-1-21-247

答沈仲圭君疑问四则/朱菊坡//绍兴医药学报星期增刊.-1-21-380

答沈仲圭先生/三三医报社//三三医报.-2-30-85

答沈仲圭先生问水的成分/席文介//三三医报.-2-30-446

答沈仲圭先生质疑四则/张锦灿//绍兴医药学报星期增刊.-1-21-261

答沈仲圭疑问四则之第二条/徐莲塘//绍兴医药学报星期增刊.-1-21-227

答生理上之怪事/林炯东//神州国医学报.-4-14-124

答十八(连载)/陈心田//绍兴医药学报.-1-11-46,115

答十八/刘丙生//绍兴医药学报.-1-11-186

答十二/邵复生//绍兴医药学报.-1-10-565

答十九/陈心田//绍兴医药学报.-1-11-184

答十九/刘丙生//绍兴医药学报.-1-11-187

答十六/邵复生//绍兴医药学报.-1-10-568

答十六/王文璞//绍兴医药学报.-1-11-44

答十七/刘丙生//绍兴医药学报.-1-11-186

答十七/张汝伟//绍兴医药学报.-1-11-183

答十三/俞鉴泉//绍兴医药学报.-1-11-180

答十四/陈心田//绍兴医药学报.-1-10-565

答十四/刘丙生//绍兴医药学报.-1-11-182

答十五/裘吉生//绍兴医药学报.-1-10-488

答十一期报内王君润霖所问奇病/任养和//神
    州医药学报.-1-45-50

答时逸人先生商购玄珠密语书/张越公//三三
    医报.-2-30-381

答史久镛先生垂询哥罗颠方/卢育和//绍兴医
    药学报星期增刊.-1-21-235

答释梅竹洲先生几句话(见本报第七十七期)/
    谭活水//杏林医学月报.-3-22-170

答舒啸君问案二则/天愁,罗燮元//医界春秋.-
    3-7-175

答树人君疑问四则(连载)/张汝伟//绍兴医药
    学报星期增刊.-1-22-420,424,451

答四/曹炳章//绍兴医药学报.-1-10-35,113

答四十/章寿芝//绍兴医药学报.-1-12-67

答四十六/束子嘉//绍兴医药学报.-1-12
    -238

答四十六/张汝伟//绍兴医药学报.-1-12-77

答四十七/俞鉴泉//绍兴医药学报.-1-12
    -244

答四十三/施惠康//绍兴医药学报.-1-12
    -381

答四十三/朱又丹//绍兴医药学报.-1-12-69

答四十四/施惠康//绍兴医药学报.-1-12
    -382

答四十四/章寿芝//绍兴医药学报.-1-12-75

答四十五/束子嘉//绍兴医药学报.-1-12
    -235

答四十五/张汝伟//绍兴医药学报.-1-12-76

答四十一/张汝伟//绍兴医药学报.-1-12-74

答四十一/章寿芝//绍兴医药学报.-1-12-67

答苏州皮市街钱自严问/承淡安//针灸杂志.-4
    -34-59

答苏子才君问案/谢安之//医界春秋.-3-7
    -255

答苏子才君问案一则/陈秩平//医界春秋.-3-
    7-218

答孙鼎先君问病/杨燧熙//沈阳医学杂志.-3-
    2-46

答孙君培文/陆渊雷//中医新生命.-5-7-112

答孙式厂君/陆渊雷//中医新生命.-5-7-643

答孙西园君/陆渊雷//中医新生命.-5-7-176

答孙心泽先生/医学杂志社//医学杂志.-2-16
    -212

答太仓孙秉公先生函/俞�//三三医报.-2-35
    -211

答谭君启贤代王君征求奇疾治疗法/沙宇清//
    医界春秋.-3-9-355

答谭启贤君代友之问案/谈锡华//医界春秋.-3
    -9-175

答汤雨霖君问怪蛋之理/黄国材//绍兴医药学
    报星期增刊.-1-21-92

答唐秋成君/汤仲明//三三医报.-2-30-587

答童社员之提案/中国针灸学研究社//针灸杂
    志.-4-28-59

答汪景文君质疑/张锡纯//三三医报.-2-29
    -439

答汪君为光代室征案/谢安之//医界春秋.-3-
    10-71

答王纪伦君/绍兴医药学报社//绍兴医药学报
    星期增刊.-1-21-336

答王君问/周镇//绍兴医药学报星期增刊.-1-
    21-460

答王君问业师教授程序/周镇//绍兴医药学报
    星期增刊.-1-21-420

答王君帙青问症第六/刘丙生//神州医药学报
    .-1-45-386

答王君佐绅问症二/林少田//神州医药学报.-1
    -46-520

答王君佐绅问症一则/刘丙生//神州医药学报

.-1-46-519

答王君佐绅问症一则/桑初诚//神州医药学报
　　.-1-46-519

答王兰远君/裘吉生//三三医报.-2-29-556

答王绍声君疑问/林荫祥//绍兴医药学报星期
　　增刊.-1-21-231

答王叔琴夫人停经腰酸腹胀干咳治法(问见一
　　百另七号)/杨燨熙//绍兴医药学报星期增刊
　　.-1-22-425

答王肖舫/陆成一//三三医报.-2-30-443

答王肖舫君/时逸人//绍兴医药月报.-2-37
　　-203

答王肖舫君问奇病一则/费泽尧//三三医报.-2
　　-30-592

答王肖舫君征求答案诸位住址/杨佩珍//三三
　　医报.-2-30-161

答王肖舫先生问症/杨佩珍//三三医报.-2-29
　　-608

答王壮公/谢诵穆//中医新生命.-5-8-205

答王佐绅问症/陈伯良//神州医药学报.-1-46
　　-521

答韦雍普君为族兄征奇疾治法/陈祝卿//医界
　　春秋.-3-11-217

答魏世贵君为亲征疑病案/林星南//医界春秋
　　.-3-9-471

答问(七)/陈桐英//自强医学月刊.-3-41
　　-564

答问/岑少依(问);陆渊雷(答)//中医新生命.-
　　5-7-348

答问/陈亿智(问);陆渊雷(答)//中医新生命.-
　　5-8-262

答问/谌养方(问);陆渊雷(答)//中医新生命.-
　　5-8-53

答问/谌养方(问);谢诵穆(答)//中医新生命.-
　　5-7-572

答问/高星显(问);陆渊雷(答)//中医新生命.-
　　5-7-228

答问/贺寿康(问);陆渊雷(答)//中医新生命.-
　　5-7-229

答问/华觉民(问);陆渊雷(答)//中医新生命.-

5-8-411

答问/黄百川(问);陆渊雷(答)//中医新生命.-
　　5-8-336

答问/纪会杰(问);谢诵穆(答)//中医新生命.-
　　5-7-520

答问/孔伯毅(问);谢诵穆(答)//中医新生命.-
　　5-7-50

答问/郎桂生(问);陆渊雷(答)//中医新生命.-
　　5-7-570

答问/李惠民(问);谢诵穆(答)//中医新生命.-
　　5-8-415

答问/李简青(问);陆渊雷(答)//中医新生命.-
　　5-8-651

答问/李简青(问);谢诵穆(答)//中医新生命.-
　　5-8-137,519

答问/李简青(问);赵锡庠(答)//中医新生命.-
　　5-8-415,582

答问/李奇山(问);陆渊雷(答)//中医新生命.-
　　5-7-48

答问/李维邦(问);陆渊雷(答)//中医新生命.-
　　5-7-637

答问/李新文(问);陆渊雷(答)//中医新生命.-
　　5-8-134

答问/李新文(问);谢诵穆(答)//中医新生命.-
　　5-8-464

答问/李在宽(问);陆渊雷(答)//中医新生命.-
　　5-7-47,172

答问/良定(问);陆渊雷(答)//中医新生命.-5
　　-7-289,347

答问/吕在申(问);谢诵穆(答)//中医新生命.-
　　5-7-49

答问/马本良(问);谢诵穆(答)//中医新生命.-
　　5-7-109

答问/毛毅之(问);谢诵穆(答)//中医新生命.-
　　5-8-55

答问/邱倩尹(问);陆渊雷(答)//中医新生命.-
　　5-7-290,399

答问/释良定(问);陆渊雷(答)//中医新生命.-
　　5-7-401

答问/王文达(问);谢诵穆(答)//中医新生命.-

5-7-109

答问/卫鹤俦//神州医药学报.-1-43-137，138,138,250

答问/邬亮(问);陆渊雷(答)//中医新生命.-5-7-105,105.-5-8-413

答问/吴承芳(问);谢诵穆(答)//中医新生命.-5-7-520

答问/吴景芳(问);陆渊雷(答)//中医新生命.-5-7-517.-5-8-134

答问/萧性坚(问)//中医新生命.-5-7-450

答问/严富春//神州医药学报.-1-43-135

答问/杨荫川(问);陆渊雷(答)//中医新生命.-5-7-637

答问/张公让(问);陆渊雷(答)//中医新生命.-5-7-105

答问/张镕经//神州医药学报.-1-43-361

答问/张伟爰(问);谢诵穆(答)//中医新生命.-5-7-173.-5-7-290,291,352,353,400

答问/钟春帆(问)//中医新生命.-5-8-517

答问/钟秀琳(问);陆渊雷(答)//中医新生命.-5-7-172

答问/周镇//三三医报.-2-29-261

答问/周宗祺(问);谢诵穆(答)//中医新生命.-5-7-638

答问/壮公(问);谢诵穆(答)//中医新生命.-5-7-451,571,638.-5-8-54

答问二则/医学公报社//医学公报.-1-6-585

答问脚肿与聋哑/周正//针灸杂志.-4-28-379

答问病料全书之枧沙/俞鉴泉//三三医报.-2-34-495

答问六则/杨凤岐//神州医药学报.-1-45-170

答问四/李简青(问);谢诵穆(答)//中医新生命.-5-8-137

答问四则/徐石生//神州医药学报.-1-45-276

答问雪雅堂医案/周镇//绍兴医药学报星期增刊.-1-22-204

答问医学切要之书/周镇//绍兴医药学报.-1-

20-438

答吴定安问病拟方/医学杂志社//医学杂志.-2-16-600

答吴青尘君问/金少陵//新中医刊.-5-20-522

答吴自雄君代友问病/张锡纯//三三医报.-2-34-23

答五/曹炳章//绍兴医药学报.-1-10-114

答五:答钱君阴伯问症一则/钱友菊//神州医药学报.-1-45-484

答五十八/包岩//绍兴医药学报.-1-12-449

答五十八/曹炳章//绍兴医药学报.-1-12-371

答五十八/陈心田//绍兴医药学报.-1-12-444

答五十八/裘吉生//绍兴医药学报.-1-12-443

答五十八/张汝伟//绍兴医药学报.-1-12-435

答五十九/曹炳章//绍兴医药学报.-1-12-376

答五十九/施惠康//绍兴医药学报.-1-13-166

答五十九/张汝伟//绍兴医药学报.-1-12-441

答五十六/张汝伟//绍兴医药学报.-1-13-406

答五十三/徐石生//绍兴医药学报.-1-12-307

答五十一/施惠康//绍兴医药学报.-1-12-517

答武进焦溪缪丕承问/承淡安//针灸杂志.-4-34-145

答物入气管急救法/周镇//沈阳医学杂志.-3-1-218

答物入气管治法(续)/高儒臣//沈阳医学杂志.-3-2-46

答项尧廷问病/沈宗之//沈阳医学杂志.-3-2-183

答萧君君绛/陆渊雷//中医新生命.-5-6-415

答萧君问/杨百城//三三医报.-2-30-161

答心石君二则/余春轩//绍兴医药学报星期增刊.-1-22-51

答星刊一〇一七期李春芝君问病/王兰远//三三医报.-2-29-298

答徐伯远君医学上之疑问四则/罗燮元//医界春秋.-3-8-523

答徐君鸣石问病二则/崇肖葵//神州医药学报.-1-45-43

答徐君鸣石问病二则/沈思诚//神州医药学报.-1-45-56

答徐君提议(二)/朱颂陶//神州国医学报.-4-15-81

答徐君提议(一)/周镇//神州国医学报.-4-15-80

答徐绍南君疑问四则/张锡纯//绍兴医药学报星期增刊.-1-22-299

答徐寿人君问/王利贞//自强医学月刊.-3-41-524

答徐相任君提议/周镇//现代医药月刊.-4-27-149

答徐韵英君疑问四则(原问见绍兴医药星刊第一百五十四号)/张锡纯//三三医报.-2-29-24

答许馥莘君问案/谢安之//医界春秋.-3-7-254

答许梦苏君问治三则/杨燧熙//三三医报.-2-30-591,592

答询广东嘉应梁希望治痧专书/俞鉴泉//绍兴医药学报星期增刊.-1-22-323

答杨笃因/陆渊雷//中医新生命.-5-7-114

答杨觉倚君久病治征案三则/马冠群,杨铁僧,罗石麟//医界春秋.-3-11-18

答杨如侯/周镇//三三医报.-2-30-192

答杨永锡先生问/医学杂志社//医学杂志.-2-16-137

答杨孕灵奇症之原因及治法/丁少侯//医界春秋.-3-11-379

答杨子良先生/医学杂志社//医学杂志.-2-16-216

答姚君锡韩问案/张治河//医界春秋.-3-5-461

答姚张东漪问治法/未署名//三三医报.-2-30-54

答叶橘泉君问案二/谢安之//医界春秋.-3-8-147

答叶橘泉君征求病理及治法/刘武荣//医界春秋.-3-8-197

答叶君劲秋之疑问一则/卢育和//绍兴医药学报星期增刊.-1-22-392

答叶君橘泉求病理并治疗法/穆宗岳//医界春秋.-3-8-329

答一/曹炳章//绍兴医药学报.-1-9-556

答一/黄眉孙//神州医药学报.-1-43-538

答一百/刘吉人//绍兴医药学报.-1-15-89

答一百/卢育和//绍兴医药学报.-1-15-85

答一百/袁绿野//绍兴医药学报.-1-15-195

答一百/章寿芝//绍兴医药学报.-1-15-87

答一百二十九/时逸人//绍兴医药学报.-1-16-18

答一百二十四/时逸人//绍兴医药学报.-1-16-16

答一百二十五/邓吉人//绍兴医药学报.-1-15-548

答一百二十五/时逸人//绍兴医药学报.-1-16-17

答一百〇八/杨燧熙//绍兴医药学报.-1-15-546

答一百〇九/周镇//绍兴医药学报.-1-15-100

答一百〇七/杨燧熙//绍兴医药学报.-1-15-545

答一百〇三/周镇//绍兴医药学报.-1-15-91

答一百另一/周镇//绍兴医药学报.-1-14-522

答一百三十/时逸人//绍兴医药学报.-1-16-18

答一百三十二/时逸人//绍兴医药学报.-1-16-18

答一百三十二/杨燧熙//绍兴医药学报.-1-16

－9

答一百三十三/杨燧熙//绍兴医药学报.－1－16
－13

答一百三十四/时逸人//绍兴医药学报.－1－16
－19

答一百三十四/杨燧熙//绍兴医药学报.－1－16
－14

答一百三十五/时逸人//绍兴医药学报.－1－16
－19

答一百三十五/杨燧熙//绍兴医药学报.－1－16
－20

答一百三十一、一百三十三/时逸人//绍兴医药
学报.－1－16－19

答一百十八/徐相宸//绍兴医药学报.－1－15
－266

答一百十九/杨晋侯//绍兴医药学报.－1－15
－269

答一百十六/卢育和//绍兴医药学报.－1－15
－261

答一百十七/卢育和//绍兴医药学报.－1－15
－263

答一百十一/周镇//绍兴医药学报.－1－15
－101

答一个奇症谈/陆清洁//医界春秋.－3－5－491

答医界春秋第三十五期之三问案/张治河//医
界春秋.－3－6－530

答医界同人双修之道/张锡纯//三三医报.－2－
31－525

答医界同人问双修之道/张锡纯//绍兴医药月
报.－2－38－403

答医界同人用衷中参西录治愈病证来函相告书
/张锡纯//三三医报.－2－34－387

答医学上之疑问四则/马莲湘//医界春秋.－3－
8－329

答仪征李凤祺君/志觉老人//绍兴医药学报星
期增刊.－1－21－231

答疑/包识生//神州医药学报.－1－44－60

答疑难问题九则(连载)/时逸人//三三医报.－2
－34－25,167,605

答疑问十则/高思潜//绍兴医药学报星期增刊

.－1－22－449

答益华君函/医学杂志社//医学杂志.－2－17
－77

答银璧疑问/山西中医改进研究会//医学杂志
.－2－18－560

答鄞南病夫问神经衰弱症/高思潜//三三医报
.－2－30－379

答印岩君问坐功发神经病/胡天宗//绍兴医药
月报.－2－37－353

答印岩问坐功蹦等发神经病/杜同甲//绍兴医
药月报.－2－37－129

答友人王觉夫问医/何昆如//中医杂志.－2－19
－131

答友人问卫生特别训练班/叶劲秋//中西医药
.－5－13－358

答友人朱静恒疑问三则/张锡纯//三三医报.－2
－29－330

答余姚康维恂君/志觉老人//绍兴医药学报星
期增刊.－1－21－240

答余子祥先生/医学杂志社//医学杂志.－2－16
－213

答俞鉴泉君问徐灵胎医略六书序并书名质疑/
三三医报社//三三医报.－2－30－375

答俞君志勤溲尿无关小肠之疑问/沈玉麒//神
州医药学报.－1－46－205

答俞君志勤问疑一/张汝伟//神州医药学报.－1
－46－213

答玉衡君疑问二则/守真//绍兴医药学报星期
增刊.－1－22－368

答愈痴氏疑问三则/守真//绍兴医药学报星期
增刊.－1－22－369

答袁爱仁先生问病/席文介//三三医报.－2－32
－19

答袁绿野君问题八则/招知生//神州医药学报
.－1－47－277

答岳美中/陆渊雷//中医新生命.－5－8－469

答张绂卿先生/医学杂志社//医学杂志.－2－16
－214

答张黼章君/康维恂//绍兴医药学报星期增刊
.－1－22－308

答张黼章君/朱明初//绍兴医药学报星期增刊
.-1-21-181

答张君汝伟与徐君莲塘之寒字问答/包识生//
神州医药学报.-1-45-488

答张破浪论医书/章炳麟//苏州国医杂志.-5-
2-398

答张汝伟君/朱明初//绍兴医药学报星期增刊
.-1-21-191

答张书麟君问病/关铭新//沈阳医学杂志.-3-
3-40

答张恬养君问遗精及癣疮治法/夏泽霖//三三
医报.-2-29-296

答张相臣君下问三则/沈仲圭//三三医报.-2-
30-87

答张毅民君钱星若君/包识生//神州医药学报
.-1-46-429

答张仲纯君殇女函件/恽铁樵//铁樵医学月刊
.-4-44-159

答张仲纯殇女函件书后/应石麟//铁樵医学月
刊.-4-44-295

答章景和君代友所问病案治法/张锡纯//三三
医报.-2-32-18

答赵劲初君问病/张锡纯//三三医报.-2-34
-24

答赵静明君代叔征求病案/盛心如//医界春秋
.-3-6-451

答赵君国廉征求疑症案/叶橘泉//医界春秋.-3
-9-175

答折背叟启事第三则/康维恂//三三医报.-2-
30-190

答折背叟先生问订正太乙神针究境/张燕杰//
三三医报.-2-30-192

答镇江杨燧熙君一则/折背叟//绍兴医药学报
星期增刊.-1-21-159

答镇江章寿芝先生问病一则/竹余祥//绍兴医
药学报星期增刊.-1-21-143

答郑君力庭/陆渊雷//中医新生命.-5-7-459

答郑少男君问久病治法/陆清洁//医界春秋.-3
-6-50

答郑叔三君问病/沈宗之//沈阳医学杂志.-3-

3-98

答直隶庞履廷君代沧县学校问病一则(原文在
八十九号)/杨燧熙//绍兴医药学报星期增刊
.-1-22-433

答周小农/张玉屏//三三医报.-2-30-414

答周小农君问代米食法/黄去陈//绍兴医药学
报星期增刊.-1-21-27

答周小农君之问疑/沈宗之//沈阳医学杂志.-3
-1-282

答朱君斌问症/胡若顽//神州医药学报.-1-46
-521

答朱君问验血/高思潜//绍兴医药学报星期增
刊.-1-22-211

答朱君振华第十期学报问一/钱存济//神州医
药学报.-1-44-404

答诸暨葛星炜君问病一则/杨佩珍//三三医报
.-2-29-582

答诸暨孟兴朕君疑问二则(原问见六十九号)/
张锡纯//绍兴医药学报星期增刊.-1-22
-56

答诸暨孟兴朕君疑问二则/葛介人//绍兴医药
学报星期增刊.-1-22-69

答祝松伯征求医术/王肖舫//三三医报.-2-31
-243

答邹季君问案二/谢安之//医界春秋.-3-8
-149

答坐功蹳等发神经病疗法(二)/袁桂生//绍兴
医药月报.-2-37-202

答坐功蹳等发神经病疗法(一)/周镇//绍兴医
药月报.-2-37-201

大城县刘子霞质问畏水症函/刘子霞//国医正
言.-5-3-197

大儿韵卿在皖治一失音症拮手来询问书以答之
/孙佩轩//三三医报.-2-30-274

代沧县学校问病二则/庞履廷//绍兴医药学报
星期增刊.-1-22-219

代答/奉天医学杂志社//沈阳医学杂志.-3-2-
46

代答芜城憨生君(见四十七号代邮栏)/叶劲秋
//绍兴医药学报星期增刊.-1-21-452

代答萧介青先生问书/张相臣//三三医报.-2-33-90

代戴芝泉问病/光华医药杂志社//光华医药杂志.-4-38-260

代家伯父连甫征求答案/杨光华//医界春秋.-3-7-359

代家婶谢氏征求答案/陈典周//医界春秋.-3-7-320

代李君征求良方/刘琴仙//医界春秋.-3-9-74

代邻妇问病/王文淦//三三医报.-2-34-95

代邻人妻患眼突出瘤核病征求良方/刘惠民//医界春秋.-3-10-366

代刘君征求良方/王少阳//医界春秋.-3-8-477

代戚病问治/黄子秀//绍兴医药学报星期增刊.-1-22-255

代戚问病/刘申之//三三医报.-2-31-240

代戚问病/朱谷声//光华医药杂志.-4-39-260

代问治法/福州医学会//三三医报.-2-31-116

代问治法/郑鸣盛//三三医报.-2-30-412

代姚君松波征求良法奇方/蔡百星//医界春秋.-3-7-286

代友黄君问积聚症之特效疗法/张云峰//医界春秋.-3-7-419

代友求方/刘华封//三三医报.-2-35-392

代友求方/周禹锡//三三医报.-2-33-415

代友求治及问自病治法/谢馥承//三三医报.-2-30-53

代友人征求病名及治法/林济青//医界春秋.-3-7-497

代友问病/胡季良//三三医报.-2-32-373

代友问病/吴自雄//三三医报.-2-32-450

代友问病/叶培根//三三医报.-2-29-406

代友问症/王返春//绍兴医药学报星期增刊.-1-22-402

代友问治/任信甫//三三医报.-2-33-343

代友问治/章景和//三三医报.-2-31-490

代友问治二则/刘希文//绍兴医药学报星期增刊.-1-22-14

代友征求良方/陈少铭//医界春秋.-3-13-455

代友征求良方/游蕤秋//医界春秋.-3-13-25

代张君征求良方/马福康//医界春秋.-3-14-376

代张耀岚君答黄七之问/未署名//绍兴医药学报星期增刊.-1-22-503

代族叔时燮征求良方案/王耀庭//医界春秋.-3-7-496

东关邵佐清君来函/绍兴医药学报社//绍兴医药学报.-1-12-463

端木栋如问渊雷夫子答/[日]端木栋如(问);陆渊雷(答)//中医新生命.-5-6-128

段仲三问诵穆答/段仲三(问);谢诵穆(答)//中医新生命.-5-6-534

二个问题/董宗振//光华医药杂志.-4-37-548

二个问题/辉祜//光华医药杂志.-4-38-554

二个问题/李省三//光华医药杂志.-4-38-253

二个问题/欧阳建清//光华医药杂志.-4-38-257

二个问题/王济扬//光华医药杂志.-4-38-564

二个问题/王养初//医学杂志.-2-18-563

二个问题/邹爱玉//光华医药杂志.-4-38-530

二个疑问/杨德成//光华医药杂志.-4-38-252

二个疑问/周雅生//光华医药杂志.-4-39-257

二问腹痛病在何经如何分别/钱申伯(问);周小农(答)//中国医学月刊.-3-15-400

二问题/光华医药杂志社//光华医药杂志.-4-39-551

法院咨询中风症之状态/广东中医杂志社//中医杂志(广东).-3-4-716

福建福鼎中山路溪西里五六五号汪苞泉社友/

承淡安//针灸杂志.-4-34-294

附录张师啸圃来函/中西医学报社//中西医学报.-1-23-307

附四川邹君趾痕书/邹趾痕//绍兴医药月报.-2-38-303

附汤本求真氏来书/谭右江(译)//国医正言.-5-4-272

附学员张伟殁致某君书/张伟殁//中医新生命.-5-7-409

告答病赐方的/守真//绍兴医药学报星期增刊.-1-22-376

告天津陈士成/柴德新//绍兴医药学报星期增刊.-1-21-483

乖鱼毒/石码医学社同人//医学公报.-1-7-196

关于私处食猪肝之来函/谢绪仙//现代中医.-4-42-426

广州麻行街韩天放来函/韩天放//医界春秋.-3-10-321

郭韶九先生来函/郭韶九//杏林医学月报.-3-17-531.-3-18-443.-3-20-512

海门王逸桥君致同社函/王逸桥//针灸杂志.-4-29-326

函请研究症治/杜海生//三三医报.-2-32-58

函请指示/孙培文//医学杂志.-2-16-501

杭县余春轩君书/柴德新//绍兴医药学报星期增刊.-1-21-504

何拱宸问病/何拱宸//沈阳医学杂志.-3-3-360

河南陈夫人奇症答言/吴玉纯//三三医报.-2-30-226

河南督理政治顾问牛书治令政陈夫人奇症征求/李程九//三三医报.-2-30-15

胡剑农君来函/胡剑农//铁樵医学月刊.-4-44-79

胡天宗君来函论病/胡天宗//沈阳医学杂志.-3-1-470

集思录/中医指导录杂志社(辑)//中医指导录.-4-1-86,116,146,208,276,304

集益录/中医指导录杂志社(辑)//中医指导录.-4-2-112,208,241,268,300,365,365,365,365,365,396,396,443

几个小问答/章澍周//针灸杂志.-4-28-372

记录公决登载徐灵胎先生病家论之原委/杜同甲//绍兴医药月报.-2-37-95

家母腿痛内子白带请赐治方/寇宪民//医学杂志.-2-17-407

简答/中国医药月刊社//中国医药月刊.-5-32-311,311

江西分会来函请研究食虾子根有无毒质/神州医药学报社//神州医药学报.-1-47-467

江西宜春黄国材先生来函/黄国材//医学杂志.-2-15-631

将来足指之变化/中西医学报社//中西医学报.-1-26-413

角弓反张盲肠炎及鼻衄之疑问/孙心泽//医学杂志.-2-17-76

解释王女士与鄙人之问答/包识生//神州医药学报.-1-44-62

介绍一封有研究价值的来函/翁源中医研究社//杏林医学月报.-3-17-403

敬求包识生先生解昧/钱星若//神州医药学报.-1-46-426

敬求治法/光华医药杂志社//光华医药杂志.-4-39-255

敬问解救臭虫药毒及菜虫药毒/胡天宗//三三医报.-2-30-517

敬问奇症之原因与治法/杨孕灵//医界春秋.-3-11-269

敬问三种理/阎静安//医学杂志.-2-18-564

敬问汤仲明张锡纯两先生/唐秋成//三三医报.-2-30-484

敬问医籍系统及学医门径/刘哲苍//沈阳医学杂志.-3-1-342

敬问遗精及癣疮治法/张恬养//三三医报.-2-29-229

敬问左脉弦洪右部无脉之治法/黄介青//三三医报.-2-29-543

敬询三事/孙心泽//医学杂志.-2-18-273

久病不愈征求特效治疗法/叶右箴//医界春秋

.-3-7-60

咳病魔何时可除呢/隋连全//医界春秋.-3-8-199

恳报明茶花真相/韦雍普//医界春秋.-3-10-261

恳赐良方/乔贞如//医界春秋.-3-11-180

恳赐良方治痈症/韦雍普//医界春秋.-3-9-515

孔伯毅问诵穆答/孔伯毅(问);谢诵穆(答)//中医新生命.-5-6-596

来函/王理堂//三三医报.-2-30-483

来函/中国医药月刊社//中国医药月刊.-5-32-614

来函二/阮其煜//神州医药学报.-1-46-194

来函二/束子嘉//神州医药学报.-1-46-409

来函求治/金吉祥//沈阳医学杂志.-3-2-184

来函三/张汝伟//神州医药学报.-1-46-195

来函四宋公祠再造半夏之功/林又愚//神州医药学报.-1-46-196

来函问病/郑叔三//沈阳医学杂志.-3-2-445

来函照登/文医半月刊社//文医半月刊.-5-14-381

来函照登/中国针灸学研究社//针灸杂志.-4-30-161

来函照录/乐安渤//医学报.-1-4-550

来件/徐受谦//医学公报.-1-7-120

赖有训君来函/赖有训//中医指导录.-4-1-23

郎桂生君来书/郎桂生//中医新生命.-5-6-359

郎桂生问渊雷夫子答/郎桂生(问);陆渊雷(答)//中医新生命.-5-6-593

李春芝君问经典/史介生//绍兴医药学报星期增刊.-1-22-148

李奇山问端木栋如答/李奇山(问);端木栋如(答)//中医新生命.-5-6-228

李奇山问渊雷夫子答/李奇山(问);陆渊雷(答)//中医新生命.-5-6-595

李蓉裁君来函/李蓉裁//绍兴医药学报.-1-8-255

李蓉斋君来函/李蓉斋//绍兴医药学报.-1-8-35

李在宽问渊雷夫子答/李在宽(问);陆渊雷(答)//中医新生命.-5-6-123

梁乃津君来书/梁乃津//中医新生命.-5-8-141

梁氏医学简答/陶保健(撰);何幼廉(选录)//绍兴医药月报.-2-41-201

两个问题/辜照亭//光华医药杂志.-4-37-153

两个问题/李可训//光华医药杂志.-4-38-551

两个疑难问题/侯驭洲//光华医药杂志.-4-36-223

两个疑问/黄有章//光华医药杂志.-4-38-562

两个疑问/李靖桂//光华医药杂志.-4-35-596

两种病症/刘坤荣//光华医药杂志.-4-39-250

两种难症/黄良安//医学杂志.-2-16-390

两种顽固病/李友梅//光华医药杂志.-4-38-165

林隐滨问渊雷夫子答/林隐滨(问);陆渊雷(答)//中医新生命.-5-6-124

刘和润问疾/刘和润//国医砥柱月刊.-5-15-518

刘君莆苏来书/刘莆苏//中医新生命.-5-7-459

刘君来函/刘荣年//三三医报.-2-35-58

刘君来书/刘哲明//三三医报.-2-32-93

刘琴仙先生致本社函/刘琴仙//医林一谔.-4-9-302

刘叔纯君来函二则/刘叔纯//绍兴医药学报星期增刊.-1-22-184

刘蔚楚君答周小农论医者宜审类症之异同/刘蔚楚//医学杂志.-2-7-374

流传医书之热心同志来书/吴尚彬//三三医报.-2-36-170

楼民乐君来函/楼民乐//中医新生命.-5-6

－299

用直西市裔荣生社友/承淡安//针灸杂志.－4－
34－292

陆渊雷先生来函/陆渊雷//杏林医学月报.－3－
16－34

吕在申君来函/吕在申//中医新生命.－5－6
－300

马善征君来函/马善征//中医指导录.－4－1
－59

门人某与趾痕书/医学杂志社//医学杂志.－2－
15－527

勉吾轩奇症治验问疑/陆正斋//中医杂志.－2－
21－442

民众卫生常识问答/温敬修//现代医药月刊.－4
－27－335

缪俊德君来函/缪俊德//医学杂志.－2－15
－307

谋传要方之函件/绍兴医药学报社//绍兴医药
学报星期增刊.－1－21－214

某君问/中医新生命杂志社//中医新生命.－5－
8－202

某生来书/中医新生命杂志社//中医新生命.－5
－7－235

母病求治/朱遂翔//三三医报.－2－30－89

南昌徐君瀛芳来函(答徐君瀛芳)/徐瀛芳,陆渊
雷//中医新生命.－5－6－60

南洋古毛埠黄迈廷先生来函/黄迈廷//医界春
秋.－3－8－70

难题二则/程吉亭//医学杂志.－2－16－311

难题九则/杨康宇//中医世界.－3－39－163

内分泌问答/徐春霖//国药新声.－5－28－505

奇病待答/农惠觳//华西医药杂志.－5－37
－285

奇病缘由并治法/史炳南//绍兴医药学报星期
增刊.－1－22－410

奇病征求病理治法/马莲湘//医界春秋.－3－11
－28

奇疾求治/祖树和//医学报.－1－6－422

奇症求治/马进礼//医界春秋.－3－13－461

奇症之讨论/蒋定英//中医指导录.－4－3－399

祈赐治法/张景华//光华医药杂志.－4－38
－529

请赐良方/陈文甫//光华医药杂志.－4－37
－261

请赐良方/乔贞如//医界春秋.－3－10－502

请赐疗法/张仲衡//光华医药杂志.－4－38
－259

请赐治法/管轶凡//光华医药杂志.－4－37
－462

请赐治法/光华医药杂志社//光华医药杂志.－4
－39－356,449

请赐治法/韩永超//光华医药杂志.－4－39
－255

请赐治法/姜赞文//光华医药杂志.－4－38
－532

请赐治法/李文哉//光华医药杂志.－4－38
－164

请赐治法/秦韵仙//光华医药杂志.－4－38
－564

请赐治法/吴俊雄//光华医药杂志.－4－39
－168

请赐治法/张砚山//光华医药杂志.－4－39
－259

请赐治法/赵松雪//光华医药杂志.－4－37
－549

请答二此治法/赵增祥//光华医药杂志.－4－38
－166

请教三事/耿宝庆//医学杂志.－2－16－389

请教三事/李心清//医学杂志.－2－17－183

请教三项/傅仙坊//医学杂志.－2－16－595

请拟一治法/刘冠五//光华医药杂志.－4－36
－223

请求公开治疗/胡春初//光华医药杂志.－4－41
－340

请求治鬓发渐稀方/康维恂//三三医报.－2－29
－33

请示良方/杜冀//医学杂志.－2－17－410

请示退瘾及腿痛药方/郭子镇//医学杂志.－2－
18－366

请示应读的书/孙继祖//医学杂志.－2－18

－565

请释疑义/余栽屏//医学杂志.-2-18-464

请问三事/秦国桢//医学杂志.-2-17-409

请问五十九号的(质疑一束)/侃如//绍兴医药学报星期增刊.-1-22-164

请益王纪伦君西学大家/胡天宗//绍兴医药学报星期增刊.-1-22-195

求医告白/医学报社//医学报.-1-4-170

求治/张鸿霖//沈阳医学杂志.-3-3-152

求治屡治不效的病/贺蔚章//光华医药杂志.-4-38-167

求治十五年不眠之法/朱树经//光华医药杂志.-4-36-302

全家问病/王月如//光华医药杂志.-4-36-217

任淑贞女士来函/任淑贞//铁樵医学月刊.-4-44-84

如皋黄星楼来函论美国亦重本草纲目/黄星楼//医学杂志.-2-11-634

三个病症/郭文选//光华医药杂志.-4-38-565

三个问题/陈惕安//光华医药杂志.-4-38-544

三个问题/存真//光华医药杂志.-4-37-363

三个问题/邵老鲁//光华医药杂志.-4-37-368

三个疑问/方文甫//光华医药杂志.-4-36-514

三个疑问/李慎五//光华医药杂志.-4-37-155

三个疑问/秦绍先//医学杂志.-2-16-393

三个疑问/张子恒//医学杂志.-2-18-273

三件疑问/李棠甫//医学杂志.-2-18-564

三问题之再探讨/蔡祖礼//华西医药杂志.-5-36-547

三项疑问/孙汉相//医学杂志.-2-16-504

三项疑问/郑重真//医学杂志.-2-16-310

三症如何治法/姚秉忠//光华医药杂志.-4-36-138

山东胶东乳山县二区白沙滩孙旭东社友/承淡

安//针灸杂志.-4-34-295

山东王肖舫先生来函/王肖舫//绍兴医药月报.-2-39-45

山东诸城王肖舫先生来函/王肖舫//绍兴医药月报.-2-37-132

山西省太原市活牛市街五○号魏毓英社友/承淡安//针灸杂志.-4-34-295

山西省银行杨君来函问病/医学杂志社//医学杂志.-2-14-534

山西杨如侯先生来函/杨如侯//绍兴医药月报.-2-37-205,277

山西中医改进研究会为潞城来函问病拟方/山西中医改进研究会//医学杂志.-2-15-146

商编医书之来函/费泽尧//三三医报.-2-32-243

上海沈仰慈来函/沈仰慈//医学杂志.-2-16-384

上海石门二路一五四弄一九号曹逸庵社友/承淡安//针灸杂志.-4-34-296

神经病答渠仁甫/盛心如//光华医药杂志.-4-41-618

神经病答徐产琳/盛心如//光华医药杂志.-4-41-336

生理图书答杭州魏君子祥问(映溪草堂笔记)/周维翰//医学报.-1-4-349

施惠民问渊雷夫子答/施惠民(问);陆渊雷(答)//中医新生命.-5-6-24

试答三问题/尚立仁//华西医药杂志.-5-36-419

是何病欤/林守梅//光华医药杂志.-4-37-152

书尤求教/韩作昶//杏林医学月报.-3-20-251

顺之问答/郭乐天//医林一谔.-4-9-426

斯何病欤/陈明子//光华医药杂志.-4-37-265

四个疑问/刘则之//光华医药杂志.-4-38-557

苏州学士街二四一号老钱自严社友/承淡安//针灸杂志.-4-34-293,294

孙光祖问渊雷夫子答/孙光祖(问);陆渊雷(答)//中医新生命.-5-6-529

他的病怎样治疗/医林一谔杂志社//医林一谔.-4-11-447

堂弟痿症如何治疗/祁鸣冈//医学杂志.-2-16-592

讨论医事之公函/沈斌甫//三三医报.-2-35-531

讨论医学学术之往来二函/李征韶,陈无咎//医界春秋.-3-12-292

特请研究医治之错误/高堚//三三医报.-2-29-28

调补方答朱启海/盛心如//光华医药杂志.-4-41-618

通信问病指导/周燕麟//中国医药月刊.-5-32-62

头发异脱祈赐治法/傀偏生鸾雏//沈阳医学杂志.-3-3-152

脱肛如何治疗痰喘可否食猪肉/高元进//医学杂志.-2-18-188

外症求治/尤学贤//光华医药杂志.-4-38-160

王爱卿包识生第三问答释疑/张迈荃//神州医药学报.-1-44-61

王百安致杨彦和函/医界春秋社//医界春秋.-3-10-315

王文湖君函问失音病由之大概/王文湖//医学杂志.-2-13-557

王志敬蒋友良问/谢诵穆//中医新生命.-5-6-29

为弟妇征求癥瘕病验方/谭智筠//医界春秋.-3-9-175

为弟求治/冯光//医学杂志.-2-18-565

为父求医/闫少海//三三医报.-2-31-594

为父征方/孙汉相//医学杂志.-2-16-392

为久病征求良方/杨觉倚//医界春秋.-3-10-364

为母求治/杜冀//医学杂志.-2-18-459

为王百安君问内功走火证/杨彦和//医界春秋.-3-10-208

为小女病征求治法/谢从政//三三医报.-2-30-14

为友征求疑症答案/王百安//医界春秋.-3-10-206

为郑梦兰君令郎两手不举征求中医疗法并请朱菊坡先生西药译名答案/方肇元//绍兴医药学报星期增刊.-1-22-311

为子及友求良方/李棠甫//医学杂志.-2-16-499

为族人之病征求治法/高慎修//医界春秋.-3-14-486

为族兄奇疾征求良方/韦雍普//医界春秋.-3-11-96

围脐疑问/徐韵英//绍兴医药学报星期增刊.-1-22-432

卫即淋巴答朱静恒君/高思潜//三三医报.-2-30-77

问/何筱廉//三三医报.-2-34-387

问/华锦堂//神州医药学报.-1-44-492

问/黎肃军//神州医药学报.-1-44-491

问艾灸改良法/杨式先//针灸杂志.-4-28-263

问安摩坭亚水之损益/蕴章//绍兴医药学报星期增刊.-1-21-204

问案/周正//针灸杂志.-4-29-656

问案一则/钱星若//神州医药学报.-1-46-313

问奥脱美尔何地药房有售/仲圭//绍兴医药学报星期增刊.-1-22-196

问八十/汤方宝//绍兴医药学报.-1-14-29

问八十八/王寿芝//绍兴医药学报.-1-14-276

问八十二/徐毓春//绍兴医药学报.-1-14-139

问八十九/王寿芝//绍兴医药学报.-1-14-277

问八十六/赵仲友//绍兴医药学报.-1-14-146

问八十七/竹芷熙//绍兴医药学报.-1-14-211

问八十三/赵仲友//绍兴医药学报.-1-14 -139

问八十四/康维新//绍兴医药学报.-1-14 -140

问八十五/李廷绪//绍兴医药学报.-1-14 -141

问八十一/裴吉生//绍兴医药学报.-1-14-32

问白浊下疳治法/柳贯先//三三医报.-2-29 -259

问百二十/王寿芝//绍兴医药学报.-1-15 -334

问百二十二/吴杰三//绍兴医药学报.-1-15 -336

问百二十六/康维恂//绍兴医药学报.-1-15 -340

问百二十三/卢育和//绍兴医药学报.-1-15 -337

问百二十四/卢育和//绍兴医药学报.-1-15 -337

问百二十五/刘子芹//绍兴医药学报.-1-15 -338

问百二十一/王寿芝//绍兴医药学报.-1-15 -334

问百六十/沈玄明//绍兴医药学报.-1-16 -121

问百十八/卢育和//绍兴医药学报.-1-15 -221

问百十二/俞鉴泉//绍兴医药学报.-1-15 -212

问百十九/宣铁吾//绍兴医药学报.-1-15 -221

问百十六/袁绿野//绍兴医药学报.-1-15 -219

问百十七/袁绿野//绍兴医药学报.-1-15 -220

问百十三/王寿芝//绍兴医药学报.-1-15 -213

问百十四/史香久//绍兴医药学报.-1-15 -214

问百十五/康维新//绍兴医药学报.-1-15

-217

问百四十八/陈龙池//绍兴医药学报.-1-16 -100

问百四十八/陈祝三//绍兴医药学报.-1-16 -102

问百四十九/范星彩//绍兴医药学报.-1-16 -113

问百四十九/刘焕章//绍兴医药学报.-1-16 -101

问百四十六/时逸人//绍兴医药学报.-1-16 -98

问百四十七/陈慕陶//绍兴医药学报.-1-16 -99

问百四十四/陈我权//绍兴医药学报.-1-16 -96

问百四十五/黄国材//绍兴医药学报.-1-16 -97

问百五十/谢寿愚//绍兴医药学报.-1-16 -114

问百五十八/葛家辅//绍兴医药学报.-1-16 -120

问百五十九/马翰臣//绍兴医药学报.-1-16 -120

问百五十六/汤雨霖//绍兴医药学报.-1-16 -118

问百五十七/汤雨霖//绍兴医药学报.-1-16 -119

问百五十三/张春圃//绍兴医药学报.-1-16 -115

问百五十四/林华三//绍兴医药学报.-1-16 -116

问百五十五/未署名//绍兴医药学报.-1-16 -118

问病/刘希宪//三三医报.-2-32-335

问病/三三医报社//三三医报.-2-34-23

问病/王化人//绍兴医药学报星期增刊.-1-22 -310

问病/袁爱仁//三三医报.-2-31-66

问病办法/自强医学月刊社//自强医学月刊.-3 -40-412

问病二则/秦国桢//医学杂志.-2-17-305

问病二则/秦恒康//光华医药杂志.-4-38-547

问病二则/王赓吟(问);良(答)//针灸杂志.-4-28-162

问病二则/萧鸿昌//医学杂志.-2-18-84

问病二则/徐鸣石//神州医药学报.-1-44-492

问病二则/于逢岚//医学杂志.-2-18-562

问病二则/张镜波//医学杂志.-2-17-412

问病二则/长步正//医学杂志.-2-18-87

问病名及治法/刘鸿钧//医界春秋.-3-8-29

问病三则/班若梦//医学杂志.-2-16-598.-2-17-400

问病三则/程国栋//医学杂志.-2-17-497

问病三则/高思潜//绍兴医药学报星期增刊.-1-22-335

问病三则/光华医药杂志社//光华医药杂志.-4-39-448

问病三则/王履安//医学杂志.-2-17-503

问病三种(羊毛疗服安眠药枪弹入肉)/孙东乔//医学杂志.-2-17-75

问病三种/阎静安//医学杂志.-2-18-190

问病三种/张子恒//医学杂志.-2-16-597

问病四则/宋霖若//绍兴医药学报星期增刊.-1-22-149

问病四则/武镜溪//针灸杂志.-4-28-264

问病五则/金箫雷(问);承淡安(答)//针灸杂志.-4-28-158

问病一则/陈子光//针灸杂志.-4-28-595

问病一则/春江夏良//绍兴医药学报星期增刊.-1-21-373

问病一则/葛星炜//三三医报.-2-29-445

问病一则/李德甫//医学杂志.-2-17-182

问病治法/姚振飞//绍兴医药学报星期增刊.-1-22-464

问催眠术有如何效验/张翼汉//绍兴医药学报星期增刊.-1-22-260

问答/林德仁//广东医药月刊.-3-24-547

问答/林德仁,赵汉荣//广东医药月刊.-3-24-417

问答/柳剑南//三三医报.-2-34-389

问答/王壮公(问);诵穆(答)//中医新生命.-5-8-205

问答/医学报社//医学报.-1-7-360,471,495

问答/赵汉荣,林德仁//广东医药月刊.-3-24-338

问答簿中摘录/童芳圃(问);承淡安(答)//针灸杂志.-4-28-164

问答丛录/中医指导录杂志社//中医指导录.-4-1-204

问答汇存/中医指导录杂志社//中医指导录.-4-1-14,51,80,111,143,173,234,270,302

问答汇录/中医指导录杂志社//中医指导录.-4-1-334,366

问答栏(来函一及答书)/陆其昌//德华医学杂志.-1-40-161,247

问答栏/汪儒林//针灸杂志.-4-28-57

问答三/汤雨霖//神州医药学报.-1-46-423

问妒气化为蝎之理由/石愚//绍兴医药学报星期增刊.-1-22-260

问二/崇肖葵//神州医药学报.-1-43-537

问二/陆颂颐//神州医药学报.-1-42-244

问二/王爱卿//神州医药学报.-1-43-541

问二/夏希灵//绍兴医药学报.-1-9-555

问二十/王基伦//绍兴医药学报.-1-11-175

问二十八/朱又丹//绍兴医药学报.-1-11-310

问二十二/金里千//绍兴医药学报.-1-11-176

问二十九/张汝伟//绍兴医药学报.-1-11-311

问二十六/曹伯藩//绍兴医药学报.-1-11-179

问二十七/朱又丹//绍兴医药学报.-1-11-310

问二十三/张汝伟//绍兴医药学报.-1-11-176

问二十四/张芝静//绍兴医药学报.-1-11-177

问二十五/曹伯藩//绍兴医药学报.-1-11
-177

问二十一/陈维藩//绍兴医药学报.-1-11
-175

问奉省各药贵贱/周镇//绍兴医药学报星期增
刊.-1-22-138

问奉天各药/周镇//三三医报.-2-30-19

问奉天李春芝先生函/周禹锡//三三医报.-2-
33-89

问服西药/独善//绍兴医药学报星期增刊.-1-
22-6

问汉药代用西药之指针/应昇//绍兴医药学报
星期增刊.-1-21-397

问行医之术/周默斋//绍兴医药学报星期增刊
.-1-22-186

问喉病兼失红证治/宋季良//医界春秋.-3-6-
418

问绩溪可仿天年医社用圣方否/周镇//三三医
报.-2-34-496

问家严咳嗽治法/张汝伟//三三医报.-2-29
-367

问脚软之疗法/邹季//医界春秋.-3-8-29

问节调嗜茶的法子/陈龙池//绍兴医药学报星
期增刊.-1-21-299

问经文/高思潜//绍兴医药学报星期增刊.-1-
22-425

问经言五实死五虚死又言身汗得后利则实者活
浆粥入胃泄注止则虚者活张子和谓治实当攻
治虚当补试推论其理/徐世长//医学杂志.-2
-4-492

问九十/王寿芝//绍兴医药学报.-1-14-277

问九十八/时逸人//绍兴医药学报.-1-14-
453

问九十二/王寿芝//绍兴医药学报.-1-14
-383

问九十九/施惠康//绍兴医药学报.-1-14
-454

问九十六/王寿芝//绍兴医药学报.-1-14
-451

问九十七/王寿芝//绍兴医药学报.-1-14

-452

问九十三/王寿芝//绍兴医药学报.-1-14
-383

问九十四/王寿芝//绍兴医药学报.-1-14
-386

问九十五/王寿芝//绍兴医药学报.-1-14
-451

问九十一/陈兆龙//绍兴医药学报.-1-14
-280

问久病体虚治法/刘紫霞//医界春秋.-3-6
-135

问久病治法/郑少男//医界春秋.-3-5-552

问葵茎/张锡纯//医界春秋.-3-10-261

问刘守真谓心热则多喜而为癫肝实则多怒而为
狂而驳难经重阴为癫之说岂癫狂皆为阳热病
欤何以金匮云阴气衰者为癫阳气衰者为狂耶
试折衷诸说具著于篇/赵登龙//医学杂志.-2
-4-249

问流汗之时可以冷水手巾拭身否/沈仲圭//绍
兴医药学报星期增刊.-1-21-317

问六/夏希灵//绍兴医药学报.-1-9-556

问六十/杨嘉禄//绍兴医药学报.-1-12-377

问六十八/马克熊//绍兴医药学报.-1-12
-521

问六十二/张汝伟//绍兴医药学报.-1-12
-383

问六十九/施惠康//绍兴医药学报.-1-12
-522

问六十六/黄惠初//绍兴医药学报.-1-12
-519

问六十七/王文璞//绍兴医药学报.-1-12
-520

问六十三/施惠康//绍兴医药学报.-1-12
-384

问六十四/施惠康//绍兴医药学报.-1-12
-450

问六十五/汤雨霖//绍兴医药学报.-1-12
-518

问六十一/吴荣//绍兴医药学报.-1-12-379

问瘵病酒伤烟痨妇人干血痨疗法/王肖舫//绍

兴医药月报.-2-37-131

问母病治法/蔡锦球//绍兴医药学报星期增刊.-1-21-192

问母病治法/守一氏//绍兴医药学报星期增刊.-1-21-173

问母病治法/叶安祈//绍兴医药学报星期增刊.-1-21-152

问南京古今医家著述托姚伯藩君/周镇//三三医报.-2-31-375

问难四则/刘纯熙//绍兴医药学报星期增刊.-1-22-13

问难四则/刘希文/绍兴医药学报星期增刊.-1-22-163

问内经刺中某脏几日死而禁服篇又言内刺五脏试将刺脏之据经评释之/米昀//医学杂志.-2-8-234

问内经评文的书/守真//绍兴医药学报星期增刊.-1-22-218

问辟谷方之理/沈仲圭//三三医报.-2-30-444

问七/夏希灵//绍兴医药学报.-1-9-556

问七伤/刘希文//绍兴医药学报星期增刊.-1-22-5

问七十/施惠康//绍兴医药学报.-1-12-523

问七十八/裘吉生//绍兴医药学报.-1-13-407

问七十二/严绍徐//绍兴医药学报.-1-13-43

问七十九/李程九//绍兴医药学报.-1-14-25

问七十六/裘吉生//绍兴医药学报.-1-13-172

问七十七/未署名//绍兴医药学报.-1-13-407

问七十三/金千里//绍兴医药学报.-1-13-43

问七十四/施惠康//绍兴医药学报.-1-13-165

问七十五/裘吉生//绍兴医药学报.-1-13-170

问七十一/未署名//绍兴医药学报.-1-12-524

问奇病二则/何幼廉//绍兴医药月报.-2-39-627

问奇病一则/王肖舫//三三医报.-2-30-378

问三/崇肖葵//神州医药学报.-1-43-537

问三/陆颂颐//神州医药学报.-1-42-244

问三/夏希灵//绍兴医药学报.-1-9-555

问三弟鹤膝治法/杨孕灵//三三医报.-2-30-17

问三黄化毒丸/钱海波//三三医报.-2-33-345

问三三医报转/张黼章//三三医报.-2-30-443

问三十/蔡星山//绍兴医药学报.-1-11-312

问三十八/裘吉生//绍兴医药学报.-1-11-320

问三十二/孙选廷//绍兴医药学报.-1-11-314

问三十九/吴杰三//绍兴医药学报.-1-11-393

问三十六/陆正斋//绍兴医药学报.-1-11-317

问三十七/陈心田//绍兴医药学报.-1-11-317

问三十三/孙选廷//绍兴医药学报.-1-11-315

问三十四/孙选廷//绍兴医药学报.-1-11-315

问三十五/余先朝//绍兴医药学报.-1-11-316

问三十一/蔡星山//绍兴医药学报.-1-11-313

问三治痰疑问/匡第春//神州医药学报.-1-45-477

问伤力后胀痛拒按嘈杂治法/吴云生//三三医报.-2-33-561

问神功济众水之内容及半痴医案之售处/卢育和//三三医报.-2-30-132

问十/张汝伟//绍兴医药学报.-1-10-405

问十八/王文璞//绍兴医药学报.-1-11-43

问十二/裘吉生//绍兴医药学报.-1-10-406

问十九/德泰当罗//绍兴医药学报.-1-11-45

问十六/赵云標//绍兴医药学报.-1-10-565

问十七/邵复生//绍兴医药学报.-1-11-43

问十三/裘吉生//绍兴医药学报.-1-10-406

问十四/王文璞//绍兴医药学报.-1-10-483

问十五/王基伦//绍兴医药学报.-1-10-486

问十一/裘吉生//绍兴医药学报.-1-10-405

问事二则/王有筠//医学杂志.-2-16-397

问手足出汗治法/林长春//医界春秋.-3-6-452

问手足麻木治法/胡天宗//绍兴医药月报.-2-40-97

问书/何腾霄//绍兴医药学报星期增刊.-1-22-99

问书一则/独善//绍兴医药学报星期增刊.-1-21-300

问书一则/沈仲圭//绍兴医药学报星期增刊.-1-21-365

问四/夏希灵//绍兴医药学报.-1-9-556

问四十/施惠康//绍兴医药学报.-1-11-404

问四十八/张汝伟//绍兴医药学报.-1-12-79

问四十二/俞鉴泉//绍兴医药学报.-1-11-405

问四十九/章寿芝//绍兴医药学报.-1-12-80

问四十六/裘吉生//绍兴医药学报.-1-11-408

问四十七/张汝伟//绍兴医药学报.-1-12-79

问四十三/宣铁吾//绍兴医药学报.-1-11-406

问四十四/竹芷熙//绍兴医药学报.-1-11-407

问四十五/裘吉生//绍兴医药学报.-1-11-407

问四十一/曹伯藩//绍兴医药学报.-1-11-404

问题待答/蔡祖礼//华西医药杂志.-5-36-204

问题二个/刘鸣山//光华医药杂志.-4-39-548

问题二则/刘峻卿//光华医药杂志.-4-39-547

问题二则/吕少函//光华医药杂志.-4-38-259

问题二则/张拱辰//医学杂志.-2-17-411

问题九则答韩达生/盛心如//光华医药杂志.-4-41-94

问题两则/陈乐三//光华医药杂志.-4-39-447

问题两则/庄憩樵//光华医药杂志.-4-38-165

问题六则答王道之/盛心如//光华医药杂志.-4-41-615

问题七则/方文甫//光华医药杂志.-4-38-546

问题求教(问者桢有所疑而问之也教者敬求丁君教之也)/医学公报社//医学公报.-1-7-5

问题求教/林先耕//医学报.-1-6-240

问题三个/范组英//光华医药杂志.-4-39-165

问题三则/董健亭//医学杂志.-2-18-86

问题三则/段心在//医学杂志.-2-16-502

问题三则/荆家骧//医学杂志.-2-18-458

问题三则/吴鹤龄//光华医药杂志.-4-39-445,449,454

问题三则/吴震//医学杂志.-2-18-90

问题三则/许幼曹//光华医药杂志.-4-38-538

问题三则/杨永锡//医学杂志.-2-17-187

问题数则/陈宝元//光华医药杂志.-4-37-546

问题数则/王琴轩//光华医药杂志.-4-38-163

问题数则/子镇//医学杂志.-2-18-563

问题四则/王凤光(问);潘兆鹏(答)//文医半月刊.-5-14-43

问题四则/张景鹤//光华医药杂志.-4-39-546

问题四则答黄食真/盛心如//光华医药杂志.-4-41-617

问题五则答李程之/盛心如//光华医药杂志.-4

－41－617

问题五则答熊莫权/盛心如//光华医药杂志.－4－41－520

问题征答/林受成//中医新生命.－5－8－584

问腿部特别发达症之原因及治法/高思潜//三三医报.－2－33－416

问腿困治法/刘济猛//医学杂志.－2－18－565

问外症治法/钟清甫//三三医报.－2－29－135

问五/夏希灵//绍兴医药学报.－1－9－556

问五十/陆正斋//绍兴医药学报.－1－12－80

问五十八/吴肃//绍兴医药学报.－1－12－369

问五十二/竹芷熙//绍兴医药学报.－1－12－247

问五十九/方晓恬//绍兴医药学报.－1－12－375

问五十六/余既良//绍兴医药学报.－1－12－310

问五十七/裘吉生//绍兴医药学报.－1－12－310

问五十三/裘吉生//绍兴医药学报.－1－12－248

问五十四/王寿芝//绍兴医药学报.－1－12－308

问五十一/曹伯蘅//绍兴医药学报.－1－12－246

问西医入门法及各学善本/沈熊璋//绍兴医药学报星期增刊.－1－21－371

问西医之验血究属特有何别效能/朱贡三//绍兴医药学报星期增刊.－1－22－139

问夏日大妇分床之理/独善//绍兴医药学报星期增刊.－1－21－317

问小女久病之治法/蔡凤仪//三三医报.－2－30－191

问胁骨低陷之调理法/萧韵赓//自强医学月刊.－3－40－676

问胁痛致毙之理由/周小川//绍兴医药月报.－2－40－199

问腰腹痛/钟清甫//三三医报.－2－30－446

问腰痛治法/张锡纯//三三医报.－2－30－193

问腋下与鼻尖出汗治法/吴召//三三医报.－2－

29－613

问一/崇肖葵//神州医药学报.－1－43－537

问一/高春江//神州医药学报.－1－45－569

问一/赖佩瑜//神州医药学报.－1－42－243

问一/汤雨霖//神州医药学报.－1－46－515

问一/夏希灵//绍兴医药学报.－1－9－555

问一百/陈祖荫//绍兴医药学报.－1－14－520

问一百〇八/吴仁源//绍兴医药学报.－1－15－97

问一百〇二/施惠康//绍兴医药学报.－1－15－90

问一百〇九/史香久//绍兴医药学报.－1－15－100

问一百〇六/时逸人//绍兴医药学报.－1－15－94

问一百〇七/吴仁源//绍兴医药学报.－1－15－97

问一百〇三/王寿芝//绍兴医药学报.－1－15－90

问一百〇四/李调之//绍兴医药学报.－1－15－93

问一百〇四/王寿芝//绍兴医药学报.－1－15－92

问一百〇五/李调之//绍兴医药学报.－1－15－93

问一百另一/潘绍箕//绍兴医药学报.－1－14－522

问一百三十八/朱振华//绍兴医药学报.－1－16－24

问一百三十二/邓吉人//绍兴医药学报.－1－15－550

问一百三十九/董荫璋//绍兴医药学报.－1－16－25

问一百三十六/周镇//绍兴医药学报.－1－16－22

问一百三十七/周镇//绍兴医药学报.－1－16－23

问一百三十三/邓吉人//绍兴医药学报.－1－15－551

问一百三十四/邓吉人//绍兴医药学报.－1－15

－551

问一百三十五/林寿宜//绍兴医药学报.－1－15－552

问一百十一/时逸人//绍兴医药学报.－1－15－101

问一百四十/沈玄明//绍兴医药学报.－1－16－26

问一百四十二/郦昌龄//绍兴医药学报.－1－16－27

问一百四十三/康维恂//绍兴医药学报.－1－16－32

问一百四十一/承秋梧//绍兴医药学报.－1－16－27

问一溲溺似无关小肠之疑问/余志勤//神州医药学报.－1－45－475

问一至八/包识生//神州医药学报.－1－42－483

问医书必须研究者/曾炳棠//绍兴医药学报.－1－20－437

问医学门径/陈和和//绍兴医药学报星期增刊.－1－21－419

问遗精与早泄之治法/王定俞//医界春秋.－3－9－27

问遗精之症可能附姜附否/陈月锄//沈阳医学杂志.－3－3－99

问遗精治法/余岳亭//三三医报.－2－34－27

问右目右手指之病治法/陈白言//三三医报.－2－30－159

问右手背冰冷治法/席文介//三三医报.－2－30－60

问俞鉴泉先生玄黄曲书/李元素//三三医报.－2－29－580

问玉雪救苦丹不知载于何书/刁质明//三三医报.－2－30－450

问张汝伟君福世无遗录书/刁质明//三三医报.－2－30－486

问症二/王佐绅//神州医药学报.－1－46－420

问症两则/黄眉孙//神州医药学报.－1－44－161

问症六则/王帙青//神州医药学报.－1－45－153

问症一则/程庭玉//神州医药学报.－1－45－161

问症一则/刁质明//三三医报.－2－34－570

问症一则/钱星若//神州医药学报.－1－45－479

问症一则/钱荫伯//神州医药学报.－1－45－277

问症一则/王佐绅//神州医药学报.－1－46－419

问症一则/章寿芝//绍兴医药学报星期增刊.－1－21－119

问症一则/朱鏊//神州医药学报.－1－44－494

问至真要大论病机十九条独不言燥岂六气之中燥不为病六经之证亦无燥证耶然何以后人有风燥寒燥热燥湿燥火燥之分试详言之/陈代和//医学杂志.－2－3－494

问治二/许梦苏//三三医报.－2－30－592

问治精神疲惫/朱遂翔//三三医报.－2－30－89

问治一/许梦苏//三三医报.－2－30－591

问治一则/黄振纲//绍兴医药学报星期增刊.－1－21－447

问治一则/徐庄//绍兴医药学报星期增刊.－1－21－436

问中西医能否沟通/何希圣//医学杂志.－2－11－251

问仲景伤寒论六经与内经热病论六经先儒多有谓其不同者即修园陈氏亦谓宜分别读究竟同与不同试引诸家以证明之/孙景渊//医学杂志.－2－5－526

我的两件请示/杨茹//医学杂志.－2－18－368

我的请示/孙继祖//医学杂志.－2－18－272

无锡和桥钱裕松社友/承淡安//针灸杂志.－4－34－291

无锡黄土塘邢正北社友/承淡安//针灸杂志.－4－34－292

吴景芳问渊雷夫子答/吴景芳(问);陆渊雷(答)//中医新生命.－5－6－474

吴敬伯问谢诵穆答/吴敬伯(问);谢诵穆(答);陆渊雷(附答)//中医新生命.－5－6－27

吴县分会为讨论无锡医生王询刍用黑丑是否错误一案来函/神州医药学报社//神州医药学报.-1-47-585

五个问题/花一中//光华医药杂志.-4-38-258

五个问题/未署名//光华医药杂志.-4-39-357,551

五个疑问/陈伯范//光华医药杂志.-4-39-253

五项疑问/龚纪焉//光华医药杂志.-4-37-463

武进焦溪元章西药房缪丕承社友/承淡安//针灸杂志.-4-34-295

西康西昌谌嘉猷社友/承淡安//针灸杂志.-4-34-296

萧平凉北门外杨恩泽社友/承淡安//针灸杂志.-4-34-293

萧山长河镇咸春堂张效良社友/承淡安//针灸杂志.-4-34-294

小便多答陈赞良/盛心如//光华医药杂志.-4-41-237

小儿被人掌击老年鼻流清涕有何治法/孙汉相//医学杂志.-2-17-74

谢良毅问渊雷夫子答/谢良毅(问);陆渊雷(答)//中医新生命.-5-6-531

心痛答顾济霖/盛心如//光华医药杂志.-4-41-164

性病求治/吕履成//光华医药杂志.-4-38-163

续黄君眉孙问症之不了语并请教学会诸君/企仁//神州医药学报.-1-45-278

询问二则/金晓初//光华医药杂志.-4-39-450

严襄平问谢诵穆答/严襄平(问);谢诵穆(答)//中医新生命.-5-6-131

研究广灵县救治霍乱症布告/医学研究改进会//医学杂志.-2-4-95

杨绍曾君征求病体医药之方法/杨绍曾//医学杂志.-2-14-533

一局部麻醉二产后腹胀不退三颧疽四神经衰弱/庄憩樵//光华医药杂志.-4-40-416

一麻疹是否可以预防二糖尿病之治疗如何三国医函授问题/刘重华//光华医药杂志.-4-40-417

医书自修答问/光华医药杂志社//光华医药杂志.-4-40-92

医学上之疑问四则/徐伯远//医界春秋.-3-8-199

医学问答/王仲哲//文医半月刊.-5-14-124

医学问答/文医半月刊社(辑)//文医半月刊.-5-14-58,74,107,107,107,123,136,137,137,138,138,151,152,152,167,168,184,185,185,185,186,187

医学问答/杨叔澄//文医半月刊.-5-14-124

医学问题答邱家永/盛心如//光华医药杂志.-4-41-338

医学疑问解答/陶然//文医半月刊.-5-14-24

医学疑问三则/孙林芬//绍兴医药学报星期增刊.-1-21-108

医学疑问征答/黄志仁//医界春秋.-3-9-355

医学质疑答王道成/盛心如//光华医药杂志.-4-41-616

医药卫生问答/医学杂志社//医学杂志.-2-16-73

医药问答/国医正言杂志社(辑)//国医正言.-5-3-589,641.-5-4-41,97,202,257,361,416,467,518,570,622.-5-5-90,139,185,239,290,344,397,451,503,553,599,646

医药问答/沈仲圭//中西医学报.-1-40-501

医药问答/时逸人//绍兴医药学报.-1-14-507

医药问答/文医半月刊社(辑)//文医半月刊.-5-14-213,214,214,215,215,232,233,234,251,251,252,252,267,281,281,297,347,347,348,365,365,365,365,381,413,413,431,448,449,449,484,484,485,502,502,502,536,536,536,536,537,537,537,537,537,537,537,537,560,560,560,582,582,582,601,601,621,621,621,621,646,646,646.-5-17-297

医药问答/中医指导录杂志社//中医指导录.-3
　-37-77,185,296,386,496,584.-3-38-
　333,438,638.-3-39-85,198,293,407,522
　.-4-2-41,75,101,137,167,201,236,265,
　298,328,362,392,428,465.-4-3-18,43,
　87,107,145,146,170,171,172,205,206,
　238,239,240,268,269,301,363,395,429,
　460,492.-4-4-22,49,81,116,149,180,
　214,247,278,304,338,369,401,430,470,
　495,535,568

医药学研究质疑四则/时逸人//绍兴医药学报
　星期增刊.-1-21-148

遗精三载请示治法/刁继柔//医学杂志.-2-18
　-183

疑病征答/魏世贵//医界春秋.-3-9-316

疑难问题/周禹锡//三三医报.-2-32-602

疑似症征求答案/王雅南//医界春秋.-3-10
　-112

疑问/洪希文//医学杂志.-2-18-461

疑问/绍兴医药学报社//绍兴医药学报星期增
　刊.-1-22-188

疑问/寿能模//绍兴医药学报星期增刊.-1-22
　-36

疑问/张毅民//神州医药学报.-1-46-424

疑问八则(附回复)/赵效先//国医砥柱月刊.-5
　-15-640

疑问八则/树人//绍兴医药学报星期增刊.-1-
　22-408

疑问八则/袁绿野//神州医药学报.-1-47
　-185

疑问二条/朱振华//神州医药学报.-1-44
　-268

疑问二则/陈尔康//绍兴医药学报星期增刊.-1
　-21-340

疑问二则/陈和相//绍兴医药学报星期增刊.-1
　-21-419

疑问二则/陈守真//绍兴医药学报星期增刊.-1
　-21-84

疑问二则/春仙//绍兴医药学报星期增刊.-1-
　21-444

疑问二则/独善//绍兴医药学报星期增刊.-1-
　21-262,300

疑问二则/高思潜//绍兴医药学报星期增刊.-1
　-22-214

疑问二则/光华医药杂志社//光华医药杂志.-4
　-39-353

疑问二则/黄惕生//光华医药杂志.-4-38
　-530

疑问二则/贾景星//针灸杂志.-4-28-486

疑问二则/李涛//光华医药杂志.-4-38-79

疑问二则/李振声//绍兴医药学报星期增刊.-1
　-22-471

疑问二则/孟兴朕//绍兴医药学报星期增刊.-1
　-22-29

疑问二则/王绍声//绍兴医药学报星期增刊.-1
　-21-60

疑问二则/姚心敏//光华医药杂志.-4-39
　-260

疑问二则/玉衡//绍兴医药学报星期增刊.-1-
　21-436

疑问二则/张希亮//医学杂志.-2-17-501

疑问二则/张照鳞//医学杂志.-2-17-502

疑问二则/朱鲁贤//光华医药杂志.-4-37
　-263

疑问九则/舒韬盦//国医砥柱月刊.-5-18
　-681

疑问两则/何时达//绍兴医药学报星期增刊.-1
　-22-179

疑问两则/金雨时//绍兴医药学报星期增刊.-1
　-22-35

疑问两则/龙伯超//绍兴医药学报星期增刊.-1
　-21-405

疑问两则/王之明//医学杂志.-2-18-462

疑问七则/李光楣//光华医药杂志.-4-38
　-527

疑问七则/刘希文//绍兴医药学报星期增刊.-1
　-22-259

疑问七则/庞士俊//国医砥柱月刊.-5-15
　-580

疑问七则/朱慕丹//神州医药学报.-1-47

－181

疑问请益/树人//绍兴医药学报星期增刊.-1-22－433

疑问三条/李来轩//医学杂志.-2-18-462

疑问三项/张子恒//医学杂志.-2-18-88

疑问三则/方寄叟//绍兴医药学报星期增刊.-1-22-43

疑问三则/傅登朝//医学杂志.-2-18-89

疑问三则/高思潜//绍兴医药学报星期增刊.-1-22-148

疑问三则/黄良安//医学杂志.-2-17-182

疑问三则/惠蕴明//光华医药杂志.-4-39-81

疑问三则/李秉顺//医学杂志.-2-18-87

疑问三则/卢震春//三三医报.-2-30-333

疑问三则/如一氏//绍兴医药学报星期增刊.-1-22-69

疑问三则/孙心泽//医学杂志.-2-17-411

疑问三则/王履安//医学杂志.-2-18-562

疑问三则/王西园//光华医药杂志.-4-39-257

疑问三则/张星南//医学杂志.-2-18-189

疑问三则/长步正//医学杂志.-2-18-183

疑问三则/赵梅五//光华医药杂志.-4-39-250

疑问三则答王之明/盛心如//光华医药杂志.-4-41-337

疑问十则/徐召南//绍兴医药学报星期增刊.-1-22-394

疑问数则/孙心泽//医学杂志.-2-18-564

疑问数则/杨宗仪//光华医药杂志.-4-36-301

疑问四则/李雅斌//国医砥柱月刊.-5-15-580

疑问四则/沈仲圭//绍兴医药学报星期增刊.-1-21-212

疑问四则/徐绍南//绍兴医药学报星期增刊.-1-22-259

疑问四则/张锡纯//绍兴医药学报星期增刊.-1-22-401

疑问五条/蒋誉//神州医药学报.-1-43-345

疑问五则/黄良安//医学杂志.-2-16-599

疑问五则/未署名//绍兴医药学报星期增刊.-1-22-488

疑问一则/伯藩//绍兴医药学报星期增刊.-1-22-228

疑问一则/柴德新//绍兴医药学报星期增刊.-1-21-469

疑问一则/李警美//医学杂志.-2-18-564

疑问一则/沈仲圭//绍兴医药学报星期增刊.-1-21-252

疑问一则/孙心泽//医学杂志.-2-17-500

疑问一则/王玺卿//医学杂志.-2-18-275

疑问一则/未署名//绍兴医药学报星期增刊.-1-21-468

疑问一则/吴步云//神州医药学报.-1-44-494

疑问一则/心耕//绍兴医药学报星期增刊.-1-21-483

疑问一则/徐镇治//三三医报.-2-29-31

疑问一则/叶劲秋//绍兴医药学报星期增刊.-1-21-331//三三医报.-2-33-138

疑问一则/章献吾//绍兴医药学报星期增刊.-1-21-324

疑问一则待答/谌方//华西医药杂志.-5-36-554

疑问有三/张旭东//医学杂志.-2-18-563

疑问征答/何广生//医界春秋.-3-9-465

疑问征答/黄鹤祥//医界春秋.-3-14-150

疑问征答/王吟竹//杏林医学月刊.-3-20-251//医界春秋.-3-10-365

疑问征答/袁秀岳//医界春秋.-3-10-161

疑问征答/郑步云//医界春秋.-3-11-96

疑证候教/杨孕灵//三三医报.-2-32-374

疑症求教/赵国廉//医界春秋.-3-9-119

应如何处治/姜白鸥(问);陆渊雷(答)//中医新生命.-5-6-133

又答卢育和先生/三三医报社//三三医报.-2-30-87

余姚康维恂先生书/柴德新//绍兴医药学报星期增刊.-1-21-464

再答陈君/叶劲秋//绍兴医药学报星期增刊.-1
－21－348

再答李君鹤访救急问题/蒋逢春//医学公报.-1
－7－88

再答闵苍生君/周镇//绍兴医药学报.-1－19
－217

再答任伯和君/裘吉生//三三医报.-2－29
－556

再告社员书/中国针灸学研究社//针灸杂志.-4
－28－195

再求根治之法/吴玉琦//医界春秋.-3－11
－271

再求治法/蔡凤仪//三三医报.-2－30－410

再问江子卿先生古今医学源流论内所引书名/
沈独善//绍兴医药学报星期增刊.-1－22
－14

再问学医门径二则/沈仲圭//绍兴医药学报星
期增刊.-1－21－165

再问异症/张恬养//三三医报.-2－29－229

张伟殳问/张伟殳//中医新生命.-5－6－595

张希雄问渊雷夫子答/张希雄;陆渊雷//中医新
生命.-5－6－26

赵佩文来函/赵佩文//中西医学报.-1－23
－438

浙江嵊县竹鉴灿社友/承淡安//针灸杂志.-4－
34－291

征答二则/舒啸//医界春秋.-3－10－498

征求拔管良方/胡剑华//三三医报.-2－30
－589

征求痹痛治法/孟子英//三三医报.-2－30－449

征求病理及治法/叶橘泉//医界春秋.-3－8
－28

征求病历质疑/医学报社//医学报.-1－7－364

征求病名及疗法二则/符冠球//医界春秋.-3－
13－76

征求病名药方/游蕤秋//医界春秋.-3－11
－497

征求病愈致哑之答案/徐宗岐//医界春秋.-3－
8－245

征求常年放气不止治法/张泽霖//医界春秋.-3

－8－150

征求答案/陈霭堂//三三医报.-2－31－456

征求答案/光华医药杂志社//光华医药杂志.-4
－41－95

征求答案/壶隐居士//三三医报.-2－29－232

征求答案/江树溪//杏林医学月报.-3－19
－343

征求答案/曲魁逢//沈阳医学杂志.-3－3－100

征求答案/王酥臣//医界春秋.-3－10－499

征求答案/王吟竹//医界春秋.-3－10－318

征求答案/锡韩//医界春秋.-3－5－402

征求答案/谢安之//医界春秋.-3－10－73

征求答案/于戏生//医界春秋.-3－7－61

征求答案/张特材//医林一谔.-4－8－393

征求答案/张泽霖//医界春秋.-3－10－161

征求答案二则/何健安//医界春秋.-3－13
－315

征求答案二则/宋德三,舒啸//医界春秋.-3－7
－101

征求答案二则/詹苦可,马藻亭//医界春秋.-3
－7－25

征求答案二则/赵静明,李健颐//医界春秋.-3
－6－418

征求答案两则/陈植三//医界春秋.-3－5－492

征求答案四则/陈汉英,翁廉介,苏艺,钟天赋//
医界春秋.-3－6－267

征求答案四则/林长春,吴子廉,五之园//医界
春秋.-3－6－311

征求答案一则/宋赤鞠//医界春秋.-3－6－532

征求答案诸君住址/王肖舫//三三医报.-2－30
－80

征求断产实验药/萧俊逸//医界春秋.-3－10
－73

征求耳鸣良方/林寿维//现代医药月刊.-4－27
－434

征求二症良方/祝达望//医界春秋.-3－7－62

征求方药/徐匡宇//医界春秋.-3－9－515

征求鸡精简效良方/张永修//医界春秋.-3－7
－219

征求久病不愈之治法/游烈卿//医界春秋.-3－

14-206

征求久病难愈之效方/何广生//医界春秋.-3-7-541

征求久病项强治法/张泽霖//医界春秋.-3-8-150

征求良方/何苇//三三医报.-2-32-481

征求良方/胡荧生//医界春秋.-3-10-319

征求良方/冉玉璋//医界春秋.-3-7-459

征求良方/杨川印//医界春秋.-3-7-359

征求良方/杨绍茂//医界春秋.-3-14-486

征求良方以疗家严奇病谨述所患苦楚及经过医药情形如左/李朝扬//医学杂志.-2-14-417

征求良方——以治多年不愈之脚疾/李健夫//医界春秋.-3-9-25

征求良方以治痼疾/徐在民//医界春秋.-3-7-135

征求良方以治奇疾/谭启贤//医界春秋.-3-9-74

征求名医赐方/王绍声//三三医报.-2-30-487

征求母病之治法/梁昌义//医学杂志.-2-17-67

征求奇病良方/李朝扬//医界春秋.-3-9-314

征求奇病之治法/刘向阳//沈阳医学杂志.-3-1-342

征求释疑/袁端平//光华医药杂志.-4-38-78

征求收藏鲜汁方法/曹迪先//三三医报.-2-30-309

征求研究鬼病者意见/时逸人//绍兴医药学报星期增刊.-1-22-115

征求疑症/赵国廉//医界春秋.-3-9-554

征求疑症治法/王肖舫//三三医报.-2-31-347

征求用药看法/张忍庵//光华医药杂志.-4-38-250

征求张寿甫先生治症良方并请海内诸道长研究赐教/汪景文//三三医报.-2-32-482

征求治少年白发法/任伯和//三三医报.-2-29-27

征求治损症法/任伯和//三三医报.-2-29-37

整理千金外台二书使合于现代应用宜采何种方法望举例说明之/黄国材//医学杂志.-2-18-127

治癫狂方药求教/王吟竹//杏林医学月报.-3-20-168

中国目前之急要问题答刘逸农/盛心如//光华医药杂志.-4-41-619

周小农君之疑问二则/周镇//沈阳医学杂志.-3-1-282

朱哲明问谢诵穆答/朱哲明(问);谢诵穆(答)//中医新生命.-5-6-156

10 医 界 言 论

倡造青年中医为吾同仁进一言/王治华//国医砥柱月刊.-5-17-334

陈朝荣君提出/陈朝荣//中医指导录.-4-3-371

称扬公立医院之善/中西医学报社//中西医学报.-1-24-201

读本报第五期沈君经钟医科应用论书后/范鹿宾//神州医药学报.-1-44-212

读奉天医学杂志之感言/王胤昌//沈阳医学杂志.-3-2-207

读国医正言之感言/葛正言//国医正言.-5-3-371

读裘吉生先生一周书感书后/韩绪臣//绍兴医药学报.-1-13-424

读山西中医改进研究会会长阎督军之开会演说暨致张季直先生书之感言/何廉臣//绍兴医药月报.-2-37-99

读上海医界春秋五十三期周张两同志拟杨部长方案书后/石岂愚//医学杂志.-2-13-395

读长沙卫生报载庸医杀人不见血有感/张鸿生//杏林医学月报.-3-22-235

读中国女医后感言/洪抱安//国医砥柱月刊.-5-17-237

读中国药物展览之概况感言/缪俊德//中国医药月刊.-5-33-267

行医的女子不能结婚/郭瑞麟//中国女医.-5-34-166

行医难/半痴//绍兴医药学报.-1-15-516

行医在白苑/江骏声//光华医药杂志.-4-35-252

敬请各界诸君注意利用闲暇研究卫生留神医药从速预订目病浅治法启/康维恂//绍兴医药学报星期增刊.-1-21-488

请政府修正法律保障从事医药之人以资医学进化而免病人枉死案/王宇高//医界春秋.-3-11-497

我们的目标我们的宗旨/华西医药杂志社//华西医药杂志.-5-36-304

小言/裘吉生//绍兴医药学报星期增刊.-1-21-2

医界春秋七周以来国医之悲乐观/陈成禹//医界春秋.-3-9-438

正副会长问答辞/王桢//医学公报.-1-6-565

中国父母之路/中西医药杂志社//中西医药.-5-11-175

10.1 国医节

本会纪念国医节/香港中华国医学会//国医杂志.-4-7-585

本会纪念三一七/香港中华国医学会//国医杂志.-4-5-385

本会纪念三一七情形/香港中华国医学会//国医杂志.-4-7-109

本会举行三一七纪念情形/香港中华国医学会//国医杂志.-4-6-264

本市各医学团体通告各同志将本年三一七一日业务所得悉数捐助首都国医院函/神州国医学报社//神州国医学报.-4-18-289

沉痛纪念三一七/徐恺//光华医药杂志.-4-37-15

从攻击中得到整个建设的三一七/章翼方//国医杂志.-4-13-399

从国医节说到国医与民族/俞同芳//国医杂志.-4-13-365

对于国医节之希望/陈耀堂//国医杂志.-4-13-405

对于纪念国医节之感想与今后之希望/周召南//医林一谔.-4-11-485

福清县国医公会三一七国医节纪念大会/现代医药月刊社//现代医药月刊.-4-27-477

国医砥柱社代电(电字第七号)/国医砥柱月刊社//国医砥柱月刊.-5-18-433

国医节/秦伯未//医界春秋.-3-13-349

国医节/杨彦和//中医世界.-3-35-9

国医节创立后同人应负之使命/汪寄岩//国医杂志.-4-13-371

国医节的感想/董绍甫//新中医刊.-5-19-176

国医节的感想/何�香//新中医刊.-5-19-174

国医节的感想/金少陵//新中医刊.-5-19-174

国医节的感想/潘澄濂//新中医刊.-5-19-176

国医节的感想/钱公玄//新中医刊.-5-19-176

国医节的感想/沈宗吴//新中医刊.-5-19-173

国医节的感想/盛心如//新中医刊.-5-19-175

国医节的感想/施济群//新中医刊.-5-19-174

国医节的感想/叶劲秋//新中医刊.-5-19-176

国医节的感想/尤学周//新中医刊.-5-19-173

国医节的感想/余鸿仁//新中医刊.-5-19-173

国医节的感想/张赞臣//新中医刊.-5-19-175

国医节的祈望/张赞臣//医界春秋.-3-12-79

国医节之贡献/卢亚西//国医杂志.-4-13-385

国医节之国医谈/沈乐君//国医杂志.-4-13-401

国医节之纪念/国医杂志社//国医杂志.-4-7-300

国医节之意义/杨彦和//国医杂志.-4-13-379

国医节之意义与国医之责任/戴达夫//国医杂志.-4-13-370

河南周家口中医药界举行三一七纪念会/中医世界杂志社//中医世界.-3-39-14

沪市国医药界纪念三一七国医节/中国针灸学研究社//针灸杂志.-4-33-69

纪念国医节/钱今阳//现代中医.-4-43-109

纪念国医节应有之认识与努力/钱今阳//国医公报.-4-25-247

纪念国医节之回顾与前瞻/钱今阳//新中医刊.-5-20-535

纪念三一七/顾渭川,萧退庵//国医杂志.-4-13-354//神州国医学报.-4-16-295

纪念三一七贡献于中央国医馆之各省代表/盛心如//光华医药杂志.-4-37-141

纪念三一七国医节/上海神州国医学会//神州国医学报.-4-18-279

纪念三一七国医节/现代中医杂志社//现代中医.-4-43-154

纪念三一七全国国医药界应有的自救建设/薛定华//光华医药杂志.-4-37-101

纪念三一七全国医药界应有的切实工作/姚子让//中医世界.-3-38-587

纪念三一七之感想/徐相任//国医杂志.-4-13-406

纪念三一七之来由及其意义/张阶平//杏林医学月报.-3-17-49

纪念三一七之意义/现代医药月刊社//现代医药月刊.-4-27-403

纪念三一七之真意义/薛文元//国医杂志.-4-13-368

江苏省国医分馆纪念(国医节)/光华医药杂志社//光华医药杂志.-4-41-322

念八年的三一七/朱小南//新中医刊.-5-19-171

热烈严肃之淮阴国医纪念节/北平医药月刊社//北平医药月刊.-5-9-362

如何纪念三一七国医节/丁济万//国医杂志.-4 -13-359

三民主义和国医药的关系(连载)/云溥//医林一谔.-4-10-621.-4-11-59

三十三年国医节刍言/钱今阳//国医砥柱月刊.-5-17-619

三一七/秦又安//中医世界.-3-27-20

三一七耻辱纪念碑/江堃//杏林医学月报.-3-17-48

三一七废除国医旧事岂可再演全国中医师团结起来谨防暗箭伤人我们一致反对不合理的全国医联会宣言/国医砥柱月刊社//国医砥柱月刊.-5-18-451

三一七感言/丁仲英//国医杂志.-4-13-353

三一七感言/华西医药杂志社//华西医药杂志.-5-36-505

三一七感言/叶朗清//中医世界.-3-38-589

三一七国医节/国医杂志社//国医杂志.-4-13-351

三一七国医节的沉痛语/金长康//国医杂志.-4-13-396

三一七国医节感言/丁少侯//国医砥柱月刊.-5-16-16//文医半月刊.-5-14-514

三一七国医节纪念/陈焕云//国医杂志.-4-13-374

三一七国医节纪念大会演辞/朱寿朋(讲);张仲勋(记)//医界春秋.-3-13-338

三一七国医节纪念感/金长康//神州国医学报.-4-18-282

三一七国医节敬告吾医药界/上海市国医分馆//神州国医学报.-4-18-280

三一七国医节宣言/郑显庭//华西医药杂志.-5-37-410

三一七国医节之感言/邵效康//国医杂志.-4-13-383

三一七国医节之观感/沙亦恕//国医杂志.-4-13-363

三一七后之国医观/杨东儒//医林一谔.-4-9-98

三一七纪念的奋勉/林振南//杏林医学月报.-3-17-50

三一七纪念后之我见/倪息庵//国医杂志.-4-13-382

三一七纪念日演讲/任应秋//华西医药杂志.-5-37-411

三一七纪念之感想/梁长荣//杏林医学月报.-3-22-449

三一七纪念致意/程万里//国医杂志.-4-13-398

三一七梦想/王步霄//光华医药杂志.-4-37-142

三一七请愿珍闻/蒋文芳//新中医刊.-5-19-177

三一七商榷/程迪仁//国医杂志.-4-13-389

三一七商一切/程迪仁//神州国医学报.-4-16-296

三一七书感/吴去疾//神州国医学报.-4-16-301

三一七为国医节说/中华国医学会//国医杂志.-4-13-403

三一七之回忆录/丁济万//国医杂志.-4-13-369

三一七重演在台湾/苏锦全//新中华医药月刊.-5-35-690

上海市国医药团体联合举行纪念国医节之盛况/医界春秋社//医界春秋.-3-12-126

上海市中医药界举行三一七纪念大会记/中医世界杂志社//中医世界.-3-39-10

深刻纪念三一七/光华医药杂志社//光华医药杂志.-4-39-109

述三一七之经过/陈存仁//华西医药杂志.-5-36-507

为什么要纪念三一七/吴去疾//国医杂志.-4-13-386//神州国医学报.-4-16-299

无锡中医研究会三一七纪念会盛况/北平医药月刊社//北平医药月刊.-5-9-364

无锡中医研究社三一七纪念会盛况/光华医药杂志社//光华医药杂志.-4-37-186

吴江县中医公会三一七国医节纪念大会/光华医药杂志社//光华医药杂志.-4-37-185

吴县中医公会国医节纪念大会/芜湖县中医公会//北平医药月刊.-5-9-363

武进国医界纪念国医节大会记/现代医药月刊社/现代医药月刊.-4-27-476

武进国医界纪念三一七国医节大会记/医学杂志社//医学杂志.-2-16-378

武进国医界举行庆祝国医节纪念大会/中医世界杂志社//中医世界.-3-39-15

武进国医界联合举行国医纪念会盛况/北平医药月刊社//北平医药月刊.-5-9-361

写在三一七国医节/国医砥柱月刊社//国医砥柱月刊.-5-18-433

医师节刍义/张爱棠//华西医药杂志.-5-37-177//中西医药.-5-13-485

与香港医界论三一七书/杨彦和//医界春秋.-3-12-62

怎样纪念三一七/盛心如//国医杂志.-4-13-377

怎样纪念三一七/张锡君//光华医药杂志.-4-37-100

祝味菊先生三一七纪念会演辞/罗济安//自强医学月刊.-3-40-351

10.2　中医存废与科学化

蚌埠中西医药团通电/蚌埠中西医药团//杏林医学月报.-3-16-112

保存国医之途径/妙生//国医杂志.-4-5-356//医林一谔.-4-8-235

报告粤省摧毁中医有沦亡之惧/刘峻//三三医报.-2-36-381

北京市卫生局限期查验医药人员开业执照/北京医药月刊社//北京医药月刊.-5-21-505

本会对于立法院通过中医条例之通电/香港中华国医学会//国医杂志.-4-6-463

本会分呈中央国府各机关请平等中医待遇文/香港中华国医学会//国医杂志.-4-7-26

本会关于立法院通过中医条例呈中央国医馆转请解释文/何佩瑜(主稿);黎琴石(修订)//国医杂志.-4-6-461

本会力争国医待遇宗祧继承之通电/香港中华国医学会//国医杂志.-4-7-339

本会庆祝中医条例成立情形/香港中华国医学会//国医杂志.-4-7-433

本会为中医条例呈立法院文/何佩瑜//国医杂志.-4-7-143

本会为中医条例之通电/何佩瑜//国医杂志.-4-7-141

本届第七届医士登记近讯/神州国医学会//神州国医学报.-4-14-78

本社修正卫生局修正取缔中医生章程提议书/医林一谔杂志社//医林一谔.-4-10-29

本市卫生局试验国医师情形/医林一谔杂志社//医林一谔.-4-11-437

本市医药团体控诉卫生局欺压国医师呈文/医林一谔杂志社//医林一谔.-4-9-162

驳斥上海医师公会与西医团体等之呈文并告西医界从速省悟/马师鳌//杏林医学月报.-3-16-288

驳傅孟真所谓国医/金正愚//中医新生命.-5-6-79

驳傅孟真无端侮辱国医之原文/陈泽东//国医正言.-5-3-159

驳内务部中医营养业领照暂行规则/周镇//三三医报.-2-33-293//绍兴医药月报.-2-39-434

驳前中卫部废止中医议决案通启/吴汉僎//现代医药月刊.-4-27-143

驳汪精卫废止中医药的谬论/朱殿//国医杂志.-4-6-412//杏林医学月报.-3-20-55//医界春秋.-3-10-133//医林一谔.-4-10-179//医学杂志.-2-15-79

驳汪精卫招待全国西医代表大会演词之无理/方富健//医界春秋.-3-11-11

驳医界一分子杨湘卿传单(连载)/医学公报社//医学公报.-1-5-323,355

驳余氏皇汉医学批评之纲要(连载)/吴汉僎//医界春秋.-3-9-510,548//医林一谔.-4-9-341,361

驳余氏皇汉医学批评之纲要(一)至(三)/吴汉僊//医界春秋.-3-10-24

驳余氏皇汉医学批评之纲要/吴汉僊//医学杂志.-2-14-556

驳余氏医述六气论之谬妄(连载)/罗振湘//医林一谔.-4-9-357,450

驳余岩皇汉医学批评之纲要/吴汉僊//中医世界.-3-30-535

驳余岩氏中医不能列入医科系统议(连载)/朦叟//医界春秋.-3-5-58,66,78,96

驳正余云岫先生中医为什么也有病可以医好一文/傅复安//国医砥柱月刊.-5-18-387

不满意于提议废弃阴阳五行书来函/曹钟英//绍兴医药学报.-1-17-44

参政会有人说中医不科学是事实吗/王柏龄//新中华医药月刊.-5-35-204

常德国医公会为中西医国选权待遇不平快邮代电/常德国医公会//医学杂志.-2-18-177

常德县国医公会为庆祝一二二国民政府公布施行中医条例纪念宣言/常德县国医公会//国医公报.-4-24-548

常熟国医杂志主编赵子刚等电呈行政院反对中医受卫生署管理/文医半月刊社//文医半月刊.-5-14-160

陈存仁致褚民谊函/陈存仁//广东医药月刊.-3-24-271//杏林医学月报.-3-16-103//医界春秋.-3-6-355

陈五昌君阅余云岫驳义感言/陈五昌//医学杂志.-2-7-497

呈复施副馆长统一病名意见书/曾觉叟//医学杂志.-2-15-189

呈考试院请将国医考试列入专门职业人员考试条例以重医政而昭平允文/中央国医馆//国医公报.-4-25-31

斥中华医学会请驳斥国医条例之荒谬/金长康//神州国医学报.-4-15-49

褚民谊对新旧医药纷争之意见/医界春秋社//医界春秋.-3-6-358

褚民谊氏之意见/褚民谊//广东医药月刊.-3-24-261//杏林医学月报.-3-16-102

褚民谊先生在上海女子医专演词片片录/谢筠寿//德华医学杂志.-1-39-547

褚民谊演讲医药问题/广东医药月刊社//广东医药月刊.-3-24-263

垂涕而道/张赞臣//医界春秋.-3-10-41

此之谓科学万能/萧退庵//神州国医学报.-4-15-471

从废止中医联想到中医考试/刘鸿钧//医界春秋.-3-7-440

从根本上推翻气化(连载)/陆渊雷//中医新生命.-5-6-180,243,304,362,416,482,538,602.-5-7-57

从国选说到本刊的态度/唐吉父//国医砥柱月刊.-5-18-631

从领照谈到现在卫生行政的制度/任应秋//华西医药杂志.-5-36-151

从上海区试题说到中医考试/华西医药杂志社//华西医药杂志.-5-36-343

从事实上揭破余云岫之评论/郭鸿杰//自强医学月刊.-3-41-146

从医学革命谈到中医科学化/江静波//华西医药杂志.-5-37-515

促学习旧医的青年自决/汪企张//中西医药.-5-13-264

存乎废乎(关于中国旧医学存废问题的检讨)/江晦鸣(著);庞京周(校评)//中西医药.-5-10-552

答辩书/范行准//中西医药.-5-10-16

答对付部令取缔/周镇//沈阳医学杂志.-3-2-120

答复徐君相任提议一(原问见神州国医学报第一卷十二期)/周镇//医学杂志.-2-15-309

答复徐相任君提议(原问如后)/周镇//杏林医学月报.-3-20-249

答黄肯堂君检定医生办法意见书/周镇//三三医报.-2-30-298

答旧医及告政府社会诸公文/庞京周//中西医药.-5-13-254

答问对付部令取缔/周镇//三三医报.-2-33-562

打倒中医与全国存亡之大关键/寒潮//广东医药月刊.-3-24-223//医界春秋.-3-6-363

打劫式取缔医生/高思潜//绍兴医药学报.-1-18-487

大同学报关于废除中国医药之公评/针灸杂志社//针灸杂志.-4-33-71

当今医者的责任/陈果夫//光华医药杂志.-4-38-15//中医世界.-3-38-481

道德上卫生的责任/褚民谊//广东医药月刊.-3-24-392

登记问题/丁仲英//绍兴医药月报.-2-41-150

第五次全国代表大会提议:政府对中西医应平等待遇以宏学术而利民生案/国医正言杂志社//国医正言.-5-4-409

电请中医列入学校系统/宁波商报//三三医报.-2-34-175

读涤尘去疾二君药方鉴定权及感言书后/周镇//神州国医学报.-4-14-310

读丁氏国医何故要科学化有感/章诗宾//国药新声.-5-25-7

读对于改进中医的几点意见/国医导报杂志社//国医导报.-5-30-141

读反对卫生署管理中医理由书之感言/张挚甫//神州国医学报.-4-18-418

读废弃阴阳五行论感言/叶劲秋//绍兴医药学报.-1-19-253

读郭沫若先生中医科学化拟议/王德隽//新中华医药月刊.-5-35-36

读国医馆整理学术草案之我见/余云岫//中西医药.-5-10-532

读国医药方之鉴定权感言/吴去疾//神州国医学报.-4-14-163

读行政院汪院长致立法院孙院长函之感想/翔山布衣//医界春秋.-3-13-117

读和田氏的中国医学非陈腐之医学感言/陈博儒//广东医药月刊.-3-24-61

读江督考试医生章程牌示及问题感言/何廉臣//绍兴医药学报.-1-8-95

读蒋总司令容纳医药总会请愿团意见批令教卫两部取消前令感言/陈宾卿//医学杂志.-2-12-63

读了褚民谊先生的必如何始能致医药前途昌大与光明/朝瑞//广东医药月刊.-3-24-274

读了褚余言论之后/林德仁//广东医药月刊.-3-24-277

读了中华民国医药学会上五院长论国医馆书以后(连载)/谢诵穆//自强医学月刊.-3-41-295,377

读了中华民国医药学会上主席及五院长论国医馆书以后(附中华民国医药学会原书)/谢诵穆//国医公报.-4-19-93

读了中西医药以后/董志仁//中西医药.-5-11-80

读全国医药总会上五院长书书后/王绍宜//医界春秋.-3-8-386

读三三医报一年来之回顾/张汝伟//三三医报.-2-31-186

读绍君医政统一论的谈话/祝味菊//医界春秋.-3-5-249

读绍君医政统一论的谈话后之感言/朱良钺//医界春秋.-3-5-307

读申述关于中医科学化的问题后/颜公辰//新中华医药月刊.-5-35-146

读汪精卫致孙科函感言/朱寿朋//现代中医.-4-42-623

读汪精卫致孙科一封信的感言(连载)/朱寿朋//国医正言.-5-4-228,281

读汪精卫致孙科一封信的感言/朱寿朋//现代医药月刊.-4-27-647//医界春秋.-3-12-475

读汪精卫致孙哲生书敬告全国医药界/唐思义//光华医药杂志.-4-38-305//医界春秋.-3-13-9

读汪企张促学习旧医的青年自决感言/郭鸿杰//医界春秋.-3-6-395

读汪院长对医学会演说词之感想/何佩瑜//国医杂志.-4-7-43

读汪院长在全国医师大会茶话会演说词后之感

言/黄伯棠//神州国医学报.-4-15-330

读汪院长在全国医师第三次茶会演说词感言/黄苍霖//神州国医学报.-4-15-421

读汪院长致孙院长阻其公布国医条例信之后唤起医药界书/王健鹤//国医正言.-5-4-385

读吴虎君驳晚成君中西医治疗脚气科学观之我见/吴义民//医界春秋.-3-5-369

读吴虎君驳晚成君中西医治疗脚气之科学观后再进一解/承忠//医界春秋.-3-5-237

读写在所谓国医之后感言/张文元//医学杂志.-2-16-37

读杏林医学的感言/汪士瀛//杏林医学月报.-3-22-145

读徐祖椿君勉国医药界书后/刘琴仙//杏林医学月报.-3-16-500

读余岩提案废止中药感言/香江老叟//杏林医学月报.-3-16-144

读余云岫答张弓泉先生来信后/孔繁煜//华西医药杂志.-5-36-155

读张子鹤中国医药科学讨论之后(连载)/盛心如//新中医刊.-5-19-48,71

读中医审查规划感言/陆渊雷//中医新生命.-5-8-218

读种痘异议而深感中医科学化的难能/苍霖//中西医药.-5-13-13

对全国卫生行政会议严禁中医使用西药案的抗议/易万育//华西医药杂志.-5-36-403

对日本奖励栽培汉药与汪精卫氏废除中国医药之感言(连载)/欧阳秉钧//杏林医学月报.-3-20-187,231

对汪精卫氏废除国医药之评议/林瑾庵//杏林医学月报.-3-20-232

对五中全会的一点建议/张文元//医学杂志.-2-16-153

对于广州市卫生局取缔中医的追求/陈黄镤//医界春秋.-3-9-229

对于沪埠中医登记之顾虑/周镇//三三医报.-2-35-437

对于江苏中医联合会请愿书/周镇//三三医报.-2-31-407

对于教育部不准中医列入学校系统之感言/王显夫//三三医报.-2-33-548

对于力驳五行分析的批判者之答复/高思潜//绍兴医药学报.-1-20-13

对于南洋吉隆坡谭活水君吴汉僎医界之警铎气化为细胞之母六淫为细菌之原之我见之我见/梅竹洲//杏林医学月报.-3-22-75

对于日本奖励栽培汉医药与汪精卫氏废除中国医药之感言/欧阳秉钧//现代医药月刊.-4-27-115

对于苏省举行国医登记感言/朱颂陶//中医世界.-3-35-142

对于苏省中医训练之管见/张治河//医学杂志.-2-18-351

对于统一病建议书之商榷/恽铁樵//医学杂志.-2-15-209

对于统一病名建议书/章炳麟//国医杂志.-4-12-446//苏州国医杂志.-5-2-391//医界春秋.-3-10-197//医林一谔.-4-10-314//医学杂志.-2-15-207

对于统一病名建议书之批评及意见/蒋颂南//医林一谔.-4-10-330

对于统一病名建议书之商榷/恽铁樵//国医杂志.-4-12-439//医界春秋.-3-10-198//医林一谔.-4-10-315

对于统一病名意见书之平议/周岐隐//神州国医学报.-4-15-159//中医世界.-3-32-363

对于统一病名之我见/谢则仁//神州国医学报.-4-17-120

对于统一病名之我见/徐相任//神州国医学报.-4-16-487

对于汪企张此次呈全国教育会议取缔中医一书之商兑仲裁对于同业相残案之感想/仲裁//医界春秋.-3-6-27

对于温先生中医必亡说的我见/吴菊方//光华医药杂志.-4-38-249

对于吴汉僎医界之警铎气化为细胞之母六淫为细菌之原之我见/谭活水//杏林医学月报.-3-21-514

对于西医呈请驳斥国医条例之意见/周镇//神
　州国医学报.-4-15-161

对于西医动以科学二字尊己欺人为简要之辩驳
　/黄肯堂//医学杂志.-2-13-291

对于现阶段中医学派的意见/姜春华//中国医
　药月刊.-5-32-541

对于学术整理委员会统一病名建议书之批评及
　意见/蒋颂南//现代医药月刊.-4-27-118

对于袁复初君论医学书/刘哲明//三三医报.-2
　-31-377

对于袁黎二君商榷五行生克意见书/陈芷馨//
　绍兴医药学报.-1-16-144

对于中华医学会呈请立法院驳斥国医条例之感
　想/蔡幼笙//神州国医学报.-4-15-4

对于中央国医馆统一病名建议之意见/夏应堂
　//医林一谔.-4-10-321

对于中央医院院长刘瑞恒等受记过申诫之感言
　/余震古//国医正言.-5-4-433

对于中医必亡说贡献补救意见之两封信/杨济
　衷,蒋光汉//光华医药杂志.-4-38-157

对于中医不科学与科学化声浪中之呼声/张拱
　端//医界春秋.-3-12-376

对于最近中医界兴奋的观感/沈乾一//中西医
　药.-5-13-103

对章太炎进一驳言(二)/蔡陆仙//医界春秋.-3
　-5-141

对章太炎进一驳言(一)/陆士谔//医界春秋.-3
　-5-140

对中央国医馆统一病名之意见/夏应堂等//医
　界春秋.-3-10-195

多为贵/其谁//医界春秋.-3-6-123

多余的话/锐之//中西医药.-5-11-287

咄咄逼人之卫生局/溥/医林一谔.-4-8-567

二次部规不定世医师传及将来警厅试医缴照
　(连载)/周镇//三三医报.-2-33-367.-2-
　35-49

二次部规不定世医师传及日后警厅试医缴照/
　周镇//沈阳医学杂志.-3-2-192

反对卫生署管理中医理由书/金真如//国医砥
　柱月刊.-5-15-424//现代中医.-4-43-

270//医学杂志.-2-18-103//针灸杂志.-
　4-32-173//中医新生命.-5-8-283

反对卫生署管理中医理由书之感言/张礼耕//
　国医砥柱月刊.-5-17-271

反对卫生署管理中医之理由书(连载)/金真如
　//国医正言.-5-5-198,253//文医半月刊
　.-5-14-322,338

反中医的感言/祝天一//医界春秋.-3-5-37

菲岛取缔中医感言/吴去疾//神州国医学报.-4
　-16-127

菲律宾取缔中医之感言/黎琴石//国医杂志.-4
　-7-275

菲律宾政府取缔中医/秦伯未//中医世界.-3-
　34-405

菲律宾政府取缔中医始末记/郑扬嗣//国医公
　报.-4-22-151

菲律宾政府取缔中医之前前后后/郑扬嗣//光
　华医药杂志.-4-37-24

废除阴阳五行的我见/守真//绍兴医药学报星
　期增刊.-1-22-392

废除中医药声中之我见/吴庆良//广东医药月
　刊.-3-24-222

废汰中医感言/邓薪//广东医药月刊.-3-24
　-220

废止声中我们应有的工作/刘鸿钧//医界春秋
　.-3-8-119

废止五行论/束天民//绍兴医药学报.-1-12
　-413

废止五行生克问题之正确解决/蔡星山//绍兴
　医药学报.-1-11-463

废止五行生克问题之正确解决/曹伯藩//绍兴
　医药学报.-1-11-452

废止五行生克问题之正确解决/曹伯蘅//绍兴
　医药学报.-1-11-454

废止五行生克问题之正确解决/冯性之//绍兴
　医药学报.-1-11-456

废止五行生克问题之正确解决/黄惠初//绍兴
　医药学报.-1-11-421

废止五行生克问题之正确解决/嘉翰清//绍兴
　医药学报.-1-11-427

废止五行生克问题之正确解决/解纯一//绍兴医药学报.-1-11-473

废止五行生克问题之正确解决/刘瑞恒//绍兴医药学报.-1-11-464

废止五行生克问题之正确解决/徐梅洲//绍兴医药学报.-1-11-423

废止五行生克问题之正确解决/徐石生//绍兴医药学报.-1-11-479

废止五行生克问题之正确解决/尹炳南//绍兴医药学报.-1-11-468

废止五行生克问题之正确解决/俞鉴泉//绍兴医药学报.-1-11-481

废止五行生克问题之正确解决/张汉书//绍兴医药学报.-1-11-437

废止五行生克问题之正确解决/张汝伟//绍兴医药学报.-1-11-443

废止五行生克问题之正确解决/周镇//绍兴医药学报.-1-11-459

废止五行生克杂议/折背叟//绍兴医药学报.-1-16-398

废止五行生克之平议/朱阜山//绍兴医药学报.-1-11-73//神州医药学报.-1-46-468

废止中医的商榷/严独鹤//广东医药月刊.-3-24-227//医界春秋.-3-6-381

废止中医药案慨言/尤学周//医界春秋.-3-6-330

废中医不废中药者之阴谋/曾觉叟//医林一谔.-4-9-221

奉天实行摧残中医处罚药业/三三医报社(辑)//三三医报.-2-31-105

福建宁医士公会电/杏林医学月报社//杏林医学月报.-3-16-113

福建省晋江县中医公会为国大选举告全国中医界同人书/福建省晋江县中医公会//国医正言.-5-5-149

附上海市医师公会对于制定国医条例责成中央国医馆管理国医意见原文/上海市医师公会//杏林医学月报.-3-20-299

附张明先生原文为训练中医事与本市卫生当局商榷/中西医药杂志社//中西医药.-5-13

-406

复全国医药总会解释书/时逸人,陈观光//医学杂志.-2-13-90

复张赞臣兄书(读汪函后之感言)/秦伯未//医界春秋.-3-12-509

改组中央医院疑问/朱殿//神州国医学报.-4-15-83//杏林医学月报.-3-20-188//医界春秋.-3-10-285//医林一谔.-4-10-355//医学杂志.-2-15-252

赣警厅取缔医生之章程/绍兴医药学报社//绍兴医药学报.-1-9-328

港医学会提案之批评/澄齐//国医杂志.-4-7-343

告辩驳/高思潜//绍兴医药学报星期增刊.-1-22-43

告国大代表竞选者/华西医药杂志社//华西医药杂志.-5-37-121

革命派保守派折衷派各说之批判/牟允方//新中华医药月刊.-5-35-669

葛廉夫先生上海西医竖旗之感想/葛荫春//医学杂志.-2-11-236

各代表赴京请愿情形/杏林医学月报社//杏林医学月报.-3-16-106

各地反对取缔国医之函电/医界春秋社//医界春秋.-3-6-352

各地医药团体力争中医管辖之邮电/医界春秋社//医界春秋.-3-13-368

各地中医药团体代表集京向三全会请愿要求实行五全会决议案/中医世界杂志社//中医世界.-3-38-561

各地中医药团体向三中全会请愿(实行中西医待遇平等)/医学杂志社//医学杂志.-2-18-292

各地中医药团体要求实行五全大会决议案昨向三中全会请愿/国医正言杂志社//国医正言.-5-5-489

各地中医药团体要求实行五全会决议案向三中全会请愿/国医砥柱月刊社//国医砥柱月刊.-5-15-541

各地中医药团体要求实行五全会决议案向三中

全会请愿之情形/医界春秋社//医界春秋.-3-14-321

各省市国医药团体电请蒋院长于庆祝中医条例典礼日莅临中馆亲致训词/光华医药杂志社//光华医药杂志.-4-39-85

给倒在地上的杂种医:谭次仲先生/范行准//中西医药.-5-12-333

关于废止中医的我见/黄季陆//杏林医学月报.-3-17-73

关于国产药材科学研究之意见/陈璞//医学杂志.-2-14-313

关于国医条例审议之经过/国医杂志社//国医杂志.-4-6-377

关于国医条例审议之经过/杏林医学月报社//杏林医学月报.-3-20-294

关于国医条例审议之经过/医界春秋社//医界春秋.-3-10-203

关于行政院令改国医学校为学社事中央国医馆秘书处来函/国医杂志社//国医杂志.-4-6-173

关于江西警厅取缔医生总会之答函/绍兴医药学报社//绍兴医药学报.-1-9-394

关于科学诠释医学之一例:阴阳与新陈代谢之代谢中空气与炭养之商榷/周慰椿//国医砥柱月刊.-5-18-330

关于科学整理国药之心得/邢朝昇//中国医药月刊.-5-32-149

关于审查给证问题/唐吉父//中医世界.-3-39-129

关于统一病名之所见/张赞臣//医界春秋.-3-10-179//医学杂志.-2-15-224

关于五全大会政府对中西医应平等待遇以宏学术而利民生案之感想与希望/祝敬铭//光华医药杂志.-4-38-478,575//医界春秋.-3-13-57

关于修正中医条例之种种/神州国医学报社(辑)//神州国医学报.-4-18-153

关于中西医平等待遇之呼声/国医正言杂志社//国医正言.-5-4-355

关于中西医平等待遇之呼声/现代医药月刊社//现代医药月刊.-4-27-665

关于中医称师的几句话/杨医亚//国医砥柱月刊.-5-18-117

关于中医科学化问题的商榷/洪贯之//中西医药.-5-10-480

官厅管理执照即取缔/周镇//三三医报.-2-31-384

管理医师医士规则之实施/绍兴医药学报社//绍兴医药学报星期增刊.-1-22-499

广东光汉中医专校同学会通电/杏林医学月报社//杏林医学月报.-3-16-111

广东省国医分馆关于中医归卫署管理来电/国医杂志社//国医杂志.-4-7-493

广东省取缔医院之原因(代论)/何高俊//中西医学报.-1-27-487

广东卫生局考试中医详情/国医杂志社//国医杂志.-4-5-602

广东新中医学会此次的表示:我们反对废止中医药之真义和革新中医药的主张/子蕢//广东医药月刊.-3-24-135

广东新中医学会快邮代电/杏林医学月报社//杏林医学月报.-3-16-211

广东医学卫生社光汉中医专门学校通电/杏林医学月报社//杏林医学月报.-3-16-110

广东中医工会为医校改称社事通告/医学杂志社//医学杂志.-2-13-185

广东中医公会通电/杏林医学月报社//杏林医学月报.-3-16-111

广东中医药团体学校联呈教育部电/杏林医学月报社//杏林医学月报.-3-16-206

广东中医药专门学校广东中医公会广州市商民协会中药行分会通电/杏林医学月报社//杏林医学月报.-3-16-110

广东中医药专门学校学生会重要宣言/杏林医学月报社//杏林医学月报.-3-16-219

广朦叟氏驳余岩中医不能列入医科议/许半龙//医界春秋.-3-5-179

广西南宁医药界同人为争国医管理权致立法院电/医学杂志社//医学杂志.-2-15-532

广州方便医院通电/杏林医学月报社//杏林医

学月报.-3-16-111

广州考试中医详情/中医指导录杂志社//中医指导录.-4-4-344

广州市卫生局试验国医师记要/广州市卫生局//医林一谔.-4-9-121

广州医药团体电/杏林医学月报社//杏林医学月报.-3-16-111

国家在行政上对于中医中药须有如何之设施始能与西医立于平等地位以达发扬国粹利济民生之目的/范国义//医学杂志.-2-18-27

国家在行政上对于中医中药须有如何之设施始能与西医立于平等地位以达发扬国粹利济民生之目的/黄国材//医学杂志.-2-17-329

国家在行政上对于中医中药须有如何之设施始能与西医立于平等地位以达发扬国粹利济民生之目的/张照鳞//医学杂志.-2-18-26

国联合作中国卫生事业之危机/蔡松岩//医林一谔.-4-10-581

国联通过组织中国古医研究会与余云岫辈日图摧残中医之感想/周柳亭//杏林医学月报.-3-21-277//医学杂志.-2-16-101

国民大会对中医提案已获通过/邱键//国医砥柱月刊.-5-18-452//华西医药杂志.-5-37-444

国民大会通过中医提案之争执经过/陈存仁//华西医药杂志.-5-37-501

国民大会中之代表问题本社具呈请求解释/中国针灸学研究社//针灸杂志.-4-31-209

国药科学化/独鹤//医界春秋.-3-14-391

国药科学化之商榷/姚贻春//国医公报.-4-21-457

国医病名统一之吾见/陆士谔//国医杂志.-4-13-283

国医存废与国家存亡之关系/陈应期//医林一谔.-4-10-575

国医非科学化不能图存说/刘岳崙//国医公报.-4-24-383

国医给证呈请展期/国医砥柱月刊社//国医砥柱月刊.-5-18-683

国医果当废弃乎/陈立夫//国医公报.-4-19-

30//医林一谔.-4-10-12

国医界的战士们注意她侧面的攻击(连载)/李寿芝//医界春秋.-3-6-46,76

国医究竟是要科学化还是要哲学化/汪士瀛//文医半月刊.-5-14-226

国医科学化/张忍庵//医界春秋.-3-10-423

国医科学化的机会/章诗宾//国药新声.-5-25-243

国医科学化之管见/陈亿智//国药新声.-5-24-13

国医科学化之我见/丁福保//复兴中医.-5-31-679

国医科学化之先决问题/王贤民//新中医刊.-5-20-578

国医庆祝与西医请愿/祝敬铭//医界春秋.-3-13-301

国医师资检定条例/时逸人//医学杂志.-2-11-309

国医条例审议之经过/医林一谔杂志社//医林一谔.-4-10-379

国医条例原则/中央国医馆//国医公报.-4-20-328//国医杂志.-4-6-377//杏林医学月报.-3-20-294//医界春秋.-3-10-203//医林一谔.-4-10-379

国医吐气汪院长精卫现亦信仰国医/国医正言杂志社//国医正言.-5-3-317

国医团体呈请立院制定中医考试条例/光华医药杂志社//光华医药杂志.-4-39-193

国医学之系统/袁复初//三三医报.-2-36-591

国医药界希望于政府者/岑志良//国医杂志.-4-13-394

国医药界最近兜了一个大圈子/汤士彦//医界春秋.-3-10-5

国医药科学化的谬见/叶橘泉//中西医药.-5-10-486

国医药科学化的世界观/盛展龙//国医砥柱月刊.-5-18-238

国医与科学/秦伯未//中医世界.-3-30-373

国医与科学/宋爱人//杏林医学月报.-3-22

－530

国医御敌团刍议(中医一律改称国医)/时逸人
　　//三三医报.－2－35－133

函安徽省政府据休宁国医公会呈屯溪公安局举
　　行中医审查登记请查明见复文/中央国医馆
　　//国医公报.－4－23－270

函广东省政府据潘茂林函请转达各省市卫生局
　　对于考试中医稍加审慎请察酌办理文/中央
　　国医馆//国医公报.－4－24－147

函考选委员会谨将国医考试列入专门职业人员
　　考试条例以重医政而昭平允文/中央国医馆
　　//国医公报.－4－25－32

函考选委员会谨将举行中医考试应行规定各点借
　　备参酌文/中央国医馆//国医公报.－4－25－285

函考选委员会以中医条例现经立法院拟定在案
　　嗣后卫生行政资格铨叙必经考试兹特检送该
　　项考试科目请查照文/中央国医馆//国医公
　　报.－4－21－397

函立法院孙院长请将国医考试条例列入考试法
　　规以昭公允文/中央国医馆//国医公报.－4－
　　25－34

函立法院为本馆陈理事长立夫申请列席审查国
　　医条例会议陈述意见文(附立法院复函照准
　　文)/中央国医馆//国医公报.－4－21－153

函潘茂林准广东省政府函复对于考试中医稍加
　　审慎一节已转今所属审慎办理函复附抄察阅
　　文/中央国医馆//国医公报.－4－24－261

函汪院长提议四中全会拨款建设国医事业文/
　　焦易堂//国医公报.－4－21－365

汉口武昌汉阳三国医公会为中医审查规则不平
　　之呼吁/汉口武昌汉阳国医公会//光华医药
　　杂志.－4－40－297

汉药之科学的研究/卢励俭//医林一谔.－4－10
　　－418

杭州鸡鸣医报社为政府处理中医问题献议/鸡
　　鸣医报社//医学杂志.－2－15－198

胡定安对中医存废问题之主张/胡定安//医界
　　春秋.－3－6－362

湖北国医专科学校校董会反对卫生署国医审查
　　规则宣言并办法/湖北国医专科学校校董会

//国医正言.－5－5－311 //文医半月刊.－5－
　　14－369 //医学杂志.－2－18－178 //针灸杂
　　志.－4－32－260

湖北国医专校反对卫生署管理中医电/湖北国
　　医专科学校//医学杂志.－2－17－382

湖北湖南上海等各地国医学校一致力争中西医
　　平等待遇之声呼/中国针灸学研究社//针灸
　　杂志.－4－32－445

湖南长沙市国医公会为反对卫生署提议管理中
　　医呈冯副委员长代电/湖南长沙市国医公会
　　//国医正言.－5－5－8

湖南长沙市国医公会为反对卫生署提议管理中
　　医呈蒋院长代电/湖南长沙市国医公会//国
　　医正言.－5－5－6

湖南常德县国医公会等快邮代电/医界春秋社
　　//医界春秋.－3－11－47

湖南国医药团体为国医改校称社快邮代电/医
　　学杂志社//医学杂志.－2－17－52

湖南国医药团体致本社快邮代电/医林一谔杂
　　志社//医林一谔.－4－10－283

湖南全省国医药同人庆祝中医条例公布宣言/
　　医界春秋社//医界春秋.－3－13－303

湖南全省医药同人庆祝中医条例公布宣言(一)
　　至(二)/曾觉叟//国医正言.－5－4－489,539

湖南省常德县国医公会之快邮代电/国医正言
　　杂志社//国医正言.－5－5－197

湖南省各医药团体快邮代电/国医正言杂志社
　　//国医正言.－5－4－159

湖南省中医师公会代电/国医砥柱月刊社//国
　　医砥柱月刊.－5－18－299

湖南医药建设委员会致全国医药团体请急起联
　　合以图挽救文/湖南医药建设委员会//现代
　　医药月刊.－4－27－232

湖南曾觉叟为国医馆管理国医国药事快邮代电
　　/曾觉叟//医学杂志.－2－15－304

湖南曾觉叟致本社快邮代电/曾觉叟//医林一
　　谔.－4－10－384

沪东中医学会宣言/沪东中医学会//杏林医学
　　月报.－3－16－115

沪市国医分馆电请迅颁布中医条例/医界春秋

社//医界春秋.-3-13-42

沪西医报医药评论已处死刑中医条例之疏证/
生明//医学杂志.-2-16-69

沪医关于中西医平等待遇之呼声/国医杂志社
//国医杂志.-4-7-464

华北国医学院快邮代电/神州国医学报社//神
州国医学报.-4-15-518

华中新中医专校为中西医平等待遇来函/华中
新中医专科学校校董会//医学杂志.-2-18-
346

化验中药之我见/顾子安//神州国医学报.-4-
14-217//中医指导录.-4-2-169

畸形之检定/味辛//神州医药学报.-1-47
-307

寄给全国中医界关于中医师称谓的一个总答复
/高德明//华西医药杂志.-5-36-320//新
中华医药月刊.-5-35-373

嘉兴中医协会电/嘉兴中医协会//杏林医学月
报.-3-16-112

缄郭沫若先生/程荣梁//新中华医药月刊.-5-
35-77

检定医生势在必行(汕头市)/许小士//三三医
报.-2-35-330

江苏省会卫生事务所限令中医登记(镇江通
讯)/中医世界杂志社//中医世界.-3-38
-377

江苏省会卫生事务所限令中医登记/光华医药
杂志社//光华医药杂志.-4-41-109

蒋军事委员长介石先生提倡中医/国医杂志社
//国医杂志.-4-7-5,139

蒋谕维护中国医药/中西医学报社//中西医学
报.-1-41-223

教卫两部焚坑国医国药之痛史/湖南省筹备医
药事业建设委员会//现代医药月刊.-4-27-
187//医林一谔.-4-9-471

教卫两部会呈限制中医案经过/医界春秋社//
医界春秋.-3-7-288

教卫两部会呈限制中医案经过/中西医学报社
//中西医学报.-1-41-441

今之科学家……而已!/伍㘣㘣//广东医药月

刊.-3-24-216

今之著书拟废弃五行支离生克发挥新理商榷/
王寿芝//绍兴医药学报.-1-16-202

金矿之中医学/袁复初//三三医报.-2-35
-509

金鸣宇反对国医馆之无理取闹/雷鸣夏//医林
一谔.-4-8-280

金真如反对卫生署管理中医/光华医药杂志社
//光华医药杂志.-4-40-299

近世取缔医生序/康惟恂//绍兴医药学报星期
增刊.-1-22-183

禁绝华医华药之感愤/医林一谔杂志社//医林
一谔.-4-8-305

京师警察厅取缔医生/远志//神州医药学报.-1
-42-479

精神物质两医学并行不悖说/田重章//绍兴医
药学报.-1-19-177

敬告中医同人书(连载)/曾觉叟//国医正言.-5
-4-219,273,327

九江取缔医生之感言/桃源渔隐//三三医报.-2
-29-214

旧医上五院长书驳议之驳议/孙立君//医界春
秋.-3-8-257

举办中医登记/何幼廉//绍兴医药月报.-2-41
-255

君子之争/余无言//医界春秋.-3-13-10

看了所谓国医以后/谢衡卿//中医指导录.-4-
4-211

考试院延聘各科专家评阅中医师考卷/国医砥
柱月刊社//国医砥柱月刊.-5-18-246

考试中医/隐吾//国医正言.-5-5-290

考医非悲观事也/守素//神州医药学报.-1-45
-238

科学不足存废国医论/宋爱人//医界春秋.-3-
10-421//中西医药.-5-10-429

科学化的中医/江浦清//杏林医学月报.-3-23
-91

科学化国医见解(一)至(二)/丘山//文医半月
刊.-5-14-119,133

科学化之国医系统/中央国医馆//国医公报.-4

－21－189

科学精神与中国医学/中医新生命杂志社//中医新生命.－5－6－495

科学论(连载)/伍律宁//广东医药月刊.－3－24－81,318,376

科学声中之国医与中国之学术及国民之特性应有之认识/黄子衡//国医砥柱月刊.－5－18－88

科学与不科学/无波阁主//国医砥柱月刊.－5－15－601

科学与师权/胡适//中西医药.－5－10－7

科学整理国药之我见/邢朝昇//中国医药月刊.－5－32－71

科学之认识/奚可阶//光华医药杂志.－4－36－349//中西医药.－5－10－435

可怜的中国医学/冯玉祥//华西医药杂志.－5－36－42

客观的国医研究法/李春芝//沈阳医学杂志.－3－1－173

苦笑/恽铁樵//铁樵医学月刊.－4－44－101

快邮代电/湖南省芷江县中医师公会//国医砥柱月刊.－5－18－227,240

快邮代电/黄焯南//针灸杂志.－4－32－357

快邮代电/三三医报社//三三医报.－2－36－526,570,602

快邮代电(附呈卫生署中医委员会原稿一件)/中国针灸学研究社//针灸杂志.－4－33－344

快邮代电/中央国医馆湖南省分馆//国医砥柱月刊.－5－18－224

力驳高思潜五行分析的批判/王肖舫//绍兴医药学报.－1－19－495

立法院拟将中西医条例合并改订医师条例言/吴去疾//神州国医学报.－4－18－85

立法院通过国立中医研究院组织条例之感言/周柳亭//杏林医学月报.－3－20－495//医界春秋.－3－11－117//医学杂志.－2－15－604

立法院通过国医条例/立法院//中医世界.－3－32－341//现代医药月刊.－4－27－224

立法院通过国医条例辩论文/新加坡智育界者//医学杂志.－2－15－543

立法院通过之中医条例原文/国医杂志社//国医杂志.－4－6－459.－4－7－33

立法院通过中医条例/立法院//铁樵医学月刊.－4－44－42//医界春秋.－3－10－470//中医指导录.－4－3－372

立法院修正卫生署组织法及中医条例/立法院//中医新生命.－5－8－417

联络全国各医药团体一致力争中西医平等待遇案/现代医药月刊社//现代医药月刊.－4－27－688

灵素商兑之商兑(连载)/何云鹤//国医杂志.－4－12－17,85,141//自强医学月刊.－3－40－493,576

令甘肃省国医分馆据报庆祝中医条例公布情形呈悉文/甘肃省国医分馆//国医公报.－4－25－408

论东西医不留意中医学决不能行于中国/裴吉生//绍兴医药学报.－1－10－377

论废除国医国药/丁翼翔//中医指导录.－4－3－245

论改进中医科学化之我见/黄芳//国医砥柱月刊.－5－18－402

论高思潜君脱离阴阳五行范围之不可/蒋璧山//绍兴医药学报.－1－18－470

论高思潜君五行之分析的批判/蒋璧山//绍兴医药学报.－1－20－28

论国医非科学化则必亡及略举科学整理之方法/谭次仲//中西医药.－5－10－467

论黄人不宜视变法为无裨因循自误/陈明//利济学堂报.－1－2－103

论教育部废弃中医不用中药之谬妄/沈智民//神州医药学报.－1－43－183

论今日宜速取缔医业/司徒焯//中西医学报.－1－33－13

论科学不能打消神话与中医之非神话的而为物理的本国的悬谈的而非化学的世界的又绝非迷信的也/黎伯概//神州医药学报.－1－43－195

论前者西医不准中医用西药今者西医提倡西医用中药其关系之究竟如何/徐心互//光华医

药杂志.-4-41-191

论日本以医药政策灭中国/劫余寒蝉//绍兴医
　药学报.-1-15-382

论太医院不宜改用西医/李啸云//医学报.-1-
　6-297

论卫生署设中医委员会/黄恪勤//光华医药杂
　志.-4-41-446

论医学与科学之关系/金曾洵//中西医学报.-1
　-26-439

论医由科学进于气化/朱壶山//国医砥柱月刊
　.-5-15-487

论医战/林大癚//医学公报.-1-7-123

论医战/史介生//绍兴医药学报.-1-19-497

论医之新旧/叶家元//绍兴医药月报.-2-41
　-322

论整顿国医/陈秩平//杏林医学月报.-3-22
　-11

论政府应定制医生公会条例一如律师公会之例
　/茅天民//绍兴医药学报.-1-17-275

论中国人媚外易于瞎说盲从之害/刘吉人//绍
　兴医药学报星期增刊.-1-21-304

论中国医学不能革新之原因/张织孙//中西医
　学报.-1-25-8

论中药改进之我见/周颐芳//国医砥柱月刊.-5
　-18-557

论中医科学化之途径/邓曰仁//医学杂志.-2-
　17-117//中国医药月刊.-5-32-5

论中医审查规则/汤士彦//中医新生命.-5-8-
　352

论中医师考试/王德隽//新中华医药月刊.-5-
　35-342

论中医师考试与眼科选试/施绍章//国医砥柱
　月刊.-5-18-258

论中医为国粹学/吴锡璜//神州医药学报.-1-
　47-224

论中医勿失其故步(连载)/卢朋著//杏林医学
　月报.-3-17-327.-3-19-168

论中医学术有切合科学之要义/李荣//杏林医
　学月报.-3-20-451

论中医药学术只尺许发扬整理不容变革/黄先

庸//杏林医学月报.-3-21-13

论中医之科学化/何佩瑜//国医杂志.-4-5
　-23

谩骂与侮辱中医论/范行准//中西医药.-5-11
　-375

漫谈检核/华西医药杂志社//华西医药杂志.-5
　-36-239

漫谈奴才的走狗/苦虫//中西医药.-5-12
　-346

秘国严禁华医药之我观/任裕贤//医林一谔.-4
　-8-306

秘政府取缔中医药之感言/医林一谔杂志社//
　医林一谔.-4-8-307

秘政府严禁中国医药之我见/医林一谔杂志社
　//医林一谔.-4-8-303

民国二十四年十一月中国国民党第五次全国代
　表大会提议政府对于中西医应平等待遇以宏
　学术而利民生案/中国国民党全国代表大会
　//国医公报.-4-24-263

民政厅严密取缔中西医/绍兴医药月报社//绍
　兴医药月报.-2-41-253

明日之中国医药/李蔚普//华西医药杂志.-5-
　36-153

鸣鼓而攻(附汪精卫致孙科书亲笔原函)/张赞
　臣//国医正言.-5-4-227//现代医药月刊
　.-4-27-639//医界春秋.-3-12-469

呐喊/顾雨时//铁樵医学月刊.-4-44-709

南京考试医生办法/绍兴医药学报社//绍兴医
　药学报.-1-8-85

南京考试医生问题/绍兴医药学报社//绍兴医
　药学报.-1-8-171

南京考医生之问题/绍兴医药学报社//绍兴医
　药学报.-1-8-125

南京市国医公会为国代选举令出两歧分呈各机
　关文/南京市中医公会//国医正言.-5-5
　-151

南京市国医公会为国民大会代表选举法之规定
　意涉含糊分呈司法院及内政部文/南昌市中
　医公会//国医正言.-5-5-11

南京市国医药界代表郭受天先生演词/郭受天

//国医公报.-4-24-510

南洋特派调查教育之代表卓兰齐君驳余岩异哉
旧医之举动/医界春秋社//医界春秋.-3-6-
360

内部医政司国立中医研究院之悲观/周镇//医
学杂志.-2-15-534

拟废五行生克之提议/袁桂生//神州医药学报
.-1-46-18

宁波考取前列医生之文卷/周小贵(录)//绍兴
医药学报.-1-17-175

宁波中医公会快邮代电/医学杂志社//医学杂
志.-2-15-306

彭副理事长养光演词/彭养光//国医公报.-4-
24-508

批九江中医公会据呈请发公布中医条例原文应
予照发文/中央国医馆//国医公报.-4-25
-283

批判胡剑华君以科学注释伤寒之价值(连载)/
蒋璧山//三三医报.-2-32-116,153,189

辟余/邵餐芝//神州国医学报.-4-16-441

辟余岩灵素商兑/沈德修//中医杂志.-2-28
-317

辟周某妄谈科学之谬(一)至(七)/谭次仲//文
医半月刊.-5-14-225,241,256,273,289,
336,354

平湖医团通电反对卫生署管理中医/光华医药
杂志社//光华医药杂志.-4-41-21

评议摒弃阴阳五行六气不知阴阳五行六气是科
学/叶心农//医界春秋.-3-5-183

浦东医药会与褚民谊讨论新旧医药之纷争/医
界春秋社//医界春秋.-3-6-354

其二/陆元复//医学公报.-1-7-93

奇者西医不准中医用西药之法律观/徐心亘//
文医半月刊.-5-14-548

千钧一发/张赞臣//医界春秋.-3-10-223

侨港中华国医学会快邮代电/黎琴石,何佩瑜,
梁朝浦,庐梓登//医林一谔.-4-10-517

瞧了陈无咎妄詆中医六气只有一气之说后感言
(一)至(二)/阿琴//国医正言.-5-5-
105,153

请参议会注重中国医药实行主席三点希望/吴
汉僎//华西医药杂志.-5-36-187

请呈请国民政府从速公报施行中医条例俾有遵
循而崇法治案/潘茂林//国医公报.-4-22
-435

请函请考选委会从速制定中医考试条例并明令
停止各省市县政府举行中医考试划一中医考
试法令案/潘茂林//国医公报.-4-22-426

请函请内教两部明令取销中医学社名义将中医
学校列入学校系统以普及国医教育而维民族
固有智能案/潘茂林//国医公报.-4-22
-402

请教育部恢复国医学校名称案/潘茂林//国医
公报.-4-22-403

请教育部速令各省卫生常务局仍依向章准办国
医学校案/潘茂林//国医公报.-4-22-403

请看何廉臣与丁福保朋比为奸之实据(一)至
(二)/何炳元//医学公报.-1-7-19,37

请考医生批示从缓/绍兴医药学报社//绍兴医
药学报.-1-8-435

请求大会力争中医应享受平等待遇案/蔡承绪
//国医公报.-4-22-436

请求大会转请行政院速颁国医条例以重医务而
维国粹案/河北省国医分馆//国医公报.-4-
22-436

请实行五全大会中西医平等待遇决议原案案
(提案第十七号)/李宗黄等//国医砥柱月刊
.-5-15-542//国医正言.-5-5-410//医
学杂志.-2-18-291

请维持国医国药/医林一谔杂志社//医林一谔
.-4-10-555

请一致选举任应秋医师为国大代表/华西医药
杂志社//华西医药杂志.-5-37-243

请愿书之原文/广东医药月刊社//广东医药月
刊.-3-24-253

请愿团之报告/广东医药月刊社//广东医药月
刊.-3-24-254

请愿团之工作经过/广东医药月刊社//广东医
药月刊.-3-24-251

请中央国医馆整理国医学术对于旧有学理上假

借名词自应力求减少然亦不能一概废止案/曾觉叟,柳悫诚/国医公报.-4-22-407

取缔医生末议/胡悟明//绍兴医药学报.-1-17-15

取缔医生说(连载)/张织孙//中西医学报.-1-26-87.-1-32-395

取缔医生说/朱笏云//中西医学报.-1-24-229

取缔医生之感言/严平伯//绍兴医药学报.-1-16-519

取缔医士感言/杨焕文//医学杂志.-2-11-168

取缔钦取消钦/激声//绍兴医药学报.-1-9-315

取缔与提倡/汤士彦//医界春秋.-3-7-39

取缔西医为急乎取缔中医为急乎/激声//绍兴医药学报.-1-12-28

取缔中医之部批/绍兴医药学报社//绍兴医药学报.-1-11-547

取动物试验药物绝对不合医理/罗振湘//医林一谔.-4-9-405//医学杂志.-2-15-10

全国各省市国医国药两界代表向四中全会请愿感言/周柳亭/医学杂志.-2-16-40//杏林医学月报.-3-20-409//医界春秋.-3-11-7

全国国医大会建设提案(附三大前提九大事实)/徐相宸//医学杂志.-2-11-303

全国国医界请愿修改卫生署组织/中国针灸学研究社//针灸杂志.-4-32-259

全国国医药代表向四中全会请愿感言/周柳亭//医林一谔.-4-10-578

全国商会联合会电/杏林医学月报社//杏林医学月报.-3-16-116

全国商会联合会电请保存国医/医界春秋社//医界春秋.-3-6-348

全国商会再致卫生部电/广东医药月刊社//广东医药月刊.-3-24-231

全国商联会与卫生部论中医电/三三医报社//三三医报.-2-36-389

全国商联会与卫生部再论中医电/医界春秋社

//医界春秋.-3-6-349

全国医师均应注意/国医砥柱月刊社//国医砥柱月刊.-5-18-150

全国医药代表大会第二日会议决案/医界春秋社//医界春秋.-3-6-369

全国医药代表大会第三日闭幕情形/医界春秋社//医界春秋.-3-6-370

全国医药代表大会第一日之盛况/医界春秋社//医界春秋.-3-6-366

全国医药代表大会今日开幕/医界春秋社//医界春秋.-3-6-366

全国医药代表会请愿团之报告/杏林医学月报社//杏林医学月报.-3-16-107

全国医药代表昨晚进京请愿/医界春秋社//医界春秋.-3-6-372

全国医药界代表请愿情形/医林一谔杂志社//医林一谔.-4-10-602

全国医药请愿团赴京情形/医界春秋社//医界春秋.-3-6-373

全国医药团体代表大会记/杏林医学月报社//杏林医学月报.-3-16-104

全国医药团体代表大会之筹备会议记/医界春秋社//医界春秋.-3-6-365

全国医药团体代表大会之详情/广东医药月刊社//广东医药月刊.-3-24-237

全国医药团体代表晋京请愿文/谢利恒//中西医药.-5-13-258

全国医药团体赴京请愿浙代表回杭后赴澄庐向蒋委员长递呈请愿意见书(二十三年二月)/邢诵华//国医公报.-4-21-401

全国医药团体临时代表大会记要/张赞臣//医界春秋.-3-7-137

全国医药团体临时代表大会请愿之美满结果/医界春秋社//医界春秋.-3-7-177

全国医药团体向立法院请愿修改卫生署组成/光华医药杂志社//光华医药杂志.-4-40-433

全国医药团体总联合会为中国医药问题敬告国人/广东医药月刊社//广东医药月刊.-3-24-411

全国医药之团体请愿之报告/医界春秋社//医界春秋.-3-6-374

全国中医师应赶快申请检核/杨医亚//国医砥柱月刊.-5-18-67

全国中医学会检定资格条例增议/张汝伟//沈阳医学杂志.-3-3-172

全国中医学会检定资格条例之我见/周镇(拟稿);刘蔚楚(改)//三三医报.-2-34-437,581

全国中医学会检定资格条例之我见/周镇//绍兴医药月报.-2-40-64//沈阳医学杂志.-3-3-62

全国中医学会检定资格之请益/周禹锡//三三医报.-2-34-585

全国中医药请愿修改卫生署组织/医学杂志社//医学杂志.-2-18-275

劝各县设立中西医学研究会/中西医学报社//中西医学报.-1-23-218

日本奖励栽培汉药与汪精卫废除中国医药/欧阳秉钧//医林一谔.-4-10-353

入主出奴之我见/韩作昶//杏林医学月报.-3-19-252

三上中医委员会书/何佩瑜//文医半月刊.-5-14-634

三月九日国医药界代表向行政院请愿反对卫生署管辖国医/中医新生命杂志社//中医新生命.-5-7-460

三中全会关于中医之两提案/神州国医学报社//神州国医学报.-4-18-267,307

三中全会两个重要提案/文医半月刊社//文医半月刊.-5-14-503

三中全会通过中西医平等待遇等案/中医世界杂志社//中医世界.-3-38-567

三中全会通过中医提案两起/焦易堂等//医学杂志.-2-18-289

三中全会中委焦易堂李宗黄等对于中医界之两大提案/光华医药杂志社//光华医药杂志.-4-41-181

三中全会中医界之二提案/现代中医杂志社//现代中医.-4-43-452

沙市国医药公会庆祝一二二国府公布国医条例纪念大会宣言/医学杂志社//医学杂志.-2-17-386

山东国医药团体反对卫生署管理中医电/医学杂志社//医学杂志.-2-18-280

山西中医改进研究会反对卫生署管理中医代电/山西中医改进研究会//医学杂志.-2-17-382

山西中医改进研究会反对卫生署管理中医条例公函/山西中医改进研究会//医学杂志.-2-17-281

山西中医改进研究会为中西医平等待遇致全国医药界快邮代电/山西中医改进研究会//医学杂志.-2-17-116

上当今医界意见书/陈寿民//国医砥柱月刊.-5-18-311

上国民政府立法院请愿书/梁长荣//杏林医学月报.-3-20-340

上海各路商界总联合会对取缔中医药之宣言/医界春秋社//医界春秋.-3-6-340

上海国医公会等为公布中医条例函/医学杂志社//医学杂志.-2-16-135

上海国医学院为中央卫生会议废止旧医案宣言/上海国医学院//杏林医学月报.-3-16-113

上海国医学院为中央卫生会议废止中医案宣言/上海国医学院//医界春秋.-3-6-342

上海市八区党部反对废止中医药之宣言/上海市八区党部//广东医药月刊.-3-24-229//医界春秋.-3-6-339

上海市国医公会第六届会员大会之提案(联络全国各医药团体一致力争中西医平等待遇案)上海市国医公会//国医正言.-5-4-411//医界春秋.-3-13-67

上海市国医公会为国大代表选举不平等通告/中医新生命杂志社//中医新生命.-5-8-342

上海市国医公会为国大代表选举不平等之呼声/上海市国医公会//光华医药杂志.-4-40-295//国医正言.-5-5-309//神州国医学

报.-4-18-118//文医半月刊.-5-14-353//医界春秋.-3-14-153//医学杂志.-2-18-173//针灸杂志.-4-32-170

上海市国医公会为申请解释中医登记条例/光华医药杂志社//光华医药杂志.-4-40-297

上海市国医团体举行庆祝中医条例公布纪念会/光华医药杂志社//光华医药杂志.-4-39-85

上海市国医学会呈请颁布中医条例/上海市国医公会//医界春秋.-3-13-99

上海市举行第九届中医登记/中医指导录杂志社//中医指导录.-4-4-83

上海市卫生局奉令办理国医登记/中医世界杂志社//中医世界.-3-39-72

上海市卫生局中医登记笔试题又第二次笔试题/上海市卫生局//中医指导录.-4-3-278

上海市中医公会代表晋京请愿报告书为考试院举办中医检核事/华西医药杂志社//华西医药杂志.-5-36-230

上海市中医申请给证章程/上海市卫生局//神州国医学报.-4-18-306

上海四国医团体呈立法院请将中医条例迅送国府公布/上海市四国医团体//光华医药杂志.-4-36-87

上海幸福报馆反对废止中医药案宣言/医界春秋社//医界春秋.-3-6-341

上海药业职工会告全国药业工友书/上海药业职工会//杏林医学月报.-3-16-112

上海医界春秋社驳斥中央卫生委员会议废止国医案之通电/医界春秋社//医界春秋.-3-6-344

上海医界春秋社关于中西医平等待遇之呼声/医学杂志社//医学杂志.-2-17-173

上海医界春秋社为中西医不平等待遇案宣言/医界春秋社//国医砥柱月刊.-5-15-483//文医半月刊.-5-14-432//医学杂志.-2-18-281

上海医药团体反对废止中国医药之通电/医学杂志社//医学杂志.-2-11-90

上海医药团体反对取缔中医药案会议记/医界

春秋社//医界春秋.-3-6-364

上海医药新闻报通电/上海医药新闻报//广东医药月刊.-3-24-188//杏林医学月报.-3-16-112

上海中国医学院告中医药界/上海中国医学院//杏林医学月报.-3-16-115

上海中医协会否认中央卫生委员会会议摧残国医各议决案谨告全国中医同志/上海中医协会//广东医药月刊.-3-24-170

上海中医学会否认中央卫生委员会议决案谨告全国中医同志书/医界春秋社//医界春秋.-3-6-347

上海中医药团体之通电/杏林医学月报社//杏林医学月报.-3-16-108

上汪精卫先生书/杨叔澄//北平医药月刊.-5-9-239

上薛部长驳汪企张书(附卫生部薛部长复余国全书)/余国全//三三医报.-2-36-509//医界春秋.-3-6-271

上医社张明先生来函/张明//中西医药.-5-13-407

上医医国的美誉应恭献蒋委员长/张秉一//光华医药杂志.-4-40-340

上医医国论/蒋瑞骐//利济学堂报.-1-2-99

神州医药会讨论医士条例/绍兴医药学报社//绍兴医药学报星期增刊.-1-22-506

神州医药总会呈请袁大总统保存中医中药奉批书后/余伯陶//神州医药学报.-1-43-181

神州医药总会呈政府请愿书/神州医药总会//绍兴医药学报.-1-9-385

神州医药总会电/杏林医学月报社//杏林医学月报.-3-16-112

神州医药总会浦东分会致褚民谊书/神州医药总会浦东分会//广东医药月刊.-3-24-272

神州医药总会请愿书/刘筱云//医学杂志.-2-2-353

十年卫生行政计划实现湘省政府铁腕下宣布国医国药死刑/医林一谔杂志社//医林一谔.-4-10-603

实行中医检定资格条例解决困难问题/周镇//

三三医报.-2-34-581

事实/邵餐芝//神州国医学报.-4-16-442

书陈志潜医学应积极提倡科学训练后/何公度//现代中医.-4-43-485

司法行政部王部长用宾致词/王用宾//国医公报.-4-24-507

私立山东国医专科学校响应湖北国医专校反对卫生署管理中医之宣言/国医正言杂志社//国医正言.-5-5-413

斯人秉政苍生其奈伊何/林瑾庵//医界春秋.-3-11-9

四中全会关于医药问题汇录/国医杂志社//国医杂志.-4-7-24

肆诋中医之腐败其滥觞不在东西而在甘为东西奴隶之医说/公言（拟）//医学公报.-1-7-80

肆诋中医之腐败其滥觞不在东西而在甘为东西奴隶之医说/王问樵//医学公报.-1-7-9

肆诋中医之腐败其滥觞不在东西而在甘为东西奴隶之医说/赵俊//医学公报.-1-7-104

淞沪卫生局公布医士登记并开业试验章程一案之详情汇录/沈仲圭//三三医报.-2-35-545

苏省各县纷纷检定中医/现代医药月刊社//现代医药月刊.-4-27-535

苏省取缔七十余县改组中医谨约同日领证议/明生//杏林医学月报.-3-21-187//医学杂志.-2-16-69

苏州医学公会反对中医列入系统/沈阳医学杂志社//沈阳医学杂志.-3-2-118

缩短战线对于帝国主义派之西医下一攻击令（连载）/余不平//医界春秋.-3-7-74,118

所希望于我们的几位国大代表/任应秋//华西医药杂志.-5-36-51

台山中医公会通电请声援限制中医参用西械西药/台山中医公会//医界春秋.-3-13-520

谈废止国医之非是/赵子刚//杏林医学月报.-3-21-100

谈何笑君中西医学平等待遇辩止/黄刚木//国医砥柱月刊.-5-18-632

谈谈废止中医/颐和//医界春秋.-3-6-382

谈谈国医治病对症用药其效最捷何尝不合于科学原理/张山雷//医界春秋.-3-6-484

谈中国医药无用论/吉乐平//现代中医.-4-43-161

谈中医科学化和科学化中医/姜春华//中国医药月刊.-5-32-476

谈中医之价值/杨安时//国医砥柱月刊.-5-18-499

祖庇西医之罪之当诛/陈应期//现代医药月刊.-4-27-363

讨论内部再发中医营业领照暂行规则（二次驳正）/周镇//三三医报.-2-33-329

讨总揽医权之新学说党宣战檄/邹趾痕//三三医报.-2-34-293

提倡国医和摧残国医/劭先//文医半月刊.-5-14-131

提倡中医药就是救亡图存的大法/梁峥嵘//国医砥柱月刊.-5-16-19

提议催请颁布中医条例暨中医研究院案/北平公会//国医公报.-4-22-436

提议考试医生案/樊清华//国医公报.-4-22-427

提议请国府明令地方当局切实保护国医国药勿再自行摧残案/乐绍虞//国医公报.-4-22-442

提议中西医平等待遇案原文/中医新生命杂志社//中医新生命.-5-7-358

天津药业研究会对废除中医药宣言/天津药业研究会//医界春秋.-3-6-340

天津中医公会反对卫生署函/天津中医公会//医学杂志.-2-17-383

天津中医药公会反对卫生署管理中医电/天津中医公会//医学杂志.-2-17-383

通电全国力争/国医杂志社//国医杂志.-4-7-19

统一病名/秦伯未//中医世界.-3-33-255

统一病名/张文元//神州国医学报.-4-18-135

统一病名案评议（连载）/蒋文芳//新中医刊.-5

- 20 - 497,538

统一病名草案征询意见/光华医药杂志社//光华医药杂志.-4 - 37 - 450

统一病名妇科草案跋/周柳亭//医界春秋.-3 - 13 - 474

统一病名感言/叶劲秋//医学杂志.-2 - 15 - 231

统一病名建议之建议/陆士谔//国医杂志.-4 - 12 - 385

统一病名问题/朱寿朋,叶劲秋//医林一谔.-4 - 10 - 323

统一病名与改进医学/张赞臣//医界春秋.-3 - 10 - 173

统一医药名词之一得/张织孙//中西医学报.-1 - 32 - 393

统一中国医药名词之必要/逸庵//医界春秋.-3 - 5 - 131

推论中医条例之症结/明生//杏林医学月报.-3 - 20 - 418//医学杂志.-2 - 15 - 536

推论中医条例之症结/周镇//现代医药月刊.-4 - 27 - 230

外人亦干涉中医用西药矣/吴去疾//神州国医学报.-4 - 18 - 147

挽救废止中医药之我见/刘瑶栽//医界春秋.-3 - 7 - 116

汪病感言/杨彦和//医界春秋.-3 - 9 - 329

汪精卫的狂妄底言论(连载)/云溥//医林一谔.-4 - 10 - 261,405

汪精卫废止中医中药之提议感言/曾觉叟//医界春秋.-3 - 13 - 63

汪精卫果真门外汉/王合三//医林一谔.-4 - 10 - 623

汪精卫也信仰国医吗/医林一谔杂志社//医林一谔.-4 - 11 - 273

汪精卫欲废国医药之我见/何佩瑜//国医杂志.-4 - 6 - 419//医界春秋.-3 - 10 - 282

汪精卫致孙科书/汪兆铭//现代医药月刊.-4 - 27 - 640

汪精卫中政会主废国医后/王君毅//杏林医学月报.-3 - 20 - 60

汪精卫主张根本废除中医中药/张赞臣//国医杂志.-4 - 6 - 411//医界春秋.-3 - 10 - 127

汪企张与卫生部薛部长书/汪企张//医界春秋.-3 - 6 - 274

汪委员废止中医药感言/朱殿//中医世界.-3 - 31 - 390

汪总长拟废中医/北京日报//神州医药学报.-1 - 42 - 408

汪总长拟废中医中药感言/顽铁//神州医药学报.-1 - 43 - 93

王应榆发表国医谈话/黄恪勤//国医公报.-4 - 26 - 447

王宇高与胡定安论中医药之存废问题书/王宇高//医界春秋.-3 - 6 - 362

危乎哉今日之中医也/陆士谔//医林一谔.-4 - 10 - 533

危乎哉今之中医/陈立夫//国医砥柱月刊.-5 - 18 - 450

为撤销全国医药总会事上蒋主席书/谢汇东//医林一谔.-4 - 8 - 293

为陈无咎推翻中医进一言(一)至(三)(长沙卫生报)/潭活水//国医正言.-5 - 5 - 104, 153,203

为当局进一言/中西医药杂志社//中西医药.-5 - 13 - 330

为订立国医条例上立法院意见书/陈逊斋//国医公报.-4 - 20 - 433

为公布中医条例谢蒋院长代电/曾觉叟//国医正言.-5 - 4 - 582

为国民大会选举法医药师团体代表八人由中西医药团体平衡选出电请国府五院暨内政部门命令解释文/湖南长沙市国医公会//国医正言.-5 - 5 - 54

为国民大会医师代表选举告全国中医同仁书/邢熙平//国医公报.-4 - 26 - 331

为国医条例告国人书/焦易堂//中医世界.-3 - 32 - 9

为检定医生与补习学校征集意见并催联会进行/黄肯堂//三三医报.-2 - 30 - 297

为拟定国医条例敬告国人书/焦易堂//国医公

报.-4-20-13//国医杂志.-4-6-383

为取缔华医讲句公道话/剑//医林一谔.-4-8-302

为苏省检定中医问题谨向当局进一言并质之全省同志(连载)/郑凤石/光华医药杂志.-4-36-95,161

为统一病名建议书之意见/翟冷仙//医学杂志.-2-15-216

为汪精卫力阻国医条例案呈请中委会讨论公决书/吴汉僊/国医正言.-5-4-320//医界春秋.-3-13-91//医学杂志.-2-17-174

为卫生署管理中医上行政立法院书/何佩瑜//国医杂志.-4-7-496

为西医专制之卫部阻碍中医发展且欲限制中医不治传染病征求公论实行分隶各属策/周镇//杏林医学月报.-3-17-287

为西医专制之卫部阻碍中医进化且欲限制中医禁治传染病征求公论书/周镇//医学杂志.-2-12-134

为政府处理中医问题献议/鸡鸣//医林一谔.-4-10-356

为中国医药之发明谨告立法委员书/李克蕙//国医公报.-4-26-409//医界春秋.-3-14-318//医学杂志.-2-18-224

为中医审查规则条文颇多违反中医条例原意之处应与卫生署刘署长讲理并要求重行修正/汤士彦/国医正言.-5-5-363//文医半月刊.-5-14-398//国医砥柱月刊.-5-15-483

为中医条例再答同仁书/张治河/医界春秋.-3-13-140

为中医药界请愿事向当道进一言/萧连城//华西医药杂志.-5-37-193

卫道(正告青年中医切勿攻击旧说)/姜春华//中国医药月刊.-5-33-295

卫生部长薛笃弼之谈话/薛笃弼//杏林医学月报.-3-16-117

卫生行政权/医林一谔杂志社//医林一谔.-4-11-1

卫生会议主张废止中医药之感想/张伯熙//医

界春秋.-3-6-332

卫生局的鸿猷硕划/云//医林一谔.-4-9-133

卫生局举行最后一次之中医考试/国医杂志社//国医杂志.-4-5-500

卫生局取消中医施诊所改办卫生事务区/卫生局//北平医药月刊.-5-9-103

卫生局之鸿猷硕划修正中医生取缔章程/广州市卫生局//医林一谔.-4-9-38

卫生署公布中医审查规则(二十五年七月六日公布)/卫生署//神州国医学报.-4-18-3//医界春秋.-3-14-101//中医新生命.-5-8-206

卫生署关于中医条例及中医审查规则之解释/卫生署//神州国医学报.-4-18-394

卫生署管理中医委员人选问题之商榷/沙亦恕//国医砥柱月刊.-5-15-490

卫生署管理中医问题/陈震异//光华医药杂志.-4-40-311//国医砥柱月刊.-5-15-599//国医正言.-5-5-258

卫生署管理中医之利弊/铁笔//光华医药杂志.-4-39-196

卫生署设主管中医部份我们的可争之一点/黄星楼//光华医药杂志.-4-39-265//国医正言.-5-4-540//杏林医学月报.-3-22-529//医界春秋.-3-13-337//医学杂志.-2-17-334

卫生署提议修改中医条例移转管辖中医权我国医药界应一致据理力争/陈焕云//国医正言.-5-4-541

卫生署修正审查规则/中国针灸学研究社//针灸杂志.-4-33-177

卫生署修正中医审查规则/卫生署//神州国医学报.-4-18-392

卫生署修正中医审查规则之经过/中国医学杂志社//国医砥柱月刊.-5-18-549

卫生署修正中医审查规则之经过/医界春秋社//医界春秋.-3-14-442

卫生署修正中医审查规则之经过/中国针灸学研究社//针灸杂志.-4-33-254

卫生署中医委员会应有之态度/朱寿朋//医界

春秋.-3-14-459

卫生署中医委员会之性质及权限(连载)/金真如//国医砥柱月刊.-5-16-11,78//国医正言.-5-5-517,567//神州国医学报.-4-18-349,396//文医半月刊.-5-14-515,548,569,589,611

卫生署中医委员会之性质及权限/金真如//中医新生命.-5-8-535

慰情胜无之卫生署中医委员会/吴去疾//神州国医学报.-4-18-149

慰问张梅盦同志南京请愿回沪书/刘瑶栽//医界春秋.-3-7-179

温州中医学社学生自治会告全国中医界书/温州中医学社学生自治会//中医世界.-3-38-323

翁源第五区中医研究社复天津市中医公会函(为卫生署把持中医中药案呈行政立法两院及军委会之代电)/翁源第五区中医研究社//国医正言.-5-4-530

我的闲话/MD//自强医学月刊.-3-40-365

我读了废止中医案抗争之经过以后的感想(连载)/刘鸿钧//医界春秋.-3-7-271,304,337

我读完国府明令公布中医条例的感想/谭活水//杏林医学月报.-3-22-489

我对于卫生署署长中医委员会的建议/梁峥嵘//医学杂志.-2-18-558

我对中医科学化的五个独立主张/杨鸿钧//华西医药杂志.-5-37-354

我国医学革命之破坏与建设/余云岫//中西医药.-5-10-518

我们对国民大会中医药提案进一解/秋//华西医药杂志.-5-37-459

我们对于中国医药存亡之关系/金钢侠//广东医药月刊.-3-24-217

我人对于科学应有之认识/奚可阶//医学杂志.-2-16-279

我也谈谈中华医学会请驳斥国医条例的话/黄敦汉//神州国医学报.-4-15-162

呜呼!第二次全国内政会议两提案之回顾/周柳亭//医学杂志.-2-16-43

呜呼中医勿得为校医耶/张赞臣//医界春秋.-3-11-305

吴县中医公会议决反对江苏省管理中医暂行规则及检定中医规则之理由/吴县中医公会//医界春秋.-3-11-244//针灸杂志.-4-28-620

梧州中医药联合会电/杏林医学月报社//杏林医学月报.-3-16-113

武进国医学会呈请解释中医审查规则之疑义/武进国医学会//光华医药杂志.-4-40-298

勿为科学面具吓退/陶乐勤//医界春秋.-3-10-419

西京药业公会演词/黄竹斋//医界春秋.-3-12-51

西南政委会电四中全会提议维护国医国药/西南政委会//现代医药月刊.-4-27-234

西南政委会电四中全会提议维护国医国药在国计民生均有维护必要/唐昭仪等//杏林医学月报.-3-20-390

西医对于国大代表人选之恐慌/医界春秋社//医界春秋.-3-14-155

西医界德日派和英美派互相谩骂中的口供/朱殿//光华医药杂志.-4-35-82

西医界之奴隶派(连载)/陆渊雷//医界春秋.-3-6-145,175

西医药团体纷呈力争代表名额(最可注意的西医汪企张之谬论)/医界春秋社//医界春秋.-3-14-44

先要取缔西医/席时泰//医界春秋.-3-6-375

现阶段中药问题/姜春华//新中华医药月刊.-5-35-672

现阶段中之国药科学化问题/包天白//新中医刊.-5-19-317

香港南北药材行通电/香港南北药材行//杏林医学月报.-3-16-111

湘医为汪院长力阻国医条例上中委会书/国医杂志社//国医杂志.-4-7-461

向全国医药总会建议为国医界加入国民会议选举及考试法书/时逸人,陈观光//医学杂志.-

2-13-90

向余岩忠告/守刚//杏林医学月报.-3-16
-118

写在灵素商兑之后/王合三//现代中医.-4-42
-359

写在全国中医药界一致反抗中央卫生会议议决
废止中医案呼声之后/张阶平//杏林医学月
报.-3-16-120

写在全国中医药界一致反抗中央卫生会议议决
废止中医药案之呼声之前/马荫遐//杏林医
学月报.-3-16-100

新暴力压迫下之中医/李寿芝//医界春秋.-3-
5-531

新学斈,旧学斈,抑治疗学斈/薛仲猷//国医砥
柱月刊.-5-18-238

新医学家与礼拜/许半龙//医界春秋.-3-5
-447

星加坡医药会为争国医管理权致立法院电/新
加坡医药会//医学杂志.-2-15-521

星州中医联合会反对国医条例审查细则(星州
通讯)/星州中医联合会//中医世界.-3-38-
326

兴奋的灵素商兑/陈无咎//神州医药学报.-1-
47-306

兴化医学公会电/兴化医学公会//杏林医学月
报.-3-16-113

杏林医学月报之通电/杏林医学月报社//杏林
医学月报.-3-16-110

杏林医学月报致教育部电/杏林医学月报社//
杏林医学月报.-3-16-208

杏林医学月报重要宣言/杏林医学月报社//杏
林医学月报.-3-16-217

幸福报馆宣言/幸福报//杏林医学月报.-3-16
-116

修改学术标准大纲草案意见/陆渊雷//国医公
报.-4-19-219

修正管理中医及检定规则之管见/张治河//医
学杂志.-2-16-236

修正管理中医生章程/医林一谔杂志社//医林
一谔.-4-10-202

吁请医药同仁拥护香港中华国医学会代电/张
治河//医界春秋.-3-12-504

薛部长对于中医药存废问题之谈话/未署名//
医界春秋.-3-6-376//中西医药.-5-13
-260

薛部长之谈话/广东医药月刊社//广东医药月
刊.-3-24-235

研究黄疸病源后之感想/程迪仁//医界春秋.-3
-5-187

药业分会请撤销废止中医议决案之代电/医界
春秋社//医界春秋.-3-6-347

药业分会请撤销废置旧医议案/医界春秋社//
医界春秋.-3-6-314

要求中西医平等待遇的问题/今日生//中西医
药.-5-12-449

一封快信:中医必亡说/温卓群//光华医药杂志
.-4-38-78

医界春秋社驳斥中央卫生委员会取缔国医议决
案之通电/医界春秋社//医界春秋.-3-6
-289

医界春秋社电呈三中全会请求将中医学校列入
教育系统并力争实行中西医平等待遇案/张
赞臣//医界春秋.-3-14-264

医界春秋社电一中全会请实行中西医平等待遇
并促从速颁布中医条例/医界春秋社//医界
春秋.-3-13-41

医界春秋社对于消灭中国医药毒计之危险的宣
言/医界春秋社//医界春秋.-3-7-114

医界春秋社为中西医不平等待遇案宣言/张赞
臣//医界春秋.-3-14-169

医界国选代表各地分社长宜一致拥护总社社长
之我见/盛心如//光华医药杂志.-4-41
-549

医界国选代表果以何者为标准乎/季鸣九//光
华医药杂志.-4-41-441

医界国选代表之立场与其所负之使命/丁仲英
//光华医药杂志.-4-41-437

医界蟊贼/张筱村//医学报.-1-6-345

医生应考也不妨/史介生//绍兴医药学报星期
增刊.-1-22-407

医师法应否剃除中医师条文之我见/宋大仁//华西医药杂志.-5-37-408

医师法与中医高考/洪兆箕//中西医药.-5-13-467

医师甄别有期矣/何佩瑜//国医杂志.-4-7-578//文医半月刊.-5-14-473

医士登记之统一办法是否实现厘定者/绍兴医药月报社//绍兴医药月报.-2-41-616

医书先废歌诀说/林先耕//医学报.-1-6-272

医术关于科学之管见/史介生//国医砥柱月刊.-5-18-217

医术进步之利弊/东方杂志//中西医学报.-1-36-87

医学的幼稚及中医科学化的必要/陈果夫//中医世界.-3-36-9

医学非单纯理论所得解决/秦又安//中医世界.-3-33-14

医学革命之真伪/余云岫//中西医药.-5-10-546

医学上五行废止问题/激声//绍兴医药学报.-1-11-375

医学应积极提倡科学训练/陈志潜//中西医药.-5-13-324

医学幼稚及中医科学化必要/陈果夫//国医公报.-4-21-14//中西医药.-5-10-446

医药新闻报馆之通电/医界春秋社//医界春秋.-3-6-350

医贼/医学报社//医学报.-1-6-172

医战/王寿芝//绍兴医药学报.-1-12-347

疑问三则质之行政当局/张锡君//光华医药杂志.-4-39-386

以科学方法整理国医之意见/黎琴石//国医杂志.-4-6-425

以孙中山先生行易知难为根据论中医是否合于科学应否加以提倡/陈存仁//医界春秋.-3-6-331

以中医不能科学化之理由敬告同人书/曾觉叟//国医正言.-5-3-423

议呈请修改取缔医生规则/王俊林//绍兴医药学报.-1-19-267

异哉傅孟真之所谓国医/王合三//现代中医.-4-42-200

异哉牛颜等取代之谬论/现代医药月刊社//现代医药月刊.-4-27-184

异哉汪精卫之演说/黄星楼//光华医药杂志.-4-35-274

异哉洋医汪企张之疑义与消极/邹云翔//光华医药杂志.-4-40-121

拥护科学的医学不是为腐败的西医保镖/丽生//苏州国医杂志.-5-2-195

拥护医师法反对无理修正案/国医砥柱月刊社//国医砥柱月刊.-5-18-459

用科学的有组织的方法把医学研究出一个体系来/陈果夫//中医世界.-3-36-179

用科学来整理中医/独鹤//医界春秋.-3-14-171

用生物之原理以证明造化的意义/张见初//中医世界.-3-38-283

由举国维护国医药运动请愿声中之联想/黄学敏//杏林医学月报.-3-21-55

由日本侵占东三省而联想及所谓废止国医者/沧海//医林一谔.-4-8-455

由杏林百期纪念说到中医科学化的门径/陈无咎//杏林医学月报.-3-23-466

又要考医/中西医学报社//中西医学报.-1-25-222

余国全上薛部长驳汪企张书/余国全//广东医药月刊.-3-24-112//杏林医学月报.-3-16-78

余岩请教育部明令废止中医学校呈文/余岩//广东医药月刊.-3-24-297

余岩异哉旧医之举动/医界春秋社//医界春秋.-3-6-360

余岩之提案原文/余云岫//杏林医学月报.-3-16-101

余岩之言论/余岩//广东医药月刊.-3-24-268

余云岫思想的变态/夏益仁//光华医药杂志.-4-35-233

余云岫在东南医学院演讲之驳议/周济士//神

州国医学报.-4-16-425

余云岫之旧医上五院长书驳议/医界春秋社//医界春秋.-3-8-258

余云岫中国淋病第一例之商榷/姜天哀//中医新生命.-5-8-179

俞曲园废医论辨/邹趾痕//医学杂志.-2-13-308

与宋大仁先生书论中医科学化问题/何家谋//中西医药.-5-10-681

与周子禹锡谈余云岫驳议之驳议/邹趾痕//三三医报.-2-34-187

御敌团进行与暂停之磋商/邹趾痕//三三医报.-2-36-294

阅西医中华医学会呈请立法院驳斥国医条例欲令卫生署管理中医事寄全国中医会意见书（论涉各派意见及整理症结）/周镇//医学杂志.-2-15-372

阅医书与阅医报的益处不同/史久镛//绍兴医药学报星期增刊.-1-21-123

阅余岩对焦馆长为拟定国医条例告国人书商榷之纠正（连载）/曾觉叟//光华医药杂志.-4-36-451,537.-4-37-23,109,196//国医正言.-5-3-420,476,511,559,613.-5-4-3

阅中华医学会呈请驳斥国医条例欲令卫生署管理中医事国内外医学意见书（附论各派性情整理喜恶）/周镇//杏林医学月报.-3-20-345

阅中华医学会呈请南京立法院驳斥国医条例欲令卫生署管理中医寄全国医学会意见书/周镇//现代医药月刊.-4-27-192

杂种医之剖视/范行准//中西医药.-5-12-13

再驳汪精卫/朱殿//光华医药杂志.-4-35-149

再告中医同人书/曾觉叟//国医正言.-5-4-377

再论卫生署不应管理中医及此后办法/金真如//国医砥柱月刊.-5-15-426//文医半月刊.-5-14-397//中医新生命.-5-8-289

再论中医科学化问题/何家谋//中西医药.-5-11-333

再评傅孟真再论所谓国医（一）至（三）/赵寒松//国医正言.-5-3-217,278,323

再谈废止中医问题/沧波//广东医药月刊.-3-24-228

再谈中医存废问题/沧波//医界春秋.-3-6-380

再致医林一谔社同人距余氏以救国学书/吴汉儇//医林一谔.-4-9-339

在举国反对卫生署颁布国医审查规则声浪中/蔡芳五//医学杂志.-2-18-401

在举国反对卫生署颁布国医审查规则声浪中的三项事（一）至（二）/蔡芳五//国医正言.-5-5-367,417

在举国反对卫生署颁布中医审查规则声浪中的三事/蔡芳五//医界春秋.-3-14-233

赞成全国中医学会自行检定资格条例/松江医药卫生协会//三三医报.-2-34-495

章太炎与吴覸齐论中医剥复案书/章太炎,吴覸齐//医学杂志.-2-10-176

长沙市国医公会等快邮代电/长沙市国医公会等//医界春秋.-3-11-46

长沙市国医公会监委曾觉叟代电/曾觉叟//医界春秋.-3-10-367

长沙市国医公会快邮代电/长沙市国医公会//医学杂志.-2-15-313

长沙市国医公会致本社快邮代电/长沙市国医公会//医林一谔.-4-9-433

长沙市中医药业公会电/杏林医学月报社//杏林医学月报.-3-16-112

长沙医药界为中医条例向三中全会请愿代电/医学杂志社//医学杂志.-2-18-276

招待全国医师大会代表茶会演说词/汪精卫//神州国医学报.-4-15-275

赵仁宇问中医条例/赵仁宇//医学杂志.-2-17-501

浙江省会国医药界补行庆祝颁布中医条例告各界同胞暨国医药同人书/邢诵华//国医公报.-4-24-543

浙江中医专门学校致各医药团体电/浙江中医专门学校//杏林医学月报.-3-16-208

浙省医生营业暂行规则法律案/绍兴医药学报社//绍兴医药学报.-1-9-207

浙中医校学生自治会告全国中医界宣言/浙中医校学生自治会//中医世界.-3-38-322

针灸学术应如何改进求符合科学/黄学龙//针灸杂志.-4-34-10

甄训无照医师献议/洪兆箕//中西医药.-5-13-451

镇江县商会电中央速施行中医条例/镇江县商会//光华医药杂志.-4-35-267

镇江县中医学术研究会国医节举行纪念会(镇江通讯)/中医世界杂志社//中医世界.-3-39-17

镇江医学公会反对部令/绍兴医药学报社//绍兴医药学报星期增刊.-1-22-506

整理中医学归纳与科学化之意见书(连载)/刘药桥//国医砥柱月刊.-5-18-137,152

政府待遇中医应与西医平等/宜昌中医全体同人//医学杂志.-2-18-175

政府对中西医应平等待遇以宏学术而利民生案/冯玉祥//苏州国医杂志.-5-2-139//现代医药月刊.-4-27-663

政府公布中医药条例感想/随翰英//国医公报.-4-24-529

支提学宪考试医生批/陈瀋//绍兴医药学报.-1-8-258

制止侮辱中医文字之办法/时逸人//医学杂志.-2-18-556

致山西中医改进研究会距余氏医述以救国学书/吴汉僊//医学杂志.-2-14-555

致医林一谔社同道距余氏以救国学书/吴汉僊//医林一谔.-4-9-167

致中国国民党四中全会代电/上海市各医学团体/神州国医学报.-4-15-318

致中央卫生委员会电/广东医药月刊社//广东医药月刊.-3-24-538

致中央政府立法院代电/上海市各医学团体//神州国医学报.-4-15-318

中国国民党第五次全国代表大会提议:政府对中西医应平等待遇以宏学术而利民生案/冯玉祥等//医界春秋.-3-13-7//医学杂志.-2-17-106

中国国民党第五届中央执行委员会第三次全体大会中关于中医之两提案/焦易堂,李宗黄//医界春秋.-3-14-281

中国旧医学今后的动向/周莎//中西医药.-5-11-475

中国旧医药的科学化问题/范守渊//中西医药.-5-10-547

中国科学化之研究/张绂卿//医学杂志.-2-17-438

中国药物科学化之演进/中华医史学会//医史杂志.-5-38-2

中国医学不亡论/周柳亭//光华医药杂志.-4-36-118

中国医学革新声中与他的指导者的错误/林慧剑//广东医药月刊.-3-24-12

中国医学根本之攻击与辩护/高思潜//绍兴医药学报.-1-19-13

中国医学会电/中国医学会//杏林医学月报.-3-16-111

中国医学科学化的展望/沈宗吴//光华医药杂志.-4-35-86

中国医学科学整理之我见/陈培之//中西医药.-5-10-478

中国医学与西国科学/吴宗圣//铁樵医学月刊.-4-44-555

中国医学之改造(一)至(八)/严祖庇//杏林医学月报.-3-23-175,213,258,298,338,379,420,503

中国医学之于科学说/施云翔//针灸杂志.-4-32-293

中国医药存废谈/凌树人//医界春秋.-3-8-417

中国医药存废问题/赵意空//医学杂志.-2-11-37

中国医药的新估价/夏侯长风//新中华医药月刊.-5-35-294

中国医药断不偏废说/毛幼安//神州医药学报.-1-42-81

中国医药科学化之急迫要求/饶钟云//光华医
药杂志.-4-35-367

中国医药与科学建设(连载)/刘一平//医界春
秋.-3-13-339,394

中国医药之科学的整理/裴沛然//国医导报.-5
-29-272

中华国货维持会电请维持中医中药/医界春秋
社//医界春秋.-3-6-350

中华国医学会函卫生局请解释查验执照问题/
中华国医学会//光华医药杂志.-4-39-78

中华民国全国商会联合会之通电/广东医药月
刊社//广东医药月刊.-3-24-230

中华民族医药兴废论/田桐//医界春秋.-3-7-
155//中医世界.-3-25-360

中华医学会请驳斥国医条例/吴去疾(录)//神
州国医学报.-4-14-625

中西学术根本各异不能统一病名之理由/曹味
莼//国医杂志.-4-12-373

中西医平等待遇声中不平等的二件事/朱映准
//医界春秋.-3-14-285

中西医平等待遇问题/陈震异//神州国医学报
.-4-17-177

中央卫生委员会议议决废止中医案原文/余岩
//医界春秋.-3-6-335

中药科学化/徐春霖//国医砥柱月刊.-5-18
-105

中药可尽用化学方法分析乎/金正愚//中医新
生命.-5-6-103

中药之科学改造/夏苍霖//国药新声.-5-23
-99

中药之科学研究评议/谭次仲//华西医药杂志
.-5-36-216

中医必能科学化之证明/谭次仲//中国医药月
刊.-5-33-167

中医必亡说之反响两封信/庐志坚,陈竟成//光
华医药杂志.-4-38-519

中医必须政府实行保存说/严绍徐//绍兴医药
学报.-1-13-521

中医不可科学化论/夏以煌//中西医药.-5-10
-586

中医不要西医化/牟允方//新中华医药月刊.-5
-35-575

中医存废问题/沧波//广东医药月刊.-3-24-
224//医界春秋.-3-6-378

中医存废问题之商榷/谭次仲//文医半月刊.-5
-14-396

中医存亡问题的概观/江惠民//自强医学月刊
.-3-41-9

中医登记给证概况/蒋文芳//新中医刊.-5-19
-588

中医对于国选的重要性/邢熙平//国医公报.-4
-26-57

中医对于国选的重要性并关注汪企张谬说/邢
熙平//光华医药杂志.-4-40-124//文医半
月刊.-5-14-274

中医改进研究会为中医平等待遇快邮代电/中
医改进研究会//现代医药月刊.-5-27-690

中医革命化中药科学化其说然否/陈伯涛//医
学杂志.-2-18-396

中医固不足为法耶/张赞臣//医界春秋.-3-10
-1

中医关系国人生命故有保障之必要论/卢梓登
//国医杂志.-4-7-453

中医国大代表人选问题/张仲勖//医界春秋.-3
-14-61

中医果不合潮流趋势耶/时逸人//神州国医学
报.-4-14-309//医学杂志.-2-12-66

中医果不合科学耶/张确余//医林一谔.-4-8-
104

中医果不能治传染病乎/王合三//现代中医.-4
-42-56

中医果得到平等待遇矣乎/何佩瑜//国医杂志
.-4-7-510//文医半月刊.-5-14-290

中医呼吁/陈肖岐//国医砥柱月刊.-5-18
-356

中医化科学/欧阳逸休//国医砥柱月刊.-5-18
-328

中医机械论之辟除/陈无咎//光华医药杂志.-4
-41-25

中医检定问题/沈家琦//光华医药杂志.-4-40

- 315

中医检定资格条例解决困难问题/周镇//沈阳医学杂志.-3-3-66

中医界呈诉广州市卫生局(呈文)/王金石,潘茂林//杏林医学月报.-3-19-110

中医科学的改造/张赞臣//医界春秋.-3-14-1

中医科学改进之举例/谭次仲//国医砥柱月刊.-5-18-136

中医科学化(连载)/朱寿朋//医界春秋.-3-14-7,67

中医科学化/高德明//新中华医药月刊.-5-35-30

中医科学化/张忍庵//国医公报.-4-24-535

中医科学化/朱沛然//中医指导录.-3-37-283

中医科学化论战缘起/中西医药杂志社//中西医药.-5-10-154

中医科学化略论/路登云//现代中医.-4-42-574

中医科学化评议/叶狷卿//北平医药月刊.-5-9-151

中医科学化商兑/顾惕生//中西医药.-5-10-425

中医科学化是什么(连载)/朱松//医界春秋.-3-9-45,89,137

中医科学化问题/何家谋//中西医药.-5-10-568

中医科学化已从精神建设进入物质建设阶段/华西医药杂志社//华西医药杂志.-5-37-193

中医科学化与现代化/凌树人//现代中医.-4-42-57

中医科学化之路径/黄先庸//杏林医学月报.-3-22-410

中医科学化之商兑/顾惕生//医界春秋.-3-7-195//中医世界.-3-25-374

中医科学化之途径/李子仪//光华医药杂志.-4-37-107

中医科学化之研究/黄国材//医学杂志.-2-17-437

中医科学化之研究/袁复初//医学杂志.-2-12-211

中医列入系统之程序/刘景川//沈阳医学杂志.-3-2-213

中医名称之商榷/邓曰仁//医学杂志.-2-15-76

中医能否科学化及如何可使中医科学化问答/郭若定,王乐雨//中西医药.-5-10-449

中医能否立足立足于何点/张鸣一//华西医药杂志.-5-37-304

中医请愿之初步成果/吴幼仙//国医砥柱月刊.-5-18-343

中医如何使用科学方法(连载)/尤学周//医学杂志.-2-12-205.-2-13-135

中医如何使用科学方法/尤学周//医界春秋.-3-5-81

中医审查规则的检讨/张仲勋//医界春秋.-3-14-113

中医审查规则公布/现代中医杂志社//现代中医.-4-43-328

中医审查规则之检讨/陆松乔//光华医药杂志.-4-41-29

中医生不受市厅检试/许小士//三三医报.-2-35-329

中医生反对取缔之文章/青年社//绍兴医药学报.-1-18-291

中医师资格审查及业务管理现况/高德明//新中华医药月刊.-5-35-386

中医特考/孙硕孚//国医砥柱月刊.-5-18-184

中医条例公布感言/焦易堂//医界春秋.-3-13-289

中医条例公布后/陈逊斋//光华医药杂志.-4-39-20//现代医药月刊.-4-27-697

中医条例公布后的杞忧/秦绍先//中医世界.-3-37-109

中医条例公布后什么是中医界当前的重要工作/李致福//光华医药杂志.-4-39-484

中医条例公布后什么是中医界当前的重要工作

/乔俊良//光华医药杂志.-4-39-290

中医条例公布后为同仁再进一言/张治河//现代医药月刊.-4-27-698//医界春秋.-3-13-298//医学杂志.-2-17-224

中医条例公布后我中医界急应吸取新知/张秉一//光华医药杂志.-4-39-197

中医条例公布后医界尤宜具精神应趋势说/张简斋//国医公报.-4-24-520

中医条例公布后应如何改进医事之刍议/黄星楼//光华医药杂志.-4-39-113

中医条例公布后之波折/医界春秋社//医界春秋.-3-13-304

中医条例公布后之感想/吴去疾//神州国医学报.-4-17-230

中医条例公布后之各方来电附呈文暨宣言/中央国医馆//国医公报.-4-25-35

中医条例公布后之两种感想/陈泽东//医学杂志.-2-17-336

中医条例公布后之中国医事建设/陈无咎//医界春秋.-3-13-293

中医条例公布两感症说/陈泽东//国医正言.-5-4-490

中医条例公布前后/现代中医杂志社//现代中医.-4-43-94

中医条例公布以后/陈逊斋//医学杂志.-2-17-220

中医条例公布矣/沙亦恕//医界春秋.-3-13-295

中医条例公布之感想/梁长荣//国医正言.-5-4-487

中医条例公布之感言/黎琴石//国医杂志.-4-7-451

中医条例公布之后/文医半月刊社//文医半月刊.-5-14-62

中医条例内容之检讨/徐恺//光华医药杂志.-4-35-152

中医条例是这样吗/祝敬铭//国医砥柱月刊.-5-15-428//医界春秋.-3-14-114//中医新生命.-5-8-222

中医条例通过后推测/朱殿//光华医药杂志.-4-35-150

中医条例文献纪略/中西医药杂志社//中西医药.-5-13-310

中医条例应否妥加修订交由本届中执委员会考虑/中医新生命杂志社//中医新生命.-5-7-295

中医条例与考试/邹良材//国医公报.-4-24-540

中医条例与审查规则之矛盾律/张赞臣//医界春秋.-3-14-401

中医条例与中医审查规则果为改进中医平等待遇之举乎/陈伯涛//医学杂志.-2-18-294

中医条例之一点小贡献/吴去疾//神州国医学报.-4-17-228

中医无须科学化/曾觉叟//中西医药.-5-10-431

中医现代化之我见/张懋森//现代中医.-4-43-441

中医兴废的我见/沈乾一//中西医药.-5-10-549

中医药存亡关系国之盛衰论/卢耀民//杏林医学月报.-3-16-18

中医药条例公布感言/焦易堂//国医公报.-4-24-513

中医药条例公布后/陈逊斋//国医公报.-4-24-525

中医药团体反对取缔案续闻/医界春秋社//医界春秋.-3-6-364

中医药以科学之方法整理之必要/周伯祐//国医砥柱月刊.-5-18-554

中医要灭亡么/佛雏//三三医报.-2-36-584

中医应归卫生署管理的我见/光华医药杂志社//光华医药杂志.-4-39-195

中医有岐轩仲景活人寿世之真传道隆德尊不可受内部偏西抑中医业执照论/邹趾痕//三三医报.-2-34-5

中医有应得平等待遇之理由/陈济民//国医杂志.-4-7-452

中医与科学(上海全国团体总联合会来件)/蒋文芳//医学杂志.-2-12-195

中医与科学/蒋文芳//中医世界.-3-27-235

中医与科学/杨志一//医界春秋.-3-5-48

中医与科学/张确余//杏林医学月报.-3-16-230

中医与立案/王一仁//中西医药.-5-13-219

中医怎样科学化/牟允方//新中华医药月刊.-5-35-387

中医哲理之渊源与夫科学化之取径(连载)/任应秋//国医砥柱月刊.-5-18-58,69

中医之国大代表如何能准期选出/张锡君//光华医药杂志.-4-40-21

周君伏生醒病家言/中西医学报社//中西医学报.-1-33-510

周小农君驳内部中医营业领照暂行规则/周镇//医学杂志.-2-7-371

周小农君驳议二次部规不列世医师傅及将来警厅试医缴照闭业手续/周镇//医学杂志.-2-7-239

周小农君撰拟全国中医学会检定资格条例/周镇//医学杂志.-2-7-493

朱培德氏逝世与三中全会中之中医案/公弼//中西医药.-5-13-323

注意中医条例考虑的演变/徐恺//光华医药杂志.-4-38-421

追悼曩昔北内取缔中医条例/周镇//医学杂志.-2-15-372

赘述中医条例之利害/周明生//现代医药月刊.-4-27-319

组织卫生部之请愿/中西医学报社//中西医学报.-1-26-489

10.3　中医自励与改进

保健复兴必须创设综合而改进性的医药学术机构/沈伯超//华西医药杂志.-5-37-548

北京万国拒土总会唤醒社会之宣言/北京万国拒土总会//绍兴医药学报星期增刊.-1-22-239

砭中医/王士翘//中医杂志.-2-20-138

阐扬国医须针灸与方药并进论/郭心翔//针灸杂志.-4-28-428

昌明国医之我见/刘哲苍//沈阳医学杂志.-3-1-239

澈底国医团结的组织/王缉光//光华医药杂志.-4-36-355

陈果夫讲就中国经济状况有提倡民间疗法之必要/张锡君//光华医药杂志.-4-37-16

创设乡村医院之计议/叶劲秋//医界春秋.-3-12-476

创设中华民国医学之倡议/袁桂生//神州医药学报.-1-42-21

创设中医院之重要/朱小南//新中医刊.-5-20-57

创造独立新中国的医学:中西汇合医疗的卓效/盛展能//新中华医药月刊.-5-35-611

创造新中医药的前途为筹设广西全省国医药界团结合作/刘仲良,盛展能//国医砥柱月刊.-5-18-465

从颁布中医药条例谈到中医今后应有之认识与趋向/张汝伟//国医公报.-4-24-538

从发掘整理以致于革新/朱小南//新中医刊.-5-19-429

从国难想到国医之难/廖孟培//国医杂志.-4-6-18

从国医之复兴谈到国府应设国医专管机关/周天伯//中国医药月刊.-5-32-105

从行易知难说到做医的真正精神/潘纫娴//国医砥柱月刊.-5-17-284

从焦易堂单骑独战说到国医界人才缺乏/徐恺//光华医药杂志.-4-35-297

从今日我国中西医药的形势说到中医界应有的动态/张义堂//复兴中医.-5-31-309

从垄断象贝母一案说到国药界应改良之点/吴去疾//神州国医学报.-4-15-51

从丝瓜络说到药商必须改革/徐心亘//光华医药杂志.-4-38-121

从学习毛泽东思想谈医学卫生工作/懋辅//针灸杂志.-4-34-325

从整理国医说到纠正病名/李伦敦//医界春秋

.-3-9-279

从中国医药界的迷途中指出一个光明的大道来/陈梅庵//光华医药杂志.-4-40-325

从中医科学化谈到针灸学术的改进方法/邱茂良//针灸杂志.-4-34-15

从中医条例公布后说到中央国医馆及医药界的过去与将来/张鹤年//光华医药杂志.-4-39-199

从忠孝二字说到医务人员/薛正清//国医砥柱月刊.-5-18-386

淬厉我国固有之医学而新之是借国医的力量吗/梁心//医林一谔.-4-8-272

戴季陶发表改进农村医药意见/戴季陶//医学杂志.-2-15-68

丹心/陈守真//绍兴医药学报星期增刊.-1-21-507

抵制劣货之医药观/冷水//绍兴医药学报.-1-16-466

丁济华君论中医改进首在注重诊断/丁济华//医学杂志.-2-4-596

独裁政治与医学建设(连载)/萧叔轩//北平医药月刊.-5-9-486//中西医药.-5-10-12

读北京国医砥柱月刊社沙洋分社成立宣言/王懋堂//国医砥柱月刊.-5-16-637

读陈震异先生卫生署管理中医问题书后/张治河//医学杂志.-2-18-350

读改良国药浅说后有感/施寄南//国药新声.-5-28-86

读国医砥柱月刊的批评/杨茹//国医砥柱月刊.-5-17-386

读国医砥柱月刊五周年之感言/苑子明//国医砥柱月刊.-5-17-390

读国医砥柱月刊有感/赵子刚//国医砥柱月刊.-5-15-631

读国医砥柱月刊之感言/薛仲猷//国医砥柱月刊.-5-18-189

读国医砥柱之感言/胡克恭//国医砥柱月刊.-5-17-338

读焦馆长敬告全国医药界同人书而书其后/何佩瑜//国医杂志.-4-6-305

读刊有感敬告同志片言/路东陞//国医砥柱月刊.-5-16-449

读了告社员书和挽救中医后的我对于中医今后我的再进言/霍瑞焕//国医砥柱月刊.-5-18-344

读了医学月刊发生的感想/鲍东藩//中国医学月刊.-3-15-346

读刘永纯先生中国金针在法国概况感言/孙晏如//针灸杂志.-4-34-184

读刘哲苍论国医宜组织联合公团书后/孙允中//沈阳医学杂志.-3-3-173

读秦君医界之危险书后/任正//医界春秋.-3-5-42

读施副馆长统一病名建议之疑问/梁长荣//医林一谔.-4-10-263

读新医自觉悟之感想/金峙程//中西医学报.-1-36-445

读杏林医学月报后之希望/谭瑞祥//杏林医学月报.-3-19-169

读研究医术药学之方针/周镇//绍兴医药学报.-1-13-137

读张腾蛟君为扩大本社建议之感言/何伯贤//医界春秋.-3-8-310

读长沙社长演说辞后/叶劲秋//三三医报.-2-34-603

读郑却疾君对于提倡国医的几个意见后也贡献几点/吴琢之//医界春秋.-3-9-487

读中央国医馆理事会第一次开会记之感想/梁长荣//杏林医学月报.-3-18-207

读中医改进论/李思柏//杏林医学月报.-3-17-222

读中医御敌团简章有感/许小士//三三医报.-2-35-185

对承社长考察回国后之感想/针灸杂志社//针灸杂志.-4-29-462

对于读者与新中医刊之希望/包天白//新中医刊.-5-20-268

对于改进中医的几点意见/骆神赋//国医导报.-5-30-10

对于各时疫医院的希望/余云岫//中西医学报

.-1-36-379

对于光华二周纪念热烈之期望/薛文元//光华
医药杂志.-4-38-292

对于国药界今后希望/俞同芳//国医杂志.-4-
13-380

对于国医今后之希望/谨//现代医药月刊.-4-
27-481

对于国医药界的几点贡献/汤士彦//医界春秋
.-3-12-29

对于国医药界小小的贡献/柳剑南//光华医药
杂志.-4-36-358//医学杂志.-2-16-248

对于国医之感想/金天佑//医界春秋.-3-9-8

对于国医之感想与今后之展望/周召南//国医
杂志.-4-13-356

对于倩君贡献医药界言论之补充(一)至(二)/
曾觉叟//国医正言.-5-5-207,257

对于沙洲国医砥柱分社成立之鸟瞰/陆宗慎//
国医砥柱月刊.-5-18-324

对于首都国医医院之管见/张治河//医学杂志
.-2-18-230

对于同业相残案之感想/蒋文芳//医界春秋.-3
-6-28

对于我国医学现状之积极进行计划/陈邦才//
中西医学报.-1-32-185

对于医药改进会之展望/张锡君//光华医药杂
志.-4-37-400

对于中国药业根本救济之要着/查贡夫//绍兴
医药学报.-1-15-75

对于中医必亡说的补救办法/卢峰灵//光华医
药杂志.-4-38-520

对中国医学过去的认识及今后之改革/汪浩权
//新中华医药月刊.-5-35-292

二五年度国医之前瞻后顾/何佩瑜//国医杂志
.-4-7-573//文医半月刊.-5-14-419

发扬国医先宜整理/黄学敏//杏林医学月报.-3
-20-363

发扬国医学粹的先决方案/高鉴如//中国女医
.-5-34-240//中国医药月刊.-5-32-369

发扬国医之根本办法刍言/赵树屏//北京医药
月刊.-5-21-124

发扬中国医学之我见/沈愚如//国医砥柱月刊
.-5-18-557

发扬中医为胜利后建国之首务/马冠莘//国医
砥柱月刊.-5-18-88

发扬中医学术的几项意见/李文英//新中华医
药月刊.-5-35-250

发展医药之要件一束/中医世界杂志社//中医
世界.-3-27-413

仿造中国血清之建议/张鑑渠//中医杂志.-2-
25-41

福建泉州却疾医学研究社来函/福建泉州却疾
医学研究社//医界春秋.-3-9-425

福建张腾蛟先生来函(连载)/张腾蛟//医界春
秋.-3-7-497,541

福州医药事业之展望/王涛仙//光华医药杂志
.-4-36-404

负起复兴的责任/沙亦恕//国医砥柱月刊.-5-
15-419

复兴国医之理论与实际/周斯泳//国医砥柱月
刊.-5-18-551

复兴民族须先改进中医始/倪士英//国医砥柱
月刊.-5-15-603

复兴农村医界应有之努力/邱治中//中医世界
.-3-36-175

复兴中医与改良国药/袁帼雄//复兴中医.-5-
31-363

复兴中医之基本条件/时逸人//复兴中医.-5-
31-13

复兴中医之我见/骆止荷//国医砥柱月刊.-5-
18-386

复兴中医之先决条件/陈影鹤//光华医药杂志
.-4-40-316

改革国医的方法/苏玉崑//光华医药杂志.-4-
36-352

改革国医之我见/程迪仁//医界春秋.-3-5
-159

改革中药之我见/陆继韩//医界春秋.-3-9
-335

改进国医刍议/孙治光//国医砥柱月刊.-5-17
-446

改进国医函/叶疏九//中医指导录.-4-2-403

改进国医学刍议/戴章烈//医林一谔.-4-8-569

改进国医药方案/光华医药杂志社//光华医药杂志.-4-35-137

改进国医药之先决条件/孙静云//光华医药杂志.-4-35-375

改进国医应有之设施/叶朗清//中医世界.-3-36-289

改进国医之具体方案/杨梦麒//苏州国医杂志.-5-2-102

改进国医赘言/李云溥//医林一谔.-4-11-313

改进农村医药意见/医界春秋社//医界春秋.-3-10-62

改进我国医药业之意见书/国医砥柱月刊社//国医砥柱月刊.-5-18-236

改进乡村中医与国药之我见/费镜美//中医世界.-3-39-432

改进针灸的我见/刘海震//针灸杂志.-4-34-428

改进中国医学的连环性/张文元//国医公报.-4-20-66//神州国医学报.-4-15-3

改进中国医学之方法说者谓不得以西方文明掩蔽中医之真精神不得以失却时代性之论调掩蔽中医之真价值前者一般为进化实无形之自推翻后者一般为保守实有形之被动消减去二者之弊而欲得进化与保守优良之成绩宜采取何项方法为改进研究之法程/范国义//医学杂志.-2-15-7

改进中国医学之我见/陈梅庵//光华医药杂志.-4-36-357

改进中国医药事业之一得/鲁秀山//光华医药杂志.-4-36-356

改进中药函/蔡觉民//中医指导录.-4-2-85

改进中医不必仿造恶劣方名/徐瀛芳//国医正言.-5-4-591//中医新生命.-5-7-467

改进中医采取中西融洽之方法其利弊安在试申论之/梁峥嵘//医学杂志.-2-18-483

改进中医采取中西融洽之方法其利弊安在试申论之/路登云//医学杂志.-2-18-486

改进中医程序之商榷/祝味菊//神州医药学报.-1-47-316

改进中医刍言/佛雏//三三医报.-2-32-293

改进中医函件一束/陈至愚//中医世界.-3-27-616

改进中医建议书/苏瑞三//医学杂志.-2-14-294

改进中医途中之荆棘/余无言//国医导报.-5-30-201

改进中医药小言/李诗雄//现代中医.-4-43-398

改进中医药之建议(连载)/丁少侯//国医砥柱月刊.-5-16-494,576.-5-17-15,103

改进中医药之建议/丁少侯//国医公报.-4-26-391

改进中医药之我见/李大超//中西医药.-5-12-261

改进中医应采取之方法/白宪章//医学杂志.-2-14-205

改进中医与制造国药/时逸人//医学杂志.-2-15-2

改进中医之根本问题/余鸿仁//现代中医.-4-42-80

改进中医之商榷/钟六一;丁翼翔//中医指导录.-4-4-283

改进中医之我见(连载)/寿能模//三三医报.-2-31-97

改进中医之我见(连载)/袁复初//三三医报.-2-31-441,477

改进中医之我见/毕筱亭//国医砥柱月刊.-5-17-443

改进中医之我见/房以仁//中国医药月刊.-5-32-222

改进中医之先决问题/杨志一//医界春秋.-3-5-252

改进中医之要策/沈家琦//中医世界.-3-37-327

改良国药发凡/路登云//现代中医.-4-42-128

改良国药浅说/杨志群//国医新声.-5-27-528

改良国药谈/朱菊庭//医界春秋.-3-8-310

改良国药为保存国粹之要图/赵子刚/文医半月刊.-5-14-290//杏林医学月报.-3-22-101//中医世界.-3-39-464

改良国药与国医前途/徐恺//光华医药杂志.-4-37-399

改良药业意见书/陈邦贤//中西医学报.-1-29-355

改良医学意见书/钱文伯//中西医学报.-1-30-105

改良医药宜先除巫觋而清源流/王淑贞//神州医药学报.-1-46-22

改良中国产婆之建议/罗荣勋(译)//中西医学报.-1-41-479

改良中国医药之我见/柯等和//医界春秋.-3-8-501

改良中药学说/胡友梅//绍兴医药学报.-1-13-412

改良中药之办法/黄国材//医学杂志.-2-18-499

改良中药之步骤及方法/赵光武//医学杂志.-2-16-425

改良中药之意见/俞培元//中国医学月刊.-3-15-415

改良中医宜先改良中药的蠡见/章钦言//国药新声.-5-22-471

改善现状以发皇真价值/毕成一//现代中医.4-42-159

改造旧社会的医家/陈守真//绍兴医药学报.-1-18-393

改造中医之商榷(一)至(六)/陆渊雷//中国医学月刊.-3-15-9,63,105,180,247,369

告国药界/徐福民//神州国医学报.-4-15-219

告今之幼稚无识而好遮拨中医者/邵餐芝//神州国医学报.-4-16-175

告全国中医同志最后一封书/陈无咎//医界春秋.-3-14-38

告中医各科同志书/针灸杂志社//针灸杂志.-4-28-11

革命中之医界(连载)/徐绍熙//医界春秋.-3-5-337,358

革新与革心/钱今阳//国医砥柱月刊.-5-18-356

革新中医与医药大同/林鸣乐//国医砥柱月刊.-5-18-438

个人读书生活之经过/路登云//现代中医.-4-43-52

各省县医药改进会会员应有的觉悟/刘惠良//光华医药杂志.-4-39-18

根据自然疗治说到政府应有提倡中医之必要/丁济华//医界春秋.-3-6-334

公祭先医宣言/私立山东国医专校//光华医药杂志.-4-41-222

关系中医的话/叶劲秋//医界春秋.-3-12-146

关于中医的话/叶劲秋//中西医药.-5-13-15

关于中医改良声中之四大问题/谢利恒(改)//医界春秋.-3-5-143

关于中医药前途的几个实际问题/姚世琛//现代中医.-4-42-153

观察近二十年中国医药学界之感言/朱壶山//国医砥柱月刊.-5-16-319

光华鸟瞰/邹云翔//光华医药杂志.-4-40-119

光华医药杂志社所负之使命/邹云翔//光华医药杂志.-4-39-479

广东中医药界应有的注意/张阶平//杏林医学月报.-3-16-21

郭受天先生敬告全国医界同志暨全体民众书/郭受天//医学杂志.-2-13-292

国产药材料学研究之意见/陈璞//医林一谔.-4-10-26

国产药物的整理问题/邵象伊//中医世界.-3-38-495

国产药物之提倡暨改进办法/范国义//医学杂志.-2-16-422

国耻足以兴论/叶麟风//利济学堂报.-1-3

－297

国府公布施行国医条例纪念大会敬告我国中西医士同人书/罗燮元//医学杂志.－2－17－384

国民政府代表朱文中讲复兴中国医药当先使中医具为良医/张锡君//光华医药杂志.－4－37－192

国难迫急中医界应一致觉悟救护日仇暴横中医界应一致努力抵抗/中医指导录杂志社//中医指导录.－4－2－3

国难期间国医药界应如何准备/吕丽屏//光华医药杂志.－4－40－206

国难期间中医应有的准备/张斗耀//医学杂志.－2－18－219

国庆和国医/许半龙//医界春秋.－3－6－125

国人当认识国医药之重要/孙伯华//光华医药杂志.－4－36－361

国人对于国医药应有之认识/沈香圃//中医世界.－3－34－15

国药出口减少之原因/仇尧基//医林一谔.－4－10－286

国药改良问题的观察与愿望/杨志群//国医新声.－5－27－609

国药革命/林志生//现代医药月刊.－4－27－545

国药亟宜改进/奚可阶//医界春秋.－3－10－230

国药亟应积极研究之必要/江晦鸣//医界春秋.－3－8－384

国药前途之展望/朱小南//新中医刊.－5－19－313

国药制法改良刍议/顾子静//医界春秋.－3－8－272

国医必要依旧更新论/林继枝//国医杂志.－4－5－447

国医不可无解剖学识说/洪荫松//中医世界.－3－28－142

国医不振之一大问题/丁俭//医学杂志.－2－14－490

国医出版界应有之觉悟/张赞臣//医界春秋.－3

－10－485

国医此后当作如何思想/马瘦吟//沈阳医学杂志.－3－3－330

国医当中亟宜振兴国货/吕绍荣//杏林医学月报.－3－19－547

国医的责任/张赞臣//医界春秋.－3－5－230

国医的尊严/中流//新中医刊.－5－19－110

国医发展之时机至矣/杨志一//医界春秋.－3－5－159

国医改进之我见/陈芝高//杏林医学月报.－3－22－532

国医改进之我见/杨艺农//文医半月刊.－5－14－370

国医改良之忠告/陈应期//国医砥柱月刊.－5－15－546//国医正言.－5－5－211//杏林医学月报.－3－23－297

国医革新之管见/方冠群//中医世界.－3－36－278//中医指导录.－4－2－139

国医公共之责任/周镇//三三医报.－2－35－49

国医国药之真价值/孟卜功//医界春秋.－3－9－7//医林一谔.－4－11－148

国医和国药之检讨/华汝成//国药新声.－5－22－28

国医界革新之途径/朱春庐//光华医药杂志.－4－37－294

国医界目前急须实干的几件事（连载）/殷子正//光华医药杂志.－4－38－423.－4－39－21

国医界现在应进行之事件/温碧泉//医学杂志.－2－17－230

国医界信条/光华医药杂志社//光华医药杂志.－4－35－279

国医界一个伟大的革命工作/曹桂凤//光华医药杂志.－4－35－368

国医界宜筹御侮之策/陈应期//医林一谔.－4－11－353

国医界应励行读书运动/徐恺//光华医药杂志.－4－37－293

国医界应励行新生活/朱殿//光华医药杂志.－4－35－457

国医界应联合力争的两个问题/朱寿朋,张赞臣

//国医正言.-5-5-364

国医界应有之觉悟/邹云翔//光华医药杂志.-4-39-198

国医界应有之认识/陆志伟//中医世界.-3-37-13

国医界应有最重要的理智训练/吴畏天//光华医药杂志.-4-38-101

国医界自居于何等/徐相任//神州国医学报.-4-14-533

国医今后应负之责任/神州国医学会//神州国医学报.-4-17-269

国医今日所处之地位/李荣//杏林医学月报.-3-20-143

国医今日与将来之急务/王彦彬//光华医药杂志.-4-39-111

国医历史及其复兴/烙声峻//文医半月刊.-5-14-242

国医三要/徐相任//神州国医学报.-4-16-296

国医失掉政治地位及社会地位之原因/刘星元//国医砥柱月刊.-5-18-343

国医退化之原因/周伯祐//国医砥柱月刊.-5-18-637

国医委员会成立对同道短言/张佩珂//国医砥柱月刊.-5-16-87

国医问题之彻底解决/徐相任//三三医报.-2-36-23//沈阳医学杂志.-3-3-369

国医学前途的悲痛/黄兆海//现代中医.-4-42-214

国医学术整理之我见/李荣//现代医药月刊.-4-27-487

国医学者之两个错误/秦伯未(讲);汤君捷(记)//中医指导录.-4-4-399

国医研究会之意旨说/赵瑞升//国医正言.-5-3-224

国医药方之鉴定权/涤尘//神州国医学报.-4-14-162

国医药革命之我见/陈应期//杏林医学月报.-3-21-234

国医药建设之我见/张泽霖//医林一谔.-4-9-135

国医药界应有的精神/药向荣//医学杂志.-2-13-356

国医药界应有政治眼光/焦易堂//国医公报.-4-21-301//现代医药月刊.-4-27-443

国医药之前途不堪设想/陈应期//现代医药月刊.-4-27-313

国医宜努力自图说/罗敏之//沈阳医学杂志.-3-2-399

国医宜融会各家不偏一派论略/刘蔚楚//三三医报.-2-31-408//绍兴医药月报.-2-38-261//沈阳医学杂志.-3-1-168//医学杂志.-2-5-445

国医亦有改进之望耶/林瑾庵//医界春秋.-3-9-530

国医应负之责任/邱治中//中医世界.-3-36-7

国医应有派别之感想/张拱端//国医砥柱月刊.-5-17-273

国医应有之觉悟/鲍云柏//中医世界.-3-37-535

国医应怎样注重医德/周伯祐//中医世界.-3-37-535

国医在现代/余鸿孙//现代中医.-4-42-331

国医整理之我见/冉雪峰//杏林医学月报.-3-19-48//医界春秋.-3-8-219

国医之开业要素/胡安邦//中医世界.-3-32-461

国医之看护问题/余凤智//广东医药月刊.-3-24-367

国医之弱点/朱寿朋//医界春秋.-3-11-261

国医之生机/卢宗强//医林一谔.-4-8-157

国医之五大工作/朱寿朋//医界春秋.-3-12-145

国医之现在及今后应有之努力/陈玉铭//光华医药杂志.-4-36-354

国医之新生命/徐相任//三三医报.-2-36-277//医学杂志.-2-10-273

国医之责任及其前途/刘惠群//杏林医学月报.-3-21-409

国医自励刍言/李锡卿//国医正言.-5-3-17

国医自强重大提案/医学杂志社//医学杂志.-2-7-365

国医自身之绝症/徐相宸//医学杂志.-2-16-325

汉医落后的几种原因(连载)/姚文缪//绍兴医药月报.-2-41-523,576

汉医式微之原因及其今后之认识与努力/邓鹤芝//杏林医学月报.-3-17-371.-3-19-166

行宪以后的中医师/秋//华西医药杂志.-5-37-353

杭州市国医药公会等快邮代电/杭州市国医药公会等//医学杂志.-2-15-314

杭州医潮平议/朱殿//光华医药杂志.-4-35-230

何以能令吾国医日见改进/林瑾庵//杏林医学月报.-3-20-11

河南国药改进社宣言/河南国药改进社//现代医药月刊.-4-27-584

呼声/新中医刊杂志社//新中医刊.-5-19-95

呼吁/陈德沐//国医砥柱月刊.-5-18-253

呼吁/新中医刊杂志社//新中医刊.-5-19-47

呼吁复兴国医对中西医药的感言/张乐三//国医砥柱月刊.-5-18-404

湖南国医前途之曙光/医林一谔杂志社//医林一谔.-4-10-205

唤醒自称世儒医的医药同志/任应秋//光华医药杂志.-4-40-327

皇汉医学复兴之急务/[日] 木山圆彦//光华医药杂志.-4-41-310

皇汉医学之实际/秦伯未//中医世界.-3-36-361

黄良安先生关于中国医药建设问题函/黄良安//医学杂志.-2-17-59

挥刀斩断中医家派的葛藤/梁乃津//华西医药杂志.-5-37-28

激战后我们应有的检阅和训练(连载)/李寿芝//医界春秋.-3-6-482,515

亟应改善之医风/张文元//国医公报.-4-25-291

急须整理的中国医学/俞若屏//国医导报.-5-29-81

急需抵抗外医侵入农村(连载)/朱殿//医界春秋.-3-9-437,490

集中思想/叶劲秋//现代中医.-4-42-339

纪念丁会长逝世周年并为本会说话/王一仁//中医杂志.-2-26-165

冀望与努力(连载)/梁春煦//杏林医学月报.-3-18-90,129

冀望与努力/梁长荣//现代医药月刊.-4-27-696

坚固自己的壁垒/朱小南//新中医刊.-5-20-217

建国声中谈医药前途/栾志仁//华西医药杂志.-5-36-53

建国与建医/任应秋//国医砥柱月刊.-5-18-37

建立中国本位医药文化/蔡适季//中国医药月刊.-5-33-9

建设本位的文化与中国医学问题/宋大仁//北平医药月刊.-5-9-454//中西医药.-5-10-89

建设农村医药的入手三策/丁少侯//国医公报.-4-26-517//文医半月刊.-5-14-439

建设三种/葛养民//医林一谔.-4-8-250

建设现代中医的提示/孙里千//国医公报.-4-26-169

建议我界普设国医图书馆/杨伯谦//光华医药杂志.-4-38-427

江苏训练中医之管见/沙亦恕//光华医药杂志.-4-39-388

江西各医学团体快邮代电/医学杂志社//医学杂志.-2-15-315

焦馆长易堂演词/焦易堂//国医公报.-4-24-509

焦头时期的中医/阿谁//医界春秋.-3-10-48

焦易堂讲中央国医馆之过去/张锡君//光华医药杂志.-4-37-193

接受中国医学传统/高德明//新中华医药月刊

.－5－35－35

解剖刀下之中国医学/许半龙//医界春秋.－3－
5－226

解剖中医的短言/林振南//杏林医学月报.－3－
17－125.－3－19－168

今后的祝望/徐相任//神州国医学报.－4－18
－281

今后对国医药界之愿望/江松石//国医杂志.－4
－5－441

今后个人之努力与本刊之使命/秦伯未//中医
世界.－3－34－9

今后国医界应有之努力/包天白//医界春秋.－3
－13－296

今后国医之前途/蔡济平//神州国医学报.－4－
14－201

今后国医之我见/刘兼善//国医砥柱月刊.－5－
18－39

今后整理医学之希望/陈圣化//光华医药杂志
.－4－40－330

今后之奋勉/秦伯未//医界春秋.－3－13－296

今后之国医/陈应期//杏林医学月报.－3－21
－11

今后之国医砥柱月刊社/钱今阳//国医砥柱月
刊.－5－17－539

今后之华西医药杂志/秋//华西医药杂志.－5－
37－4

今后中国人命的危险及中医界的责任/叶劲秋
//三三医报.－2－33－77

今后中药之展望/何政武//光华医药杂志.－4－
40－336

今后中医界应有之努力/邵餐芝//神州国医学
报.－4－15－584

今后中医药界谋团结自卫之唯一方策/费梦莘
//三三医报.－2－33－545

今后中医应走之途径/谭活水//杏林医学月报
.－3－22－490

今年大家要努力希望全国医药界自救/徐恺//
光华医药杂志.－4－36－533

今年的新希望/徐恺//光华医药杂志.－4－38
－517

今年的最后胜利/林振南//杏林医学月报.－3－
17－9

今年国医节之希望/钱今阳//神州国医学报.－4
－18－283//中医世界.－3－39－27

今日病家之心理/马瘦吟//沈阳医学杂志.－3－
2－272

今日医生应尽的义务/余春轩//绍兴医药学报
.－1－18－78

今日之扁鹊/守真//绍兴医药学报星期增刊.－1
－21－95

今日之国医/王玉玲//医界春秋.－3－9－394

今日中医当如何自励/袁绿野//神州医药学报
.－1－47－131

今日中医药界应有之基本动向/郭若定//华西
医药杂志.－5－36－177

今医之感喟/胡润墀//神州医药学报.－1－47
－317

紧急/慧//国医砥柱月刊.－5－16－593

谨告国医药界忠实同志/刘瑶栽//医界春秋.－3
－7－399

近代学者对于中医之言论/朱良钺//医界春秋
.－3－5－186

近来的热望/薛公善//中医世界.－3－39－429

近来之感想/恽铁樵//铁樵医学月刊.－4－44
－7

近世外科医院之大改革/恂如//中西医学报.－1
－27－431

劲秋随笔/叶劲秋//三三医报.－2－34－385

禁丑角装扮医生/医林一谔杂志社//医林一谔
.－4－9－344

警告我医药界/神州医药总会//三三医报.－2－
29－82

警告吾国药商(录六神丸与迷信原文)/周镇//
绍兴医药学报.－1－14－128

警告医界四则/谢涟//中医杂志.－2－19－359

警告医界同业/绍兴医药学报社//绍兴医药学
报.－1－12－400

警乡村庸医文/邓钝//绍兴医药学报.－1－16
－218

敬告汉医学家/八峰兆蓉//神州医药学报.－1－

45－14

敬告汉医学家/张稷孙//中西医学报.-1-25
　　-5

敬告仅识汉文之有志研究国药者/黄劳逸//中
　　西医药.-5-12-294

敬告青年之有志医学者/毕寅谷//中西医学报
　　.-1-24-477

敬告全国国医同志书/徐相宸//医学杂志.-2-
　　13-461

敬告全国国医同志书/徐相任//神州国医学报
　　.-4-14-16

敬告全国新旧医界书/吴广生//医界春秋.-3-
　　8-249

敬告全国医界同人/杨医亚//国医砥柱月刊.-5
　　-18-51

敬告全国医学会(预防昉日本消灭汉医之执
　　照)/叶瑞阳//三三医报.-2-31-549

敬告全国医药界同人书/焦易堂//国医公报.-4
　　-19-253//国医杂志.-4-6-300

敬告全国医药同胞刍言/陈震//神州医药学报
　　.-1-44-435

敬告全国中西医界书/吴广生//医学杂志.-2-
　　14-95

敬告我医药界诸同志书/杨秉枢//国医砥柱月
　　刊.-5-16-382

敬告吾邑医家/卢育和//三三医报.-2-30-
　　330

敬告医界同胞书/陈述先//文医半月刊.-5-14
　　-243

敬告医界同志组织隆昌县医学改进会征求同人
　　意见书/三三医报社//三三医报.-2-34-
　　171

敬告医药界/张仲儒//中医世界.-3-38-277

敬告有志医学之女同胞/燕斌//医学公报.-1-
　　4-361

敬告中央国医馆论巩固国医地位须从速推行国
　　医教育实施方法/张子畅//北平医药月刊.-5
　　-9-112

敬告中医宜参考生理学勿专重内经/程国祥//
　　中西医学报.-1-27-497

敬致全国医学工作者为新中华医药学会成立而
　　作/高德明//新中华医药月刊.-5-35-264

敬致医界诸同人书/张锡纯//三三医报.-2-31
　　-237

镜与医/俞鉴泉//三三医报.-2-32-41

救济国医的我见/林济民//现代医药月刊.-4-
　　27-368

救人与救己/张赞臣//医界春秋.-3-11-419

看时势论中医/王福民//新中华医药月刊.-5-
　　35-344

抗日救灾谈到国医/谢诵穆//自强医学月刊.-3
　　-41-483

抗日声中我们国医药界应负之责任/王玉玲//
　　医界春秋.-3-9-5

扩张中医势力范围论/刘吉人//绍兴医药学报
　　.-1-16-392

来苏学习针灸之感言/陶守保//针灸杂志.-4-
　　29-177

联合全国医药团体力争中西医平等待遇案/朱
　　寿朋等//国医砥柱月刊.-5-15-481

两个困难的感想/裴吉生//绍兴医药学报.-1-
　　19-89

龙文鹤先生致发行人函赞扬新中华医药月刊不
　　要停刊:中华医学之革新拭目可待/龙文鹤//
　　新中华医药月刊.-5-35-205

泸县医学亟求进化说/张涵虚//三三医报.-2-
　　36-553

录民法第二款借为国医界警钟弁序/刘景素//
　　沈阳医学杂志.-3-1-125

论保存中药亟宜提倡化验/胡剑华//绍兴医药
　　学报.-1-18-25

论东亚病夫国之病/履冰//绍兴医药月报.-2-
　　39-489

论复兴中医诸问题/严益澄//复兴中医.-5-31
　　-711

论改进中国医药之方法/杨焕文//医学杂志.-2
　　-11-41

论各地医报宜注重本地之情形改革然后互相交
　　换得融洽统系之实效/张汝伟//神州医药学
　　报.-1-47-130

论国药/汪殿华//新中华医药月刊.-5-35-17

论国医国药之关系/杨医亚//文医半月刊.-5-14-116

论国医式微之由及今后改进之方(连载)/王少兰//北京医药月刊.-5-21-422,477

论国医药与民族民生有密切关系/刘鸿甫//国医公报.-4-24-527

论国医宜组织联会公团/刘哲苍//沈阳医学杂志.-3-3-8

论今后之医师与医政/祝敬铭//医界春秋.-3-13-300

论今日中国医学之趋势及其补救之方法/谭次仲//华西医药杂志.-5-37-409

论明日医药/沈警凡//国医砥柱月刊.-5-18-437

论兴医学必须化除旧习/钱存济//神州医药学报.-1-44-331

论医称祖传之流弊/林华三//绍兴医药学报.-1-14-189

论医德与医术/张嘉因//国医砥柱月刊.-5-17-117

论医家治病之通弊/周越铭//绍兴医药学报.-1-8-143

论医生与社会之关系/陈忍一//中西医学报.-1-32-467

论医生之义务与权利/邓怡如//杏林医学月报.-3-19-87

论医师态度/杨佳莆//新中华医药月刊.-5-35-128

论医学无穷必须共相研究论/郑少春//绍兴医药学报.-1-8-97

论医药界之结束/崇肖葵//神州医药学报.-1-44-440

论医药学为今日中国自强之关键/我亦医界一份子//绍兴医药学报.-1-8-183

论医者病者近今之弊/李振唐//神州医药学报.-1-47-221

论医者为应世救民之天职/潘少兰//绍兴医药月报.-2-41-473

论医者宜秉至诚以对病家/杏中仁//杏林医学

月报.-3-17-247

论中国医学之进步及金鸡纳霜蓖麻子油海碘仿石炭酸之替代品/袁桂生//神州医药学报.-1-47-418

论中国医药不振之原因/朱松//医界春秋.-3-5-311

论中国医药两界之将来/颜伯卿//神州医药学报.-1-42-425

论中国医业/顾允士//苏州国医杂志.-5-1-239

论中医对生命宜自力/陈无咎//国医公报.-4-23-277

论中医改进之难/何幼廉//绍兴医药月报.-2-41-59

论中医改进之原理与整理/邓曰仁//医学杂志.-2-18-398

论中医汇通及中医今后所应为之工作/谭次仲//华西医药杂志.-5-37-547

论中医条例公布后我医药界同仁应取之途径/郭受天//国医公报.-4-24-533

论中医学说从前有无统系此后应否整理/管文如//北平医药月刊.-5-9-42

论中医学宜公开研究/黎琴石//国医杂志.-4-7-173

论中医药业宜亟谋团体之自治/蔡济平//神州医药学报.-1-47-222

论中医宜有团结实力/黎琴石//国医杂志.-4-6-310

论中医之出路/杨太和//广东医药月刊.-3-24-433

论罪己之精神勖中医界同志/顾愧白//国医砥柱月刊.-5-18-329

略论中国医学目前应取的途径/方药中//新中华医药月刊.-5-35-79

迷信事业与卫生事业/高思潜//绍兴医药学报.-1-18-323

民国三十年我对中医之新希望/张易安//新中医刊.-5-20-403

民国十二年中国医药之感言/袁绿野//神州医药学报.-1-47-290

民族的血性病/祝敬铭//医界春秋.-3-13-189

民族医学应如何改革/张蕴忠//国医公报.-4-22-29

民族主义与中国医学/陈无咎//医界春秋.-3-6-87

民族主义与中华医药/杨焕文//医学杂志.-2-10-455

目前国医界应有之工作/王名藩//国医砥柱月刊.-5-16-493

耐人寻味之余汉某师军医行政/韩家骥//光华医药杂志.-4-35-12

农村医生应有之特性/朱寿朋//光华医药杂志.-4-35-153

农村医业不发展的缘由/邱治中//中医世界.-3-39-23

女医同志为什么要成立中国女医学社/钱宝华,张静霞//中国女医.-5-34-239//中国医药月刊.-5-32-369

培植国医人才应有之目光/徐相任//神州国医学报.-4-18-259

培植医生刍言[美]嘉惠森(著);李绍昌(译)//中西医学报.-1-33-81

评包君识生医药危言/朱尧臣//神州医药学报.-1-43-139

剖解臆说/俞鉴泉//绍兴医药学报.-1-12-39

普及农村医药实施之方法及计划/范国义//医学杂志.-2-15-403

普及农村医药实施之方法及计划/王恩云//医学杂志.-2-16-105

普及农村医药之实施方法/王恩云//医林一谔.-4-11-399

期望于今后之本刊/姚世琛//现代中医.-4-42-311

请先做到躬自厚而薄责于人的远怨方法/秋//华西医药杂志.-5-37-63

请兴医学以张国权说/伍彩玑//医学公报.-1-7-146

请医药同仁设法解围书/温敬修//文医半月刊.-5-14-354

请愿失败后的重要工作/朱殿//光华医药杂志.-4-35-229//中医世界.-3-33-16

庆祝中医条例公布感言/张赞臣//医界春秋.-3-13-283

庆祝中医条例公布后应如何改进医事之刍议/黄星楼//医学杂志.-2-17-221

庆祝中医条例公布声中国医界今后之取径/汤士彦//医界春秋.-3-13-196

庆祝中医条例纪念会后/朱敬修//杏林医学月报.-3-22-409

全国医会医校宜创立医学图书馆刍议/周镇//三三医报.-2-32-583

全国医会之谠论/全国医药总会//中医世界.-3-27-93

全国医学界公鉴/孙秉公//三三医报.-2-34-584

全国医药界当一致拒用劣货药材/萧退庵//神州国医学报.-4-14-369

全国医药总会建设方略刍议/蒋文芳//广东医药月刊.-3-24-434

劝同志努力阐扬国粹书/罗兆琚//针灸杂志.-4-28-109

壬戌年医学之希望/王兰远//绍兴医药学报.-1-19-271

认识国药的是谁/杨志群//国药新声.-5-28-14

日本汉医勃兴感言/刘行方//国医文献.-5-15-402

日本人研究中医药之趋势/陆渊雷//德华医学杂志.-1-40-55//医界春秋.-3-7-235

日人和田氏论中医非陈腐之学/陈济民//国医杂志.-4-5-39

如何创造一中华特有之医学/石玉成//华西医药杂志.-5-37-307

如何促进中医参与政治/任应秋//华西医药杂志.-5-36-7

如何发展晋绥二省之中医中药/张斗耀//医学杂志.-2-17-236

如何发展晋绥二省之中医中药/张照鳞//医学杂志.-2-17-238

如何发展晋绥二省之中医中药/张治河//医学杂志.-2-17-234

如何改进中国医药/周镇//现代医药月刊.-4-27-367

如何解决当前的医药问题/姜春华//中西医药.-5-13-453

如何救济农村病夫/朱殿//医界春秋.-3-9-280

如何领导中医入科学正途/万友竹//北平医药月刊.-5-9-468

如何实施乡村医药卫生/戚子云//中医世界.-3-38-581

如何提高中医师素质/洪兆箕//中西医药.-5-13-499

若何为中国医药而奋斗/陈无咎//医界春秋.-3-11-115

三论医生与人格/张赞臣//医界春秋.-3-5-505

三民主义与中国医药/王一仁//医界春秋.-3-5-225

三年来之中医界/钱季寅//中医世界.-3-30-12

山东医药团体代电/国医砥柱月刊社//国医砥柱月刊.-5-18-95

山西太原中医改进研究会快邮代电申明卫生部不能管理中医之理由/山西中医改进研究会//国医正言.-5-4-529//文医半月刊.-5-14-176

山西中医改进研究会改进中医办法/山西中医改进研究会//医学杂志.-2-14-521

山西中医改进研究会改进中医方案/山西中医改进研究会//医学杂志.-2-14-373

山西中医改进研究会理事向山西省政设计委员会论改良医药计划/医学杂志社//医学杂志.-2-14-120

山西中医改进研究会拟联合全国中医团体向中央政府提议提倡中医学术案/杏林医学月报社//杏林医学月报.-3-16-76

山西中医改进研究会向中央政府提议提倡中医学术案/医学杂志社//医学杂志.-2-10-211

商榷改良中国医药之我见/严成珠//医界春秋.-3-9-57

上海各路商会总联合会电请提倡国医国药/上海各路商会总联合会//广东医药月刊.-3-24-232//医界春秋.-3-6-349

上海国药界应有的觉悟/朱寿朋//医界春秋.-3-10-6

上海医药新闻报之通电/上海医药新闻报//广东医药月刊.-3-24-193

设立中国制药厂之必要/寄痕//绍兴医药学报.-1-19-264

社会问题与现代医学之任务/桂华岳(著述);杨川印(录)//医界春秋.-3-8-220

什么是我们的责任/高思潜//绍兴医药学报.-1-20-24

什么是中国医学革命的真正阻碍/苦虫//中西医药.-5-11-13

十七年国庆日医界应有之觉悟/蒋文芳//医界春秋.-3-6-121

时代与医学/沈清源//光华医药杂志.-4-36-362

时代与中医/伍律宁//广东医药月刊.-3-24-139

时间与事业/梁长荣//杏林医学月报.-3-19-7

实行中医中药公有制应采若何之方法与步骤方可推行顺利试详言之/黄国材//医学杂志.-2-18-28

实行中医中药公有制应采若何之方法与步骤方可推行顺利试详言之/张照鳞//医学杂志.-2-18-29

实施中医条例我国医界应怎样执行业务/顾汝骏//中医世界.-3-37-111

实施中医条例我们国医界应该怎样执行业务/秦绳武//光华医药杂志.-4-39-389

实施中医条例我们中医界应该怎样执行业务/王待吾//光华医药杂志.-4-39-390

实施中医我国医界应怎样执行业务?/沈家琦//光华医药杂志.-4-39-204

市医派别之一斑/余锡亨//杏林医学月报.-3-16-177

市政成立后之医生/三三医报社记者//三三医报.-2-36-44

试言医学与国家之关系及改进中医应用之方法/范国义//医学杂志.-2-14-195

试言医学与国家之关系及改进中医应用之方法/田尔康//医学杂志.-2-14-292

首都国医院成功中医界应有之努力/光华医药杂志社//光华医药杂志.-4-41-189

书中医界提倡读书之必要后/陈家鸿//现代中医.-4-43-145

双十节与民生主义/陈无咎//医界春秋.-3-6-118

双十节针革命的中医/杨太和//医界春秋.-3-6-119

双十节中的孤军/余不平//医界春秋.-3-6-122

谁负阐扬中国医药之责任/徐公仆//光华医药杂志.-4-36-354

说国医之病(连载)/史庆生//现代中医.-4-43-81,198

说京津医药之弊/张相臣//国医砥柱月刊.-5-16-322

说开中医条例公布后之中国医事建设/陈无咎//国医公报.-4-24-516

苏州中医师季爱人告全国同胞努力医药公有书/季爱人//国医砥柱月刊.-5-18-348

台山中医公会呼吁之评议/读者//光华医药杂志.-4-39-482

谈改进中医/时逸人//医学杂志.-2-14-550

谈改良国医/医界春秋社//医界春秋.-3-10-164

谈革新中华医药之初步工作/黄圣白//新中华医药月刊.-5-35-59

谈谈国医目下重要工作/张治河//医学杂志.-2-18-399

谈谈时医/植林//医界春秋.-3-9-431

谈谈我学针灸的经过/未署名//针灸杂志.-4-28-465

谈谈吾针灸科之整理与改造/王静庵//针灸杂志.-4-30-383

谈谈新中医/秦伯未//医界春秋.-3-6-147

谈谈医药界的积弊与建设/祝天一//医界春秋.-3-5-86

叹中医之危殆/徐韵英//绍兴医药学报.-1-19-261

讨论国医之改革问题/熙载//自强医学月刊.-3-40-9

提倡国医刍议/陈逊斋//国医公报.-4-19-114

提倡女医实施三民主义/光华医药杂志社//光华医药杂志.-4-35-355

提倡女医事业之重要/楼载诉//光华医药杂志.-4-35-378

提倡女医事业之重要/汪士瀛//文医半月刊.-5-14-258

提高国医程度及其道德/徐相任//神州国医学报.-4-17-57

提高国医改进技术之三大主张/倪维德//光华医药杂志.-4-38-304

提高中医参加卫生行政之意见书/贺少望//国医砥柱月刊.-5-18-407

条陈整顿医书清册/任伯和//三三医报.-2-29-184

痛告医界/叶伯良//三三医报.-2-35-46

外行的批评/朱殿//光华医药杂志.-4-35-151

完成民主政治与改进中国医药/陈郁//新中华医药月刊.-5-35-5

挽救国医之危机要先谋团结/现代医药月刊社//现代医药月刊.-4-27-357

挽救中国医药之五大主义/宋爱人//光华医药杂志.-4-36-344

挽救中医的我见:严格管理中药/周峻南//国医砥柱月刊.-5-18-418

王君少楠改进中医说(连载)/王少楠//医学杂志.-2-5-368,510.-2-6-95

为复兴中医者进一言/王耐寒//光华医药杂志.-4-38-189

为国医前途上中执委并告国人书/何佩瑜//国医杂志.-4-7-442//医界春秋.-3-13-141

为国医前途下一针砭/王宗喆//文医半月刊.-5-14-210

为国医针灸学家进一言/刘琴仙//国医砥柱月刊.-5-16-45//杏林医学月报.-3-23-51

为江西警察厅取缔医生事警告我医药两界/高德僧//绍兴医药学报.-1-9-294

为谋自救之计敬告同仁书(连载)/张治河//现代医药月刊.-4-27-755,757,759//现代中医.-4-43-335

为谋自救之计敬告同仁书/张治河//医界春秋.-3-14-316//医学杂志.-2-18-228

为庆祝国医砥柱纪念特刊谈医师修养/刘星元//国医砥柱月刊.-5-18-387

为日本奖励培植汉药事忠告我医药界同人/医学杂志社//医学杂志.-2-15-248

为什么中医这样衰弱与诸同志谈谈的商榷/胡协心//三三医报.-2-36-275

为兴复中医进一言/何伯岳//国医杂志.-4-7-53

为医学革命告青年党员/江绍原//中西医药.-5-13-263

为医之道/张高港,孟卜功(录)//光华医药杂志.-4-39-225

为中国志医之士进一言/王青瀛//针灸杂志.-4-30-31

为中医必亡说想起自强方法/林畅荣//光华医药杂志.-4-38-521

为中医界进一言/刍虑//三三医报.-2-34-113

为中医前途一哭/医魂//自强医学月刊.-3-40-170

维持医药之刍议/钱存济//神州医药学报.-1-45-426

我道不孤/医学公报社//医学公报.-1-5-442

我的取缔医生观/高思潜//绍兴医药学报.-1-17-331

我底开业计画/胡念瑜//苏州国医杂志.-5-2-143

我对于改进中医的意见(连载)/薛复初//医学杂志.-2-11-579.-2-12-69,524

我对于改造旧医的几点意见/徐味冰//华西医药杂志.-5-37-604

我对于国医界之两重愿望/殷子正//医界春秋.-3-9-485

我对于提倡国医的几个意见/郑却疾//医界春秋.-3-9-392

我对于医药的前途观/章献吾//三三医报.-2-31-406

我对于中国医药前途人格的感想及呼吁/薛复初//医学杂志.-2-13-569

我对于中医之展望/徐味冰//华西医药杂志.-5-37-603

我国固有医药可供科学研究者之我见/黄雯//北平医药月刊.-5-9-465

我国医学建设之工具/袁复初//医学杂志.-2-12-369

我国医学如何整理至何程度始达改进目的论/范国义//医学杂志.-2-16-239

我国医药宜如何改进方臻至善论/陈碧川//现代医药月刊.-4-27-515

我们的使命新中华医药学会成立感言/李汝鹏//新中华医药月刊.-5-35-268

我们还须拓荒/胡侣//中国医药月刊.-5-33-426

我们集团和国医的将来/倪克显//铁樵医学月刊.-4-44-713

我们要实行研究/宋紫波//现代中医.-4-42-233

我们要研究医案/陈伯涛//现代中医.-4-42-517

我们医学的将来/药盦//铁樵医学月刊.-4-44-491

我们怎样去发扬国医的学术(连载)/黄任潮//光华医药杂志.-4-38-302,425.-4-39-23,115,201

我们怎样提倡药学革命/沈警凡//北平医药月刊.-5-9-440

我所望于各分社者/钱今阳//国医砥柱月刊.-5 -17-581

我所望于国药界者/赵学渊//中医世界.-3-37 -114

我所望于政府者/志仁//光华医药杂志.-4-35 -234//中医世界.-3-33-22

我所希望于中医委员会者/吴去疾//神州国医 学报.-4-18-235

我所希望之新中医/侯敬舆//光华医药杂志.-4 -37-110

我所希望诸同志努力与公开/黄星楼//医界春 秋.-3-7-337

我希望于卫生署刘署长及中医委员会的建议/ 梁峥嵘//国医砥柱月刊.-5-16-145

我要选这样的国大代表选这样的立法委员/栾 志仁//华西医药杂志.-5-37-246

我愿洒些热血贡献于中央政治会议诸公之前/ 梁峥嵘//国医砥柱月刊.-5-16-17

我之对于医药界过渡之可喜与绍兴考取医士同 志会之希望/王者辅//绍兴医药学报.-1-19 -333

我之希望于国医者/舒啸//医界春秋.-3-8 -455

我之中医改进观/高思潜//三三医报.-2-29 -249

我最后的希望/陈子光//针灸杂志.-4-28 -593

无希望的前途/陈家鸿//现代中医.-4-42 -157

芜湖县中医公会来电/中央国医馆//国医公报 .-4-22-452

吾人今后之责任及其工作/刘远//光华医药杂 志.-4-40-323

吾所希望学国医之男女人才/徐相任//神州国 医学报.-4-15-636

吾医士宜代天司命以尽天职论/刘景川//沈阳 医学杂志.-3-3-336

吾有望于吾国医界硕彦之士/林瑾庵//医林一 谔.-4-9-181

吾之药事振兴管见/刘文超//三三医报.-2-35

-224

吴县县党部特派员孙丹忱先生训词/陈丹华 (记)//苏州国医杂志.-5-2-49

吴县县政府代表仓桂蟾先生训词/王蕴玉(记) //苏州国医杂志.-5-2-49

五周开始的话/医林一谔杂志社//医林一谔.-4 -11-391

武昌国药饮片同业公会快邮代电/国医正言杂 志社//国医正言.-5-4-530

武进国医学会代电/武进国医学会//光华医药 杂志.-4-35-269

武进国医学会快邮代电/武进国医学会//文医 半月刊.-5-14-192

勿作此无谓之排外/远志//神州医药学报.-1- 42-479

西方神农/郑显庭//华西医药杂志.-5-37-45

西京国医公会快邮代电/西京国医公会//国医 正言.-5-4-530

西医欲消灭中医之阴谋/医界春秋记者//医界 春秋.-3-5-281

希望健全之医药/沈乾一//北平医药月刊.-5- 9-453

希望全国国医亟宜组织联合会/方富健//医界 春秋.-3-11-262

希望于全国医界/朱寿朋//医界春秋.-3-10 -93

希望于上海国医界/朱寿朋//医界春秋.-3-9- 435

希望与建议/叶橘泉//华西医药杂志.-5-37 -412

奚子和君敬告医界刍言/奚子和//医学杂志.-2 -7-244

闲话中医颓落的原因和希望医政当局应注重的 一些管见/陈学章//华西医药杂志.-5-36 -331

现代国医改进刍义/邱键//华西医药杂志.-5- 37-461

现代国医亟宜厉行学理革命之我见/周伯祐// 中医世界.-3-37-423

现代国医药需要之人才/徐相宸//医学杂志.-2

－18－293

现代国医之趋势/秦伯未//中医世界.－3－27
－120

现代国医之危机/俞同芳//国医杂志.－4－13
－60

现代业医之三大障碍/任应秋//光华医药杂志
.－4－40－328

现代医学之进展/仲祜//国药新声.－5－22－11

现代中医/何云鹤//复兴中医.－5－31－150

现代中医界之努力线路/朱寿朋//现代中医.－4
－42－32

现代中医所必须要有的知识/吉链康//现代中
医.－4－43－40

现代中医应有之认识/李实琦//苏州国医杂志
.－5－2－552

现代中医之路/章次公//中国医药月刊.－5－33
－135

现阶段中医应有之努力/朱小南//新中医刊.5
－20－165

现今我国医药界救亡惟一之出路/时逸人//医
学杂志.－2－15－398

现在中国医生的急务/陈倬//绍兴医药学报.－1
－17－81

现在中医界所急宜注意之点/张维仁//光华医
药杂志.－4－40－321//国医杂志.－4－7
－512

现在中医应有之责任/王鸣盛//复兴中医.－5
－31－506

现状如何/蔡曰如//现代中医.－4－42－234

献给检验同仁/姚子让//国医砥柱月刊.－5－18
－218

乡村医风之感慨/陈志仁//中医世界.－3－38
－609

乡村亦宜成立中医研究会/郑敬科//文医半月
刊.－5－14－164

香港中华国医学会代电/香港中华国医学会//
医界春秋.－3－13－143

香港中华国医学会快邮代电/何佩瑜//现代医
药月刊.－5－27－706//医界春秋.－3－10
－194

香港中华国医学会快邮代电/香港中华国医学
会//医学杂志.－2－15－204

详请设立医学研究所/绍兴医药学报社//绍兴
医药学报.－1－8－214

向国医界同人进一言/刘惠群//杏林医学月报
.－3－21－368

向全国医药总会建议保护各医团财产书/时逸
人.陈观光//医学杂志.－2－13－88

向整理国医者进一解/邵餐芝//国医砥柱月刊
.－5－15－545

写给中医药界同志/汤士彦//医界春秋.－3－6－
488

写于新年的前晚/刘紫萍//中国医药月刊.－5－
32－220

写在常山种植专号前面/沈炎南//新中华医药
月刊.－5－35－498

写在革新号前面/沈炎南//新中华医药月刊.－5
－35－291

写在全国医药团体第二次临时代表大会之前/
汤士彦//医界春秋.－3－7－115

写在三十六年元旦/姚兆骥//国医砥柱月刊.－5
－18－217

写在中国女医月刊上面/张赞臣//中国女医.－5
－34－204

新潮与医学/裘吉生//绍兴医药学报.－1－16
－467

新国医之展望/陈元礼//中医世界.－3－36
－284

新时代新的医药前途/栾志仁//华西医药杂志
.－5－37－589

新医学家之本身问题(连载)/许半龙//医界春
秋.－3－5－26,37

新中医的行进/汪浩权//国医砥柱月刊.－5－18
－402

新中医进取之途径/朱小南//新中医刊.－5－19
－143

新中医运动(连载)/邵餐芝//神州国医学报.－4
－17－337,455//现代中医.－4－43－160,
220,334,458

新中医运动/邵餐芝//光华医药杂志.－4－40

－125

新中医之使命(连载)/许半龙//医界春秋.-3-
　5-339,360

新中医自治计划/张义堂//国医砥柱月刊.-5-
　18-235

吁请政府从速颁布国立中医研究院组织条例/
　高德明//新中华医药月刊.-5-35-543

徐相任君对于国医问题彻底解决之具体意见/
　徐相宸//医学杂志.-2-8-476

许半龙君对于国医之两大主张/梦西//医界春
　秋.-3-6-48

续敬告海内医学家/汪惕予//绍兴医药学报.-1
　-8-434

续中医术改良必赖中药物改良为辅说/王镜泉
　//绍兴医药学报.-1-17-398

选举年中医界应有的觉悟/秋//华西医药杂志
　.-5-37-191

学术要迎头赶上工作向农村开展/叶心铭//新
　中华医药月刊.-5-35-329

研究我国医药文献的方法/范行准//北平医药
　月刊.-5-9-441

药界道德之堕落/汤士彦//三三医报.-2-30
　-43

要用治史方法整理中国医药/赵锡庠//自强医
　学月刊.-3-41-546

也是极大的国耻/裘吉生//绍兴医药学报星期
　增刊.-1-21-51

也谈谈医界/刘福民//中国医药月刊.-5-32
　-179

业医者首宜拒绝人欲心/葛介人//绍兴医药学
　报星期增刊.-1-22-19

一代完人应如何奋斗前进/栾志仁//新中华医
　药月刊.-5-35-96

一得之言/郑霈昴//现代中医.-4-42-159

一年零七个月以来我所要讲的话/姚世琛//国
　医砥柱月刊.-5-16-552

医当备药与倡用刺灸按摩为国医阐发之急务/
　庄省躬//国医杂志.-4-7-360//医界春秋
　.-3-12-319

医家应有的守则/包增益//国医砥柱月刊.-5-

18-124

医家应知之新旧历法/夏以煌//中西医药.-5-
　12-287

医界前途之危险/秦伯未//医界春秋.-3-5
　-17

医界应到农村去努力(连载)/杨医亚//文医半
　月刊.-5-14-112,128

医界应请法律救济的一个重要问题/姚惠安//
　光华医药杂志.-4-38-309

医难/曹瑞堂//光华医药杂志.-4-36-417

医难的一段因果/宋爱人//医界春秋.-3-13
　-60

医师公会以国父诞辰定为医师节感言/秋//华
　西医药杂志.-5-37-513

医事感言/僧连理//医学公报.-1-7-24

医术关系国家之命脉而吾学针灸科者应如何促
　进以寿民寿世说/王聚璠//针灸杂志.-4-30
　-117

医务工作者的方向/钱信忠//华西医药杂志.-5
　-37-597

医务工作者目前的政治学习问题/胡光慈//华
　西医药杂志.-5-37-587

医务工作者协会的意义与任务/钱信忠//华西
　医药杂志.-5-37-599

医学刍言/爱芝//绍兴医药学报.-1-13-245

医学从女界上进行关系民国强弱有绝大能力说
　/戚梦龄//中西医学报.-1-30-249

医学的方法科学/中央国医馆//国医公报.-4-
　26-325

医学改良说/张世镳//中西医学报.-1-30
　-479

医学改良之疑问/林大夔//医学公报.-1-7
　-10

医学建设之精神基于民族自信/萧叔轩//中西
　医药.-5-10-163

医学救国/张腾蛟//医界春秋.-3-11-371

医学救亡论/李斐如//三三医报.-2-34-147

医学前途之责任/周源//绍兴医药学报.-1-15
　-377

医学趋势与国家之关系/沈松年//中医世界.-3

-36-461

医学新论/王安仁//国医砥柱月刊.-5-16
　　-160

医学研究及改良之我见/秦慎安//中医杂志.-2
　　-28-313

医学之保守与进化/袁桂生//神州医药学报.-1
　　-43-7

医学之空间性及其新旧观/张忍庵//国医公报
　　.-4-21-403//苏州国医杂志.-5-1-152
　　//医界春秋.-3-11-425//医学杂志.-2-
　　16-205

医学之于国家/韩志谦//文医半月刊.-5-14
　　-456

医学注重实验/天乌//中西医学报.-1-38-73

医药到农村去/张赞臣//医界春秋.-3-12
　　-369

医药公有制实施计划案(一)至(四)/时逸人//
　　文医半月刊.-5-14-272,288,304,321

医药公有制实施计划案/时逸人//神州国医学
　　报.-4-18-23.-2-18-5

医药公有制之实施计划案/范国义//医学杂志
　　.-2-17-145

医药界的绝大耻辱/俞惠康//光华医药杂志.4
　　-35-14

医药界之腐败现象/陈皮//神州医药学报.-1-
　　43-50

医药进步谈/王兰远//绍兴医药学报.-1-16
　　-465

医药两界协定永远合作条件/徐相宸//医学杂
　　志.-2-11-307

医药前途之悲观/包识生//神州医药学报.-1-
　　47-19

医药危言(连载)/包识生//神州医药学报.-1-
　　42-419.-1-43-13,103,201,297,397,492
　　.-1-44-20,120,217,333,444

医药诸君读此函其速猛醒/陈裕业//神州医药
　　学报.-1-46-193

医医论(连载)/陈安波//绍兴医药学报.-1-8-
　　273,317

应如何而能提高中医的立场/卢震三//国医砥

柱月刊.-5-18-638

由沪医药界抵制象贝风潮而瞻望国医药之前途
　　/董至仁//现代医药月刊.-4-27-314

由中国病源说到医士应负的使命/冀孔德//医
　　学杂志.-2-15-401

由中医今日所处之法律地位谈到今天我们要选
　　举出来的立法委员/秋//华西医药杂志.-5-
　　37-301

又敬告国医药两界亟起团结书/医学杂志社//
　　医学杂志.-2-12-453

余无言先生医学演讲录/周自强(记)//苏州国
　　医杂志.-5-2-273

余之所企望于本刊者改进国医造成新医/田尔
　　康//中国医药月刊.-5-32-17

余之医学改良意见书/倪炳荣//绍兴医药学报
　　.-1-15-67

与全国中医界商改进中医意见书/郑显庭//新
　　中华医药月刊.-5-35-601

与医药界同人订约约法三章/黄眉孙//神州医
　　药学报.-1-44-211

与周逢儒先生商榷学说/时逸人//绍兴医药学
　　报.-1-15-77

与朱小南先生商讨国医之破坏与建设/施济群
　　//新中医刊.-5-19-255

予国手矣/张赞臣//医界春秋.-3-9-525

欲谋国医发达先要药物革命/沈崇斌//中医指
　　导录.-4-2-46

愿各社会重视中医中药/沈葆联//神州医药学
　　报.-1-43-182

愿国医出版界大团结/秦伯未//医界春秋.-3-
　　12-28

愿国医出版界大团结/姚子让//中医世界.-3-
　　38-157

愿为陆士谔先生进一忠告之言/谭活水//杏林
　　医学月报.-3-21-365

愿我国医药界注意医药平民化问题/曾昭伦//
　　中西医药.-5-12-226

再进一言/朱小南//新中医刊.-5-19-256

再来重新建设/自强医学月刊社//自强医学月
　　刊.-3-41-519

再论国医药管理专部设言之不可缓/周镇//医学杂志.-2-13-347

再谈破坏与建设/盛心如//新中医刊.-5-19-283

再续中医术改良必赖中药物改良为辅说/王镜泉/绍兴医药学报.-1-19-255

在新旧医学交替中之期望/郭琦元//北平医药月刊.-5-9-452

责任(三)/张真吾//神州医药学报.-1-47-510

责任(四)/彭天演//神州医药学报.-1-47-511

责任(一)至(二)/陈无咎//神州医药学报.-1-47-509,509

怎样才能对住宝贵的生命/高思潜//绍兴医药学报星期增刊.-1-22-351

怎样才能改进国药(开封国药改进社成立大会讲辞)/许公岩//现代中医.-4-42-543

怎样对付一般富贵的病家/钱公玄//光华医药杂志.-4-35-327

怎样改进中国医药/缪铭泽//复兴中医.-5-31-231

怎样改进中国医药以增进民族健康/沈炎南//国医砥柱月刊.-5-18-53//新中华医药月刊.-5-35-257

怎样坚固中医之壁垒与其源本/薛公善//文医半月刊.-5-14-258

怎样建设我们的医学/薛公善//中医世界.-3-38-383

怎样接受民族医药遗产/高德明//华西医药杂志.-5-36-5

怎样能使中国科学医之普及/余云岫(讲);江晦鸣(记)//神州国医学报.-4-16-333

怎样去改进中国医学/秦伯未//医界春秋.-3-6-30

赠中药界/张晓白//国医砥柱月刊.-5-18-256

战争时期国医跑到那里去/王名藩//国医砥柱月刊.-5-16-20

照目前山西之经济状况宜用何种方法以普及农

村医药/张斗耀//医学杂志.-2-17-279

这也算是医生吗/朱良钺//医界春秋.-3-5-163

针灸医学在世界学术上之地位/唐世丞//针灸杂志.-4-30-381

针灸杂志说/谢建明//针灸杂志.-4-29-11

箴时医论/宣铁吾//绍兴医药学报.-1-12-318

振兴吾国医学之方略/殷子正//医界春秋.-3-12-261

振兴医学必须先去妒忌论/朱醴泉//神州医药学报.-1-43-487

振兴医学当破除中西之见/宗月洞天//医学报.-1-6-167

振兴医学说帖/张国淦//中西医学报.-1-26-83

振兴医学之我见/吴锡璜//绍兴医药月报.-2-39-59

振兴医药之吾见/孙恒//神州医药学报.-1-47-17

振兴中国药业之计划/袁桂生//神州医药学报.-1-43-186

振兴中国医学论/三三医报社//三三医报.-2-32-185

振兴中国医药实为当今急务论/匡第春//神州医药学报.-1-44-442

振兴中医策/周越铭(删定);周肖岩(原作)//绍兴医药月报.-2-38-181

振兴中医论/小明//中国医药月刊.-5-32-263

振兴中医须铲除守妒忌之管见/李觉先//绍兴医药月报.-2-39-63

振兴中医之我见/葛荫春//医学杂志.-2-11-181

振兴中医中药以期与西医西药平衡进步经如何改进整理始可达到成功之目的试各举所知以对/孙静明//医学杂志.-2-17-264

整顿医风之慨言/陈无咎//光华医药杂志.-4-40-204

整顿医药救济疾病以重生命而挽利源意见书

（连载）/林孔培//神州医药学报.-1-45-423,523

整顿中医社会关系之管见/钱星石//绍兴医药学报.-1-18-243

整理与创作/谨//现代医药月刊.-4-27-511

整理与革除/梁长荣//杏林医学月报.-3-20-99

整理中国医药学文献意见书/高德明//国医公报.-4-26-205

正告现代国医著作家/朱殿//医界春秋.-3-9-231

知医与行医/心佗（录）//国医正言.-5-4-279

知之为知之/叶劲秋//医界春秋.-3-11-474

制药厂创设之意义/时逸人//医学杂志.-2-15-326

制造药杯之建议/林妙彦//杏林医学月报.-3-21-202

质台高同学会中医问题研究委员会（附：论中医问题）/秋//华西医药杂志.-5-36-395

致国民政府代电/上海市各医学团体//神州国医学报.-4-15-317

中国国医本性的检讨/高鉴如//国医砥柱月刊.-5-17-236

中国急宜改良医学说/朱笏云//中西医学报.-1-24-404

中国医家应取之趋向/周筱斋//国医砥柱月刊.-5-16-18

中国医学亟应整理之我见/拯亚//广东医药月刊.-3-24-218

中国医学急宜整顿论/梅詠仙//医学报.-1-6-447

中国医学将流传东西洋/鲍振青//医界春秋.-3-10-445

中国医学前途在哪里/祥芒莆//新中华医药月刊.-5-35-57

中国医学上改进之研究谈/张汝伟//绍兴医药学报.-1-18-476

中国医学之将来/陈立夫（讲）；许济弘（记）//医界春秋.-3-11-369

中国医学之进步说起/袁桂生//医林一谔.-4-11-361

中国医学之前瞻与后顾/寿守型//国医公报.-4-20-180

中国医药的革命问题/孙里千//国医公报.-4-26-501

中国医药的新生/刘仲良//国医砥柱月刊.-5-18-362

中国医药科学建设/刘一平//国医公报.-4-25-521

中国医药目前的两大缺憾/王待吾//光华医药杂志.-4-38-310

中国医药人士当前应该奋往的途径/陈舒然//华西医药杂志.-5-37-358

中国医药学腐败宜速合群力劝尊习中医者改良研究平日所得学识和临症经验公开挽为利权保存国粹说/胡协心//三三医报.-2-32-8

中国医药研究的新法门/李怀仁//医林一谔.-4-10-103

中国医药之将来/徐介中//国医砥柱月刊.-5-18-185

中国医药之前途/储麟荪//医界春秋.-3-6-147

中国医药之危机/舒弢盦//国医砥柱月刊.-5-18-632

中国医药之危机与自救/伍耀扬//光华医药杂志.-4-36-351

中国医药状况之说明/自强医学月刊社//自强医学月刊.-3-40-685

中国针灸学研究社社员对于复兴针灸所负之责任/梁暄和//针灸杂志.-4-32-243

中国针灸学研究社社员对于复兴针灸所负之责任/彭祖寿//针灸杂志.-4-32-191

中国针灸学研究社之新使命/罗燕南//针灸杂志.-4-30-38

中国针灸研究社社员对于复兴针灸所负之责任/曹为德//针灸杂志.-4-32-234

中国针灸研究社社员对于复兴针灸所负之责任/江士瑜//针灸杂志.-4-32-221

中国针灸研究社社员对于复兴针灸所负之责任/王青瀛//针灸杂志.-4-32-211

中国针灸研究社社员对于复兴针灸所负之责任/翁超程//针灸杂志.-4-32-230

中国针灸有改进之必要/罗兆琚//针灸杂志.-4-30-267

中华医学革命论/叶古红//国医公报.-4-20-175

中华医学之革新与医学统一进展论/瞿凰柏//国医砥柱月刊.-5-18-455

中华医学之治疗定则/卢谦//医林一谔.-4-10-497

中华医药当求自保论/杜静仙//神州医药学报.-1-43-95

中华医药革命论/叶古红//医界春秋.-3-7-397

中权居士协和讲堂演说录(连载)/中权居士//绍兴医药学报.-1-10-435,503

中西病名不能对照不能统一之症结/何鹤鸣//光华医药杂志.-4-41-443

中西汇合诊疗实录(一)至(三)/盛展能//国医砥柱月刊.-5-18-478,490,503

中西医药研究社成立大会开会词/宋大仁//北平医药月刊.-5-9-437

中西医药研究室序/卢谦//中西医学报.-1-23-382

中央国医馆理事甘肃分馆馆长柯与参先生演讲录/柯与参//苏州国医杂志.-5-1-319

中央国医馆整理验方新篇之感言/周柳亭//医界春秋.-3-11-312

中药大革新之提倡/徐相宸//绍兴医药学报.-1-15-9

中药改革从理想现事实了/裘吉生//绍兴医药学报星期增刊.-1-22-291

中药改良之商榷/俞志勤//绍兴医药学报.-1-14-307

中药要重实验之理/邓靖山//杏林医学月报.-3-20-416

中医苞桑之系/陆渊雷//中医新生命.-5-8-600

中医不进步之原因/张赞臣//医界春秋.-3-6-291

中医不振半由中药所致/神州国医学报社//神州医药学报.-1-46-25

中医当前之问题曰整理与改进但整理之工作改进之事项学者见仁见智各异旨趣试抒个人心得以批判之/傅仙坊//医学杂志.-2-17-122

中医当前之问题曰整理与改进但整理之工作改进之事项学者见仁见智各异旨趣试抒个人心得以批判之/黄国材//医学杂志.-2-17-128

中医当由旧进化以增加新进化论/邹趾痕//医学杂志.-2-13-232

中医到哪里去/毅鸣//国医砥柱月刊.-5-18-297

中医的防线/周岐隐//医界春秋.-3-14-4

中医的将来/钱今阳//国医砥柱月刊.-5-16-324

中医的将来/朱小南,朱鹤皋,包天白,章次公,唐吉父等//新中医刊.-5-19-49

中医的进化究竟在哪里/傅仙坊//医学杂志.-2-18-222

中医的进化究竟在哪里/黄国材//医学杂志.-2-18-221

中医的内心卫生学与复兴民族之关系/龚心斋//医界春秋.-3-14-188

中医的派别及其趋势/彭佑明//新中华医药月刊.-5-35-331

中医的危险及其挽救途径/陈德历//国医砥柱月刊.-5-18-295

中医的新标语/吴虎//医界春秋.-3-5-195

中医定有光大之一日/王于一//新中华医药月刊.-5-35-206

中医分科应急须改订之商讨(连载)/安干青//北京医药月刊.-5-21-127,196

中医复兴问题/龚佩英//复兴中医.-5-31-685

中医复兴之展望/仲晓秋//现代中医.-4-43-491

中医改革小论/徐召南//三三医报.-2-33-77

中医改进当以吸收科学为正途/张拱端//国医

砥柱月刊.-5-18-104

中医改进论/汪浩权//华西医药杂志.-5-36-197

中医改进之路/高德明//新中华医药月刊.-5-35-174

中医改良之刍议/唐让尧//现代中医.-4-43-572

中医革新运动感言/段德全//国医砥柱月刊.-5-18-419

中医果能团结吗/医界春秋热心者//医界春秋.-3-5-228

中医亟宜补充防疫知识之商榷/庄旭人//国药新声.-5-23-277

中医亟应革除劣根性/方本慈//光华医药杂志.-4-40-331

中医急宜研究新手术/吴篆丹//医界春秋.-3-5-311

中医将取何途以改良/陆渊雷//中医新生命.-5-8-4

中医界的科学工作/叶劲秋//中国医药月刊.-5-33-577

中医界将来派别之蠡测与希望/邵餐芝//神州国医学报.-4-16-349

中医界今后应有之觉悟(连载)/梅永茂//杏林医学月报.-3-18-282,403,451,485

中医界认清环境准备力量努力本位建设/高鉴如//国医砥柱月刊.-5-17-118

中医界注意/施今墨,覃勤,徐相臣等//国医砥柱月刊.-5-18-412

中医界组织起来(扩大宣传组织各地分社)/国医砥柱月刊社//国医砥柱月刊.-5-18-182

中医今后应取方针之我见/卢耀民//广东医药月刊.-3-24-59

中医今后之觉悟/孙秉公//三三医报.-2-34-114

中医今后之命运/周禹锡//华西医药杂志.-5-37-303

中医今日改进之路径/吴景煜//文医半月刊.-5-14-438

中医今日应有之态度/陈雅愉//国医砥柱月刊

.-5-15-545//文医半月刊.-5-14-422

中医进化论/刘哲苍//沈阳医学杂志.-3-1-371

中医究竟能否改善/朱寿江//杏林医学月报.-3-16-133

中医刊物之鸟瞰/张泽霖//国医砥柱月刊.-5-16-147

中医陋习革新论/王治华//新中华医药月刊.-5-35-426

中医门下之生徒/张赞臣//医界春秋.-3-9-273

中医前途危险之警告/周镇//绍兴医药月报.-2-39-481

中医前途之可危论/张汝伟//沈阳医学杂志.-3-2-206

中医人材/朱小南//新中医刊.-5-20-496

中医世界在文化运动中所负之使命/傅建初//中医世界.-3-37-221

中医式微感言/赵藻池//医界春秋.-3-5-71

中医术改良必赖中药物改良为辅说/王镜泉//绍兴医药学报.-1-16-199

中医衰落之原因/茅天民//绍兴医药学报.-1-17-272

中医衰于不勤学论/高文通//沈阳医学杂志.-3-1-172

中医条例公布后什么是中医界当前的重要工作/吴畏天,沈家琦//光华医药杂志.-4-39-118

中医条例与中医审查规则果为改进中医平等待遇之举乎/张照鳞//医学杂志.-2-18-295

中医退化之原因/翁源中医研究社//杏林医学月报.-3-16-45.-3-19-166

中医往何处去/谢诵穆//中医新生命.-5-6-143

中医危机的自觉/张希雄//国医砥柱月刊.-5-18-312

中医为何须亟亟革命/江广智//医界春秋.-3-5-162

中医文化运动纪念钱季寅君作/秦伯未//中医世界.-3-31-13

中医学在学术上治疗上政治上公共卫生上业务上经如何之改进整理方可与西医平行发展而不为天演所淘汰试详言之/黄国材//医学杂志.-2-18-33

中医学在学术上治疗上政治上公共卫生上业务上经如何之改进整理方可与西医平行发展而不为天演所淘汰试详言之/秦绍先//医学杂志.-2-18-34

中医学在学术上治疗上政治上公共卫生上业务上经如何之改进整理方可与西医平行发展而不为天演所淘汰试详言之/王景虞//医学杂志.-2-18-31

中医学者应抱之宗旨/宋大仁//医界春秋.-3-6-38

中医训练(二)/今日生//医界春秋.-3-13-488

中医训练(一)/张赞臣//医界春秋.-3-13-487

中医训练有利于卫生行政/擎天//中西医药.-5-13-403

中医药并非无望/薛定华//现代中医.-4-42-212

中医药的复员与建设/施洒明//国医砥柱月刊.-5-18-70

中医药改革论/陈伯淘//现代中医.-4-42-229

中医药改革之途径/宋大钧//复兴中医.-5-31-184

中医药改进论/王九香//国医砥柱月刊.-5-18-434

中医药界过去之成绩及将来之命运(上)/赵静霞//中医世界.-3-28-156

中医药界过去之成绩及将来之命运(下)/赵静明//中医世界.-3-28-160

中医药界今日之急务/庄省躬//杏林医学月报.-3-16-12

中医药界值得举办的几件生利事业/朱小南//新中医刊.-5-19-585

中医药科学改进谈/谭佛海//中国医药月刊.-5-33-235

中医药前途之预测/路登云//现代中医.-4-42-135

中医药与公共卫生之设施/杜冀//医学杂志.-2-17-442

中医药与公共卫生之设施/黄国材//医学杂志.-2-17-445

中医药与公共卫生之设施/张斗耀//医学杂志.-2-17-444

中医药之前瞻/丁仲英//光华医药杂志.-4-40-314

中医宜采用新法之管见/叶橘泉//绍兴医药月报.-2-41-471

中医宜以缴销汉医部照与汉医学校取消为殷鉴/周镇//三三医报.-2-33-257

中医宜在上者提倡说/东雷//绍兴医药学报.-1-16-467

中医应创造新生命/徐味冰//华西医药杂志.-5-37-361

中医应当努力时代化/周复生//光华医药杂志.-4-40-331

中医应努力之途径/王合三//医界春秋.-3-12-30//中医世界.-3-35-10

中医应如何设立系统/商复汉//国医公报.-4-26-191

中医应有的觉悟/何廷槐//华西医药杂志.-5-37-464

中医应有的觉悟与近年来的新动态/左竞公//中国医药月刊.-5-32-37

中医应有之道德/陈义//国医砥柱月刊.-5-18-122

中医有复兴之希望/刘亚农//北平医药月刊.-5-9-223

中医有难统系之故(补录)/张国华//沈阳医学杂志.-3-2-127

中医与农村/郭瑞令//中国女医.-5-34-255

中医与前途/姚兆培//医界春秋.-3-7-237

中医与宪法/任应秋//国医砥柱月刊.-5-18-184

中医在治疗上应如何改善方有长足之进步/董健亭//医学杂志.-2-17-494

中医在治疗上应如何改善方有长足之进步/黄
　国材//医学杂志.-2-17-492
中医怎样才不落伍/林济青//医界春秋.-3-6-
　245
中医振兴之希望/时逸人//沈阳医学杂志.-3-
　2-72//医界春秋.-3-5-385
中医诤言/陈郁//新中华医药月刊.-5-35
　-384
中医之耻/逸庵//医界春秋.-3-5-229
中医之前途系于中药/王合三//现代中医.-4-
　42-152
中医之新建设/朱松//医界春秋.-3-5-114
中医之整理与改进/陈伯涛//国医砥柱月刊.-5
　-18-136//中国医药月刊.-5-33-402
中医之自贬/叶其谁//医界春秋.-3-5-62
中医之自觉/余鸿仁//现代中医.-4-42-47
中医中药之前途/陆清洁//医界春秋.-3-6
　-177
忠告国医宜保存国粹平议/韩绪臣//绍兴医药
　学报.-1-13-464
忠告全国国医药号增设国医新药房群谋改进论
　/马绩熙//光华医药杂志.-4-37-21
忠告世医/王兰远//绍兴医药学报.-1-17
　-464
忠告同业/谢又新//绍兴医药学报.-1-20
　-177
忠告医药家/舒炳生//绍兴医药学报.-1-14
　-188
忠告医药两界同人/陈无咎//神州医药学报.-1
　-47-314
朱振声先生演讲录/朱振声//苏州国医杂志.-5
　-1-236
自力更生/秋//华西医药杂志.-5-37-545
自求振作/张赞臣//医界春秋.-3-10-87//中
　医世界.-3-33-20
组成中国救护队告全国国医界/虞翔麟//光华
　医药杂志.-4-41-113
组织全国国医联合会之紧急动议/徐恺//光华
　医药杂志.-4-35-232
组织中医界御敌团之刍议/萧介青//三三医报

.-2-34-587
昨今明与国医馆/秦伯未//医界春秋.-3-8-
　92//中医世界.-3-27-83
做好研究针灸学术推广针灸治疗工作的新方向
　/陆善仲//针灸杂志.-4-34-328

10.4　中西医比较

本市大中报之评论中西医界的争执/广东医药
　月刊社//广东医药月刊.-3-24-168
本市现象报之评论中西医生/广东医药月刊社
　//广东医药月刊.-3-24-167
驳西医六气和病人没关系的谬说/黄苍霖//神
　州国医学报.-4-15-230
驳正中西医学短长说(一)至(二)/林先耕//医
　学报.-1-6-343,355
陈果夫先生致编者函:我国医药功用实在西药
　以上/陈果夫//新中华医药月刊.-5-35
　-204
承西医给与我之经验和炯鉴/王世雄//中医世
　界.-3-34-334
斥建议西医改称国医者/余天雷//医界春秋.-3
　-8-309
斥慎君论中西医学/陆士谔//医界春秋.-3-5-
　47
斥西医之国医观/何霜梅//中医世界.-3-27
　-40
从中医国选的重要联想到西医的过虑/姚子让
　//中医世界.-3-38-33
打破医界之对垒/张文元//神州国医学报.-4-
　18-376
东西文化得失/袁复初//医界春秋.-3-10
　-307
东西洋信仰中医之动机/周镇//沈阳医学杂志
　.-3-2-398
读梁湘严先论医学之系统后再论医学之系统
　(连载)/邓炽华//杏林医学月报.-3-18-
　262,305
对于国民代表选举中西医药师人数之质疑/邹

云翔//光华医药杂志.-4-39-387

对于新旧医药之我见/刘日永//中西医药.-5-10-517

对于中西医之我见/彭荫丞//医界春秋.-3-5-67

对于中医不得用西法西药西医不得用中药再进一辨/陈阶云//医界春秋.-3-5-475

对中西医药界之祈望/朱寿朋//中西医药.-5-12-245

对中西医药说几句话/熊耀庭//自强医学月刊.-3-40-557

咄咄窒扶斯之治疗/王合三//光华医药杂志.-4-35-297

附录引用之西医条例/铁樵医学月刊社//铁樵医学月刊.-4-44-43

改良中医中药与西医西药/李成勋//杏林医学月报.-3-19-288

肝脏中西异同论/钟瀚//中西医学报.-1-30-499

更将西书互参/未署名//医学报.-1-5-310

沟通中西医创造新中国医学/孔繁煜//华西医药杂志.-5-36-198

沟通中西医学之重要性及其必要之门径/浩然//中国医药月刊.-5-32-179

沟通中西医之先决问题/庄畏仲//中西医药.-5-12-230

顾福如先生演讲录/顾福如(讲);周自强(记)//苏州国医杂志.-5-1-75

关于国医所用科学医疗器械之刍言/章诗宾//国药新声.-5-22-121

关于中西医药/阿妙//国医杂志.-4-6-473

关于中西医药问题感想/余云岫//中西医药.-5-12-228

关于中西医之我见/王柱宇//国医正言.-5-5-462

贯通中西医药之关键/吴承洛//中西医药.-5-12-257

国新医学会通平议/蔡百星//医林一谔.-4-8-527

国医界急应泯除中西医之界限观/周允超//光

华医药杂志.-4-38-428

国医应参用科学医具与提倡科学国药/薛定华//光华医药杂志.-4-38-307

国医与科学医/方强嗣//国医砥柱月刊.-5-15-441

国医与西医/俞同芳//国医杂志.-4-12-241

国医与西医之评议/陆士谔//杏林医学月报.-3-21-233

国医与洋医/周伟呈//国医公报.-4-20-412

急性牙疳中西治疗之比较/黄醉白//医界春秋.-3-7-485

几个西医学理上的弱点/许半龙//医界春秋.-3-12-88

蕉阴居笔记/林仙耕//中西医学报.-1-31-395

诫盲从掊击说/刘蔚楚//三三医报.-2-32-258

究中西医理孰长/梅子芬//沈阳医学杂志.-3-1-241

军医宜中西医兼用说/汪士瀛//国医砥柱月刊.-5-16-575

劳六三/骆季和//绍兴医药学报.-1-13-369

历年中西医药亲身阅历谈/乔尚谦//医学杂志.-2-7-182

痢疾经验谈/黄国材//医学杂志.-2-16-125

刘前英君论中西医各有特点与缺点/刘前英//医学杂志.-2-8-221

刘蔚楚君中西医术续论/刘蔚楚//医学杂志.-2-6-99

论旧医学的生理解剖正与新学相背谬议/镇//文医半月刊.-5-14-6

论灵枢经筋论与西说淋巴腺(亦名津液管)之对照/施伯仁//中医杂志.-2-27-220

论西医之不足恃/朱允宗//三三医报.-2-34-582

论西医之所谓炎/汤泽民//光华医药杂志.-4-38-158

论西医之治疗/马嘉生//医界春秋.-3-5-20

论西医治病或愈或不愈之理训兄子克明/离尘山人//绍兴医药月报.-2-37-237

论新闻报界记载病症不宜沿用西医名词并论医界宜推广医报以提倡中医/李笑瀛//神州医药学报.-1-45-335

论学医宜以中医为体西医为用/谢屏珊//神州医药学报.-1-43-491

论扬中抑西之非/贾镒//中西医学报.-1-25-323

论证今日最进步之西医有适与中国四千五百年以来之国医相符有尚不及国医者并附论国医有效整理法/时明荐//国医公报.-4-20-280

论中西处方学大有接近之趋势/郭受天//国医公报.-4-23-45

论中西学之异同/张赞臣//医界春秋.-3-5-61

论中西医学名异而理同/翟冷仙//医林一谔.-4-9-336

论中西医学宜求其汇通/严国政//中西医学报.-1-27-257

论中西医学宜求其会通/丁福保//医学报.-1-7-317

论中西医学之互有关系/吴鹤龄//中西医学报.-1-29-184

论中西医学之精微/刘鸣山//国医砥柱月刊.-5-18-634

论中西医学之争与杏林医学月报社书/陆渊雷//中国医学月刊.-3-15-290

论中西医药疗病不在理想实验之优劣全在虚心审症方能功效同时并见姑假赤痢以证其说/马绩熙//神州医药学报.-1-46-353

论中西医之成绩与信仰/邓曰仁//医学杂志.-2-15-251

论中西医之治疗术函件/徐启东//中医指导录.-4-2-275

论中医时代化西医民族化:致卫生部中医委员会高委员德明书/高静安//国医砥柱月刊.-5-18-454

论中医之理多包括西医之理沟通中西原非难事/张锡纯//三三医报.-2-32-513//医界春秋.-3-5-121

论中医之学据象数西医之学据物质二者俱宜互用/黎伯概//神州医药学报.-1-43-305

论中医中药远胜于西医西药之铁证/郭韶九//神州医药学报.-1-46-471

论自强当以中学为体西学为用/陈明//利济学堂报.-1-1-491

旁观者言/胡寄尘//铁樵医学月刊.-4-44-105

批评中西汇通全部之优点及价值/刘景川//沈阳医学杂志.-3-3-225

皮肤触觉之功用中西医说略同论/何少瑜//国医杂志.-4-6-130

平民的医学/高思潜//绍兴医药学报.-1-17-461

评日人隆轩氏的希望中西医法之互相接近论/陈济民//国医杂志.-4-5-267

评中西医之优劣/鳟溪老顽//医界春秋.-3-5-27

千方易得一效难救/马绩熙//神州医药学报.-1-46-512

请愿组织常德公医院意见书/张石缘//三三医报.-2-36-5

融会中西医学之我见/刘前英//中医杂志.-2-28-188

如何去认识中国的医学/陈果夫//中医世界.-3-36-95

如何学习中医/叶劲秋//中国医药月刊.-5-32-481

深研中西医学原可沟通论(连载)/张锡纯//医学杂志.-2-8-541.-2-9-45,165

食字居论中西医二则/白鱼仙史//神州国医学报.-4-14-115

世界医学多从中国医学来的/何少瑜//国医杂志.-4-7-175

事实上之中西医比观/张体元//中医世界.-3-27-486

试论中西医学之异同得失/秦佑嘉//新中华医药月刊.-5-35-81

述中西医学之消长/郝霞飞//中医世界.-3-37-225

说医学/绍兴医药学报社//绍兴医药学报.-1-10-319

谈谈常今之混称中西医/陈寿民//国医砥柱月刊.-5-18-71

谈中西医术/褚民谊//中医世界.-3-33-113

统一中西医学之新国策及中医亟待解决之四点/马绩熙//光华医药杂志.-4-40-319

痛告患内科病者勿醉心西医/张志纯//三三医报.-2-36-527

痛哉中医中药/庄省躬//医界春秋.-3-7-303

王市长富有中西医的经验(连载)/陈泽东//国医正言.-5-3-145,201

为蔡幼笙被控而联想到某医院/梁长荣//杏林医学月报.-3-18-89

为中西医进一言/黄全省//国医砥柱月刊.-5-18-361

温敬修不满于卫署中医审查规则之吁请/温敬修//光华医药杂志.-4-41-78

问沟通中西医宜从何处入手/范国义//医学杂志.-2-14-208

问沟通中西医宜从何处入手/梁和煦//医学杂志.-2-14-210

问中西医能否沟通/医学杂志社//医学杂志.-2-13-138

我所知道的中西医/夏侯长风//新中华医药月刊.-5-35-275

我也谈谈中医与西医该永远合作研究/李雪楼//文医半月刊.-5-14-148

我之中西医比较观/古今人//文医半月刊.-5-14-338

我之中西医学观/陈伯民//中医指导录.-4-3-300

我之中西医学观/邓秉枢//光华医药杂志.-4-40-25

西法调养不合华人习惯/张治河//国医公报.-4-20-285//医学杂志.-2-15-610

西法治痢说/佩瑛,郁瑞//中医杂志.-2-26-229

西洋医药之幼稚/[日]渡边熙//光华医药杂志.-4-35-255

西医病理学之错误/曾觉叟//国医正言.-5-3-319

西医不科学举证/刘星元//国医砥柱月刊.-5-18-329

西医的使命是什么/萧篁//医界春秋.-3-11-207

西医兜了大圈子/焦易堂//光华医药杂志.-4-35-52

西医根据中医学说之考证/朱振声//医界春秋.-3-5-21

西医果精外科耶/余择明//医界春秋.-3-5-338

西医幻术打破/陈泽东//国医正言.-5-3-369

西医锯手有感/黄星楼//光华医药杂志.-4-35-298

西医科学疗治果如是耶/陈星平//中医杂志.-2-28-213

西医年来之治案(八)/虞舜臣//医界春秋.-3-5-102

西医年来之治案(二)/朱振声//医界春秋.-3-5-32

西医年来之治案(六)/致逸//医界春秋.-3-5-71

西医年来之治案(七)/朱良铖//医界春秋.-3-5-85

西医年来之治案(三)/虞舜臣//医界春秋.-3-5-41

西医年来之治案(四)/朱鸿寿,华西//医界春秋.-3-5-50

西医年来之治案(五)/曹颖甫//医界春秋.-3-5-61

西医年来之治案(一)/杨志一//医界春秋.-3-5-18

西医尚在研究时代之凭证(连载)/黎肃军//神州医药学报.-1-46-45,541

西医输入反促中医进化之感言/杨晋侯//绍兴医药学报.-1-15-387

西医屠刀下之成绩/谢公展//中医世界.-3-26-536

西医学家与中国古医书/许半龙//医界春秋.-3

－5－68

西医应研究中药/冬子才//医界春秋.－3－5－17

西医应有之觉悟/缪永祺//广东医药月刊.－3－24－294

西医用冰囊治一切高热及卒倒病症之谬误/张鸿生//中医世界.－3－35－144

西医用剖腹术治疗妇女病之我见/周伟筠//现代中医.－4－43－556

西医又吃醋了/王合三//现代中医.－4－42－104

西医与国情/杨志一//医界春秋.－3－5－26

西医与中医的争/张赞臣//医界春秋.－3－11－157

西医诊断病症之体温表似不可靠/李子清//文医半月刊.－5－14－227

西医诊断学之误/曾觉叟//国医正言.－5－3－363

西医之残酷不仁/徐相任//医学杂志.－2－17－228

西医之科学治疗如此/丁士镛//中医指导录.－4－2－303

西医治疗学之误/曾觉叟//国医正言.－5－3－365

筱斋随笔/明//文医半月刊.－5－14－4

新旧蛊管谵言/王寿芝//绍兴医药学报.－1－15－130

新旧生理学论/秦伯未//现代中医.－4－42－572

新旧调融之管见/李寿芝//医界春秋.－3－5－477

新旧医的优劣/中山忠直//光华医药杂志.－4－35－45

新旧医学评议/伍耀扬//医界春秋.－3－11－69

新旧医学之气血谈/何宪人//医学公报.－1－6－555

新旧之感言/周逢儒//绍兴医药学报.－1－15－73

新兴医学论/缪俊德//医学杂志.－2－15－235

修养之道/石攻//自强医学月刊.－3－41－282

选医之常识(连载)/胡安邦//中医指导录.－4－3－23,51

学说统一论/邹趾痕//医学杂志.－2－13－238

严独鹤对于西医之评论/朱振声//医界春秋.－3－5－35

研究医学应泯除畛域之见论/夏雨苍//中国医药月刊.－5－33－468

洋汉二医学比较之概论/[日]汤本求真(著);刘泗桥(译)//国医公报.－4－20－204

一个西医的公道话/王合三//现代中医.－4－42－361

一宗报告/王柱宇//国医正言.－5－5－634

医当中西兼修说/王聚璠//针灸杂志.－4－31－15

医学大同之新希望/宋爱人//医界春秋.－3－6－485

医药不分中西论/壶公//国医砥柱月刊.－5－16－381

医药经历谈/顾惕生//中医世界.－3－25－483

由脑脊髓膜炎谈到中西医之会通/蔡百星//医界春秋.－3－7－341//医林一谔.－4－10－97

与梁任公先生谈谈中西医学/朱良钺//医界春秋.－3－5－62

与张为政评论中西医学之优劣/常续和//国医公报.－4－20－301//医学杂志.－2－15－82

杂病论中西释义折中/邢锡波//文医半月刊.－5－14－527

张赞臣与褚民谊论土车与汽车/张赞臣//医界春秋.－3－6－357

章太炎先生莅杭州中医专校讲演词/章太炎//医学杂志.－2－3－601

诊断学西法优于中法说/黄国材//绍兴医药学报.－1－15－380

征求中西医学说短长之答复/舒啸//医界春秋.－3－11－179

知彼知己/今日生//中西医药.－5－12－232

质问上海中西医药杂种医之剖视一篇/谭次仲//中西医药.－5－12－344

中国医学不能偏重西法必中西合参乃臻美备/赵师鼎//神州医药学报.－1－42－257

中国医学远胜于西医之铁证大论/医林一谔杂志社//医林一谔.-4-9-55

中外医通/丁福保//医学报.-1-7-545

中西并重之部批/远志//神州医药学报.-1-43-49

中西病理论不同之沟通/叶橘泉//三三医报.-2-36-113

中西病理学与诊断学试比较其优点及缺点试分别说明之/黄国材//医学杂志.-2-18-41

中西病理学与治疗学之比较/石梦鲁//医界春秋.-3-7-238//医学杂志.-2-12-101//中医世界.-3-25-487

中西病名对照表/薛葆忱//医学杂志.-2-6-466

中西病名对照表(连载)/德千(辑)//文医半月刊.-5-14-414,432,450,486,504,603

中西病因学说之比较/曹文昆//医林一谔.-4-11-409

中西病症参考/叶劲秋//国医公报.-4-26-75

中西催眠术浅说(连载)/陈霞影//沈阳医学杂志.-3-1-280,356.-3-2-59

中西二医学之比较概论/[日]汤本求真(著);周子叙(译述)//三三医报.-2-36-522

中西肺脏说/许伯元//医学杂志.-2-7-47

中西合诊验案/黄国材//医学杂志.-2-14-513

中西合治二则/黄国材//复兴中医.-5-31-31

中西合作进一步的展望/叶古红//中西医药.-5-10-451

中西解剖三焦考/周镇//医学杂志.-2-1-271

中西解剖学先后比较谈/杨东儒//医林一谔.-4-8-585

中西解剖血室考/周镇//医学杂志.-2-1-375

中西论目异同得失考/徐石生//神州医药学报.-1-44-127

中西论胎形发育之对照谈/杨百城,赵意空//医学杂志.-2-1-58

中西生理系统异同论/袁复初//三三医报.-2-32-13

中西生理相合(二则)/寿守型//医学杂志.-2-437

中西生理学(连载)/包识生//神州医药学报.-1-45-341,460,531

中西生理学之缺点及交肠病之疑误/余驾山//医界春秋.-3-7-317

中西相通之一斑/沈仲圭//中西医学报.-1-40-511

中西小评/秦伯未//中医世界.-3-35-157

中西学不易沟通之一班/周逢儒//绍兴医药学报.-1-15-251

中西血液循环之理论考/廖孟培//国医杂志.-4-5-258

中西药性论/杜子良//神州医药学报.-1-43-18

中西药性之异点/史介生//绍兴医药学报.-1-19-492

中西药学之根点/朱敬修//杏林医学月报.-3-23-516

中西医并治之结果/张汝伟//医界春秋.-3-5-50

中西医的新旧问题/汤士彦//医界春秋.-3-5-308

中西医根本的不同/叶劲秋//医学杂志.-2-6-175

中西医沟通刍言/缪宏仁//医林一谔.-4-11-147

中西医论尝觉器略同说/何少瑜//国医杂志.-4-5-547

中西医论虫之异同/赵意空//医学杂志.-2-10-236

中西医论脉异同考/何佩瑜//中医杂志(广东).-3-4-543

中西医论痰之异同/杨焕文//医学杂志.-2-10-41

中西医能否沟通说/米昀//医学杂志.-2-11-376

中西医平议/无恒//广东医药月刊.-3-24-223

中西医评议/刘农伯//医界春秋.-3-5-46

中西医浅论/医学报社//医学报.-1-4-180

中西医生/畔叟//杏林医学月报.-3-16-119

中西医术案证论/刘蔚楚//三三医报.-2-30-404//医学杂志.-2-5-171

中西医术案证续论/刘蔚楚//三三医报.-2-31-6

中西医术比较之讨论/张竹渠//国医砥柱月刊.-5-16-151

中西医术可分可合说/邓秉枢//光华医药杂志.-4-39-483

中西医术之比较/王肖舫//绍兴医药学报.-1-20-240

中西医术之平议(连载)/史介生//国医砥柱月刊.-5-15-489,544

中西医双方应有之觉悟/王合三//光华医药杂志.-4-35-85

中西医谈/唐湘清//中医世界.-3-38-39

中西医同琐谈(连载)/黎肃军//神州医药学报.-1-45-404.-1-46-123,231

中西医团结与中医的进修问题/贺诚//华西医药杂志.-5-37-595

中西医宣战以后/陈无咎//医界春秋.-3-6-391

中西医学抵触批判之一斑/蒋璧山//医学杂志.-2-15-411

中西医学各有实用不能偏重论/李贡廷//医界春秋.-3-9-92

中西医学各有所长治法不同论/朱醴泉//神州医药学报.-1-43-206

中西医学根本不同论/孔蔼如//三三医报.-2-30-437

中西医学观/陆士谔//医界春秋.-3-5-335

中西医学合流的哲学观/沈炎南//新中华医药月刊.-5-35-56

中西医学互有得失论/陶芝兰//绍兴医药学报.-1-8-363

中西医学会通集(连载)/张治河//医学杂志.-2-9-172.-2-11-487

中西医学会通评议/蔡百星//医界春秋.-3-8-455

中西医学近轨合璧论/王兰远//绍兴医药学报.-1-20-485

中西医学竞争论/赵逸仙//绍兴医药学报.-1-9-57

中西医学理同而说异之一端/王仲和//医学杂志.-2-6-464

中西医学立脚点之比较/叶橘泉//医界春秋.-3-6-89

中西医学论/季廷栻//国医杂志.-4-12-222

中西医学论/景仰山//沈阳医学杂志.-3-2-75

中西医学论/祝味菊//医界春秋.-3-5-111

中西医学平等待遇论/何芙君//中西医药.-5-13-352

中西医学平议/段梦兰//北京医药月刊.-5-21-347

中西医学平议/王寄鸥//神州医药学报.-1-42-203

中西医学平议/杨继孙//自强医学月刊.-3-40-353

中西医学巧拙难易辨论/刘丙生//神州医药学报.-1-43-209

中西医学融化论/张蕴忠//国医公报.-4-21-303

中西医学孰短孰长辨/张筱村//医学报.-1-6-299

中西医学说抵触案之批判/蒋璧山//三三医报.-2-33-369

中西医学向分两途今欲中西融会贯通折衷一是当从何处寻其源而合其流论/刘丙生//绍兴医药学报.-1-11-259

中西医学宜沟通论/黎琴石//国医杂志.-4-5-445

中西医学异同说/赵师鼎//神州医药学报.-1-42-152

中西医学优劣论/丁笙甫//神州医药学报.-1-46-465

中西医学优劣之比较(连载)/卢谦//医林一谔.-4-10-142,183,225

中西医学有效研究沟通之必要/焦易堂//国医砥柱月刊.-5-18-541

中西医学与哲学及科学之关系/赵意空//医学杂志.-2-11-167

中西医学折衷论/何廉臣//绍兴医药月报.-2-40-599//医学杂志.-2-13-141

中西医学之比较研究/单培根//新中华医药月刊.-5-35-545

中西医学之改进问题/时逸人//复兴中医.-5-31-429//医学杂志.-2-15-325

中西医学之精粗辨/范鹿宾//神州医药学报.-1-44-228

中西医学之面面观/李斐如//三三医报.-2-33-150

中西医学之平心观/黄逸周//铁樵医学月刊.-4-44-309

中西医学之评议/汤义方//光华医药杂志.-4-40-27

中西医学之轻重盛衰(选录)/尊经室主人//国医杂志.-4-7-51

中西医学之异同得失/刘继桢//新中华医药月刊.-5-35-153

中西医药潮之评论(连载)/余锡亨//杏林医学月报.-3-17-8,51

中西医药亟宜研究以求进步说/卢谦//中西医学报.-1-26-363

中西医药界一大问题的解决/绍兴医药学报记者//绍兴医药学报星期增刊.-1-22-299

中西医药平议/林仙耕//中西医学报.-1-30-482

中西医药平议/郁闻尧//神州医药学报.-1-43-484

中西医药评议/方佗//杏林医学月报.-3-21-321

中西医药谈/何其佳//光华医药杂志.-4-36-250

中西医药谈/路登云//医林一谔.-4-11-541

中西医药统一化中国医药科学化中西医师切实携起手来/谢汇东//国医砥柱月刊.-5-18-474

中西医药学术之比较观/周复生//中医世界.-3-36-280

中西医药学之表面观/俞鉴泉//三三医报.-2-30-581

中西医药研究论(连载)/陈伯涛//复兴中医.-5-31-233,309,430

中西医药研究论/陈伯涛//国医砥柱月刊.-5-17-331

中西医药应并重论/王旭斋//北京医药月刊.-5-21-475

中西医药应普及到农村去/彭佑明//华西医药杂志.-5-36-221

中西医药优劣论/田焜//神州医药学报.-1-44-439

中西医药之比较/王敩民//国医砥柱月刊.-5-16-152

中西医药之评议/谭韵笙//光华医药杂志.-4-36-339

中西医药之我见/艾伟//北平医药月刊.-5-9-469

中西医一斑批评/陶如山人(著);竹余祥(录)//绍兴医药学报.-1-16-454

中西医宜化除畛域共求真理实效说/博佩珊//北平医药月刊.-5-9-43

中西医宜融会说/彭养光//国医公报.-4-19-365

中西医异同略论/王绍整//中国医药月刊.-5-32-548

中西医应互相联络以求医药前途之进展/胡季丹//中医世界.-3-37-328

中西医优劣之实绩/许从周//国医正言.-5-3-353

中西医与新旧/陈存仁//医界春秋.-3-5-21

中西医育统一的又一榷商榷/孔繁煜//华西医药杂志.-5-36-244

中西医在广西判决/朱殿//光华医药杂志.-4-35-8

中西医在学术上宜如何携手互助以达发扬国粹之目的/韩志谦//医学杂志.-2-18-296

中西医之比观/沈幼材//中医世界.-3-34-157

中西医之比较/虞舜臣//医界春秋.-3-5-20

中西医之对症疗法是否相同并其临床成绩之比较/黄国材//医学杂志.-2-17-489

中西医之对症疗法是否相同并其临床成绩之比较/王景虞//医学杂志.-2-17-491

中西医之论气/林大夔//医学公报.-1-7-13

中西医之片面观/张体元//杏林医学月报.-3-17-414

中西医之评议/王慎轩//医界春秋.-3-5-16

中西医之一夕谈/张鹏久//沈阳医学杂志.-3-1-32

中西医之争议现趋于法律问题/徐心亘//光华医药杂志.-4-41-30

中西医之治病贵先审证而后用药论/马绩熙//医界春秋.-3-5-539

中西医之治疗谈/梅竹洲//杏林医学月报.-3-19-126//医界春秋.-3-10-50

中西医治病用药之比较/陈逊斋//现代医药月刊.-4-27-711

中西医治疗成绩之比较/漆绍康//新中华医药月刊.-5-35-246

中西医治疗上真实的比较/张锡纯//医界春秋.-3-6-397

中西医治伤之比较/丁云卿//医界春秋.-3-11-35

中西医总论:第一纲生理门(连载)/陈泽东//医学杂志.-2-10-460,563.-2-11-50,187,316

中西阴阳说/陈震异//神州国医学报.-4-17-420

中西诊断病同治异说/刘蔚楚//三三医报.-2-33-64

中西诊脉之异同及其得失比较观/傅仙坊//医学杂志.-2-17-269

中西诊脉之异同及其得失比较观/黄国材//医学杂志.-2-17-268

中西证治互勘(一)至(三)/学术研究会//文医半月刊.-5-14-167,183,217

中西治疗方法之比较/宋大仁//医界春秋.-3-8-499

中西治疗效验之比较/贺爱敦//新中华医药月刊.-5-35-417

中西治疗血虚病之比较/沈潜德//苏州国医杂志.-5-1-29

中药与西药之比较/查贡夫//绍兴医药学报.-1-15-76

中医/旧黑//绍兴医药学报星期增刊.-1-22-363

中医必须攻究生理学/徐介中//国医砥柱月刊.-5-18-236

中医和西医的我见/汉江//广东医药月刊.-3-24-501

中医兼习针灸功效远胜西医论/杨宿栽//针灸杂志.-4-31-424

中医善治病之本西医善治病之标/吴次贤//中医世界.-3-27-139

中医西医解/陈丹华//苏州国医杂志.-5-1-10

中医西医优劣长短论/刘吉人//绍兴医药学报.-1-16-394

中医应研究西医学理西医应研究中医药学现说/徐佩璜//中西医药.-5-12-256

中医与强心剂/岳嵩山//复兴中医.-5-31-16

中医与西药/陆伯辰//国医砥柱月刊.-5-18-41

中医与西医(连载)/汉江//杏林医学月报.-3-16-343,381

中医与西医/林振南//杏林医学月报.-3-16-504

中医与西医比较论/刘廉青//绍兴医药学报.-1-18-79

中医与西医评复评(连载)/高静安//国医砥柱月刊.-5-18-487,498

中医与显微镜/王一仁//医学杂志.-2-12-366

中医欲与西医抗衡必精针灸说/庄子民//针灸杂志.-4-32-15

中医曰邪气西医曰微生物持说虽有理亦相通姑述所见作医门邮递/何锡琛//中西医学报.-1-23-123

中医之辨证与西医之验菌书后/潘天龙//中医

杂志.-2-27-55

中医之辨证与西医治验菌/王润民//中医杂志.-2-26-369

中医之几种下法与西医比较如出一辙/沈惜秋//国医砥柱月刊.-5-18-424

中医治病长于形态西医治病长于形迹说/叶蓁//神州国医学报.-4-14-204

中医重气化西医重形质之比较观/葛荣光//中医世界.-3-37-222

中与西/张赞臣//医界春秋.-3-12-139

总论中西学说之异同/周禹锡(抄录);郭金堂(撰)//三三医报.-2-33-81

10.5　杂论

爱国的根本/裘吉生//绍兴医药学报星期增刊.-1-21-10

保存中医旧书籍不宜墨守一说/周逢儒//绍兴医药学报.-1-14-305

保国与保身说/俞附生//针灸杂志.-4-31-240

保种首当习医论/陈虬//利济学堂报.-1-1-297

北京宣南医学会宣言书/北京宣南医学会//绍兴医药月报.-2-39-523

北京医药月刊出版志感/段梦兰//北京医药月刊.-5-21-34

北平地方法院之尊重国医团体/国医砥柱月刊社//国医砥柱月刊.-5-15-457

北平国医砥柱社安远分社成立宣言/曾炯南//国医砥柱月刊.-5-18-445

北平国医砥柱社江阴申港镇成立分社宣言/潘友仁,刘宝坤/国医砥柱月刊.-5-18-378

北平国医砥柱社四安分社成立宣言/陈滋全//国医砥柱月刊.-5-18-341

北平国医砥柱社四川遂宁分社成立感言/庞希哲//国医砥柱月刊.-5-18-443

北平国医砥柱社遂宁分社成立大会宣言/国医砥柱月刊社//国医砥柱月刊.-5-18-429

北平国医砥柱月刊社大汶口分社筹备宣言/王维东//国医砥柱月刊.-5-18-397

北平国医砥柱月刊社江西遂川大汾镇分社成立宣言/李群芳//国医砥柱月刊.-5-18-429

北平国医砥柱月刊社南充县分社成立宣言/国医砥柱月刊社//国医砥柱月刊.-5-18-308

北平国医砥柱总社江苏常熟沙洲分社成立小会宣言/国医砥柱月刊社//国医砥柱月刊.-5-18-324

北平国医砥柱总社永春分社成立宣言/永春分社筹备处//国医砥柱月刊.-5-18-398

北平太医院二铜人应移交国医馆保管/梁长荣//医林一谔.-4-8-233

北平中国医学改进学社宣言/中国医学改进学社//三三医报.-2-36-437

本报宗旨之宣言/何廉臣//绍兴医药月报.-2-37-21

本分会代表赴上海大会演说词/谢幼舟//绍兴医药学报.-1-11-504

本刊的使命和宗旨是在发扬中国医术文化普遍全球同时把这东亚病夫的劣名除净尽本刊的宗旨才算达到目的地/国医砥柱月刊社//国医砥柱月刊.-5-16-590

辨保存中国旧医书不宜墨守一说论/时逸人//绍兴医药学报.-1-14-431

病家毁坏医生名誉之刑事责任/沈凤祥//光华医药杂志.-4-35-329

病名草案的扬榷/陈无咎//国医公报.-4-25-427

病名草案之回顾及断制/陈无咎//医界春秋.-3-12-85//中医世界.-3-35-315

病症报告警署是什么意思呢/史介生//绍兴医药学报星期增刊.-1-22-376

波兰医学博士波兰大学教授意生诺夫先生在湖北国医专科学校对全体同学讲演/李德裕(译);罗家诚(记)//国医公报.-4-25-381

驳反对设立国医馆者/陈泽东//医林一谔.-4-8-282

驳汉药实验绪言/钱缙甫//神州医药学报.-1-43-31

驳金鸣宇反对国医馆之我见/陈泽东//杏林医学月报.-3-18-7

驳金鸣宇反对设立国医馆/郭受天/医林一谔.-4-8-277

驳西医金鸣宇反对国医设馆敬告全国医界同志暨全体民众书/郭受天//自强医学月刊.-3-41-55

驳医学世界续刊之宣言(连载)/钱缙甫//神州医药学报.-1-42-80,154,218,263

驳中华医学白话报(连载)/包识生//神州医药学报.-1-42-159,217,269,315

不服内务部管理医士暂行规则之管见/查贡夫//绍兴医药学报星期增刊.-1-22-522

不近人情之至/陈立夫//光华医药杂志.-4-35-168

不愧为中华医药改进声中之新的刊物/彭佑明//新中华医药月刊.-5-35-206

不是搬弄文章在求认识新思想(中医界提倡读书之必要征文九)/蔡曰如//现代中医.-4-43-54

不一定能适合中国人的体质/陈果夫//光华医药杂志.-4-35-89

蔡松坡与医药界/激声//绍兴医药学报.-1-12-27

蔡幼笙医士被控案之学理研究/梁长荣//中医世界.-3-27-170

参观民生药厂以后的感想/陈硕人//苏州国医杂志.-5-2-454

参观浙江文献展览会以后/徐名山//苏州国医杂志.-5-2-456

曾觉叟先生气化医学书后告国医界/张忍庵//医界春秋.-3-12-126

娼妓的健康检查为当今之急务/冯湘汕//中西医学报.-1-41-81

常熟东唐市光华分社贫民施诊所宣言/黄星楼//光华医药杂志.-4-37-68

陈果夫先生发挥中国的医药问题/陈果夫(著);何佩瑜(补充按语)/国医杂志.-4-7-164

陈果夫先生医药语录(连载)/更生//光华医药杂志.-4-41-132,193,278

陈果夫院长训辞/叶劲秋//医学杂志.-2-16-207

陈济棠对国医之谈话/陈济棠//杏林医学月报.-3-21-16

陈济棠提倡国医/国医杂志社//国医杂志.-4-7-91

陈济棠提倡国医国药之演说词/陈济棠//医林一谔.-4-11-11

陈立夫在中央国医馆代表大会讲以前之检讨与今后之努力/张锡君//光华医药杂志.-4-37-189

斥上海医师公会对于制定国医条例责成中央国医馆管理国医意见/梁长荣//医学杂志.-2-15-475

筹办槟城医学研究社宣言/何约明//三三医报.-2-36-263

出席庄严热烈之国医馆杂感/方涵虚//中医世界.-3-27-70

创办光华国药制药厂与仪器社之管见/马绩熙//光华医药杂志.-4-41-111

创刊三三医书琐谈/裘吉生//三三医报.-2-30-369

创立神州医药会巢县分会宣言书/汤雨霖//绍兴医药学报.-1-15-537

创设国药制药厂计划书/沈仲圭,黄劳逸//医学杂志.-2-15-368

刺激竞争/杨云章//光华医药杂志.-4-39-111

从打破汉药的迷信说到实验与提倡(连载)/刘泗桥//医林一谔.-4-10-131,219,451//医学杂志.-2-13-474.-2-14-131//中西医学报.-1-40-335,427

从伤寒论说到编制病名/陈无咎//国医公报.-4-22-501

从针灸立场说到本社创办经过及以后之方针/承淡安//针灸杂志.-4-30-21,341

从中国医学界限说到伤寒论真伪/陈无咎//医界春秋.-3-12-425

促进国药通讯社缘起/时逸人//医学杂志.-2-14-410

代客煎药/张赞臣//医界春秋.-3-11-255

丹溪大学宣言/陈无咎//三三医报.-2-35-439

当今中医界读书问题之我见/陈伯涛//现代中医.-4-43-49

抵制仇货之医药观/未署名//医学杂志.-2-13-566

第三次讨论问题/徐相任//神州国医学报.-4-15-144

第三日闭幕宣言/广东医药月刊社//广东医药月刊.-3-24-249

东洋医道会宣言书/东洋医道会//绍兴医药月报.-2-41-371//中医杂志(广东).-3-4-712

东洋医道会宣言与规则/东洋医道会//医学杂志.-2-10-262

读陈君裕业函之感言/张迈荃//神州医药学报.-1-46-351

读奉天医士公会简章书后/周镇//三三医报.-2-32-160//沈阳医学杂志.-3-1-127

读国医砥柱的感言/滕静波//国医砥柱月刊.-5-17-275

读国医砥柱月刊成立宣言书后感言/张达//国医砥柱月刊.-5-16-86

读国医馆施副馆长建议病名统一之问题/陈应期//杏林医学月报.-3-20-237

读国医馆整理国医药学术标准大纲草案及陆渊雷修改……意见以后的建议与商榷/张文元//国医公报.-4-19-307

读国医馆整理国医药学术标准大纲草案及陆渊雷修改意见以后的建议与商榷/张文元//医学杂志.-2-15-5

读国医学书之原则及其方法/徐相任//国医公报.-4-23-113//神州国医学报.-4-16-542

读何种医书/孙泽民//光华医药杂志.-4-35-272

读梁君辟可因次郎文有感/吕绍荣//杏林医学月报.-3-18-452

读陆蔡对章太炎进一驳言书后/戈静芳//医界春秋.-3-5-385

读日本内务省禁止煤油治肺病之感想/医学杂志社//医学杂志.-2-16-104

读日本医学博士便药处方输出清韩而有感言/王寿芝//绍兴医药学报.-1-15-129

读三三医报感言二/李慰农//三三医报.-2-29-165

读三三医报感言一/张汝伟//三三医报.-2-29-163

读上海国医四团体联合通告全市国医界忍痛不用象贝文之感言/周柳亭//现代医药月刊.-4-27-412

读上海市监委案后/吕绍荣//医林一谔.-4-10-51

读绍兴医报星期增刊感言/张汝伟//绍兴医药学报.-1-18-325

读申报常识持纯君中国人应研究中药之真伪之感想/顽铁//绍兴医药学报.-1-20-251

读天民报梁端侪君驳斥可因次郎书后/管季耀//医林一谔.-4-8-454

读药书感言/金天佑//医界春秋.-3-9-140

读医书宜不知足与读书之法/俞鉴泉//三三医报.-2-32-5

读针灸杂志感言/王陶章//针灸杂志.-4-29-288

读中央国医馆审定病名凡例感言/朱寿朋//医界春秋.-3-10-184

读周伟呈君驳上海市医师公会对于制定国医条例责成中央国医馆管理国医案意见书后/陈应期//杏林医学月报.-3-20-413

对办理施诊所的进一个忠告/逸厂//光华医药杂志.-4-39-482

对处方试题质张君简斋/贺祖谋//中医新生命.-5-6-199

对赣省设立中医诊疗所感言/朱小南//新中医刊.-5-20-359

对国医馆之希望/高虚生//中医世界.-3-27-36

对陆渊雷君进一言/梁长荣//杏林医学月报.-3-16-155

对庞京周言责之法律观/梁长荣//医林一谔.-4-8-369

对施副馆长建议统一病名以西医病名为准之驳议/吕仲谦//杏林医学月报.-3-20-234

对时医有感/何奎垣//杏林医学月报.-3-23-379

对苏州国医学校学生演讲词/章炳麟;周自强（记）//苏州国医杂志.-5-2-351

对卫生署中医委员会的祈望/朱寿朋//医界春秋.-3-14-344

对于我国医学之感想/赵英夫,陈月舫//绍兴医药月报.-2-41-317

对于爱格司光之怀疑/何立三//医界春秋.-3-5-131

对于本报今后之希望/中西医学报编者//中西医学报.-1-36-365

对于辩驳经文之谏议/齐志学//自强医学月刊.-3-40-251

对于催眠术之意见/余斯清//绍兴医药学报.-1-19-180

对于国大选举我们医界同仁要认清目标去投票/朱沛然//国医砥柱月刊.-5-18-360

对于国立中医研究院组织条例之意见/郑凤石//光华医药杂志.-4-35-459

对于国医不究药物之感慨/朱彩霞//苏州国医杂志.-5-1-81

对于国医出版界进一言/朱小南//新中医刊.-5-19-227

对于国医公报之冀望/梁长荣//医林一谔.-4-9-315

对于国医馆的我见/余云岫//医林一谔.-4-8-269

对于国医馆工作上组织上筹备上之意见/蒋文芳,张梅庵,张始生//医林一谔.-4-8-228

对于国医馆章程草案之蠡测/周镇//医学杂志.-2-13-345

对于国医之感言/齐志学//国医正言.-5-3-221

对于皇汉医学之感言/张梦痕//中医世界.-3-37-19

对于解剖术治愈痔湿症之商榷/杨彦和//医界春秋.-3-9-349

对于陆君赠书报琼商榷/刘景素//三三医报.-2-29-81

对于朦叟君驳议之商榷/章太炎//医界春秋.-3-5-119

对于某医报学说之批评/吴保神//医界春秋.-3-8-222

对于三三报社之感言/刁质明//三三医报.-2-29-514

对于沙君古山脑膜炎进解之进解/曾觉叟//国医正言.-5-4-66

对于上海特别市卫生局公告之商榷/寿芝//医界春秋.-3-5-381

对于上海医会审定医学名词意见书（课卷选录）/周镇//绍兴医药学报.-1-13-19

对于神州医药总会及分会之宣言/马绩熙//绍兴医药学报.-1-13-131

对于台山病人枪杀医生之评议/翔山布衣//杏林医学月报.-3-19-519

对于谭次仲先生医药八条进一解/侯智如//国医砥柱月刊.-5-16-382

对于推选试验委员感言/惠君//医界春秋.-3-5-529

对于卫生局解释之疑义/蒋文芳//绍兴医药月报.-2-40-529

对于卫生局续办医生登记之商榷/荫荪//医界春秋.-3-5-335

对于卫生局之讨论/金长康//医界春秋.-3-5-106

对于卫生局之疑问/秦伯未//医界春秋.-3-5-383

对于卫生署管理中医之表示/金真如//神州国医学报.-4-18-72

对于卫生署中医委员会征询问题之意见/时逸人//医学杂志.-2-18-555

对于西医脑膜炎之总答复/曾觉叟//国医正言.-5-4-113

对于西医研究药物之我见/黄志仁//医界春秋.-3-14-392

对于新中华医药学会成立的愿望/沈炎南//新中华医药月刊.-5-35-266

对于厌世观及乐天观之医学的观察/丁福保//中西医学报.-1-32-243

对于一般国医几个错误认识的纠正/王待吾//国医砥柱月刊.-5-18-637

对于医报前途之感言/孙允中//沈阳医学杂志.-3-2-208

对于芋糕案之感言/方惇裕//中西医学报.-1-36-103

对于整理国医药学术标准大纲之我见/李天洁//国医公报.-4-19-431

对于中央国医馆成立之刍议/商复汉//医界春秋.-3-8-221

对于中央国医馆成立之刍议/叶橘泉//医界春秋.-3-8-87

对于中央国医馆成立之感想/陈光林//医林一谔.-4-8-162

对于中央国医馆成立之贡献/许半龙//医界春秋.-3-8-86

对于中央国医馆之建议/蔡百星//中医世界.-3-27-57

对于中央国医馆组织章程草案之商榷/孙傅舟//医界春秋.-3-8-176

对于中医之感想/石岂愚//医界春秋.-3-8-7

对于祝敬铭的意见/江南//中医新生命.-5-6-427

对中央国医馆整理国医药学术标准大纲草案之意见/祝味菊//医界春秋.-3-9-516

对中医深表钦佩外国医生谈中医/华西医药杂志社//华西医药杂志.-5-37-572

对中医药最近之鄙见/谭次仲//国医砥柱月刊.-5-16-150//文医半月刊.-5-14-611

钝翁说医(连载)/钝翁//国医导报.-5-29-308.-5-30-131

多读与精读/张凤楼//现代中医.-4-43-61

咄咄鸦片烟之魂/顽铁//神州医药学报.-1-44-419

二万万元之惊人数/秦又安//中医世界.-3-35-13

凡医必须兼通针灸说/何一龙//针灸杂志.-4-32-237

凡医必须兼通针灸说/江士瑜//针灸杂志.-4-32-222

凡医必须兼通针灸说/彭祖寿//针灸杂志.-4-32-196

凡医必须兼通针灸说/钱海鳌//针灸杂志.-4-32-239

凡医必须兼通针灸说/眭伯华//针灸杂志.-4-32-247

凡医必须兼通针灸说/翁超程//针灸杂志.-4-32-231

凡医必须兼通针灸说/薛时光//针灸杂志.-4-32-246

凡医必须兼通针灸说/殷鉴昭//针灸杂志.-4-32-228

凡医必须兼通针灸说/张达//针灸杂志.-4-32-232

反动派底卖狗肉功臣谭次仲/陈无咎//医界春秋.-3-8-380

反对设立中央国医馆/金鸣宇//医林一谔.-4-8-268

肺痨预防与社会改良之关系/进步//中西医学报.-1-35-165

奉天国医储金社发起宣言书/奉天国医储金社//沈阳医学杂志.-3-2-66,138

奉天医士公会筹设商工医院发起宣言书/张志良//沈阳医学杂志.-3-2-2

奉天医士公会召集同人宣言书/刘景素//沈阳医学杂志.-3-1-24

福建笏石分社宣言/国医砥柱月刊福建笏石分社//国医砥柱月刊.-5-18-309

福清国医学研究会宣言/福清国医学研究会//现代医药月刊.-4-27-21

福州医会演说/林佑贤//神州医药学报.-1-43-454

附华北新中医学社宣言原文/华北新中医学社//中国医药月刊.-5-32-308

复翔山布衣对于台山枪中医生之评议/崔虞阶//杏林医学月报.-3-20-62

复新嘉坡黎北海先生书/袁桂生//绍兴医药学报.-1-11-233

复重庆天年医社/刘景素//三三医报.-2-35-127//沈阳医学杂志.-3-3-148

复周君小农论医者宜辨类症之异同/刘蔚楚//三三医报.-2-32-448//沈阳医学杂志.-3-1-288

复朱师墨先生之商讨/叶橘泉//中医新生命.-5-8-627

傅氏男科之真伪/周缉熙//医学杂志.-2-17-504

改订部定医学科目私议(课卷选录)/徐石生//绍兴医药学报.-1-13-20

改订部定医学科目私议(课卷选录)/周镇//绍兴医药学报.-1-13-15

改订医学科目问题之私议/余礼和//绍兴医药学报.-1-14-366

改进中西医药月刊之管见/朱恒璧//中西医药.-5-12-445

改良陋习小言/李贡三//绍兴医药学报.-1-19-185

改良医报之我见/时逸人//三三医报.-2-35-113

改良医学宜先编辑教科书论/李啸云//医学报.-1-6-251

改组中央国医馆/朱殿//光华医药杂志.-4-35-80

告诉迎菩萨底朋友/陈守真//绍兴医药学报星期增刊.-1-21-259

告药界/朱良钺//医界春秋.-3-5-73

告用听筒针射之中医/张阶平//杏林医学月报.-3-16-386

革命声中之卫生局/朱良钺//医界春秋.-3-5-140

各埠医界对于上海中医书局之评论一斑/中医世界杂志社//中医世界.-3-25-82

各国医学校应注意伤科教育以备救护战场兵士应用案/范更生//国医公报.-4-22-408

各医报不宜载专著说/萧介青//三三医报.-2-34-41

给董志仁先生/范行准//中西医药.-5-11-14

给女医们的一封信/和之//国医砥柱月刊.-5-16-512

给诸同学/承淡安//针灸杂志.-4-30-257

公共卫生/鲍东藩//医学杂志.-2-14-32

公论难逃/绍兴医药学报社//绍兴医药学报.-1-8-430

公妻主义就是灭种政策/梁长荣//医林一谔.-4-9-365

恭读蒋大总统训词/华西医药杂志社//华西医药杂志.-5-37-407

贡献当局医政刍见/张治河//国医砥柱月刊.-5-18-558//医学杂志.-2-18-497

贡献篇/吴少和//中医世界.-3-25-132

古方不可拘泥亦不可不守论/尹涤尘//绍兴医药学报.-1-19-265

古今人元气不同书后/陈仪臣//绍兴医药月报.-2-41-215

关于公医制的话/叶劲秋//医学杂志.-2-18-107

关于汉和处方歌诀之改正/邓亮//医学杂志.-2-17-415

关于普遍推行针灸疗法的我见/张德馨//针灸杂志.-4-34-257

关于首都国医院筹募经费/杨医亚//国医砥柱月刊.-5-16-1

关于药单贴印花之矛盾观/沧海//医林一谔.-4-8-106

关于药单贴印花之面面观/医林一谔杂志社//医林一谔.-4-8-122

关于药单之贴印花/克励//医林一谔.-4-8-15

关于药物的几个主张/寿守型//国医公报.-4-21-44

关于中国医学艺术论说几句话/行健//国医导报.-5-29-47

管理医士之抗议/陆士谔//绍兴医药学报星期增刊.-1-22-490

管理中药商之我见/洪贯之//新中华医药月刊.-5-35-347

管理中医问题/张赞臣//医界春秋.-3-13
　-331

贯彻主张/余震古//国医正言.-5-5-550

光华医药杂志社与个人之渊源/石稚梅//光华
　医药杂志.-4-40-324

广德县中医协进会宣言/钱春榆//三三医报.-2
　-36-329

广德组织医药分会之先声/神州医药学报社//
　神州医药学报.-1-46-328

广东浍洮国医砥柱分社成立观感/陈效良//国
　医砥柱月刊.-5-18-378

广东审判厅仍用腐败仵作耶/中西医学报社//
　中西医学报.-1-25-69

广告亡国论/杜鎏辉//神州医药学报.-1-43
　-293

广州杏林医学社宣言/广州杏林医学社//广东
　医药月刊.-3-24-308//三三医报.-2-36
　-587//医学杂志.-2-11-513

规程岂容紊耶/梁长荣//杏林医学月报.-3-20
　-407

规定药量/张赞臣//医界春秋.-3-11-63

癸丑三月八日孙中山先生来名考察实业在留同
　学设宴欢迎言提倡医学为今日急务因述医学
　与民生之关系/范绍洛//中西医学报.-1-27
　-323

贵族式的医生/守真//绍兴医药学报星期增刊
　.-1-22-400

国大代表候选人公开竞选之意义/丁仲英//光
　华医药杂志.-4-41-545

国民革命与国医/杨志一//医界春秋.-3-5
　-139

国民会议与医药团体/陈无咎//神州医药学报
　.-1-47-411

国民政府代表朱文中训词/朱文中//国医公报
　.-4-22-394//医学杂志.-2-16-376

国难期间中医应有之准备及工作/路登云//医
　学杂志.-2-18-299

国人亟宜拥护国粹针灸术/罗兆琚//针灸杂志
　.-4-28-13

国药单方实验研究社宣言/叶橘泉//国医公报

.-4-22-231//医界春秋.-3-11-500//医
　学杂志.-2-16-292

国药诠证/复兴中医杂志社//复兴中医.-5-31
　-63

国医的我见/张蔀//文医半月刊.-5-14-8

国医砥柱社灵山西部分社筹备宣言/国医砥柱
　月刊社//国医砥柱月刊.-5-18-469

国医砥柱月刊社饶阳大尹镇分社成立大会宣言
　（张玉珍演讲词）/张玉珍//国医砥柱月刊.-5
　-16-191

国医砥柱月刊社饶阳大尹镇分社开成立大会本
　分社社长孙鸣第演讲词/孙鸣第//国医砥柱
　月刊.-5-16-190

国医砥柱月刊社日本总分社宣言书/国医砥柱
　月刊日本总分社//国医砥柱月刊.-5-17
　-178

国医砥柱总社四川遂宁分社第二次大会报告/
　廖介清//国医砥柱月刊.-5-18-469

国医分科之我见/周岳民//光华医药杂志.-4
　-36-96

国医馆办法之商榷/何佩瑜//国医杂志.-4-5
　-345

国医馆不如国药馆说/朝荣//医林一谔.-4-8-
　275

国医馆成立后对于整理医药之商榷/叶橘泉//
　医林一谔.-4-8-266

国医馆成立后之进行/翟冷仙//中医世界.-3-
　27-80

国医馆成立后之预测/余不平//医界春秋.-3-
　8-175

国医馆成立与以后国医药界之认识/陈无咎//
　中医世界.-3-27-55

国医馆成立与中国医药改进方案/蒋文芳//中
　医世界.-3-27-21

国医馆成立之感想/石岂愚//医界春秋.-3-8-
　175

国医馆今后应有之责任/李超甫//杏林医学月
　报.-3-22-277

国医馆问题之争执/医界春秋社//医界春秋.-3
　-10-525

国医馆与医药校/王玉玲//中医世界.-3-27
-77

国医馆之成立/季寅//中医世界.-3-27-69

国医馆之毁誉/秦伯未//中医世界.-3-27-98

国医脉学可作病理学论/林屏仙//国医杂志.-4
-6-343

国医师资亟应严格规定议/徐相宸//医学杂志
.-2-11-308

国医幸与不幸/茄辛//中医世界.-3-38-171

国医学说光被宇宙/陈震异//神州国医学报.-4
-17-417

国医学校急宜彻底改革/杨医亚//国医砥柱月
刊.-5-16-61

国医药界原系自由之营业/陈应期//现代医药
月刊.-4-27-411

国医药学术问题之分别观/徐相宸//医学杂志
.-2-16-275

国医与政治/朱颂陶//神州国医学报.-4-15
-263

国医之道德与人格/朱颂陶//神州国医学报.-4
-15-184

国医之感想/淡安石//国医砥柱月刊.-5-18
-40

国医之轨道/朱寿朋//医界春秋.-3-10-335

国医之极诣/朱颂陶//神州国医学报.-4-15
-265

国医之两大特长/徐相宸//医学杂志.-2-12
-364

果谁为大医王耶/桃园居士//神州医药学报.-1
-46-251

汉口市医药分会之希望/医林一谔杂志社//医
林一谔.-4-8-265

汉族衰弱之可虑/张体元//杏林医学月报.-3-
19-51

行政院应设置管理中医药委员会居正委员等向
国防会建议/新中华医药月刊社//新中华医
药月刊.-5-35-418

浩然庐转投医学稿件之宣言/李斐如//三三医
报.-2-34-159

合作后之希望/徐相任//神州国医学报.-4-16
-173

何廉臣君绍兴医药报宣言/何廉臣//医学杂志
.-2-4-604

河北东桑村分社成立演讲词/李怀德//国医砥
柱月刊.-5-16-637

胡瀛峤宣言/胡瀛峤//神州医药学报.-1-46
-235

湖南国医专校学生自治会宣言/湖南国医专校
学生自治会//医学杂志.-2-18-278

沪东中医学会对褚民谊发表意见之宣言/沪东
中医学会//医界春秋.-3-6-356

沪东中医学会之宣言/沪东中医学会//广东医
药月刊.-3-24-194

欢迎丁仲英先生/张霭春//光华医药杂志.-4-
40-332

欢迎中医委员黄竹斋先生演讲(附演讲辞)/针
灸杂志社//针灸杂志.-4-33-252

唤醒中国卫生上之觉魂(伍连德博士在博医会
演说词)/任夫(译意)//中西医学报.-1-32-
475

黄星楼先生演讲录/周自强(记)//苏州国医杂
志.-5-1-77

黄张二军食饭问题之解纷/徐相宸//绍兴医药
学报.-1-16-150

黄竹斋在西安药业公会欢宴席上之答辞/雒声
峻//光华医药杂志.-4-37-248

回忆过去与今后的展望/孙晏如//针灸杂志.-4
-34-260

会友詹君鸿恩之意见/詹鸿恩//医学报.-1-6-
83

会长阎督军第一次开会演说/阎锡山//医学杂
志.-2-1-19

会诊问题/秦丙乙//中医杂志.-2-28-191

祸者福之倚/医学公报社//医学公报.-1-7-5

基础医学宜如何分科/朱国均//国医公报.-4-
20-106

记五藏神会议(诫盲从掊击说)/三三医报社//
三三医报.-2-33-268

检查伪药之吾见/许远侯//光华医药杂志.-4-
37-24

检定后的医生/守真//绍兴医药学报星期增刊
.-1-22-368

检阅反对国医馆者的步伐/云溥//医林一谔.-4
-8-167

见余姚康维恂君行之感言/杨燧熙//绍兴医药
学报星期增刊.-1-21-440

建设三千个农村医院/徐福民//神州国医学报
.-4-14-398

建议处方鉴定应设立标准/张忍庵//国医公报
.-4-26-55

建议改订国医馆与国医公会之关系/张忍庵//
国医公报.-4-26-61

建议书/张忍庵//国医公报.-4-19-323

健康指导社宣言/叶橘泉//华西医药杂志.-5-
37-446

谏吾国要人今后如有病万勿再请外国医生/袁
华//国医正言.-5-3-569

江苏璜泾国医砥柱分社成立宣言/瞿冕良(述)；
徐乃星(记录)//国医砥柱月刊.-5-18-397

江苏全省中医联合会宣言/江苏全省中医联合
会//三三医报.-2-33-91

江苏省立医政学院开学演词/焦易堂//国医公
报.-4-21-389

将于国医馆成立之感言/杨志一//医界春秋.-3
-8-89

讲究卫生首应讲究国药/艾伯庸//华西医药杂
志.-5-37-286

讲究卫生学当以中华医药学为主说/崇肖葵//
神州医药学报.-1-44-343

讲习部开课演说词/孙右卿//沈阳医学杂志.-3
-1-202

焦易堂不算愚笨/朱殿//光华医药杂志.-4-35
-7

教部颁布中医专校课目后之工作/朱小南//新
中医刊.-5-19-377

教育局代表训词/聂海帆//北平医药月刊.-5-
9-438

揭穿医界敛钱的黑幕/周桂庭//医界春秋.-3-
9-395

劫后余生医学小言(连载)/张汝伟//复兴中医
.-5-31-400,542,588

劫后余生医学小言/张汝伟//中国医学.-5-34
-94

结核病之社会经济观/任应秋//新中华医药月
刊.-5-35-651

结核国耻/王福民//新中华医药月刊.-5-35
-649

今后的本刊/国医杂志社//国医杂志.-4-12
-2

今后光华医药杂志社之方针/光华医药杂志社
//光华医药杂志.-4-40-309

金贵银贱箴西医/汤士彦//医界春秋.-3-7
-439

禁烟后之吗啡祸/王完白//中西医学报.-1-36
-19

经验当求确实/王合三//现代中医.-4-42
-182

精神病鉴定的怀疑/潘树仁//中国医药月刊.-5
-32-445

精神卫生根本在道德/黎伯概//杏林医学月报
.-3-21-453//医林一谔.-4-11-509//医
学杂志.-2-16-331

敬告本会会员研究医学者(连载)/晋陵下工//
中西医学报.-1-27-249,335

敬告初学医者/邵求真//苏州国医杂志.-5-1-
80

敬告各省地方自治议员/丁福保//中西医学报
.-1-24-153

敬告各县医家/卢育和//三三医报.-2-30
-401

敬告各医院/神州国医学报社//神州医药学报
.-1-47-318

敬告海内医学家(连载)/汪惕予//绍兴医药学
报.-1-8-81,169,213,257

敬告杞忧子先生书/绍兴医药学报社//绍兴医
药学报.-1-8-431

敬告全国同胞急宜研究催眠术书/王寿芝//绍
兴医药学报.-1-15-495

敬告社会诸君研究生理学书/骆保安//绍兴医
药学报.-1-8-165

敬告同志提倡女医及读月刊之感言/宋兰馨//国医砥柱月刊.-5-16-590

敬告药铺同业/熊晋阁//神州医药学报.-1-42-57

敬告医界当善用下法/倪炳荣//中西医学报.-1-32-31

敬告印行古医书者/吴去疾//神州国医学报.-4-17-379

敬请海内同志分辑医学要书/沈仲圭//三三医报.-2-30-401

敬请全国医学人士注意/光华医学书局//光华医药杂志.-4-40-425

敬请全国诸位大医士整顿医书改良医务书/任伯和//三三医报.-2-29-610

久别自陈/陆渊雷//华西医药杂志.-5-36-199

救急问题/李鹤访//医学报.-1-6-318

救误/徐相任//神州国医学报.-4-16-65

开业登记必需之医书/三三医报社//三三医报.-2-36-33

开业上之主义/丁福保//中西医学报.-1-31-492

刊行医籍为光辉国学第一要义/周逢儒//绍兴医药学报.-1-18-317

考试医生再志/绍兴医药学报社//绍兴医药学报.-1-8-86

科学的医术/民报//神州国医学报.-4-17-492

叩汉方医学之门/[日]吉田玄壶(著);徐名山(译)//苏州国医杂志.-5-2-181

昆明市国医砥柱分社成立宣言/国医砥柱月刊社//国医砥柱月刊.-5-18-470

昆山组织分会之先声/神州医药总会//神州医药学报.-1-43-39

来谈谈中医/郑煜丰//国医砥柱月刊.-5-18-421

懒龙伸腰/张仲勋//医界春秋.-3-13-53

滥服成药及不慎延医之弊害/周和甫//国医正言.-5-3-517

郎中先生有割股之心/史介生//绍兴医药学报

星期增刊.-1-22-416

痨病有灭亡中国之趋势/光华医药杂志社//光华医药杂志.-4-36-1

姥镇中西弭病院募捐宣言/高思潜//三三医报.-2-30-307

冷罨疗法之讨论/沈仲圭//杏林医学月报.-3-16-403

厘订病名及系统/吴汉僊//中医世界.-3-35-305

礼佛余间研习针灸成功之一封书/池立慧//针灸杂志.-4-28-86

理想中之乡村卫生计划纲要/陈邦贤//德华医学杂志.-1-40-65

良医实鉴/慎德医室主人//中医杂志.-2-26-52

良医无废药论/史介生//绍兴医药月报.-2-38-271

良医之质量/杨新华//中医世界.-3-37-110

梁启超不起之原因的辩论/余不平//医界春秋.-3-6-291

临床经验的科学分析最为重要/王泽民//新中华医药月刊.-5-35-205

临床以外应注意的一种工作/董志仁//中西医药.-5-13-394

流通医药书籍办法之商榷/凌拜飐,潘壶隐//绍兴医药学报.-1-11-15

六合创办医药分会宣言书(连载)/孙为霖//神州医药学报.-1-43-379,457

隆昌县治疗工会白话宣传(连载)/周禹锡//三三医报.-2-36-158,186

乱投方是吃不得的/史介生//绍兴医药学报星期增刊.-1-21-211

论报纸上不宜刊登板方/崔虞阶//杏林医学月报.-3-17-87

论病者延医当持忍耐心/刘毓生//中西医学报.-1-33-9

论妇女独身生活之运命/丁福保//中西医学报.-1-32-7

论各省州县宜设医学阅书社/袁桂生//绍兴医药学报.-1-16-261

论国民卫生之要素(连载)/何小廉(选录)//绍兴医药学报.-1-8-107,195,285,329,417

论今日急宜提倡编辑医书/袁桂生//绍兴医药学报.-1-10-5//神州医药学报.-1-45-440

论今日宜施行娼妓检梅法/梁慎余//中西医学报.-1-23-228

论近日之医药报/张破浪//三三医报.-2-31-187

论历次各处医报停版之原因/裘吉生//绍兴医药学报.-1-16-263

论内部管理医士规则/吴南宝//三三医报.-2-30-259

论强国必先强民/陈钟琦//利济学堂报.-1-2-569.-1-3-13,99

论青年多自由之病/何幼廉//绍兴医药月报.-2-38-191

论生活艺术化与都市的艺术文化/仲子通//中西医学报.-1-38-305

论生活之本能/丁福保//中西医学报.-1-32-93

论十九周医学之进步(连载)/威廉·欧斯栾//中西医学报.-1-28-99,181,271,371

论提倡中药/史介生//绍兴医药学报.-1-17-79

论提倡中医中药首宜流通书籍/裘吉生//绍兴医药学报.-1-10-305

论调整中医行政机构/王德隽//新中华医药月刊.-5-35-425

论为药之难/顾鸣盛//医学报.-1-7-427

论西药之缺点/徐相宸//神州医药学报.-1-42-359

论学说的成立/陈无咎//医界春秋.-3-14-70

论医/何奎垣//杏林医学月报.-3-23-419

论医/郑英圃//北京医药月刊.-5-21-199

论医报久远之筹备/王肖舫//绍兴医药学报.-1-19-495

论医师之资格/丁福保//中西医学报.-1-23-99

论医术进步之利弊/卢谦//中西医学报.-1-30-401

论医术之偏/王肖舫//绍兴医药学报.-1-18-408

论医学报以求实用立说不宜过于艰深/钱绘甫//神州医药学报.-1-43-311

论医学家读书之难/任汉佩//绍兴医药学报.-1-9-61

论医学图书馆书籍宜新旧并重与各图书馆提携/周镇//沈阳医学杂志.-3-1-402

论医药学报当慎重校勘/曹伯蘅//绍兴医药学报.-1-11-500

论医药学业与社会学科之关系(连载)/崇肖葵//神州医药学报.-1-42-355.-1-43-21

论医药与生命之关系/陈应期//杏林医学月报.-3-19-355

论医之目的/丁福保//中西医学报.-1-23-223

论宜编辑医书/医学公报社//医学公报.-1-4-259

论宜奖励译书/医学公报社//医学公报.-1-5-17

论语言与医学之关系/张汝伟//绍兴医药学报.-1-10-236

论欲振兴医学保存国粹首宜流通医籍/陈裕业//神州医药学报.-1-45-15

论中国膳食有改良之必要/毛仁仁//医学杂志.-2-14-383//中国医学月刊.-3-15-57

论中国侍疾者无看护知识之害/李荣怀//中西医学报.-1-24-169

论中医/钱绘甫//神州医药学报.-1-43-192

论中医学之真价值/邢万成//苏州国医杂志.-5-1-405

论中医宜一变汤液之制/林大夔//中西医学报.-1-24-19

论自然疗能/卢谦//中西医学报.-1-27-97

论尊古黜今之非/贾镒(瑞甫)//中西医学报.-1-25-94

梅毒为民族衰颓之原因说/杨焕文//医学杂志.-2-10-570

梅县医药联合会成立就职宣言/梅县医药联合

会//医林一谔.-4-8-83

美国重视本草纲目日本汉医注重伤寒论旅华西医推崇千金外台中国医家崇拜叶派时方究竟中医之精髓何在试发挥之以彰国粹/张文元//医学杂志.-2-13-315

勉各国医馆负责者/张沛恩//杏林医学月报.-3-20-370

民国急宜设卫生行政专部注意全国公共卫生议/吴宗濂//中西医学报.-1-29-103

民立报新刊批评/渔父//中西医学报.-1-25-221

募捐运动结束报告/宋大仁//医史杂志.-5-38-180

南通医大学生掘墓戮尸案感言/吴去疾//神州国医学报.-4-16-208

南洋华侨代表之共鸣/广东医药月刊社//广东医药月刊.-3-24-234

内部执照与警厅执照/周镇//三三医报.-2-31-10

内部执照与警厅执照书后/周镇//三三医报.-2-31-105

拟定中医考试法暂行草案之商榷/时逸人,陈宾卿//医学杂志.-2-13-441

拟国医学术整理大纲草案/陆渊雷//神州国医学报.-4-14-5

拟请定期召集全国医药学术会议案/陈郁//医学杂志.-2-18-554

年来医药界之进步/丁惠康//德华医学杂志.-1-38-401

宁波西医学会宣言书/张世镳//中西医学报.-1-29-101

宁垣医学研究会发起禀稿/郑宜寿//医学公报.-1-7-230

女界医友们我们携手/胡恩旅//中国女医.-5-34-235

女医服务社会兼能操持家政的特性/谢瑜//光华医药杂志.-4-35-382

女子学医可以促进新生活运动/裘吟五//光华医药杂志.-4-35-379

欧阳石芝先生来书(附刊)/欧阳石芝//中西医学报.-1-24-65

欧战声中之舶来品/莲子//神州医药学报.-1-44-275

批评陈修园/董继昌//国医砥柱月刊.-5-15-622

批评医方是很难的事/史介生//绍兴医药学报星期增刊.-1-22-446

平望镇九华寺体仁医院开院启/洞天//中西医学报.-1-25-303

评论医学的功罪/毛近仁//中国医学月刊.-3-15-461

评现代中医一至六次征文/张挚甫//现代中医.-4-43-419

评张凤先生中国医学艺术论/雨廷//新中医刊.-5-19-435

普劝戒毒戒烟文/齐志学//国医正言.-5-5-396

强国必先强民/史介生//绍兴医药学报星期增刊.-1-21-75

强种/戈静芳//中国医学月刊.-3-15-135

勤求古训/汪太雄//现代中医.-4-43-63

请发刊医药常识以求普遍/叶劲秋//绍兴医药学报.-1-20-479

请各界诸君注意/国医砥柱月刊社//国医砥柱月刊.-5-16-584

请看日本人的心肝/叶劲秋//医界春秋.-3-8-495

请看西医某甲伪情败露之恐慌/郑瑞甫//医学公报.-1-7-3

请领中医年资证明书之建议/孙静鸣//华西医药杂志.-5-37-309

请全国中医界一致选施今墨为立委/杨医亚,董德懋//国医砥柱月刊.-5-18-401

请设国医馆之谏议/郭鸿杰//自强医学月刊.-3-40-417

请研究科学针灸/科学针灸医学院//复兴中医.-5-31-494

请政府修正法律保障从事医业之人以资医学进化而免病人枉死案/王宇高//医学杂志.-2-16-231

取缔神方/张赞臣//医界春秋.-3-11-467

取缔医士五月三十号新无锡小论/绍兴医药学
　报社//绍兴医药学报星期增刊.-1-22-515

全国各省市国医国药两界代表宣言(二十三年
　二月)/医学杂志社//医学杂志.-2-15-520

全国民众对于中央提倡国医馆应有的认识/熊
　孟威//医界春秋.-3-8-382

全国医学总会建设方略刍议(连载)/医学杂志
　社//医学杂志.-2-11-507,628.-2-12-
　128

全国医药界同人对于中央国医馆应有之认识与
　努力/药向荣//医学杂志.-2-13-354

全国医药总会吴兴县支会宣言/全国医药总会
　吴兴县支会//医学杂志.-2-12-450

劝桂省各地同道踊跃入社小谈/刘仲良//国医
　砥柱月刊.-5-18-98

劝节省迷信费用以治疫论/实秋//绍兴医药月
　报.-2-40-398

劝人吃仙方犯极大的罪过应当警戒的/周镇//
　绍兴医药学报星期增刊.-1-21-184

劝同人投稿公平研究医理/张黼章//三三医报
　.-2-32-150

劝医先正心术论/孙寅初//绍兴医药学报.-1-
　9-227

人人应具有医药常识论/周柳亭//现代医药月
　刊.-4-27-320

人体解剖与掘墓问题/吴去疾//神州国医学报
　.-4-16-213

任应秋改选国民大会代表选举宣言/任应秋选
　举事务所//华西医药杂志.-5-37-119

仍是商榷/范行准//中西医药.-5-12-127

日本对华药材市场的侵夺战/黄彝鼎//光华医
　药杂志.-4-35-10

如此医生/俞潘//三三医报.-2-32-206

如何答谢焦易堂先生/张霭春//光华医药杂志
　.-4-36-415

三三医社宗旨及事业/三三医报社//三三医报
　.-2-35-2

沙洲国医砥柱分社成立大会之感言/国医砥柱
　月刊社//国医砥柱月刊.-5-18-324

沙洲国医砥柱分社成立大会之我见/国医砥柱
　月刊社//国医砥柱月刊.-5-18-324

厦门医会为卫生运动大会告民众书/厦门医会
　//医学杂志.-2-14-187

山西中医改进研究会复兴中医宣言/山西中医
　改进研究会//医学杂志.-2-16-229

山西中医改进研究会敬告中医药界同人宣言/
　山西中医改进研究会//医学杂志.-2-11
　-15

商复汉条陈推进中国乡村卫生意见/商复汉//
　光华医药杂志.-4-41-288

商工医院之佳音/沈宗之//沈阳医学杂志.-3-
　3-384

上海国货制药公司宣言/叶劲秋,叶山陀//杏林
　医学月报.-3-16-36

上海国医学院宣言/上海国医学院//广东医药
　月刊.-3-24-181

上海商报领照问题评/绍兴医药学报社//绍兴
　医药学报星期增刊.-1-22-506

上海市国药展览会演讲词/刘一平(记)//文医
　半月刊.-5-14-209

上海医药团体联合会宣言/上海医药团体联合
　会//广东医药月刊.-3-24-173//医界春秋
　.-3-6-339

上海中医协会筹备处宣传大纲/上海中医学会
　//医界春秋.-3-6-275

上海中医学会义务会诊部宣言/上海中医学会
　//中医杂志.-2-25-478

少年国医/雍伯平//沈阳医学杂志.-3-3-385

绍地禁止神药之感言/未署名//绍兴医药学报
　星期增刊.-1-22-172

神州医药学报第二次宣言书/神州国医学报社
　//神州医药学报.-1-42-409.-1-43-165

神州医药学报第四次宣言书/神州国医学报社
　//神州医药学报.-1-44-307

神州医药学刊宣言/叶伯良,张赞臣,姚兆培//
　三三医报.-2-34-525

神州医药学刊之宣言/神州中医大学//绍兴医
　药月报.-2-40-267

神州医药总会对于庚赔用途宣言/神州医药总

会//神州医药学报.-1-47-301

神州医药总会评议员陈君无咎审断言/陈无咎//神州医药学报.-1-47-467

神州医药总会宣言/神州医药总会//广东医药月刊.-3-24-179//中西医药.-5-13-267

审查医学名词感言/周镇//绍兴医药学报.-1-10-313

慎与不慎/梁长荣//杏林医学月报.-3-16-131

生命统计/胡鸿基//中西医学报.-1-41-3

施副馆长对学术整理会统一病名建议之商榷/梁长荣//医林一谔.-4-10-333//医学杂志.-2-15-178

时评/潘文藻//绍兴医药月报.-2-37-66

时事愤言/莲子//神州医药学报.-1-45-86

时事闲评/莲子//神州医药学报.-1-44-276

时事新闻报评华医/剑//医林一谔.-4-8-303

示征祥/刘泗桥//自强医学月刊.-3-40-36

世界大战与中国医药/章鹤年//光华医药杂志.-4-38-306

世界医学破产/未署名//三三医报.-2-29-322

世医/陈守真//绍兴医药学报星期增刊.-1-22-27

市党部代表训词/毛云//北平医药月刊.-5-9-437

试述某针灸社与我社之孰优孰劣/蔡哲夫//针灸杂志.-4-28-581

适用古今之我见/管士贞//医学杂志.-2-5-44

收回海口检疫权提议/伍连德//德华医学杂志.-1-40-97

书医界春秋九周纪念之感想/周柳亭//医学杂志.-2-16-377

树立全马中医中心思想/陈习庭//国医砥柱月刊.-5-18-475

双十节与本刊/李寿芝//医界春秋.-3-6-164

说病家之病/史庆生//现代中医.-4-43-256

说看护者/梁慎余//中西医学报.-1-23-462

说内部警署取缔苏医应取联合之态度/明生//

杏林医学月报.-3-21-101//医学杂志.-2-15-536

说生理卫生学报创行之必要/许宗微//医学杂志.-2-2-450

说施医之弊/乃静//绍兴医药学报星期增刊.-1-21-359

说市行药剂统治之害/周逢儒//绍兴医药学报.-1-17-471

说学医之希望/史久华//绍兴医药学报.-1-17-14

说运动会之弊/周逢儒//绍兴医药学报.-1-17-470

说治病无异于治国/史介生//绍兴医药学报.-1-17-80

死囚之废物利用/张治河//医学杂志.-2-18-400

松木次郎与康之卫生谈/陈尔康//绍兴医药学报.-1-17-283

送旧迎新/云溥//医林一谔.-4-9-267

孙永祚先生演讲录/周自强(记)//苏州国医杂志.-5-1-147

孙永祚先生在苏州国医学社演说辞/周自强(记)//铁樵医学月刊.-4-44-463

所望于复员以后的中央国医馆/华西医药杂志社//华西医药杂志.-5-36-457

谈读书之重要和读伤寒论/许公岩//现代中医.-4-43-48

谈福利/朱恨紫//国药新声.-5-27-331

谈节用/刘述庭//国药新声.-5-22-355

谈谈北平几个重要性之国医药集团真象/王缉光//光华医药杂志.-4-40-333

谈谈西医/古济群//文医半月刊.-5-14-548

谈谈中央国医馆宣言/亦云//医学杂志.-2-13-501

谈谈中医药刊物/沈愚如//中医世界.-3-37-9

谈乡间药铺急宜纠正药品/王效良//文医半月刊.-5-14-492

谈中医读书问题/王合三//现代中医.-4-43-46

讨论病名统一问题/郑干生//中医指导录.-4-3-243

提倡药物园说/张树筠//绍兴医药学报.-1-19-266

提倡针灸必先整理经穴之管见/邓睿杰//针灸杂志.-4-34-262

提倡针灸古学并可立功立德/罗兆琚//针灸杂志.-4-28-371

提倡针灸术说/王聚璠//针灸杂志.-4-30-40

提创扩充问答学宜刊专书之利益说/张汝伟//绍兴医药学报.-1-12-9

提高医学说/俞鉴泉//三三医报.-2-31-93

提高诊费是复兴国医的唯一好办法/刘星元//国医砥柱月刊.-5-18-298

提议规定中西医药看护费标准/医林一谔杂志社//医林一谔.-4-10-515

提议演讲讨论为绍兴医学会首务之急/任汉佩//绍兴医药学报.-1-8-509

天津药业研究会宣言/天津药业研究会//广东医药月刊.-3-24-188

天台国医砥柱分社成立宣言/许谷芝//国医砥柱月刊.-5-18-379

天台国医砥柱分社成立有感/国医砥柱月刊社//国医砥柱月刊.-5-18-379

田桐君中华民族医学说/田桐//医学杂志.-2-12-305

田俞讼案之检讨/黄敦汉//神州国医学报.-4-15-217

听许地山先生讲国学问题有感/谢仁山//杏林医学月报.-3-22-233

通告医界之要言/贵中权//绍兴医药学报.-1-8-455

通信治疗之刍见/润佑//现代医药月刊.-4-27-30

同床异梦/章叔赛//光华医药杂志.-4-35-496

同善社道学足以补医学之不足论/刘叔纯//三三医报.-2-29-394

统一中西医学之暗礁/洪贯之//华西医药杂志.-5-36-345

痛言中国轻医之积习/张越公//三三医报.-2-29-499

图书征税/成都新闻报//华西医药杂志.-5-36-334

推陈出新之要义/万友竹//中西医药.-5-10-639

推广农村助产之急需/瞿兑贞//光华医药杂志.-4-35-42

推广医报之感言/卢育和//绍兴医药学报.-1-15-253

顽固之警语/余震古//国医正言.-5-5-449

万县中西医药研究会成立宣言/万县中西医药研究会//三三医报.-2-32-128

王叔和考各异之质疑/陈渔洲//国医砥柱月刊.-5-17-74

王宇高上蒋主席对于建设中央国医馆建议书/王宇高//医学杂志.-2-13-421

王哲生先生演讲词(在广东中医药专门学校十八年班毕业聚餐会)/王哲生//广东医药月刊.-3-24-604

为北京市小儿科专家谨陈刍言希鉴纳之/汪逢春//北京医药月刊.-5-21-341

为本社暨针灸杂志讲习所疗养院说辞/谢建明//针灸杂志.-4-31-234

为创设首都国医院募捐告全国同胞书/焦易堂//针灸杂志.-4-33-193//中医世界.-3-39-337

为发喉事上华人代表书/国医杂志社//国医杂志.-4-6-88

为改进重要的提炼和文化敬向全国中医师及中药业进忠告/国医砥柱月刊社//国医砥柱月刊.-5-18-217

为更正奉天未解散医会并未停止医刊事/李春芝//三三医报.-2-31-66

为公开竞选国大代表告中医界同仁书/宋大仁//国医砥柱月刊.-5-18-311//华西医药杂志.-5-37-109

为规定诊方告同志们/谢又新//绍兴医药学报星期增刊.-1-22-439

为国大选举问题敬告全国医界书/张赞臣//国

医砥柱月刊.-5-18-359

为国民大会医药师代表选举告全国中医同仁书/邢熙平//国医正言.-5-5-249//文医半月刊.-5-14-306

为国药业(包括参燕药行在内)统筹全局之建议/徐相任//神州国医学报.-4-18-183

为国医馆成立进一言/汤士彦//医界春秋.-3-8-89//医林一谔.-4-8-234

为南通大学医学院同学采集骨骼标本被拘事感言/神州国医学报社//神州国医学报.-4-16-214

为内务部管理医士之评议/史久华//绍兴医药学报星期增刊.-1-22-512

为庆祝国医馆成立向医药界说几句啰嗦话/余不平//医界春秋.-3-8-90

为日本侵占东三省敬告全国国医药同志书/罗瓒//医界春秋.-3-8-530

为商务印书馆进一言/吴去疾//神州国医学报.-4-18-329

为什么中国有中国的医学?/焦易堂//光华医药杂志.-4-36-342

为时医不敢用经方者之驳论/梅永茂(撰);吴景焌(录)/杏林医学月报.-3-20-23

为乡间病者呼吁/籽年//中国医药月刊.-5-32-507

为小孩服六神丸致命一案敬告国药界/吴去疾//神州国医学报.-4-18-88

为针灸治验报告与同志书/承淡安//针灸杂志.-4-34-63

为中国医学商中西教授说/阮其煜//中西医学报.-1-31-423

为中医学持哲学论者商榷(连载)/李良模//国医公报.-4-25-419,432

为中医学持哲学论者商榷/李良模//中国医药月刊.-5-33-355

委任书导言(参观神州国医学报第四期涤尘去疾二君鉴定权感言)/周镇//医学杂志.-2-15-61

卫生行政/林椿年//中西医学报.-1-34-465

卫生行政之实施暨改进计划/范国义//医学杂志.-2-14-502

卫生警察十二要/杨焕文//医学杂志.-2-11-585

卫生宜谋普及之管见/史介生//三三医报.-2-29-12

我的感想/张嘉因//中国女医.-5-34-205

我对于普及针灸疗法的意见/承淡安//针灸杂志.-4-34-391

我对针灸疗法的一些意见/邓睿杰//针灸杂志.-4-34-446

我们不要漠视了中央国医馆/王敬华//光华医药杂志.-4-35-13

我们全国中医师国大代表自应选贤与能/薛仲猷//国医砥柱月刊.-5-18-361

我们如何开展中国针灸学术/刘默之//针灸杂志.-4-34-185

我们为什么研究国医/黄彝鼎//中医世界.-3-27-405

我们需要真理/周燕麟//中国医药月刊.-5-32-106

我们要发扬超药物的医术针灸/郑方生//针灸杂志.-4-34-105

我为什么参加新中华医药学会/王福民//新中华医药月刊.-5-35-267

我要说的话/时逸人//复兴中医.-5-31-5

我也谈几句关于中医的事/李春生//国医砥柱月刊.-5-18-419

我之对于医学/徐心如//绍兴医药学报.-1-18-484

呜呼!中央医院之内容如此/医林一谔杂志社//医林一谔.-4-11-167

呜呼国医馆/胡为//医界春秋.-3-9-230

无锡中医学会宣言书/无锡中医学会//绍兴医药学报星期增刊.-1-22-518

吾国地大物博而荒野甚多宜设法垦种草药以应世用而挽利权刍议/张汝伟//绍兴医药学报.-1-11-248//医界春秋.-3-8-271

吾国医学之针灸术应恢复研究/郑立珊//国医砥柱月刊.-5-16-537//医界春秋.-3-14-465

吾人医事行政管见(录民铎杂志)/生痴//中西医学报.-1-34-263

吴兴中医协会筹备会宣言/吴兴中医协会//三三医报.-2-36-42

伍君英文演说词/中西医学报社//中西医学报.-1-24-514

伍廷芳演说灵魂/伍廷芳//中西医学报.-1-33-14

西药不尽宜于国人/张锡纯//医林一谔.-4-9-449

西药不宜于华人疾病辨/陈锡桓//中西医学报.-1-27-263

西医对取缔广告意见/医林一谔杂志社//医林一谔.-4-10-641

西医之国医馆异论/民国医药会//中医世界.-3-27-85

西医之所谓无常识感言/熊汝诚//中医世界.-3-28-174

希望中央国医馆理事改选大会/徐恺//光华医药杂志.-4-37-99

喜读国医砥柱月刊小引言/白耀先//国医砥柱月刊.-5-16-449

仙游县医药界补行庆祝(一二二)国民政府公布中医条例纪念会宣言/温敬修//现代医药月刊.-4-27-703

先乐山公医药济人之报/聂云台//中国医药月刊.-5-33-507

鲜药展览会给我的印象/何剑魂//苏州国医杂志.-5-2-468

鲜药展览会归来/朱君宜//苏州国医杂志.-5-2-470

鲜药展览会开幕前奏/李静子//苏州国医杂志.-5-2-465

鲜药展览会之意义/袁云瑞//苏州国医杂志.-5-2-466

暹罗医会宣言/暹罗医会//医学杂志.-2-14-360

县卫生院合法职权之检讨/洪兆箕//中西医药.-5-13-515

现代科学家眼目中的中国医学/[法]卜雨雷

(著);刘郁周(译)//新中华医药月刊.-5-35-177

现代女医应有之修养/鲁六华//光华医药杂志.-4-35-380

献给中医女医学社诸君/秦伯未//中国女医.-5-34-186

献议中医防毒气之研究/何佩瑜//国医杂志.-4-7-500

乡村小学急应设备国产简易药库/许太平//光华医药杂志.-4-40-28

向阿维森纳学习/沈克非//医史杂志.-5-39-271

向女医同道进一言理想与事实/钱宝华//国医砥柱月刊.-5-16-589

小讨论/夏雨人//针灸杂志.-4-30-88

写给全国医药团体总联合会的一封公开信/刘鸿钧//医界春秋.-3-7-460

心理疗法在医学上之重要/杨梦麒//苏州国医杂志.-5-1-414

心理与医道之关系说/黄眉孙//绍兴医药学报.-1-10-295

心战(连载)/陈虬//利济学堂报.-1-2-95,185,275

新春里的热望/谢诵穆//中医新生命.-5-6-255

新发明粹华药水之溯源/顽铁//绍兴医药学报星期增刊.-1-22-314

新年与国医/秦伯未//中医世界.-3-28-141

新年之医事杂谈/裘吉生//绍兴医药学报.-1-16-197

新年中医/谭活水//杏林医学月报.-3-23-255

新生活运动与国医/陈影鹤//医林一谔.-4-11-99

新生活运动与卫生之意义/范行准//苏州国医杂志.-5-1-156

新生活运动之愚感(一)至(二)/陈泽东//国医正言.-5-3-15,67

新医学会宣言/张石缘//三三医报.-2-36-7

新医与社会/余云岫//中西医学报.-1-36

- 449

新中国的医药卫生建设/田际华//华西医药杂志. - 5 - 37 - 601

新中国医学上之古学复兴/邵餐芝//国医砥柱月刊. - 5 - 16 - 149

新中华医学运动的理论与实践/高德明//新中华医药月刊. - 5 - 35 - 8

新中华医药学会成立宣言/新中华医药月刊社//新中华医药月刊. - 5 - 35 - 263

新中华医药学会的使命/胡光慈//新中华医药月刊. - 5 - 35 - 265

幸福报之宣言/幸福报//广东医药月刊. - 3 - 24 - 191

修正内部管理医士规则之公同要求/周镇//绍兴医药学报星期增刊. - 1 - 22 - 498

吁请医药同仁拥护香港中华民国医学会代电书/张治河//医学杂志. - 2 - 17 - 9

徐灵胎先生病家论/徐灵胎//绍兴医药月报. - 2 - 37 - 96

徐相宸郑重宣言/徐相宸//医学杂志. - 2 - 7 - 491

徐相任先生提议一(为本刊特辟学术研究一门事)/徐相任//神州国医学报. - 4 - 14 - 620

徐召南先生读十三期杂志气味相投之治法书后/徐召南//医学杂志. - 2 - 4 - 224

续创立中国医会之旨趣及办法/杨君谋//绍兴医药学报. - 1 - 9 - 38

续吉林医学研究会献议/绍兴医药学报社//绍兴医药学报. - 1 - 8 - 405

续中国医会之旨趣及办法/杨君谋//绍兴医药学报. - 1 - 9 - 95

宣传之价值/孙恒//神州医药学报. - 1 - 47 - 133

宣言/陈泽东//国医正言. - 5 - 3 - 13

宣言书/国医砥柱月刊社//国医砥柱月刊. - 5 - 15 - 470

宣扬国医精粹刍言/刘景川//沈阳医学杂志. - 3 - 2 - 403

玄学与科学/郑凤石//光华医药杂志. - 4 - 36 - 337

学年评议(致山西中医改进研究会)/周逢儒//绍兴医药学报. - 1 - 19 - 173

学识与经验之比较观/杨新华//中医世界. - 3 - 37 - 111

学术工作概要计划/徐相任//神州国医学报. - 4 - 14 - 370

学术讨论/艾伏之//华西医药杂志. - 5 - 36 - 43

学术与职业/盛心如//新中医刊. - 5 - 19 - 123

学习针灸后之感想/邓介豪//针灸杂志. - 4 - 30 - 385

学习针灸须具远大眼光/罗兆琚//针灸杂志. - 4 - 28 - 330

学针灸之我见/赵尔康//针灸杂志. - 4 - 29 - 17

牙医之弊端与管理/陈伯涛//现代中医. - 4 - 42 - 599

研究部开讨论会演说词/孙右卿//沈阳医学杂志. - 3 - 2 - 58

研究国药之感想/薛公善//国药新声. - 5 - 22 - 371

研究国医学的意义和方法(连载)/王东英//苏州国医杂志. - 5 - 1 - 321,403

研究汉药之感恩/熊楚//中医世界. - 3 - 29 - 194

研究药物之先决问题/古执中//中医世界. - 3 - 27 - 607

研究药学之感言/林华三//绍兴医药学报. - 1 - 13 - 524

研究中国药物学性质功用之小言/时逸人//医学杂志. - 2 - 11 - 448

研究中国医学几个信条/时逸人//复兴中医. - 5 - 31 - 497

研究中国医药几个信条/时逸人//中国医药月刊. - 5 - 32 - 417

研究中医的先决问题/徐蔚霖//新中医刊. - 5 - 19 - 108

研究中医须就中医学本身去研究/张百塘//北京医药月刊. - 5 - 21 - 618

研究中医者不当有内外科之分别论/高鉴如//国医砥柱月刊. - 5 - 16 - 591

研究中医者毋忘自身学术出发点/冯玉麟//国

医砥柱月刊.-5-18-554

阎总司令对山西中医改进研究会之演说词/张治河//医界春秋.-3-5-517

演说德国医术之进步/绍兴医药学报社//绍兴医药学报.-1-10-201

扬州医学公会鉴于淞沪卫生局医师医士医生登记试验章程之宣言书/扬州医学公会//绍兴医药月报.-2-40-550//医学杂志.-2-8-470

杨志一先生演讲辞/王景贤(录)//苏州国医杂志.-5-1-399

姚公鹤对于中医之谈话/陈存仁//医界春秋.-3-5-25

药病对待说书后/周镇//三三医报.-2-29-252

药不分中西医治病为上篇/江逢治//绍兴医药月报.-2-41-213

药界之明星医界之良导:医药杂志/中医杂志社//中医杂志.-2-20-525

药名应有统一之必要/沈家琦//光华医药杂志.-4-39-18

药铺有代顾客煎药之必要/安干青//北京医药月刊.-5-21-153

药肆改良之我见/祝松伯//三三医报.-2-30-510

药肆饮片有应改革之陋习/未署名//中医世界.-3-37-143

要求条件中之医院问题/激声//绍兴医药学报.-1-9-313

一般西医评论的评论/陈无咎//医界春秋.-3-6-327

一样一样/新中华医药月刊社//新中华医药月刊.-5-35-648

医报的舆论/史介生//绍兴医药学报星期增刊.-1-22-392

医报为医门之捷径/王肖舫//三三医报.-2-29-323

医报宜谋久远说(致上海中医学会)/周镇//绍兴医药学报.-1-19-340

医报宜谋久远说/周镇//神州医药学报.-1-47-12

医道与治道/薛正清//国医砥柱月刊.-5-18-361

医家伯道/潜//中西医学报.-1-23-429

医家不通针灸病都枉死/童芳圃//针灸杂志.-4-28-278

医家对于病人应负之责任/张绂卿//医学杂志.-2-18-298

医家宜和衷共济论/任汉佩//绍兴医药学报.-1-8-449

医家应废祀吕祖说/林大夔//医学公报.-1-7-43

医家与病家(连载)/袁善征//华西医药杂志.-5-36-550.-5-37-229

医家之学识与经验孰重论/傅道珂//中医世界.-3-37-330

医家之学识与经验宜采取何种方式研究以达到完善之境界/单生文//医学杂志.-2-15-402

医鉴/缪素灵//中西医学报.-1-35-87

医界春秋社对于环境压迫的宣言/医界春秋社//医学杂志.-2-12-138

医界革命论/萧介青//三三医报.-2-32-473

医界佳音之平议/印岩//绍兴医药月报.-2-37-208

医界名人之评语/张锡纯,蒋文芳,张山雷,吴克潜//中医世界.-3-26-137,247

医界人材论/张破浪//三三医报.-2-32-401

医界时评/宁未龄//文医半月刊.-5-14-440

医界之道德/程庭玉//神州医药学报.-1-46-11

医难(一)至(二)/术平//北京医药月刊.-5-21-155,161

医难/高思潜//绍兴医药学报.-1-18-248

医品/徐相宸//神州医药学报.-1-42-189

医生的业务过失问题/周纨章//中国医药月刊.-5-32-349

医生登记章程不能更改之驳复/何幼廉//绍兴医药月报.-2-41-49

医生对于贫病之态度/贯虹//针灸杂志.-4-28

-425

医生对于种族国家社会有莫大之责任论/胡萧梧//苏州国医杂志.-5-1-8

医生和病家/朱玉书//神州国医学报.-4-17-122

医生莫分界域/周禹锡//三三医报.-2-33-209

医生使孕妇堕胎在法律上之刑罪/蒋文芳//光华医药杂志.-4-35-49

医生须另备待诊室/高思潜//绍兴医药学报星期增刊.-1-22-167

医生优劣的鉴别法/钱存济//神州医药学报.-1-47-203

医生与社会之关系/邹云溥//光华医药杂志.-4-36-350

医生与药学之关系/陈则参//中西医学报.-1-28-95

医生之道德与人格/张赞臣//医界春秋.-3-5-284

医生之普通道德/孙纬才//绍兴医药学报.-1-19-337

医生之清洁问题/张阶平//杏林医学月报.-3-16-47

医生之投机术/张赞臣//医界春秋.-3-12-255

医生之责任/高鉴如//国医砥柱月刊.-5-16-508

医生之责任/黄师岐//绍兴医药学报.-1-17-285

医圣之道出于天生肉质自然生化之道以成其却病延年实验之道论/邹趾痕//国医砥柱月刊.-5-15-504

医师模范五则/黄培元//绍兴医药学报.-1-20-482

医师业务上过失与病家妨害名誉之刑罪合论/杨志豪//光华医药杂志.-4-35-422

医师有协助社会取缔伪药之责任/胡先骕//中西医药.-5-12-224

医史杂志复刊宣言/中华医史学会//医史杂志.-5-38-343

医事杂谈/张嘉穗//医界春秋.-3-9-101

医书宜贵旧本翻刻论/张汝伟//绍兴医药学报.-1-11-76

医书宜考正字音公编医药学字典说/张汝伟//绍兴医药学报.-1-13-411

医书与医报之比较/苏锦全//杏林医学月报.-3-19-520

医书愈多医道愈晦说/景仰山//沈阳医学杂志.-3-2-147

医须慎思明辨说/周逢儒//绍兴医药学报.-1-14-365

医学盛衰之关系/学涵//铁樵医学月刊.-4-44-519

医学士之矛盾/张体元//杏林医学月报.-3-18-8

医学药学和时间空间/黎万孚//光华医药杂志.-4-40-329

医学宜参看丹经论/张锡纯//医界春秋.-3-6-36

医学宜从实验说/黄国材//绍兴医药学报.-1-18-73

医学杂志第五年出版宣言二/医学杂志社//医学杂志.-2-6-141

医学杂志第五年出版宣言一/医学杂志社//医学杂志.-2-6-140

医学专科应有普通知识为基础/沈愚如//中医世界.-3-38-37

医药合作/袁帼雄//复兴中医.-5-31-363

医药警棒/国医正言杂志社//国医正言.-5-3-51

医药所以救弊补偏衰多益寡非真能起死回生也/贾蕺卿//国医砥柱月刊.-5-16-449

医药卫生普及农村的有效办法/祝敬铭//光华医药杂志.-4-39-112

医药无新旧之可分/俞大同//国医砥柱月刊.-5-18-560

医药月报与星期增刊优点之比较/华介生//绍兴医药学报.-1-20-489

医药之道贵乎合于实用/林瑾庵//医林一谔.-4-8-568

医药之将来/陈立夫(讲);叶劲秋(笔记)//光华医药杂志.-4-36-348

医医/陈虬//利济学堂报.-1-3-291

医医说/林大爕//医学公报.-1-7-62

医医谈/陈龙池//绍兴医药学报.-1-18-16

医宜备紧要药品说/周镇//绍兴医药学报.-1-18-317

医宜破除迷信/蔡镜清//绍兴医药学报.-1-8-115

医以毅力胜/王聚璠//针灸杂志.-4-33-372

医疫设会/利济学堂报社//利济学堂报.-1-3-588

医有十三不可学/马弘道//中西医学报.-1-35-104

医有五不可学说/梁秉钧//医学杂志.-2-5-175

医余拉杂谈(向我中医界贡献几点)/陈展纬//医界春秋.-3-14-87

医与道德必相辅而行说/周逢儒//绍兴医药学报.-1-14-130

医与工/高思潜//绍兴医药学报星期增刊.-1-22-242

医与国家关系论/何廉臣//绍兴医药月报.-2-40-593//医学杂志.-2-13-229

医与社会关系论/胡东皋//绍兴医药学报.-1-8-15

医者的责任/张怀霖//国医砥柱月刊.-5-18-635

医者宜首重道德论/项幼渠//绍兴医药学报.-1-17-140

医者意也说/俞鉴泉//绍兴医药月报.-2-39-66

医者应有之目的/谈先进//中医杂志.-2-28-192

医正心术论/严国政//医学公报.-1-7-175

医政/张赞臣//医界春秋.-3-11-363

医政民主主义论/张义堂//国医砥柱月刊.-5-18-126

医政宜设专官论/东湖老圃//神州医药学报.-1-44-337

医之名实说/张汝伟//神州医药学报.-1-46-145

医之职责/钱于樾//国医砥柱月刊.-5-18-327

议饬各省创立官医院/绍兴医药学报社//绍兴医药学报.-1-8-523

异哉杭县之取缔医生/高思潜//绍兴医药学报星期增刊.-1-22-352

异哉医师公会真欲与国药业合作乎/吴去疾//神州国医学报.-4-16-87

异哉医学世界之言/黄连//神州医药学报.-1-43-141

英国医学会之中国医学论书后/王仲奇//三三医报.-2-34-383

应建议改革之处/段伯阳//自强医学月刊.-3-40-677

庸医杀人之语/高思潜//绍兴医药学报星期增刊.-1-22-76

用药/林继枝//国医杂志.-4-5-324

由生理学谈到手术病/沈伯超//华西医药杂志.-5-37-273

由血液之凝固证国医药学数则/陈生白//神州国医学报.-4-14-263

有办法有希望中国医药系统之整理/大丈夫//杏林医学月报.-3-16-379

幼科医家有学针灸之必要/查计人//针灸杂志.-4-31-151

余姚中医联合会宣言/黄惠健,李建新,于白萍//三三医报.-2-36-264//中医杂志(广东).-3-4-194

余之读书谈/孙道明//现代中医.-4-43-64

余之发扬国粹观/郭受天//自强医学月刊.-3-41-237

余之医学观/陈越樵//绍兴医药学报.-1-9-355

余之中西医术观/史介生//绍兴医药月报.-2-39-10

娱乐为中国目前最难解决之一问题/王一之//德华医学杂志.-1-40-199

与黄新彦博士献议防御毒气书/何佩瑜//国医

杂志.-4-7-500

与全国中医同志书/陈无咎//医界春秋.-3-12-454

与医会总理蔡小香先生唔谭笔记(代论)/洞天//医学报.-1-6-333

与友人论延医常识/陈济民//国医杂志.-4-5-201

与友人论医事十六条(连载)/王以钧//绍兴医药学报.-1-10-528.-1-11-7

与友人论医书/袁桂生//神州医药学报.-1-43-363

与友人议医事三条/逸人//绍兴医药学报.-1-15-30

与周君小农报告证治丛录将付再版书/刘蔚楚//沈阳医学杂志.-3-1-475

与周禹锡书说明伪书最显明之伪迹三条/邹趾痕//国医正言.-5-3-472

与竹梅医隐辩条辨书/刘吉人//绍兴医药学报.-1-14-185

预言公认国粹不在亚东而在泰西/周镇//绍兴医药学报.-1-14-127

御敌团主任承认我团为旧学之宣言/邹趾痕//三三医报.-2-36-293

原医/刘云帆//中医杂志(广东).-3-4-268

原医/周逢儒//绍兴医药学报.-1-20-257

愿吾国多产无名之英雄/莲子//神州医药学报.-1-44-275

阅报者言/张迈荃//神州医药学报.-1-45-333

阅本报廿四五期后之我见/郭韶九//杏林医学月报.-3-18-161

阅读医药图书杂志应认识中西医药/沈乾一//中西医药.-5-12-275

阅国务院批示感言/尚絅斋主人//神州医药学报.-1-43-259

阅药家劝世箴感言/女医劲氏//绍兴医药学报.-1-15-578

阅振南日报医药论书后/黄眉孙//神州医药学报.-1-44-209

再论中国医药问题/姜春华//国医砥柱月刊.-5-18-279

再论中医用西药对中西医药研究社的一点贡献/谭次仲//华西医药杂志.-5-37-323

再论中医之出路/杨太和//广东医药月刊.-3-24-563

再请整顿医事书/任伯和//三三医报.-2-29-545

再上中医委员会书/何佩瑜//文医半月刊.-5-14-622

在苏南卫生建设委员会上的发言/承淡安//针灸杂志.-4-34-395

在诸暨次坞学生进步会演说/俞绍溪//三三医报.-2-32-531

葬师与医师/高思潜//绍兴医药学报星期增刊.-1-22-360

造就看护妇说/医学报社//医学报.-1-4-211

责任在我们自己/周允超//现代中医.-4-42-158

择医辨/林华三//绍兴医药学报.-1-13-434

择医要言/邢锡波//国医砥柱月刊.-5-16-491

怎样阐扬我们的针灸学术/邱茂良//针灸杂志.-4-28-325

怎样研究女科学/王慎轩(讲);徐名山(记)//苏州国医杂志.-5-2-490

怎样研究中国医学/潘兆鹏//中国医药月刊.-5-33-53

怎样研究中医/朱小南//新中医刊.-5-20-401

张赞臣先生演讲录/张赞臣//苏州国医杂志.-5-1-234

张仲仁先生演说辞/张仲仁//苏州国医杂志.-5-2-50

张子和汗吐下三法果足以毕治病之能事乎试详论之/杨鸣皋//国医公报.-4-22-277

章太炎先生莅杭州中医专校演讲词(连载)/章太炎(讲);费泽尧(录)//医学杂志.-2-4-98,221

章太炎先生论医两则(连载)/章太炎//中国医学月刊.-3-15-173,243

章太炎先生之医学/章次公(讲)//苏州国医杂志.-5-2-471

章校长太炎先生医学演讲录/周自强(记)//苏州国医杂志.-5-2-94

长沙市国医公会成立宣言/长沙市国医公会//医学杂志.-2-14-184

招牌捐不应施诸国药商/云溥//医林一谔.-4-8-14

浙江江士瑜先生对于本杂志之贡议/江士瑜//医林一谔.-4-11-46

针灸为医学中之一种科学论/姜鑫//针灸杂志.-4-30-379

针灸为中医界之必要补助术/瞿雪鹭//针灸杂志.-4-29-355

针灸学术急应普遍说/许尚文//针灸杂志.-4-34-111

针灸学术为医家必修说/丁尧镜//针灸杂志.-4-28-430

针灸学术为医者必修论/卢觉愚//针灸杂志.-4-28-110

针灸学术之不振有远因与近因说/吴守铭//针灸杂志.-4-29-193

针灸学者所负之使命/王静庵//针灸杂志.-4-31-14

针灸学之进取与保守/王静庵//针灸杂志.-4-29-585

针灸医学之重要意义谈/焦勉斋//中国医药月刊.-5-32-223

针灸杂志的论坛/金箫雷//针灸杂志.-4-28-533

振兴国医尤须提倡针灸说/孙晏如//医界春秋.-3-8-50

镇江医学公会第二次宣言书/镇江医学公会//三三医报.-2-30-258

镇江医学公会宣言书(连载)/镇江医学公会//绍兴医药学报星期增刊.-1-22-515,518

整顿医药学之平议/张汝伟//三三医报.-2-30-45

整顿医药之旁观刍议/潘壶隐//绍兴医药学报.-1-10-451

整顿中药之第一要务/何约明//绍兴医药学报.-1-14-248

整个中医药的认识/徐春霖//国药新声.-5-28-260

整理国药的我见/徐味冰//华西医药杂志.-5-37-606

整理国药的一点意见/李克蕙//中医新生命.-5-8-17

整理国药计划纲要(一)说明/薛愚//国医公报.-4-25-574

整理国药学术刍议/叶橘泉//国医公报.-4-22-206

整理国药之管见/张赞臣//国医公报.-4-25-175//医界春秋.-3-13-445

整理国药之先决问题/徐相任//国医公报.-4-19-330

整理国医的我见/郭鸿杰//广东医药月刊.-3-24-368

整理国医学术刍议/何云鹤//复兴中医.-5-31-9//光华医药杂志.-4-41-361

整理国医学术之商榷/韩作昶//杏林医学月报.-3-20-100

整理国医学术之主张/时逸人//神州国医学报.-4-14-13//医学杂志.-2-13-463//自强医学月刊.-3-41-431

整理国医学说之先决问题/吴汉僊//医林一谔.-4-8-163

整理国医学之我见(连载)/刘仲迈(撰);陈伯涛(录)//国医砥柱月刊.-5-15-488,547,603.-5-16-21,89,324,384//文医半月刊.-5-14-395,422,438,456,473,491

整理国医学之我见(连载)/卢觉愚//国医杂志.-4-5-141,237,351

整理国医药学术标准大纲草案签注/陈守真//国医公报.-4-19-313

整理国医药学术宜如何定立标准/朱国均//国医公报.-4-20-101

整理国医药应有的原则/张维仁//光华医药杂志.-4-36-456

整理国医药之我见/林瑾庵//杏林医学月报.-3

－21－99//医界春秋.－3－11－163

整理国医之人才问题/何霜梅//中医世界.－3－26－198

整理国医之商榷/徐相任等/三三医报.－2－36－473

整理药物方案/杨华亭//国医公报.－4－21－445

整理中国医学是一件难事吗/余无言//中国医药月刊.－5－32－264

整理中国医学药学/亦云//医学杂志.－2－13－493

整理中医学及整理的我见(连载)/金长康//神州国医学报.－4－14－51,92

整理中医学术/傅汝文//中医世界.－3－28－137

整理中医学术略谈/黄先庸//杏林医学月报.－3－21－14

整理中医药学意见书/萧龙友//北平医药月刊.－5－9－271

整理中医之初步贡献/叶劲秋//医界春秋.－3－11－69

政府不予中医与西医平等待遇曷亦细勘原质药与提精药有无平等之立足/张抚之//医界春秋.－3－11－164

政教医与民族之关系/梁长荣//杏林医学月报.－3－18－245

政治与医药/程天放(讲);张锡君(记并识)//光华医药杂志.－4－36－535

只求效验都应/焦易堂//光华医药杂志.－4－35－231

中国本位的文化建设宣言(节录)/中医新生命杂志社//中医新生命.－5－6－313

中国本位医药新建设(排斥奴化)/刘一平//国医公报.－4－26－295

中国的医和药(给林语堂先生)/栾志仁//华西医药杂志.－5－37－122

中国的医学/陈邦贤//华西医药杂志.－5－36－12

中国的医学道德观(连载)/李涛//中国医药月刊.－5－33－54,91,136

中国今日之所最要者/三三医报社//三三医报.－2－30－40

中国救亡刍言/张世镳//中西医学报.－1－29－99

中国疗能的认识/阎如//国医砥柱月刊.－5－18－327

中国人的二大病/陈守真//绍兴医药学报星期增刊.－1－21－163

中国新旧医药之我见/徐荣斋//文医半月刊.－5－14－491

中国药学会宣言/中国药学会//医学杂志.－2－12－131

中国医学/唐吉父//国医砥柱月刊.－5－18－508

中国医学保存说/周逢儒//绍兴医药学报.－1－14－71

中国医学刍议/李钰琳//医界春秋.－3－5－414

中国医学的方法论概说/陆钧衡//国医砥柱月刊.－5－18－436

中国医学平议/裘沛然//中国医药月刊.－5－33－11

中国医学艺术论之批评/程绍典//新中医刊.－5－19－437

中国医学与军医/不平生//医界春秋.－3－6－513

中国医学在列国之价值/虞舜臣//医界春秋.－3－5－478

中国医学在世界医学上之位置/朱松//三三医报.－2－34－151

中国医学之现状与药今后之责任/薛愚//华西医药杂志.－5－36－62

中国医学之真价值/[法]苏列德莫让(著);刘郁周(译)//新中华医药月刊.－5－35－218

中国医学治疗规律之优点(连载)/王润民//光华医药杂志.－4－35－36,99

中国医药改编论/王九香//国医砥柱月刊.－5－18－454

中国医药关系于民生经济说/黎琴石//国医杂志.－4－5－235

中国医药抉疑/陈无咎//医界春秋.－3－8－97

中国医药乃天然的生理天然的气化/刘琴仙//杏林医学月报.-3-16-46

中国医药事业整理方略(连载)/郑凤石//光华医药杂志.-4-35-535.-4-36-15,97,163,249,459,542.-4-37-18,104,194

中国医药学社宣言/中国医药学社//医学杂志.-2-14-412

中国医药与社会环境的联系及其危险性/吴畏天//光华医药杂志.-4-38-299

中国医药月刊创刊宣言/董德懋//中国医药月刊.-5-32-3

中国医药之动向/徐春霖//中西医药.-5-13-436

中国医药之重要/何佩瑜//国医杂志.-4-5-173

中国宜自卫自强之我见/周禹锡//三三医报.-2-34-153

中国针灸学不发达之真因/糜鹤鸣//医学杂志.-2-15-12

中国制药公司序/医学公报社//医学公报.-1-4-415

中华民国第一卫生会启/潘让//中西医学报.-1-26-293

中权居士演说录(连载)/医学报社//医学报.-1-4-118,135,151,165

中日医界携手之呼声/汪士瀛//国医砥柱月刊.-5-16-575

中日医学之相互影响/浩然//中国医药月刊.-5-32-145

中山病理评论/李蔚农//三三医报.-2-32-257

中委陈立夫讲辞医学之将来/叶劲秋//医学杂志.-2-16-202

中西药物有互相参用之必要/张锡纯//医林一谔.-4-9-406

中西医药的合流新中华医药学会成立/新中华医药月刊社//新中华医药月刊.-5-35-281

中西医药研究社的信条/医学杂志社//医学杂志.-2-17-177

中西医药研究社社员信条/中西医药杂志社//中西医药.-5-10-149

中西医药研究社宣言/医学杂志社//医学杂志.-2-15-626

中西医药研究社宣言/中西医药研究社//北平医药月刊.-5-9-425

中西医药杂志发刊词/中西医药研究社//北平医药月刊.-5-9-421

中央国医馆成立三载之慨言/黎琴石//国医杂志.-4-6-471

中央国医馆成立之刍议/叶橘泉//中医世界.-3-27-72

中央国医馆江苏省国医分馆代表郝春潮先生训词/王景贤(记)//苏州国医杂志.-5-2-47

中央国医馆设置处方鉴定委员会的商榷/汤士彦//光华医药杂志.-4-38-518

中央国医馆宜整理事实之我见/徐相任//国医公报.-4-19-329

中央国医馆整理验方新篇之感言/周柳亭//光华医药杂志.-4-36-289

中央国医馆之成立与以后本国医药界之认识/陈无咎//医界春秋.-3-8-85//医林一谔.-4-8-160

中央国医馆之性质固如是乎/何佩瑜//国医杂志.-4-7-355

中央国医馆之自亡政策/秦伯未//中医世界.-3-31-383

中央卫生委员会之地位/江绍原//中西医药.-5-13-261

中央医院草菅人命案判别(南京通讯)/光华医药杂志社//光华医药杂志.-4-39-478

中药必不能废煎者之数端的讨论/潘文田//医界春秋.-3-9-57

中药不适于化验谈/蔡陆仙//医界春秋.-3-5-61

中医百日通感言/汤济良//中医新生命.-5-6-150

中医不能用西药与西医不能用中药评议/谭次仲//华西医药杂志.-5-37-274

中医传统的最高原则/杨志一//国医砥柱月刊.-5-18-403

中医的伟大价值/张忍庵//光华医药杂志.-4-36-343

中医的真理/秦伯未//医界春秋.-3-5-358

中医对于防疫知识应有之训练暨办法/黄国材//医学杂志.-2-17-446

中医对于防疫知识应有之训练暨办法/李效泌//医学杂志.-2-17-447

中医对于防疫知识应有之训练暨办法/张斗耀//医学杂志.-2-17-448

中医对于卫生行政应有之设施及设施之步骤/黄国材//医学杂志.-2-17-232

中医行道的艺术/叶劲秋//中国医药月刊.-5-32-547

中医考试是这样吗/张主和//光华医药杂志.-4-41-27

中医科学研究法/蔡适季//国医导报.-5-30-77

中医科学研究论/吴天愚//新中医刊.-5-20-242

中医科学原理/孟世忱//北京医药月刊.-5-21-611

中医前途之乐观/袁复初//三三医报.-2-35-509

中医人员从事卫生行政之工作事前须有何种之准备与训练/赵世俊//医学杂志.-2-14-505

中医书出版的检阅和期望/朱松//医界春秋.-3-14-175

中医统制质疑/邵餐芝//神州国医学报.-4-18-127

中医图书馆之计划及实行/秦伯未//中医世界.-3-25-90

中医西医/陈守真//绍兴医药学报.-1-17-335

中医系统问题/陈无咎//医界春秋.-3-14-343

中医须互参哲理心理二学说/竹余祥//绍兴医药学报.-1-18-469

中医学理之科学观/田尔康//医学杂志.-2-15-414

中医学术关于艺术与科学之剖视/盛心如//新中医刊.-5-19-433

中医学术源流及其盛衰之检讨/黄素庵//光华医药杂志.-4-38-311

中医学说写真/医学杂志社//医学杂志.-2-14-200

中医学系统之我见/张汝伟//医学杂志.-2-10-342

中医学与科学(连载)/卢觉愚//医界春秋.-3-7-519.-3-8-7

中医学与科学/卢觉愚//国医杂志.-4-5-67

中医学之特色/邵餐芝//神州国医学报.-4-16-541

中医药条例公布纪念特刊祝词并序/邱啸天//国医公报.-4-24-532

中医药之分析/海煦//中西医药.-5-13-387

中医医药与国家主义/朱松//三三医报.-2-34-150

中医宜速养成一般看护人才以供医院及家庭应用之我见/张恭文//杏林医学月报.-3-20-101

中医宜用看护妇及养成看护妇学识之法说/张汝伟//绍兴医药学报.-1-14-69

中医以五行配五脏以寸关尺分脉位当以科学解释论/何佩瑜//国医杂志.-4-5-137

中医应否将病的材料化验的商榷/旭人//国药新声.-5-24-7

中医与防疫(为闽南鼠疫而作)/吴去疾//神州国医学报.-4-18-377

中医与日医/恽铁樵//医界春秋.-3-5-79

中医与中国之关系/卢朋著//广东医药月刊.-3-24-211

中医与中药/林济青//医界春秋.-3-7-481

中医与自然/周叔阜//国医砥柱月刊.-5-18-203,218

中医在现时代之感想与运用/陈树修//神州国医学报.-4-18-421

中医在学术上之价值/朱松//医界春秋.-3-5-91

中医哲理学讲话/颜公辰//华西医药杂志.-5-

36-77

中医诊治之特长（一）至（五）/杨志一//医界春秋.-3-5-38,59,69,80,101

中医之价值及地位/杨扬//杏林医学月报.-3-19-209

中医之救急疗法最捷效而无流弊者试详言之/陈莲峰//医学杂志.-2-18-524

中医之救急疗法最捷效而无流弊者试详言之/梁峥嵘//医学杂志.-2-18-526

中医之救急疗法最捷效而无流弊者试详言之/王之明//医学杂志.-2-18-519

中医之学习与研究/曹向平//中国医学.-5-34-17

中医之在今日/焦易堂//光华医药杂志.-4-41-359//国医砥柱月刊.-5-16-85

中医中药到底与国家有什么关系/张文元//医学杂志.-2-16-99

中医中药公有制在国计民生上有何利益按吾国目前之社会状况能否推行顺利试就各方实际情形论列之/黄国材//医学杂志.-2-17-331

中医中药公有制在国计民生上有何利益按吾国目前之社会状况能否推行顺利试就各方实际情形论列之/米荣惠//医学杂志.-2-17-333

中医中药公有制在国计民生上有何利益按吾国目前之社会状况能否推行顺利试就各方实际情形论列之/张斗耀//医学杂志.-2-17-331

忠告病家之要言/马斯臧//绍兴医药月报.-2-38-31

忠告各处同道从速设立医会/醒生育和//绍兴医药学报.-1-20-36

重庆市的国药业/汪玉梁//华西医药杂志.-5-

36-560

重用国货以塞漏卮当自医药为起点论/刘丙生//神州医药学报.-1-45-331

周逢儒先生运功会说/周逢儒//医学杂志.-2-3-350

周年对同道述一番国医根底学/张拱端//国医砥柱月刊.-5-16-488

主席陈立夫致开会词/陈立夫//国医公报.-4-22-391

助产女士不得改称产科医生/何幼廉//绍兴医药月报.-2-41-151

祝怀萱先生医学演讲录（连载）/祝怀萱//苏州国医杂志.-5-2-97,184

祝我医学前途之进步/孙允中//沈阳医学杂志.-3-1-242

资本主义与中西医学/陈无咎//杏林医学月报.-3-20-275

自我的道德观念/松海//新中医刊.-5-20-483

自由报论华医优点/剑//医林一谔.-4-8-303

总办考医之创见/中央国医馆//医学公报.-1-7-18

组织精神病院之建议/中西医学报社//中西医学报.-1-38-78

组织中国女医社提议/魏雪芳//光华医药杂志.-4-35-429

祖传药方�存之害（连载）/李健颐//医学杂志.-2-15-513,542

祖传与秘传/张赞臣//医界春秋.-3-11-1

最厉害没有了/裘吉生//绍兴医药学报星期增刊.-1-21-107

最危险之施医院（录痨虫战争记）/丁福保//中西医学报.-1-26-13